中华医学百科全书

基础医学

医学细胞生物学

国家出版基金项目
NATIONAL PUBLICATION FOUNDATION

中国协和医科大学出版社

图书在版编目（CIP）数据

医学细胞生物学 / 薛社普主编 . —北京：中国协和医科大学出版社，2019.3
（中华医学百科全书）
ISBN 978-7-5679-1279-3

Ⅰ . ①医… Ⅱ . ①薛… Ⅲ . ①医学－细胞生物学 Ⅳ . ① R329.2

中国版本图书馆 CIP 数据核字 (2019) 第 013960 号

中华医学百科全书 · 医学细胞生物学

主　　编：薛社普

编　　审：张之生

责任编辑：孙文欣

出版发行：**中国协和医科大学出版社**
（北京东单三条九号　邮编 100730　电话 010-6526 0431）

网　　址：www.pumcp.com

经　　销：新华书店总店北京发行所

印　　刷：北京雅昌艺术印刷有限公司

开　　本：889×1230　1/16 开

印　　张：25.25

字　　数：680 千字

版　　次：2019 年 3 月第 1 版

印　　次：2019 年 3 月第 1 次印刷

定　　价：296.00 元

ISBN 978-7-5679-1279-3

《中华医学百科全书》编纂委员会

总顾问　吴阶平　韩启德　桑国卫

总指导　陈　竺

总主编　刘德培

副总主编　曹雪涛　李立明　曾益新

编纂委员（以姓氏笔画为序）

B·吉格木德	丁　洁	丁　樱	丁安伟	于中麟	于布为
于学忠	万经海	马　军	马　骁	马　静	马　融	马中立
马安宁	马建辉	马烈光	马绪臣	王　伟	王　辰	王　政
王　恒	王　硕	王　舒	王　键	王一飞	王一镗	王士贞
王卫平	王长振	王文全	王心如	王生田	王立祥	王兰兰
王汉明	王永安	王永炎	王华兰	王成锋	王延光	王旭东
王军志	王声湧	王坚成	王良录	王拥军	王茂斌	王松灵
王明荣	王明贵	王宝玺	王诗忠	王建中	王建业	王建军
王建祥	王临虹	王贵强	王美青	王晓民	王晓良	王鸿利
王维林	王琳芳	王喜军	王道全	王德文	王德群	
木塔力甫·艾力阿吉	尤启冬	戈　烽	牛　侨	毛秉智	毛常学
乌　兰	文卫平	文历阳	文爱东	方以群	尹　佳	孔北华
孔令义	孔维佳	邓文龙	邓家刚	书　亭	毋福海	艾措千
艾儒棣	石　岩	石远凯	石学敏	石建功	布仁达来	占　堆
卢志平	卢祖洵	叶　桦	叶冬青	叶常青	叶章群	申昆玲
申春悌	田景振	田嘉禾	史录文	代　涛	代华平	白春学
白慧良	丛　斌	丛亚丽	包怀恩	包金山	冯卫生	冯学山
冯希平	边旭明	边振甲	匡海学	邢小平	达万明	达庆东
成　军	成翼娟	师英强	吐尔洪·艾买尔	吕时铭	吕爱平
朱　珠	朱万孚	朱立国	朱华栋	朱宗涵	朱建平	朱晓东
朱祥成	乔延江	伍瑞昌	任　华	华　伟	伊河山·伊明
向　阳	多　杰	邬堂春	庄　辉	庄志雄	刘　平	刘　进
刘　玮	刘　蓬	刘大为	刘小林	刘中民	刘玉清	刘尔翔
刘训红	刘永锋	刘吉开	刘伏友	刘芝华	刘华平	刘华生
刘志刚	刘克良	刘更生	刘迎龙	刘建勋	刘胡波	刘树民
刘昭纯	刘俊涛	刘洪涛	刘献祥	刘嘉瀛	刘德培	闫永平

米 玛	许 媛	许腊英	那彦群	阮长耿	阮时宝	孙 宁
孙 光	孙 皎	孙 锟	孙长颢	孙少宣	孙立忠	孙则禹
孙秀梅	孙建中	孙建方	孙贵范	孙海晨	孙景工	孙颖浩
孙慕义	严世芸	苏 川	苏 旭	苏荣扎布	杜元灏	杜文东
杜治政	杜惠兰	李 龙	李 飞	李 东	李 宁	李 刚
李 丽	李 波	李 勇	李 桦	李 鲁	李 磊	李 燕
李 冀	李大魁	李云庆	李太生	李曰庆	李玉珍	李世荣
李立明	李永哲	李志平	李连达	李灿东	李君文	李劲松
李其忠	李若瑜	李松林	李泽坚	李宝馨	李建勇	李映兰
李莹辉	李继承	李森恺	李曙光	杨 凯	杨 恬	杨 健
杨化新	杨文英	杨世民	杨世林	杨伟文	杨克敌	杨国山
杨宝峰	杨炳友	杨晓明	杨跃进	杨腊虎	杨瑞馥	杨慧霞
励建安	连建伟	肖 波	肖 南	肖永庆	肖海峰	肖培根
肖鲁伟	吴 东	吴 江	吴 明	吴 信	吴令英	吴立玲
吴欣娟	吴勉华	吴爱勤	吴群红	吴德沛	邱建华	邱贵兴
邱海波	邱蔚六	何 维	何 勤	何方方	何绍衡	何春涤
何裕民	余争平	余新忠	狄 文	冷希圣	汪 海	汪受传
沈 岩	沈 岳	沈 敏	沈 铿	沈卫峰	沈心亮	沈华浩
沈俊良	宋国维	张 泓	张 学	张 亮	张 强	张 霆
张 澍	张大庆	张为远	张世民	张志愿	张丽霞	张伯礼
张宏誉	张劲松	张奉春	张宝仁	张宇鹏	张建中	张建宁
张承芬	张琴明	张富强	张新庆	张潍平	张德芹	张燕生
陆 华	陆付耳	陆伟跃	陆静波	阿不都热依木·卡地尔	陈 文	
陈 杰	陈 实	陈 洪	陈 琪	陈 楠	陈 薇	陈士林
陈大为	陈文祥	陈代杰	陈红风	陈尧忠	陈志南	陈志强
陈规化	陈国良	陈佩仪	陈家旭	陈智轩	陈锦秀	陈誉华
邵 蓉	邵荣光	武志昂	其仁旺其格	范 明	范炳华	林三仁
林久祥	林子强	林江涛	林曙光	杭太俊	欧阳靖宇	尚 红
果德安	明根巴雅尔	易定华	易著文	罗 力	罗 毅	罗小平
罗长坤	罗永昌	罗颂平	帕尔哈提·克力木			
帕塔尔·买合木提·吐尔根			图门巴雅尔	岳建民	金 玉	金 奇
金少鸿	金伯泉	金季玲	金征宇	金银龙	金惠铭	郁 琦
周 兵	周 林	周永学	周光炎	周灿全	周良辅	周纯武
周学东	周宗灿	周定标	周宜开	周建平	周建新	周荣斌
周福成	郑一宁	郑家伟	郑志忠	郑金福	郑法雷	郑建全
郑洪新	郎景和	房 敏	孟 群	孟庆跃	孟静岩	赵 平

赵　群	赵子琴	赵中振	赵文海	赵玉沛	赵正言	赵永强
赵志河	赵彤言	赵明杰	赵明辉	赵耐青	赵继宗	赵铱民
郝　模	郝小江	郝传明	郝晓柯	胡　志	胡大一	胡文东
胡向军	胡国华	胡昌勤	胡晓峰	胡盛寿	胡德瑜	柯　杨
查　干	柏树令	柳长华	钟翠平	钟赣生	香多·李先加	
段　涛	段金廒	段俊国	侯一平	侯金林	侯春林	俞光岩
俞梦孙	俞景茂	饶克勤	姜小鹰	姜玉新	姜廷良	姜国华
姜柏生	姜德友	洪　两	洪　震	洪秀华	洪建国	祝庆余
祝蕙晨	姚永杰	姚祝军	秦　川	袁文俊	袁永贵	都晓伟
晋红中	栗占国	贾　波	贾建平	贾继东	夏照帆	夏慧敏
柴光军	柴家科	钱传云	钱忠直	钱家鸣	钱焕文	倪　鑫
倪　健	徐　军	徐　晨	徐永健	徐志云	徐志凯	徐克前
徐金华	徐建国	徐勇勇	徐桂华	凌文华	高　妍	高　晞
高志贤	高志强	高学敏	高金明	高健生	高树中	高思华
高润霖	郭　岩	郭小朝	郭长江	郭巧生	郭宝林	郭海英
唐　强	唐朝枢	唐德才	诸欣平	谈　勇	谈献和	陶·苏和
陶广正	陶永华	陶芳标	陶建生	黄　峻	黄　烽	黄人健
黄叶莉	黄宇光	黄国宁	黄国英	黄跃生	黄璐琦	萧树东
梅长林	曹　佳	曹广文	曹务春	曹建平	曹洪欣	曹济民
曹雪涛	曹德英	龚千锋	龚守良	龚非力	袭著革	常耀明
崔　蒙	崔丽英	庚石山	康　健	康廷国	康宏向	章友康
章锦才	章静波	梁显泉	梁铭会	梁繁荣	谌贻璞	屠鹏飞
隆　云	绳　宇	巢永烈	彭　成	彭　勇	彭明婷	彭晓忠
彭瑞云	彭毅志	斯拉甫·艾白		葛　坚	葛立宏	董方田
蒋力生	蒋建东	蒋建利	蒋澄宇	韩晶岩	韩德民	惠延年
粟晓黎	程　伟	程天民	程训佳	童培建	曾　苏	曾小峰
曾正陪	曾学思	曾益新	谢　宁	谢立信	蒲传强	赖西南
赖新生	詹启敏	詹思延	鲍春德	窦科峰	窦德强	赫　捷
蔡　威	裴国献	裴晓方	裴晓华	管柏林	廖品正	谭仁祥
谭先杰	翟所迪	熊大经	熊鸿燕	樊飞跃	樊巧玲	樊代明
樊立华	樊明文	黎源倩	颜　虹	潘国宗	潘柏申	潘桂娟
薛社普	薛博瑜	魏光辉	魏丽惠	藤光生		

《中华医学百科全书》学术委员会

主任委员　巴德年

副主任委员（以姓氏笔画为序）

汤钊猷　　　吴孟超　　　陈可冀　　　贺福初

学术委员（以姓氏笔画为序）

丁鸿才	于是凤	于润江	于德泉	马　遂	王　宪	王大章
王文吉	王之虹	王正敏	王声湧	王近中	王邦康	王晓仪
王政国	王海燕	王鸿利	王琳芳	王锋鹏	王满恩	王模堂
王澍寰	王德文	王翰章	乌正赉	毛秉智	尹昭云	巴德年
邓伟吾	石一复	石中瑗	石四箴	石学敏	平其能	卢世璧
卢光琇	史俊南	皮　昕	吕　军	吕传真	朱　预	朱大年
朱元珏	朱家恺	朱晓东	仲剑平	刘　正	刘　耀	刘又宁
刘宝林（口腔）		刘宝林（公共卫生）		刘桂昌	刘敏如	刘景昌
刘新光	刘嘉瀛	刘镇宇	刘德培	江世忠	闫剑群	汤　光
汤钊猷	阮金秀	孙　燕	孙汉董	孙曼霁	纪宝华	严隽陶
苏　志	苏荣扎布	杜乐勋	李亚洁	李传胪	李仲智	李连达
李若新	李济仁	李钟铎	李舜伟	李巍然	杨　莘	杨圣辉
杨宠莹	杨瑞馥	肖文彬	肖承悰	肖培根	吴　坤	吴　蓬
吴乐山	吴永佩	吴在德	吴军正	吴观陵	吴希如	吴孟超
吴咸中	邱蔚六	何大澄	余森海	谷华运	邹学贤	汪　华
汪仕良	张乃峥	张习坦	张月琴	张世臣	张丽霞	张伯礼
张金哲	张学文	张学军	张承绪	张洪君	张致平	张博学
张朝武	张蕴惠	陆士新	陆道培	陈子江	陈文亮	陈世谦
陈可冀	陈立典	陈宁庆	陈尧忠	陈在嘉	陈君石	陈育德
陈治清	陈洪铎	陈家伟	陈家伦	陈寅卿	邵铭熙	范乐明
范茂槐	欧阳惠卿	罗才贵	罗成基	罗启芳	罗爱伦	罗慰慈
季成叶	金义成	金水高	金惠铭	周　俊	周仲瑛	周荣汉
赵云凤	胡永华	钟世镇	钟南山	段富津	侯云德	侯惠民
俞永新	俞梦孙	施侣元	姜世忠	姜庆五	恽榴红	姚天爵
姚新生	贺福初	秦伯益	贾继东	贾福星	顾美仪	顾觉奋
顾景范	夏惠明	徐文严	翁心植	栾文明	郭　定	郭子光
郭天文	唐由之	唐福林	涂永强	黄洁夫	黄璐琦	曹仁发
曹采方	曹谊林	龚幼龙	龚锦涵	盛志勇	康广盛	章魁华

梁文权　梁德荣　彭名炜　董　怡　温　海　程元荣　程书钧
程伯基　傅民魁　曾长青　曾宪英　裘雪友　甄永苏　褚新奇
蔡年生　廖万清　樊明文　黎介寿　薛　淼　戴行锷　戴宝珍
戴尅戎

《中华医学百科全书》工作委员会

基础医学

总主编

　　刘德培　　中国医学科学院北京协和医学院

本卷编委会

主　编

　　薛社普　　中国医学科学院基础医学研究所

副主编

　　章静波　　中国医学科学院基础医学研究所

　　李继承　　浙江大学医学院

　　杨　恬　　陆军军医大学

　　陈誉华　　中国医科大学

编　委（以姓氏笔画为序）

　　马文丽　　南方医科大学

　　王海萍　　河北北方学院

　　方　瑾　　中国医科大学

　　左　伋　　复旦大学上海医学院

　　石玉秀　　中国医科大学

　　史　娟　　空军军医大学

　　冯宇鹏　　空军军医大学

　　边惠洁　　空军军医大学

　　朱金玲　　佳木斯大学基础医学院

　　朱振宇　　中山大学医学院

　　刘　佳　　大连医科大学

　　刘艳平　　中南大学湘雅医学院

　　刘慧雯　　哈尔滨医科大学

　　孙玉洁　　南京医科大学

孙青原　　中国科学院动物研究所

李　丰　　中国医科大学

李云庆　　空军军医大学

李冬梅　　浙江大学医学院

李金莲　　空军军医大学

李继承　　浙江大学医学院

李朝军　　南京大学医学院

杨　恬　　陆军军医大学

杨雪松　　暨南大学医学院

余丽梅　　遵义医学院附属医院

辛　华　　山东大学医学院

宋土生　　西安交通大学医学院

张富兴　　空军军医大学

陆士新　　中国医学科学院肿瘤医院

陈代雄　　遵义医学院附属医院

陈克铨　　中国医学科学院基础医学研究所

陈实平　　中国医学科学院基础医学研究所

陈誉华　　中国医科大学

武胜昔　　空军军医大学

易　静　　上海交通大学医学院

周柔丽　　北京大学医学部

郑德先　　中国医学科学院基础医学研究所

赵　越　　中国医科大学

赵方萄　　中国医学科学院基础医学研究所

赵伟东　　中国医科大学

赵春华　　中国医学科学院基础医学研究所

徐　晋　　哈尔滨医科大学

高志芹　　潍坊医学院

唐　霓　　重庆医科大学

黄东阳　　汕头大学

章静波　　中国医学科学院基础医学研究所

韩　钦　　中国医学科学院基础医学研究所

韩代书　　中国医学科学院基础医学研究所

童坦君　　北京大学医学部

薛社普　　中国医学科学院基础医学研究所

霍　霞　　汕头大学

前　言

《中华医学百科全书》终于和读者朋友们见面了！

古往今来，凡政通人和、国泰民安之时代，国之重器皆为科技、文化领域的鸿篇巨制。唐代《艺文类聚》、宋代《太平御览》、明代《永乐大典》、清代《古今图书集成》等，无不彰显盛世之辉煌。新中国成立后，国家先后组织编纂了《中国大百科全书》第一版、第二版，成为我国科学文化事业繁荣发达的重要标志。医学的发展，从大医学、大卫生、大健康角度，集自然科学、人文社会科学和艺术之大成，是人类社会文明与进步的集中体现。随着经济社会快速发展，医药卫生领域科技日新月异，知识大幅更新。广大读者对医药卫生领域的知识文化需求日益增长，因此，编纂一部医药卫生领域的专业性百科全书，进一步规范医学基本概念，整理医学核心体系，传播精准医学知识，促进医学发展和人类健康的任务迫在眉睫。在党中央、国务院的亲切关怀以及国家各有关部门的大力支持下，《中华医学百科全书》应运而生。

作为当代中华民族"盛世修典"的重要工程之一，《中华医学百科全书》肩负着全面总结国内外医药卫生领域经典理论、先进知识，回顾展现我国卫生事业取得的辉煌成就，弘扬中华文明传统医药璀璨历史文化的使命。《中华医学百科全书》将成为我国科技文化发展水平的重要标志、医药卫生领域知识技术的最高"检阅"、服务千家万户的国家健康数据库和医药卫生各学科领域走向整合的平台。

肩此重任，《中华医学百科全书》的编纂力求做到两个符合：一是符合社会发展趋势。全面贯彻以人为本的科学发展观指导思想，通过普及医学知识，增强人民群众健康意识，提高人民群众健康水平，促进社会主义和谐社会构建；二是符合医学发展趋势。遵循先进的国际医学理念，以"战略前移、重心下移、模式转变、系统整合"的人口与健康科技发展战略为指导。同时，《中华医学百科全书》的编纂力求做到两个体现：一是体现科学思维模式的深刻变革，即学科交叉渗透/知识系统整合；二是体现继承发展与时俱进的精神，准确把握学科现有基础理论、基本知识、基本技能以及经典理论知识与科学思维精髓，深刻领悟学科当前面临的交叉渗透与整合转化，敏锐洞察学科未来的发展趋势与突破方向。

作为未来权威著作的"基准点"和"金标准"，《中华医学百科全书》编纂过程中、制定了严格的主编、编者遴选原则，聘请了一批在学界有相当威望、具有较高学术造诣和较强组织协调能力的专家教授（包括多位两院院士）担任大类主编和学科卷主编，确保全书的科学性与权威性。另外，还借鉴了已有百科全书的编写经验。鉴于《中华医学百科全书》的编纂过程本身带有科学研究性质，还聘请了若干科研院所的科研管理专家作为特约编审，站在科研管理的高度为全书的顺利编纂保驾护航。除了编者、编审队伍外，还制订了详尽的质量保证计划。编纂委员会和工作委员会秉持质量源于设计的理念，共同制订了一系列配套的质量控制规范性文件，建立了一套切实可行、行之有效、效率最优的编纂质量管理方案和各种情况下的处理原则及预案。

《中华医学百科全书》的编纂实行主编负责制，在统一思想下进行系统规划，保证良好的全程质量策划、质量控制、质量保证。在编写过程中，统筹协调学科内各编委、卷内条目以及学科间编委、卷间条目，努力做到科学布局、合理分工、层次分明、逻辑严谨、详略有方。在内容编排上，务求做到"全准精新"。形式"全"：学科"全"，册内条目"全"，全面展现学科面貌；内涵"全"：知识结构"全"，多方位进行条目阐释；联系整合"全"：多角度编制知识网。数据"准"：基于权威文献，引用准确数据，表述权威观点；把握"准"：审慎洞察知识内涵，准确把握取舍详略。内容"精"："一语天然万古新，豪华落尽见真淳。"内容丰富而精炼，文字简洁而规范；逻辑"精"："片言可以明百意，坐驰可以役万里。"严密说理，科学分析。知识"新"：以最新的知识积累体现时代气息；见解"新"：体现出学术水平，具有科学性、启发性和先进性。

《中华医学百科全书》之"中华"二字，意在中华之文明、中华之血脉、中华之视角，而不仅限于中华之地域。在文明交织的国际化浪潮下，中华医学汲取人类文明成果，正不断开拓视野，敞开胸怀，海纳百川般融入，润物无声状拓展。《中华医学百科全书》秉承了这样的胸襟怀抱，广泛吸收国内外华裔专家加入，力求以中华文明为纽带，牵系起所有华人专家的力量，展现出现今时代下中华医学文明之全貌。《中华医学百科全书》作为由中国政府主导，参与编纂学者多、分卷学科设置全、未来受益人口广的国家重点出版工程，得到了联合国教科文等组织的高度关注，对于中华医学的全球共享和人类的健康保健，都具有深远意义。

《中华医学百科全书》分基础医学、临床医学、中医药学、公共卫生学、军事与特种医学和药学六大类，共计144卷。由中国医学科学院/北京协和医学院牵头，联合军事医学科学院、中国中医科学院和中国疾病预防控制中心，带动全国知名院校、科研单位和医院，有多位院士和海内外数千位优秀专家参加。国内知名的医学和百科编审汇集中国协和医科大学出版社，并培养了一批热爱百科事业的中青年编辑。

回览编纂历程，犹然历历在目。几年来，《中华医学百科全书》编纂团队呕心沥血，孜孜矻矻。组织协调坚定有力，条目撰写字斟句酌，学术审查一丝不苟，手书长卷撼人心魂……在此，谨向全国医学各学科、各领域、各部门的专家、学者的积极参与以及国家各有关部门、医药卫生领域相关单位的大力支持致以崇高的敬意和衷心的感谢！

《中华医学百科全书》的编纂是一项泽被后世的创举，其牵涉医学科学众多学科及学科间交叉，有着一定的复杂性；需要体现在当前医学整合转型的新形式，有着相当的创新性；作为一项国家出版工程，有着毋庸置疑的严肃性。《中华医学百科全书》开创性和挑战性都非常强。由于编纂工作浩繁，难免存在差错与疏漏，敬请广大读者给予批评指正，以便在今后的编纂工作中不断改进和完善。

刘德培

凡　例

一、《中华医学百科全书》（以下简称《全书》）按基础医学类、临床医学类、中医药学类、公共卫生类、军事与特种医学类、药学类的不同学科分卷出版。一学科辑成一卷或数卷。

二、《全书》基本结构单元为条目，主要供读者查检，亦可系统阅读。条目标题有些是一个词，例如"炎症"；有些是词组，例如"弥散性血管内凝血"。

三、由于学科内容有交叉，会在不同卷设有少量同名条目。例如《肿瘤学》《病理生理学》都设有"肿瘤"条目。其释文会根据不同学科的视角不同各有侧重。

四、条目标题上方加注汉语拼音，条目标题后附相应的外文。例如：

yīxué xìbāo shēngwùxué
医学细胞生物学（medical cell biology）

五、本卷条目按学科知识体系顺序排列。为便于读者了解学科概貌，卷首条目分类目录中条目标题按阶梯式排列，例如：

细胞 ……………………………………………………………………

　生物大分子 …………………………………………………………

　　核酸 ………………………………………………………………

　　蛋白质 ……………………………………………………………

　　　多肽链 …………………………………………………………

　　　酶 ………………………………………………………………

　　糖类 ………………………………………………………………

六、各学科都有一篇介绍本学科的概观性条目，一般作为本学科卷的首条。介绍学科大类的概观性条目，列在本大类中基础性学科卷的学科概观性条目之前。

七、条目之中设立参见系统，体现相关条目内容的联系。一个条目的内容涉及其他条目，需要其他条目的释文作为补充的，设为"参见"。所参见的本卷条目的标题在本条目释文中出现的，用蓝色楷体字印刷；所参见的本卷条目的标题未在本条目释文中出现的，在括号内用蓝色楷体字印刷该标题，另加"见"字；参见其他卷条目的，注明参见条所属学科卷名，如"参见□□□卷"或"参见□□□卷□□□□"。

八、《全书》医学名词以全国科学技术名词审定委员会审定公布的为标准。同一概念或疾病在不同学科有不同命名的，以主科所定名词为准。字数较多，释文中拟用简称的名词，每个条目中第一次出现时使用全称，并括注简称，例如：甲型病毒性肝炎（简称甲肝）。个别众所周知的名词直接使用简称、缩写，例如：B超。药物名称参照《中华人民共和国药典》2015年版和《国家基本药物目录》2012年版。

九、《全书》量和单位的使用以国家标准GB 3100～3102—1993《量和单位》为准。援引古籍或外文时维持原有单位不变。必要时括注与法定计量单位的换算。

十、《全书》数字用法以国家标准GB/T 15835—2011《出版物上数字用法》为准。

十一、正文之后设有内容索引和条目标题索引。内容索引供读者按照汉语拼音字母顺序查检条目和条目之中隐含的知识主题。条目标题索引分为条目标题汉字笔画索引和条目外文标题索引，条目标题汉字笔画索引供读者按照汉字笔画顺序查检条目，条目外文标题索引供读者按照外文字母顺序查检条目。

十二、部分学科卷根据需要设有附录，列载本学科有关的重要文献资料。

医学细胞生物学卷缩略语表

缩略语	英文全称	中文
APRIL	a proliferation-inducing ligand	增殖诱导配体
THANK	a TNF homologue that activates apoptosis, nuclear factor-κB, and c-Jun NH$_2$-terminal kinase	激活细胞凋亡、核因子 κB 和 c-Jun NH$_2$-终端激酶的 TNF 同源物
AIDS	acquired immunodeficiency syndrome	获得性免疫缺陷综合征
ALK	activin receptor-like kinase	激活蛋白受体样激酶
ANT	adenine nucleotidetranslocase	腺嘌呤核苷酸转位酶
APC	adenomatous polyposis coli	多发性腺瘤样结肠息肉蛋白
AC	adenylyl cyclase	腺苷酸环化酶
ACTH	adrenocorticotropic hormone	促肾上腺皮质激素
ATCC	American Type Culture Collection	美国模式培养物集存库
AMPK	AMP-activated protein kinase	腺苷酸活化的蛋白激酶
APP	amyloid precursor protein	淀粉样前体蛋白
APC	anaphase promoting complex	后期促进复合物
Antp	Antennapedia complex	果蝇触角足复合体
AMH	anti-mullerian hormone	抗米勒管激素
AIF	apoptosis-inducing factor	凋亡诱导因子
Apaf-1	apoptotic protease activating factor-1	凋亡蛋白酶激活因子-1
AT	ataxia-telangiectasia	共济失调-毛细血管扩张症
AIHA	autoimmune hemolytic anemia	自身免疫性溶血性贫血
ALPS	autoimmune lymphoproliferative syndrome	自身免疫性淋巴细胞增生综合征
BIR	baculoviral IAP repeat	杆状病毒凋亡抑制蛋白重复单位
BAFFR	B-cell-activating factor belonging to the TNF family	TNF 家族 B 细胞活化因子受体
BH1	Bcl-2 homologue 1	Bcl-2 同源区 1
Bad	Bcl-2-associated death promoter	BCL-2 相关死亡促进因子
Bip	binding protein	结合蛋白
BBB	blood-brain barrier	血-脑屏障
BMP	bone morphogenetic protein	骨形态发生蛋白
BOC	brother of CDO	CDO 相似受体
CDHR	cadherin-related	钙黏着蛋白相关
CALHM	calcium homeostasis modulator	钙稳态调节蛋白
CRAC	calcium release-activated calcium channel	钙释放活化的钙通道
CaMKII	calcium/calmodulin-dependent protein kinase II	钙/钙调蛋白依赖蛋白激酶 II

缩略语	英文全称	中文
CaM	calmodulin	钙调蛋白
CRP	cAMP receptor protein	cAMP 受体蛋白
CREB	cAMP-responsive element binding protein	cAMP 反应元件结合蛋白
CB	cannabinoid	大麻素
CEC	capillary endothelial cell	毛细血管内皮细胞
CRD	carbohydrate recognition domain	糖识别结构域
CK	caseinkinase	酪蛋白激酶
CARD	caspase recruitment domain	胱天蛋白酶募集结构域
CKI	Cdk inhibitor protein	Cdk 抑制蛋白
CAK	Cdk-activating kinase	Cdk 活化激酶
CDO	cell adhesion molecule （CAM)-related/downregulated by oncogenes	细胞黏附分子相关的/癌基因下调的受体
CMA	chaperone-mediated autophagy	分子伴侣介导的自噬
CCD	charge coupled device	电荷耦合器件
CGN	cis Golgi network	高尔基复合体顺面网状结构
COP	coat protein	包被蛋白
CTGF	connective growth factor	结缔组织生长因子
Cx	connexin	连接子蛋白
CAR	coxsackie and adenovirus receptor	柯萨奇-腺病毒受体
CK	cytokeratin	细胞角蛋白
DAMP	damage-associated molecular pattern	损伤相关分子模式
DED	deatheffector domain	死亡效应功能域
DID	death inducing domain	死亡诱导功能域
DISC	death-inducing signaling complex	死亡诱导信号复合物
DAZ	deleted inazoospermia	无精缺失
DSCl-3	desmocollins	桥粒胶蛋白
DC	destruction complex	破坏性复合体
DAB	diaminobenzidine	3，3 二氨基联苯胺
DDR	discoidin domain receptor	盘状结构域受体
DVL	dishevelled	散乱（蛋白）
DDR	DNA damage response	DNA 损伤应答
DM	double minute	双微体
dsRNA	double-stranded RNA	双链 RNA

缩略语	英文全称	中文
DRAL	down-regulated rhabdomyosarcoma LIM	横纹肌肉瘤下调蛋白
EvC	Ellis-van Creveld syndrome protein	埃利斯-范·克里威德综合征蛋白
EG cell	embryonic germ cell	胚胎生殖细胞
ERS	endoplasmic reticulum stress	内质网应激
ESCRT	endosomal sorting complex required for transport	转运所需的内体分选复合物
ERGIC	ER-to-Golgi intermediate compartment	内质网-高尔基复合体中间体
EDS	ethanedimethane sulfonate	乙基二甲基磺酸盐
eEF1A	eukaryotic elongation factor 1A	真核延伸因子1A
ECACC	European Collection of Cell Culture	欧洲细胞培养物收集库
ERK	extracellular signal regulated kinase	胞外信号调节激酶
FADD	Fas-associated death domain	Fas相关死亡结构域蛋白
FACIT	fibril-associated collagens with interrupted triple helices	具有间断三股螺旋的原纤维相关胶原
FGF	fibroblast growth factor	成纤维细胞生长因子
FITC	fluorescein isothiocyanate	异硫氰酸荧光素
FISH	fluorescence in situ hybridization	荧光原位杂交
FRAP	fluorescence recovery after photobleaching	光致漂白荧光恢复法
FRET	fluorescence resonance energy transfer	荧光共振能量转移
FAK	focal adhesionkinase	黏着斑激酶
FoxO	forhead box class O	叉头转录因子，叉头盒O亚型
GRK	G protein coupled receptor kinase	G蛋白偶联受体激酶
GPCR	G protein coupled receptor	G蛋白偶联受体
GC	galactocerebroside	半乳糖脑苷脂
GJIC	gapjunctional intercellular communication	间隙连接胞间通信
GFC	gel filtration chromatography	凝胶过滤层析
GISH	genome in situ hybridization	基因组原位杂交
DSMZ	German Collection of Microorganisms and Cell Cultures	德国微生物和细胞收藏库
GDNF	glial cell-derived neurotrophic factor	胶质细胞源性神经营养因子
GFAP	glial fibrillary acidic protein	胶质原纤维酸性蛋白
Gli	glioma associated oncogene	神经胶质瘤相关癌基因
Grp94	glucose regulated protein 94	葡萄糖调节蛋白94
GLUT4	glucose transporter4	葡萄糖转运子4
GSK	glycogen synthase kinase	糖原合酶激酶
GBP	glycogen synthase kinase（GSK）-binding peotein	GSK结合蛋白

缩略语	英文全称	中文
GAG	glycosaminoglycan	糖胺聚糖
GPI	glycosyl-phosphatidyl inositol	糖基磷脂酰肌醇
GFP	green fluorescent protein	绿色荧光蛋白
GDF	growth and differentiation factor	生长和分化因子
GAS	growth arrest-specific	特异性生长静止（蛋白）
GAP	GTPase-activating protein	GTP 酶活化蛋白
GEF	guanine nucleotide exchange factor	鸟嘌呤核苷酸置换因子
HLH	helix-loop-helix	螺旋-环-螺旋
HTH	helix-turn-helix	螺旋-转角-螺旋
HPLC	high performance liquid chromatography	高效液相色谱法
HAT	histone acetyltransferase	组蛋白乙酰转移酶
HDAC	histone deacetylase	组蛋白去乙酰化酶
HOM-C	homeotic complex	同源异形复合体
HSR	homogeneous staining region	均染区
HRE	hormone response element	激素反应元件
HIV	human immunodeficiency virus	人类免疫缺陷病毒
IAP	inhibitor of apoptosis protein	凋亡蛋白抑制因子
ICAD/DFF45	inhibitor of caspase activated DNase/DNA fragmentation factor 45	胱天蛋白酶激活的核酸酶抑制蛋白
ICM	inner cell mass	内细胞团
Inx	innexin	无脊椎连接蛋白
IPF	insulin promoter factor	胰岛素启动子因子
IRS	insulin receptor substrate	胰岛素受体作用物
ICAM	intercellular cell adhesion molecule	细胞间黏附分子
IFAP	intermediate filament associated protein	中间丝结合蛋白
	intraflagellar transport（IFT）dyneins	鞭毛内转运动力蛋白
ILV	intraluminal vesicles	腔内小泡
IEC	ion exchange chromatography	离子交换层析
IQGAP1	IQ motif containing GTPase-activating protein 1	IQ 结构域三磷酸鸟苷合酶激活蛋白 1
IFE	isoelectric focusing electrophoresis	等电聚焦电泳
JAK	Janus protein tyrosine kinase	Janus 蛋白酪氨酸激酶
JAM	junctional adhesion molecule	连接黏附分子
Kif	kinesin family member 7	驱动蛋白家族成员 7

缩略语	英文全称	中文
LincRNA	large intergenic non-coding RNA	长链非编码 RNA
LAD	leucocyte adhesion deficiency	白细胞黏附缺陷症
CDH17	liver-intestine cadherin	LI-钙黏着蛋白
LCR	locus control region	基因座控制区
LT-HSC	long-term hematopoietic stem cell	长效造血干细胞
CRP2	low-density lipoprotein receptor-related protein 2	低密度脂蛋白相关蛋白 2
LYVE-1	lymphatic vessel endothelial cell HA receptor 1	淋巴管内皮细胞 HA 受体 1
LEF	lymphoid enhancer-binding protein	淋巴增殖子结合蛋白
LT	lymphotoxin	淋巴毒素
LSD1	lysine-specific demethylase 1	赖氨酸-特异性去甲基化酶 1
mTOR	mammalian target of rapamycin	哺乳动物类雷帕霉素靶蛋白
MPF	maturation promoting factor	成熟促进因子
MCP	membrance cofactor protein	膜辅因子蛋白
MET	mesenchymal-epithelial transition	间质-上皮变迁
mRNA	messenger RNA	信使 RNA
mGluR	metabotropic glutamate receptors	代谢型谷氨酸受体
MAP	microtubule associated protein	微管结合蛋白
MTOC	microtubule organizing center	微管组织中心
mtDNA	mitochondrial DNA	线粒体 DNA
MPT	mitochondrial transmembrane potential	线粒体跨膜电位
MAPK	mitogen activated protein kinase	促分裂原活化的蛋白激酶
MSK1	mitogen and stress activated protein kinase	促分裂原和应激活化的蛋白激酶
MPS	mucopolysaccharidosis	黏多糖贮积症
mFISH	multicolor fluorescence in situ hybridization	多彩色荧光原位杂交
MDR	multidrug-resistance	多药抗药性
MS	multiple sclerosis	多发性硬化
MVB	multivesicular body	多泡体
MAG	myelin associated glycoprotein	髓鞘相关糖蛋白
MBP	myelin basic protein	髓鞘碱性蛋白
MDSC	myeloid derived suppressor cell	髓源性抑制细胞
MEF	myocyte enhancer factor	肌细胞增强因子
NIH	National Institutes of Health	美国国立卫生研究院
Neo	neomycin cassette	新霉素序列

续　表

缩略语	英文全称	中文
NSF	N-ethylmaleimide-sensitive factor	N-乙基马来酰亚胺敏感因子
NCAM	neural cell adhesion molecule	神经细胞黏附分子
NK-1	neurokinin-1 receptor	神经激肽-1受体
NIK	NF-κB-inducing kinase	NF-κB诱导激酶
NMDA	N-methyl-D-aspartate	N-甲酰-D-天冬氨酸
HPRR	nuclear condensation orhistone-protamine replacement reaction	核浓缩或组蛋白-鱼精蛋白替换反应
NAc	nucleus accumbens	伏核
GPR161	orphan G-protein-coupled receptor	孤儿G蛋白偶联受体
PAK2	p21-activated-kinase 2	p21激活激酶2
Panx	pannexin	泛连接蛋白
PPD	paraphenylene diamine	P-苯二胺
PLM	percentage labeled mitoses	标记有丝分裂比例
PTP	permeability transition pore	通透性转换孔
PTS	peroxisomal-targeting signal	过氧化物酶体的分选信号
PTEN	phosphatase and tensin homolog	磷酸酶和张力蛋白同源物
PBS	phosphate buffer saline	磷酸缓冲盐溶液
PE-CAM	platelet endothelial cell adhesion molecule	血小板-内皮细胞黏附分子
PARP	poly（ADP-ribose）polymerase	多聚腺苷核糖聚合酶
PAGE	polyacrylamide gel electrophoresis	聚丙烯酰胺凝胶电泳
PTP	post-tetanic potentiation	强直刺激后增强
PCC	premature chromosome condensation	早熟染色体凝集
PS-1	presenilin-1	衰老蛋白-1
PRELP	proline/arginine-rich end leucine-rich repeat protein	脯氨酸/精氨酸丰富端亮氨酸丰富重复蛋白
PRMT	proteinarginine methyltransferase	精氨酸甲基化修饰酶
PDI	protein disulfideisomerase	蛋白质二硫键异构酶
PIAS	protein inhibitor of activated STAT	活化STAT抑制蛋白
PKB	protein kinase B	蛋白激酶B
PS/TKR	protein serine/threonine kinase receptor	蛋白质丝氨酸/苏氨酸激酶受体
PTKR	protein tyrosine kinase receptor	蛋白质酪氨酸激酶受体
PTP	protein tyrosinephophatase	酪氨酸磷酸酶
PCDH	protocadherin	原钙黏着蛋白
PSGL-1	P-selectin glycoprotein ligand 1	P-选凝蛋白糖蛋白配体1
Ψ	pseudogene	假基因

缩略语	英文全称	中文
ROS	reactive oxygen species	活性氧自由基
RANK	receptor activator of nuclear factor-κB ligand	NF-κB 配体的受体激活蛋白
RANKL/TRANCE	receptor activator of nuclear factor-κB ligand/tumor necrosis factor-related activation-induced cytokine	NF-κB 配体的受体激活蛋白/肿瘤坏死因子相关的活化诱导细胞因子
RIP	receptor interacting protein	受体相互作用蛋白
RTK	receptor tyrosine kinase	受体酪氨酸激酶
RA	rheumatoid arthritis	类风湿关节炎
RNP	ribonucleoprotein particle	核酸蛋白颗粒
rRNA	ribosomal RNA	核糖体 RNA
RSK	ribosomal S6kinase	核糖体 S6 激酶
RBM	RNA binding motif	RNA 结合域
RdRP	RNA-dependent RNA polymerase	RNA 依赖的 RNA 聚合酶
RISC	RNA-induced silencing complex	RNA 诱导的沉默复合物
RPMI	Roswell Park Memorial Institute	洛斯维·帕克纪念研究所
SFRP	secreted Frizzled-related protein	分泌型 Frizzled 相关蛋白
SPARC	secreted protein acidic and rich incysteine	富于半胱氨酸的酸性分泌蛋白
SAHF	senescence-associated heterochromatin foci	衰老相关的异染色质位点
SASP	senescence-associated secretary phenotype	衰老相关的分泌表型
SGK	serum andglucocorticoid-activated kinase	血清和糖皮质激素活化激酶
SCID	severe combined immune deficiency disease	重度联合免疫缺陷病
Sry	sex-determining region of Y	Y 染色体的性别决定区
ST-HSC	short-term hematopoietic stem cell	短效造血干细胞
SP	side population	侧群细胞
STAT	signal transducer and activator of transcription	信号转导及转录活化因子
SIR	silent information regulator	沉默信息调控子
siRNA	small interfering RNA	小干扰 RNA
SLRP	small leucine-rich repeat proteoglycan	富于亮氨酸重复序列的小蛋白质
SDS	sodiumdodecyl sulfate	十二烷基硫酸钠
SNARE	soluble attachment protein receptor	敏感因子结合蛋白受体
SOCE	store-operated Ca^{2+} entry	钙库调控的钙离子内流
SFC	supercritical fluid chromatography	超临界流体色谱法
SOCS	suppressor of cytokine signaling	细胞因子信号阻抑蛋白
SMAC	supramolecular activation cluster	超分子活化簇

缩略语	英文全称	中文
SLE	systemic lupuserythematosus	系统性红斑狼疮
RB200	tetraethylrhodamine B200	四乙基罗丹明
TRITC	tetramethyl rhodamine isothioeyanate	四甲基异硫氰酸罗丹明
TIRF	total internal reflection fluorescence microscopy	全内反射荧光显微镜
TGN	trans Golgi network	高尔基复合体反面网状结构
tRNA	transfer RNA	转运 RNA
TAK	transforming growth factor-b-activated kinase	TGF-β激活激酶
TIC	tumor initiating cell	肿瘤启始细胞
TNFR	tumor necrosis factor receptor	肿瘤坏死因子受体
TRAIL	tumor necrosis factor-related apoptosis-inducing ligand	TNF 相关凋亡诱导配体
E1	ubiquitin-activating enzyme	泛素激活酶
E2	ubiquitin-conjugating enzyme	泛素接合酶
UPP	ubiquitin-proteasome pathway	泛素-蛋白酶体途径
E3	ubiquitin-protein ligase	泛素-蛋白质连接酶
UPR	unfolded protein response	未折叠蛋白反应
VCAM	vascular cell adhesion molecule	血管细胞黏附分子
VEGI	vascular endothelial growth inhibitor	血管内皮生长抑制物
VRAC	volume-regulated anion channel	体积调控阴离子通道
ZO	zonula occludens	闭锁带

目　录

yīxué xìbāo shēngwùxué

医学细胞生物学 （medical cell biology）

以揭示人体各种细胞在生理与病理过程中的生命活动规律为目的，以阐明人体各种疾病的发病机制，并为疾病的诊断、治疗和预防提供理论依据和策略的新兴学科。至于细胞生物学，则是从细胞整体、显微、亚显微和分子等各级水平上研究细胞结构、功能及其生命活动与机体整体机能相联系的学科，它是从细胞学的基础上发展形成的。如果更侧重于与生物化学、遗传学结合，系统地从分子水平研究细胞的结构与功能，则称为分子细胞生物学。基于细胞生物学的高水平与迅速的发展，越来越多的发病机制，疾病诊断与治疗需要应用细胞生物学的理论、技术方法，于是产生了当代新兴的医学细胞生物学。

简史 医学细胞生物学作为细胞生物学的一个分支学科，其形成与发展与细胞生物学的发展密不可分。细胞生物学的形成历经 3 个多世纪，大致分为 3 个阶段：①经典时期：约从 17 世纪中至 18 世纪中，此时期以细胞的发现以及细胞学说的创立为核心内容。②实验细胞学时期：约从 19 世纪初至 20 世纪中，此时期从发现细胞分裂、受精开始，至实验细胞学、实验胚胎学的产生与蓬勃发展。③细胞生物学时期：此时期由于电子显微镜与超薄切片技术的问世，已可观察到细胞的亚结构成分，同时随着 DNA 双螺旋结构模型学说的建立以及中心法则的提出，分子生物学已渗透到细胞生物学领域，人们可以从分子水平研究细胞的结构与活动。两个学科的融合，极大地推动了医学细胞生物学的发展。特别是

20 世纪初以来，细胞生物学的研究成果进一步拓宽了医学科学的视野，对多种疾病的发病机制、诊断技术、治疗方案和转归预后提供全新的思路。如今，医学细胞生物学的研究热点已延伸到老年医学、运动医学、法医学等学科。尤其是 2006 年创建了诱导多能干细胞（iPS）技术以来，细胞生物学已成为再生医学的主要构成学科，再一次验证了美国细胞生物学与细胞遗传学家埃德蒙·比彻·威尔森（Edmund Beecher Wilson，1856～1939 年）的名言"每一个生物学的问题的最终解决必须从细胞中寻求"。

研究内容 包括如下几方面：①细胞的结构与功能：以动态的观点，并深入到分子水平来解析细胞的各级结构及其组成。②细胞的生命活动：即研究细胞本身的基本生命活动，包括发育、生长、增殖、变异、衰老、死亡、运动、信号传递、自噬、胞吞、胞吐、细胞内物质的合成、运输以及这些事件的分子基础与调控。③细胞的社会性：即研究细胞与细胞之间以及细胞与微环境和整个机体之间的相互作用及其物质基础，包括细胞表面结构与功能、细胞黏附分子、细胞外基质、细胞通信、信号转导以及细胞网络系统。④干细胞及相关的学科与应用研究：主要研究干细胞的获取、分化潜能以及干细胞及其特化产物的应用。

研究方法 最常用的技术方法包括纳米显微技术在内的各种显微镜技术、细胞与组织化学与免疫组化技术、核素技术、细胞及其亚组分的分离纯化技术、生物芯片技术、细胞与组织培养技术、激光扫描共聚焦显微技术、活细胞内分子技术，包括绿色荧

光蛋白及显微显示技术、细胞融合技术、染色体及基因转移技术以及某些生物大分子结构测定技术，包括磁共振技术、X 线衍射技术、基因表达定量分析和蛋白质相互作用研究技术等各种细胞功能基因组学研究技术。

细胞与疾病 细胞学与医学有着密切的联系。早在 1858 年，德国医学家、病理学家鲁道夫·路德维希·卡尔·菲尔绍（Rudolph Ludwig Karl Virchow，1821～1902 年）即已提出"细胞是生命的功能单位，也是疾病的原发部位"等观点。事实上，医学细胞生物学为众多疾病的发生、诊断、治疗以及药物生产提供了最基本、最重要的线索、原理与依据。

细胞结构改变与疾病 细胞核是细胞最重要的结构。它与细胞的增殖、分化、突变、代谢、发育、死亡关系密切。因此与诸多染色体疾病、癌症发生有关。细胞膜是细胞与外界环境间的屏障，维持细胞内环境的稳定性。细胞表面存在多种受体，受体的结构或数量异常均可导致疾病发生或加剧，如胰岛素受体异常可导致 1 型糖尿病的发生。细胞器是细胞质中具有一定形态的膜性器官。溶酶体内含有多种酶类，任何一种酶缺陷或缺乏都可引起疾病，常见的有泰 - 萨克斯病（Tay-Saches disease）、糖原贮积症 II 型、硅沉着病（矽肺）、痛风等。线粒体是细胞进行生物氧化和能量持续的主要场所。另外，它本身也含有 DNA，是细胞核外的遗传体系。因此，任何伤害线粒体氧化过程都可危及机体生命。不少遗传疾病的发生则与线粒体 DNA（mtDNA）突变有关。

细胞增殖分化与疾病 无论是个体的正常发育，或是肿瘤的

形成，最重要的步骤之一是细胞的增殖。在正常情况下，机体对细胞的增殖有十分精准的调控能力，使细胞增殖过程严格按一定的时空顺序进行。相反，一旦细胞增殖不按正常规律，疾病继之发生。例如：造血器官生成红细胞的速率小于血液中红细胞衰亡速率便发生贫血症。相反，细胞增殖过快，甚至不受机体控制而无限增殖，便形成了恶性肿瘤。相反，若能调控增殖与分化过程，则可防止肿瘤的发生，也是肿瘤治疗的一个重要途径。此外，再生医学的一个主要原理也在于对细胞增殖与分化的调控，因为器官的发生乃至胚胎发育，也是遵循细胞增殖与分化的协调发生而完成的。

细胞通信与疾病　人体是由亿万个细胞所组成，细胞之间存在精准的方式进行联系，使所有细胞能够协调一致完成生理过程，保证整体生命活动有条不紊，细胞之间的这种联系是靠细胞间通信和识别来完成的。细胞识别的分子基础是在于细胞表面存在有许多生物活性物质的受体。它们能识别信息分子（即配体），如激素、神经递质甚至某些药物。当受体与配体相结合时，即启动了一系列生化事件，并产生生物效应。因此，当细胞通信与识别有缺陷或错误时，常可引起细胞功能紊乱以致机体整体功能失调，引发疾病。2 型糖尿病被认为是由于受体数目不足或是受体有缺陷，不能与胰岛素结合或结合力低下所致。帕金森（Parkinson）病被认为是配体，多巴胺缺少或缺如所致。重症肌无力的病因在于机体本身产生了乙酰胆碱受体的抗体，它与受体结合，阻隔了乙酰胆碱与受体结合，从而不能

发挥肌细胞的生物学效应，表现出肌无力症状。

细胞是重要药物来源　细胞不仅是疾病发生的基础，也是某些药物的源泉。最早的胰岛素是从家畜胰腺中提取的，采用细胞培养与细胞杂交技术，已可从 B 淋巴细胞与骨髓瘤细胞的杂交瘤制得。杂交瘤技术已为多种诊断与治疗试剂提供了极为有利的工具。此外，利用哺乳动物工程，已开发出诸多药用蛋白，如卵泡刺激素（FSH）、促红细胞生成素（EPO）、白细胞介素-2（IL-2）、α干扰素（IFN-α）、粒细胞集落刺激因子（G-CSF）等。

应用和有待解决的问题　医学细胞生物学今后的发展应用主要有下列几个方面：

干细胞与细胞治疗　干细胞是指具有分化潜能的细胞，具有全能性，或多能性，或至少有单向多能性，它们可分化为人体中各种或某种组织或细胞。因此，诱导它们成为"治疗性"细胞用于人体多种疾病，包括神经损伤、糖尿病、心血管疾病、癌症，尤其是血液系统肿瘤的治疗已成为当今医学研究中的热点。

细胞治疗　是将体外培养的具有正常功能的细胞植入患者体内（或者直接导入病变部位）以代偿病变细胞（或细胞丢失）所丧失的机体功能。细胞治疗是干细胞工程的具体实施。

组织工程　指运用细胞生物学和工程学的原理，研究和开发能修复或改善损伤组织的形态和功能的生物替代物，再将其填入机体，恢复失去或下降的功能。组织工程皮肤、组织工程肾、组织工程骨和软骨、人工工程血管、组织工程心脏瓣膜都是当前再生医学的工作热点。

细胞分化与癌变机制研究　细胞分化是指细胞从未成熟到成熟，并获得特定功能的过程。细胞分化若未能继续则可转化为癌细胞（即癌变），从细胞增殖与细胞周期调控角度，探索相关基因、细胞信号传导能揭示分化与癌变的关系。

细胞衰老与细胞死亡　人体衰老从细胞衰老开始。此时细胞的结构与功能逐渐衰退。从细胞生命活动的另一重要领域即细胞分裂，探索端粒，端粒酶，相关基因（包括衰老基因与抗衰老基因）与细胞功能与结构改变的关系以及人为地干预，可为抗衰老提供思路与途径。细胞死亡尤其是细胞凋亡，不仅与细胞衰老相关，更重要的是与诸多疾病发生相关。对细胞死亡的研究可为相关疾病提出有效的防治措施。

（章静波）

xibāo

细胞（cell）　能进行独立繁殖的有膜包围的生物体的基本结构和功能单位。典型的细胞由细胞核、细胞质和细胞膜（或拟核）构成。"细胞"此词最早见于 1665 年，英国物理学家罗伯特·虎克（Robert Hooke，1635～1703 年）自制世界第一台放大倍数为 40～140 倍的显微镜，并进行大量的观察，发现木栓结构是由类似蜂窝状排列的许多微小孔洞所组成。他将这些微小孔洞称之为 cells，意为小室。后来证明，这些小室只是植物死细胞的纤维质细胞壁。1674 年，荷兰微生物学家安东尼·菲利普·范·列文虎克（Antonie Philip van Leeuwenhoek，1632～1723 年）观察的对象更为广泛，包括原生动物、红细胞以及哺乳动物和人类的精子，还在牙垢中发现了细菌。他准确测得

红细胞的直径为 7.2μm，细菌为 3μm。由于他发现和观察了大量的活细胞，一般均认为他是细胞的发现者。

形态及分类 细胞因不同种属以及不同种类大小变异范围很大。人体细胞中，如卵细胞，直径可达 80μm，视力好者可肉眼识别；最小的细胞是血小板，只有 2~4μm；神经元（神经细胞）的轴突、髓鞘和神经膜构成的神经纤维长可达 1 米多，是人体最长的细胞；最"胖"的细胞为脂肪细胞，多呈圆形或卵圆形，瘦小时直径约25μm，胖起来直径可达 200μm，比卵细胞要大很多。在自然界中，最大的细胞是鸵鸟蛋，直径可达 12cm，重量达 1000g。恐龙蛋比鸵鸟蛋更大，但迄今未有有生命的恐龙蛋。最小的细胞是支原体，直径只有 0.1μm，大约为细菌的 1/10。

按照细胞的形态与功能，人体内大约有 200 多种细胞。红细胞呈盘状，肝细胞呈多面形，精子则形如蝌蚪，能游动。若依据细胞的发育与分化程度（或成熟程度）还可细分为 600 多种，如从造血干细胞到成熟红细胞之间，至少有 7 个不同发育阶段的细胞。

由单个细胞构成的生命体称为单细胞生物，由多个细胞乃至众多细胞组成的生命体称为多细胞生物。成年人体由大约 2×10^{14} 个细胞构成，新生儿均有 2×10^{12} 个细胞。人体的大小并不由细胞体积大小决定，而由细胞数目决定。即使大象和鲸，它们的体细胞也与人类体细胞大小相似，在 10μm 左右。

化学组成 细胞结构复杂、多样，与地球上的其他生物一样都是由元素周期表中的元素组成。参与组成细胞的元素有 30 种。含量较高的有碳、氢、氧、氮，这 4 种元素一起构成了蛋白质、核酸以及糖类、脂类等生物大分子和小分子。有些元素如铁、锰、铜、锌、镁是酶的辅助因子；有些元素如钠、钾、氯、钙、镁对保持生物体内水盐平衡至关重要；还有一些元素偶然存在于细胞中，作用有待研究。正是这些元素的复杂组合使细胞不仅能自我复制，而且能在多细胞生物中执行多种特定的功能。

增殖 细胞通过分裂而增殖。由相同的细胞和细胞间质，形成的结构称为组织，如肌、骨等；由多种组织构成的，能行使一定功能的结构单位称为器官，如胃、肠、心脏、肾等。再由相关的多种器官组合形成系统。它们整体协调运作，完成一种或多种功能，如由口腔、咽、食管、胃、小肠、大肠、肛门及肝、胰等组合形成消化系统，可完成食物的消化、吸收与废物排泄。由此可知，细胞是人体各种功能及行为的基础。细胞的正常与否关系到机体的生命过程是否正常。

（章静波 马文丽）

xìbāoxué

细胞学（cytology） 研究细胞生命现象的学科。主要研究细胞的结构、细胞成分的分析、功能、生长、分裂、分化、进化、遗传和变异、衰老、死亡等。细胞学的出现与显微镜的发明，以及用以对动植物细胞的大量观察与记录密不可分，但一般将 1884 年卡尔诺（Carnog J）创办细胞学杂志《*La Cellule*》作为该学科的起点，直至 20 世纪 60 年代，细胞生物学的形成。在细胞学的形成与发展过程中，最主要的事件包括细胞学说的创立、原生质理论的提出，有丝分裂的发现及中心体、高尔基复合体、线粒体等重要细胞器的发现。正由于细胞学说的建立以及对动物、植物细胞的大量观察，细胞学出现诸多分支，其中包括研究细胞形态结构的细胞形态学；对染色体结构功能分析，探讨细胞遗传现象与规律的细胞遗传学；研究细胞生长与增殖机制与周围环境关系，以细胞的兴奋性、收缩性、分泌为主要内容的细胞生理学；以及研究细胞结构化学组成，尤其是生物高分子成分的定性、定位、分布以及其生理功能的细胞化学；采用技术手段，尤其是体外细胞培养方法来探讨细胞生命活动的实验细胞学；从系统观点出发，研究细胞群体中细胞间的相互关系，包括细胞识别、通信、相互作用，以及整体和细胞群对细胞生长、繁殖、分化的调控的细胞社会学。此外，将细胞学与病理学相结合的细胞病理学也是细胞学中的一个重要分支。

（章静波）

xìbāo xuéshuō

细胞学说（cell theory） 认为一切生物都由细胞组成，细胞是生命的结构单位，细胞只能由细胞分裂而来的学说。由于显微镜的发现及在对植物组织与动物组织广泛观察的基础上，德国植物学家马蒂亚斯·雅各布·施莱登（Matthias Jakob Schleiden，1804~1881 年）于 1838 年发表了《植物发生论》，提出"所有植物体都是由细胞及其产物组成"的观点。之后的 1839 年，德国动物学家特奥多尔·施万（Theodor Schwann，1810~1882 年）发表了《关于动植物结构和生长一致性的显微研究》，进一步提出"所有动物体都是由细胞组成"的观点，这样施莱登和施万的观点便构成了细胞学说的基础。到了 19 世纪 40 年代，布劳恩（Braun A）提出"细胞是生命的基本单位"，于是将细胞不仅只是动物体与植物体的基本组成单位扩展至整个生物界，甚至包括原生动物。瑞士解剖学家艾伯特·冯·克利克（Albert von Kölliker）观察到生物个体的形成是一个细胞不断分裂繁殖与分化的连续过程。至 1858 年，德国病理学家鲁道夫·路德维希·卡尔·菲尔绍（Rudolph Ludwig Karl Virchow，1821～1902 年）进一步提出"细胞来源于细胞"，至此，细胞学说已臻完整。归纳起来的要点有：①所有生物体，不论是动物或是植物都由细胞发育而来，由细胞组成。②细胞是生物体结构和功能的基本单位。③新的细胞由原存在的细胞繁殖而来。

细胞学说最主要的意义是阐明了动植物及各生物界的同一样。确定了细胞为生命体的结构和生命活动的单位，为细胞研究提供了理论体系，也为之后细胞学的进一步发展奠定了科学基础，同时将生物学研究推进到微观水平。为此，恩格斯予以高度评价，他将细胞学说、达尔文进化论及能量守恒和转换定律誉为 19 世纪自然科学的三大发明。

（章静波）

xìbāozǔxué

细胞组学（cytomics） 在整个细胞水平上，运用分子技术、显微技术以及生物信息学知识研究全细胞系统，即细胞组的分子构筑与功能的新兴学科。细胞组既包涵机体的细胞系统、亚细胞系统，也包涵其功能成分，是认识人体各种生理过程的基石。人类细胞组计划（The Human Cytome Project）主要在细胞水平上探讨机体生物学系统的结构和功能。

细胞组学结合基因组学可揭示细胞结构与遗传信息物质组及基因表达开关调控的相关性，以及揭示染色体疾病、基因病及其他遗传疾病的分子机制与细胞结构的相关性；细胞组学与蛋白质组学的结合可以了解疾病标志蛋白质的定位和分离筛选，对某些蛋白质分子病的发生机制有更深层次的理解；细胞组学与基因药物组学的结合将可创造出更准确的治疗药物，总之，对细胞组学的研究不仅可了解细胞正常生理活动的过程，更可揭示各种分子疾病、细胞疾病，包括肿瘤发生的细胞分子机制。

（章静波）

yuánhé xìbāo

原核细胞（prokaryotic cell） 细胞内遗传物质没有膜包围的一大类细胞。不含膜相细胞器。由原核细胞构成的生命体称为原核生物，如细菌、蓝绿藻、支原体。

原核细胞通常较小，直径只有 1 到数个微米。结构简单，仅由细胞膜包裹，不具有完整的细胞核，在细胞质内虽然存在 DNA 区域，但其外围无被膜包绕，因此称之为拟核。拟核内也仅含有一条不与组蛋白结合的裸露 DNA 链。除此之外，原核细胞的胞质中没有内质网、高尔基复合体、溶酶体及线粒体等膜性细胞器，也缺乏非膜性结构的细胞骨架。但原核细胞的胞质中含有丰富的核糖体。此外，还有一些细胞膜的特化结构，如间体等。更为显著的是大多数原核细胞的细胞膜外有一层由蛋白多糖所组成的坚固的细胞壁，具有保护作用，这在真核细胞中是不存在的。

支原体 是已知最小的细胞，大多数支原体的直径为 0.1～

0.3μm，极少超过 1.0μm，已知的支原体有 80 余种。支原体的结构及其简单，细胞膜由磷脂和蛋白质组成，没有细胞壁，胞质内有可溶性 RNA 和可溶性蛋白质、有 mRNA 和核糖体结合的多核糖体，以及遗传信息环状的双螺旋DNA，可指导合成约 400 种蛋白质。支原体由二分裂繁殖，也可以出芽方式繁殖。支原体可感染人体多个器官，能在细胞内繁殖，引发肺炎、脑炎、尿道炎、关节炎等。

细菌 为最典型的原核生物，在自然界中广泛分布，与人类关系密切。可导致人类疾病的细菌称为致病菌，按形态可分为球菌、杆菌和螺形菌 3 大类。细菌个体微小，多数球菌直径约 1μm，杆菌长 2～5μm，宽 0.3～1μm。螺形菌菌体弯曲，大小为（1～3）μm×（0.3～0.6）μm。细菌的外表面有一层原生生物所特有的肽聚糖构成的细胞壁，在某些细胞壁之外还有一层由多肽或多糖组成的黏液性荚膜，荚膜具有抗吞噬与抗消化及对抗体液因子的杀伤作用，是细菌在真核细胞内寄生的保护屏障，因此，荚膜是构成细菌致病力的重要因素之一。细胞壁内面为由脂质分子和蛋白质组成的细胞膜，通常厚约 7.5nm。主要由蛋白质、脂质和少量多糖构成，与真核细胞细胞膜的差别是不含固醇类物质。细胞膜分为内膜、外膜及内外膜之间的间隙。细胞膜可折叠内陷，形成囊状的中间体，与 DNA 复制、细胞分裂及供能有关，类似于真核细胞的线粒体，故又称为拟线粒体。

细胞质内的环状 DNA 分子集中于胞质的某一区域，构成拟核区域，为松散的网状结构。因无核膜与胞质隔开，故不成核，称为核质或拟核。细菌 DNA 的特点之一是很少有重复序列，构成的某一基因的编码序列排在一起，无内含子。在胞质内还含有 DNA 以外的遗传物质，通常是一些可自我复制的小的闭合双环状质粒。

细胞质中含有丰富的核糖体，每个细菌含 5 000~50 000 个，其中大部分游离于细胞质中，只有一小部附着在细胞膜内表面，细菌核糖体的沉降系数为 70S，由一个 50S 的大亚基和一个 30S 的小亚基组成，是细菌合成蛋白质的场所。细菌蛋白质合成的特点是，在细胞质内转录与翻译同时进行，无需对转录而来的 mRNA 进行加工。细菌的繁殖速度极快，通常约 20 分钟分裂一次，1 个细菌 1 小时增殖至 8 个，10 小时可繁殖至 10 亿个以上。由于细菌的生命特性，如何利用有利的一面克服其危害的一面，是整个生命科学的重大课题之一。

（章静波）

zhēnhé xìbāo

真核细胞（eukaryotic cell）
细胞核有明显的核被膜包围，细胞质中存在膜相细胞器的一类细胞。从生命进化观点，真核细胞比原核细胞进化程度高。在地球上，原核细胞的出现大约在 35 亿年前，而真核细胞的出现在 12 亿~16 亿年前，由真核细胞组成的生命体称真核生物。真核生物可以是单细胞生物，如酵母，更多的是多细胞生物，包括人类。

形态　动物细胞和植物细胞都属于真核细胞。高等真核生物由 200 多种真核细胞组成，形态多种多样，多与其所处的部位及功能相关，如游离于血液或液体的细胞多近于球形，像红细胞、淋巴细胞；参与组织中的细胞一般呈正方形、扁平形、椭圆形、柱形、多角形，如皮肤上皮多为扁平形，腺体细胞多呈立方形或柱形；具有收缩功能的肌细胞多为棱形；具有接受和传导各种刺激的神经元呈多角形，并伸出轴突与多个树突；需要游动的细胞，如精子则似蝌蚪。

酵母是结构最为简单的单细胞真核生物，广泛分布于自然界，已知有 1000 多种，属真菌。多呈圆形、卵圆形或椭圆形、藕节形等。有细胞壁，内有细胞核、液泡和线粒体。通常以出芽方式繁殖，但也可以二等分分裂繁殖。有的种类还可产生子囊孢子。酵母的基因组很小，具有单倍体和二倍体两种型式，但可因生长调节改变而使两种型式相互转换，即饥饿时一个二倍体酵母细胞能够进行减数分裂产生两个单倍体酵母细胞，形成孢子，但在孢子孵化后两个单倍体酵母细胞可以融合形成一个二倍体酵母细胞，在营养充足时，繁殖很快。

应用　酵母菌能分解糖类产生乙醇和 CO_2，多数酵母含有丰富的维生素，可供医药用。在生产中可利用的酵母有面包酵母、饲料酵母、啤酒酵母和葡萄汁酵母。有的酵母，如热带假丝酵母还可以用于石油发酵。但也有的酵母具有致病性，如白色念珠菌可引起鹅口疮、尿道炎等；白色隐球菌可引起隐球菌病。在细胞生物学研究中，酵母细胞常用作模式生物，为真核细胞分裂周期及其调控的分子途径提供了很好的模型。在分子生物学研究中，酵母双杂交技术常用于蛋白质的相互作用。在基因工程研究中，酵母常用作为基因工程的表达系统。因此，酵母起到了原核细胞难以取代的作用。

（章静波）

fēixìbāo shēngmìngtǐ

非细胞生命体（non-cellular organism）
不具细胞结构，不能独自存活，但可以复制，只能在所寄宿的细胞内维持生命活动，包括复制与繁殖的生命体。又称非细胞感染体，包括病毒、类病毒以及朊病毒。朊病毒（prion）又称朊粒，也有称普里昂，原意是传染性蛋白质颗粒。正常情况下是一种存在于神经元表面的糖蛋白，其功能与神经传导有关，然而一旦它编码的基因发生突变，则该蛋白不但形态变形，可以弯曲，而且获得了传染性，使神经元空泡化与死亡，相应的脑区发生海绵状改变，从而导致传染性海绵样脑病（疯牛病），以及人类的库鲁病（Kuru disease）和克-雅病（Creutzfeldt-Jakob disease）。一般认为只有如细菌、病毒等携有遗传物质 DNA 或 RNA 者方可引起传染，但朊病毒不含遗传物质。在低等生命中，如酵母也存在有朊病毒而且可以如病毒那样"出芽"，这样即可解释其传染性，但在高等生物，尤其在人类，尚未能证实。

（章静波）

bìngdú

病毒（virus）
由核酸（DNA 或 RNA）和蛋白质外壳构成的专营细胞内生存的寄生物。是比细菌小，无细胞结构的简单生命体，其大小、形态、化学组分及宿主等有很大差异，通常在 100nm 左右，大的病毒，如痘病毒，大小接近于细菌，直径可达 450nm；而小的如圆环病毒只有 17nm。

分类　一种病毒只含有单一种类的核酸，按基因组组成，分为 DNA 病毒和 RNA 病毒两大类。在核酸之外，有蛋白质构成衣壳，除了可以保护其内的核酸，还与核酸共同组成核壳体（核壳）。衣壳的另一特性是具有抗原性。有的病毒在蛋白质衣壳之外，还有一层由脂质双分子层及糖蛋白构成的包膜。为此，按有无包膜又分为裸病毒和包膜病毒。病毒可入侵动物、植物、细菌、蓝绿藻以及真菌，病毒在宿主细胞内复制繁殖，但也可以不破坏宿主细胞，而维持低水平的繁殖，此称为潜伏感染。根据病毒侵犯的宿主细胞通常分为动物病毒（如人类免疫缺陷病毒、禽流感病毒等）、植物病毒（如烟草花叶病毒）以及细菌病毒（即噬菌体），它们是一类寄生于原核生物的病毒。动物病毒又可按形态分为立体对称型病毒和螺旋对称型病毒。有的立体对称型病毒是缺乏包膜的裸病毒，如腺病毒、小 DNA 病毒、小 RNA 病毒；有的则有包膜，如疱疹病毒、冠状病毒。螺旋对称型病毒则多大有包膜。

致病机制　病毒的基因组大小各不相同，最小的病毒只含 3 或 4 个基因。大者可有几百个基因。多数动物病毒入侵宿主细胞的方式是靠细胞的主动吞饮，但也有一些有包膜的病毒以其包膜与细胞膜融合的方式进入细胞。细菌病毒感染细胞则将其核酸直接注入细胞，而将衣壳留在细胞外。病毒进入细胞后，其核酸则利用宿主细胞的全套代谢系统，以病毒本身的核酸为模版，进行复制、转录、翻译成病毒蛋白，然后组装成新一代的病毒，最后从细胞内释放出来，再感染宿主的其他细胞，进入下一轮的繁殖周期，即病毒若离开活细胞，就无法繁殖。离开活细胞的病毒，装配完整并具有感染性，称为病毒颗粒或成熟病毒。RNA 病毒核酸的复制、转录以及蛋白质的合成是在宿主细胞质中完成的，在病毒特异的聚合酶的催化下复制病毒 RNA。也有的 RNA 病毒进入宿主细胞后，其壳体降解，以病毒 RNA 模板，在病毒新携带的反转录酶作用下产生原病毒，这是一种双链 DNA，可整合入宿主细胞的基因组进行复制，然后装配成新一代病毒。新病毒从宿主细胞内释放出来，有两种方式：一种是"出芽"方式，即有包膜的病毒可突破宿主细胞的质膜逐渐逸出；另一种方式见于无包膜的裸病毒，多以裂解宿主细胞的方式而逸出，这种方式可导致宿主细胞死亡。

病毒与疾病　病毒在自然界分布广泛，人类传染病中有 75% 由病毒引起。由于病毒可入侵人体多个器官，引起感染及组织细胞的损害，从而造成十几种疾病，甚至使细胞转化与恶变。常见有流行性感冒、病毒性肺炎、病毒性心肌炎、病毒性脑膜炎、病毒性胃肠炎、病毒性肝炎等。有的病毒性疾病来势凶险，病死率很高，如严重急性呼吸综合征（简称 SARS），其病原体属 RNA 病毒，为冠状病毒的一个成员。又如获得性免疫缺陷综合征（AIDS，艾滋病），由反转录病毒引起。与病毒感染密切相关的人类肿瘤包括鼻咽癌、子宫颈癌、肝癌、淋巴瘤等。病毒感染后，其基因组或是病毒 RNA 整合入宿主细胞的基因组内，导致宿主细胞基因组不稳定和突变，使细胞发生恶性转化，失去对细胞增殖的控制，逐步演变为恶性肿瘤。

（章静波）

lèibìngdú

类病毒（viroid）　仅由 240~350 个核苷酸构成的极小植物病毒。其类似病毒，但比病毒组成更简单，又称无壳病毒，没有蛋白外壳，仅由一个环状单股 RNA 构成，相当于小病毒的十分之一，甚至更小。类病毒具有感染性，主要为植物病原体，如马铃薯纺锤形块茎类病毒（PSTV），在被感染的细胞内利用宿主聚合酶 II 进行复制而繁殖。

（章静波）

shēngwù xiǎofēnzǐ

生物小分子（biological micromolecule）　生物体内分子量小于 10kD 的能自由扩散进入细胞内的物质。包括水、氨基酸、核苷酸、单糖、脂类和维生素等。碳、氢、氧、氮、磷、硫 6 种元素是组成原生质的主要元素。此外，钙、钠、钾、氯、镁、铁、铜、锌、硼、钼、碘、锰、钴、铬、钨、钡、镍等微量元素，也是生命体不可缺少的。这些元素又组成了各种化合物，包括以下两类：

无机化合物：一般指不含碳元素的化合物，一氧化碳、二氧化碳、碳酸盐等简单含碳化合物也属于无机化合物，简称无机物。组成生命的无机物是水和无机盐。水在细胞内的含量最为丰富，占细胞总量的 70%。水在体内分为自由水和结合水，自由水是良好的溶剂，帮助运输物质，参与化学反应；结合水是细胞结构重要的组成成分。生物体中无机盐又分为离子和化合物，部分无机离子如：Na^+、K^+、Mg^{2+}、Ca^{2+}、HPO_4^{2-}、Cl^- 和 HCO_3^- 等，占细胞重量的 1% 以下。虽然含量很少，但这些离子参与细胞代谢，在细胞功能中发挥关键作用。

有机化合物：通常指含碳元素的化合物，或者碳氢化合物及其衍生物的总称，简称有机物。有机物是细胞的独特组分，主要包括糖类、脂类、核酸和蛋白质。

蛋白质、核酸和大多数糖类是由大量的低分子量前体分子即氨基酸、核苷酸和单糖等多聚化而形成的大分子，这些大分子占大多数细胞干重的 80% ~ 90%；脂类是细胞的另一主要组分。

(马文丽)

dāntáng

单糖（monosaccharide）　不能再水解的一类糖。是构成各种糖分子的基本单位，按碳原子数目，分为丙糖、丁糖、戊糖、己糖等。自然界的单糖主要是戊糖和己糖。单糖根据构造可分为醛糖和酮糖，如：葡萄糖是己醛糖，果糖是己酮糖。单糖中与人们关系最密切的是葡萄糖，葡萄糖是细胞的主要营养成分；它们的分解为细胞提供了一种能量来源以及合成其他细胞组分的原料。

(马文丽)

zhīfángsuān

脂肪酸（fatty acid）　一端含有一个羧基基团的长的脂肪族碳氢链。是最简单的脂类。按饱和度分为饱和脂肪酸与不饱和脂肪酸两大类。不饱和脂肪酸在其碳原子间含有一个或多个双键；而在饱和脂肪酸中，所有的碳原子均与最大可能数量的氢原子结合。按营养角度可分为非必需脂肪酸和必需脂肪酸。前者指机体可以自行合成，不必依靠食物供应的脂肪酸；后者是维持哺乳动物正常生长所必需的，而机体又无法合成的脂肪酸，如亚油酸。脂肪酸以三酰甘油或脂肪的形式储存，前者是由三分子脂肪酸和一分子甘油结合形成。三酰甘油不溶于水，因而在细胞质中聚集成脂滴。

(马文丽)

ānjīsuān

氨基酸（amino acid）　同时含有一个或多个氨基和羧基的脂肪族有机酸。是组成蛋白质的基本单位。不同氨基酸侧链的化学特性决定了各氨基酸在蛋白质结构和功能中的作用。人体内 20 种氨基酸根据氨基酸极性分为非极性氨基酸和极性氨基酸，极性氨基酸又分为极性、中性氨基酸、酸性氨基酸和碱性氨基酸。

非极性氨基酸：氨基酸的侧链基团不带电荷或极性极微弱，且具有疏水性。有 7 种氨基酸属于非极性氨基酸：甘氨酸、丙氨酸、缬氨酸、亮氨酸、异亮氨酸、脯氨酸、苯丙氨酸。甘氨酸是最简单的氨基酸，其侧链仅含有一个氢原子。丙氨酸、缬氨酸、亮氨酸和异亮氨酸的碳氢侧链是由 4 个碳原子构成的，这些氨基酸的侧链是疏水的，因而它们倾向位于蛋白质分子的内部。脯氨酸也具有碳氢侧链，但独特之处在于其侧链同时与氨基的氮原子和 α 碳原子结合，因而形成一个环状结构。苯丙氨酸的侧链含有疏水性极强的芳香环。

极性、中性氨基酸：侧链基团有极性，但不解离，或仅极弱地解离，有亲水性。有 8 种氨基酸属于极性、中性氨基酸：丝氨酸、苏氨酸、色氨酸、半胱氨酸、甲硫氨酸、酪氨酸以及天冬酰胺和谷氨酰胺。因为这些氨基酸的极性侧链可与水形成氢键，因而这些氨基酸具亲水性并且往往位于蛋白质的表面。半胱氨酸由于具有巯基（SH）而使其疏水性较弱，巯基在蛋白质结构中起重要作用，可在不同的半胱氨酸残基侧链间形成二硫键。

酸性氨基酸：侧链基团有极性，且解离，在中性溶液中显酸性，亲水性强。有两种酸性氨基酸：天冬氨酸和谷氨酸，具有酸性侧链，终止于羧基。这些氨基酸在细胞内带负电荷，因而常被称为天冬氨酸盐和谷氨酸盐。这些氨基酸通常位于蛋白质表面。

碱性氨基酸：侧链基团有极性，且解离，在中性溶液中显碱性，亲水性强。有 3 种氨基酸属于碱性氨基酸：赖氨酸、精氨酸和组氨酸。其中赖氨酸和精氨酸是碱性很强的氨基酸，侧链在细胞内带正电荷，因而亲水性强，在蛋白质表面与水接触。组氨酸在生理 pH 下可不带电荷或带正电荷，通常在涉及氢离子交换的酶学反应中起重要作用。

(马文丽)

hégānsuān

核苷酸（nucleotide）　一个或多个磷酸基团通过与一个核苷上的糖基部位缩合成二酯键而形成的化合物。是组成核酸的基本结构单位。核苷酸的重要性不仅在于是构成核酸的原料，而且在细胞的生物学过程中也发挥关键作用。最显著的例子是腺苷三磷酸（ATP），ATP 是细胞内化学能的基本形式。同样，其他核苷酸也作为能量或化学反应基团的载体而参与代谢反应。此外，另一些核苷酸［如环腺苷酸（cAMP）］也是细胞内重要的信使分子。

(马文丽)

shēngwù dàfēnzǐ

生物大分子（biological macromolecules）　存在于生物体内的各种分子量达到上万或更多的有机分子。是生物体的重要组成成分。生物大分子不仅分子量较大、结构复杂，而且也具有重要的生物功能，如核酸、蛋白质、糖类、脂类等。

(马文丽)

hésuān

核酸（nucleic acid）　由核苷酸或脱氧核苷酸通过 3′, 5′-磷酸二酯键连接而成的生物大分子。是细胞的主要信息分子，包括脱氧核糖核酸（DNA）和核糖核酸（RNA），是遗传物质。真核细胞中，核酸位于细胞核内。各种RNA参与大量的细胞活动。信使核糖核酸（mRNA）将遗传信息从DNA携带至核糖体，作为蛋白质合成的模板。另外，核糖体RNA（rRNA）和转运RNA（tRNA）也参与蛋白质合成。此外，还有其他一些类型的RNA参与RNA和蛋白质的加工和转运。RNA除作为信息分子之外，还能催化大量的化学反应，如在蛋白质合成和RNA加工过程中的一些反应。

DNA和RNA是核苷酸的多聚物，核苷酸由嘌呤碱和嘧啶碱连接至磷酸化的糖分子上而形成。碱基连接至糖分子（DNA中是2′-脱氧核糖，而RNA中是核糖）上形成核苷，核苷再在其核糖的5′碳原子上连接一个或数个磷酸基团。DNA含有两种嘌呤（即腺嘌呤和鸟嘌呤）以及两种嘧啶（胞嘧啶和胸腺嘧啶）。腺嘌呤、鸟嘌呤和胞嘧啶也存在于RNA中，但RNA不含胸腺嘧啶，取而代之的是尿嘧啶。

在核苷酸聚合形成核酸的过程中，两分子核苷酸的5′磷酸和3′羟基间形成磷酸二酯键。寡核苷酸是仅含少数核苷酸的多聚物；而那些构成细胞RNA和DNA的多聚核苷酸则含有成千上万的核苷酸分子。多聚核苷酸链具有方向性，其中一个末端终止于5′磷酸基团而另一个末端终止于3′羟基基团。多聚核苷酸总是从5′→3′方向合成，游离的核苷酸加入生长链的3′羟基基团上。通常，按照5′→3′的方向书写DNA或RNA中的碱基。

DNA和RNA中的信息是由多聚核苷酸链中的碱基顺序表达的（图）。DNA是由两条多聚核苷酸链构成的双链分子，其两条链方向相反。碱基位于分子的内侧，并且两条链是由互补碱基（腺嘌呤与胸腺嘧啶配对，鸟嘌呤与胞嘧啶配对，相互间形成氢键）所连接的。这种互补碱基配对的结果是DNA的一条链（或RNA）可作为模板指导互补链的合成。因而核酸能指导自身的复制，使其作为细胞内的基本信息分子而发挥作用。DNA和RNA携带的信息指导特定蛋白质的合成，后者控制大部分细胞的活动。

（马文丽）

dànbáizhì

蛋白质（protein） 生物体中广泛存在的，由核酸编码的α氨基酸之间通过α氨基和α羧基形成的肽键连接而成的肽链，经翻译后加工而成的具有特定立体结构的、有活性的生物大分子。蛋白质是所有大分子中最具多样性的分子，并且各个细胞中含有数千种不同的蛋白质，执行不同的功能。蛋白质的功能包括作为细胞和组织的结构成分，储存和运输小分子（如血红蛋白运输氧），在细胞间传递信息（如蛋白激酶），以及抗感染作用（如抗体）。蛋白质最基本的特性是可作为酶而发挥作用，催化生物合成中几乎所有的化学反应。因此，蛋白质几乎指导细胞内所有的活动。蛋白质的名称是源于希腊字proteios，意思是"第一等级的"，由此可见蛋白质的中心地位。

特征 蛋白质是具有特异氨基酸顺序的多肽。1953年，英国生物化学家弗雷德里克·桑格（Frederick Sanger）首次确定了一种蛋白质，即牛胰岛素的氨基酸全序列。胰岛素具有两条多肽链，由两个在半胱氨酸（Cys）间形成的二硫键连接。可应用自动化方法测定蛋白质的序列，现已测定出了10万种以上蛋白质的完整氨基酸顺序。蛋白质独特的氨基酸序列，是由基因中的核苷酸顺序确定的。

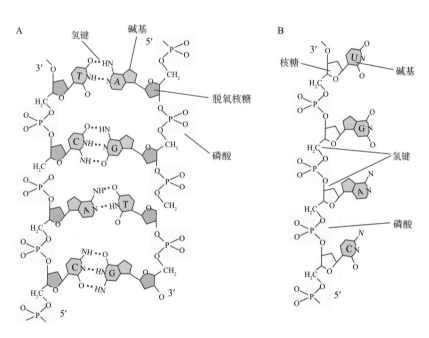

图 DNA和RNA的基本结构

结构 一般分为四级（图）。

一级结构 是其多肽链中的氨基酸排列顺序。

二级结构 是多肽链局部区域的氨基酸的规则排列。由美国生化学家莱纳斯·卡尔·波林（Linus Carl Pauling）和罗伯特·科里（Robert Corey）于1951年首先提出的两种最常见的二级结构：即α螺旋和β折叠。这两种二级结构均是通过肽键的—CO—和—NH—之间形成的氢键而联系在一起的。当多肽链的某一区域围绕自身盘旋，由第一个肽键的—CO—与线性多肽链中下游第四个氨基酸残基的肽键的—NH—形成氢键，于是便形成了α螺旋。相反，β折叠的形成则是当多肽链的两部分并行排列，其间形成氢键。这种β折叠可在几条多肽链间形成，其中各肽链可平行排列也可反向平行排列。

三级结构 是指肽链不同区域的氨基酸侧链间相互作用而形成的肽链折叠。在大多数蛋白质中，α螺旋和β折叠由一个多肽链的环形区域连接并折叠成紧密的球状结构，称为结构域，后者是三级结构的基本单位。小的蛋白质如核糖核酸酶或肌红蛋白，只含有一个结构域；而大的蛋白质则含有数个结构域，各结构域均有特殊的功能。

三级结构的一个关键因素是蛋白质内部疏水氨基酸和蛋白质表面（在此蛋白质与水相互作用）亲水氨基酸的位置。因此，折叠蛋白的内部结构主要含有以α螺旋和β折叠形式排列的疏水氨基酸；这些二级结构见于蛋白质的疏水核心，因为氢键中和了多肽骨架—CO—和—NH—基团的极性。连接二级结构单元的环形区域见于折叠蛋白的表面，在此处肽链的极性组分与水分子或亲水氨基酸的极性侧链间形成氢键。蛋白质表面的极性氨基酸侧链间的相互作用（氢键和离子键）也是决定三级结构的重要因素。此外，半胱氨酸残基间的巯基形成的二硫键（共价键）可以稳定许多细胞表面或分泌蛋白的折叠结构。

四级结构 是指由一条以上多肽链组成的蛋白质中不同多肽链间的相互作用所形成的结构。如血红蛋白是由4条多肽链组成，这4条多肽链通过与维持三级结构相同的作用力而连接在一起。

（马文丽）

duōtài

多肽（polypeptide） 由20个以上氨基酸残基组成的肽。其通过一个氨基酸的α氨基与另一氨基酸的α羧基之间形成的肽键连接在一起；每一条多肽具有两个特定的末端，其中一端终止于α氨基（称为氨基端或N端），另一端终止于α羧基（称为羧基端或C端）。多肽是从氨基端向羧基端方向合成的，并且多肽中的氨基酸顺序也通常是以相同的方向书写。

（马文丽）

méi

酶（enzyme） 催化特定化学反应的蛋白质、RNA或其复合体。是生物催化剂。绝大多数酶的化学本质是蛋白质，且只有那些具有催化功能的蛋白质才称为酶，其与蛋白质一样具有一级结构、二级结构和三级结构，甚至有些酶还有四级结构。20世纪80年代，美国化学家西德尼·奥特曼（Sidney Altman）和托马斯·切赫（Thomas R. Cech）发现少数RNA也具有生物催化作用，此即为核酶。酶催化的反应不改变反应的平衡点，但可以通过降低反应的活化能而加快反应速度，具有催化效率高、专一性强、作用条件温和等特点。

（马文丽）

tánglèi

糖类（carbohydrate） 具有多羟基醛或多羟基酮的非芳香类分子特征物质的统称。又称碳水化合物，包括单糖、寡糖、多糖以及糖的衍生物等。单糖如葡萄糖是细胞的主要营养成分。其分解为细胞提供了能量来源以及合成其他细胞组分的原料。少数几个糖分子连接在一起产生的聚合物称为寡糖。而由大量（成百上千）糖分子形成的聚合物大分子则称为多糖。两种常见的多糖——糖原和淀粉分别是动植物细胞中糖

一级结构　二级结构　　　三级结构　　　　　四级结构

Lys
Lys
Gly
Gly
Leu
Val
Ala
His

氨基酸残基　　α螺旋　　　　多肽链　　　　组装的亚基

图　蛋白质的四级结构

类的储存形式。多糖和较短的糖聚合物除了可作为能量储存和细胞结构组分外，在细胞信号传导过程中起重要作用：寡糖作为标志物通常与蛋白质相连，识别蛋白质并将其运送至细胞表面或进入不同的亚细胞器中。此外，寡糖和多糖还可作为细胞表面的标志物，在细胞识别和信息传递中起重要作用。

（马文丽）

tángdànbái

糖蛋白（glycoprotein） 肽链上共价连接一条或多条寡糖链的蛋白质。在自然界中分布广泛，不仅存在于脊椎动物和无脊椎动物中，也存在于植物、单细胞有机体和病毒中。分泌蛋白质和质膜外表面的蛋白质大都为糖蛋白。糖蛋白按照存在方式可分为可溶性糖蛋白、膜结合糖蛋白和结构糖蛋白；糖蛋白按照糖链与蛋白的连接方式又可分为 N-糖苷键型、O-糖苷键型、S-糖苷键型和酯-糖苷键型。

（马文丽）

tángzhī

糖脂（glycolipid） 脂质通过一个或多个共价键与糖基连接形成的复合脂质。即糖和脂质结合所形成物质的总称。分为两大类：糖基酰甘油和糖鞘脂；糖鞘脂又分为中性糖鞘脂和酸性糖鞘脂。糖脂是细胞膜的重要组成成分，常被作为细胞表面的标志物：正常细胞发生癌变后，表面糖脂成分发生变化；某些被分离出来的癌细胞特征抗原，证明是糖脂类物质。另外，细胞表面的一些糖脂参与细胞识别和信息传递过程。

（马文丽）

zhīlèi

脂类（lipid） 脂肪酸和醇作用生成的酯及其衍生物的统称。特征是不溶于水而易溶于乙醚、氯仿、苯等非极性有机溶剂。脂类在细胞中具有三大功能：①提供了重要的能量储存形式。②是细胞膜的主要组分。③脂类在细胞信号传导中既可作为类固醇激素（如雌激素和睾丸激素），又可充当信使分子，将信号从细胞表面受体传至细胞内的靶分子。

（马文丽）

zhīfáng

脂肪（fat） 油和类脂的总称。又称三酰甘油。结构中甘油的三个羟基分别被相同或不同的脂肪酸酯化，它是不溶于水的非极性分子。通常将含有同一种脂肪酸的三酰甘油称为简单三酰甘油，如三个脂肪酸均为硬脂肪酸的三酰甘油被称为三硬脂肪酸甘油酯；含有两种或三种脂肪酸的三酰甘油称为混合三酰甘油。三酰甘油是脂肪酸的主要储存形式，也为机体能量的主要来源。

（马文丽）

lèigùchún

类固醇（steroid） 以环戊烷多氢菲为母体结构，并在其基础上衍生而来的化合物。曾称甾类化合物。人体内最丰富的类固醇化合物是胆固醇。胆固醇仅存在于动物体内，植物不含胆固醇而含植物固醇，以 β-谷固醇为最多。胆固醇酯含有 4 个碳氢环而不是线性碳氢链。碳氢环具有很强的疏水性，但连接在胆固醇酯一端的羟基（—OH）具有弱的亲水性，因此胆固醇酯是双亲性分子。胆固醇是动物细胞膜的基本组成成分之一，也是合成胆汁酸、类固醇激素和维生素 D 的重要前体。由于胆固醇结构中含有环戊烷多氢菲环，同细胞膜中其他脂质成分相比，胆固醇结构更具"刚性"，能与磷脂分子相结合后具有

限制其运动的作用，所以胆固醇是决定细胞膜流动性和通透性的重要分子。

（马文丽）

línzhī

磷脂（phosphoglyceride） 含有一个或多个磷酸基的脂质。是细胞膜的主要组分，由两分子脂肪酸连接到一个极性头部基团上形成。根据磷脂的主链结构分为磷酸甘油酯和鞘磷脂。在磷脂甘油酯中，两分子脂肪酸结合到甘油中的碳原子上；而甘油的第三个碳原子结合了一个磷酸基团，后者通常再附着另一个小的极性分子如胆碱、丝氨酸、肌醇或胆胺等分子。鞘磷脂是细胞膜上唯一非甘油磷脂的脂类物质，是两分子碳氢链连接到一个极性头部基团上，此基团是由丝氨酸形成而不是由甘油形成的。所有的磷脂均含有疏水尾（包含两分子碳氢链）和亲水头部基团（由磷酸基团及其极性连接物构成）。磷脂是一种双亲性分子，部分为水溶性，部分为非水溶性，这种特性是生物膜形成的基础。磷脂的衍生物也在细胞内行使信号分子的功能，将细胞表面受体的信号传导至细胞内的靶分子。

（马文丽）

xìbāomó

细胞膜（cell membrane） 包围细胞内容物的一层界膜。又称质膜，厚度 5~10nm。细胞膜与各种细胞器的膜（细胞内膜）具有共同的结构和相近的功能，统称为生物膜，简称膜。

化学组成 各种生物膜均由脂类、蛋白质和糖类 3 种物质组成。3 种成分的比例在不同的膜各有不同，如主要起绝缘作用的神经髓鞘膜上，75% 为脂类，而主要参与能量转换的线粒体内膜

上，75% 为蛋白质。对大多数细胞的膜来说，脂类约占 50%，蛋白质占 40%～50%，糖类占 1%～10%。

膜具有各种功能的基础在于化学组成和结构。膜由脂质分子、蛋白质分子、糖类分子以非共价结合的方式组成。脂质分子：排列成连续双层，称为脂双层，构成膜的支架，并成为对大多数水溶性分子的通透屏障；蛋白质分子：以多种形式分布在脂双层上，可镶嵌于脂双层内或贯穿脂双层，也可连接在膜脂分子或其他膜蛋白分子上，担负着作为酶、运输蛋白、连接蛋白、黏附分子、受体和抗原提呈分子等作用；糖类：存在于质膜外表面或内膜的腔面，实际上缀合在膜脂或膜蛋白分子上，参与膜的一些重要功能。

形态结构与研究过程 膜结构在普通光学显微镜下无法观察到，但基于膜组分在水和脂质介质中溶解的物理化学特性，早在光镜时代就有了磷脂双层模型和片层模型。1925 年，荷兰科学家霍尔特（Gorter E）和格伦德尔（Grendel F）用有机溶剂抽提人红细胞膜成分，发现磷脂单层在水面铺展的面积是红细胞表面积的两倍，提示细胞膜由两层脂质分子构成。1935 年，休·达夫森（Hugh Davson）和詹姆斯·丹尼利（James Danielli）根据膜表面张力大大低于油-水界面表面张力的现象，提出脂双层外侧存在蛋白类物质的片层，即脂双层被外侧两层蛋白片层包夹。

目前对于膜结构的认识主要来自 20 世纪 50～70 年代使用电子显微镜技术获得的资料。1959 年，罗伯逊（Robertson JD）发现，如果用高锰酸钾或锇酸固定细胞，在普通透射电镜超薄切片上，细胞膜呈现两暗夹一明的电子密度差异，两侧的暗带约厚 2nm，推测是蛋白质；中间的亮带厚约 3.5nm，推测是脂双层；整个膜厚约 7.5nm。由此产生了"单位膜模型"，认为所有膜都有相似的三层式结构。随后又有一些研究数据提示质膜中的蛋白质可以在膜上移动；用冷冻断裂蚀刻技术"劈开"脂质双层，发现球形的蛋白颗粒镶嵌其中。在此基础上，辛格（Singer SJ）与尼克尔森（Nicolson G）于 1972 年提出了流动镶嵌模型：脂双层是一个二维流体，膜蛋白镶嵌于其中或联结于其上，膜脂和膜蛋白分子在其中均有一定的流动性。

1988 年，西蒙斯（Simons）提出的"脂筏"模型，是对流动镶嵌模型的补充，认为膜脂成分和膜蛋白的分布以及膜的结构在整个膜上并不是均一的，真正的细胞膜上存在一些富含特殊脂质和蛋白质的微区。当把膜脂从细胞上提取出来用于制备人工膜时，鞘磷脂和胆固醇易于自身聚合形成直径 5～75nm 的微区，比含其他磷脂的周围区域更加呈胶冻状和更加有序。鞘磷脂的脂肪酸链尾部主要是饱和脂肪酸，比其他磷脂的尾部更长、更直，因此这些微区显得比周围区域更厚而凸起于脂双层上。由于这些微区特殊的物理性状，在原子力显微镜下观察，仿佛漂浮在相对液态和无序的人工脂双层上，因此被称为脂筏。当蛋白质被加入到人工脂双层时，连接在糖基磷脂酰肌醇（GPI）上的膜蛋白会集中于脂筏，而别的蛋白质则分布于周围。研究证明，在真正的质膜上，鞘磷脂分布于细胞外单层，也有集中成斑块的倾向，而 GPI 连接的膜蛋白往往也集中分布于富含鞘磷脂和胆固醇的特定微区。因此，可把脂筏定义为质膜上富含鞘磷脂、胆固醇和 GPI-锚定膜蛋白的斑块。GPI-锚定膜蛋白富集于脂筏可有利于这些蛋白质的运输或介导细胞外信号。

功能 质膜将细胞与外界环境分隔，这是由脂双层对水溶性分子的通透屏障体现的；同时质膜使细胞内外保持联系或沟通，这主要依赖膜蛋白和膜糖类缀合物。质膜的功能有物质运输、细胞信号转导、细胞识别和黏附、细胞连接和组织构建 4 个方面。其中对小分子和大分子物质的运输，是质膜和细胞器的膜共有的，其他则是质膜在与细胞外环境接触中特有的。

物质运输 由于脂双层的特性，质膜对于脂溶性小分子允许自由通过。细胞生存和活动需水溶性的小分子和带电离子进出细胞，如小肠上皮细胞吸收营养物质葡萄糖和氨基酸，需要将这些分子经顶部质膜运入细胞，再经底部和侧部质膜扩散至组织间液。细胞生存和活动还需蛋白质等大分子物质进出细胞，这些大分子可以是营养物质的运输形式（如细胞摄取胆固醇需要将胆固醇和作为载体的低密度脂蛋白一起摄入），也可以是信号物质。另外，细胞还需将分泌的蛋白质外排。

对小分子物质的运输 非脂溶性的小分子依靠膜运输蛋白来运输。膜运输蛋白均为穿膜蛋白，根据特性和运输原理，将运输蛋白分成载体蛋白和通道蛋白两大类（表）。

对大分子物质的运输 对大分子的摄入和排出必须由膜形成运输小泡来完成，分别称为胞吞作用和胞吐作用。这种运输形式除了发生在经质膜的运输，也可

表 运输蛋白分类

	载体蛋白	通道蛋白
运输原理	与所运物质结合，然后自身构象改变将物质在膜另一侧释放	形成穿膜的充水通道，让所运物质通过
运输特点	主动或被动运输；与所运物质互相作用较强；速度较慢	被动运输；与所运物质互相作用较弱；速度较快
所运物质	离子、氨基酸、单糖、核苷酸等	各种离子、水

发生在内质网、高尔基复合体、溶酶体等细胞器之间的运输中。

胞吞作用：质膜下陷形成胞吞小凹，小凹颈部质膜融合，把细胞外大分子装入胞吞小泡，胞吞小泡进一步在细胞内定向运输，使胞吞物质经由内体到达溶酶体，被消化降解，降解产物进入细胞质基质为细胞利用。根据胞吞物质的大小和性质，把胞吞分为3种类型：①吞噬作用：是指细胞吞噬大的颗粒状物质如细菌、红细胞等，形成的胞吞小泡直径＞250nm。②胞饮作用：是指细胞无选择性地吞入液体和其中所含的水溶性大分子如蛋白质、酶、激素、毒素等，形成的胞吞小泡直径＜150nm。所有细胞都需要不断通过吞饮作用摄入液体和大分子物质，但吞噬大颗粒的功能只有特化的吞噬细胞才拥有。③受体介导的胞吞：许多特异性大分子通过与膜表面的受体特异性结合，一起通过胞吞作用被选择性地摄入。细胞通过受体介导的胞吞可以高效、浓缩地摄取特异性大分子而同时将大量液体吞饮进来。被摄入的大分子主要有以下几种：结合了营养物质的蛋白质、外来的异种蛋白质（如细菌、病毒等）、结合到膜受体上的信号分子等。

胞吐作用：细胞内蛋白质在高尔基复合体加工后，需分泌至胞外的蛋白质被分选进入运输小泡，运送到细胞表面，运输小泡与细胞膜融合后将蛋白质排出细胞外。细胞的分泌形式有两种：①从高尔基复合体到细胞表面不断进行的连续性分泌（固有分泌），如对细胞外基质的分泌。②将分泌物质装在分泌颗粒中，在细胞接到胞外信号后再分泌，称受调分泌，如对消化酶和肽类激素的分泌。

细胞信号转导　细胞的生存和活动离不开细胞与外界的信息交流，其中包括细胞与细胞外基质之间相互作用；细胞与远处细胞或与相邻细胞之间通过信号分子的相互作用。有些信号物质是脂溶性的小分子，可直接经质膜扩散进入细胞，如类固醇激素。而多数信号分子为蛋白质或多肽，对细胞的调控作用是通过激活细胞表面的特异性受体，经过细胞信号转导实现的。

受体可特异地识别信号分子（称配体）并以高亲和力与之结合，从而启动细胞内的信号转导通路。根据在细胞中的位置，受体分为表面受体和胞内受体。表面受体位于质膜上，又称为膜受体，其配体一般为水溶性（因而不能扩散进入质膜）的蛋白质分子，如激素、生长因子和细胞因子，也可以是一些活性小分子，如神经递质。膜受体是膜上的特殊穿膜蛋白，接收细胞外信号，自身激活后再激活细胞内的下游信号蛋白，将信号传递下去。根据与受体直接偶联的信号蛋白的不同，主要的膜受体可分为离子通道偶联受体、G蛋白偶联受体、酶偶联受体3类。

细胞识别　细胞活动依赖于细胞之间的识别，如免疫细胞及其产物攻击病变细胞和外来细胞；精子和卵子互相结合等。膜蛋白和膜糖缀合物（简称膜糖），特别是膜糖形成的糖萼，可作为标志物在细胞识别中发挥作用。膜糖和膜蛋白是细胞间相互识别和黏附的物质基础，细胞通表面的糖类（以糖脂或糖蛋白的形式）与另一个细胞表面的蛋白质（以糖蛋白的形式）相互识别进而相互结合。

精-卵识别和结合　精子和卵子之间的识别依赖精子和卵子膜表面的特异蛋白质及其受体。获能精子先与卵子表面糖蛋白构成的透明带发生初级识别。透明带中的初级精子受体与精子表面的初级卵子结合蛋白互相作用，完成精-卵之间的初级识别，并与精子结合诱发顶体反应。透明带另一成分为次级精子受体，与已发生顶体反应的精子相互作用，构成精-卵之间的次级识别。在此过程中，精子识别了卵子糖萼中的特殊糖基。精-卵识别保证了受精的种属特异性，也保证了单精受精，而且是受精的启动步骤。

抗原提呈与免疫应答　免疫细胞在体内不断循环，一旦发现"非己"抗原就启动免疫应答。这是以T淋巴细胞对其他细胞表面提呈的抗原作出识别为前提的。对抗原的提呈由细胞膜表面特异的穿膜蛋白分子［主要组织相容性复合物（MHC）］进行，而T淋巴细胞上与之发生识别和结合的也是膜表面的特异分子——T细胞受体和黏附分子。

在同种或异种的不同个体之间的组织或器官移植，会引发机体的免疫应答，导致对移植物的排斥反应，这种反应由移植物和宿主细胞组织抗原的差异引起。不同种属和个体之间 MHC 分子的差异是引起移植排斥反应的主要抗原。

异体之间血型不合的输血会引起溶血，即免疫反应激活补体和其他反应，最终使输入的红细胞破裂。血型抗原形成人类 ABO 血型系统和 MN 血型系统，它们是红细胞膜上的糖蛋白。ABO 系统 4 种血型抗原的差别由血型糖蛋白在质膜外表面的寡糖侧链的结构决定。MN 血型系统的抗原性与血型糖蛋白的糖链和肽链两部分均有关。

细胞黏附 细胞黏附分子是穿膜糖蛋白，能介导细胞之间的选择性黏附。黏附分子与另一个细胞表面的糖基互相识别并且结合，其过程与配体-受体作用相似。黏附分子包括钙黏着蛋白、选凝蛋白、整联蛋白和免疫球蛋白超家族等多个种类，是胚胎发育、组织构建、血小板聚合、淋巴细胞归巢以及炎症反应等各种活动中细胞发生识别、黏附和迁移的关键分子。例如，在炎症部位趋化物质刺激下，选凝蛋白、整联蛋白和免疫球蛋白超家族 3 类黏附分子在血管内皮细胞、白细胞（中性粒细胞）之间相互作用，使原来在血管中流动的白细胞贴附在内皮表面缓慢滚动，然后牢固结合，最终使这些细胞穿过内皮，从血流迁移进入组织局部，产生或促进局部炎症反应。

细胞连接和组织构建 通过细胞连接，细胞与相邻细胞的间隙相对封闭，从而形成局部特异的微环境，或加固与相邻细胞或细胞外基质的机械连接从而维持组织构建，或与相邻细胞形成连接通道，实现细胞间的电化学联系。这些连接装置的本质主要是穿膜的连接蛋白或黏附蛋白。相邻细胞特定部位的连接蛋白通过各自的胞外结构域相互连接形成细胞间连接；细胞特定部位的连接蛋白与基质蛋白相互连接形成细胞与基质的连接。

在腔道器官（如消化、呼吸、泌尿、生殖等）的上皮细胞膜上，连接蛋白和黏附蛋白的分布不均一，如形成紧密连接的蛋白质分布于上皮细胞邻管腔的部位，这一连接在隔离管腔（外环境）与管壁（内环境）的同时，也造成质膜区域在功能上的不对称，即质膜分成邻管腔的顶部质膜和毗连管壁的底侧部质膜两个功能区域。上皮细胞的膜运输蛋白、膜受体等在这两个区域的分布不均一，赋予了上皮细胞极性。一旦这种特定的膜蛋白分布模式被打破，如形成紧密连接的蛋白质减少，则上皮细胞的极性会减弱甚至消失，趋向于从贴附于基膜、互相连接成片的上皮细胞演变为突破基膜、可以自由迁移的间质细胞。这种情况出现在胚胎发育中，也出现在肿瘤形成和侵袭、转移中，称为上皮-间质变迁。

细胞膜与疾病 以细胞膜的脂蛋白受体异常和高胆固醇血症的相关联系被发现为契机，揭开了细胞膜与疾病联系的研究。

细胞膜形态异常 常导致疾病的发生。以膀胱肿瘤为例，正常的膀胱移行上皮由 3~5 层细胞组成，表层、中间层和基底细胞层清晰可辨。如果出现过形成的现象，则复层的上皮增生，上皮肥厚，形成乳头瘤。在这些部位，未分化的细胞代替了正常的细胞，出现了细胞分裂象和异型核。恶性肿瘤细胞膜表面出现糖衣，也意味着移行上皮应有的功能消失殆尽。

离子通道异常 离子通道是细胞膜上控制离子进出的功能蛋白，对离子有选择性、通透的饱和性和开关的可控性；膜电压的变化、机械刺激、氧化应激和某些信号分子都可以调控离子通道开关；离子通道担负着离子吸收、渗透压调控、电冲动的形成和信号转导等重要功能。离子通道结构或功能失常会导致严重的疾病，对离子通道进行研究，寻找和设计调控离子通道的有效药物是治疗相关疾病的重要手段。另外，细胞膜上存在多种离子受体，离子转运异常也会引起疾病。如高血压病，血管平滑肌细胞有许多特异性的离子通道。载体和酶类物质，组成细胞膜离子转导系统，维持细胞内外的钠、钾、钙等浓度的动态平衡状态。离子转运系统异常有遗传性和获得性，包括钠泵活性减低，激活平滑肌细胞兴奋收缩偶联，使血管平滑肌收缩反应性增强，平滑肌增生肥大，血管阻力增高，从而使血压升高。

细胞膜结构异常 细胞膜上的糖链结构、糖基转移酶和肿瘤的发生、分化和转移密切相关。肾癌、胰腺癌、膀胱癌、肝癌和胆管癌中，N-乙酰氨基葡萄糖转移酶（GnT）- Ⅲ、Ⅳ、Ⅴ（使糖蛋白中 N-型糖链分支增加的酶）的活力变化，与肿瘤的分化、侵袭及转移有关。这些变化可使肿瘤分泌至体液中的特定（组织特异性）糖蛋白发生 N-连接型糖链结构的异常，可用特异性的凝集素予以识别、结合并定量检测，用于肿瘤临床诊断。人早幼粒白血病细胞 HL-60 细胞系，可在不同的分化诱导剂处理下，向粒细胞或单核/巨噬细胞两个方向分化。发现 HL-60 细胞向不同方向分化时细胞表面 N-糖链变化不同，其中 N-乙酰氨基葡萄糖转移酶-V（GnT-V）降低，引起 N-糖链的乙酰氨基葡萄糖减少，是 HL-60 细胞向粒细胞分化的共同特征。而 GnT-V 增高引起 N-乙酰氨基葡萄糖增多是 HL-60 细胞向单核/巨噬细胞分化的特征。证实糖基转移酶不仅与细胞恶变和肿瘤发生有关，还参与肿瘤细胞的分化，通过细胞表面糖链结构变化而影响癌细胞的生物学行为。

分布在细胞膜上的酶有十几种，如碱性磷酸酶（ALP）、腺苷三磷酸酶（ATP 酶）、钠-钾 ATP 酶（Na^+-K^+-ATP 酶）、乙酰胆碱酯酶、5′-核苷酸酶（5′-NP 酶）、腺苷酸环化酶（cAMPase）、鸟苷酸环化酶（cGMPase）、碳酸酐酶（CA 酶），胆碱乙酰转移酶（ChAT）、还原型辅酶Ⅱ脱氢酶（NADPH 脱氢酶）、D-氨基酸氧化酶等，一般将 ALP、ATP 酶和5′-NP 酶 3 种作为细胞膜的标志酶。电镜酶细胞化学技术可以显示细胞膜上酶的分布，将电镜酶细胞化学技术和组织细胞的超微结构结合，可观察在生理和病理状态下细胞膜酶表达的变化，用于揭示某种疾病的发病机制。

（易　静　石玉秀　刘冬娟）

mózhī

膜脂（membrane lipid）　生物膜所含的脂质。有磷脂、胆固醇和糖脂 3 种组分。每 μm^2 质膜上有 5×10^6 个脂质分子。膜脂分子排列成连续的双层，构成了膜的基本骨架。脂双层分成胞质单层和非胞质单层，后者在质膜指细胞外的一面，在内膜指接触细胞器内腔的一面。

化学组成和特性　磷脂、胆固醇和糖脂均为兼性分子或称亲

水脂分子，有一个亲水端（极性端）作为头部和一个疏水端（非极性端）作为尾部。磷脂是 3 种膜脂中含量最高的。磷脂分子的极性端头部是各种磷脂酰碱基，根据磷脂酰碱基的不同，将磷脂分成多种。哺乳动物细胞质膜上占优势的磷脂是以下 4 种：磷脂酰乙醇胺、磷脂酰丝氨酸、磷脂酰胆碱和鞘磷脂。其中仅有磷脂酰丝氨酸带负电荷，其他为电中性。磷脂分子的疏水端尾部是两条长短不一的烃链，一般含 14~24 个碳原子，其中的一条烃链常含有一个或数个双键（此链称为不饱和链）。磷脂分子逐个相依地整齐排列构成膜骨架的主要结构，其烃链长度和饱和度的不同能影响磷脂分子的相互位置，从而影响膜的流动性；而各种磷脂头部基团的大小、形状、电荷的不同则与磷脂-蛋白质的相互作用有关。胆固醇分子的极性头部是联结于甾环上的极性羟基基团，甾环的另一端连接着非极性尾部——一条烃链。胆固醇分子散布于磷脂分子之间，其极性头部紧靠磷脂分子的极性头部，对膜的稳定性发挥重要作用。在真核细胞质膜上，胆固醇分子的数目可多至与磷脂相等。糖脂也是亲水脂分子，其极性头部由一个或数个糖基组成，非极性尾部是两条烃链。最简单的糖脂是半乳糖脑苷脂，由一个半乳糖作为极性头部；最复杂的是神经节苷脂，头部含一个或多个带负电荷的唾液酸和其他糖基。糖脂在所有细胞中均位于膜的非胞质单层，即位于质膜的外面和内膜的里面。据此推测糖脂的功能与识别和保护有关。糖脂含量一般低于 10%，但在神经髓鞘上可高达近 30%。

排列特性　脂质分子亲水又

亲脂，在水溶液中能相互聚拢，亲水头部暴露于水，疏水尾部则藏于内部，自发形成球形的分子团或双分子层。在双分子层中，两层分子的疏水尾部被亲水头部夹在中间。为了更进一步减少在双分子层的两端疏水尾部与水接触的机会，脂质分子在水中排成双层后形成一种自我封闭的结构——脂质体。脂质体与真正的细胞膜的脂双层有许多共同点，因而常被用作膜研究的实验模型。

流动性　用电子自旋共振（ESR）技术可探测人工合成膜或分离得到的生物膜乃至整体细胞质膜上中带有自旋标记（如含硝酰基）的单个脂质分子的活动，表明脂质分子在膜内的移动有侧向扩散、旋转、尾部烃链摆动、两个单层之间翻转等几种形式。膜脂的流动性大小除了受温度影响外，主要取决于磷脂分子内部结构和胆固醇含量。

膜脂的流动性对生物膜的功能至关重要。当膜脂双层的流动性低于一定阈值（或黏稠度高于一定阈值时），许多穿膜运输和膜上的酶活动就会停止。而膜脂流动性过高（如缺乏胆固醇的膜），则膜将发生溶解。

脂双层的不对称性　脂双层在组成成分上是不对称的。体现在两个方面：第一，膜的两个单层所含的膜脂有极大的不同，包括磷脂头部种类、尾部不饱和脂肪酸含量、胆固醇含量；第二，糖脂全部分布在膜的非胞质单层中，其糖基位于质膜的外侧或内膜的腔面。

以人红细胞上膜脂分布为例，头部含胆碱的磷脂分子（磷脂酰胆碱和鞘磷脂）几乎全部分布在脂双层的外侧单层，含末端氨基的磷脂分子（磷脂酰乙醇胺和磷

脂酰丝氨酸）则几乎全部位于内侧单层。磷脂酰胆碱和鞘磷脂的脂肪酸部分较磷脂酰乙醇胺和磷脂酰丝氨酸的脂肪酸部分含双键少，而磷脂酰丝氨酸的头部是带负电荷的，这样的磷脂分布造成脂双层的两个单层的流动性和电荷状况有较大的差异。

分布的不均一性 从脂筏模型可见，特殊的膜脂可以在某些微区集中分布，形成富含鞘磷脂、胆固醇和糖基磷脂酰肌醇（GPI）的"斑块"，蛋白质分子常锚着于GPI上。这些微区与质膜的运输和信号转导功能相关。

合成和更新 细胞膜和细胞内膜中的膜脂绝大部分由粗面内质网合成，如磷脂酰胆碱由脂肪酸、甘油和胆碱3部分组成，其合成过程分3步进行，每一步反应都由酶催化，这些酶的活性部位位于内质网的细胞质基质面，合成所需的原料也从细胞质基质中获取。粗面内质网合成的膜脂通过小泡运输转运到高尔基复合体、溶酶体和细胞膜；又可通过胞吞从细胞膜转运到内体，但线粒体和过氧化物酶体的膜脂是通过另一种机制来转运的。

膜脂经历着不断地更新，原因有两方面：一是生理情况下质膜上常发生胞吞和胞吐，即各个区域的膜之间存在着"膜流"。而各个区域的膜又是互不相同的，在"膜流"之下要保持各种膜在组成上和组织上的独特性，需要膜脂的重新安置。二是膜容易受细胞内活性氧的损伤，需不断地修复和维护。

功能 脂双层使膜具有对大多数水溶性物质不允许自由通过的屏障作用，又为各种执行特殊功能的膜蛋白提供了适宜的环境。

（易　静）

mótáng zhuìhéwù

膜糖缀合物（membrane saccharide）

存于细胞膜和内膜上的糖。简称膜糖。所有真核细胞表面都有糖类，总量占膜重量的1%~10%。这些糖都不是游离的和单纯的多糖，而是糖缀合物，即以糖链形式结合于膜脂和膜蛋白上，形成糖脂、糖蛋白和蛋白聚糖。

化学组成和分布特点 自然界存在的单糖及其衍生物有200多种，但膜糖中的单糖只有其中的9种，在动物质膜上的主要是以下7种：半乳糖、甘露糖、岩藻糖、半乳糖胺、葡萄糖、葡萄糖胺和唾液糖。它们以寡糖和聚糖两种形式的糖链连接于膜蛋白和膜脂分子上，位置全部在膜的非胞质面，即在质膜上位于细胞外侧，在各种细胞器的膜上位于腔面。

结合形式 有以下3种：

以寡糖链共价结合于膜脂分子上形成糖脂 一个糖脂分子上只连接一条寡糖链。糖脂分子数目约占该层脂质分子的1/10。

以寡糖链共价结合于膜蛋白分子上形成糖蛋白 一个糖蛋白分子往往结合着多条寡糖链。寡糖链与蛋白质连接的方式有两种：N-连接是糖链与肽链中的天冬酰胺残基形成的；O-连接是糖链与肽链中的丝氨酸或苏氨酸残基形成的。O-连接糖链较短，约含4个糖基，而N-连接糖链与肽链一般有10多个糖基，并且形成围绕甘露糖残基的核心结构。

以聚糖链共价结合于膜蛋白形成蛋白聚糖 蛋白聚糖的糖链大多是糖胺聚糖（GAG）。GAG是一类由重复二糖单位构成的无分支聚糖链，二糖单位中一个糖基是氨基己糖（N-乙酰氨基葡萄

糖或N-乙酰氨基半乳糖），另一个糖基是己糖醛酸（葡萄糖醛酸或艾杜糖醛酸）。一个蛋白聚糖是由GAG与膜蛋白的丝氨酸残基共价结合而成。膜蛋白可以是穿越脂双层的穿膜蛋白，也可以是通过糖脂［糖基磷脂酰肌醇（GPI）］结合于脂双层的GPI锚定蛋白。

在糖脂和糖蛋白的寡糖链上，糖的连接方式极其多样。糖基一般不到15个，但常有分支，且可有多种性质的共价结合，不同于氨基酸在肽链中单一地以肽键联结。甚至3个糖可以通过不同方式形成几百种三糖。糖蛋白和糖脂的含糖量为1%~60%，与此不同的是，蛋白聚糖的含糖量可高达95%，大多是长而不分支的糖胺聚糖链。

功能 主要有以下两种：

细胞识别与黏附 无论是寡糖链还是糖胺聚糖链，其糖的组成和连接方式极其多样，并全部位于膜的非胞质面，提示膜糖对细胞外面提供了识别信息。膜蛋白中有一种凝集素，可特异性地识别特定单糖并与之结合，这种膜蛋白-膜糖相互作用是细胞黏附分子相互识别和结合从而介导细胞黏附的基础，广泛发生于胚胎发育、组织构建、血小板聚合、淋巴细胞归巢以及炎症反应等各种细胞活动中。例如：红细胞ABO血型的差异就是由血型抗原上糖基的差异决定的。

保护 位于细胞膜外表面和细胞器膜内表面的寡糖链或糖胺聚糖链也可能对细胞或细胞器的膜起到一定的保护作用。这些膜糖在细胞表面可以通过荧光标记的凝集素或钌红染料在光镜或电镜下显示出来，呈一层富含糖的片层，可防止细胞的机械性和化

学性损伤，并可维持细胞之间的适当距离，避免不必要的膜蛋白相互作用。这种保护作用在溶酶体得到体现：溶酶体膜上富含高度糖基化的膜蛋白。

膜糖与蛋白聚糖和 GAG 往往没有明确的界限。因此，显微镜下染色可见的糖层实际上包含了两个来源的糖类。

（易 静）

módànbáizhì
膜蛋白质 （membrane protein）

与细胞膜结合的蛋白质。不同类型的细胞中，细胞膜的化学组成基本相同，主要有脂类（约占 50%）、蛋白质（约占 42%）、糖类（占 2% ~ 8%）组成。脂类排列成双分子层，构成膜的基本结构，形成了对水溶性分子相对不通透的屏障；蛋白质以不同的方式与脂类结合，构成膜的功能主体；糖类多分布于膜外表面，通过共价键与膜的某些脂类或蛋白质分子结合形成糖脂或糖蛋白。膜蛋白质是生物膜功能的主要承担者，以不同方式与膜脂结合，有的镶嵌于脂双层中，有的附着在其内外表面。虽然脂双层是组成细胞膜的基本结构，但细胞膜的不同特性和功能却由与细胞膜相结合的膜蛋白质决定。

含量 在不同细胞中膜蛋白质的含量及类型有很大差异，这与膜的功能密切相关。脂类与蛋白质所占比例的变化范围从 1:4 ~ 4:1。一般来说，功能复杂的膜蛋白比例较大，如线粒体内膜是电子传递链所在地，氧化磷酸化相关蛋白位于其中，故蛋白质含量较高，约占 75%，而髓鞘主要起绝缘作用，蛋白质含量只占 18%。一般的细胞中蛋白质含量介于两者之间，占 50% 左右。由于脂类分子比蛋白质小，在蛋白质含量占 50% 的膜内，蛋白质与脂类分子数目比例约为 1:50。

很多膜蛋白质在脂双层中能够自由移动，这体现了膜的流动性。而有些膜蛋白质是不能移动或不能自由移动的。

生物学功能 细胞膜的许多生理功能都是由膜蛋白质执行的。1988 年诺贝尔化学奖获得者，德国生化学家哈特穆特·米歇尔（Hartmut Michel）指出："绝大多数疾病都是由于某一特定的膜蛋白质缺陷引起的，现在市场上销售的 80% 的药物都是针对膜蛋白质，通过与膜蛋白质结合而起作用的。因此，对膜蛋白质的研究尤为重要，它将成为未来研究的重要领域之一。"

膜蛋白质不仅参与和调节细胞的代谢活动，还是细胞与外界进行物质交换、能量转换和信号传递的桥梁。膜蛋白质中有些是运输蛋白，构成选择性离子通道，转运特定的分子或离子进出细胞；有些是结合于质膜的酶类，催化与其相关的代谢反应，并进行能量的转换；有些是连接蛋白，通过与细胞骨架中的大分子以及细胞外基质成分的相互作用来调节细胞的形态结构；有些是受体蛋白，接受细胞一侧的周围环境中激素或其他化学物质信号，并将其传递到细胞的另一侧，从而引起相应的反应；有的形成可溶性代谢物（葡萄糖和氨基酸）的穿膜转运系统。此外，细胞的识别功能也决定于膜表面的蛋白质。其多为表面抗原，能和特异的抗体结合，如人类白细胞抗原（HLA），是一种变化极多的二聚体。不同的人有不同的 HLA 分子，器官移植时，被植入的器官常被排斥，是因为植入细胞的 HLA 分子不为受体所接受之故。

膜蛋白复合物 膜蛋白质通常以蛋白复合物的形式存在。复合物以有序方式装配，分子伴侣通过阻碍不利的相互作用来协助复合物的装配。这种有序的装配有助于细胞防护有害介质入侵。此外，膜蛋白复合物不是固定不变的实体，而是处于动态的变换过程中，决定了膜蛋白复合物在修复和调控过程中的复杂性。

分类 膜蛋白质以不同方式与脂双层结合，根据二者的位置关系，膜蛋白质可分为 3 种类型：整合蛋白质、膜周蛋白质、脂锚定蛋白。

整合蛋白质 又称穿膜蛋白或内在蛋白，部分或全部镶嵌在细胞膜中或内外两侧，以非极性氨基酸与脂双分子层的非极性疏水区相互作用而结合在质膜上，占膜蛋白质总量的 70% ~ 80%。其主体部分穿过细胞膜脂双层，又分为单次穿膜、多次穿膜和多亚基穿膜蛋白。

单次穿膜蛋白的肽链只穿过脂双层一次，具有胞外、胞质和穿膜区。穿膜区一般位于蛋白质序列的内部，含 22 ~ 25 个疏水性氨基酸残基，以 α 螺旋构象穿越膜的非极性核心，与脂双层中磷脂的非极性尾部结合，亲水的胞外区和胞内区则为极性氨基酸残基，最多可达 500 ~ 600 个氨基酸残基。它们暴露在膜的一侧或两侧，一般肽链的 N 端位于细胞外侧，但也有相反定位的例子（如转铁蛋白受体）。膜受体中的酶偶联受体均为单向一次穿膜蛋白，与配体（生长因子、细胞因子等）结合后激发受体本身的酶活性，或者激发受体偶联酶的活性发生级联磷酸化反应使信号继续向下游传递，最终调节基因表达和细胞反应。

多次穿膜蛋白含有多条穿膜序列（可达 14 个），这些序列穿越脂双层部分也由疏水性氨基酸残基构成。G 蛋白偶联受体（GPCR）是典型的多次穿膜蛋白，是细胞外信号经过细胞膜传递给细胞内 G 蛋白而引起胞内一系列反应的关键膜蛋白质，只见于真核生物中。人类有近 1000 个 GPCR 蛋白。它们具有相同的结构特点，即由 7 次穿膜螺旋构成，对外部分子的选择性来自其 N 端和胞外 loop 区的多样性，其信号穿膜传导具有一定的共性。广泛地参与细胞增殖、分化、迁移，尤其是各类生理活动的调控，包括细胞对激素、神经递质的大部分应答，以及视觉、嗅觉、味觉等。GPCR 功能失调会导致多种疾病的发生，如阿尔茨海默病、帕金森病、侏儒症、色盲及哮喘等。大约 40% 的现代药物都以 G 蛋白偶联受体作为靶点。

还有一类穿膜蛋白以多亚基的形式存在于质膜上，如转铁蛋白受体含有 2 个完全相同的亚基，其间由 1 个二硫键相连。烟碱型乙酰胆碱受体由 5 个亚基组成，每个亚基中的穿膜螺旋疏水的一侧朝向膜磷脂，而亲水的一侧朝向另一个亚基的螺旋，从而形成一个极性分子的穿膜通道。

大多数穿膜通道的穿膜区都是 α 螺旋，也有 β 片层的桶状结构，称为 β 桶状结构。真核细胞线粒体外膜和细菌质膜中的孔蛋白就是 β 桶状结构。孔蛋白由三聚体构成，每个单体形状为一个管形的 β 桶，穿越脂双层，其中心有一"充水孔"，每个 β 桶由 16 股反向平行排列的 β 片层的片卷曲成桶状结构。β 桶状结构的内侧为亲水性氨基酸侧链，外侧为疏水性氨基酸，侧链与脂双层

的疏水核心相互作用，形成一个亲水的孔道，允许分子量小的物质通过。

整合蛋白质包括转运体、连接体、通道、受体、酶、结构膜锚定结构域、参与能量积累、转换和负责细胞黏附的蛋白质。常见的如胰岛素受体、整合素、血型糖蛋白、视紫红质和 CD36 等。

整合蛋白质与膜结合非常紧密，只有用去垢剂处理，使膜崩解后，才能将其分离出来。去垢剂分为离子型和非离子型两种。十二烷基硫酸钠（SDS）为常用的离子型去垢剂。由于 SDS 对蛋白质的作用较强烈，能引起蛋白质变性，所以为获得有活性的膜蛋白质时，可采用非离子去垢剂。Triton X-100 是非离子去垢剂，也可使细胞膜崩解，但对蛋白质的作用比较温和。它不仅用于膜蛋白质的分离与纯化，也用于去除细胞膜系统，以便对细胞骨架和其他蛋白质进行研究。

膜周蛋白质 又称外在蛋白，占膜蛋白质总量 20%~30%（红细胞中为 50%），为穿膜蛋白与细胞骨架和细胞外基质之间提供功能和结构上的连接。其位于膜脂双层的内、外表面，一般通过非共价键附着在脂类分子头部极性区或穿膜蛋白亲水区的一侧，间接与膜结合。它短暂黏附在质膜上，或连接在完整的膜蛋白质上，或通过非共价键穿插于脂质双层的周围区域。许多离子通道和穿膜受体的调节亚单位可被认为是膜周蛋白质。

膜周蛋白质为水溶性，在蛋白质纯化过程中更多地存在于水溶性的成分当中。它与膜的结合较弱，一般用温和的方法，如改变溶液的离子强度或浓度（在高盐或碱性 pH 的条件下），即可将

其从膜上分离下来而不破坏膜的基本结构。膜周蛋白质包括酶类、膜定位结构域、结构域、小疏水分子转运体、电子载体和多肽激素、毒素、抗菌肽类。

酶类 参与膜成分的代谢，如代谢脂类的磷脂酶和胆固醇氧化酶、代谢细胞壁低聚糖的糖基转移酶和转糖苷酶，或代谢蛋白质的信号肽酶和十六烷基蛋白硫酯酶。

膜定位结构域 膜定位结构域，又称"脂质夹"，特异性地与嵌在质膜上的脂质配体头部相互作用。这些脂质配体存在于多种生物膜中，如 PtdIns3P 主要存在于早期内体，PtdIns（3,5）P2 存在于晚期内体，PtdIns4P 存在于高尔基复合体。已知的膜定位结构域如 C1 结构域结合二酰甘油和佛波酯，C2 结构域结合磷脂酰丝氨酸和磷脂酰胆碱等。

结构域 如膜联蛋白和 GLA 结构域介导其他蛋白质连接到质膜。在 Ca^{2+} 存在的情况下它们在酸性蛋白质和脂质的磷酸基之间形成一座桥。

小疏水分子转运体 它们在不同质膜之间或质膜与细胞质蛋白复合物之间运输非极性化合物，这些化合物包括磷脂酰肌醇、维生素 E、维生素 A、神经节苷脂、糖脂、固醇衍生物或脂肪酸。糖脂转运蛋白、固醇载体蛋白和脂肪酸结合蛋白等是已知的小疏水分子转运体。

电子载体 参与线粒体电子传递链，包括细胞色素 C、铜还原蛋白、高电位铁蛋白、肾上腺皮质铁氧还蛋白还原酶和某些黄素蛋白等。

多肽激素、毒素、抗菌肽类 除了与膜蛋白复合物相互作用外，这类膜周蛋白质在与靶蛋白

相互作用之前也积聚在脂质双层表面。一些水溶性的蛋白质和多肽能形成穿膜通道，它们通常低聚化、构象改变及与质膜可逆相互作用。已知 α-溶血素穿膜通道蛋白的 3D 结构已经确定。

脂锚定蛋白 又称脂连接蛋白，位于膜的外侧，类似膜周蛋白质，但与其不同的是脂锚定蛋白以共价键与脂双层分子结合，也可以通过一个糖分子间接地结合于膜脂上。分离脂锚定蛋白也必须用去垢剂或有机溶剂处理。

脂锚定蛋白以共价键结合于脂分子有两种方式：一种是蛋白质直接结合于脂双分子层，另一种是蛋白质通过寡糖链间接同脂双层结合。通过寡糖链连接锚定在脂膜上的蛋白质，主要是膜蛋白质的 C 端与包埋在脂双层外层中的糖基磷脂酰肌醇（GPI）相连，而被锚定在脂膜的外层。这类脂锚定蛋白通常是膜受体、酶和细胞黏着分子。在信号穿膜传递中起重要作用的 G 蛋白即是脂锚定蛋白。GPI 合成缺陷引起红细胞易破裂，会导致阵发性睡眠性血红蛋白尿症。

脂锚定蛋白（如细菌脂蛋白、G 蛋白和某些激酶）中共价连接的脂肪酸如棕榈酸或豆蔻酸将其锚定在细胞膜表面，脂肪酸链插入到脂质双层结构中。可能的结合点是蛋白骨架的 N 端和半胱氨酸残基侧链。脂锚定蛋白和脂质链之间通过异戊烯化连接，有助于脂锚定蛋白与细胞膜之间的相互作用。异戊烯化链包括香叶基香叶醇、法尼醇和多萜醇，以及所有 HMG 辅酶 A 还原酶代谢通路的产物。

另一类脂锚定蛋白直接通过与脂双层中的碳氢链形成共价键而被锚定在脂双层上。Src 和 Ras 即是通过这种方式被锚定在质膜的胞质面，与细胞从正常状态向恶性状态转化有关。

结构 主要有 α 螺旋和 β 链两种形式。附着于脂质双层的部分只含有疏水氨基酸，这样肽键的羧基就可以跟氨基相互作用，而不是与周围疏水环境相互作用；不与脂质双层接触的部分主要由亲水氨基酸构成，突出于质膜表面。膜蛋白质的结构由弱相互作用维持，并受与增溶环境的相互作用的影响。α 螺旋是膜蛋白质最常见的结构，α 螺旋膜蛋白在拓扑学上差异很大，从含单个跨膜区的蛋白质，到含超过 20 个穿膜螺旋被亲水区域隔开的结构。这种膜蛋白的功能包括信号识别、受体识别、穿膜转运等。含有多个 α 螺旋膜蛋白的功能则取决于最终的三维结构。第一个被发现的 α 螺旋膜蛋白是菌紫红质，含有 7 个 α 螺旋垂直排列在细胞平面，宽度 4.5nm。

β 链通常形成膜通道蛋白，每一链通过氢键与相邻链连接以一种反向平行方式排列，形成单个 β 折叠，然后 β 折叠卷成空心圆柱体，最终形成细胞膜上的通道。通道蛋白的极性和非极性区域由每一股亲水和疏水氨基酸的交替排列形成。以孔蛋白为例，其外表面是非极性的，内部亲水通道则充满了水。孔蛋白负责转运不能弥散通过细胞膜的小分子和离子。这种结构的蛋白质主要存在于革兰阴性菌、叶绿体和线粒体上。孔蛋白的核心排列有带电残基，这样就使得孔两侧带着正负不同的电荷。两个 β 折叠之间的长环部分封闭通道，长环的准确大小和形状能够帮助孔蛋白区分可通过通道的分子。

应用 膜蛋白质镶嵌于膜脂，介导细胞与外界的信号传导，并执行细胞的生物学功能。若想充分利用膜蛋白质，使之成为医学中的药物靶点，必须确定各种膜蛋白质的精细三维结构。X 线晶体学技术是研究生物大分子结构的基本手段，也是结构基因组学研究的主要方向和难点之一。

难以获得高分辨率的膜蛋白质结构的最重要的一个原因，就是很难得到高度有序的膜蛋白质三维结晶。只是由于完整的膜蛋白质是双亲性的，在膜内部的蛋白质部分是疏水的，暴露在膜内外表面的蛋白质部分是亲水的，这种既亲脂又亲水的结构使得它们一旦从天然的脂环境提取出来，其非极性区域就倾向于无序化聚合物。因此，不能用一般可溶性蛋白质的溶解、纯化、结晶方法处理，而必须采用特殊的条件才有可能使某些膜蛋白质形成晶体。

膜蛋白质三维结构的解析与医学的关系尤为密切。约 50% 的受体和通道可能是药物靶点。整合蛋白质的异常与一些遗传病（如囊性纤维化）、癌症及神经退行性疾病（阿尔茨海默病、帕金森病等）有关。

信号转导受体是膜固有蛋白质，有一个或几个疏水穿膜序列，该受体往往与疾病发生发展过程相关（如炎症、癌症等），因此是药物作用的靶标。神经激肽（NK-1）受体与多肽底物 P（SP）结合后广泛分布于中枢以及外周神经系统，与炎症、疼痛、呕吐、抑郁等病理过程有关，有报道称 SP 可通过 NK-1 受体诱导肿瘤增殖、迁移以及血管形成，NK-1 受体拮抗剂是缓解以上症状以及治疗肿瘤的有效药物。

精子表面特异的膜蛋白质是

精子发生成熟过程中的重要标志分子，与受精过程和胚胎的早期发育关系密切，可能参与精子的发生、成熟、获能、精卵黏附与识别、顶体反应、穿越透明带、精卵融合等诸多环节。近来，一些新的精子膜特异蛋白质不断被发现，这些有助于从分子水平揭示受精的过程和不育的机制，为提高不育特别是免疫性不育的诊断与治疗水平以及避孕疫苗的开发提供了必要的研究基础。

肿瘤细胞的膜蛋白质在多方面影响肿瘤的发生、发展与转移。由于肿瘤组织及其周围微环境的pH明显低于正常组织，动物实验发现了一种对pH敏感的多肽pHLIP，有可能作为肿瘤的生物感受器。针对肿瘤细胞膜蛋白质的研究不仅有利于进一步了解肿瘤的发生机制，还可发现可靠的肿瘤标志物和药物靶点，为肿瘤的早期诊断和治疗带来希望。

（赵　越）

xìbāomó jiégòu móxíng
细胞膜结构模型（structure model of cell membrane）　基于细胞膜的理化与生物学特性所提出的各种分子结构模式。

研究过程　早在19世纪中叶，人们根据细胞体积会随其周围环境介质渗透强度不同而发生改变的实验现象，明确了细胞与周围环境之间"边界"的存在，并称之为质膜。19世纪90年代，奥弗顿（Overton E）依据质膜对于脂溶性和非脂溶性物质通透性的不同提出脂膜是由脂类所组成的假说。1925年，两位荷兰科学家戈特（Gorter E）和格伦德尔（Grendel F）利用丙酮从通过对红细胞低渗处理而获得的"血影"中抽提出磷脂，在水面上铺展成单分子层，测得其面积为红细胞

表面积的两倍，不仅确认了脂类是质膜的基本化学组分，而且第一次提出了细胞膜的脂质双分子层结构概念。

1935年，英国生物学家休·达夫森（Hugh Davson）和詹姆斯·丹尼利（James Danielli）依据质膜与油-水界面表面张力的差异，认为质膜并非仅由单纯的脂类分子所构成，推测其中极可能含有蛋白质成分，并提出了"球状蛋白-磷脂双分子层-球状蛋白"的三夹板式质膜结构模型——片层结构模型。此为质膜结构的第一个模型。该模型认为：脂质分子疏水脂肪酸碳氢链的相向排列，构成了质膜的脂质双分子层基本结构，球状蛋白质分子附着于脂质双分子层两侧之表面。片层结构模型仅仅只是建立在间接实验资料基础上的一种理论推测，并无直接的实验观察证据。

1959年，罗伯逊（Robertson JD）对四氧锇酸固定染色的细胞膜超薄切片进行了透射电镜观察：所有生物膜皆呈现"两暗一明"的三层式结构。即膜内外两侧为厚约2nm的高电子密度暗带，中间夹以厚约3.5nm的低电子密度

明带。据此，他将这种结构看做是细胞膜的模式结构单位，提出了单位膜模型：细胞膜两侧的暗带，系由以β折叠形式的单层蛋白质肽链通过静电引力作用附着于脂质分子亲水的极性头部所形成，中间的明带为双层脂质分子疏水的非极性尾部区域。单位膜模型具有电镜观察的直接证据，客观地反映了细胞膜的共性结构特征。但也存在明显的缺陷和不足——这种厚度为7.5nm，且两侧完全对称、静态单一的膜结构模式，既不能反映出不同的细胞膜在厚度上存在的广泛差异性，亦无法解释在细胞生命活动过程中细胞膜功能上的非对称性和结构上的动态可塑性。

特点　液态镶嵌模型是一种被普遍接受、认可的细胞膜结构模型（图），主要内容是：①脂质双分子层构成细胞膜的基本结构骨架。②球状蛋白分子以不同的形式，既可附着于脂质双分子层两侧之表面，亦或不同程度地镶嵌于脂质双分子层之中。③细胞膜在其分子组成与结构上具有非对称性。④细胞膜的结构非静止不变，而是具有一定的流动性。

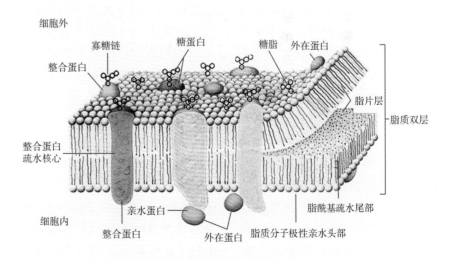

图　细胞膜的液态镶嵌结构模型示意图

该模型是由辛格（Singer SJ）与尼克尔森（Nicolson G）于1972年建立。他们归纳了此前多种细胞膜结构模型的特点，根据当时取得的最新研究成果，提出了细胞膜是由连续排列的液晶态二维流体脂质分子层和散在地镶嵌或附着分布于脂双层中的蛋白质分子所构成的非对称可变结构这一新的看法。从而修正和补充了单位膜模型所存在的缺陷与不足，较合理地解释了细胞膜在细胞生命活动过程中所表现出的多种生物学特性。

细胞膜在化学组成和结构上的不对称性及流动性是液态镶嵌模型区别于其他模型最为突出的特点。膜的不对称性主要体现在两个方面：一是膜脂内、外分子层之间在脂质组成类型、含量及分布形式上的差异；二是膜蛋白质在膜脂双分子层两侧的含量、分布及结合形式上的不同。而细胞膜的流动性则主要体现为膜脂的流动性和膜蛋白质的运动性。所谓膜脂的流动是指脂质分子随环境及细胞生理温度的变化所发生的可逆性液-晶态相变及其在此基础上所发生的脂质分子旋转、侧向扩散、弯曲摆动和层间翻转等运动形式。膜蛋白质的运动包括由膜脂流动驱使的被动侧向扩散和伴随细胞代谢活动变化过程所进行的主动运动。

液态镶嵌模型不仅具有一定的理论依据，同时也有实验证据的支持。例如：借助冷冻蚀刻技术的电镜图像显示，在膜脂双层中有大量蛋白质颗粒的镶嵌分布；红外光谱及旋光色散技术观察结果表明，无论是附着覆盖于细胞膜脂双层两侧表面的膜周蛋白质，还是镶嵌于细胞膜脂双层中的整合蛋白质，均为α螺旋结构的球

状蛋白，而非β折叠的片层结构形式。通过免疫荧光标记法进行的人、鼠细胞融合实验结果以及利用光致漂白荧光恢复法对膜蛋白质侧向扩散动态、扩散系数和扩散速率进行检测，计算所获得的实验资料，为膜的流动性提供了间接的支持证据。

（宋土生）

xìbāomó biǎomiàn tèxìng

细胞膜表面特性（cell surface characteristic of cell membrane）

与细胞膜分子结构和组成相关的某些性质。主要包括膜的不对称性和流动性。

结构特点 有以下两方面：

不对称性 细胞膜内外两层在结构和功能上有显著差异性。

膜脂分布的不对称性 脂类分子在膜内外两层分布的含量和比例不同。一般来说，含胆碱的磷脂如磷脂酰胆碱、鞘磷脂大多分布在外层，而含氨基的磷脂如磷脂酰乙醇胺、磷脂酰丝氨酸和磷脂酰肌醇多分布在内层。另外胆固醇的分布也是不对称的，它倾向集中于细胞膜的外层。糖脂也主要存在于外层细胞膜，并将糖基暴露于细胞表面。

膜蛋白质的不对称性 各种膜蛋白分子在细胞膜上都具有分布的区域性和明确的方向性，是绝对不对称的。各种膜蛋白质在膜上都有特定的分布区域，如血影蛋白分布于红细胞膜内侧面，具有酶活性的特异性膜蛋白如Mg^{2+}-ATP酶，磷酸二酯酶等多位于质膜的外侧面，而腺苷酸环化酶则位于质膜内侧面。糖蛋白则主要分布于质膜的外侧非胞质面，如血型糖蛋白和某些激素受体均为糖蛋白。另外，整合蛋白质穿越脂双层有特定的方向性，如血型糖蛋白肽链的N端伸向质膜外

侧，C端在质膜内侧胞质面；带Ⅲ蛋白肽链的N端则在质膜内侧胞质面。此外，整合蛋白质突出膜内外表面的部分，不仅长度不同，而且氨基酸的种类、排列顺序也差异悬殊，这也造成了膜蛋白质分布的不对称性。经典红细胞质膜冰冻蚀刻标本中，可以清楚地看到膜蛋白质在脂双层内外两层的分布有明显的差异。细胞质面（P面）内蛋白颗粒为2800个/μm^2，而外表面（E面）内蛋白颗粒只有1400个/μm^2。

流动性 指膜脂和蛋白质两类分子的运动性。

膜脂分子的运动 作为质膜主体的脂双层组分既有固体分子排列的有序性，又有液体的流动性，两种特性兼有的晶态和液态之间的状态，即液晶态是细胞膜极为重要的特性。20世纪70年代，对人工合成的脂双层膜的研究证明，膜脂的单个分子能在脂双层平面自由扩散。在此基础上，通过多种技术检测到膜脂分子在正常生理状态下的几种运动方式：①侧向扩散：在脂双层的单分子层内，脂分子沿膜平面侧向与相邻脂分子快速交换位置，每秒约10^7次。若以扩散系数表示，为每秒扩散$1\mu m$左右。侧向扩散运动是膜脂分子主要的运动方式，这种运动方式始终保持脂类分子的排列方向，疏水的尾部朝向膜的内侧，亲水的头部集团朝向膜表面。②旋转运动：是膜脂分子围绕与膜平面垂直的轴进行的快速自旋运动，时间为$10^{-9} \sim 10^{-8}$秒。③翻转运动：是膜脂分子从脂双层的一单层翻转到另一单层的运动。这种运动速度很慢，膜脂分子平均几小时才翻转一次，而且这种运动极少发生，需在翻转酶的催化下完成。如当细胞发生凋

亡时，原本位于脂双层内层的磷脂酰丝氨酸翻转到外层，成为巨噬细胞识别并吞噬凋亡细胞的信号。④弯曲运动：膜脂分子的烃链还可作弯曲运动，分子的尾端摆动幅度大，而靠近头部的极性区域摆动幅度小。此外，膜脂分子脂肪酸链沿着与双分子层相垂直的轴还可进行伸缩、振荡运动。

膜蛋白分子的运动 分布在膜脂双分子层的膜蛋白质也有发生分子运动的特性，由于膜蛋白质的分子量较大，同时受到细胞骨架的影响，不可能像膜脂那样运动。主要有侧向扩散和旋转扩散两种运动方式：①侧向扩散：是膜蛋白质在膜平面上的侧向运动，扩散速度比膜脂慢得多，而且不同的膜蛋白质侧向扩散率差异很大，如视紫红质，其扩散系数为 $5 \times 10^9 cm/s$，而其他细胞膜蛋白质的扩散率仅为视紫红质的 $1/1000 \sim 1/10$。测定膜蛋白质的侧向扩散常采用光致漂白荧光恢复法（FRAP）。该法利用激光，使膜上某一微区结合有荧光素的膜蛋白质被不可逆地漂白之后，由于侧向扩散，当其他部位未被激光漂白的带有荧光的膜蛋白质，不断地进入这个被漂白的微区时，荧光又恢复的原理，通过其恢复速度计算膜蛋白分子的侧向扩散速率。②旋转扩散：又称旋转运动，是指膜蛋白质围绕与膜平面相垂直的轴进行旋转运动，其扩散的速度比侧向扩散更为缓慢。由于分子结构及所处微环境的差异，各种膜蛋白质旋转速率也有很大差异。有研究证明，膜蛋白质的扩散受细胞骨架的限制，破坏微丝的药物（如细胞松弛素B）能促进膜蛋白质的流动性。

影响膜流动性的因素 膜流动性主要依赖于其组分和磷脂分子本身的结构特性，影响膜流动性的主要因素有：

脂肪酸链的长度和饱和程度 脂肪酸链越短则尾端越不易发生相互作用而凝集，从而增进膜流动性，而脂肪酸链越长则其不仅可以在同一分子层内相互作用，还可与另一分子层中的长链尾端作用，使膜的流动性降低。不饱和脂肪酸链在双键处发生弯曲，使脂质尾部难以相互靠近，所以排列比较疏松，使膜流动性增加，而饱和脂肪酸链呈直线型，分子排列紧密，使膜流动性降低。因此，膜脂脂肪酸链越短、不饱和脂肪酸链越多，膜流动性越大，反之，膜流动性越小。

胆固醇 真核细胞膜中有大量的胆固醇插在膜磷脂之间，其数量与磷脂分子数相近，对膜的流动性起重要的双向调节作用。当温度在相变温度以下时，由于胆固醇分子羟基头部紧靠磷脂分子的极性头部，其余部分游离、弯曲，阻止膜脂脂肪酸链的相互凝集，干扰晶态的形成，可有效防止低温时膜流动性的突然降低。当温度在相变温度以上时，由于胆固醇分子固醇环与磷脂分子靠近极性头部的烃链部分结合，限制了磷脂脂酰链的运动，起到稳定质膜的作用。

卵磷脂与鞘磷脂的比值 在哺乳动物细胞中卵磷脂与鞘磷脂的含量约占膜脂的50%，其中卵磷脂的脂肪酸链不饱和程度高，而鞘磷脂所含的脂肪酸饱和程度高，而且鞘磷脂黏度高于卵磷脂，因而，卵磷脂含量高则膜流动性大，鞘磷脂含量高则膜流动性低。在细胞衰老过程中，细胞中卵磷脂与鞘磷脂的比值逐渐下降，其流动性也随之降低。

膜蛋白质的影响 膜蛋白质与膜脂结合后，对流动性的影响因结合方式的差异而有所不同。整合蛋白使膜脂微黏度增加，膜脂的流动性降低。整合蛋白质还影响膜脂的协同作用，嵌入的蛋白质量越多，膜脂的流动性越小。

除上述因素外，遗传因素、环境温度、pH、离子强度、药物等均可对膜脂的流动性产生一定的影响。

功能 膜脂和膜蛋白质在细胞膜结构上的不对称性，保证了细胞膜功能的方向性和生命活动的高度有序性。即膜内外两单层具有不同的流动性，物质及离子的运输，信号的接受与传递按一定的方向有序进行。并且脂双层中的一些脂类分子（如磷脂酰肌醇）可以为特定蛋白质提供结合位点，对保持膜蛋白质在脂双层中的正确定位和极性有重要作用。

质膜的流动性是细胞进行生命活动的必要条件。细胞的运动、生长分裂、物质的穿膜运输、分泌和吞噬作用，都取决于膜组分的运动。有了膜的流动性，膜蛋白质可以在膜的特定位点聚集形成特定结构或功能单位，以完成如细胞信号转导、细胞识别、细胞免疫、细胞连接等多种功能活动。细胞膜各种功能的完成是在膜的流动状态下进行的，当膜的流动性低于阈值时，细胞膜固化，许多酶的活动和物质穿膜运输中断，细胞代谢终止，最后导致细胞死亡。反之，如果流动性过高，又会造成质膜的溶解。

（李继承）

xìbāomó biǎomiàn tèhuà jiégòu
细胞膜表面特化结构（cell membrane surface specialized structures） 细胞膜常带有许多特化的附属结构，如微绒毛、纤毛、鞭毛、内褶等，这些特化结构除对细胞支持保护外，与细胞的生理活动、相互识别、黏合、物质运输、信号转导、细胞运动、生长分化、衰老及病理过程都密切相关。由于其结构细微，多数只能在电子显微镜下观察到。

（李继承）

xìbāo wàibèi

细胞外被（cell coat）

覆盖在细胞膜表面的一层黏多糖物质，以共价键和膜蛋白质或膜脂结合形成糖蛋白或糖脂。又称糖萼。

形态结构 用重金属染料如钌红染色后，在电镜下可显示厚 10~20nm 的结构，边界不甚明确。由构成细胞膜的糖蛋白和糖脂伸出的寡糖链组成的，实质上是细胞膜结构的一部分。

功能 具有一定的保护作用，消化道、呼吸道、生殖道的细胞外被分泌大量黏液，起润滑作用以保护上皮细胞且可以防止病菌的入侵。

在细胞识别和黏合上，细胞外被起重要作用。细胞识别与构成细胞外被的寡糖链密切相关。寡糖链由细胞膜糖蛋白和糖脂伸出，每种细胞寡糖链的单糖残基具有一定的排列顺序，组成了细胞表面的密码，它是细胞的"指纹"，为细胞的识别提供分子基础。同时，细胞表面尚有寡糖的专一受体，对具有一定序列的寡糖链具有识别作用。因此，细胞识别实质上是分子识别。1955 年，汤斯（Townes）和霍尔特弗雷特（Holtfreter）把两栖类动物的原肠胚 3 个胚层的细胞分散后，混合培养，结果 3 个胚层的细胞均自行分类聚集，分别参加其来源胚层的组建。如果将鸡胚细胞和小鼠胚细胞分散后相混培养，各种细胞仍按来源组织分别聚集，但相聚细胞只具有组织的专一性，

而没有物种的分辨能力。细胞识别后，就产生黏着，可发生在同种细胞、异种细胞或对外基质黏着。黏着是构建机体的基础，同种细胞黏着可以形成组织、器官和系统，一旦失去黏着，有机体就解体。

红细胞膜上的糖鞘脂也是一种细胞外被，是构成血型抗原的基础。血型免疫活性特异性的分子基础是细胞外被糖链的糖基组成。A、B、O 血型抗原的糖链结构基本相同，只是糖链末端的糖基有所不同。A 型血的糖链末端为 N-乙酰半乳糖；B 型血为半乳糖；AB 型两种糖基都有，O 型血则缺少这两种糖基。细胞表面的糖链，还具有接触抑制细胞增殖的作用。在体外培养细胞中，当生长到单层时，由于细胞表面糖脂、糖蛋白的糖链延伸，互相接触，糖基化作用更强，使细胞表面被封闭，物质和信息传递受到限制，为增殖做准备的许多反应停止，因而增殖停止。但肿瘤细胞往往失去了正常糖链的接触抑制功能，导致肿瘤细胞的浸润生长。此外，膜受体介导的胞吞是细胞外被的另一个重要功能（见细胞膜）。

（李继承）

wēiróngmáo

微绒毛（microvilli）

细胞表面伸出的细长指状突起。广泛存在于动物细胞表面，直径约为 0.1μm，长度则因细胞种类和生理状况不同而不同。

形态结构 小肠上皮细胞刷状缘中的微绒毛，长度为 0.6~0.8μm。微绒毛的内芯由肌动蛋白丝束组成，肌动蛋白丝之间由许多绒毛蛋白和丝束蛋白组成的横桥相连。微绒毛侧面质膜有侧臂与肌动蛋白丝束相连，从而将

肌动蛋白丝束固定。

功能 微绒毛的存在，扩大了细胞的表面积，有利于吸收与分泌。具有吸收功能的上皮细胞，如小肠上皮的纹状缘和肾近曲小管上皮的刷状缘，微绒毛极为丰富。肾的近曲小管、远曲小管以至集合小管的上皮游离面也均可见到高低不一，多少不等的微绒毛。此外，结缔组织细胞、白细胞、培养细胞以及一些分化低的胚胎细胞或肿瘤细胞表面也可见短而少的微绒毛，长度通常不超过 0.2μm。据估计，每个小肠上皮细胞有 1000~3000 根微绒毛，可使上皮细胞表面积扩大 20~30 倍，有利于吸收大量的营养物质。在小肠绒毛根部的上皮细胞中，微绒毛短、少、粗，而越往小肠绒毛顶部的上皮细胞，其微绒毛就长、多、细，表明绒毛顶部的吸收作用强。生化分析证明，在这些微绒毛表面的细胞膜内，镶嵌着各种能分解糖及其他分子的酶类。微绒毛中柱内的细丝除支持作用外，尚可协助运输吸收物质。在游走细胞（如巨噬细胞、淋巴细胞、单核细胞及中性粒细胞等）的微绒毛，能搜索抗原、毒素及协助摄取异物（如病毒、细菌等）。扫描电子显微镜下观察女性输卵管伞端的微绒毛，发现该处的微绒毛可长至 2.8μm。是否与输卵管伞端的"拾卵"功能有关尚不得而知。微绒毛的长度和数量，都与细胞的代谢强度相对应，如肿瘤细胞对葡萄糖和氨基酸的需求量很大，因而大都具有大量的微绒毛。

（李继承）

xiānmáo

纤毛（cilium）

从真核细胞表面延伸出来的膜包围的运动结构。具有微管束组成的核心，能够进

行重复的拍击运动。纤毛长 5~10μm，粗约 0.2μm，根部有一个致密颗粒，称基体。纤毛表面有细胞膜，内为细胞质，胞质中央有 2 条单独纵向排列的微管，其周围为 9 组二联微管（即 9+2 结构），二联微管的一侧伸出两条短小的动力蛋白臂。微管与纤毛的摆有关。有人从纤毛的双联微管中分离出一种具有 ATP 酶活性的蛋白质，称动力蛋白。动力蛋白具有 ATP 酶活性，分解 ATP 后可使微管之间产生位移和滑动，导致纤毛整体的运动。纤毛根部的基体，结构与中心粒基本相同，由三联微管组成，纤毛中的微管与基体的微管相连续。一个细胞可有几百根纤毛。纤毛具有一定方向节律性摆动的能力。许多纤毛的协调摆动像风吹麦浪起伏，把黏附在上皮表分泌物和颗粒状物质向一定方向推送。如呼吸道大部分的腔面为有纤毛的上皮，由于纤毛的定向摆动，可把被吸入的灰尘和细菌等排出。

（李继承）

biānmáo

鞭毛（flagellum） 从真核细胞表面伸出的细长而弯曲的丝状物。长度常超过菌体若干倍。在某些菌体上，少则 1~2 根，多则数百根，是细菌的运动器官。鞭毛一般长约 150μm，由 3 个部分组成：中央轴纤丝、围绕它的质膜和少量细胞质。轴纤丝从鞭毛底部的基粒直达顶端，为一束直径 22~24nm 的微管，在基粒底部，则集聚成圆锥形束，深入到细胞质中。根据鞭毛的着生部位的不同，可将鞭毛分为周生鞭毛、侧生鞭毛、端生鞭毛。鞭毛着生于细菌周围的称为周生鞭毛，着生于一侧的称为侧生鞭毛，着生于两端的称为端生鞭毛。鞭毛菌在液体环境下自由快速移动，可进行化学趋向性运动，有助于细菌移向营养物质处，而逃离有害物质。鞭毛与细菌致病性相关，也可用以进行细菌的鉴定和分类。

（李继承）

nèizhě

内褶（inner membrane infolding） 上皮细胞基底面细胞膜向胞质内折叠所形成的皱褶。主要作用是扩大细胞基底部的表面积，有利于水和电解质的迅速转运。由于转运过程中需要消耗能量，故在质膜内褶附近的胞质内，含有许多纵行排列的线粒体。这种结构常见于液体和离子交换活动比较旺盛的细胞，如肾小管上皮细胞的基底面，胃底腺的壁细胞，唾液腺导管末端的细胞基底面和眼睫状体上皮细胞的基底面都有这种结构。内褶的多少，深浅在各处都不同，但以肾小管上皮细胞基部的内褶最为典型，近曲小管尤甚。生物体内不断有大量水及电解质通过肾小管上皮细胞，被重吸收而入周围的毛细血管网。这个过程需要消耗大量的"能"，以起到"泵"的作用。反映在肾小管上皮的形态上，即为其基部的细胞膜向细胞内凹陷，形成许多内褶，扩大了作用面积。在内褶间还伴行分布着许多线粒体，且 ATP 酶很活跃，说明这里存在一个耗能的主动运输系统。

（李继承）

xìbāozhì

细胞质（cytoplasm） 细胞中包围在除核区外的一切半透明、胶状、颗粒状物质的总称。又称胞质。真核生物的细胞质由细胞质基质、细胞器、细胞骨架和包涵物组成。

研究过程 1868 年，英国博物学家托马斯·亨利·赫胥黎（Thomas Henry Huxley）在爱丁堡作题为"生命的物质基础"的演讲时首次把原生质的概念介绍给了英国公众。1882 年，德国人斯特拉斯伯格（Strasburger E）提出细胞质和核质的概念。

组成 细胞质在生活状态下为透明的胶状物，含有维持生命现象所需要的基本物质，如糖类、脂类、蛋白质及与蛋白质合成有关的核糖核酸等，因此也是整个细胞生命活动的主要场所，透过细胞膜外接收的讯息、细胞内部的物质，共同调节基因的表现，影响细胞的生理活动。细胞质基质是细胞质的基本成分，呈液态，无结构，含有多种可溶性酶和蛋白质、糖、无机盐和水等；pH 通常为微酸性（约 6.8），不同于核质（微碱性）和液泡（酸性或碱性）。细胞器分布于细胞质内，具有一定形态结构，在细胞生理活动中起重要作用，包括：核糖体、线粒体、中心体、内质网、高尔基复合体、溶酶体、叶绿体、液泡。叶绿体和液泡只存在于植物细胞和低等动物细胞中，中心体只存在于低等植物细胞和动物细胞。细胞骨架是细胞内由 3 类蛋白纤维构成的网络结构系统，包括微管、微丝和中间丝等。细胞骨架在维持细胞形态、承受外力、保持细胞内部结构的有序性方面起重要作用，并参与许多重要的生命活动。细胞质中还有一些本身无代谢活性，却有特定形态结构的一类物质称为包涵物，譬如储存能源物质的糖原颗粒、脂滴；还有些细胞产物，如分泌颗粒、黑素颗粒；残余体也可视为包涵物。虽然所有细胞都有细胞质，但不同生物细胞的细胞质有不同的特征，如在动物界，细胞质约占半个细胞的体积；但在植物界，由于液泡的存在，细胞质则只占较少的空间。

细胞质遗传 由细胞质基因所决定的遗传现象和遗传规律，又称为非孟德尔遗传或核外遗传（母系遗传）。细胞质遗传的物质基础是细胞质基因组：线粒体基因组（mtDNA）、叶绿体基因组（ctDNA）和细菌质粒上的基因。

机制 精-卵结合中形成的合子，其父母双亲所提供的遗传物质不均等，在杂种受精卵的原生质体中，核来自于父母双方，而细胞质却几乎完全来自其母体（精子受精时胞质很少甚至不能进入卵细胞中）。在细胞分裂过程中，细胞质基因呈现不均等分配，因此细胞质遗传不遵循孟德尔定律。细胞核遗传与细胞质遗传的遗传物质都是 DNA，前者的遗传物质在细胞核中，后者的在细胞质中，因此导致二者不同。其区别主要是细胞核和细胞质的遗传桥梁虽然都是配子，但细胞核遗传雌雄配子的核遗传物质相等，而细胞质遗传物质主要存在于卵细胞中；细胞核和细胞质的性状表达主要通过体细胞进行，核遗传物质的载体（染色体）有均分机制；细胞质遗传物质的载体（具有 DNA 的细胞器）没有均分机制，而是随机的；细胞核遗传时，正反交相同，细胞质遗传时，F1 的性状均与母本相同，即母系遗传。

特点 ①母系遗传：不论正交还是反交，F1 性状总是受母本（卵细胞）细胞质基因控制。②不遵循孟德尔遗传定律，后代不出现一定的分离比例。产生这样特点的主要原因：一是受精卵中的细胞质几乎全部来自卵细胞；二是减数分裂时，细胞质中的遗传物质随机不均等分配。细胞质遗

传与细胞核遗传虽然互相独立，但又彼此密切联系、相互渗透。细胞质内合成的蛋白质大部分受核基因控制，而核内染色体和基因复制所需要的能量、物质又都是有细胞质提供的。

应用 细胞质遗传是核外基因控制的遗传现象，在生产生活中得到了广泛应用，如线粒体、叶绿体中许多蛋白质和酶的合成，植物雄性不育等。细胞质遗传在医学中的应用体现在线粒体病，如视神经萎缩、肌阵挛性癫痫等是线粒体 DNA 突变导致线粒体功能异常引起的遗传病，属于母系遗传，即母亲患病，不管其后代是男是女，都一律患病。而父亲患病，后代则很少见到患者。

功能 细胞质是进行新陈代谢的主要场所，绝大多数的化学反应都在细胞质中进行，如糖酵解、核酸、脂肪酸和氨基酸代谢的某个阶段，需要依靠细胞质中处于相对游离状态的酶来完成。同时它对细胞核也有调控作用。细胞质对生命活动有着极其重要的作用，影响细胞的分化，如在胚胎发育过程中，卵子的细胞质对于"分化"起着很重要的作用。细胞质有着机械性的角色，负责维持细胞的形状及坚固度，且提供悬浮予细胞器和储藏细胞内含物。为维持细胞器的实体完整性，提供所需的离子环境。它也是一个生命不可或缺的化学物质储存室，这些化学物质涉及重要的代谢作用，如糖酵解及蛋白质生物合成。

（朱金玲）

xìbāozhì jīzhì

细胞质基质（cytoplasmic matrix） 细胞质中除膜性细胞器和不溶性细胞骨架以外的可溶性部分。曾称细胞基质，充填于其他

有形结构之间。在真核细胞中，细胞质基质占整个细胞体积的 50%～60%，其中包括许多无机和有机化学成分。细胞质基质构成了细胞内环境，担负重要的功能，是细胞内许多重要生命代谢活动的主要场所，参与细胞的物质运输、能量转换、信息传递以及在此基础上进行的细胞生长与增殖、细胞发育与分化、细胞遗传与变异等生物学过程。

命名 细胞质基质因研究对象不同被赋予很多别称。如在光学显微镜下，表现为均匀透明而无定性结构的物质，故称为透明质或细胞液；在电镜下可看到细胞含有许多不同类型的亚显微结构，除去这些亚显微结构组成的细胞器，表现为非均一连续相的物质，为细胞质基质；从生物化学角度讲，就是细胞质的可溶相，即经过超速离心（10^5g，60 分钟）后所留下的上清液部分，又称胞质溶胶。也有学者把细胞质基质看作是酶溶液，因为在其中，很多中间代谢反应的底物与产物分子扩散速率几乎与水溶液相似。随着细胞质基质名称的变化，其含义也不断地更新与完善，这反映了从不同侧面与层次对细胞质的了解，也反映了对细胞质基质认识的不断深入，但至今尚未对其有一个确切而统一的定义。目前常用的名称是细胞质基质和胞质溶胶，二者虽有差异但常等同使用，是两个即密切相关又明显不同的概念。

化学组成 极为复杂，根据生化分析，真核细胞与原核细胞内均含有水（75%～85%）、蛋白质（10%～20%）、脂类（2%～3%）、糖类（1%）、盐类（1%）、酶、DNA 和 RNA 等。但 DNA 和 RNA 的含量，原核细胞远高于真

核细胞。如肝细胞中 DNA 约占 0.4%，RNA 约 0.7%，而大肠埃希菌中 DNA 约占 1%，RNA 约 6%。按分子量大小可分为以下 3 种类型：

无机小分子类物质　包括水、各种无机盐离子（K^+、Na^+、Ca^{2+}、Mg^{2+} 和 Cl^- 等）和溶解的气体。无机盐离子的单价离子多游离于细胞质内，而双价离子则可能附在一些大分子上，如核酸、多糖、酶。无机离子含量或浓度的变化，一方面受细胞整体功能活动的调节，另一方面则又可能直接或间接地影响到细胞的生理状态。多数水分子是以水化物的形式结合在蛋白质或其他大分子表面极性部位，仅有部分水分子游离存在，起溶剂作用。

中分子类物质　包括细胞代谢过程的一些产物，如脂类、糖（葡萄糖、果糖、蔗糖等）、氨基酸、核苷酸及其衍生物。

大分子类物质　包括游离的大分子，如多糖、蛋白质、脂蛋白和 RNA 等。同时含有一些大分子物质合成及代谢过程所必需的酶，如几乎所有参加蛋白质合成的氨基酸激酶、所有使胸腺嘧啶脱氧核苷掺入到 DNA 中所需的酶等等。还有构成微丝微管细胞骨架的各种蛋白质也都存在于细胞质基质中。从生物代谢和形态结构的角度考虑，有人把糖原和脂滴等内含物也看作细胞质基质的组分。

胞质中的多数蛋白质，包括水溶性蛋白质，并不都是以溶解状态存在的。多数蛋白质直接或间接地与其他蛋白质、蛋白质骨架或生物膜结合，完成特定的生物学功能。免疫荧光技术显示，与糖酵解过程相关的某些酶结合在微丝上，但在横纹肌细胞中则

结合于肌原纤维的特异位点上。这种特异性的结合与细胞的生理状态、组织发育和细胞分化程度有关。原位杂交技术显示，卵母细胞中不同种的 mRNA 定位于胞质的不同部位，而非肌细胞中肌动蛋白的 mRNA 主要分布在胞质外周。胞质中的蛋白质之间或蛋白质与其他大分子之间通过非常弱的键相互作用。如与糖酵解有关的酶彼此间可能以共价键结合形成多酶复合体定位于胞质特定部位，催化从葡萄糖到丙酮酸的一系列反应。

可见，细胞质基质是一个复杂有序且高效的结构体系，各个代谢途径协调完成，使细胞处于动态平衡。但这种体系的维持只能在高浓度的蛋白质及特定的离子环境条件下实现。一旦细胞破裂，甚至在稀释的溶液中，这种靠分子间脆弱的相互作用而形成的结构体系就会遭到破坏。

理化特性　细胞质基质具有液体性、黏滞性和弹性，可观察到布朗运动和原生质川流运动。因含有 75%～85% 的水分使其表现为液体性；但富含蛋白质，属于高分子溶液，在光镜下呈现为一种折光性略高于水的均质透明体，并不与周围水相混合，表现为胶体性质，具有黏滞性和弹性。个别原生动物的细胞质极其黏稠，黏性比水高 8000 倍。如果用纤维解剖针移动细胞核，当将针移开后，核仍然回到原来的位置，体现了弹性。细胞质基质的黏滞性和液体性随细胞生活周期变化、生理状态不同而发生不同变化。牡蛎的卵母细胞在逐渐成熟时，细胞质变得很稠密，而在受精后又变成液体状态。实际上细胞质基质是介于液体和固体状态之间的液晶结构，具有液晶结构的所

有特性，可因细胞内外环境因素的影响而改变。如变形虫，其细胞质的黏度和温度及渗透压有关，并且在一定范围内具有可逆性。在 30℃ 时，受温度影响，黏性突然增高，但在缺氧或低渗溶液中，黏性降低。

生物学特性　①细胞质基质在生长时期由于其同化作用大于异化作用，故其体积增加，到一定程度就进行分裂。②细胞质基质的应激性：细胞质对外界环境的影响，将产生不同的反应，如细胞质的运动、收缩等特性。③细胞质基质存在外部运动和内部运动：如变形虫可伸出伪足和不断地改变形状；表皮细胞在离体培养时，也能伸出伪足和改变形态。此外，细胞质的环流和循环，属于细胞质的内部运动，这种细胞质运动在植物细胞表现特别明显。细胞质环流可带动细胞核及细胞器一起移动，这种流动在动物受精卵中极为明显。

蛋白质合成　细胞质基质是蛋白质合成的重要场所。除分泌蛋白和膜蛋白等 N 端含有信号肽序列的蛋白质在细胞质基质内合成起始后很快通过信号识别系统转移到粗面内质网上继续合成之外，其他蛋白质的合成均在细胞质基质中完成。然后根据蛋白质自身所携带的信号，分别转运到线粒体、叶绿体、微体以及细胞核中。而没有携带信号的蛋白质则驻留在细胞质基质中，构成其本身的结构成分。同时，蛋白质选择性地转运是通过细胞质基质中特定的导肽完成，如引导蛋白进入细胞核的分选信号称输入信号，是一个由 4～8 个氨基酸组成的富含碱性氨基酸的短肽。

蛋白质修饰　细胞质基质中已发现 100 多种蛋白质侧链的修

饰，但很多修饰的生物意义至今尚不明确。绝大多数修饰都是由专一性酶催化完成。比较重要的修饰有：①共价结合：即辅酶或辅基与酶的共价结合。②磷酸化及去磷酸化：用以调节蛋白质或酶的生物学活性。③糖基化：蛋白质的糖基化主要发生在内质网及高尔基复合体中，但在哺乳动物的细胞质基质中存在把 N-乙酰葡糖胺分子加到蛋白质丝氨酸残基的羟基上的修饰。④N 端甲基化修饰：经过该修饰的蛋白，如很多骨架蛋白、组织蛋白，不易被水解酶降解，从而延长蛋白质寿命。⑤酰基化：内质网上合成的穿膜蛋白在通过内质网和高尔基复合体的转运过程中，在不同的酶催化下，软脂酸链共价结合到这些穿膜蛋白裸露在细胞质基质中的结构域上。此外，脂肪酸链在特定酶催化下，可以共价结合到 src、ras 等癌基因编码的蛋白上，如豆蔻酸与 src 编码的酪氨酸蛋白激酶的共价结合。该酰基化虽不影响激酶活性，但该蛋白只有通过豆蔻酸链转移，才能结合到细胞膜上，引起细胞转化。

控制蛋白质寿命　在蛋白质分子的氨基酸序列中，N 端的第一个氨基酸残基是蛋白质寿命的信号。当该氨基酸是甲硫氨酸、丝氨酸、苏氨酸、半胱氨酸、甘氨酸、缬氨酸、丙氨酸及脯氨酸等 8 种氨基酸时，蛋白质较稳定；若是其他 12 种氨基酸之一，则不稳定。真核细胞各种蛋白质合成初始 N 端第一个氨基酸都是甲硫氨酸（原核细胞为甲酰甲硫氨酸），但不久便被特异的氨基肽酶水解出去，然后由胺酰-tRNA 蛋白转移酶把一个信号氨基酸加到蛋白质的 N 端，决定蛋白质稳定性。真核细胞识别该氨基酸信号

的机制依赖于细胞质基质中泛素的降解途径。泛素是一个含有 76 个氨基酸残基的小分子蛋白，能共价结合到不稳定蛋白质的 N 端，然后在 ATP 依赖型蛋白酶的催化下将蛋白质水解。只有结合多个泛素侧链的蛋白质才能作为这种蛋白酶的底物。

降解或帮助修正变性或错误折叠的蛋白质　细胞质基质中变性或错误折叠的蛋白质或含有被氧化或其他非正常修饰的蛋白质，不论其 N 端是否含有不稳定氨基酸信号，通常都能很快被降解清除。该过程可能也是通过依赖于泛素的蛋白质降解途径完成。与一般蛋白质降解所不同的是可能涉及对畸形蛋白所暴露出来的氨基酸疏水键基团有一识别过程，并由此启动了对蛋白质 N 端第一个信号氨基酸残基的作用，形成 N 端不稳定的氨基酸，然后被特定的蛋白质水解酶识别与降解。帮助变性或错误折叠的蛋白质重新形成正确的构象，这一功能主要是通过热休克蛋白来完成。DNA 序列分析表明，热休克蛋白有 90kD、70kD、25kD 3 个家族，每个家族中都有由不同基因编码的数种蛋白质，有的在正常条件下表达，而有些则在温度增高或其他异常情况下大量表达，保护细胞以减少异常环境的损伤。实验表明，在正常细胞中 90kD 和 70kD，特别是 70kD 蛋白能选择性地与畸形蛋白质及其形成的聚合物结合，在水解 ATP 供能的条件下，使聚集的蛋白质溶解并进一步帮助其折叠成具有正常构象的蛋白质。

生化反应　在细胞质基质内进行的生化反应中，糖酵解途径、磷酸戊糖途径和脂肪酸合成是 3 条重要的代谢途径。

糖酵解途径　包括 10 个反应步骤，反应中所需要的酶，除己糖激酶外都存在于细胞质的可溶相中。其中在磷酸果糖激酶的催化下 ATP 上的磷酰基转移到 6-磷酸果糖，形成 1,6-二磷酸果糖这一步反应是酵解途径的关键步骤，酵解的速度决定于此酶的活性。因此磷酸果糖激酶是糖酵解中起限速调控作用的关键性酶。这种四聚体酶的活性受胞质中 ATP 水平调控。高水平的 ATP 能抑制磷酸果糖激酶的活性，降低其对 6-磷酸果糖的亲和力。当 ATP/AMP 比值降低，即当细胞的能荷较低时，酶活性增高，促进糖酵解作用。研究发现，磷酸果糖激酶活性还受三羧酸循环早期的中间产物——柠檬酸的控制。基质中高水平的柠檬酸意味着富余的生物合成前体，没必要再降解葡萄糖以提供这种前体。柠檬酸可通过促进 ATP 的抑制效应而抑制磷酸果糖激酶。因此，当细胞既需要能量又需要合成构件，表现为低水平的 ATP/AMP 比值和柠檬酸含量时，磷酸果糖激酶活性最高；当需要能量或碳架构件二者之一时，酶活性为中等；两者都富余时，酶活性几乎为零。有研究发现糖酵解的另一种调节剂，即代谢物 β-D-果糖-2,6-二磷酸，可以作为磷酸果糖激酶强有力的活化剂。发现在肝中，其可增强磷酸果糖激酶对果糖-6-磷酸的亲和力，并减少 ATP 的抑制作用从而提高酶活性。

此外，己糖激酶和丙氨酸激酶也参加糖酵解速率的调节。己糖激酶通过变构作用而被葡萄糖-6-磷酸所抑制。当磷酸果糖激酶被阻滞时，果糖-6-磷酸的水平增高，因而与果糖-6-磷酸处于平衡的葡萄糖-6-磷酸的水平也相应

增高。因此，由 ATP/AMP 的高比值或柠檬酸的高水平引起的磷酸果糖激酶抑制作用也会使己糖激酶受到抑制。丙酮酸激酶是催化糖酵解中第 3 个不可逆步骤的酶，由它产生 ATP 和丙酮酸。丙酮酸是一种中心代谢产物，可被进一步氧化，也可被用作构件。已发现哺乳动物有 3 种形式的丙酮酸激酶，即 L、M、A 同工酶。L 同工酶以协同方式与磷酸烯醇式丙酮酸相结合。当能荷高时，ATP 通过变构作用抑制此酶的活性使糖酵解变慢。糖酵解中前一个不可逆步骤的产物，即果糖 -1,6- 二磷酸则活化丙酮酸激酶，使之高效催化中间产物反应。L 同工酶的催化特性是由可逆的磷酸化作用控制的。当血糖水平低时，胰高血糖素引发级联反应，于是磷酸化的丙酮酸激酶的比例增多，这是该酶活性较小的形式。这种由激素引发的磷酸化作用，也像控制着果糖 -2,6- 二磷酸水平的纵列酶的作用一样，在于防止肝消耗过量的葡萄糖，以满足脑和肌肉对葡萄糖的需要。M 同工酶则与之相反，不由磷酸化作用可逆控制，而 A 同工酶则在 M 和 L 之间，对共价修饰的敏感程度大于 M 而小于 L。

磷酸戊糖途径　作为 6- 磷酸葡萄糖脱氢酶和 6- 磷酸葡萄糖酸脱氢酶辅酶的 NADP 还原后成为 NADPH。作为氢供体，脂肪酸和胆固醇的合成、核糖核苷酸形成脱氢核糖核苷酸以及光合作用过程中需要大量的 NADPH。同时，NADPH 还是谷胱甘肽还原酶的辅酶，对于维持细胞中的还原型谷胱甘肽（GSH）的正常含量、红细胞完整和稳定性也非常重要。遗传性疾病 6- 磷酸葡萄糖脱氢酶缺乏症的患者，细胞不能进行正常的磷酸戊糖途径。由于缺乏 NADPH，红细胞脆而易破裂，从而发生溶血性贫血和溶血性黄疸。此外，磷酸戊糖途径的限速反应是 6- 磷酸葡萄糖的脱氢，是整个途径的控制步骤。在其中起重要调节作用的因素是 $NADP^+$ 水平。$NADP^+$ 水平调控保证了 NADPH 的产生和利用维持相对稳定。

脂肪酸合成　合成脂肪酸的酶系与合成所需的 ATP、CO_2、Mn^{2+}、NADPH 及生物素都存在于细胞质基质中。丙二酰辅酶 A 的形成是脂肪酸合成的关键步骤，催化该反应的乙酰 CoA 羧化酶是一种生物素 - 酶，含有生物素辅基，其酶原或丝状聚合体经变构调节活化。柠檬酸可作为该变构的活化剂。在高等生物中，进行脂肪酸合成的酶组织成一种多酶复合物形式存在。这种多酶复合体是由多功能蛋白质组成，不同酶共价结合在单个多肽链中。这种排列便于不同酶协同合成，且稳定性好。

脂肪酸合成的调节控制研究表明，当糖类丰富而脂肪酸水平又低时，脂肪酸的合成最多最快。短期和长期的控制机制都很重要，细胞质基质中柠檬酸浓度是其最重要的短期调节因素，能促进乙酰 CoA 羧化酶的活性。长期控制是依靠参与脂肪酸合成的酶类合成和降解平衡移动调节。

功能　①细胞质骨架作为细胞质基质的主要成分，对维持细胞的形态、细胞运动、细胞内的物质运输以及能量传递等有重要作用，并为其他成分和细胞器提供锚定位点。②对于细胞内外物质的交换和转运具有一定的调节、控制作用。③参与鞭毛、纤毛等细胞表面膜特化物的形成及其功能活动过程储存细胞内含物，如蛋白质、脂肪粒、肝糖原等聚集在细胞质内。④为维持细胞器的完整性，提供所需的离子环境及行驶功能所必需的所有底物。⑤在胚胎发育过程中，细胞质对细胞分化发挥重要作用。

（李继承）

dànbáiméitǐ

蛋白酶体（proteasomes）　存在于所有真核细胞中，降解细胞质溶酶体外蛋白质的体系。由 10~20 个不同亚基组成。在真核细胞中，蛋白酶体位于细胞核和细胞质中，主要作用是降解细胞不需要或受到损伤的蛋白质。这一作用通过打断肽键的化学反应实现，能够发挥此作用的酶被称为蛋白酶。经过蛋白酶体的降解，蛋白质被切割为 7~8 个氨基酸长的肽段；这些肽段可被进一步降解为单个氨基酸分子，然后被用于合成新的蛋白质。

形态结构　蛋白酶体是一个桶状的复合物，包括一个由 4 个堆积在一起的环所组成的核心，核心中空，形成一个空腔。其中，每一个环由 7 个蛋白质分子组成。中间的两个环各由 7 个 β 亚基组成，并含有 6 个蛋白酶的活性位点。这些位点位于环的内表面，蛋白质必须进入到蛋白酶体的"空腔"中才能够被降解。外部的两个环各含有 7 个 α 亚基，可以发挥"门"的作用，是蛋白质进入"空腔"中的必由之路。这些 α 亚基或称"门"，是由结合其上的"帽"状结构进行控制；调节颗粒可识别连接在蛋白质上的多泛素链标签，并启动降解过程。包括泛素化和蛋白酶体降解的整个系统称为泛素 - 蛋白酶体系统。

最普遍的蛋白酶体的形式是 26S 蛋白酶体，其分子量约为 2000kD，包含一个 20S 核心颗粒和两个 19S 调节颗粒。核心颗粒为中空结构，将剪切蛋白质的活性位点围在"洞"中；将核心颗粒的两端敞开，目的蛋白质就可进入"洞"中。核心颗粒的每一端都连接着一个 19S 调节颗粒，每个调节颗粒都含有多个 ATP 酶活性位点和泛素结合位点；调节颗粒识别多泛素化的蛋白质，并将它们传送到核心颗粒中。除了 19S 调节颗粒外，还存在另一种调节颗粒，即 11S 颗粒；11S 调节颗粒以类似于 19S 颗粒的方式与核心颗粒结合；11S 颗粒可能在降解外源肽（如病毒感染后产生的肽段）上发挥作用。

不同的生物体中，20S 核心颗粒中亚基的数量和差异性都有所不同。就亚基数量而言，多细胞生物比单细胞生物要多，真核生物比原核生物多。所有的 20S 颗粒都由 4 个堆积的七元环所组成，这些环结构则是由两种不同的亚基构成：α 亚基为结构性蛋白，而 β 亚基则发挥主要的催化作用。外部的两个环，每个环都含有 7 个 α 亚基，一方面作为调节颗粒的结合部，另一方面发挥"门"的作用，阻止蛋白质不受调控地进入核心颗粒的内部。内部的两个环，每个环都含有 7 个 β 亚基，且包含蛋白酶活性位点，用于蛋白质水解反应。

真核生物中的 19S 颗粒由 19 个蛋白质组成，被分成两个部分：一个由 10 个蛋白质组成的可以与 20S 核心颗粒上的 α 环直接结合的基底，和一个由 9 个蛋白质组成的结合多泛素链的盖子。其中，10 个基底蛋白质中的 6 个具有 ATP 酶活性。19S 和 20S 颗粒的结合需要 ATP 先结合到 19S 颗粒上的 ATP 结合位点。ATP 的水解对于蛋白酶体降解一个连接泛素

的折叠蛋白质是必不可少的，而 ATP 水解所产生的能量主要是用于蛋白质的去折叠、核心颗粒的孔道开放还是两者皆有，则还不清楚。19S 颗粒的每个组分都有其调控作用。一个新近鉴定出的癌蛋白（gankyrin），是 19S 颗粒的组分之一，可与细胞周期蛋白依赖性激酶（CDK4）紧密结合，并且通过与泛素连接酶 MDM2 的结合，在识别泛素化的 P53 蛋白中发挥作用。gankyrin 具有抗凋亡作用，被发现在一些类型的肿瘤细胞（如肝癌细胞）中过表达。

20S 核心颗粒也可以与第二种调节颗粒，即 11S 颗粒相结合。11S 调节颗粒又被称为 PA28 或 REG，是七聚体结构，不包含任何 ATP 酶，能够促进短肽而不是完整的蛋白质的降解。这可能是因为由 11S 颗粒与核心颗粒所组成的复合物无法将大的底物去折叠。11S 颗粒的调控机制与 19S 颗粒的机制类似，是通过其亚基的 C 末端结合核心颗粒，并诱发 α 环发生构象变化，从而打开 20S 核心颗粒的"门"，使得底物蛋白质可以进入核心颗粒。11S 颗粒的表达受 γ 干扰素的诱导，并且负责与免疫蛋白酶体的 β 亚基一起生成结合到主要组织相容性复合体（MHC）上的肽段。

功能 主要有以下几方面：

降解蛋白质 需要被蛋白酶体降解的蛋白质会先被连接上泛素作为标记，即蛋白质上的一个赖氨酸与泛素之间形成共价连接。这是一个三酶级联反应，即需要有由 3 个酶催化的一系列反应的发生，整个过程被称为泛素化信号通路。

第一步反应 泛素活化酶（又称为 E1）水解 ATP 并将一个泛素分子腺苷酸化。接着，腺苷

酸化的泛素被转移到 E1 活性中心的半胱氨酸残基上，并伴随着第二个泛素分子的腺苷酸化。被腺苷酸化的泛素分子接着被转移到第二个酶——泛素交联酶（E2）的半胱氨酸残基上。最后，高度保守的泛素连接酶（E3）家族中的一员（根据底物蛋白质的不同而不同）识别特定的需要被泛素化的靶蛋白，并催化泛素分子从 E2 转移到靶蛋白上。靶蛋白在被蛋白酶体识别之前，必须被标记上至少 4 个泛素单体分子（以多泛素链的形式）。因此，是 E3 使得这一系统具有了底物特异性。E1、E2 和 E3 蛋白的数量依赖于生物体和细胞类型，人体中就存在大量不同的 E3 蛋白，这说明泛素–蛋白酶体系统可以作用于数量巨大的靶蛋白。

第二步反应 是去折叠和移位。泛素化后的蛋白质（以下称为底物蛋白）被 19S 调节颗粒所识别，这一过程是一个 ATP 依赖的结合过程。然后，底物蛋白必须进入 20S 核心颗粒的内部孔道，以便与位于其中的水解活性位点接触。由于 20S 颗粒的孔道相对狭窄，而且两端由 α 环中亚基的 N 端控制开关，所以底物蛋白在进入核心颗粒之前必须至少部分去折叠。将去折叠的蛋白质传递进入核心颗粒的过程被称为移位，而移位必须发生在去泛素化之后。由 α 亚基所形成的"门"可以阻止长于 4 个残基的多肽进入 20S 颗粒的内部。在识别步骤开始前结合上的 ATP 分子在移位发生前被水解，而对于水解产生的能量是用于蛋白质去折叠还是"门"的打开还有争议。26S 蛋白酶体在存在无法水解的 ATP 类似物（即无法获得水解产生的能量）的情况下，依然可以降解去折叠的

蛋白质，但却无法降解折叠的蛋白质；这一结果说明 ATP 水解所产生的能量至少部分被用于蛋白质去折叠。在 19S 帽子处于 ATP 结合状态时，去折叠的底物蛋白可以由促进扩散作用，传递通过开启的"门"。

第三步反应　是蛋白质的降解，由 20S 核心颗粒中的 β 亚基进行，其机制被认为是苏氨酸依赖的亲核攻击。这一机制可能需要有一个结合的水分子参与活性的苏氨酸上羟基的去质子化。降解发生在核心颗粒中间的两个 β 环内的孔道里，一般不生成部分降解的产物，而是将底物蛋白完全降解为长度一定的肽段；肽段的长度一般为 7 ~ 9 个氨基酸残基，但根据生物体和底物蛋白的不同，长度范围可以从 4 ~ 25 个氨基酸残基不等。决定分解产物中肽段长度的机制尚不清楚。虽然具有催化活性的 3 个 β 亚基具有共同的降解机制，但它们对于底物的特异性却略有不同，分别为类胰凝乳蛋白酶型、类胰蛋白酶型和肽谷氨酰基肽水解型。这种对于底物特异性的差异是来自于靠近活性位点的局部氨基酸残基与底物之间的相互作用的不同。每一个具有催化活性的 β 亚基也都含有一个降解所必需的保守的赖氨酸。

控制细胞周期　细胞周期进程是由一系列 CDK 来进行调控的，而 CDK 则由细胞周期蛋白（cyclin）激活。cyclin 在细胞中只有几分钟寿命，是所有已知的细胞内蛋白质中寿命最短的。在 CDK-cyclin 复合物行使了它的功能之后，其中的 cyclin 就会被多泛素化并由蛋白酶体降解，从而保证了细胞周期的正常运转。尤其是在细胞退出有丝分裂期时，

作为调控组分的 cyclin B 需要从有丝分裂促进因子上脱落下来，而这一解离过程依赖于蛋白酶体的参与。细胞周期检查点，如 G_1 期和 S 期之间的后限制点检查，也需要蛋白酶体降解 cyclin A，而 cyclin A 的泛素化由一个名为后期促进复合物（APC）的 E3 泛素连接酶来进行。APC 蛋白和 Skp1/Cul1/F-box 蛋白复合物（即 SCF 复合物）是降解 cyclin 和控制检查点的两个关键调控因子；SCF 复合物自身则由 APC 蛋白来调控，由于 Skp2 蛋白（SCF 复合物中的转接蛋白）可以在 G_1 期到 S 期的过渡期中抑制 SCF 复合物的活性，因此通过泛素化 Skp2 蛋白，APC 蛋白就可以激活 SCF 复合物。

调控基因转录　核转录因子 κB（NF-κB）主要调控炎症反应、细胞凋亡和免疫反应。在未受刺激的细胞里，其抑制蛋白 IκB 结合在 NF-κB 的核定位序列，使 NF-κB 停留在胞质中，不能发挥作用；受刺激后 IκB 被其磷酸化激酶磷酸化，然后被泛素连接酶识别并泛素化，进而被蛋白酶体所降解。由于 IκB 的降解，NF-κB 的核定位序列暴露出来，从而进入核内与靶基因的特定序列结合，调控相关基因的转录和表达。除 NF-κB 外，转录因子 E2F-1、Fos、Myc 等也受蛋白酶体的调控。

促进细胞凋亡　细胞内外的信号都能够诱导细胞凋亡或程序性细胞死亡。其结果是细胞内部的组分发生解构，这主要由特定的胱天蛋白酶（caspase）完成，但同时蛋白酶体也在细胞凋亡过程中扮演了重要角色。蛋白酶体参与细胞凋亡进程的推测是基于凋亡发生前，细胞中泛素化蛋白质以及 E1、E2、E3 在数量上的增加这一现象；并且，在细胞凋

亡过程中，原本定位于细胞核的蛋白酶体被发现能够移位到凋亡小泡的外膜。蛋白酶体的抑制作用可以影响不同类型细胞的凋亡诱导，在大多数细胞类型中，抑制蛋白酶体可以促进细胞凋亡。但一般而言，蛋白酶体并非是细胞凋亡所必需的。而且，对于一些细胞系，特别是原代培养的静止和分化的细胞，如胸腺细胞和神经元，暴露于蛋白酶体抑制剂反而阻止了细胞的凋亡。这一作用机制尚不清楚，但有推测这种现象只特异性地发生于静止状态的细胞或者这是由于促细胞凋亡激酶 JNK 的活性差异所导致的。由于蛋白酶抑制剂可以诱发处于快速分裂中的细胞（如癌细胞）的凋亡，因此一些蛋白酶抑制剂已被开发并作为化疗药品被用于治疗癌症。

参与细胞应激反应　当细胞应激（如感染、热休克以及氧化损伤）反应发生时，热休克蛋白被大量表达，其作用是识别错误折叠或去折叠的蛋白质，并标记它们以供蛋白酶体降解。作为分子伴侣，热休克蛋白 Hsp27 和 Hsp90 已经被发现可以提高泛素-蛋白酶体系统的活性。另一个热休克蛋白 Hsp70，可以结合到错误折叠蛋白质表面的疏水区，并引导 E3 泛素连接酶（如 CHIP）将错误折叠的蛋白质标记上泛素，使得蛋白酶体可以降解它们。CHIP 蛋白，全称为 HSP70 的 C 端相互作用蛋白，其自身可以通过抑制与其对应的 E2 之间的相互作用而被调控。对于氧化损伤的蛋白质，也有相似的机制可以促使它们被蛋白酶体系统降解，如定位于细胞核中的蛋白酶体是由 PARP 蛋白所调控，可以降解被不正确氧化的组蛋白。被氧化的

蛋白质往往会在细胞中形成巨大的两性聚合物，而这种聚合物可以被 20S 核心颗粒直接降解，而不需要 19S 调节颗粒的参与，也不需要 ATP 水解和泛素标签。但高水平的氧化损伤增加了蛋白质片断之间互相连接的程度，所形成的聚集物就能够抵抗蛋白酶体的降解。这种高氧化度的聚集物的数量和大小与衰老程度相关。一些神经退行性疾病（如帕金森病和阿尔茨海默病）中都以含有错误折叠的蛋白质所形成的聚合物为共同特点，而蛋白酶体活力受损被认为是导致这类疾病的重要因素。在帕金森病中，蛋白酶体活性的降低被认为是导致蛋白质聚集和路易小体（Lewy body）形成的原因之一。这一推测得到了实验的支持；在对帕金森病的酵母模型进行研究后发现，当蛋白酶体的活性降低后，这种酵母对于来自 α-突触核蛋白（路易小体的主要成分）的毒性变得更加敏感。

在免疫系统中的作用　蛋白酶体直接参与了适应性免疫应答，肽类抗原由 MHC Ⅰ类分子传递到抗原提呈细胞表面。这些肽段是来自被蛋白酶体降解的侵入机体的病原体。虽然一般的蛋白酶体就可以参与这一进程，但实际上起主要作用的是一种特殊的复合物，其可以生成合适大小和成分的降解片断以供 MHC 结合。这种复合物的组成蛋白表达是由 γ 干扰素（IFN-γ）诱导；免疫应答时，这些蛋白质，包括 11S 调节颗粒（主要作用为调节 MHC 的结合肽段的产生）和特殊的 β 亚基（β1i、β2i、β5i，具有不同的底物特异性）的表达就会增加。这种由特殊的 β 亚基参与形成的复合物称为免疫蛋白酶体。另一种有所变化的 β5 亚基（β5t），在胸腺中表达，能够形成胸腺独有的胸腺蛋白酶体，参与 T 淋巴细胞的发育调控。MHC Ⅰ类分子的配基结合强度取决于配基 C 端的组成，因为肽段配基是通过氢键和与 MHC 表面的 B pocket 近接触来结合的。许多 MHC Ⅰ类分子趋向于结合疏水性残基，而免疫蛋白酶体复合物就可以更多地生成具有疏水性 C 端的肽段。由于蛋白酶体参与生成活性形式的 NF-κB，因此，蛋白酶体被认为与炎症反应和自身免疫病相关，其活性水平的提高与包括系统性红斑狼疮和类风湿关节炎在内的自身免疫病相关。

应用　蛋白酶体抑制剂对于人工培养的细胞具有抗肿瘤活性，通过降解受调控的促生长细胞周期蛋白诱导肿瘤细胞的凋亡。其按来源可分为天然化合物和合成化合物。天然化合物包括：乳胞素、3,4-二氯异香豆素、环孢素 A（CsA）、eponemycin、阿克拉霉素（aclacinomycin）、PR-39 等，适用于肿瘤耐药研究的仅有乳胞素；合成化合物按其结构可分为硼酸肽类、肽醛类、肽基乙烯砜类、肽基环氧酮类及非共价结合类等化合物。

乳胞素　是一种微生物（链霉菌属）自然代谢产物，抑制细胞增殖，在小鼠成神经细胞瘤诱导轴突向外生。乳胞素通过 26S 复合物抑制蛋白质水解，以及抑制细胞中泛素-蛋白酶体介导的蛋白质降解，但不抑制溶酶体蛋白的降解。乳胞素可以在 G_0/G_1 和 G_2/M 期抑制细胞。在对转移性黑色素瘤和多发性骨髓瘤的研究中，乳胞素能够有效杀死骨髓瘤细胞和黑素细胞而不影响正常增殖的细胞，与不依赖 p53 的 NOXA 蛋白相关。

硼酸肽类　如硼替佐米（bortezomib）的硼酸部分是维持其活性的关键，硼原子上的两个羟基可分别与蛋白酶体 Gly47 和 Thr1 的 N 原子形成氢键，从而使硼替佐米与蛋白酶体的结合更趋稳定。硼替佐米是第一种用作化疗药物的蛋白酶体抑制剂，它与蛋白酶体可逆性结合，选择性抑制其糜蛋白酶样活性。用于多发性骨髓瘤的治疗，可将血清中的蛋白酶体水平恢复到正常范围。动物研究显示硼替佐米对病死率极高的胰腺癌也有显著的效果。

肽醛类　主要有 MG132、PSI、MG115、ALLN 和 tyropeptin A 等。肽醛的末端醛基可以与蛋白酶体活性部位的 Thr1 羟基形成半缩醛结构，选择性地抑制蛋白酶体的糜蛋白酶样活性。

肽基乙烯砜类　是一类 C 端为乙烯砜基团的类肽，可用作不同组织和细胞中蛋白酶体机制研究的探针，如 NLVS 和 YL3VS。

肽基环氧酮类化合物　是一类 C 端为环氧酮的类肽，环氧酮部分和蛋白酶体 Thr1 的羟基和氨基之间形成一个六元吗啉环结构。Thr1 的羟基首先进攻环氧酮的羰基，然后 Thr1 的氨基进攻环氧环，从而形成六元吗啉环。因为此类化合物独特的作用机制，使其对蛋白酶体具有高度的选择性。

非共价结合类　八羟基喹啉铜（Ⅱ）配合物 Cu [8-OHQ]$_2$ 和 DCPTC 等有较强的抑制活性且能诱导细胞凋亡。铜在肿瘤血管生成过程中起重要辅助作用，肿瘤细胞中铜离子富集，其浓度足够形成铜配合物所需。因此，亲和性高的铜离子配基可以与细胞内的铜离子结合，形成的铜配合物进而抑制蛋白酶体的活性，并不会对正常细胞产生毒性作用。

利托那韦（ritonavir）是用于治疗艾滋病的一种蛋白酶抑制剂，不仅可抑制蛋白酶，对蛋白酶体也有抑制作用，特别是对类胰凝乳蛋白酶型的蛋白酶体，但对类胰蛋白酶的蛋白酶体则有部分的促进作用。蛋白酶体抑制剂也可应用于自身免疫病，在对植有人类皮肤的小鼠中发现，用蛋白酶体抑制剂处理后，原本因患银屑病而受损的皮肤减少；啮齿动物模型中发现，蛋白酶体抑制剂对哮喘也有一定的治疗作用。

（王海萍）

xìbāoqì

细胞器（organelle） 真核细胞中具有一定结构和执行特定功能的超微结构。是真核细胞典型的结构特征之一。细胞器可按各自拥有膜的层数大致分为 3 类：双层膜内共生体细胞器主要包括叶绿体及线粒体等；单层膜细胞器主要包括内质网、高尔基复合体、液泡、溶酶体和过氧化物酶体等；无膜细胞器主要包括核糖体、中心体等。其中，叶绿体和液泡只存在于植物细胞，中心体只存在于低等植物细胞和动物细胞。广义的细胞器还包括囊泡及核小体等。不同细胞的细胞器的种类和数量不同。细胞器是细胞维持正常工作和运转的重要保证，种类繁多，各司其职：可将线粒体比喻为动力车间，核糖体——生产蛋白质的机器，高尔基复合体即为分泌蛋白的加工、分类和包装的车间和发送站，溶酶体——消化车间，叶绿体——养料制造车间、能量转换站等。

（高志芹）

hétángtǐ

核糖体（ribosome） 细胞内由核糖体 RNA 和蛋白质组成的椭球

形颗粒结构。又称核糖核蛋白体或核蛋白体。1953 年被发现于植物细胞，1955 年被发现于动物细胞。除哺乳类成熟的红细胞外，一切活细胞（包括原核细胞和真核细胞）中均有，是进行蛋白质合成的重要细胞器。

形态结构 无膜的不规则形粒状小体，由大、小两个亚基组成，原核细胞的核糖体较小，沉降系数为 70S，分子量为 2.5×10^3 kD，由 50S 和 30S 两个亚基组成；而真核细胞的核糖体较大，沉降系数为 80S，分子量为 $(3.9 \sim 4.5) \times 10^3$ kD，由 60S 和 40S 两个亚基组成。核糖体的主要成分是蛋白质和 RNA。构成核糖体的蛋白质称核糖体蛋白质，大肠埃希菌核糖体蛋白质的初级结构均被确定，其 30S 亚基含 21 种蛋白质，50S 亚基含 34 种蛋白质，分子量 10~30kD，且多数是碱性蛋白质。

核糖体中的 RNA 称核糖体 RNA（rRNA），是最多的一类 RNA，也是 3 类 RNA［转运 RNA（tRNA），信使 RNA（mRNA），rRNA］中分子量最大的一类。原核细胞核糖体中含有参与构成大亚基的 23S rRNA、5S rRNA 和参与构成小亚基的 16S rRNA 共 3 种 rRNA；真核细胞核糖体中则含有沉降系数分别为 28S、18S、5.8S 和 5S 的 4 种 rRNA，其中 18S rRNA 是小亚基的组分，其余 3 种是大亚基的组分。核糖体的每个亚基，都是以一条或两条高度折叠的 rRNA 为骨架，将几十种蛋白质组织起来，紧密结合，使 rRNA 大部分围在内部，小部分露在表面。超微结构显示核糖体的小亚基趴在大亚基上，大、小亚基接合的部位均有一凹陷，形成了一个内部空间。此空间即是核

糖体发挥蛋白质合成功能的主要部位，可容纳 mRNA、tRNA 及进行氨基酸结合等反应。

分类 按存在的生物类型可分为真核生物核糖体和原核生物核糖体。按核糖体存在的部位可分为细胞质核糖体、线粒体核糖体和叶绿体核糖体。按在细胞中的分布可分为游离核糖体和附着核糖体。

功能 核糖体的功能是将 mRNA 上的遗传密码（核苷酸顺序）翻译成多肽链上的氨基酸顺序。此过程须有 mRNA、tRNA、20 种氨基酸和一些蛋白质因子及酶等的共同参与，并由 ATP、GTP 提供能量。合成中 mRNA 是蛋白质的模板，tRNA 负责识别密码子，转运相应氨基酸。核糖体不仅组织了 mRNA 和 tRNA 的相互识别，将遗传密码翻译成蛋白质的氨基酸顺序，并且控制了多肽链的形成。每个核糖体上存在 4 个活性部位：A 部位是接受氨酰基-tRNA 的部位；P 部位是释放 tRNA 的部位；肽基转移酶部位（肽合成酶）能催化氨基酸间形成肽键，使肽链延长；GTP 酶部位对 GTP 具有活性。另外，核糖体上还有许多与起始因子、延长因子、释放因子以及各种酶相结合的位点。因此，核糖体是肽链的装配机，即细胞内蛋白质合成的场所。一般认为在游离核糖体主要合成内源性蛋白质，又称结构蛋白，是指用于细胞本身或组成自身结构的蛋白质，如红细胞内血红蛋白、组蛋白、核糖体蛋白、肌球蛋白等。在附着核糖体主要合成分泌蛋白，分泌到细胞外发挥作用，如抗体蛋白、蛋白类激素、酶原、唾液等，也能合成部分自身结构蛋白质，如膜镶嵌蛋白、溶酶体蛋白。核糖体在进行

蛋白质合成时，常 3~5 个或几十个甚至更多聚集并与一条 mRNA 结合在一起形成一串，称为多聚核糖体。多聚核糖体可排列成螺纹状，念珠状等，是合成蛋白质的功能团。此时，每一核糖体均在以 mRNA 的密码为模板，进行肽链的合成。

异常改变和功能抑制 电镜下，多聚核糖体的解聚和粗面内质网的脱粒都可看作是蛋白质合成降低或停止的一个形态指标。正常情况下，蛋白质合成旺盛时，细胞质中充满多聚核糖体，当细胞处于有丝分裂阶段时，蛋白质合成明显下降，多聚核糖体也逐渐为分散孤立的单体所代替。

多聚核糖体的解聚是指多聚核糖体分散为单体，失去正常有规律排列，孤立地分散在胞质中或附在粗面内质网膜上。一般认为，游离多聚核糖体的解聚将伴随着内源性蛋白质生成的减少。多聚核糖体脱粒是指粗面内质网上的核糖体脱落下来，散在分布于胞质中，粗面内质网上解聚和脱粒将伴随外输入蛋白合成。

在急性药物中毒性（四氯化碳，CCL_4）肝炎和病毒性肝炎，以及肝硬化患者的肝细胞中，常可见大量多聚核糖体解聚呈离散单体状，固着多聚核糖体脱落，分布稀疏，导致分泌蛋白合成下降，因此，患者血浆白蛋白含量降低。

另外，致癌物可直接抑制蛋白质合成的不同阶段。某些抗生素，如链霉素、氯霉素、红霉素等对原核与真核生物的敏感性不同，能直接抑制细菌核糖体上蛋白质的合成作用。有的抑制起始阶段，有的抑制肽链延长和终止阶段，有的阻止小亚基与 mRNA 的起始结合，四环素抑制氨基酰-tRNA 的结合和终止因子；氯霉素抑制转肽酶，阻止肽链形成；红霉素抑制转位酶，不能相应移位进入新密码。

（高志芹）

xiànlìtǐ

线粒体（mitochondrion） 真核细胞中由双层高度特化的单位膜围成的细胞器。光镜下的线粒体呈线状、粒状或杆状等，直径 $0.5\sim1.0\mu m$。不同类型或不同生理状态的细胞，线粒体的形态、大小、数目及排列分布不相同。

形态和分布 线粒体的形态也随发育阶段不同而异，如人胚肝细胞的线粒体，在发育早期为短棒状，在发育晚期为长棒状。线粒体的数量可因细胞种类而不同，最少的细胞只含 1 个线粒体，最多的达 50 万个。这与细胞本身的代谢活动有关，代谢旺盛需要能量较多时，线粒体数目较多；反之线粒体的数目则较少。

线粒体在很多细胞中呈弥散均匀分布状态，但一般较多聚集在生理功能旺盛、需要能量供应的区域，如肌细胞中，线粒体集中分布在肌原纤维之间；精子细胞中，线粒体围绕鞭毛中轴紧密排列，以利于精子运动尾部摆动时的能量供应；有时，同一细胞在不同生理状况下，可发现线粒体变形移位现象，如肾小管细胞，当其主动交换功能旺盛时，线粒体常大量集中于膜内缘，这与主动运输时需要能量有关；有丝分裂时线粒体均匀集中在纺锤丝周围，分裂终了，它们大致平均分配到两个子细胞中。线粒体在细胞质中的分布与迁移往往与微管有关，故线粒体常排列成长链形，与微管的分布相对应。

结构 电镜下，线粒体是由双层单位膜套叠而成的封闭性膜囊结构。两层膜将线粒体内部空间与细胞质隔离，并使线粒体内部空间分隔成两个膜空间，构成线粒体的支架。

线粒体外膜 是线粒体最外层所包绕的一层单位膜，厚 5~7nm，光滑平整。外膜中含有整合蛋白孔蛋白，以 β 片层结构形式形成直径 2~3nm 桶状通道，跨越脂质双层，允许分子量在 5kD 以下的物质自由通过。

线粒体内膜 比外膜稍薄，平均厚 4.5nm，也是一层单位膜。内膜的化学组成中 20% 是脂类，80% 是蛋白质，蛋白质的含量明显高于其他膜成分。内膜缺乏胆固醇，但富含稀有磷脂双磷脂酰甘油即心磷脂，约占磷脂含量的 20%，心磷脂与离子的不可透性有关。内膜通透性很小，只允许分子量 110~150D 的不带电荷的小分子通过。一些较大的分子和离子都是由特异的膜转运蛋白转运进出线粒体基质。线粒体内膜的高度不透性对建立质子电化学梯度，驱动 ATP 的合成起重要作用。

内膜将线粒体的内部空间分成两部分，其中由内膜直接包围的空间称内腔，含有基质，又称基质腔；内膜与外膜之间的空间称为外腔或膜间隙。内膜上有大量向内腔突起的折叠，形成嵴。嵴与嵴之间的内腔部分称嵴间腔，而由于嵴向内腔突进造成的外腔向内伸入的部分称为嵴内空间。嵴的形成扩大了内膜的面积，提高了内膜的代谢效率。

内膜（包括嵴）的内表面附着许多突出于内腔的颗粒称为基粒，每个线粒体有 $10^4\sim10^5$ 个基粒。基粒分为头部（$\alpha_3\beta_3$）、柄部（γ 亚基）、基片 3 部分，是由多种蛋白质亚基组成的复合体。圆球形的头部突入内腔中，基片嵌于内膜中，柄部将头部与基片相连。基粒头部具有酶活性，能催化腺苷二磷酸（ADP）磷酸化生成腺苷三磷酸（ATP），因此，基粒又称 ATP 合酶复合体或简称 ATP 合酶。

利用电镜技术可以观察到在线粒体的内、外膜上存在着一些内膜与外膜相互接触的地方，在这些地方，膜间隙变狭窄，称为转位接触点。有研究估计鼠肝直径 1 μm 的线粒体有 100 个左右的转位接触点，用免疫电镜的方法可观察到转位接触点处有蛋白质前体的积聚，显示它是蛋白质等物质进出线粒体的通道。

基质　线粒体内腔充满了电子密度较低的可溶性蛋白质和脂肪等成分，为基质。线粒体中催化三羧酸循环、脂肪酸氧化、氨基酸分解、蛋白质合成等有关的酶都在基质中。此外，基质中还含有线粒体独特的双链环状 DNA、核糖体，这些构成了线粒体相对独立的遗传信息复制、转录和翻译系统，线粒体是人体细胞除细胞核以外唯一含有 DNA 的细胞器，每个线粒体中可有一个或多个 DNA 拷贝，形成线粒体自身的基因组及其遗传体系。

线粒体基因组　线粒体虽然有自己的遗传系统和自己的蛋白质翻译系统，且部分遗传密码也与核密码有不同的编码含义，但它与细胞核的遗传系统构成了一个整体。线粒体的基因组只有一条 DNA，称为线粒体 DNA（mtDNA）。mtDNA 是裸露的，不与组蛋白结合，存在于线粒体的基质内或依附于线粒体内膜。在一个线粒体内往往有 1 至数个 mtDNA 分子，平均为 5~10 个。人线粒体基因组的全序列测定早

已完成，线粒体基因组的序列（又称剑桥序列）共含 16 569 个碱基对（bp），为一条双链环状的 DNA 分子。双链中一为重链（H），一为轻链（L），这是根据它们的转录本在 CsCl 中密度的不同而区分的。重链和轻链上的编码物各不相同，人类线粒体基因组共编码了 37 个基因。在这 37 个基因中，仅 13 个是编码多肽链的基因，由这 13 个基因所编码的蛋白质均已确定，其中 3 个为构成细胞色素 C 氧化酶（COX）复合体（复合体 IV）催化活性中心的亚单位（COX I、COX II 和 COX III）；还有 2 个为 ATP 合酶复合体（复合体 V）F_0 部分的 2 个亚基（A6 和 A8）；7 个为 NADH-CoQ 还原酶复合体（复合体 I）的亚基（ND1、ND2、ND3、ND4L、ND4、ND5 和 ND6）；还有 1 个编码的结构蛋白质为 $CoQH_2$-细胞色素 C 还原酶复合体（复合体 III）中细胞色素 b 的亚基；其他 24 个基因编码两种 rRNA 分子（用于构成线粒体的核糖体）和 22 种 tRNA 分子（用于线粒体 mRNA 的翻译）。

功能　较高等的动物都能依靠呼吸系统从外界吸取 O_2 并排出 CO_2。从某种意义上说细胞中也存在这样的呼吸作用，即在细胞内特定的细胞器（主要是线粒体）内，在 O_2 的参与下，分解各种大分子物质，产生 CO_2；与此同时，分解代谢所释放出的能量储存于 ATP 中，这一过程称为细胞呼吸，也称为生物氧化或细胞氧化。随着细胞内不断进行的能量释放和储存，ATP 与 ADP 不停地进行着互变。因为 ATP 是细胞内能量转换的中间携带者，所以被形象地称为能量货币。ATP 是细胞生命活动的直接供能者，也是细胞内

能量获得、转换、储存和利用等环节的联系纽带。

能量转换　ATP 中所携带的能量来源于糖、氨基酸和脂肪酸等的氧化，这些物质的氧化是能量转换的前提。在这个过程中，NADH 和 $FADH_2$ 分子把它们从食物氧化得来的电子转移到氧分子。这一反应相当于氢原子在空气中燃烧最终形成水的过程，释放出的能量绝大部分用于生成 ATP，少部分以热的形式释放。

1 分子的葡萄糖经无氧氧化、丙酮酸脱氢和 TCA 循环，共产生了 6 分子的 CO_2 和 12 对 H，这些 H 必须进一步氧化成为水，整个有氧氧化过程才告结束。但 H 并不能与 O_2 直接结合，一般认为 H 须首先离解为 H^+ 和 e^-，电子经过线粒体内膜上酶体系的逐级传递，最终使 $1/2$ O_2 成为 O^{2-}，后者再与基质中的 2 个 H^+ 化合生成 H_2O。这一传递电子的酶体系是由一系列能够可逆地接受和释放 H^+ 和 e^- 的化学物质所组成，它们在内膜上有序地排列成相互关联的链状，称为呼吸链或电子传递呼吸链。

经糖酵解和三羧酸循环产生的 NADH 和 $FADH_2$ 是两种还原性的电子载体，所携带的电子经线粒体内膜上的呼吸链逐级定向传递给 O_2，本身则被氧化。电子传递过程中释放出的能量被 F_0F_1 ATP 酶复合体用来催化 ADP 磷酸化而合成 ATP，这就是氧化磷酸化作用。

关于电子传递同磷酸化的偶联机制，被广泛接受的是英国化学家米切尔（Mitchell PD）于 1961 年提出的化学渗透假说。该假说认为氧化磷酸化偶联的基本原理是电子传递中的自由能差造成 H^+ 穿膜传递，暂时转变为横跨

线粒体内膜的电化学质子梯度。然后，质子顺梯度回流并释放出能量，驱动结合在内膜上的 ATP 合酶，催化 ADP 磷酸化合成 ATP。这一过程如下：①NADH 或 FADH$_2$ 提供一对电子，经电子传递链，最后为 O$_2$ 所接受。②电子传递链同时起 H$^+$ 泵的作用，在传递电子的过程中伴随着 H$^+$ 从线粒体基质到膜间隙的转移。③线粒体内膜对 H$^+$ 和 OH$^-$ 具有不可透性，所以随着电子传递过程的进行，H$^+$ 在膜间隙中积累，造成了内膜两侧的质子浓度差，从而保持了一定的势能差。④膜间隙中的 H$^+$ 有顺浓度返回基质的倾向，能借助势能通过 ATP 酶复合体 F$_0$ 上的质子通道渗透到线粒体基质中，所释放的自由能驱动 ATP 酶复合体合成 ATP。

1989 年，美国生物学家博耶（Boyer PD）提出了结合变构机制来解释 ATP 酶复合体在 ATP 合成中的作用过程。该假说认为：①质子运动所释放的能量不直接用于 ADP 磷酸化，主要用于改变活性位点与 ATP 产物的结合亲和力。②在任何时刻，ATP 合酶头部上的 3 个 β 亚基以 3 种不同的构象存在。从而使它们对核苷酸有不同的亲和性。③ATP 通过旋转催化而合成，在此过程中，通过 F$_0$ "通道" 的质子流引起基片 c 亚基环和附着于其上的柄部 γ 亚基纵轴在 α$_3$β$_3$ 的中央进行旋转，旋转是由 F$_0$ 质子通道所进行的质子穿膜运动所驱动。

旋转在 360° 范围内分 3 步发生，大约每旋转 120°，γ 亚基就会与一个不同的 β 亚基相接触，正是这种接触使 β 亚基具有 3 种不同的构象。β 亚基上 3 个催化位点在特定瞬间，第一位点处于 "疏松" 或 L 构象，此时对 ADP 和 Pi 结合松散；第二个位点处于 "紧密" 或 T 构象，核苷酸（ADP+Pi 底物，或 ATP 产物）被紧密结合；第三位点则处于 "开放" 或 O 构象，此时对核苷酸的亲和力极低从而允许 ATP 释放。

质子驱动力引起中央轴 γ 亚基旋转，这种旋转产生一种协同性构象改变。循环开始时，催化位点处于开放（O）构象，底物 ADP 和 Pi 进入催化位点。①质子的穿膜运动诱导位点构象变为疏松（L）型，此时底物结合疏松。②额外的质子穿膜运动诱导位点构象变为紧密（T）型，使底物与催化位点紧密结合。③紧密结合的 ADP 和 Pi 自发地缩合成紧密结合的 ATP，该步骤无需构象变化。④额外的质子运动诱导位点构象变回开放（O）型，此时位点对 ATP 的亲和性降低，从而释放 ATP。γ 亚基的一次完整旋转（360°）使每一个 β 亚基都经历 3 种不同构象改变，导致合成 3 个 ATP 并从 ATP 合酶复合体表面的释放。这种使化学能转换成机械能的效率几乎达 100%，ATP 合酶复合体是一个高效旋转的 "分子马达"。

参与细胞死亡控制 有学者提出与线粒体相关的细胞死亡分为 3 个时限：①线粒体前期：是诱导细胞死亡的因子通过信号转导途径级联传递或损伤途径被激活的过程，因此也称为诱导期或起始期，由于不同的诱导因子有不同的作用途径，所以这一时期也属于私有途径。②线粒体期：在这一时期线粒体膜的通透性发生改变，这是线粒体控制细胞死亡的关键时期，一旦进入这一点，细胞将不可避免地发生后续过程，故也称为效应期或决定期。③线粒体后期：又称降解期，从线粒体释放的蛋白质，激活蛋白酶和核酸酶，后者进一步介导后续的死亡机制。由于第二期和第三期是不同因素导致细胞死亡的共同途路，也称为共有途径。

与疾病关系 维持线粒体结构与功能的正常，对于细胞的生命活动至关重要。在特定条件下线粒体与疾病的发生有着密切的关系，一方面是疾病状态下线粒体作为细胞病变的一部分，是疾病在细胞水平上的一种表现形式。如人体原发性肝癌细胞癌变过程中，线粒体嵴的数目逐渐减少而最终成为液泡状线粒体；缺血性损伤时的线粒体也会出现结构变异如凝集、肿胀等；一些细胞病变时，可看到线粒体中累积大量的脂肪或蛋白质，有时可见线粒体基质颗粒大量增加，这些物质的充塞往往影响线粒体功能甚至导致细胞死亡；氰化物、CO 等可阻断呼吸链上的电子传递，造成生物氧化中断、细胞死亡；随着年龄的增长，线粒体的氧化磷酸化能力下降等等。在这些情况下，线粒体常作为细胞病变或损伤时最敏感的指标之一，成为分子细胞病理学检查的重要依据。

另一方面，线粒体作为疾病发生的主要动因，是疾病发生的关键，主要表现为 mtDNA 突变导致细胞结构和功能异常。线粒体含有自身独特的环状 DNA，但其 DNA 是裸露的，易发生突变且很少能修复；同时线粒体功能的完善还依赖于细胞核和细胞质的协调。当突变 mtDNA 进行异常复制时，机体的免疫系统并不能对此予以识别和阻止，于是细胞为了将突变的线粒体迅速分散到子细胞中去，即以加快分裂的方式对抗这种状态，以减轻对细胞的损害，但持续的损害将最终导致疾病的发生。这类以线粒体结构和功能缺陷为主要病因的疾病常称为线粒体疾病，如莱伯（Leber）遗传性视神经病。

（左 俊）

nèimó xìtǒng

内膜系统 （endomembrane system）

真核细胞中，在结构、功能上具有连续性的、由膜围成的细胞器或结构。包括内质网、高尔基复合体、溶酶体、内体和分泌泡以及核膜等膜结构。内膜系统是真核细胞完成各种复杂生命活动所必需的基本结构，也是区别于原核细胞的重要标志之一。线粒体虽然也是细胞内的膜性细胞器，但其在结构、功能和发生上均有一定的独立性，故一般不将其列入内膜系统。

起源 关于内膜系统的起源比较一致的看法有：①在漫长的细胞生命进化过程中，内膜系统是由细胞膜内陷、分化而逐渐形成的。②从各细胞器的发生上看，新细胞的内膜系统来源于原来的内膜系统。

细胞内膜系统的出现是细胞进化的产物，不仅有效增加了细胞内有限空间的表面积。而且，使细胞的结构和功能趋于合理完善，增强了细胞的适应性，并在细胞质中形成了许多相互分隔的封闭性区域，各自具有一套独特的酶系，构成了各自特定的微环境，使得细胞内不同的生理、生化过程能够彼此相对独立、互不干扰地在一定的区域中进行，从而极大地提高了细胞整体的代谢水平和功能效率。这就是所谓的房室性区域化效应。细胞内膜系统各自的活动既相互独立又相互依存，共同协调地完成细胞的各种生命活动。

分布 细胞内膜系统在细胞内的分布是有层次的，细胞核位于细胞的中央，有两层膜结构，外膜是粗面内质网的一部分。因为内质网与核外膜相连，所以内质网位于细胞核的外侧。高尔基复合体靠近细胞核，但在内质网的外侧，接受来自内质网的蛋白质和脂肪，然后对其进行修饰和分选。溶酶体是含有水解酶的囊泡，由高尔基复合体分泌而来。

作用 细胞内膜系统在这些细胞器之间，以及与质膜之间在结构、功能、起源发生上不是独立的，它们通过膜流实现细胞功能，这种机制使细胞内复杂的物质合成与分泌过程有序展开，体现了细胞特有的、精致的生命活动过程。

膜流 指细胞的膜成分在质膜与内膜系统之间以及在内膜系统各结构之间穿梭、转移、转换和重组的过程。质膜与细胞内膜系统之间膜成分的转移与重组是通过细胞的胞吞与胞吐作用实现的。由于这个过程是通过膜性小泡出芽与融合来实现的，膜流又称小泡流。

蛋白质分选 细胞内膜系统是分泌蛋白质分选的主要系统。蛋白质由核糖体合成，合成之后必须准确无误地运送到细胞的各个部位。由于各个部位所需的蛋白质在结构和功能方面各不相同，为了能准确地运送蛋白质，在进化过程中每种蛋白质形成了一个明确的地址签，细胞通过对蛋白质地址签的识别进行运送，即蛋白质分选。分泌蛋白的分选是由内膜系统特定膜部位的受体蛋白促进的，这些受体蛋白结合具有特定地址签的蛋白质，并将它们装入正确的运输小泡。而那些没有地址签的蛋白质被装入非特异性运输小泡。

研究方法 虽然电子显微镜能够获得高度清晰的细胞内膜系统的结构，但不能研究单个膜结合细胞器的结构和功能。最有效的是离心分离技术、同位素示踪技术和突变技术。比如，放射自显影技术可以证明分泌性蛋白质合成的起始部位。差速离心分离与功能分析技术，可以证明合成分泌性蛋白质的是何种细胞器。用突变体可以研究细胞内膜系统的运输作用。

功能意义 内膜系统的形成对于细胞的生命活动具有十分重要的意义：①内膜系统中各细胞器膜结构的合成和装配是统一进行的，这不仅提高了合成效率，更重要的是保证了膜结构的一致性，特别是保证了膜蛋白质在这些膜结构中方向的一致性。②内膜系统在细胞内形成了特定的功能区域和微环境，如酶系统的隔离与衔接、细胞内不同区域形成pH差异、离子浓度的维持、扩散屏障和膜电位的建立等，以便在蛋白质、脂类、糖类的合成代谢、加工修饰、浓缩过程中完成其特定的功能。③内膜系统通过小泡分泌的方式完成膜的流动和特定功能蛋白质的定向运输，保证了细胞器膜结构的更新与具有杀伤性的酶类在运输过程中的安全，并能准确迅速到达作用部位。④细胞内的许多酶反应是在膜上进行的，细胞内膜系统的形成，使这些酶反应互不干扰。⑤扩大了表面积，提高了表面积与体积的比值。⑥区室的形成，相对提高了重要分子的浓度，提高了反应效率。

与疾病关系 内膜系统与细胞内的一系列病理过程以及多种人类疾病密切相关，如低氧、辐射、阻塞可致内质网肿胀、肥大，药物中毒、肿瘤和某些遗传性疾病可使内质网囊腔中形成和出现包含物。细胞分泌功能亢进可导致高尔基复合体的代偿性肥大，毒性物质作用可导致高尔基复合体的萎缩与破坏，肿瘤细胞分化状态影响高尔基复合体形态。溶酶体酶缺乏或缺陷疾病多为一些先天性疾病，比如泰－萨克斯病（Tay-Sachs disease）、糖原贮积症Ⅱ型，溶酶体酶的释放或外泄造成的细胞或组织损伤性疾病，如硅沉着病、痛风和类风湿关节炎等。原发性过氧化物酶体缺陷可致遗传性疾病，如遗传性无过氧化氢酶血症、脑肝肾综合征等。

（刘慧雯）

nèizhìwǎng

内质网 （endoplasmic reticu-
lum，ER）　真核细胞细胞质内广泛分布的由一层单位膜构成的扁囊、小管或小泡连接形成的三维网状膜系统。1945 年，波特（Porter KR）应用电子显微镜在体外培养的小鼠成纤维细胞的细胞质内质部分观察到由小泡和小管组成的网状结构，由此命名为内质网。除哺乳动物的红细胞外，所有的真核细胞均含有内质网。内质网占整个细胞膜性成分的一半以上，占细胞总体积的 10%。内质网的存在大大增加了细胞中膜的表面积，有多种酶体系的分布和进行高效生化反应。在结构上，内质网与高尔基复合体、溶酶体等内膜系统的其他组分移行转换，占据重要位置；在功能上，内质网可合成细胞生长所需的各种蛋白质和脂类成分，是细胞中的生物合成中心。

结构与分布　内质网遍布于细胞质中，在细胞核附近较密集。由内质网膜围成的腔称为内质网腔。按照结构及功能特点，内质网可分为两种类型：粗面内质网和滑面内质网。粗面内质网多呈扁囊状，膜表面分布有大量核糖体；滑面内质网多呈小泡或分支管状，膜表面无核糖体附着。大多数细胞中的滑面内质网不发达，多为粗面内质网中不含核糖体的局部区域。将细胞匀浆进行密度梯度离心可将两者分离，分别得到粗面微粒体和滑面微粒体。生化分析显示，微粒体含有的主要成分为脂类（磷脂、胆固醇）、蛋白质及丰富的酶类。

内质网的形态结构、分布状态和数量多少在不同的细胞中有所不同，主要与细胞类型、生理状态及分化程度有关。

功能　内质网是真核细胞中的生物合成中心，细胞生长、增殖所需的许多重要蛋白质、脂类等成分均在内质网合成。粗面内质网主要进行蛋白质的合成、转运及修饰等；滑面内质网参与组织的解毒、类固醇激素的合成及脂类代谢等。

粗面内质网的功能　有以下几方面：

蛋白质的合成　粗面内质网膜上的附着核糖体是蛋白质的合成场所。由粗面内质网合成的蛋白质主要有两类：整合蛋白质（穿膜蛋白）和可溶性蛋白质。可溶性蛋白质包括多肽类激素、抗体、细胞外基质等分泌性蛋白和分子伴侣等细胞器内驻留蛋白质；穿膜蛋白包括质膜和细胞器膜上的蛋白质。在能够旺盛合成分泌性蛋白的胰腺细胞、浆细胞或未成熟卵细胞中可见丰富的粗面内质网分布。

蛋白质合成是一个复杂的过程，首先核糖体由信号肽引导结合于内质网膜上。即游离存在于细胞质基质中的游离核糖体在翻译出蛋白质 5′端信号肽序列后，被细胞质基质中的信号识别颗粒SRP 识别并结合，进而被引导与内质网膜上的信号识别颗粒受体和核糖体结合蛋白结合，核糖体由此成为附着核糖体，并在内质网膜上进行蛋白质的合成。随后，由附着核糖体合成的多肽链在合成延伸的同时穿过内质网膜，一部分蛋白质插入到内质网膜上成为膜蛋白，另一部分蛋白质穿膜进入内质网腔成为可溶性蛋白质。

蛋白质的折叠　由核糖体合成的多肽链需要经过进一步折叠成为三维立体结构才具有生物学活性，进入到内质网腔中的可溶性蛋白质大多通过这样的折叠过程而赋予功能，并进行进一步的转运。研究表明，在内质网腔中存在多种分子伴侣成分帮助多肽链进行合成后的折叠。分子伴侣是一类能够帮助新生肽链折叠和转运的蛋白质，本身并不参与最终产物的形成。已发现的内质网中重要的分子伴侣包括蛋白质二硫键异构酶（PDI）、结合蛋白（Bip）、葡萄糖调节蛋白94（Grp 94）、钙网蛋白等。PDI 可反复切断错误结合的二硫键，直至新生肽链形成自由能最低构象，建立正确的折叠。Bip 能和折叠不正确的肽链结合，并予以滞留，直至形成正确折叠后才被进一步转运。研究显示，各种刺激引起的错误和未折叠蛋白在内质网的积累可干扰内质网的稳态，激发内质网应激或未折叠蛋白质反应，从而诱导细胞凋亡及自噬现象，以清除受损细胞，维持生命进程。

蛋白质的糖基化修饰　蛋白质糖基化是指含糖基团通常为寡糖链与蛋白质共价结合形成糖蛋白的过程。由粗面内质网合成的蛋白质大多数需要进行糖基化修饰，其主要作用包括保护蛋白质，作为蛋白质折叠、转运及分类输出的信号等。在粗面内质网进行糖基化的糖基是由 N-乙酰葡萄糖胺、甘露糖和葡萄糖组成的 14 个糖残基的寡糖。寡糖链首先与位于内质网膜上腔一侧的多萜醇结合而被活化，随后在糖基转移酶的作用下，以 N-连接方式结合到被修饰的蛋白质的天冬酰胺的氨基侧链上。蛋白质的糖基化修饰起始于粗面内质网，进一步的加工发生于高尔基复合体。

蛋白质的转运　粗面内质网合成的蛋白质在合成加工后除部分拥有内质网滞留信号（KDEL 信号序列）的留存于内质网外，大部分蛋白质将进一步向高尔基复合体转运。被转运蛋白被粗面内质网膜上的相应受体识别，以出芽方式将蛋白质包裹成转运泡，以囊泡转运方式进入高尔基复合体，并最终分别转运至溶酶体、细胞表面及细胞外等指定位置。

滑面内质网的功能　有以下几方面：

脂质的合成　细胞内几乎所有的脂类包括脂肪、磷脂、胆固醇、皮质激素、糖脂等均在滑面内质网合成，其中磷脂和胆固醇是构成生物膜脂质双层的主要成分。合成磷脂的主要底物有脂肪酸、磷酸甘油和胆碱等，均存于细胞质基质中；合成磷脂所需要的酶主要有 3 种，存在于内质网膜上，其活性部位朝向细胞质基质一侧，因此新合成的脂类分子呈不对称地嵌入到内质网膜脂质双层的细胞质基质面。研究表明，为了能够使新形成的双分子层平行伸展，具有翻转功能的翻转酶可使脂质分子从细胞质基质一侧翻转至内质网腔一侧。合成后的磷脂以两种方式转运至其他

细胞器，对于属于同一膜系统的高尔基复合体、溶酶体和细胞膜，通过出芽形成转运小泡以囊泡方式转运；对线粒体和过氧化物酶体，则通过一种水溶性的载体蛋白即磷脂转换蛋白，特异性结合磷脂分子，经自由扩散将磷脂分子转运至特定位置。

在分泌类固醇激素的细胞如肾上腺细胞中含有丰富的滑面内质网，内含合成胆固醇及转化胆固醇为激素的全套酶系，可合成胆固醇，并将其氧化、还原、水解，进一步合成各种类固醇激素。

解毒功能　肝是机体重要的解毒器官，能够对外来药物及脂溶性代谢产物解毒，肝的解毒功能主要由肝细胞中的滑面内质网完成。在滑面内质网的膜上分布有丰富的氧化酶系和转移酶系，通过氧化、还原、水解、结合等反应使有毒物质降低毒性、排出体外。如氧化酶系的核心成员细胞色素 P450，可通过羟化反应，使脂溶性代谢物灭活，并增加水溶性而易于排出体外。

Ca^{2+} 的释放与摄取　肌细胞中的肌质网是一种特化的滑面内质网结构，具有储存和调节 Ca^{2+} 的功能。肌质网膜上重要的膜蛋白质是具有钙泵功能的 Ca^{2+}-ATP 酶，通常情况下，Ca^{2+}-ATP 酶将细胞质基质中的 Ca^{2+} 泵入肌质网储存，当受到神经冲动或细胞外信号物质作用时，引起 Ca^{2+} 向细胞质基质释放，导致肌肉细胞收缩；当肌肉松弛时，Ca^{2+} 被重新泵回肌质网储存。除钙泵外，肌质网中存在高浓度 Ca^{2+} 结合蛋白、PDI、钙网蛋白等，调节肌肉内的钙离子浓度，从而调控肌肉的收缩和舒张。

糖原代谢　糖原的代谢包括糖原的合成和分解。滑面内质网

参与糖原的分解即肝糖原分解为葡萄糖的过程。在肝细胞的滑面内质网朝向细胞质基质膜面附着有许多糖原颗粒，机体需要能量时，糖原在激素的调控下分解，滑面内质网中的葡萄糖-6-磷酸酶能催化糖原在细胞质基质中的降解产物葡萄糖-6-磷酸的去磷酸化，去磷酸化后的葡萄糖更易于穿过脂质双层进入到内质网腔，最终释放到血液中供机体组织和细胞利用。有关滑面内质网是否也参与糖原的合成过程仍存在争议。

应用　内质网是真核细胞中分泌性蛋白质和膜蛋白质进行合成、修饰和折叠的重要场所。各种生理和病理因素可引起内质网稳态失衡，内部聚集大量未折叠蛋白质，进而引发内质网应激（ERS）。内质网通过激活具有保护作用的未折叠蛋白质反应（UPR），以保护由内质网应激导致的细胞损伤，恢复细胞功能；过强的 ERS 可诱导细胞凋亡，清除受损细胞，以维持机体生理平衡及内环境稳定。ERS 与肿瘤、糖尿病、肝炎、神经系统病变等多种疾病的发生和发展具有密切关系。由于参与 ERS 的分子伴侣和感受蛋白为 ERS 特异性诱导，因此有可能作为有效的干预靶点，达到预防和治疗的目的。

（方　瑾）

Gāo'ěrjī fùhétǐ

高尔基复合体（Golgi complex）

真核细胞胞质中近核部位主要由扁平膜囊和小泡规则堆摞而成的结构。又称高尔基器、高尔基体，含有多种糖基化酶，负责将来自内质网的蛋白质进行加工和分选，以便送至细胞不同部位或细胞外。大多数真核细胞生物（包括植物、动物和真菌）均有高

尔基复合体，在高等植物细胞中称分散高尔基复合体。

研究过程 1898 年，意大利神经学家、组织学家卡米洛·高尔基（Camillo Golgi）在光学显微镜下研究银盐浸染的猫头鹰脊神经节，首次观察到神经元内黑色网状结构细胞器，命名为内网器。后来为纪念高尔基，把这种细胞器定名为高尔基复合体。由于当时染色方法和显微镜技术的限制，许多学者对细胞内是否存在高尔基复合体一直存在怀疑。直到 20 世纪 60 年代，美国耶鲁大学的乔治·埃米尔·帕拉德（George Emil Palade）博士在电镜下清晰地观察到高尔基复合体和它周围的囊泡等结构，确立了细胞内存在以高尔基复合体为中心的分泌途径，并获得 1974 年诺贝尔生理学或医学奖。随后的 20 多年，科学家们对高尔基复合体的亚显微结构和蛋白质在高尔基复合体上的糖基化修饰作用进行了详细分析，对其结构和功能有了较为深入的了解。20 世纪 70 年代末，开始了对高尔基复合体生物发生分子机制的研究。

分布 不同细胞中高尔基复合体的数目和发达程度，既决定于细胞类型、分化程度，也取决于细胞的生理状态。肝细胞内最多，可达 50 个以上，多位于核与胆小管之间；肌细胞和淋巴细胞内很少，仅 1~2 个。一般分化低的细胞内较少，成熟细胞（红细胞除外）且分泌功能旺盛的细胞内较多。

高尔基复合体在不同组织细胞中也具有不同分布特征，如神经元内多围绕细胞核分布；胰腺细胞、附睾上皮细胞、杯状细胞等多位于核上区；在精子、卵子等少数特殊类型的细胞和绝大多数无脊椎动物的某些细胞中，呈分散分布。

形态结构 高尔基复合体常分布于内质网与细胞膜之间。苏木素-伊红（HE）染色标本中，因不着色而难见，用银盐或锇酸染色，呈黑褐色网样结构。电子显微镜下高尔基复合体由平行排列的扁平囊泡、大囊泡和小囊泡等 3 种膜状结构组成，不同囊泡具有明显的极性分布。

扁平囊泡 为高尔基复合体最富有特征性的结构，较为整齐的扁平囊泡堆叠在一起，构成主体结构。一般由 3~8 层扁平囊泡平行排列在一起组成一个高尔基堆，最少只有一层，某些低等动物的细胞内也有多至 30 层以上。扁平囊泡囊腔宽 15~20nm，周边较宽 30~40nm，相邻囊间距 20~30nm。每个扁平囊泡是由两个平行的单位膜构成，膜厚 6~7nm。囊泡多呈弓形，也有的呈半球形或球形，均由光滑的膜围绕而成，膜表面无核糖体颗粒附着。扁平囊泡有两个面，凸出的一面朝向细胞核称为形成面或顺面。凹进的一面对着细胞膜称为成熟面或反面。

小囊泡 直径 40~80nm，膜厚 6~7nm 的膜泡结构。由一层单位膜包被而成，散布于扁平囊泡周围，多聚集于高尔基复合体的顺面。一般认为小囊泡是由附近的粗面内质网芽生、分化而来，并通过这种形式把内质网的蛋白质转运到高尔基复合体中，同时形成的运输泡，不断地与扁平囊泡融合，使扁平囊泡的膜成分不断得到补充。

大囊泡 又称分泌泡或浓缩泡，呈球形，直径 100~500nm，膜厚 8nm。大囊泡是由扁平囊泡周边或其反面局部球形膨大并脱落而成，故常见于反面。大囊泡脱离扁平囊泡后，逐渐移向细胞膜并与其融合，之后以胞吐方式将分泌物排出。内质网、小囊泡、扁平囊泡、大囊泡和细胞膜的膜成分是不断地转移、更新和补充的，保持动态平衡。

化学组成 高尔基复合体膜含约 40% 的脂类和 60% 的蛋白质，其脂类成分含量介于质膜和内质网膜之间；凝胶电泳分析，高尔基复合体蛋白质的组成含量和复杂程度也介于内质网和细胞膜之间，具有一些和内质网共同的蛋白质成分。

膜脂中磷脂酰胆碱的含量介于内质网和质膜之间，中性脂类主要包括胆固醇，胆固醇酯和三酰甘油（表 1）。高尔基复合体中的酶主要有糖基转移酶、磺基-糖

表 1 内质网、高尔基复合体和细胞膜的脂类及其含量比较（%）

膜类型	总脂量	脂类及其含量				
		神经鞘磷脂	磷脂酰胆碱	磷脂酰乙醇胺	磷脂酰丝氨酸	胆固醇
内质网膜	61	3.4	47.8	35.8	5.6	0.12
高尔基复合体	45	14.2	31.4	36.5	4.7	0.47
细胞膜	40	19.2	32.0	34.4	4.6	0.51

基转移酶、氧化还原酶、磷酸酶、蛋白激酶、甘露糖苷酶、转移酶和磷脂酶等不同的类型（表2），其中糖基转移酶是最具特征性的标志酶，包括参与糖蛋白合成的糖基转移酶类和参与糖脂合成的磺化（或硫化）-糖基转移酶。

功能区隔　膜性细胞器在完成细胞代谢的过程中，表现出区域分工、精确表达和共济协调等功能，此现象称为细胞质的区隔化。高尔基复合体顺面网状结构（CGN），是其入口区域，接受由内质网合成的物质并分类后转入扁平囊泡。多数糖基修饰，糖脂的形成以及与高尔基复合体有关的糖合成均发生在扁平囊泡。高尔基复合体反面网状结构（TGN），由反面一侧的囊泡和网管组成，是其出口区域，功能是参与蛋白质的分类与包装，最后输出。

特殊染色　高尔基复合体各部分囊泡具有不同的细胞化学反应：①嗜锇反应：经锇酸浸染后，高尔基复合体的顺面膜囊被特异地染色。②焦磷酸硫胺素酶（TPP酶）的细胞化学反应：可特异地显示高尔基复合体反面的1～2层膜囊。③烟酰胺腺嘌呤二核苷磷酸酶（NADP酶）的细胞化学反应：是中间几层扁平囊的标志反应。④胞嘧啶单核苷酸酶（CMP酶）的细胞化学反应：常可显示靠近反面上的一些膜囊状和管状结构，CMP酶也是溶酶体的标志酶，溶酶体就是在此处分泌产生的。

功能　将内质网合成的蛋白质进行加工、分类与包装，然后分门别类地送到细胞特定的部位或分泌到细胞外。

蛋白质的糖基化　在内质网合成并经高尔基复合体转运的蛋白质，其绝大多数都是经过糖基化修饰加工合成的糖蛋白，主要包括N-连接的糖蛋白和O-连接的糖蛋白两种类型。N-连接的糖链合成始于内质网，完成于高尔基复合体；后者则主要或完全是在高尔基复合体进行和完成的。

在内质网形成的糖蛋白具有相似的糖链，由顺面进入高尔基复合体后，在各囊泡之间的转运过程中，进行了一系列有序的加工和修饰，原来糖链中的大部分甘露糖被切除，但又被多种糖基转移酶依次加上了不同类型的糖分子，形成了结构各异的寡糖链。糖蛋白的空间结构决定了它可以和哪一种糖基转移酶结合，发生特定的糖基化修饰。

O-连接的糖基化在高尔基复合体中进行，通常的一个连接上去的糖单元是N-乙酰半乳糖，连接的部位为丝氨酸、苏氨酸、酪氨酸、羟脯氨酸的OH基团，然后逐次将糖基转移到上去形成寡糖链，糖的供体同样为核苷糖，如UDP-半乳糖。

在高尔基复合体上还可以将一至多个糖胺聚糖链通过木糖安装在核心蛋白的丝氨酸残基上，形成蛋白聚糖。这类蛋白有些被分泌到细胞外形成细胞外基质或黏液层，有些锚定在膜上。蛋白质糖基化的意义在于：①糖基化对蛋白质具有保护作用，使其免遭水解酶的降解，增加蛋白质的稳定性。②糖基化具有运输信号的作用，可引导蛋白质包装形成运输小泡，以便进行蛋白质的靶向运输。③糖基化形成细胞膜表面的糖被，在细胞膜的保护、识别及通信联络等生命活动中发挥重要作用。

水解蛋白质　有些蛋白质或酶只有在高尔基复合体中被特异性地水解后，才能成熟或转变为活性物质。如将胰岛素C端切除，成为有活性的胰岛素或将神经肽含有多个相同氨基序列的前体水解，成为有活性的多肽。

参与细胞分泌活动　负责对细胞合成的蛋白质进行加工、分类并运出，过程为粗面内质网合成蛋白质→进入内质网腔→以出芽形成囊泡→进入高尔基复合体顺面网状结构→在扁平囊泡中加工→在高尔基复合体反面网状结构形成囊泡→囊泡与质膜融合、

表2　高尔基复合体各种酶的分布比较

酶	形成面（顺面）	扁平囊泡	成熟面（反面）
脂肪酰基转移酶	+		
甘露糖苷酶 I	+		
乙酰葡萄糖胺转移酶 I		+	
甘露糖苷酶 II		+	
NADPase		+	
磷酸酶		+	
腺苷酸环化酶	+	+	+
5′-核苷酸酶	+	+	+
酸性磷酸酶			+
核苷二磷酸酶			+
唾液酸转移酶			+
硫胺素焦磷酸酶			+
半乳糖基转移酶			+

排出。高尔基复合体对蛋白质的分类，依据的是蛋白质上的信号肽或信号斑。

进行膜的转化功能 高尔基复合体的膜无论是厚度还是在化学组成上都处于内质网和质膜之间，因为高尔基复合体在进行着膜转化，在内质网上合成的新膜转移至高尔基复合体后，经过修饰和加工，形成运输泡与质膜融合，使新形成的膜整合到质膜上。

参与形成溶酶体 初级溶酶体的形成过程与分泌颗粒的形成类似，也起自高尔基复合体。初级溶酶体与分泌颗粒（酶原颗粒），从本质上看具有同一性，因为溶酶体含多种酶（水解酶），与酶原颗粒一样，也参与分解代谢物的作用；不同在于酶原颗粒是排出细胞外发挥作用，而溶酶体内的酶类主要在细胞内起作用。

参与植物细胞壁的形成 在高等植物细胞有丝分裂后期，形成细胞壁时，高尔基复合体数量增加，其参与合成植物细胞壁中的纤维素和果胶质。

高尔基复合体还有其他功能，如在某些原生动物中，与调节细胞的液体平衡有关。

（李冬梅）

róngméitǐ

溶酶体（lysosome） 内单层膜围绕、内含多种酸性水解酶类的囊泡状细胞器。普遍存在于各种动物细胞中，且遍布于细胞质中，主要功能是进行细胞内消化。与其他细胞器的发现不同，溶酶体的发现不是来自形态观察，而是在用差速离心分离法分析细胞组分时获得的，是比利时生化学家克里斯蒂安·德·迪韦（Christian de Duve）于 1955 年在鼠肝细胞经细胞分级分离出来，后来经电子显微镜鉴定证实。溶酶体在维

持细胞正常代谢活动及防御功能等方面起着重要作用，特别是在病理学中具有重要意义。

分布 溶酶体几乎存在于所有动物细胞中，植物细胞则有类似功能的细胞器，原生动物细胞中也存在有类似功能的结构，细菌细胞中无溶酶体，但有些细菌的壁与质膜之间的质间隙中含有水解酶，起类似溶酶体的作用。

溶酶体所含的水解酶多达 60 多种，这些酶的最适 pH 值一般为 3.5~5.5，故称为酸性水解酶。塔佩尔（Tappel）根据溶酶体中各种酶作用底物不同将其分为 6 大类，即蛋白质和肽酶、核酸酶、磷酸酶、水解糖蛋白和糖脂糖链的酶、分解氨基多糖的酶及分解脂质的酶。在不同种类的细胞内，溶酶体所含的酶大不相同，但酸性磷酸酶是普遍存在的，故可视为溶酶体的标志酶。用组织化学校显示酸性磷酸酶，有助于识别溶酶体。

形态结构 溶酶体没有与底物结合时，一般呈圆形或卵圆形，体积较小，直径为 0.2~0.5μm；当溶酶体与底物结合时，体积较大，形态多样，直径可变动于 0.2μm 到几微米间，具有异质性。溶酶体形态变化的多样性和其消化活动的不同阶段有关。在大量吞噬外来物质的细胞中，溶酶体的数量很多，如白细胞和巨噬细胞等。

溶酶体外面为一层单位膜，厚约 6nm。溶酶体膜在成分上与其他生物膜不同：①膜上有质子泵：通过水解 ATP 将质子转移到溶酶体，以维持其酸性环境。②膜上含有多种转运蛋白：可将有待降解的生物大分子转运进溶酶体，并将水解的产物向外转运。③膜蛋白质高度糖基化：有利于

防止自身膜蛋白质的降解。

分类及命名 很多，归纳起来可分为以下几种类型：

初级溶酶体 指从高尔基复合体的反面上形成的原始的溶酶体。初级溶酶体呈球形，直径 0.2~0.5μm，外面由一层脂蛋白膜围绕，膜厚 7.5nm，内含物均一，无明显颗粒，其中含有多种水解酶类，如蛋白酶、核酸酶、糖苷酶、酯酶、磷酸酶、磷脂酶和硫酸酶等，但没有活性，只有当溶酶体破裂，或其他物质进入，才有酶活性。这些酶的共同特征是均属于酸性水解酶，即酶的最适 pH 为 5 左右。

次级溶酶体 即初级溶酶体与被消化的"食物"相结合，就形成次级溶酶体，水解酶有活性。次级溶酶体除含有水解酶外，还含有相应的作用底物以及由此形成的消化产物。根据被消化的"食物"来源，次级溶酶体又分为以下几种：①自噬溶酶体：被消化的"食物"为内源性的，即来源于细胞内部的某些细胞器（如线粒体、内质网等）和其他内含物（糖原、脂类等）。这些内源性的"食物"所形成的小泡称为自噬泡或自噬体，自噬泡与初级溶酶体相融合形成的消化泡称为自噬溶酶体。②异噬溶酶体：被消化的"食物"为外源性的，即细胞经吞噬、胞饮作用所摄入的胞外物质。如果细胞所摄取的外源物质是由固体颗粒所形成的囊泡，称吞噬泡或吞噬体。如果细胞摄取的物质是由液体所形成的囊泡，称吞饮泡或吞饮体。吞噬泡或吞饮体与初级溶酶体相融合而形成的消化泡，称吞噬溶酶体或异噬溶酶体。

残体 次级溶酶体在消化作用的最后阶段，由于酶的活力降

低或消失，残留一些不被消化、具有一定电子密度的剩余物质称为残体，又称后溶酶体。残体可通过外排作用排出细胞，也可能留在细胞内逐年增多，如肝细胞中的脂褐质。常见的残体有脂褐素、髓样结构及含铁小体等。

功能 多样，但其主要功能是酶解消化，是细胞内极其复杂而精致的"消化器"。

细胞内消化作用 根据被消化底物的来源不同，可将溶酶体的消化作用分为异体吞噬作用和自体吞噬作用。

异体吞噬作用 细胞外的颗粒或可溶性大分子物质进入细胞的过程称为入胞（胞吞）作用。较大的颗粒状物质如巨噬细胞、中性粒细胞等入胞称为吞噬作用，所形成的囊泡称为吞噬体；小的颗粒物质和水溶性大分子，如酶、抗体、激素和毒素等的入胞称为吞饮作用，所形成的囊泡称为吞饮泡，两者统称为异噬体。当异噬体与溶酶体融合后，溶酶体将异源大分子降解。

溶酶体通过异体吞噬作用在细胞活动中起重要作用：①为细胞生存提供营养物质，如降解内吞的血清脂蛋白，获得胆固醇等。②对机体起防御功能，如血液中的白细胞、结缔组织中的巨噬细胞等，对于机体抵御细菌和其他入侵的微生物起着极其重要的作用。某些病原体被细胞摄入，进入吞噬泡或吞饮泡中但并未被杀死，如麻风杆菌、利什曼原虫等，可在巨噬细胞的吞噬泡中繁殖，可能为通过抑制吞噬泡的酸化从而降低了溶酶体酶的活性。

自体吞噬作用 指溶酶体对细胞内由于生理或病理原因破碎的细胞器或其碎片所起的溶解作用，是细胞新陈代谢自我更新的

一种重要方式，也是一种保护措施，如在受损或濒死的细胞中出现大量的自噬泡，消化自体的一部分，以维持整体的生存。

自溶作用 在细胞内，溶酶体膜破裂，水解酶释放出来，导致细胞自身的溶解、死亡，称为自溶作用。在一定条件下是正常的生理现象。如蛙在发育过程中，蝌蚪尾部逐渐退化消失，这是尾部自溶的结果；精子的受精过程也是通过精子的溶酶体自溶作用实现的。

粒溶作用 溶酶体溶解多余分泌颗粒的作用。如母鼠在哺乳期，分泌催乳素的细胞功能旺盛，形成许多分泌颗粒，母鼠一旦停止授乳，细胞内多余的分泌颗粒便与溶酶体融合，而使催乳素降解，停止刺激乳腺泌乳。类似的现象也见于促甲状腺激素分泌细胞、促生长素分泌细胞、胰岛细胞、甲状旁腺细胞等。在这些细胞中，过剩的分泌颗粒都可经粒溶作用被消化，故溶酶体还具有调节细胞分泌激素的作用。

与疾病关系 有以下几方面：

遗传性疾病 溶酶体中酸性水解酶的合成由基因决定，当基因突变引起酶蛋白合成障碍时，可造成溶酶体酶缺乏。机体由于基因缺陷，可使溶酶体中缺少某种水解酶，致使相应作用物不能降解而积蓄在溶酶体中，造成细胞代谢障碍，形成溶酶体贮积症。其主要的病理表现为有关脏器（肝、肾、心肌、骨骼肌）中溶酶体过载，即细胞摄入过多或不能消化的物质，或因溶酶体酶活性降低，以及机体的年龄增长，从而在细胞内出现大量溶酶体蓄积造成过载。这类疾病有 40 余种，其中糖原贮积症 II 型是最早发现的。由于在肝细胞常染色体上的

一个基因缺陷，使溶酶体内缺乏 α-葡萄糖苷酶，导致糖原无法降解为葡萄糖，而造成糖原在肝和肌肉大量积蓄。此病多发生于婴儿，临床表现为肌无力，心脏增大，进行性心力衰竭，多于 2 周岁以前死亡，故又称为心脏型糖原沉着病，典型的先天性溶酶体病有：

泰-萨克斯病（Tay-Sachs disease） 病因是由于溶酶体内缺少 β-氨基己糖酯酶 A，细胞质膜的神经节苷脂 GM2 不能被溶酶体水解而积累在细胞内，特别是脑细胞中，造成神经呆滞，2~6 岁即死亡。

糖原贮积症 II 型 又称 II 型肝糖病，其病因是由于溶酶体内缺乏 α-1,4-葡萄糖苷酶，导致糖原无法降解为葡萄糖而造成糖原的肝和肌肉中蓄积，表现为肌无力、心脏增大、进行性心力衰竭，一般 2 周岁内死亡。

黏多糖贮积症（MPS） 一组黏多糖进行性代谢障碍的遗传病，病因是溶酶体内缺乏黏多糖降解酶，因而不能分解黏多糖类，使这些物质蓄积在次级溶酶体内，患者面容粗犷，骨骼异常，智力发育不全，内脏功能普遍受损，角膜混浊。

硅沉着病（矽肺） 一种职业病。发病机制与溶酶体有关。二氧化硅粉末吸入肺中后，被巨噬细胞吞噬出现在溶酶体中，由于矽酸与溶酶体膜之间的氢键反应，破坏了膜的稳定性，使膜破裂，溶酶体酶流入细胞质而引起自溶，导致细胞死亡。二氧化硅粉末释出，后又被其他巨噬细胞吞噬，如此反复进行。最后刺激成纤维细胞胶原纤维结沉积，结果肺泡的弹性降低，肺功能受损害。

类风湿关节炎 溶酶体膜脆

性增加，很易脆裂，破碎后溶酶体水解酶被释放到关节处的细胞间质中，使得关节周围组织受到侵蚀引起炎症。肾上腺皮质激素具有稳定溶酶体膜的作用，可被用于治疗类风湿关节炎。

休克 在休克过程中，机体微循环发生紊乱，组织缺血、缺氧，影响了供能系统，导致溶酶体的稳定性降低，溶酶体酶的外漏，造成细胞与机体不可逆的损伤。因此，休克时，测定淋巴液和血液中溶酶体酶的含量，可作为细胞损伤轻重度的定量指标。通常以酸性磷酸酶、β-葡萄糖醛酸酶与组织蛋白酶为测定指标。

肿瘤 一般有以下几种观点：①致癌物质引起细胞分裂调节功能的障碍及染色体畸变，可能与溶酶体释放水解酶的作用有关。②某些影响溶酶体膜通透性的物质，如巴豆油、去垢剂、高压氧等，是促癌作用的辅助因子，也能引发细胞的异常分裂。③在核膜残缺的情况下，核膜对核的保护丧失，溶酶体可以溶解染色质，而引起细胞突变。④溶酶体代谢过程中的某些产物是肿瘤细胞增殖的物质基础。⑤致癌物质进入细胞，在与染色体整合之前，总是先储存在溶酶体中。

应用 ①应用人工脂质体治疗先天性溶酶体病：对因溶酶体酶缺失而引起的溶酶体贮积症，可通过人工手段外源性地补充缺失的水解酶。由于大分子物质不能自由进入细胞，可将某种溶酶体酶先包在人工脂质体内，通过内吞作用使脂质体进入细胞并到达溶酶体内。脂质体被水解，包含的酶被释放到溶酶体中。但此方法还存在特异性不强等问题。②治疗肿瘤：溶酶体组织蛋白酶如 cathepsin-B、D、L、S 参与了

肿瘤的发展和转移，溶酶体可能成为将来抗肿瘤治疗的作用靶点之一。③溶酶体贮积症的产前诊断：溶酶体贮积症是遗传代谢性疾病，由于基因突变导致溶酶体中有关酸性水解酶发生缺陷，以致其天然底物不能被降解而在溶酶体中贮积。绝大多数为常染色体隐性遗传，尚无有效的治疗方法。因此对高危孕妇进行产前诊断是防止患儿出生的唯一行之有效的措施。

(霍 霞)

guòyǎnghuàwùméitǐ
过氧化物酶体（peroxisome）

细胞质中含有氧化酶、过氧化物酶和过氧化氢酶的细胞器。又称微体，为1954年瑞典学者约翰内斯·罗丁（Johannes Rhodin）首次在小鼠肾近曲小管上皮细胞中发现的单层膜性细胞器。过氧化物酶体含有丰富的酶类，已发现的40多种酶中以内含一至多种依赖黄素的氧化酶为主，包括尿酸氧化酶，L-氨基酸氧化酶，D-氨基酸氧化酶等等，在有些细胞中尿酸氧化酶含量极高，以至于形成晶体状核心。不同的氧化酶作用于不用的底物，但都在氧化底物的同时，将氧还原成过氧化氢。过氧化氢酶则是过氧化物酶体的标志酶，既可以利用过氧化氢将一些底物（如醛、醇、酚）氧化，也可以在细胞内 H_2O_2 过剩时，将 H_2O_2 水解。过氧化物酶体的基本反应如下：

$$RH_2 + O_2 \xrightarrow{\text{氧化酶}} R + H_2O_2$$

$$R'H_2 + H_2O_2 \xrightarrow{\text{过氧化氢酶}} R' + H_2O_2$$

$$2H_2O_2 \xrightarrow{\text{过氧化氢酶}} 2H_2O + O_2$$

形态结构 过氧化物酶体普遍存在于真核细胞，直径 0.1~

1.0μm，呈球形或椭圆形，在哺乳动物中以肝细胞和肾细胞中所含数量为多。从系统发生的角度来看，过氧化物酶体可能是一种古老的细胞器，在光合生物出现后，大气中的氧含量逐渐提高，而细胞内的氧对早期的生物具有毒害作用，过氧化物酶体的功能被特化为利用分子氧进行氧化反应，从而消除细胞内的氧，并产生细胞所需要的某些代谢物。虽然在过氧化物酶体中黄素蛋白、氧化酶和过氧化氢酶之间可以形成一个简单的呼吸链，但不起能量转换的作用。后来线粒体产生后就取代了过氧化物酶体的这种功能，成为细胞内消耗氧分子的主要细胞器，并且其电子传递与 ATP 合成不相偶联。

因为没有自己的 DNA，所有的过氧化物酶体的蛋白质都是由核基因编码，在细胞质基质中合成，然后在信号肽的引导下输送到过氧化物酶体。至少有23种被称为 Peroxin（Pex）的蛋白，参与了过氧化物酶体膜的发生以及膜蛋白质和基质蛋白的转运。

进入过氧化物酶体基质的蛋白质有两种特殊的靶信号（PTS）。一种是 C 端的三肽序列 SKL（-Ser-Lys-Leu-)，被称为 PTS1，是过氧化物酶体基质蛋白的主要定位信号；另一种是较为少见的 PTS2，为靠近 N 端的 9 个氨基酸序列，基本构造为 RLXXXXX（H/Q）L（X 为任意氨基酸）。这个九肽序列进化上较保守，为哺乳动物、酵母和植物所共有。前后两个氨基酸是关键，特别是第一个碱性氨基酸 R。细胞质基质内可溶性受体蛋白 Pex5p 能够特异识别 PTS1，携带这些过氧化物酶体基质蛋白与过氧化物酶体膜表面特异的船坞蛋白相互

作用，伴随所载蛋白质进入过氧化物酶体，卸载后单独返回细胞质基质。识别 PTS2 的受体蛋白 Pex7p 似乎以同样的方式发挥作用。与靶向线粒体不同的是，过氧化物酶体的基质蛋白是以自然折叠的构象进入的，PTS 进入后不被切除。

来源 一直有争论。之前普遍认为，过氧化物酶体是靠自身分裂来增殖的，不是来自内质网和高尔基复合体，因此不属于内膜系统的膜性细胞器。但越来越多的研究颠覆了这一说法。过氧化物酶体的产生可能有两种途径：①生长和分裂模式：即由细胞质基质合成的一组过氧化物酶体膜蛋白 Pex3 和 Pex16 等嵌入内质网的特定区域，这一区域经芽生作用形成前过氧化物酶体，与已存在的过氧化物酶体融合导致膜膨胀，经过输入过氧化物酶体膜蛋白和基质蛋白等生长过程后，分裂增殖。②成熟模式：经内质网芽生作用形成的前过氧化物酶体相互融合，经过输入过氧化物酶体膜蛋白和基质蛋白等过程成为成熟的过氧化物酶体（图）。

图 过氧化物酶体的产生模式

注：ER. 内质网；PMP. 过氧化物酶体膜蛋白；P-ER. 内质网的过氧化物酶体区域；PP. 前过氧化物酶体；P. 过氧化物酶体

功能 有以下几方面：

对氧浓度的调节作用 过氧化物酶体与线粒体对氧的敏感性是不一样的，线粒体氧化所需的最佳氧浓度为 2% 左右，增加氧浓度，并不提高线粒体的氧化能力。过氧化物酶体的氧化率是随氧张力增强而成正比地提高。因此，在低浓度氧的条件下，线粒体利用氧的能力比过氧化物酶体强，但在高浓度氧的情况下，过氧化物酶体的氧化反应占主导地位，这种特性使过氧化物酶体具有使细胞免受高浓度氧的毒性作用。

使毒性物质失活 利用过氧化氢氧化各种底物，如酚、甲酸、甲醛和乙醇等，使这些有毒性的物质变成无毒性的物质。这种解毒作用对于肝、肾特别重要，人体饮入的乙醇有 25%～50% 是以这种方式被氧化成乙醛。

脂肪酸的 β 氧化 人体内的脂肪酸 β 氧化同时在线粒体和过氧化物酶体进行。中短链和大部分长链脂肪酸在线粒体进行，而极长链脂肪酸和少部分长链脂肪酸在过氧化物酶体进行。

胆固醇和胆汁酸等的氧化 研究显示过氧化物酶体内的某些氧化酶参与胆固醇和胆汁酸类物质的氧化。

含氮物质的代谢 在大多数动物细胞中，尿酸氧化酶对于尿酸的氧化是必需的。尿酸是核苷酸和某些蛋白质降解代谢的产物，尿酸氧化酶可将这种代谢废物氧化去除。另外，

过氧化物酶体还参与嘌呤分解等代谢活动。

与疾病的关系 已发现的遗传性过氧化物酶体功能异常导致的疾病，大致分为两类：①过氧化物酶体中单一酶的异常：如新生儿 X 连锁肾上腺脑白质营养不良，由于过氧化物酶体膜上缺乏转运极长脂肪酸链的特定蛋白质而导致极长脂肪酸链在肾上腺皮质和脑白质细胞内堆积，使脑神经元髓鞘受到破坏。②过氧化物酶体生物发生缺陷导致的一组蛋白质的异常，影响过氧化物酶体的整体代谢途径，称为过氧化物酶体生物发生异常：泽尔韦格综合征（Zellweger syndrome，又称脑肝肾综合征）是常染色体隐性遗传疾病，是由于与氧化物酶体基质蛋白输入有关的蛋白质 Pex 发生突变造成的。

(黄东阳)

nángpào

囊泡（vesicle） 由细胞器膜外凸或内凹形成的膜泡结构。在真核生物中常见，表面有一层特异性蛋白质包被，又称有被小泡。囊泡虽然不像内质网、高尔基复合体等作为一种相对稳定的细胞内固定结构而存在，但囊泡是细胞内物质定向运输的载体和功能表现形式，是细胞内膜系统不可或缺的重要功能结构。

类型 承担细胞内物质定向运输的囊泡类型至少有 10 种以上。其中常见的囊泡类型有网格蛋白有被囊泡、COP I 有被囊泡、COP II 有被囊泡等。

网格蛋白有被囊泡 可产生于高尔基复合体，也可由细胞膜受体介导的胞吞作用形成。由高尔基复合体产生的网格蛋白有被囊泡，主要介导从高尔基复合体向溶酶体、胞内体或质膜外的物

质输送转运；而通过细胞内吞作用形成的网格蛋白有被囊泡则是将外来物质转送到细胞质，或者从细胞内体输送到溶酶体。

COP Ⅰ有被囊泡 COP Ⅰ蛋白是由多个亚基组成的多聚体，覆盖在囊泡表面但不形成网格。COP Ⅰ有被囊泡主要负责内质网逃逸蛋白的捕捉、回收、转运以及高尔基复合体膜内蛋白质的逆向运输。内质网的正常驻留蛋白质在 C 端含有一段回收信号序列，如果它们意外地逃逸进入转运泡从内质网运至高尔基复合体顺面，则顺面的膜结合受体蛋白将识别并结合逃逸蛋白的回收信号，形成 COP Ⅰ有被囊泡将其运返内质网。

COP Ⅱ有被囊泡 由包被蛋白 Ⅱ包裹的小泡，COP Ⅱ包被蛋白由 5 种蛋白亚基组成。真核生物的 COP Ⅱ包被蛋白亚单位具有一些横向同源物，这些同源物介导不同的蛋白质转运，具有不同的调节机制。COP Ⅱ有被囊泡形成于内质网的特殊部位，称为内质网出口，这些部位没有核糖体，由交织在一起的管道和囊泡组成网络结构。由内质网到高尔基复合体的蛋白转运中，大多数穿膜蛋白是直接结合在 COP Ⅱ包被上，少数穿膜蛋白和多数可溶性蛋白通过受体与 COP Ⅱ包被结合，这些受体在完成转运后，通过 COP Ⅰ有被囊泡返回内质网。COP Ⅱ有被囊泡主要负责从内质网到高尔基复合体的物质运输。

功能 囊泡以出芽的方式从细胞的一种内膜细胞器脱离后又与另一内膜细胞器发生融合，此过程称为囊泡转运。囊泡介导的转运是双向物质运输，不仅是细胞内外物质转运和信号传递的重要途径，也是细胞物质定向运输的基本形式。囊泡是细胞内物质定向运输的载体，囊泡运输是真核细胞特有的一种物质内外转运形式，是一种高度有组织的定向运输，各类运输泡之所以能被准确地运到靶细胞器，主要是因为细胞器的胞质面具有特殊的膜标志蛋白质。

(李冬梅)

xìbāo gǔjià

细胞骨架 （cytoskeleton） 真核细胞中与保持细胞形态结构和运动有关的蛋白纤维网络。包括微管、微丝和中间丝，此为狭义的细胞骨架。广义的细胞骨架，还包括核骨架、核纤层和细胞外基质，形成贯穿于细胞核、细胞质、细胞外的一体化网络结构。

功能 细胞骨架不仅在维持细胞形态、承受外力、保持细胞内部结构的有序性方面起重要作用，而且还参与许多重要的生命活动，如在细胞分裂中牵引染色体分离，在细胞物质运输中，各类小泡和细胞器可沿着细胞骨架定向转运；在肌细胞中，细胞骨架和它的结合蛋白组成动力系统；白细胞的迁移、精子的游动、神经元轴突和树突的伸展等都与细胞骨架有关。另外，在植物细胞中细胞骨架还参与指导细胞壁的合成。

维持细胞形态 在功能执行过程中，细胞骨架中的微管、微丝和中间纤维共同参与了细胞形态的维持，但各有侧重。微管除维持细胞形态外，主要构成纤毛、鞭毛和中心粒等细胞运动器官参与细胞运动（维持细胞器的位置、参与细胞内物质运输、通过参与染色体的运动，调节细胞分裂）；微丝主要作为肌纤维的组成成分，参与肌肉收缩；中间纤维主要提供细胞的机械强度，维持细胞和组织的完整性。

细胞运动 指细胞表现出的所有运动，包括细胞形态的改变和细胞内部的运动。形态改变，如细菌的鞭毛运动；变形虫、白细胞的变形运动；草履虫的纤毛运动；眼虫和精子的鞭毛运动；平滑肌和横纹肌的收缩；细胞分裂时细胞质的凹陷等。细胞内部的运动，如植物细胞的原生质流动和黏菌变形体的原生质流动；膜泡运输和有丝分裂时染色体的移动等。

机制为：①鞭毛和纤毛的运动机制——微管滑动模型：轴丝中的动力蛋白水解 ATP 获得能量，产生构型变化，从而引起在微丝上的移动；连接丝、辐条、中央单管及中央鞘将这种滑动转换成弯曲运动。②肌肉收缩的机制——滑动丝模型：粗肌丝可伸出横桥与邻近的细肌丝连接，肌肉收缩时，横桥可推动细肌丝和粗肌丝之间相互滑行。

与疾病的关系 细胞骨架的异常可引起多种疾病，如肿瘤、神经系统疾病、遗传病等。长期传代的癌细胞内微管减少，细胞表面微突出减少，抑制了从膜到核的信息传递，造成肿瘤细胞表失接触抑制并呈现恶性生长。许多神经系统疾病与细胞骨架蛋白的异常表达有关，如阿尔茨海默病患者神经元中可见大量损伤的神经原纤维，微管聚集缺陷；另外，还可见大量微管结合蛋白（Tau 蛋白）。

(高志芹)

wēiguǎn

微管 （microtubule，MT） 由微管蛋白和微管结合蛋白组成的中空圆柱状结构。是真核细胞中普遍存在的细胞骨架成分之一，主要分布于细胞质中，控制膜性细胞器的定位及胞内物质运输。此外，还与其他蛋白质共同装配成纤毛、鞭毛、基体、中心体、纺锤体等，参与细胞形态的维持、细胞运动和细胞分裂等生命活动。

形态结构 微管存在于所有的真核细胞中，其中以脊椎动物的脑组织含量最多。微管是直径为 24~26nm 的中空小管（图1），内径约为 15nm，壁厚约 5nm，由微管蛋白 α、β 异源二聚体聚合形成。微管蛋白异二聚体头尾相接首先形成一根原纤维，再经过原纤维的侧面增加扩展成为片层，当片层达到 13 根原纤维时即合拢成为一段微管，然后新的异二聚体再不断增加到微管的两端使之延长。微管具有极性，其两端的增长速度不同，增长速度快的一端为正端，另一端则为负端。正极的最外端是 β 球蛋白，负极的最外端是 α 球蛋白。微管极性的分布走向与细胞器定位分布、物质运输方向等微管功能密切相关。

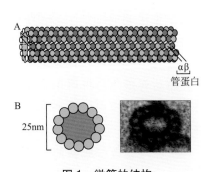

图1 微管的结构

注：A. 微管结构模式图；B. 微管横切面电镜图像

组成 微管由微管蛋白分子构成。微管蛋白又称管蛋白，主要成分为 α 微管蛋白和 β 微管蛋白，占微管总蛋白含量的 80%~95%。微管蛋白家族的第三个成员——γ 微管蛋白，定位于微管组织中心（MTOC），对微管的形成、数量、位置及微管极性的确定起重要作用。

细胞内，微管除含有微管蛋白外，还含有一些同微管相结合的辅助蛋白，参与微管的装配，称为微管结合蛋白（MAP），它们不是构成微管壁的基本构件，而是在微管蛋白装配成微管之后，结合在微管表面的辅助蛋白。MAP 由两个区域组成：一个是碱性的微管结合区域，该结构域可与微管结合，可明显加速微管的成核作用；另一个是酸性的突出区域，以横桥的方式与其他骨架纤维相连接，突出区域的长度决定微管在成束时的间距大小（图2）。微管结合蛋白主要包括 MAP-1，MAP-2，Tau 和 MAP-4，前 3 种主要分布于神经元中，而 MAP-4 在神经和非神经细胞中均存在，在进化上具有保守性。MAP 的主要功能是：促进微管聚集成束；增加微管稳定性或强度；促进微管组装。

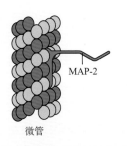

图2 微管结合蛋白 MAP-2

存在形式 微管在细胞中有 3 种不同的存在形式：单管、二联管和三联管。单管由 13 根原纤维构成，是微管最主要的存在形式，在胞质中分散或成束排列，但极不稳定，易受低温、钙离子等因素的影响而发生解聚。二联管由 A、B 两根单管构成，A 管有 13 根原纤维，B 管

有 10 根原纤维，与 A 管共用 3 根原纤维，分布于纤毛和鞭毛。三联管由 A、B、C 3 根单管组成，A 管有 13 根原纤维，B 管和 C 管均由 10 根原纤维组成，分别与 A 管和 B 管共用 3 根原纤维（图3），分布于中心粒及鞭毛和纤毛的基体中。二联管和三联管是比较稳定的微管存在形式。

装配及影响因素 除了特化细胞，大多数细胞内的微管都是不稳定的结构，能够进行快速的组装或去组装。微管的组装过程分 3 个时期：成核期、聚合期和稳定期。微管聚合从特异性的核心形成位点开始，这些位点是中心体和纤毛的基体，称为微管组织中心，主要作用是帮助微管在装配初期成核。在成核期，α 和 β 微管蛋白聚合成短的寡聚体结构，即核心形成，接着二聚体在其两端和侧面增加使之扩展形成片状，当片状带加宽至 13 根原纤维时，即合拢形成一段微管。由于该期是微管聚合的开始，速度较慢，为微管聚合的限速阶段，故又称延迟期。聚合期亦称延长期，该期中细胞内游离微管蛋白浓度较高，因此微管聚合速度大于解聚速度，新的异二聚体不断加到微管正端，微管表现为延长。随着在组装过程中的消耗，细胞中游离微管蛋白浓度持续下降，当达到临界浓度时，微管的组装（聚合）与去组装（解聚）速度相等，微管的长度保持不变，此时进入稳定期。

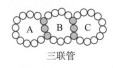

单管　　　双联管　　　三联管

图3 微管3种形式的横断面

影响微管稳定性的因素很多，包括 GTP 浓度、压力、温度、pH、离子浓度、微管蛋白临界浓度、药物等。某些药物能够抑制与微管的组装和去组装有关的细胞活动，主要原因有：①药物能够与微管或微管蛋白二聚体特异性结合。②药物在细胞中的浓度很容易控制。药物中用得最多的是秋水仙碱、紫杉醇等。秋水仙碱是一种生物碱，能够与微管特异性结合。秋水仙碱同二聚体结合，形成的复合物可以阻止微管的成核反应，抑制微管的聚合。紫杉醇是红豆杉属植物中一种复杂的次生代谢产物，它只结合到聚合的微管上，不与未聚合的微管蛋白二聚体反应，因此可维持微管的稳定。

功能　有以下几方面：

支持和维持细胞的形态　细胞中的微管就像混凝土中的钢筋一样，起支撑作用，在培养的细胞中，微管呈放射状排列在核外，正端指向质膜，形成平贴在培养皿上的形状。如体外培养的神经元轴突的伸长依赖微管，若用秋水仙碱、低温等方法处理细胞，可见微管解聚，细胞变圆。再如哺乳动物红细胞呈双凹圆盘状，这种形状是靠质膜周边许多环形微管束来维持的。这些微管束构成边缘带，支撑着细胞，并使其具有一定的弹性。

参与细胞运动　单个细胞的移动方式有多种，有些细胞靠变形的方式进行移动，而有些细胞则通过纤毛和鞭毛进行运动，如精子靠鞭毛的摆动进行游动，动物呼吸管道上皮细胞靠纤毛的规律摆动向气管外排出痰液。纤毛和鞭毛是动植物细胞中的运动器官，是细胞表面的特化结构，二者在来源和结构上基本相同，不同的是，就一个细胞而论，纤毛短而多，而鞭毛则长而少。电镜下可见，鞭毛和纤毛中的微管为9+2结构，即由9组二联微管和一对中央微管构成，二联微管由 AB 两个管组成，A 管对着相邻的 B 管伸出两条动力蛋白臂，并向中央发出一条辐（图4）。基体的微管组成为9+0，并且二联微管为三联微管所取代，中央无微管，结构类似于中心粒。鞭毛和纤毛的运动是依靠动力蛋白水解 ATP，使相邻的二联微管相互滑动造成其轴心弯曲而产生的。

参与细胞内物质运输　微管是细胞内物质运输的轨道，破坏微管会抑制细胞内的物质运输。微管参与细胞内物质运输的任务主要由微管马达蛋白来完成，马达蛋白介导细胞内物质沿细胞骨架运输。已发现有几十种马达蛋白，归属于3大家族：动力蛋白、驱动蛋白和肌球蛋白家族。其中驱动蛋白和动力蛋白是以微管作为运行轨道，而肌球蛋白则是以肌动蛋白纤维作为运行轨道，运输过程均需 ATP 提供能量。胞质动力蛋白和驱动蛋白各有两个球形头部（具有 ATP 酶活性）和一个尾部。头部与微管相结合，而尾部通常是和需运载的"货物"如小泡或细胞器稳定结合的。头部通过结合水解 ATP，导致颈部发生构象改变，使两个头部交替与微管结合、解离，从而使蛋白沿着微管移动，将尾部结合的"货物"运送到其他地方。微管马达蛋白的运输是单方向的，其中驱动蛋白只能沿微管由负极向正极移动（外向转运），而动力蛋白则是驱动从正极向负极的运输（内向转运）。神经元轴突中的微管都是正极朝向轴突末端，负极朝向胞体，驱动蛋白负责将胞体内合成的物质快速转运至轴突末端，而动力蛋白负责将轴突末端摄入的物质和蛋白降解产物运回胞体（图5）。

维持细胞内细胞器的定位和

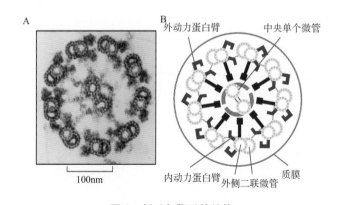

图4　纤毛与鞭毛的结构
注：A. 纤毛横切电镜照片；B. 纤毛结构示意图

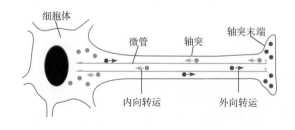

图5　神经元轴突中马达蛋白介导的物质沿微管的转运
注：红色. 驱动蛋白；蓝色. 动力蛋白

分布　微管及其相关的马达蛋白在真核细胞内膜性细胞器的定位上起着重要作用。细胞中线粒体的分布与微管相伴随，游离核糖体附着于微管和微丝的交叉点上，微管使内质网在细胞质中展开分布，使高尔基复合体在细胞中央靠近细胞核而定位于中心体附近。如果用秋水仙碱处理细胞，破坏微管的装配，那么这些细胞器的有序空间排列就会改变。如内质网坍塌，由于内质网与核被膜相联系，于是便积聚到核附近；高尔基复合体分解成小的囊泡，分散在整个细胞质中。

参与染色体的运动，调节细胞分裂　微管是构成细胞分裂期有丝分裂器的主要成分，可介导染色体的运动。在有丝分裂后期，牵引染色体到达细胞的两极，完成分裂期染色体平均分配的任务。

参与细胞内信号传导　微管参与 Hedgehog、JNK、Wnt、ERK 及 PAK 蛋白激酶信号转导通路。信号分子可通过直接与微管作用、通过马达蛋白或通过支架蛋白与微管作用。微管的信号转导功能与细胞的极化、微管的非稳态动力学行为、微管的稳定性变化、微管的方向性及微管组织中心的位置均有关。

与疾病关系　有以下几方面：

神经系统疾病　阿尔茨海默病患者的神经元中可见大量损伤的神经原纤维，主要成分是高磷酸化状态的 Tau 蛋白，神经元中微管蛋白的数量并无异常，但微管聚集缺陷。由于微管蛋白和 MAP 均以高磷酸化方式与其他配体结合形成稳定的 Tau 蛋白，影响了物质运输，使神经元营养和代谢障碍导致患者痴呆。

遗传性疾病　纤毛不动综合征是由纤毛结构缺陷引起的常染色体隐性遗传病，家族中的近亲婚配，可能为发病原因。除导致男性不育外，还会引起下列疾病：慢性支气管炎、支气管扩张、慢性鼻窦炎、中耳炎、内脏反位等。精子鞭毛与纤毛虽然长度及运动方式不同，但核心结构均是轴丝，由于轴丝结构复杂，所以其中任何一处发生异常均可引起精子鞭毛摆动及纤毛运动障碍。其中，最常见的病理变化是动力蛋白臂异常，其次为放射辐和中心微管异常，甚至有的纤毛或鞭毛无中心微管或无轴丝。据统计，纤毛不动综合征占男性不育因素的 1.14%。

肿瘤化疗　自紫杉醇发现以来，以微管作为抗肿瘤药物筛选的靶点日益受到关注。以微管为靶点的抗肿瘤药就是利用其动力学特性，促进其解聚或抑制其聚合，从而直接影响细胞的有丝分裂，使细胞分裂停止于 M 期。临床上常用的肿瘤化疗药物有秋水仙碱、紫杉醇和长春碱，但此类药物具有来源困难、不良反应大等缺点。

（李　丰）

wēisī

微丝（microfilament，MF）　真核细胞内由肌动蛋白组成的直径 5～7nm 的骨架纤丝。又称肌动蛋白丝，普遍存在于真核细胞中，肌细胞中的肌动蛋白占细胞总蛋白的 10%，非肌细胞中的占 1%～5%。以束状、网状或散在等多种方式有序地排布于胞质的特定空间位置上，与微管和中间纤维共同构成细胞骨架，参与细胞形态维持及细胞运动等生理活动。微丝与多种肌动蛋白结合蛋白相结合，使其能够在细胞内行使各种功能。

分子结构　电镜下为细丝状结构，直径 5～8nm。与微管相比，肌动蛋白微丝更纤细柔顺，且比微管一般要短。在细胞内，微丝通常聚合成束或形成网状结构，比单个肌动蛋白丝更结实。

微丝的主要成分是肌动蛋白，每一个肌动蛋白分子是由 375 个氨基酸残基组成的单链多肽，与一分子 ATP 紧密相连。肌动蛋白单体外观呈哑铃形，称为 G 肌动蛋白（球状肌动蛋白）。每个 G 肌动蛋白由两个亚基组成，具有阳离子（Mg^{2+} 和 K^+ 或 Na^+）、ATP（或 ADP）和肌球蛋白结合位点。微丝是由 G 肌动蛋白单体形成的多聚体，又称为 F 肌动蛋白（纤丝状肌动蛋白）。肌动蛋白单体具有极性，装配时首尾相接，故与微管一样，微丝也是有极性的。在结构上有两个不同的末端，相对生长慢的负端及一个生长快的正端。负端又称为指向端，正端又称为秃端。已经分离出来的微丝结合蛋白有 100 多种，可分为不同类型：单体隔离蛋白、交联蛋白、末端阻断蛋白、纤维切割蛋白、肌动蛋白纤维解聚蛋白、膜结合蛋白等。已发现的微丝结合蛋白的功能很多，主要与微丝的装配及功能有关。

组装　细胞中微丝参与形成的结构除肌原纤维、微绒毛等属于稳定结构外，其他大都处于动态的组装和去组装过程中，并通过这种方式实现其功能。体外实验表明，球状肌动蛋白装配形成肌动蛋白纤维需要 ATP 和一定的盐浓度（主要是 Mg^{2+} 和 K^+），组装过程同微管也分 3 个阶段：成核期、聚合期和稳定期。成核期是微丝组装的限速阶段，需要一定的时间，故又称延迟期，此期球状肌动蛋白开始聚合，其二聚体极不稳定，易水解，只有形成三聚体时才稳定，即核心形成。

一旦核心形成，球状肌动蛋白便迅速地在核心两端聚合，进入聚合期。微丝两端的聚合速度有差异，正端明显快于负端，速度为负端的10倍以上。微丝延长到一定时期，肌动蛋白掺入微丝的速度与其从微丝上解离的速度达到平衡，此时即进入稳定期，微丝长度基本不变，正端延长长度等于负端缩短长度，处于动态平衡中（图）。

影响因素 微丝的装配除了受G肌动蛋白临界浓度的影响，还受ATP、Ca^{2+}、Na^+、K^+浓度和药物的影响。在含有ATP和Ca^{2+}以及低浓度的Na^+、K^+溶液中，微丝趋于解聚而形成肌动蛋白单体；而在含Mg^{2+}和高浓度的Na^+、K^+溶液中，肌动蛋白单体则装配形成微丝。另外，微丝结合蛋白对微丝的组装也有调节作用。

同微管一样，肌动蛋白组装也受某些药物的影响，如细胞松弛素B和鬼笔环肽，它们与肌动蛋白特异性结合，影响着肌动蛋白单体-多聚体的平衡。细胞松弛素B是第一个用于研究细胞骨架的药物，是真菌分泌的生物碱。细胞松弛素及其衍生物在细胞内通过与微丝的正端结合起到抑制微丝聚合的作用。细胞松弛素作用于活细胞后，可见肌动蛋白纤维骨架消失，动物细胞的各种活动停止，包括细胞的移动、吞噬作用、胞质分裂等。鬼笔环肽是从毒蘑菇中分离的毒素，只与聚合的微丝结合并使之稳定，加速微丝聚合成网，抑制了微丝的解聚，破坏了微丝的聚合和解聚的动态平衡。因此，可利用荧光标记的鬼笔环肽特异性结合并显示微丝，研究其动态变化。

功能 有以下几方面：

维持细胞的形态 微丝参与构成细胞的特化结构，如微绒毛和应力纤维。在微绒毛中，微丝束构成了微绒毛的骨架，另外还有一些微丝结合蛋白，在调节微绒毛长度和保持其形状方面具有重要作用。应力纤维也称张力纤维，是真核细胞中广泛存在的由微丝束构成的较为稳定的纤维结构，在细胞内紧邻质膜下方，常与细胞的长轴大致平行并贯穿细胞的全长。在体内，应力纤维能够维持细胞的形状并赋予细胞韧性和强度。

参与细胞运动 许多动物细胞在进行迁移时多采用变形运动的方式，如变形虫、巨噬细胞和白细胞以及器官发生时的胚胎细胞等。这些细胞含有丰富的微丝，依赖肌动蛋白和微丝结合蛋白的相互作用，进行变形运动。

参与细胞分裂 有丝分裂末期，两个即将分离的子细胞内产生收缩环，收缩环由平行排列的肌动蛋白微丝与肌球蛋白Ⅱ组成。随着收缩环的收缩，两个子细胞一分为二，完成胞质分裂。在细胞松弛素存在的情况下，不能形成胞质收缩环，因此形成双核细胞。

参与肌肉收缩 骨骼肌收缩的基本结构单位——肌小节的主要成分是肌原纤维。电镜观察显示，肌原纤维由粗肌丝和细肌丝组成。粗肌丝直径约为10nm，长约1.5mm，由肌球蛋白组成。细肌丝直径约为5nm，由肌动蛋白、原肌球蛋白和肌钙蛋白组成，又称肌动蛋白丝。肌肉收缩是粗肌丝和细肌丝相互滑动的结果，肌肉收缩时，粗肌丝两端的横桥释放能量拉动细肌丝向中央移动，使肌节缩短。游离Ca^{2+}浓度升高，能引发肌肉收缩。

参与细胞内物质运输 微丝由微丝结合蛋白介导可与微管一起为细胞内物质运输提供轨道，例如小泡的运输，可通过肌球蛋白Ⅰ同微丝结合，将小泡沿微丝由负端向正端移动。另外，肌球蛋白Ⅰ的尾部同质膜结合，利用其头部可将微丝从细胞内的一个部位运向另一个部位。

参与细胞内信号传递 细胞表面的受体在接收外界信号刺激时，可触发质膜下肌动蛋白的结构发生变化，从而启动细胞内激酶变化的信号传导过程。

与疾病关系 威斯科特-奥尔德里奇综合征（Wiskott-Aldrich syndrome，WAS）是X连锁隐性遗传的免疫缺陷病，临床表现有血小板减少、湿疹、反复感染，并发不同程度的细胞免疫和体液免疫缺陷。WAS患者T淋巴细胞的细胞骨架异常，血小板和淋巴细胞变小，微绒毛数量减少，形态变小。引起WAS的根源是微丝的异常。

（李 丰）

zhōngjiānsī

中间丝（intermediate filament，IF） 存在于真核细胞中介于微丝

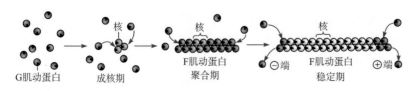

图　微丝组装的基本过程

和微管之间，直径约 10nm 的纤丝。又称中间纤维。于 20 世纪 60 年代中期在哺乳动物细胞中发现，因其直径介于微丝和微管之间，故称为中间丝。中间丝是 3 类细胞骨架纤维中化学成分最为复杂、稳定的一种，对秋水仙碱和细胞松弛素 B 均不敏感。中间丝在细胞质和细胞核中均形成坚固的网络结构，具有很强的抗拉强度和抗剪切能力，广泛存在于各类细胞中。中间丝与核纤层、核骨架共同构成网架体系，在细胞构建、分化、组织形成等多种生命活动中发挥重要作用。

分子组成　组成中间丝的蛋白质分子复杂，不同来源的组织细胞表达不同类型的中间丝蛋白，可分为 6 种类型：Ⅰ 型（酸性）和 Ⅱ 型（中性和碱性）角蛋白，在上皮细胞内以异二聚体的形式参与中间丝的组装。而 Ⅲ 型中间丝蛋白包括多种类型，通常在各自的细胞内形成同源多聚体，如波形蛋白存在于间充质来源的细胞；结蛋白是一种肌细胞特有的中间丝蛋白，在成熟肌细胞（骨骼肌、心肌和平滑肌）中表达；胶质细胞原纤维酸性蛋白特异性分布在中枢神经系统星形胶质细胞中；外周蛋白存在于中枢神经系统神经元和外周神经系统感觉神经元中；Ⅳ 型神经丝蛋白主要分布在脊椎动物神经元轴突中，由 3 种特定的神经丝蛋白亚基（NF-ML、NF-M、NF-N）组装而成。Ⅴ 型中间丝蛋白为核纤层蛋白（lamin），存在于内层核膜的核纤层，有 3 种：lamin A、lamin B 和 lamin C；神经（上皮）干细胞蛋白又称巢蛋白，是较晚发现的分布在神经干细胞中的一种 Ⅵ 型中间丝蛋白。

人类基因组中已发现至少 67 种不同的中间丝蛋白，其多样性与人体内 200 多种细胞类型相关，为各种细胞提供了独特的细胞骨架网络。

分子结构　组成中间丝的基本单位——中间丝蛋白是长的线性蛋白，具有共同的结构特点：由头部、杆状区和尾部 3 部分组成。杆状区为 α 螺旋区，由约 310 个氨基酸残基组成（核纤层蛋白约 356 个），内含 4 段高度保守的 α 螺旋段，之间被 3 个短小间隔区隔开。杆状区是中间丝单体分子聚合成中间丝的结构基础。在杆状区的两侧是非 α 螺旋的头部（N 端）和尾部（C 端），这两个结构域的氨基酸组成高度可变，长度相差甚远，通常折叠成球状结构。各种中间丝蛋白之间的区别主要取决于头、尾部的长度和氨基酸顺序，它们暴露在纤维的表面，参与和细胞质其他组分的相互作用。

已发现 15 种中间丝结合蛋白（IFAP），如聚丝蛋白、锚蛋白、斑珠蛋白等，其本身不是中间丝结构组分的蛋白，常可作为中间丝超分子结构的调节者，介导中间丝之间交联成束、成网，并把中间丝交联到质膜或其他骨架成分上。IFAP 特征：①具有中间丝类型特异性。②表达有细胞专一性。③不同的 IFAP 可存在于同一个细胞中与不同的中间丝组织状态相联系。④在细胞中某些 IFAP 的表达与细胞的功能和发育状态有关。

组装　分 4 步进行：①两个中间丝蛋白分子的杆状区以平行排列的方式形成双股螺旋状的二聚体，该二聚体可以是同型二聚体，也可以是异型二聚体。②由两个二聚体反向平行和半分子交错的形式组装成四聚体。一般认为，四聚体可能是细胞质中间丝组装的最小单位。由于四聚体中的两个二聚体是以反向平行方式组装而成，因此形成的四聚体两端是对称的，没有极性。③作为中间丝组装的基本结构单位，四聚体之间在纵向端对端（首尾）连成一条原纤维。④由 8 条原纤维侧向相互作用，最终形成一根横截面由 32 个中间丝蛋白分子组成，长度不等的中间丝。

功能　主要有以下几方面：

维持细胞形态　中间丝在细胞内形成一个完整的支撑网架系统，向外通过膜整联蛋白与质膜和细胞外基质相连，在内部与核膜、核基质联系；在胞质中与微管、微丝及其他细胞器联系，构成细胞完整的支撑网架系统。中间丝还与细胞核的形态支持和定位有关，并参与桥粒和半桥粒的形成。因此，中间丝既能维持细胞的形态，又在维持组织的完整性方面起着重要作用。

为细胞提供机械强度支持　中间丝在肌细胞和皮肤的上皮细胞中特别丰富，使细胞能够承受较大的机械张力和剪切力。神经元轴突中存在大量中间丝，可增强轴突机械强度。当角蛋白的基因发生突变，干扰了角蛋白纤维网络的形成，使皮肤对机械伤害高度脆弱，只要稍加压力就能使皮肤破裂，引起水疱，说明中间丝网络对于维持上皮组织细胞间的联接以及为细胞提供机械强度支持起重要作用。

表达和分布特异性　中间丝的表达和分布具有严格的组织特异性，与细胞的分化密切相关。发育分子生物学表明，胚胎细胞能根据其发育的方向调节中间丝蛋白基因的表达，即不同类型的细胞或细胞不同的发育阶段，会表达不同类型的中间丝。现已被用于干细胞鉴定和干细胞分化研究，如将巢蛋白作为神经干细胞的特异性标志蛋白；胶质纤维酸性蛋白（GFAP）作为星形胶质细胞分化的标志。

参与细胞内信息传递　由于中间丝外连质膜和细胞外基质，内达核骨架，在细胞内形成一个穿膜信息通道，参与细胞内信息传递。

与疾病关系　许多神经系统疾病与骨架蛋白的异常表达有关，如神经丝蛋白亚基 NF-H 的异常磷酸化也会导致疾病发生，在阿尔茨海默病患者的神经纤维缠结和帕金森病患者的神经元内包涵体（路易体）中都有高度磷酸化的 NF-H 存在。肌萎缩性侧索硬化症和婴儿型脊髓性肌肉萎缩症与神经丝蛋白的异常表达与异常修饰有关。中间丝与许多遗传疾病关系密切，如单纯型大疱性表皮松解症，由于角蛋白（CK14）基因发生突变，患者表皮基底细胞中的角蛋白纤维网受到破坏，使皮肤很容易受到机械损伤，轻微的压挤便可使患者皮肤起疱。还有一种极为罕见的遗传性疾病：哈钦森-吉尔福德综合征（Hutchinson-Gilford syndrome），即早老症，与 lamin A 基因突变有关，其特征性表现为患儿以极快速度衰老，秃发、老年容貌、多数死于冠脉病变引起的心肌梗死或广泛动脉粥样硬化导致的卒中，平均寿命 16 岁。由于 lamin A 基因突变影响 DNA 损伤修复，基因组不稳定，从而使 lamin A 蛋白缺陷的细胞终止分裂，衰老过程加速并过早死亡。已发现超过 50 种人类疾病与中间丝突变有关。

由于中间丝的不同类型严格地分布于不同的细胞中，中间丝进一步被分出许多亚型，绝大多数肿瘤细胞通常继续表达其来源细胞特征性中间丝类型，即便在转移后仍表达其原发肿瘤中间丝类型，因此可用于鉴别肿瘤细胞的组织来源及细胞类型。已建立的主要人类肿瘤类群的中间丝目录，利用中间丝单克隆抗体分析技术鉴别诊断疑难和常见肿瘤，已经成为临床病理肿瘤诊断的有力工具。

（辛　华）

zhōngxīntǐ
中心体（centrosome）　主要见于动物细胞中的一种近核的细胞结构。曾称中心质，由一对中心粒和中心粒周物质组成，后者起微管组织中心作用。中心体是细胞分裂时内部活动的中心。1876 年，比利时动物学家范·贝内登（van Beneden E）在观察细胞有丝分裂过程中发现了中心粒。

分布　动物细胞和低等植物细胞中都有中心体，位于细胞核附近的细胞质中，接近于细胞的中心，因此称中心体。一般每个细胞内只有一对中心粒。当细胞进行有丝分裂时，中心粒自身复制为两对。在细胞分裂前，中心体完成自身复制成两个，然后分别向细胞两极移动；到中期时，两个中心体分别移到细胞两极；到细胞分裂后期、末期，随细胞的分裂分配到两个子细胞中。而且，绝大多数动物细胞的中心是细胞核区，而中心体只是位于细胞核一侧的高尔基区的中央。因此，中心体通常位于细胞核一侧的细胞质中。

多核细胞和破骨细胞含有多个中心粒；巨核细胞中，细胞核分裂，中心粒亦复制，而细胞质不分裂，所以巨核细胞的中心粒最多可达 40~50 个。肿瘤细胞或其他变异的巨细胞，细胞核重复分裂而细胞质不分裂形成多倍体或非整倍体细胞，其中心粒数目也成倍增长，与细胞的有丝分裂有关。

结构　电子显微镜下可见每个中心体含有两个中心粒，中心粒相互垂直排列。中心体为圆筒状小体，直径 0.16~0.23μm，长度变动于 0.16~0.56μm 之间，最长可达 2.0μm，一端开放，一端封闭。中心粒的管壁由 9 组纵行微管有秩序地排列而成。横切面上可见周围 9 组微管似风车的旋翼，依次紧挨排列成环状，位于电子密度较高的基质内。相邻各组微管互成 40° 交角，构成一个螺旋对称体。每组均由 A、B、C 3 个微管并列而成，称为三联微管（三合体）。从近心端向远心端合成一排，每一组中的 A 微管与下一组中的 C 微管之间有细丝相连。三联微管的走行并不完全与中心粒的长轴平行，而是呈长螺旋式排列。其主要成分是微管蛋白和鸟苷酸。微管长度约为 0.4μm，由微管蛋白组成，包括 α/β/γ/δ/ε 微管蛋白、中心体蛋白 centrin 和 tektin 丝状体以及与其相连的结构蛋白。在中心粒附近常见致密小体称随体，又称中心粒周围卫星体，其以细丝附着于三联微管。

中心体蛋白　分为 3 类：①中心体长驻蛋白：如 α/β/γ/δ/ε 微管蛋白、中心体蛋白、中心粒周围蛋白等。②中心体乘客蛋白：既只在 M 期才定位中心体，如 POPA、NuMa 等。③中心体调蛋白：如 CDK2、cyclinB1、cyclinA 等。

中心体蛋白是分子量为 20kD 的一个钙结合蛋白家族，主要定位于中心体及其同源结构中，已从多种生物克隆到其同源基因。centrin 蛋白在中心体的复制和分离中发挥重要作用，并与微管切除反应有关。在哺乳动物细胞中，centrin 的定位具有细胞周期依赖性的特点，推测 centrin 蛋白参与了有丝分裂过程。已鉴别出了 4 种 centrin 蛋白（centrin1p、2p、3p、4p）。centrin2p 和 centrin3p 普遍表达于哺乳动物细胞中，两种蛋白位于中心粒的远端或原中心粒的芽苞上。研究表明，在 HeLa 细胞中，如果 centrin2p 的表达被干扰 RNA 灭活，中心粒的复制将被抑制并导致细胞周期连续性的缺损，这表明 centrin 蛋白在中心体复制中起关键作用。centrin4p 有两个剪接变异体，在中心粒上识别部位与 centrin2p 和 centrin3p 不同，其功能是装配基体。centrin 蛋白在哺乳动物细胞中的功能尚不清楚。中心粒周围蛋白是中心粒周围物质的组成成分，参与组织中心体的结构。

α 和 β 微管蛋白组成的异二聚体是构成微管的基本单位，若干异二聚体首尾相连形成原纤维，微管由 13 根原纤维排列而成，在细胞中微管装配成三联体后再形成中心粒。γ 微管蛋白最初发现于一种真菌中，后来在其他真核生物中也检测到。γ 微管蛋白具有某些 α 和 β 微管蛋白的基本特点，如它出现在所有的真核生物中，是一种非常保守的蛋白质，而且可能也由多基因编码，从而构成自己的蛋白家族。γ 微管蛋白是微管组织中心的组成成分，连接微管和中心体，尽管含量很少，但对微管的装配、微管的取向等起着很重要的调节作用。因此，γ 微管蛋白直接参与一切与微管有关的细胞活动，如细胞分裂、细胞形态的维持、细胞运动

等，是细胞内的一个重要蛋白质。

功能 构成有丝分裂纺锤体，辅助完成细胞的有丝分裂。中心体不直接参与细胞质微管的形成。在哺乳动物的细胞，中心体是主要的微管组织中心，在间期细胞中调节微管的数量、稳定性、极性和空间分布。在有丝分裂中，中心体建立两极纺锤体，确保细胞分裂过程的对称性和双极性，而这一功能对染色体的精确分离是必需的。在维持整个细胞的极性、为细胞器的定向运输提供框架、参与细胞的构型和运动上，中心体和微管都起着主要作用。

与疾病关系 从 20 世纪初开始，人们逐渐注意到中心体异常与肿瘤发生有密切联系。其中涉及多种中心体基因异常，主要分为癌基因和抑癌基因，对研究肿瘤的发生机制、诊断、治疗均具有提示作用。中心体复制异常与基因组不稳定存在相关性，能引起某些肿瘤的发生。中心体复制异常是肿瘤细胞中染色体不稳定的主要原因。将中心体异常与特定基因改变结合可能成为对肿瘤进行遗传学分析，重获正常中心体功能，在恶性转化早期即抑制基因组不稳定的新的治疗策略。

（石玉秀　刘冬娟）

mǎdá dànbái

马达蛋白（motor protein） 利用腺苷三磷酸（ATP）水解产生的能量驱动自身携带运载物沿着肌动蛋白丝或微管运动的蛋白质。真核细胞马达蛋白家族主要包括肌球蛋白、驱动蛋白和动力蛋白。参与细胞内颗粒物质运输、胞内膜泡运输的囊泡的运输以及肌肉收缩过程。其中肌球蛋白在微丝运输物质，参与肌肉收缩过程，在非肌肉组织中维持细胞的弹性，以及参与细胞质分裂。而驱动蛋

白和动力蛋白则在微管上运输物质，驱动蛋白以微管为轨道的动力蛋白，运动的极性由 ATP 水解酶活性域在蛋白一级结构中的位置决定，而动力蛋白一般是以超分子集成体的形式存在，往微管的负极运动。

研究过程 作为马达蛋白的属类分子马达蛋白是美国康奈尔大学研究人员在活细胞内的能源机制启发下，制造出的一种分子马达。它以 ATP 酶为基础，依靠为细胞内化学反应提供能量的高能分子 ATP 为能源。研究人员把金属镍制成的螺旋桨嫁接到 ATP 酶分子中轴上。当它们被浸于 ATP 溶液后，其中 5 个分子马达转动了起来，转速达到 8 转/秒。这种马达只有在显微镜下才能见到，其镍螺旋桨长 750nm。根据拍摄到的画面，可见一个尘埃粒子先被旋转的螺旋桨吸入、再被甩出的情景。

肌球蛋白是微丝结合蛋白，最早发现于肌组织。1970 年后逐渐发现许多非肌细胞的肌球蛋白。其家族有 13 个成员，每个成员在结构上都分为头、颈和尾部 3 个部分，形似豆芽，组成上由两条重链和多条轻链构成。其中的调节轻链是肌球蛋白接受调节的位点，即调节轻链的磷酸化/去磷酸化状态影响肌球蛋白的活性。其中肌球蛋白 I 和 II 型是研究最多的分子马达。

形态结构 肌球蛋白以肌动蛋白为线性轨道，其运动过程与 ATP 水解相偶联。而驱动蛋白则以微管蛋白为轨道，沿微管的负极向正极运动，并由此完成各种细胞内外传质功能。对于驱动蛋白运动机制提出了交替前行（hand-over-hand）模型，驱动蛋白的两个头部交替与微管结合，

以步行方式沿微管运动，运动的步幅是 8nm。ATP 水解与肌球蛋白和驱动蛋白的机械运动之间的化学机械偶联的关系还不清楚。研究发现它们有相同的中心核结构，并以相似的构象变化将 ATP 能量转变为蛋白运动。DNA 解旋酶作为线性分子马达，以 DNA 分子为轨道，与 ATP 水解释放的能量相偶联，在释放 ADP 和 Pi 的同时将 DNA 双链分开成两条互补单链。RNA 聚合酶则在 DNA 转录过程中，沿 DNA 模板迅速移动，消耗的能量来自核苷酸的聚合及 RNA 的折叠反应。比较肌球蛋白，驱动蛋白和动力蛋白的氨基酸序列，并没有出现这些蛋白质家族之间有意义的关系，但在确定它们的三维结构之后，发现肌球蛋白和驱动蛋白家族的成员之间有显著的相似性，特别是，肌球蛋白和驱动蛋白都包含同源的 P-环 NTP 酶核心部位，这些在 G 蛋白中也存在。动力蛋白重链的序列分析揭示出它是 P-环 NTP 酶的 AAA 子家族的一个成员，动力蛋白有 6 个序列编码一个沿其长段排列的 P-环 NTP 酶整环。可利用有关 G 蛋白和其他 P-环 NTP 酶的知识来分析这些马达蛋白的运动机制。

研究方法　主要采用各种显微镜技术和离子通道测量技术：①高清晰度活体显微镜技术。②广视野显微镜与三维去卷积技术。③共焦距显微镜技术：包括扫描共焦距激光显微技术和转碟共焦距显微镜技术。④全反射与倾斜入射激光显微镜技术。⑤荧光共振能转技术（FRET），以及荧光交互波谱分析（FCS）。⑥单分子电生理分析。⑦单分子滑动化验法。⑧光镊。

功能　以细胞骨架为基础参与细胞内颗粒物质运输、胞内膜泡运输、囊泡运输以及肌肉收缩过程。

（杨雪松）

xìbāo yùndòng

细胞运动 （cell movement）

细胞本身的形态变化和细胞质流动的统称。包括多种表现形式如细胞形态的改变、细胞位置的迁移和复杂的细胞内部运动。细胞的形态改变如平滑肌和横纹肌的收缩；细胞分裂时细胞质的凹陷、顶体反应和神经元轴突生长等。细胞的位置移动如细菌的鞭毛运动；变形虫、血白细胞等的变形运动；草履虫等的纤毛运动；眼虫和精子等的鞭毛运动和成纤维细胞的褶皱运动等。细胞内部的运动，如植物细胞的原生质流动和黏菌变形体的原生质流动、膜泡运输、轴突运输和有丝分裂时染色体的移动等。

分类　按微细结构和收缩性蛋白质的种类可分 3 类：①鞭毛蛋白系统：细菌的鞭毛是由球状蛋白质的鞭毛蛋白构成的直径为 12～21nm 的螺旋状细管，不含 ATP 酶。②微管蛋白系统：除去细菌以外的动植物细胞的鞭毛和纤毛基本上具有同样的结构，由球状蛋白质的微管蛋白构成的直径为 20～25nm 的微管规律排列，在微管上附着具有 ATP 酶活性的单体蛋白。③肌动蛋白-肌球蛋白系统：肌动蛋白和肌球蛋白参与变形虫、白细胞、黏菌的变形体以及平滑肌和横纹肌等的运动。肌动蛋白以直径约 8nm 的微丝广泛地分布在这些细胞中，在横纹肌中，以细丝的形式存在，但在其他细胞中，则以由几十条到几百条纤维组成的束存在于原生质的表层部位。一般认为，具有 ATP 酶活性的肌球蛋白，在横纹肌中是以直径约 15nm 的粗丝形式存在于 A 带，但在其他细胞中，其存在的形态则是更小的聚合体。

运动机制　①鞭毛和纤毛的运动机制——微管滑动模型：轴丝中的动力蛋白水解 ATP 获得能量，产生构型变化，从而引起在微丝上的移动；连接丝、辐条、中央单管及中央鞘将这种滑动转换成弯曲运动。②肌肉收缩的机制——滑动丝模型：在 ATP 存在的情况下，粗肌丝中肌球蛋白的头部可伸出横桥与邻近的细肌丝（肌动蛋白丝）连接，通过水解 ATP，可推动细肌丝和粗肌丝之间相互滑行，便引起了肌肉收缩。

运动的调节　所有的细胞运动方式都不是随机进行的，均是受到精密的调控，在特定时间特定部位发生。相关的调节因素包括：G 蛋白作用、细胞外分子趋化作用和 Ca^{2+} 梯度等。此外，因细胞骨架与细胞运动的密切关系，影响细胞骨架且可影响运动的药物有细胞松弛素 B、鬼笔环肽、秋水仙碱、长春碱等。

（高志芹）

dònglì dànbái

动力蛋白 （dynein）

由 9～12 个亚基组成的蛋白质复合体，是基于细胞骨架微管的马达蛋白。具有 ATP 酶活性，可将 ATP 高能磷酸键的化学能转化为机械能，使动力蛋白沿微管由正端向负端移动，为细胞内物质运输和纤毛、鞭毛运动提供动力，参与多种细胞生理功能。微管的负端指向细胞中心，因此，动力蛋白又称为负端指向的马达蛋白；而向微管正端移动的驱动蛋白则被称为是正端指向的马达蛋白。

动力蛋白于 1936 年在对纤毛和鞭毛运动的研究中被首次发现和命名。动力蛋白属马达蛋白，马达蛋白分两大类：微管马达蛋白和微丝马达蛋白。微管马达蛋白包括驱动蛋白和动力蛋白两个家族；微丝马达蛋白为肌球蛋白。3 类马达蛋白均以细胞骨架为运行轨道来运输物质，其中驱动蛋白和动力蛋白以微管为轨，而肌球蛋白以微丝为运行轨道。

结构与分类 动力蛋白是由多个蛋白亚基组成的复杂蛋白质，分为 3 个主要家族：即轴丝动力蛋白、鞭毛内转运（IFT）动力蛋白和细胞质动力蛋白。不同家族成员具有一些相同的亚基，也分别具有一些特有的亚基。一般而言，动力蛋白由 1~3 条分子量大于 500kD、含 ATP 水解和微管结合位点的重链，与多条中等链和轻链一起，构成基本的运动单位。如细胞质动力蛋白，分子量 1500kD，包含约 12 个亚基。其中有 2 个 520kD 的重链，具 ATP 酶活性，可折叠形成两个球状 ATP 结合头部和一个尾部，其头部与微管以空间结构专一的方式相结合，尾部通常与细胞组分如小泡或细胞器稳定结合；胞质动力蛋白还有 2 个 74kD 的中间链，可能用于锚定所运"货物"；但对其他中间链和轻链的认识仍较少。已鉴定出至少 15 个编码动力蛋白重链的基因，其中大多为编码轴丝动力蛋白的基因，只有两个分别编码 IFT 动力蛋白（动力蛋白 1B、2）和细胞质动力蛋白。

动力蛋白起源于 ATP 酶中的 AAA 家族，每条重链具有 6 个 AAA 结构域（AAA1~6），在电镜下折叠形成环状结构。重链 N 端 1/3 在动力蛋白不同亚家族间区别很大，包含引发寡聚（IFT 和细胞质动力蛋白为二聚，轴丝动力蛋白为单体、二聚体或三体）和与副链及所运输"货物"相互

作用的结合位点。重链的剩余部分包含马达结构域，该结构域含一段在动力蛋白家族中保守的序列。马达结构域的 N 端称为连接子，其后为 4 个 AAA 结构域（AAA1~4），包含功能性的核苷酸结合位点。AAA4 与 AAA5 间的反向平行卷曲螺旋杆为动力蛋白与微管相结合的位点。马达结构域在两种不同核苷酸状态下的晶体结构已被解析，为研究其功能奠定了重要的基础。

功能 轴丝动力蛋白只在有纤毛和鞭毛结构的细胞中发现，分布于细胞的轴丝中，与微管结合，帮助驱动纤毛和鞭毛协调地搏动；IFT 动力蛋白和细胞质动力蛋白作为向微管负端行走的发动机，依赖头部 ATP 酶促 ATP 水解所产生的能量，使头部作循环构象改变，完成一套与微管结合、解离、再结合的动作，从而使蛋白沿着微管向负极移动，完成对细胞中小泡、各种膜结合细胞器等物质的运输。由于 IFT 动力蛋白只在细胞的轴丝内发挥功能，所有细胞质内向微管负极进行的物质运输均由细胞质动力蛋白执行，并参与多种细胞生理功能，如细胞有丝分裂、内质网和高尔基复合体结构等。细胞质动力蛋白存在于所有动物细胞和绝大部分植物细胞中。动力蛋白的功能受动力蛋白激活蛋白等多种蛋白复合体的调节。动力蛋白及其调节蛋白的功能异常与病毒感染、肿瘤及阿尔茨海默病、帕金森病等神经退行性疾病相关。

（边惠杰）

jīdòngdànbái

肌动蛋白（actin） 真核细胞中含量丰富、构成肌动蛋白丝的蛋白质。由 375 个氨基酸残基组成，并由高度保守的基因编码，单体

肌动蛋白分子的分子量为 42kD。肌动蛋白是真核细胞中最丰富的蛋白质。除了线虫类精子细胞，在所有真核细胞中均发现有该蛋白质。肌细胞中的肌动蛋白占细胞总蛋白的 10%；非肌细胞中，占总蛋白的 1%~5%。在生物分子演化当中，肌动蛋白是被高度保留下来的蛋白质分子之一，从藻类细胞到人体细胞肌动蛋白只有不到 20% 的变化。

结构 肌动蛋白以两种形式存在，即单体和多聚体。单体的肌动蛋白是由一条多肽链构成的球形分子，又称球状肌动蛋白（G 肌动蛋白）。肌动蛋白的多聚体形成肌动蛋白丝，在电子显微镜下呈双股螺旋状，称为纤丝状肌动蛋白（F 肌动蛋白），在含 ATP 和 Ca^{2+} 溶液中解聚为球状肌动蛋白，而 Mg^{2+} 和较高浓度的 K^+、Na^+ 则可诱导肌动蛋白亚单位的聚合。单体肌动蛋白分子上有 3 个结合位点，一个是 ATP 结合位点，另两个都是与肌动蛋白结合蛋白的结合位点。

分类 肌动蛋白至少表达成 6 种异构形式，分为 3 种类型：α、β、γ。α 型分布于肌细胞中，编码基因分别为 ACTA1、ACTA2、ACTC1。β 和 γ 型分布于肌细胞和非肌细胞中。ACTB 编码 β 肌动蛋白，ACTG1、ACTG2 编码 γ 肌动蛋白。肌动蛋白主要分布于细胞质外围靠近细胞膜处，沿细胞轮廓排列走行。此外，肌动蛋白也普遍存在于各类细胞的胞核中，主要为 β 或 γ 型。

功能 作为真核细胞中广泛存在的一类高度保守的蛋白质，肌动蛋白是生物体中微丝的一个单节结构，参与细胞形态的维持、运动、分裂、迁移、生长、物质运输、细胞间信息的传递等许多

重要生理活动。

构成细胞支架，维持细胞形态及内部构造 肌动蛋白形成的微丝是细胞骨架三大组成结构之一。细胞内大部分微丝集中分布于紧贴质膜下的胞质区域，并有微丝结合蛋白交联成凝胶状的三维网络结构。

参与细胞运动 胞质环流、变形运动、吞噬活动等都与微丝有关。

参与细胞分裂 有丝分裂末期，大量平行排列但具有不同极性的微丝在两个即将分离的子细胞内组成收缩环。随着收缩，两个子细胞的胞质发生分离。

参与肌肉收缩 肌动蛋白的激活作用主要是通过加速产物ADP和Pi释放过程来增加反应速度的。肌球蛋白和肌动蛋白的复合物——肌动球蛋白结合ATP后，重新分解为肌动蛋白和肌球蛋白ATP复合物。肌动蛋白与肌球蛋白或肌球蛋白-ADP-Pi复合物结合，具有高亲和性，而与肌球蛋白-ATP复合物的结合亲和性甚低。这样，肌动蛋白交替地与肌球蛋白和肌球蛋白-ADP-Pi复合物结合，又从肌球蛋白-ATP复合物解离下来。

参与细胞内物质运输 微丝在微丝结合蛋白介导下可与微管一起进行细胞内物质运输。

参与细胞内信号转导 包括微丝在内的细胞骨架重排一度被认为是信号转导的终点。但研究表明微丝骨架的动态转换和信号传递的许多过程联系在一起。信号网络中多种因子将胞外信号转化为胞内信号，改变微丝骨架的形态学和动力学特征，进而影响到细胞的生理功能。

应用 肌动蛋白研究重点为在其结合蛋白调控下的功能及临床应用。如肌动蛋白参与基因转录的调控，在核运输方面发挥作用，可能参与RNA运输及mRNA加工。肌动蛋白可与染色质改构复合物和乙酰转移酶复合物相互作用，在染色质结构的调整方面也发挥重要作用。此外，肌动蛋白还能与RNA聚合酶Ⅱ共纯化，对其有效转录起到作用。肌动蛋白还能被募集到基因的启动子区，是转录前起始复合物的成分。

在疾病方面，肌动蛋白在几种类型的人类病毒的入侵与复制过程中发挥作用，并参与病原物的胞内与胞间运输及病毒粒子的组装，肌动蛋白相关药物也可成为研制新抗病毒药物的关键。而大脑中β肌动蛋白的基因突变与耳聋和肌张力异常等存在一定联系。肌动蛋白丝还与载脂蛋白E、淀粉样前蛋白、早老蛋白等阿尔茨海默病相关蛋白存在相互作用。另一方面，肌动蛋白的结构研究取得进展。2012年，德国马普分子生理学研究所利用冷冻电子显微镜成功对肌动蛋白-肌球蛋白-原肌球蛋白复合体进行了高精度成像，达到了高分辨率0.8nm。这篇发表在《细胞》杂志上的文章，首次精确定位了该复合体中的蛋白质，并能帮助人们了解心脏病中的遗传学突变对肌动蛋白-肌球蛋白-原肌球蛋白复合体的影响。

（边惠杰）

jīdòngdànbái jiéhé dànbái

肌动蛋白结合蛋白（actin-binding protein） 在细胞中与肌动蛋白单体或肌动蛋白纤维结合的，能改变其特性的蛋白质。真核细胞的细胞骨架由微管、微丝和中间丝构成，肌动蛋白是微丝的主要成分。

分类 肌动蛋白结合蛋白是一类调节肌动蛋白聚合、成束或交联的蛋白质，已经发现有160多种。

肌动蛋白解聚因子/切丝蛋白家族 一类15~19kD的小分子蛋白质，弥散分布于静止细胞的胞质中以及活动细胞的胞质外围，能够截断微丝，促进肌动蛋白单体的解离和循环以及微丝解聚，调控微丝骨架的重建，进而影响与微丝骨架相关的一些生理功能如细胞增殖、迁移、凋亡及胚胎发育等。

抑制蛋白 一类19kD的小分子蛋白质，在胞质中的表达量较高，是一种高亲和力肌动蛋白单体结合蛋白，既能促进ADP-肌动蛋白的核苷酸交换而转变成ATP-肌动蛋白，同时也参与细胞膜和微丝之间的信号传递。

凝溶胶蛋白超家族 含有一个至少120个氨基酸残基组成的凝溶胶蛋白重复结构域，大多数有3或6个重复结构。凝溶胶蛋白在血浆中有同源型，负责切割因细胞死亡而释放到血浆中的微丝，切割后的肌动蛋白单体和寡聚体可以被维生素E结合蛋白牢固捕获，最后在肝中清除；其加帽功能主要是结合于微丝的尾端，阻止微丝的聚合。凝溶胶蛋白作为潜在分子标志物或治疗靶点与血小板活化、冠心病、心力衰竭及心律失常等心血管疾病的治疗密切相关。

胸腺素β4 含有43个氨基酸残基，约5kD的小分子蛋白质。最初从胸腺分离，后来发现其分布很广，是一种重要的肌动蛋白单体储备蛋白，与肌动蛋白单体结合，抑制其核苷酸交换及聚合，同时还在免疫、细胞运动、血管生成、凋亡、创伤愈合和炎症等方面发挥重要作用。胸腺素β4与肿瘤的关系密切，在乳腺癌、结直肠癌中表达增高，在已转移的癌细胞中，含量也较正常组织高。

脱氧核糖核酸酶Ⅰ 31kD的分泌型糖蛋白，具有内切双链DNA的能力，其活性依赖于Ca^{2+}和Mg^{2+}。脱氧核糖核酸酶Ⅰ通过与G肌动蛋白的紧密结合，可以将溶液中所有的肌动蛋白单体清除。但是脱氧核糖核酸酶Ⅰ与F肌动蛋白结合较弱，它结合后主要作为加帽蛋白，增加纤丝头端的解离。

促进肌动蛋白成束的蛋白质 肌动蛋白束是由F肌动蛋白平行或反向平行排列而成，分为松散束和致密束。参与这种结构形成的蛋白质或者有两个不连续的肌动蛋白结合域，或有多个亚基，每个亚基有一个结合域，可以参与致密束或松散束的形成。

促进肌动蛋白交联的蛋白质 促进纤丝形成阵列样结构的蛋白质含多个肌动蛋白结构域，但结合域常被较长的、易弯曲的间隔区隔开，这样允许纤丝形成较为垂直的排列，同时交联也可由小的单体蛋白形成，它在特定条件下将纤丝组装成致密的网络。

肌球蛋白 依赖肌动蛋白的分子马达，通过水解ATP产生运动，仅仅将肌动蛋白作为运动的轨道。

锚定蛋白 如肌营养不良蛋白、同源肌营养不良蛋白、踝蛋白、黏着斑蛋白，它们将肌动蛋白骨架与细胞黏附受体肌营养不良蛋白聚糖或整联蛋白连接在一起。

功能 肌动蛋白结合蛋白通过与肌动蛋白相互作用，直接或间接参与肌动蛋白纤丝的聚合及解聚、纤丝成束与交联，从而介导细胞形态的维持、细胞运动等众多细胞生物学功能。

（边惠杰）

jīqiúdànbái

肌球蛋白（myosin） 由6条肽链组成的纤维状蛋白质。在横纹肌中是构成粗肌丝的主要成分，由一系列腺苷三磷酸（ATP）依赖的马达蛋白组成，参与肌收缩和其他真核生物运动的过程。大量的肌球蛋白基因在真核生物中被发现，属超家族基因蛋白产物，基本特性为肌动蛋白结合ATP水解（ATP酶活性）并进行力的传导。几乎所有的真核细胞包含肌球蛋白亚型。肌球蛋白的结构和功能在跨物种中高度保守。

形态结构 由头部、颈部和尾部组成，形如豆芽状，由两条重链和多条轻链构成。两条重链的大部分相互螺旋形地缠绕为杆状，构成豆芽状的杆；重链的剩余部分与轻链一起，构成豆芽的瓣。被激活后，成为具有活性的、能分解ATP的ATP酶，其分子量约510kD。在粗肌丝中，都是分子的头朝向粗肌丝的两端，呈纵向线性缔合排列。肌球蛋白是肌肉的主要组成蛋白质，占肌原纤维总蛋白质的60%。分子量约480kD，是150nm长的棒状分子，一端有两个头部。由两条分子量约20kD的重链和4条分子量17~25kD的轻链组成。用蛋白分解酶处理可分割为头部（重链-酶解肌球蛋白）和尾部（轻链-酶解肌球蛋白）。肌球蛋白和肌动蛋白一起被认为与全部细胞运动有关。

分类 已发现的肌球蛋白有24类，可将化学能转化为机械能，并沿着线性轨道运动。肌球蛋白属球蛋白类，不溶于水而溶于0.6mol/ml的KCl或NaCl溶液。具有酶活性，通过与肌动蛋白相互作用，水解ATP的末端磷酸基团，同时也能水解GTP、CTP等。肌球蛋白依据来源不同可以分为传统的肌球蛋白和非传统的肌球蛋白。

传统肌球蛋白 指构成肌肉的肌球蛋白，即肌球蛋白Ⅱ，但非肌细胞也存在肌球蛋白Ⅱ，称为非肌肉肌球蛋白Ⅱ。

非传统肌球蛋白 指肌肉中不含有的肌球蛋白，如肌球蛋白Ⅰ、Ⅲ、Ⅳ、Ⅴ，只存在于非肌细胞之中；肌球蛋白Ⅷ、Ⅺ和Ⅻ只存在于植物中。肌球蛋白Ⅰ在生物体内的作用是细胞运动、胞饮作用和泡液收缩。骨骼肌肌球蛋白Ⅱ的作用是使骨骼肌收缩。肌球蛋白Ⅴ主要功能是靶向小泡运输和mRNA的靶向运输等。

功能 肌球蛋白作为细胞骨架的分子马达，是一种多功能蛋白质，主要为肌肉收缩提供动力。纤丝滑动学说认为肌肉收缩是由于肌动蛋白细丝与肌球蛋白丝相互滑动的结果。在肌肉收缩过程中，粗肌丝和细肌丝本身的长度都不发生改变，当纤丝滑动时，肌球蛋白的头部与肌动蛋白的分子发生接触、转动，最后脱离的连续过程，其结果使细丝进行相对的滑动。肌球蛋白也广泛存在于非肌细胞中，是细胞骨架的组成成分，为细胞质流动、细胞器运动、物质运输、有丝分裂、胞质分裂和细胞的顶端生长等提供动力，参与细胞的吞噬、运动、受精和吸收等过程，充当非肌细胞生命活动的不同层次的调节者，从简单的细胞间的信号传递到指导向化性迁移和细胞形状的改变等较高级的调节。

（边惠杰）

xibāohé

细胞核（nucleus） 真核细胞中由膜包围最大、最重要的细胞器。

是细胞遗传与代谢的调控中心。主要包括核被膜、核基质、染色质及核仁4部分。除哺乳动物的成熟红细胞、血小板和表皮角质细胞等少数细胞外，都含有细胞核。核内物质集中在一定区域，形成了遗传物质稳定的活动环境，是细胞遗传物质储存、复制、传递及核糖体大小亚基组装的场所。遗传信息指导细胞内蛋白质合成，从而调控细胞增殖、生长、分化、衰老和死亡，所以细胞核是细胞生命活动的指挥控制中心。细胞失去细胞核后，由于无法执行正常的生理功能，一般将很快死亡。

结构 形态结构在细胞周期中变化很大，分裂间期的细胞核称为间期核，只有在间期才能看到完整的细胞核。间期核由核被膜、染色质、核仁和核基质（核骨架）等构成（图）。细胞核的形态与细胞形态有一定关系。在圆形、卵圆形、多边形的细胞中，细胞核的形态一般为圆球形；在柱形、梭形的细胞中，则呈椭圆形；在细长的肌细胞中呈杆状；

但也有少数细胞的细胞核呈不规则状，如白细胞的细胞核呈马蹄形或多叶形。在一些异常细胞如肿瘤细胞中，常可见到多核和畸形核。

细胞核的大小约为细胞总体积的10%，但在不同生物及不同生理状态下也有差异，高等动物细胞核的直径为 $5\sim10\mu m$。常用细胞核与细胞质的体积比，即核质比来表示细胞核的相对大小：核质比＝细胞核体积/（细胞体积-细胞核体积）。

核质比大表示核相对较大，反之较小。核质比与生物种类、细胞类型、发育阶段、功能状态及染色体倍数等有关。幼稚细胞的核较大，成熟细胞的核较小，如淋巴细胞、胚胎细胞和肿瘤细胞的核质比较大，而衰老细胞的核质比较小。

大多数细胞为单核，但也有少数为双核和多核，如肝细胞、肾小管细胞和软骨细胞有双核，而破骨细胞的核可达几百个。细胞核通常位于细胞的中央，但也可因细胞中分泌颗粒的形成或包

含物的推挤而发生位移。在含有分泌颗粒的腺细胞中，核多偏于细胞的一端，在脂肪细胞中，核被脂滴挤至边缘。

化学组成 细胞核的化学成分包括核酸、蛋白质、脂类、多糖、无机盐和水等。核酸有两类，即 DNA 和 RNA。蛋白质的种类较多，主要有碱性蛋白质（组蛋白）、酸性蛋白质以及一些酶类。核内的核酸可与蛋白质结合，以核蛋白的形式存在。

（杨 恬 刘艳平）

hébèimó

核被膜（nuclear envelope）真核细胞内包围细胞核的双层膜结构。简称核膜，是细胞核与细胞质之间的界膜。电镜下可见，核被膜由外核膜、内核膜、核周隙、核孔复合体和核纤层等结构组成（图）。核被膜将细胞分成核与质两大结构与功能区域：DNA复制、RNA 转录与加工在细胞核内进行，蛋白质翻译则在细胞质中进行。这样能够避免核质之间的相互干扰，保护核内的 DNA 分子免受细胞骨架运动所产生的机

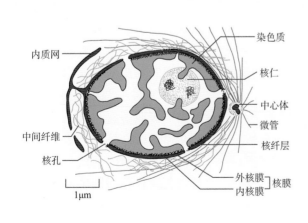

图 细胞核的结构

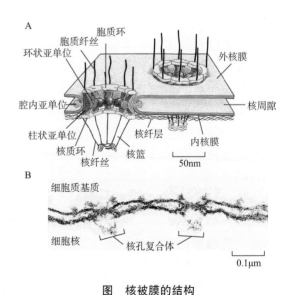

图 核被膜的结构
注：A. 核被膜结构模式图；B. 核被膜电镜照片

械力损伤，使细胞的生命活动更加井然有序。

结构 外核膜为核被膜中面向胞质的一层膜，与粗面内质网相连续。外核膜外表面有核糖体附着，可进行蛋白质合成。外核膜与胞质相邻的表面可见中间纤维和微管形成的细胞骨架网络，发挥固定细胞核并维持细胞核形态的作用。内核膜与外核膜平行排列，表面光滑，无核糖体附着，核质面附着一层结构致密的纤维蛋白网络，称为核纤层，对核被膜起支持作用。内、外核膜在核孔的位置互相融合，两层核膜之间的腔隙称为核周隙，宽 20～40nm，这一宽度常随细胞种类和细胞功能状态的不同而改变。核周隙与粗面内质网腔相通，内含多种蛋白质和酶类。

原核细胞因缺乏核被膜，遗传物质 DNA 分子分布于细胞质中，RNA 转录及蛋白质合成也均发生于细胞质，在 RNA 3′端转录尚未结束时，其 5′端即已与核糖体结合，并开始进行蛋白质的合成，致使 RNA 转录本在进行翻译以前，因时间及空间的缺乏，不能有效地被剪切、修饰。

化学组成 主要是蛋白质和脂类，其中蛋白质占 65%～75%，此外，还有少量核酸。核被膜所含的酶类与内质网的酶类极为相似。如内质网的标记酶葡萄糖-6-磷酸脱氢酶（G6PD）也存在于核被膜，与电子传递有关的酶类，如还原型辅酶Ⅰ（NADH）细胞色素 C 还原酶、NADH-细胞色素 b5 还原酶、细胞色素 P450 等也存在于核被膜上，但其含量有差异，如内质网上细胞色素 P450 的含量高于核被膜。

核被膜中所含脂类也与内质网相似，都含有卵磷脂和磷脂酰乙醇胺，以及胆固醇、三酰甘油等，但含量有差别，核被膜所含不饱和脂肪酸的含量都较低，而胆固醇和三酰甘油的含量却较高。这种结构成分的相似性和特异性，不仅说明核被膜与内质网的密切关系，同时也表明两者也有各自的结构特点。

功能 在真核细胞中，核被膜将核物质与胞质物质限定在各自特定的区域，使 DNA 复制、RNA 转录及蛋白质合成在时空上分隔进行，建立了遗传物质稳定的活动环境。真核生物的基因结构复杂，转录后需经过加工。核被膜的出现保证了 RNA 转录后先进行加工、修饰，才能输入细胞质中，进而指导和参与蛋白质的合成，使遗传信息的表达调控过程更加精确、高效。核被膜作为细胞核与细胞质之间的界膜，对核质之间的物质交换起重要作用，决定着交换物质的类型及方式。

核孔复合体转运方式 核孔复合体作为被动扩散的亲水通道，有效直径为 9～10nm，有的可达 12.5nm。水分子和某些离子如 K^+、Ca^{2+}、Mg^{2+}、Cl^- 等，以及一些分子量在 5kD 以下的小分子，如单糖、双糖、氨基酸、核苷和核苷酸等，可以自由扩散，穿梭于核质之间。绝大多数大分子物质则需要经核孔复合体进行主动运输。

膜流转运方式 核质之间的物质转运，也可通过核被膜的膜流方式来进行。核内物质通过内核膜形成的泡状突起，释放于核周隙之中，再进入粗面内质网腔。这样，核内物质经由内质网而完成由细胞核向细胞质的物质转运。反之，胞质内物质也可借助于外核膜向内核膜的膜流作用，进入细胞核之中。

核被膜除了上述转运物质的功能之外，还具备蛋白质和糖类等生物合成的能力。

（杨 恬 刘艳平）

hékǒng fùhétǐ

核孔复合体 (nuclear pore complex)

核被膜上沟通核质与胞质，由多种核孔蛋白构成的复杂隧道结构（见核被膜图）。细胞核在内外核膜的融合之处形成环状开口，为核孔。核孔的数目、疏密程度和分布形式，随细胞种类和生理状态不同而有很大变化。一般动物细胞的核孔数多于植物细胞，代谢活跃的细胞核孔数多于不活跃的细胞，如晚期有核红细胞与淋巴细胞的核孔数为（1～3）个/μm^2，但在 RNA 转运速度高，蛋白质合成旺盛的细胞中核孔数目较多，如肝、肾等高度分化但代谢活跃的细胞中，核孔数为（12～20）个/μm^2。

结构 利用树脂包埋超薄切片技术、负染色技术以及冷冻蚀刻技术等方法研究核孔复合体的结构，提出了不同的假说，但由于核孔复合体的分离纯化难度较大，对核孔复合体的描述仍没有完全统一的模型。普遍被接受的是捕鱼笼式核孔复合体模型，包括以下几个部分：①胞质环：位于核孔复合体结构边缘胞质面一侧的环状结构，与柱状亚单位相连，环上对称分布 8 条短纤维，并伸向细胞质。②核质环：位于核孔复合体结构边缘核质面一侧的孔环状结构，与柱状亚单位相连，在环上也对称分布 8 条长约 100nm 的纤维并伸向核内，纤维的颗粒状末端彼此相连形成一个直径约 60nm 的小环，构成捕鱼笼似的结构，称核篮。③辐：由核孔边缘伸向中心，呈辐射状八重对称，把胞质环、核质环和中央栓连接在一起。辐的结构较复杂，可进一步分为 3 个结构域：柱状亚单位，位于核孔边缘，连接胞质环与核质环，起支撑作用；腔内亚单位，位于柱状亚单位外侧，与核被膜的核孔区域接触，穿过核被膜伸入双层核被膜的核周隙，起锚定核孔复合体的作用；环状亚单位，位于柱状亚单位之内，是靠近核孔复合体中心部分，由颗粒状结构环绕形成。④中央栓：又称中央颗粒，位于核孔复合体的中心，是呈颗粒状或棒状的运输蛋白质，向外伸出 8 个呈辐射状对称的环形辐，其在核质交换中发挥作用。

化学组成 核孔复合体蛋白质分为两类：一类是穿膜蛋白，另一类是外周蛋白。已鉴定的脊椎动物的核孔复合体蛋白质成分已达到十多种，其中 gp210 和 p62 最典型，分别代表着核孔复合体蛋白的两种类型。gp210 代表结构性穿膜蛋白，是第一个被鉴定出来的核孔复合体蛋白，位于核被膜的"孔膜区"，在介导核孔复合体与核被膜的连接，锚定核孔复合体的结构上起重要作用，在核质运输活动中也具有若干功能。p62 代表功能性的核孔复合体蛋白，它带有 O-连接 N-乙酰葡萄糖胺残基寡糖修饰。p62 对核孔复合体行使主动运输的功能非常重要。

功能 作为被动扩散的亲水通道，其有效直径为 9~10nm，有的可达 12.5nm。水分子和某些离子如 K^+、Ca^{2+}、Mg^{2+}、Cl^- 等，以及一些分子量在 5kD 以下的小分子，如单糖、双糖、氨基酸、核苷和核苷酸等，可以自由扩散，穿梭于核质之间。但绝大多数大分子物质则需经核孔复合体进行

主动运输。主动运输具有高度选择性，表现在 3 个方面：①核孔复合体的直径大小可以调节，主动运输的功能直径比被动运输大，为 10~20nm，可调节达 26nm。②核孔复合体的主动运输是一个信号识别与载体介导的过程，需消耗能量。③核孔复合体的主动运输具有双向性，兼有核输入和核输出两种功能，既能把 DNA 复制、RNA 转录所需的酶及组蛋白、核糖体蛋白和核质蛋白等运进细胞核，又能把细胞核内装配好的核糖体大、小亚基和经转录加工后的 RNA 通过核孔复合体运到细胞质。

在细胞质中游离核糖体上合成、经核孔转运入细胞核发挥作用的蛋白质称为亲核蛋白，如核糖体蛋白、组蛋白、DNA 聚合酶、RNA 聚合酶等。

通过对亲核蛋白的序列分析，发现亲核蛋白一般都含有一段特殊的氨基酸信号序列，起"定向"和"定位"的作用，能指导和帮助蛋白质通过核孔复合体向核内输入，这一特殊的信号序列被命名为核定位序列或核定位信号。具有核定位序列的蛋白质才具备进入核内的条件。核定位序列首先在猴肾病毒（SV40）的 T 抗原中发现。该抗原对于病毒 DNA 在宿主细胞中的复制有重要作用。T 抗原的核定位序列由脯氨酸-赖氨酸-赖氨酸-精氨酸-赖氨酸-缬氨酸（Pro-Lys-Lys-Lys-Arg-Lys-Val）7 个氨基酸残基构成，如果其中某个氨基酸残基发生突变，T 抗原就不能进入细胞核。如果将这段核定位序列连接到非亲核蛋白上，则该非亲核蛋白也能被转运到核内。此后，通过大量的研究发现核定位序列是含 4~8 个氨基酸的短肽序列。不同的亲核蛋白

上的核定位序列不同，但都富含带正电荷的 Lys 和 Arg，此外还有 Pro。核定位序列可位于亲核蛋白的任何部位，并且在指导亲核蛋白完成核输入后不被切除。这个特点有利于细胞分裂完成后，亲核蛋白能够重新输入细胞核。

研究表明，仅有核定位序列的蛋白质自身不能通过核孔复合体，必须与核定位序列受体结合才可通过核孔复合体，这种受体称为输入蛋白。这些输入蛋白在被转运的亲核蛋白与核孔复合体运输装置之间可能作为一种衔接体蛋白质而起作用，将在细胞质中结合的蛋白质转运到核内。

比较确定的输入蛋白受体有核输入受体 α、核输入受体 β 和 Ran（一种 GTP 结合蛋白）等。在其参与下，亲核蛋白的入核转运可分为以下几个步骤（图）：①亲核蛋白通过核定位序列识别核输入受体 α，与核输入受体 α/β 异二聚体结合，形成转运复合物。②在核输入受体 β 的介导下，转运复合物与核孔复合体的胞质纤维结合。③转运复合物在核孔复合体中移动，从胞质面转移到核质面。④转运复合物在核质面与 Ran-GTP 结合，导致复合物解离，亲核蛋白释放。⑤受体的亚基与结合的 Ran 返回细胞质，在胞质内 Ran-GTP 水解形成 Ran-GDP 并与核输入受体 β 解离，Ran-GDP 返回核内，再转换成 Ran-GTP 状态。

核孔复合体除了把亲核蛋白输入核内以外，还要把新合成的核糖体大小亚基、mRNA 和 tRNA 等输出到细胞质。例如：用小分子 RNA（tRNA 或 5SrRNA）包裹直径为 20nm 的胶体金颗粒，然后将其注入蛙的卵母细胞核中，这些胶体金标记的 RNA 可迅速地从

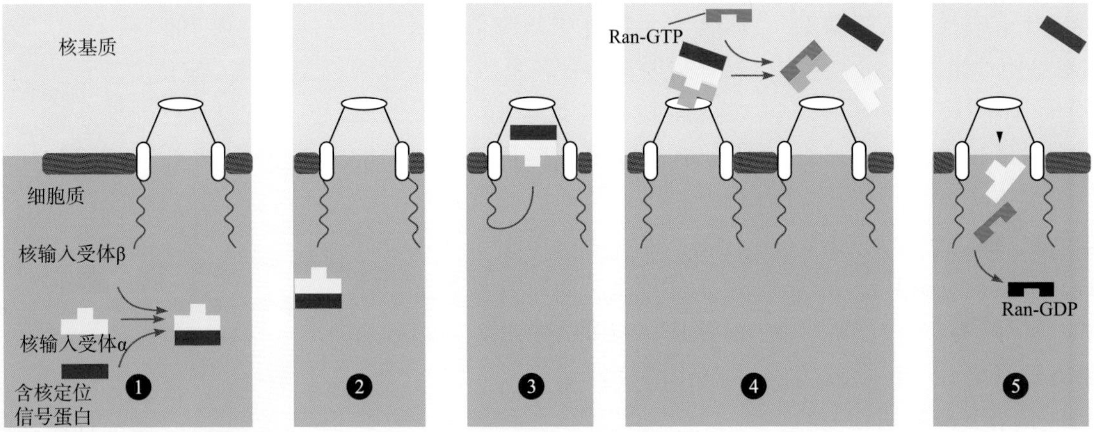

图　亲核蛋白入核转运过程

胞核进入胞质；如果将其注入蛙的卵母细胞质中，则会停留在胞质内。由此看来，核孔复合体除了有亲核蛋白输入信号的受体外，还有识别 RNA 分子的受体，这些受体称输出蛋白。当核孔复合体存在这些受体时，就能向细胞质中转运 RNA 或与 RNA 结合的蛋白质。真核细胞中的 RNA 需经转录后加工，修饰为成熟的 RNA 分子后才能被转运出核。

（杨　恬　刘艳平）

rǎnsèzhì

染色质（chromatin）

间期细胞核中由 DNA 和组蛋白构成能被碱性染料着色的物质。是遗传信息的载体。

形态和结构　在细胞分裂间期，染色质在细胞核内成细丝状，形态不规则；当细胞进入分裂期时，染色质高度螺旋、折叠而缩短变粗，最终凝集形成条状的染色体，以保证遗传物质 DNA 能够被准确地分配到两个子代细胞中。因此，染色质和染色体是细胞核内同一物质在细胞周期不同时相的不同表现形态。

染色质的成分主要包括 DNA 和组蛋白，此外，还含有非组蛋白及少量的 RNA。DNA 和组蛋白是染色质的稳定成分，两者之比约 1∶1。非组蛋白的含量变动较大，常随细胞生理状态的不同而改变。DNA 分子是由数目巨大的腺嘌呤（A）、鸟嘌呤（G）、胞嘧啶（C）和胸腺嘧啶（T）4 种脱氧核糖核苷酸通过 3′,5′-磷酸二酯键聚合而成的生物大分子。

功能　DNA 的主要功能是携带和传递遗传信息，并通过转录形成的 RNA 来指导蛋白质合成。真核细胞中染色质 DNA 序列根据其在基因组中分子组成的差异分为单一序列和重复序列，重复序列又分为中度重复序列和高度重复序列。单一序列在基因组中一般只有单一拷贝或少数几个拷贝，一般为具有编码功能的基因。真核生物大多数编码蛋白质（酶）的结构基因属这种形式。

中度重复序列　重复拷贝数在 $10 \sim 10^5$ 之间，序列长度由几百到几千个碱基对（bp）不等。中度重复序列多数是不编码的序列，构成基因内和基因间的间隔序列，在基因调控中起重要作用，涉及 DNA 复制、RNA 转录及转录后加工等方面。在中度重复序列中，有一些是有编码功能的基因，如 rRNA 基因，tRNA 基因，组蛋白的基因、核糖体蛋白的基因等。

高度重复序列　长度较短，一般为几个至几十个 bp，但重复拷贝数超过 10^5，分布在染色体的端粒、着丝粒区。它们有些散在分布，另一些则串联重复，均不能转录，主要是构成结构基因的间隔，维系染色体结构，还与减数分裂中同源染色体联会有关。

组蛋白　真核细胞染色质的主要结构蛋白质，富含带正电荷的精氨酸和赖氨酸等碱性氨基酸，属碱性蛋白质。用聚丙烯酰胺凝胶电泳可将组蛋白分离成 5 种，即 H1、H2A、H2B、H3、H4，在染色质的分布与功能上存在差异，分为核小体组蛋白和连接组蛋白。

核小体组蛋白包括 H2A、H2B、H3、H4，分子量较小，组蛋白之间有相互作用形成聚合体的趋势，从而可将 DNA 卷曲形成核小体。核小体组蛋白在进化上高度保守，无种属及组织特异性，其中 H3 和 H4 是已知蛋白质中最保守的。不同种属间这两种蛋白质的一级结构高度相似，如牛和豌豆的 H4 组蛋白的 102 个氨基酸残基中仅有 2 个不同，海星与小牛胸腺的 H4 组蛋白仅有 1 个氨基酸不同，这一特点表明 H3 和 H4

的功能几乎涉及它们所有的氨基酸,以致其分子中任何氨基酸的改变都将对细胞产生影响。

H1组蛋白由215个氨基酸残基组成,分子量较大,为连接组蛋白,在构成核小体时起连接作用,与染色质的高级结构的构建有关。H1组蛋白在进化中不如核小体组蛋白保守,有一定的种属特异性和组织特异性。在哺乳类细胞中,H1约有6种密切相关的亚型,氨基酸顺序略有不同。

组蛋白在细胞周期的S期与DNA同时合成。组蛋白在胞质中合成后即转移到核内,与DNA结合,装配形成染色质。组蛋白带正电荷与DNA结合可抑制DNA的复制与RNA转录。但一些组蛋白的修饰可影响染色质的活性,这些修饰包括乙酰化、磷酸化和甲基化。当组蛋白某些氨基酸乙酰化或磷酸化后,则可改变组蛋白的电荷性质,降低组蛋白与DNA的结合,使DNA解旋从而有利于复制和转录的进行;而甲基化则可增强组蛋白与DNA的相互作用,降低DNA的转录活性。

非组蛋白 是细胞核中除组蛋白以外所有蛋白质的总称。为一类带负电荷的酸性蛋白质,富含天冬氨酸、谷氨酸等。细胞中非组蛋白数量远少于组蛋白,但种类多且功能多样,用双向凝胶电泳可得到500多种不同组分,分子量一般在15~100kD之间,包括染色体骨架蛋白、调节蛋白及参与核酸代谢和染色质化学修饰的相关酶类。

非组蛋白有种属和组织特异性,在整个细胞周期都能合成,其含量常随细胞的类型及病理生理状态不同而变化,一般功能活跃细胞的染色质中非组蛋白的含量高于不活跃细胞中的染色质。

非组蛋白的组分中含有启动蛋白、DNA聚合酶、引物酶等,它们以复合物形式结合在某段DNA分子上,启动和推进DNA分子的复制。有些非组蛋白是转录活动的调控因子,与基因的选择性表达有关。非组蛋白作用于一段特异DNA序列上,能特异地解除组蛋白对DNA的抑制作用,以调控有关基因的转录。

(杨 恬 刘艳平)

héxiǎotǐ

核小体 (nucleosome) 组成真核细胞染色质的基本结构单位、由组蛋白和约200bp的DNA组成、直径约10nm的球形小体。每个核小体包括有组蛋白八聚体及1分子组蛋白H1。八聚体是由4种组蛋白H2A、H2B、H3和H4各2个分子组成,2个H3、H4二聚体相互结合形成四聚体,位于核心颗粒中央,2个H2A、H2B二聚体分别位于四聚体两侧。146bp的DNA分子在八聚体上缠绕1.75圈,形成核小体的核心颗粒。在两个相邻的核小体之间以连接DNA分子相连,典型长度约60bp,其长度变化随细胞类型不同而异,其上结合一个组蛋白分子H1,组蛋白H1锁定核小体DNA的进出端,起稳定核小体的作用。多个核小体形成一条念珠状的纤维(图1,图2)。

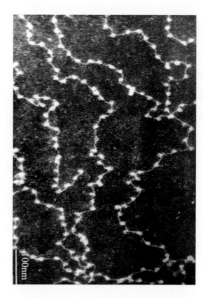

图1 核小体结构电镜照片

(杨 恬 刘艳平)

chángrǎnsèzhì

常染色质 (euchromatin) 间期核中处于伸展状态,螺旋化程度低,用碱性染料染色浅而均匀的染色质。大部分位于间期核的中央,一部分介于异染色质之间。在核仁相随染色质中也有一部分常染色质,以袢环的形式伸入核仁内。在细胞分裂期,常染色质位于染色体的臂。构成常染色质的DNA主要是单一DNA序列和中度重复DNA序列(如组蛋白基因和核糖体蛋白基因),常染色质具有转录活性,正常情况下经常处于功能活性状态。并非常染色质的所有基因都具有转录活性,

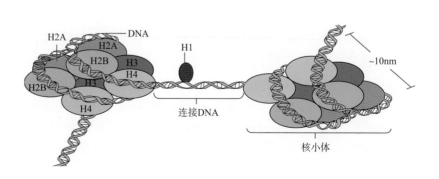

图2 核小体的结构

处于常染色质状态只是基因转录的必要条件。

（杨恬 刘艳平）

yǐrǎnsèzhì

异染色质（heterochromatin）

间期核中，螺旋化程度高，处于凝缩状态，用碱性染料染色时着色较深的染色质。一般位于核的边缘或围绕在核仁的周围，是转录不活跃或者无转录活性的染色质。异染色质可分为组成性异染色质和兼性异染色质两类。

组成性异染色质又称恒定性异染色质，是异染色质的主要类型。在各种类型细胞的细胞周期中（除复制期外）都呈凝缩状态，是由高度重复的 DNA 序列构成，在分裂中期染色体上常位于染色体的着丝粒区、端粒区、次缢痕等部位；具有显著的遗传惰性，不转录也不编码蛋白质；在复制行为上，较常染色质早聚缩晚复制。

兼性异染色质是指在生物体的某些细胞类型或一定发育阶段，处于凝缩失活状态，而在其他时期松展为常染色质。兼性异染色质的总量随不同细胞类型而变化，一般胚胎细胞含量少，而高度分化的细胞含量较多，说明随着细胞分化，较多的基因渐次以聚缩状态关闭。因此，染色质的聚缩可能是关闭基因活性的一种途径，如人类卵母细胞和胚胎发育早期，

两条 X 染色体均为常染色质；至胚胎发育的第 16~18 天，体细胞将随机保持一条 X 染色体有转录活性，呈常染色质状态；而另一条 X 染色体则失去转录活性，成为异染色质。在间期核中失活的 X 染色体呈异固缩状态，形成直径约 1μm 的浓染小体，紧贴核被膜内缘，称为 X 染色质或 X 小体。X 染色质检查可用于性别和性染色质异常鉴定。

（杨恬 刘艳平）

rǎnsètǐ

染色体（chromosome）

染色质在细胞分裂时凝缩成的特定结构。主要由 DNA 和组蛋白构成，是遗传信息的载体。人体体细胞的染色体数为 46 条（23 对），其中包括 22 对常染色体和 1 对性染色体。

组装 关于 DNA 如何组装成染色体，在一级和二级结构上已有直接实验证据。但从 30nm 的螺线管如何进一步组装成染色体的过程尚存争议，主要有多级螺旋模型及支架-放射环结构模型。

多级螺旋模型 认为核小体是染色体的基本结构单位，每 6 个核小体螺旋盘绕一周，形成外径 30nm，内径 10nm 的中空螺线管，组蛋白 H1 位于螺线管内部，是螺线管形成和稳定的关键因素。螺线管为染色质的二级结构（图

1）。螺线管进一步螺旋盘绕，形成直径为 400nm 的圆筒状结构，称为超螺线管，这是染色质组装的三级结构。超螺线管再进一步螺旋、折叠形成染色质的四级结构——染色单体（图 2）。

根据多级螺旋模型，当 DNA 分子缠绕在直径 10nm 的核小体核心颗粒上时，长度被压缩 7 倍；直径 10nm 的核小体形成螺线管后，DNA 分子长度又被压缩 6 倍；而当螺线管盘绕形成超螺线管时，DNA 分子长度被压缩约为 40 倍；超螺线管再度折叠、缠绕形成染色单体后，DNA 分子长度又将被压缩 5 倍。因此，在染色体的组装过程中，DNA 分子在经过核小体、螺线管、超螺线管到染色单体四级连续螺旋、折叠后，长度可压缩近万倍。

支架-放射环结构模型 螺线管以后的高级结构，是由 30nm 螺线管纤维折叠成的袢环构成的，螺线管一端与由非组蛋白构成的染色体支架某一点结合，另一端向周围呈环状迂回后又返回到与其相邻近的点，形成一个个袢环围绕在支架的周围。每个 DNA 袢环长度约 21μm，包含 315 个核小体。每 18 个袢环呈放射平面排列，结合在核基质上形成微带，再由微带沿纵轴纵向排列构建成为染色单体（图 3）。

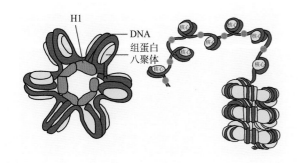

图 1　螺线管结构

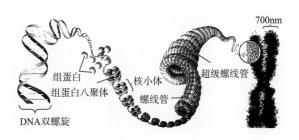

图 2　染色质组装的多级螺旋模型

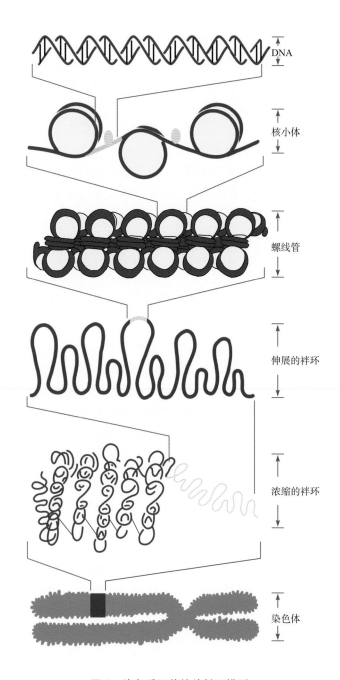

图3　染色质组装的放射环模型

丝粒位于染色体纵（长）轴的1/2~5/8之间，将染色体分成大致相等的两臂。②亚中着丝粒染色体：着丝粒位于染色体纵轴的5/8~7/8之间，将染色体分成长短不等的短臂（p）和长臂（q）。③亚端着丝粒染色体：着丝粒靠近染色体的一端，位于染色体纵轴的7/8~近末端之间，短臂很短。

动粒　是由蛋白质组成的存在于着丝粒两侧的特化圆盘状结构。每一中期染色体含有两个动粒，是细胞分裂时纺锤丝微管附着的部位，与细胞分裂过程中染色体的运动密切相关。在细胞分裂后期，微管牵引着两条染色单体向细胞两极移动，动粒起着核心作用，控制着微管的装配和染色体的移动。

次缢痕　在有些染色体的长、短臂上可见凹陷缩窄区，称为次缢痕。次缢痕为染色体上除主缢痕外的浅染缢缩部位，是某些染色体所特有的形态特征。次缢痕在染色体上的数目、位置及大小通常较恒定，可作为染色体鉴定的一种标记。

随体　在人类近端着丝粒染色体短臂的末端，可见球状结构，称为随体。随体通过柄部凹陷缩窄的次缢痕与染色体主体部分相连。随体主要由异染色质组成，含高度重复DNA序列，其形态、大小在染色体上恒定，是识别染色体的重要形态特征之一。有随体染色体的次缢痕部位含有多拷贝rRNA基因，与核仁的形成有关，称为核仁组织区。

端粒　在染色体两臂的末端由高度重复DNA序列构成的结构，称为端粒。是染色体末端必不可少的结构，对维持染色体形态结构的稳定性和完整性起着重要作用。端粒DNA为一串联重复

形态结构　细胞有丝分裂中期，因染色质高度凝集成染色体，此时染色体形态、结构特征明显，可作为染色体一般形态和结构的标准，用于研究及染色体病的诊断检查。每一中期染色体都是由两条相同的染色单体构成，两条单体之间在着丝粒部位相连，彼此互称为姊妹染色单体。在中期染色体的两姊妹染色单体连接处，存在一个向内凹陷的、浅染的缢痕，称主缢痕或初级缢痕。

着丝粒　位于主缢痕内两条姊妹染色单体相连处的中心部位。该结构由高度重复DNA序列的异染色质组成，并将染色单体分为两个臂。着丝粒是染色体鉴别中的一个重要标志。中期染色体根据着丝粒的位置，分3种类型（图4）：①中着丝粒染色体：着丝粒位于或靠近染色体中央，如将染色体全长分为8等份，则着

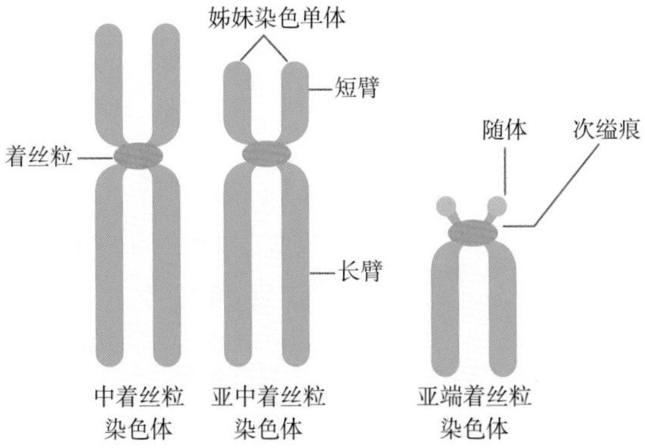

图 4　染色体的类型

序列，在进化中高度保守。端粒有以下功能：①保证染色体末端的完全复制，端粒 DNA 提供了复制线性 DNA 末端的模板。②在染色体的两端形成保护性的帽结构，使 DNA 免受核酸酶和其他不稳定因素的破坏和影响，使染色体的末端不会与其他染色体的末端融合，保持染色体的结构完整。③在细胞的寿命、衰老和死亡以及肿瘤的发生和治疗中起作用。

（杨　恬　刘艳平）

héxíng

核型（karyotype）　细胞有丝分裂中期，体细胞中全部染色体按其大小、形态特征顺序依次配对，并分组排列构成的图像。又称染色体组型，具有种的特异性。1977 年，斯德哥尔摩会议将其统一为"人类细胞遗传学命名的国际体制（1978）"，缩写为 ISCN，使人类细胞遗传学命名更加一致和准确。在染色体核型分析中，根据染色体的长度和着丝粒的位置，将人类体细胞的 46 条染色体进行配对，顺序排列编号，并分别以字母 A、B、C、D、E、F、G 命名分成 7 个组，A 组最大，G 组最小。23 对染色体中 22 对为男女所共有，称为常染色体，编为 1~22 号；另一对随男女性别而异，称为性染色体。女性为 XX 染色体，男性为 XY 染色体。X 染色体较大，为亚中着丝粒染色体，列入 C 组；Y 染色体较小，为近端着丝粒染色体，列入 G 组（表）。按照国际标准，核型的描述包括两部分内容，第一部分是染色体总数（包括性染色体），第二部分是性染色体组成，两者之间用逗号隔开。因此，正常女性核型的描述为 46，XX。正常男性核型的描述为 46，XY。

（杨　恬　刘艳平）

rǎnsètǐ xiǎndài

染色体显带（chromosome banding）　使染色体不同部位显示特异性带纹的技术。在非显带核型中，不同染色体之间主要是根据染色体的相对长度和着丝粒的相对位置等来区别，而对长短和着丝粒位置相似的染色体则难以辨别。

染色体显带技术将标本经过一定程序处理，并用特定染料染色，使染色体沿其长轴显现出明暗或深浅相间的横行带纹，构成了每条染色体的带型。每对同源染色体的带型基本相同且相对稳定，不同对染色体的带型不同，表明了带型的客观性和应用性。因此，通过显带染色体核型分析，可准确地识别每条染色体，大大提高了核型分析的精确度，为临床上疾病的诊断和病因研究提供了有效的手段。

显带类型　染色体显带技术分为两大类：一类为整条染色体的显带技术，如 Q 显带、G 显带、R 显带、高分辨显带等；另一类为染色体局部显带技术，如 C 显带、T 显带、N 显带等。

Q 显带　染色体标本经特殊预处理后，用荧光染料（氮芥喹吖因或盐酸喹吖因）染色后，在染色体臂上呈现出明暗相间的荧

表　人类核型分组与各组染色体形态特征（非显带）

组号	染色体号	大小	着丝粒位置	次缢痕	随体	组内鉴别程度
A	1-3	最大	中（1 号、3 号）亚中（2 号）	1 号常见	无	可鉴别
B	4-5	次大	亚中		无	难鉴别
C	6-12；X	中等	亚中	9 号常见	无	难鉴别（X 位 7、8 号之间）
D	13-15	中等	近端		有	难鉴别
E	16-18	小	中（16 号）亚中（17 号、18 号）	16 号常见	无	可鉴别
F	19-20	次小	中		无	难鉴别
G	21-22；Y	最小	近端（21 号、22 号）（Y）		有无	难鉴别（21 号、22 号）可鉴别（Y 两长臂平行靠拢）

光带型，称为 Q 带，需在荧光显微镜下观察。Q 显带特征明显，但荧光易于淬灭，持续的时间有限，标本不能长久保存。

G 显带　染色体标本用碱、胰蛋白酶或其他盐溶液预处理，再用吉姆萨（Giemsa）染料染色，在整条染色体上显示的深浅相间的带纹，称为 G 带（图 1）。G 显带方法简便，带纹清晰易辨，在普通显微镜油镜下即可清楚辨认，染色体标本可长久保存。因此，G 显带核型分析成为染色体病诊断普遍采用的常规方法，广泛用于临床诊断和研究。

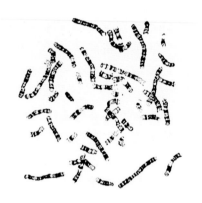

图 1　染色体 G 显带核型

R 显带　染色体标本经过磷酸盐缓冲液预处理，再用吉姆萨或荧光染料吖啶橙染色后，呈现出与 G 带或 Q 带相反的带纹，即深浅或明暗相反，称为 R 带。它可协同观察 Q 带、G 带浅染区结构上的变化。

高分辨显带　用甲氨蝶呤使细胞同步化，再用秋水仙胺短时间处理，可以制备前中期和晚前期的染色体标本，再通过显带处理，这些细长的染色体可以显示更多的带纹，使人的早中期单倍染色体显现出 550～850 条带，而晚前期则可观察到 850～1250 条带。因此，高分辨显带技术极大提高了染色体研究水平。

C 显带　染色体标本通过特殊的预处理后，再用吉姆萨染色，每一条染色体的着丝粒区结构异染色质深染，称为 C 带。C 显带也称着丝粒显带（图 2）。此外，1、9 和 16 号染色体的次缢痕区以及 Y 染色体长臂远端 1/2～2/3 的区段深染。因此，C 显带技术通常用以检测 Y 染色体、着丝粒区及次缢痕区的变化。

N 显带　用硝酸银（AgNO₃）处理染色体标本，可使人类细胞中 5 对近端着丝粒染色体（13、14、15、21、22 号染色体）的次缢痕即核仁组织者区（NOR）出现深染，称为 N 带。严格地讲，$AgNO_3$ 只能将具有转录活性的 NOR 染成黑色，这种银染阳性的 NOR 称 Ag-NOR。无活性的 NOR 不着色。因此，N 显带技术可用于研究 rDNA 活性及其动态变化，也可观察近端着丝粒染色体的随体是否发生变化联合，因为随体联合是造成染色体不分离的原因之一。

T 显带　将染色体标本加热处理后再用 Giemsa 染料染色，可以使一些染色体末端区段特异性深染，称为 T 带，又称端带，可专一显示染色体端粒，用于识别染色体末端结构畸变。

命名　按照 ISCN 的规定，显带染色体用臂、区和带等单位划分不同区域。根据着丝粒的位置将染色体分为长臂（q）和短臂（p）。区是指比染色体臂小，比带大的染色体片段。区与区之间靠染色体末端、着丝粒和某些稳定

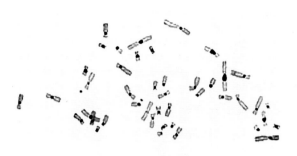

图 2　染色体 C 显带核型

出现的带等特征隔开。这些特征称为界标。区和带的编号是由着丝粒开始，沿染色体臂向远端连续编号。离着丝粒最近的区是 1 区，其次是 2 区，依此类推。在一个区内，离着丝粒最近的带为 1 带，其次为 2 带，依此类推。深（亮）带和浅（暗）带作连续编号，不留非带区。被着丝粒分隔的带分属于长、短臂，标记为长臂 1 区 1 带和短臂 1 区 1 带。作为界标的带被定为染色体界标远端那个区的第 1 带。

在命名一个特定的带时，需使用 4 种符号：①染色体的名称。②染色体臂的名称。③区号。④带号。这 4 部分连续写出，其间不使用标点符号分隔，如 1p31 是指 1 号染色体、短臂、3 区、1 带（图 3）。高分辨显带染色体是在带的名称后面加一小数点，然后写上亚带和次亚带的号码。例如 1p31.1 表示 1 号染色体短臂 3

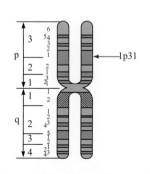

图 3　显带染色体的界标、区和带示意

区 1 带 1 亚带；1p31.12 表示 1 号染色体短臂 3 区 1 带 1 亚带 2 次亚带。

（杨 恬 刘艳平）

rǎnsètǐ jībiàn

染色体畸变（chromosomal aberration）

染色体数目和结构上的异常改变现象。分为数目异常和结构畸变两大类。染色体畸变可以发生在身体内任何细胞、个体发育的任何阶段和细胞周期的任何时期。但畸变的类型和引起的后果并不相同，在精子、卵子中存在的染色体畸变或在卵裂早期发生的染色体畸变均可导致流产、死胎或染色体病的发生。而体细胞中发生的某些染色体畸变与肿瘤的发生有关。

染色体数目异常　包括整倍体畸变和非整倍体畸变两大类。

整倍体畸变　人类正常生殖细胞中的全套染色体为一个染色体组，含有 23 条染色体，称为单倍体（n）。正常人体细胞中，包含两个染色体组，即 46 条染色体，称为二倍体（2n）。如果染色体数目整倍地增加，将形成多倍体，如三倍体（3n），其细胞中染色体数为 69 条；四倍体（4n），染色体数为 92 条。人类单倍体和四倍体以上的多倍体胎儿和新生儿尚无报道。三倍体和四倍体多发生在自然流产的胚胎中，约占自发流产胚胎的 22%。人类全身性三倍体是致死性的，能活到出生的极为罕见，迄今为止，只报道了 10 多例，存活者也都是二倍体和三倍体的嵌合体。已报道的三倍体病例的核型有 69, XXX；69, XXY；69, XYY 及其与二倍体的嵌合体。

一般认为，多倍体的形成机制包括双雄受精、双雌受精和核内复制等。双雄受精即同时有两个精子进入一个卵细胞。双雌受精是一个精子与含有两个染色体组的异常卵细胞结合。在卵细胞发生的第二次减数分裂过程中，次级卵母细胞由于某种原因未形成第二极体，因此应分给第二极体的染色体组仍留在卵细胞中。当它与一正常的精子结合后，将形成含有 3 个染色体组的合子，即三倍体。因此，双雄受精和双雌受精都可以导致三倍体的发生。核内复制是指在细胞分裂时，DNA 复制了两次，而细胞只分裂了一次。这样形成的两个子细胞都是四倍体。

非整倍体畸变　体细胞在二倍体的基础上，增加或减少一条或几条染色体为非整倍体畸变。比二倍体染色体数少一条或几条的称为亚二倍体；比二倍体染色体数多一条或几条的称为超二倍体。畸变可以涉及常染色体和性染色体，主要有单体型、三体型及多体型。

单体型　由于某一号染色体减少了 1 条，而使得该对染色体成为单体型。细胞中染色体总数为 2n-1=45 条，如 45, X 综合征，又称先天性性腺发育不全综合征，是人类染色体病中单体型最典型的例子，约占女性的 1/3500，但在自发流产胎儿中可高达 18%～20%。该病患者身材矮小、短颈、肘外翻，50% 有蹼颈。原发性闭经，其性腺呈条索状，有卵巢基质而无卵巢滤泡，外生殖器发育幼稚，女性第二性征缺乏，无生育能力。

三体型　由于某一号染色体增加了 1 条，即为三体型，细胞中染色总数为 2n+1=47 条。这是人类染色体数目异常中种类最多的一类畸变，几乎涉及每一号染色体，但只有少数三体型可以存

活。常染色体三体型以 21、18、13 三体型较常见，性染色体三体型有 XXX；XXY 和 XYY 3 种类型。①唐氏综合征（Down syndrome）：又称 21-三体综合征。核型为 47, XX（XY），+21。表示核型中多了一条 21 号染色体。患者表现为智能发育不全、生长发育迟缓、眼距宽、睑裂上斜、鼻根低平、颌小、腭狭、面容呈伸舌样痴呆、常伴先天性心脏病及易患肺炎等呼吸道感染。②克兰费尔特综合征（Klinefelter syndrome）：又称先天性睾丸发育不全综合征、小睾丸症。核型为 47, XXY，或 46, XY/47, XXY 嵌合型。本病发病率占男性的 1‰～1.25‰。儿童期时无任何症状，青春期后出现临床症状。患者四肢修长，体高，但不匀称，25% 患者有乳房发育，皮肤细嫩；体毛稀少，胡须阴毛稀少，喉结不明显。睾丸小，精曲小管透明变性，无精子发生，因而不育。

多体型　由于某一号染色体增加了两条或两条以上的为多体型，染色体总数为 48 条，即（2n+2），或多于 48 条，这种畸变类型，仅见于性染色体异常。如四体型的 48, XXXX；48, XXXY；48, XXYY 和五体型的 49, XXXXX；49, XXXYY 等。不论男性或女性，随着性染色体数目的增加，对男女表型等影响程度亦随之递增。

非整倍体产生的原因多数是在减数分裂或有丝分裂时，由于染色体的不分离或染色体的丢失所引起。染色体的不分离可以发生在第一次减数分裂，同源染色体不分离；也可发生在第二次减数分裂，姊妹染色单体不分离。

染色体结构畸变　由于内外因素的影响，使染色体发生断裂和变位重接，根据染色体断裂后

重接的方式不同，染色体结构畸变主要有：缺失、倒位、易位、重复等几种形式。

缺失　即染色体发生断裂后其片段的丢失，包括末端缺失和中间缺失。末端缺失是指染色体发生一次断裂后，无着丝粒的片段丢失。中间缺失是指染色体发生两次断裂，两断裂点之间的片段丢失。

倒位　一条染色体上发生两次断裂后，两个断裂点之间的片段旋转180°重接，包括臂内倒位和臂间倒位两种。臂内倒位是在染色体的同一臂——长臂或短臂上同时发生两次断裂，断片倒转后重接。臂间倒位即一条染色体的长、短臂各发生一次断裂、且断片倒转后重接。

易位　两条染色体同时发生断裂，一条染色体的断片接合到另一条染色体上，包括单方易位、相互易位、罗氏易位和复杂易位等。相互易位是两条染色体同时断裂后，两个断片相互交换位置后重接，从而形成两条新生的染色体，称衍生染色体。若两条染色体同时发生断裂，但仅一条染色体的断片接合在另一条染色体上，则称单方易位；如果一条染色体上发生了两次断裂，断片转移到另一条染色体的中间部位则为插入。罗氏易位是发生在两条近端着丝粒染色体之间的一种特殊的易位形式，即两条近端着丝粒染色体在近着丝粒处发生断裂，两长臂和两短臂各形成一条新的染色体。复杂易位是指涉及3条或3条以上染色体的易位。

重复　某一染色体片段在同一条染色体上出现两次或两次以上，包括正位重复和倒位重复。

染色体结构畸变所引起的疾病常见的有14/21易位型唐氏综合征。患者的核型为46，XX（XY），-14，+t（14q，21q），即核型中染色体数仍为46条，少了一条14号染色体，多了一条由14号长臂和21号长臂所形成的易位染色体。这种易位可以是新发生的，也可以是由双亲之一传来。

5P综合征（猫叫综合征）为最常见的染色体缺失综合征。核型为46，XX（XY），del（5）（p15），表明患者5号染色体短臂1区5带以远的部分缺失。患儿头小、脸圆、眼裂向外下方倾斜、眼距宽、下颌小，由于喉肌发育不良致哭声似猫叫，因而得名。患儿出生时体重较轻，生长发育迟缓、智力发育障碍。

（杨　恬　刘艳平）

héren

核仁（nucleolus）

由核仁组织区DNA、RNA与核糖体亚单位等成分组成的球形致密结构。是真核细胞间期核中出现的结构，在细胞分裂期表现出周期性的消失和重建。核仁的形状、大小、数目依生物的种类、细胞的形状和生理状态而异。每个细胞核一般有1~2个核仁，但也有多个的，多见于肿瘤细胞。蛋白质合成旺盛、生长活跃的细胞，如分泌细胞、卵母细胞中的核仁较大，体积可达细胞核的25%；蛋白质合成不活跃的细胞，如精子和肌细胞，核仁不明显或不存在。核仁主要是rRNA合成、加工和核糖体亚基的装配场所。

形态结构　核仁在光镜下通常是匀质的圆形结构，具有较强的折光性，容易被某些碱性或酸性染料着色。在电镜下是裸露无膜的纤维丝网状结构。核仁的超微结构包括3个不完全分隔的部分，即纤维中心、致密纤维组分、颗粒组分（图1）。

纤维中心　由直径10nm的纤维组成，位于核仁中央部位的浅染低电子密度区，包埋在颗粒组分的内部，是rDNA的存在部位。rDNA实际上是从染色体上伸出的DNA袢环，袢环上的rRNA基因成串排列，通过转录产生rRNA，组织形成核仁，因此称为核仁组织区。rRNA基因通常分布在几条不同的染色体上，人类细胞的rRNA基因分布于第13、14、15、21和22号5对染色体的次缢痕部位，含有核仁组织区的染色体称为核仁组织染色体。

致密纤维组分　位于核仁浅染区周围的高电子密度区，染色深，呈环形或半月形分布。电镜下可见该区域由紧密排列的细纤

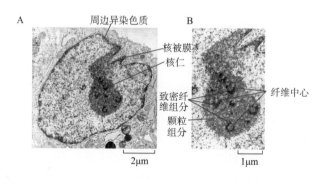

图1　人成纤维细胞核电镜照片

注：A. 完整的细胞核；B. 核仁

维丝组成，直径为 4~10nm，长度 20~40nm，主要含有正在转录的 rRNA 分子、核糖体蛋白及某些特异性的 RNA 结合蛋白，构成核仁的海绵状网架。用 RNA 酶及蛋白酶可将该区域的纤维丝消化。

颗粒组分　是电子密度较大的颗粒，直径为 15~20nm，密布于纤维骨架之间，或围绕在纤维组分的外侧。该区域是 rRNA 基因转录产物进一步加工、成熟的部位。颗粒组分主要由 rRNA 和蛋白质组成的核糖核蛋白颗粒，为处于不同加工及成熟阶段的核糖体亚基前体。

上述 3 种组分存在于核仁基质中。核仁基质为核仁区一些无定形的蛋白质性液体物质，电子密度低。因核仁基质与核基质互相连通，有人认为核仁基质与核基质是同一物质。

周期性变化　随细胞的周期性变化而改变，在细胞分裂前期消失，分裂末期又重新出现。这种改变与核仁组织区的活动有关，在有丝分裂前期，染色质凝集，伸入到核仁组织区的 rDNA 袢环缠绕、回缩到相应的染色体次缢痕处，rRNA 合成停止，核仁的各种结构成分分散于核基质中，核仁逐渐缩小，最后消失。所以在分裂中期和后期的细胞中见不到核仁。当细胞进入分裂末期时，已到达细胞两极的染色体逐渐解旋成染色质，核仁组织区的 rDNA 袢环呈伸展状态，并开始重新合成 rRNA，核仁的纤维组分和颗粒组分开始生成，核仁又重新出现。在核仁的周期性变化中，rRNA 基因的活性表达是核仁重建的必要条件，而原有的核仁组分可能起一定的协助作用。

化学组成　含有 3 种主要成分：蛋白质、RNA 和 DNA，但含量依细胞类型和生理状态而异。对离体核仁的分析表明，蛋白质占核仁干重的 80% 左右，包括核糖体蛋白、组蛋白、非组蛋白等。还有许多参与核仁生理功能的酶类，如碱性磷酸酶、核苷酸酶、ATP 酶、RNA 聚合酶、RNA 酶、DNA 酶和 DNA 聚合酶等。核仁中的 RNA 含量约占核仁干重的 10%，变动范围在 3%~13%。RNA 转录及蛋白质合成旺盛的细胞，核仁的 RNA 含量高。核仁的 RNA 与蛋白质常结合成核糖核蛋白。核仁中含有少量的 DNA，并与组蛋白结合形成复合体，主要是存在于核仁染色质中。

功能　核仁是 rRNA 合成、加工和装配核糖体亚基的重要场所，除 5SrRNA 外，真核生物的所有 rRNA 都在核仁内合成。在 RNA 聚合酶等多种酶的参与下，核仁中的 rDNA 开始转录 rRNA，初级产物是纤维状，而后是颗粒状，最后完全成熟形成核糖体亚基，由核仁转运至细胞质。

rRNA 合成与加工　真核生物中的 18S、5.8S 和 28S rRNA 基因组成一个转录单位，在核仁组织区呈串状重复排列。目前认为在所有的细胞中均含有多拷贝编码 rRNA 的基因。

根据对两栖类卵母细胞和其他细胞中具有转录活性的 rRNA 基因的电镜观察，发现均有共同的形态特征，即核仁的核心部分由长的 DNA 纤维组成，新生的 RNA 链从 DNA 长轴两侧垂直伸展出来，而且是从一端到另一端有规律地增长，构成箭头状，似圣诞树的结构外形（图2）。沿 DNA 长纤维有一系列重复的箭头状结构单位。每个结构单位中的 DNA 纤维是一个 rRNA 的基因，因而每个箭头状结构代表一个 rRNA 基因转录单位。在两个箭头状的结构之间存在着裸露的不被转录的间隔 DNA。不同动物的间隔 DNA 片段长度不同，人的间隔片段长约 30 000bp。

在 RNA 聚合酶 I 的作用下，rRNA 基因进行转录，形成 45S rRNA 分子。从 45S rRNA 剪切为 18S、5.8S 和 28S 三种 rRNA，是一个多步骤、复杂加工的过程。通过 ^{3}H 标记尿嘧啶和放线菌素 D 研究 HeLa 细胞前 rRNA 合成时发现：当 HeLa 细胞同 ^{3}H 标记的尿嘧啶共培养 25 分钟后，被标记的

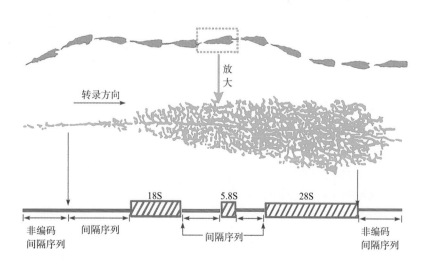

图2　rRNA 基因转录

rRNA 的沉降系数是 45S，加入放线菌素 D 阻断 RNA 的合成后，标记的 45S rRNA 首先转变成 32S rRNA，随着培养时间的延长，逐渐出现被标记的 28S、18S 的 rRNA。根据这一研究结果推测 rRNA 的加工过程为：45S rRNA 裂解为 41S、32S、20S 等中间产物。20S 很快裂解为 18S rRNA，32S 进一步剪切为 28S 和 5.8S rRNA。

虽然所有真核生物的 18S、5.8S 和 28S rRNA 基因是相同的，并且在染色体上组成同一个转录单位，但不同生物中的 18S、5.8S 和 28S rRNA 基因的转录起点和间隔区的长短并不完全相同。由于不同生物的 rDNA 转录起点不同、间隔区长短不同，所以前 rRNA 的大小不都是 45S，范围在 34S ~ 45S 之间（表）。

表　不同生物的前 rRNA

生物	前 rRNA 的沉降系数
果蝇	34S
裂殖酵母	37S
烟草	38S
蛙	40S
鸡	45S
小鼠	45S
人	45S

真核细胞核糖体中 5S rRNA（含有 120 个核苷酸）基因不定位在核仁组织区，如人类 5S rRNA 基因定位在 1 号染色体上，也呈串联重复排列，中间同样有不被转录的间隔区域，5S rRNA 是由 RNA 聚合酶Ⅲ所转录的，转录后被运至核仁中，参与核糖体大亚基的装配。

核糖体亚基组装　核糖体大、小亚基的组装在核仁内进行（图 3），45S rRNA 前体转录出来以后，很快与进入核仁的蛋白质结合，组成 80S 的核糖核蛋白颗粒。以核糖核蛋白方式进行加工，即一边转录一边进行核糖体亚基的组装。根据对带有放射性标记的核仁组分的分析，发现大部分核糖体蛋白质参与了 45S rRNA 的包装，在加工过程中，80S 的大核糖核蛋白颗粒逐渐失去一些 RNA 和蛋白质，然后剪切形成两种大小不同的核糖体亚基。由 28S rRNA、5.8S rRNA、5S rRNA 与蛋白质一起装配成核糖体的大亚基，其沉降系数为 60S。18S rRNA 与蛋白质共同构成核糖体的小亚基，其沉降系数为 40S。大、小亚基形成后，经过核孔进入细胞质，进一步装配为成熟的核糖体。

通过放射性脉冲标记和示踪实验表明，在 30 分钟内，核糖体小亚基在核仁中首先成熟，并很快通过核孔进入细胞质中，而核糖体大亚基的组装约需 1 小时，所以核仁中核糖体的大亚基比小亚基多。加工的蛋白质和小的 RNA 分子存留在核仁中，可能起着催化核糖体构建的作用。

一般认为，核糖体的成熟作用只发生在其亚基被转移到细胞质以后，这样有利于阻止有功能的核糖体与细胞核内加工不完全的核内不均一 RNA（hnRNA）分子结合，避免 mRNA 前体提前在核内进行翻译，这一特点对保证真核细胞的转录、翻译控制在不同时空中进行有重要意义。

（杨　恬　刘艳平）

héjīzhì

核基质（nuclear matrix）　细胞核内主要由非组蛋白构成的三维纤维网架结构。即除核被膜、核纤层-核孔复合体体系、染色体骨架与核仁以外的网架结构体系。又称核骨架。

结构　电镜下可见核基质是一个以纤维蛋白成分为主的纤维网架结构，分布在整个细胞核内（图）。网架纤维的粗细不一致，直径为 3 ~ 30nm。估计单纤维的直径约 3 ~ 4nm，而较粗的纤维可能是单纤维的复合体。

化学组成　主要成分是蛋白质，含量达 90% 以上，另有少量的 RNA。RNA 含量虽少，但对于维持核基质三维网络结构的完整

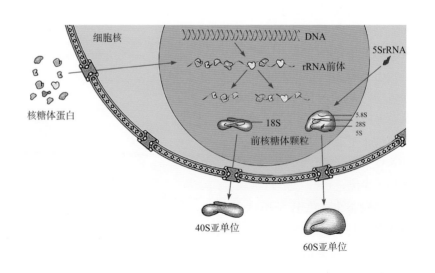

图 3　核仁在核糖体装配中的作用

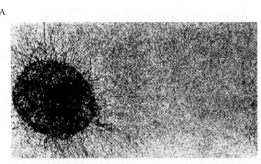
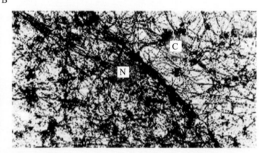

图　核基质电镜照片

注：A. 经去垢剂和高盐处理的细胞核电镜照片，只剩下由 DNA 环包围的核基质；B. 经高盐提取，然后用核酸酶和低盐处理去除染色质镶嵌的 DNA，可见有残存的纤维状基质构成的细胞核（N）和细胞骨架基质构成的胞质区（C）

性是必需的。在制备核基质过程中，用 RNA 酶消化处理，制备的核基质上的网状颗粒结构变得稀疏，并发现核基质纤维的三维空间结构有很大的改变。据此认为 RNA 在核基质纤维网络之间可能起着连接作用。由于在核基质纤维上结合有一定数量的核糖核蛋白颗粒，因此，有人提出核基质的结构组分是以蛋白质为主的核糖核蛋白复合物。

组成核基质的蛋白质成分较为复杂，不同于细胞质骨架如微管、微丝由专一的蛋白质成分组成，且核基质蛋白在不同类型细胞和不同生理状态的细胞中均有明显差异，同时也与提取核基质成分时采用的方法、步骤与盐溶液的不同有关。

双向电泳显示，核基质蛋白多达 200 余种，分为两类：一类是核基质蛋白，分子量在 40～60kD 之间，其中多数是纤维蛋白，也含有硫蛋白，是各种类型细胞所共有的；另一类是功能性的核基质结合蛋白，与细胞类型、分化程度、生理及病理状态有关。

功能　除靠核基质本身的蛋白质完成外，更多的是通过核基质结合蛋白共同参与。

参与 DNA 复制　有证据表明，核基质可能参与 DNA 复制，新合成的 DNA 结合在核基质上。DNA 袢环与 DNA 复制有关的酶和因子锚定在核基质上形成 DNA 复制复合体进行 DNA 复制。

1980 年，麦克里迪（McCready SJ）根据在 HeLa 细胞上的研究认为，DNA 聚合酶在核基质上可能具有特定的结合位点，通过结合于核基质上而被激活，从链的起始到链的终止，整个过程在核基质上进行。复制时，DNA 复制起始点结合在核基质上，新合成的 DNA 会随着复制时间的延长而逐渐从核基质移向 DNA 环。

科菲（Coffey DS）和别列兹涅（Berezney R）分别在 1980 年和 1981 年以体外培养的 3T3 小鼠成纤维细胞、大鼠再生肝细胞为材料，用 ^{3}H-TdR 进行脉冲标记，发现标记后 30 分钟内，90% 的放射性掺入集中在与核基质结合的 DNA 上，表明新合成的 DNA 先结合在核基质上。他们认为，一个袢环中可能有几个复制起始点。只有起始点结合到核基质时，DNA 合成才能开始。电镜放射自显影的实验也指出了 DNA 复制的位点结合于核基质上。DNA 袢环是通过其特定位点结合在核基质上的。

与基因表达有关　有两方面：①核基质与基因转录活性密切相关。②核基质参与 RNA 的加工修饰。1981 年，杰克逊（Jackson DA）用 ^{3}H-尿嘧啶核苷脉冲标记 HeLa 细胞，发现 95% 以上新合成的 RNA 存在于核基质上，说明 RNA 是在核基质上进行合成的。

1983 年，沃尔杰斯丁（Volgestin B）利用雌激素刺激鸡输卵管细胞中卵清蛋白基因的表达，发现只有转录活跃的卵清蛋白基因才结合于核基质上，而不转录的 β-珠蛋白基因不结合。1984 年，亨岑（Hentzen D）报道了成红细胞中正在转录的 β-珠蛋白基因结合于核基质上。表明具有转录活性的基因结合在核基质上，只有与核基质结合的基因才能进行转录。

1982 年，西耶克（Ciejek EM）以小鸡输卵管细胞为材料，在 -20℃ 低温条件下（降低内源核糖核酸酶活性）分离出核基质，发现所有的卵清蛋白和卵黏蛋白 mRNA 的前体都仅存在于核基质中。有人则具体指出核内不均一 RNA（hnRNA）上的 polyA 区可能就是 hnRNA 在核基质中的附着点。

与染色体构建　染色质组装的放射环模型中，由 30nm 染色质细丝折叠而成的袢环锚定在核基质上，每18个袢环呈放射状排列结合在核基质上构成微带，再由微带沿着核基质形成的轴心支架构成染色单体。根据这个模型，说明核基质与染色体构建有密切关系，它们参与DNA超螺旋化的稳定过程。

与细胞分化　核基质的发达状况与核内RNA合成能力、细胞分化程度密切相关。分化程度高的细胞中RNA合成能力强，核基质也很发达。核基质结构和功能的改变，可导致基因选择性转录活性的变化，引起细胞分化，因此核基质与细胞分化相关。

与正常细胞相比，肿瘤细胞中核基质的结构及组成存在异常，许多癌基因可结合于核基质上，核基质上也存在某些致癌物作用的位点。

（杨恬　刘艳平）

héxiāncéng

核纤层（nuclear lamin）　位于细胞核内核膜下与染色质之间、由中间纤维相互交织而形成的一层高电子密度蛋白质网络片层结构。在细胞分裂中对核被膜的破裂和重建起调节作用。

化学组成　主要化学成分是核纤层蛋白（lamin）。在哺乳类和鸟类细胞中，核纤层是由3种属于中间纤维的多肽组成，分别称为lamin A、B、C。

通过克隆并分析编码核纤层蛋白的mRNA，从序列分析中推论核纤层蛋白具有细胞质骨架的中间纤维蛋白的α螺旋区同源的氨基酸顺序。lamin A和lamin C是由同一基因的不同mRNA所编码，两种蛋白质之间仅在C端不同，它们都有一段由350个氨基酸残基组成的多肽序列，该序列与中间纤维蛋白的α螺旋区约28%的氨基酸相同。而核纤层蛋白与中间纤维的波形蛋白之间在同源区域则有70%的氨基酸相同，其同源性高于不同的中间纤维蛋白之间的同源程度。因此，核纤层蛋白实际上是一种中间纤维蛋白。

功能　核纤层与核被膜、核孔复合体及染色质在结构和功能上有密切的联系（图）。真核细胞在分裂过程中核被膜经历崩解与重建的变化，内核膜下的核纤层也经历解聚与聚合的变化。生化分析表明，lamin A、lamin B和lamin C均有亲膜结合作用，其中以lamin B与核被膜的结合力最强。同时，在内核膜上有lamin B受体，可为lamin B提供结合位点，从而把核膜固定在核纤层上。

在细胞分裂前期，核纤层蛋白磷酸化，核纤层可逆性去组装，发生解聚，使核被膜破裂。此过程中lamin A与lamin C分散到细胞质中，lamin B因与核被膜结合力强，解聚后即与核被膜小泡结合，这些小泡在细胞分裂末期是核被膜重建的基础。

在细胞分裂末期，核纤层蛋白发生去磷酸化，进而聚合，电镜下可见核纤层又重新在细胞核的周围聚集，核被膜再次形成。说明核纤层蛋白的磷酸化与去磷酸化在细胞的有丝分裂过程中与核被膜的崩解与重建密切相关。

间期细胞中，核纤层与内核膜中的镶嵌蛋白相结合，也与核基质相互连接，组成了核的支架，参与维持核孔的位置和核被膜的形状。1986年，伯克（Burke RL）在CHO细胞非细胞体系核组装系统中，选择性地除去laminA、laminB和laminC后，可抑制核被膜和核孔复合体围绕染色体的组装。这表明核纤层在间期核的组装中具有决定性作用。

细胞分裂间期，核纤层蛋白可与染色质上的一些特殊位点相结合，为染色质提供了结构支架，因此不能螺旋化成染色体；而在细胞有丝分裂前期，随着核纤层蛋白的解聚，染色质与核纤层蛋白的结合丧失，染色质逐渐凝集成染色体。如果把lamin A抗体注入分裂期细胞，抑制核纤层蛋白的重新聚合时，会阻断细胞分裂末期染色体解旋成染色质，使染色体停留在凝集状态。说明核纤层对细胞分裂结束后染色质、细胞核的形成非常重要。

利用爪蟾卵母细胞核重建体系的研究发现，重建的没有核纤层的细胞核，虽然细胞核里具有DNA复制过程所需的蛋白质和酶，但却不能进行DNA的复制，表明只有染色质而无完整的核被膜是不能复制DNA的，提示核纤层参与了DNA的复制。

（杨恬　刘艳平）

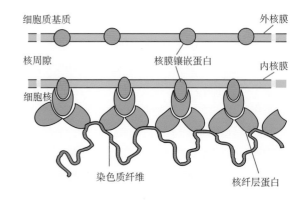

图　核纤层与内核膜、染色质的关系

xìbāo yíchuánxué
细胞遗传学（cytogenetics）

研究细胞中染色体遗传规律的学科。是遗传学的一个分支学科，着重研究细胞中染色体遗传规律，包括染色体的起源、组成、变化、行为和传递等机制及其生物学效应，以阐明遗传和变异的机制。研究对象主要是真核生物，特别是包括人类在内的高等动植物。

简史　早期的细胞遗传学着重研究分离、重组、连锁、交换等遗传现象的染色体基础以及染色体畸变和倍性变化等染色体行为的遗传学效应。

1865 年，现代遗传学的奠基人，奥地利遗传学家格雷戈尔·约翰·孟德尔（Gregor Johann Mendel，1822～1884 年）通过豌豆杂交试验（图 1），发现黄豌豆植株与绿豌豆植株杂交的子代都是黄豌豆，黄色对绿色来说是显性。当子代自花授粉时，子代豌豆有黄有绿。根据实验结果孟德尔提出，遗传性状是由成对的遗传因子决定的。在生殖细胞形成时，成对的遗传因子分开，分别进入两个生殖细胞中去。这被称为孟德尔第一定律或分离率。孟德尔还认为，在生殖细胞形成时，不同对的遗传因子可以自由组合，即孟德尔第二定律或自由组合率。这两个定律是孟德尔遗传因子学说的中心内容。

1909 年，丹麦遗传学家威廉·约翰森（Wilhelm Johannsen，1857～1927 年）将遗传因子改称为基因，并提出基因型和表现型的概念。基因型是指逐代传递下去的成对因子的集合，因子中一个来源于父本，另一个来源于母本；表现型则是指一些容易区分的个体特征的总和。1910 年，美国进化生物学家，遗传学家和胚胎学家托马斯·亨特·摩尔根（Thomas Hunt Morgan，1866～1945 年）以果蝇（*Drosophila*）作为研究材料，发现有些基因的传代在不同性别的果蝇中有着不同的方式，表现为与"性染色体"的传递方式一致。同时，他还发现了基因的连锁、交换和不分离现象，进一步完善了基因学说。1944 年，美国分子生物学家奥斯瓦尔德·埃弗里（Oswald Avery）证实了基因是由 DNA 组成的，确定了基因的化学性质。

1928 年，英国细菌学家弗雷德·格里菲思（Frederick Griffith，1879～1941 年）进行的肺炎球菌转化实验在揭示 DNA 作为遗传信息携带者得研究中发挥了极为重要的作用。他将活的非致病的 R 型（R 为英文 Rough 的缩写）肺炎球菌与经过热灭活的 S 型（S 为英文 Smooth 的缩写）肺炎球菌共同注射到小鼠体内，引起小鼠发病；并且从发病的小鼠血液内检测到活的 S 型肺炎球菌。因此他推测某种物质从灭活的 S 型肺炎球菌转移到了 R 型肺炎球菌，并将 S 型肺炎球菌的致病性带给了 R 型肺炎球菌（图 2）。

1944 年，美国遗传学家麦克林恩·麦卡蒂（Maclyn McCarty，1911～2005 年）和埃弗里利用灭活的 S 型肺炎球菌的无细胞提取液进行了一系列分析，证实了 DNA 就是将 S 型肺炎球菌的致病性转移给 R 型肺炎球菌的物质。1952 年，美国细菌学家、遗传学家阿尔弗雷德·赫尔希（Alfred Hershey，1908～1997 年）和生物学家玛莎·蔡斯（Martha Chase，1927～2003 年）利用病毒证实了 DNA 是遗传物质的携带者。他们将噬菌体 DNA 用 ^{32}P 标记，将蛋白质用 ^{35}S 标记，经过感染细菌具有产生子代病毒的能力。这一实验证实了麦卡蒂和埃弗里在 1944 年利用不同体系得出的结论：DNA 是遗传信息的携带者。20 世纪 80 年代初，美国生化学家理查德·德弗雷斯特·帕尔米特（Richard DeForest Palmiter）证实了 DNA 片段可以被导入到哺乳动物细胞中甚至卵细胞中，并得到其编码的蛋白产物，用此法建立了转基因小鼠。这一系列实验不仅证实了 DNA 是遗传物质，

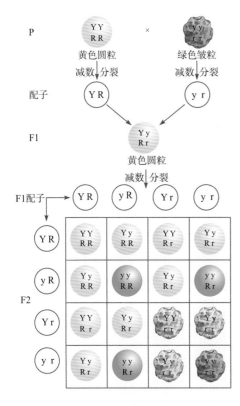

图 1　豌豆杂交试验

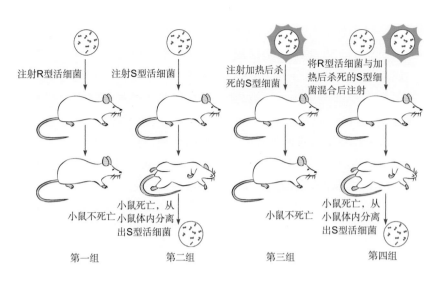

注射R型活细菌　　注射S型活细菌　　注射加热后杀死的S型细菌　　将R型活细菌与加热后杀死的S型细菌混合后注射

小鼠不死亡　　小鼠死亡，从小鼠体内分离出S型活细菌　　小鼠不死亡　　小鼠死亡，从小鼠体内分离出S型活细菌

第一组　　　第二组　　　第三组　　　第四组

图2　肺炎双球菌转化实验

而且证明 DNA 可被转移到不同种属的个体中并保持其功能。以上的研究结果使遗传的染色体学说得以确立。细胞遗传学便在这一基础上迅速发展。

研究对象　主要是真核生物，特别是包括人类在内的高等动植物。细胞遗传学从细胞的角度，通过染色体的结构和行为来研究遗传现象、找出遗传机制和遗传规律。此外，还包括对细胞质及其他细胞器遗传作用的研究。

孟德尔定律揭示了以有性生殖为基础的遗传学规律。但生物界中还存在着各种不同的生殖方式，如无融合生殖、孤雌生殖、孤雄生殖。在通过这些生殖方式得到的子代中，性状比例不符合孟德尔比例。此外，在一般有性生殖过程中也可能出现不符合孟德尔定律的现象，如减数分裂驱动这些现象的研究同样属于细胞遗传学范畴。

无融合生殖是一种代替有性生殖的不发生核的融合的生殖。在同一个种中，有性生殖与无融合生殖常同时存在。同一种植物可以在某一地区进行有性生殖，而在其他地区进行无融合生殖。

单性生殖从理论上可分为孤雄生殖和孤雌生殖两种，但在自然界，动物的孤雄生殖几乎不存在，孤雄生殖的例子主要在植物。单倍体孤雄生殖的例子都是从杂交或实验处理后获得的。减数分裂是生物体在进行有性生殖过程中，形成有性生殖细胞的方式。减数分裂的起点细胞是体细胞，亦即进行减数分裂的细胞也可进行有丝分裂，但可进行减数分裂的体细胞只有精原细胞和卵原细胞。在整个减数分裂过程中，染色体复制一次，细胞连续分裂两次，结果产生的生殖细胞中染色体数目，比原始生殖细胞的减少了一半。

与邻近学科的关系　细胞遗传学是遗传学中最早发展起来也是最基本的学科，其他分支学科都是由其发展而来。细胞遗传学中所阐明的基本规律适用于包括分子遗传学在内的一切分支学科。

体细胞遗传学　主要研究体细胞，特别是离体培养的高等生物体细胞的遗传规律。以高等生物的体细胞为实验材料，采用细胞离体培养、细胞融合和遗传物质在细胞间转移等方法，研究真核细胞的基因结构功能及其表达

规律等的遗传学分支学科。它可为植物育种提供新的方法，并且是人类遗传性疾病基因治疗的理论基础。

分子细胞遗传学　主要研究染色体的亚显微结构和基因活动的关系，是在分子水平上研究生物遗传和变异机制的遗传学分支学科。

进化细胞遗传学　主要研究染色体结构和倍性改变与物种形成之间的关系。

细胞器遗传学　主要研究细胞器如叶绿体、线粒体等的遗传结构，染色体以外的遗传因子所表现的遗传现象。在真核生物中常称为细胞质遗传，也称为核外遗传、非染色体遗传、非孟德尔式遗传或母体遗传。

应用　医学细胞遗传学是细胞遗传学的基础理论与临床医学紧密结合的新兴边缘学科，研究染色体畸变与遗传病之间的关系，对遗传咨询和产前诊断具有重要意义。

（杨　恬　朱振宇）

jīyīn

基因（gene）　细胞内遗传物质的最小功能单位。是负载有特定遗传信息的 DNA 片段，一般包括 DNA 编码序列，非编码调节序列和内含子。在原核细胞中，一个基因就是 DNA 分子的一个片段；但在真核细胞，一个基因可以是 DNA 分子的一个片段或是若干片段的组合。基因的功能是编码生物活性物质，其产物为各种 RNA 和蛋白质。构成 DNA 遗传信息的物质基础是 DNA 序列中的核苷酸排列顺序，不同的生物细胞中 DNA 所载有的遗传信息大小不一，基因数目不同，所合成的蛋白质种类不同，这也是生物物种丰富多彩的原因（图）。蛋白质是生命

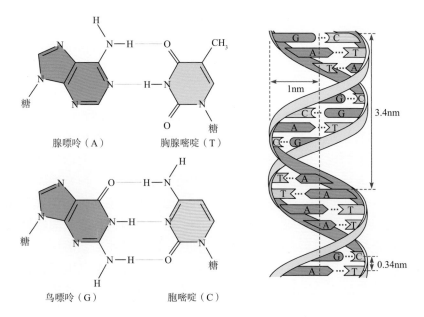

腺嘌呤（A）　　　胸腺嘧啶（T）

鸟嘌呤（G）　　　胞嘧啶（C）

图　DNA 的结构

活动的执行者，基因能通过转录和翻译，由 DNA 决定蛋白质的一级结构，从而决定蛋白质的功能，同时基因还能通过复制将遗传信息代代相传。

1941 年，美国遗传学家乔治·韦尔斯·比德尔（George Wells Beadle，1903~1989 年）和生化学家爱德华·塔图姆（Edward Lawrie Tatum，1909~1975 年）发表了题为"链孢菌中生化反应的遗传控制"的研究报告，他们以链孢菌（Neurospora）为实验材料，用 X 线照射，获得大量丢失合成某种有机物能力的突变菌。由于链孢菌是单倍体，其中的每一个基因都只有一个拷贝。因此，对于基因的任何修饰都会引起相应的表现，某些基因的突变可以引起某种酶的改变，因而产生了不同的突变菌，并且一个基因控制着某一种特定酶的合成。接着他们又发现了一种不能合成色氨酸的突变菌，并鉴定出能够准确描述色氨酸合成途径的变异菌株和基因，发现该代谢途径的每一步都是由一个不同的基因控制的，

为此提出了"一个基因一种酶"的假说，并因此获得了 1958 年诺贝尔生理学或医学奖。比德尔和塔图姆建立的方法是研究代谢途径极为有效的工具，但对于具有多个亚单位的蛋白质而言，"一个基因一种酶"假说却不够完善。研究证实，如果一种蛋白质的几个亚单位相同，这种蛋白质称为同源多聚体，是由一个单基因编码。因此，对"一个基因一种酶"的假说进行了修正，提出了"一条基因一条多肽链"的概念。

随着分子生物学的发展，尤其是人类基因组草图的顺利完成，发现在某些特定的生物体内，如病毒或类病毒，RNA 也可作为遗传信息的携带者。因此，可将基因定义为：负责编码 RNA 或多肽链的 DNA 片段，包括编码序列、编码序列外的侧翼序列及插入序列。

（杨　恬　朱振宇）

结构基因（structural gene）

jiégòu jīyīn

基因中编码 RNA 或蛋白质的 DNA 序列。不同生物之间结构基因的数量以及同一生物中不同结构基因的大小差异很大。有的结构基因仅编码具有特定功能的 RNA，如核糖体 RNA（rRNA）、转运 RNA（tRNA）和其他小分子 RNA。大多数结构基因能通过信使 RNA（mRNA）进一步编码某种多肽或蛋白质。而这些基因的突变可导致特定蛋白质一级结构的改变或影响蛋白质的合成数量。

结构基因 DNA 双链中的一条链作为合成 RNA 的模板链，又称为反义链，另一条链是编码链，又称为有义链或信息链（图 1）。以反义链为模板合成的 RNA 分子，其碱基序列与结构基因的有

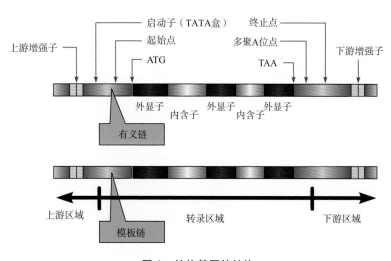

图 1　结构基因的结构

义链碱基序列一致，只是以尿嘧啶（U）取代了胸腺嘧啶（T）。

原核生物的结构基因是连续的，其RNA合成后不需要经过剪接加工。而大多数真核生物基因的显著特征是在编码区内含有非编码的插入序列，称为不连续基因或断裂基因（图2）。编码序列又称为外显子，在基因转录后经过剪接连在一起，形成成熟的mRNA，最终参与指导多肽链合成；非编码序列称为内含子，又称为插入序列。内含子和外显子一起转录成mRNA前体，但是内含子序列在mRNA前体的转录后加工过程中被剪切掉，因此不存在于成熟的mRNA序列中。

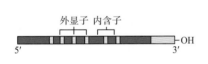

图2 断裂基因的结构

不同基因的内含子和外显子的数目及大小各不相同，如人的胰岛素启动子因子1（IPF1）基因全长为5000碱基对（bp），含有2个外显子（成熟mRNA含有852个碱基）、1个内含子；而人的膜辅因子蛋白（MCP）基因全长超过8万个bp，含有14个外显子（1125个碱基的成熟mRNA）、13个内含子。由此可见，内含子的序列远远大于编码序列。根据人类基因组测序结果的分析推测，基因的编码序列仅占全基因组序列的3%。内含子在进化上对于基因多样性的产生具有重要意义，在某些基因中内含子的存在可以保证或增强基因的稳定表达。真核生物基因的外显子和内含子接头处都有一段高度保守的一致序列，即内含子5′端大多数是以GT

开始，3′端大多是以AG结束，称为GT-AG法则，可作为真核基因中RNA剪接的识别信号。

（杨 恬 朱振宇）

tiáojié jīyīn

调节基因（regulatory gene）

基因中与转录调控相关的序列。根据操纵子学说，并不是所有的基因都能为肽链进行编码。能为多肽链编码的基因称为结构基因，包括编码结构蛋白和酶蛋白的基因，也包括编码阻遏蛋白或激活蛋白的调节基因。有些基因只能转录而不能翻译，如tRNA基因和rRNA基因。还有些DNA区段，其本身并不进行转录，但对其邻近结构基因的转录起控制作用，称为启动基因和操纵基因。启动基因、操纵基因与其控制下的一系列结构基因组成一个功能单位称为操纵子。就其功能而言，调节基因、操纵基因和启动基因都属于调节基因（图）。

结构 在基因编码区的两侧通常还有侧翼顺序，是一段不被翻译的DNA序列，但含有基因调控序列，包括前导序列，即第一个外显子的上游，即5′端序列和尾部序列，即最后一个外显子的下游（3′端序列）。原核生物基因的调控序列中，最基本的是启动子和终止子，有些基因中还有不同的调节蛋白结合位点或操纵基因。真核生物基因中的调控序列一般被称为顺式作用元件，包括：启动子和上游启动子元件、增强子、反应元件和poly（A）加尾信号。

组成 1970年后，随着多学科渗透和实验手段的发展，基因的概念又有了新的内容，包括断裂基因、重叠基

因、假基因、移动基因、持家基因和奢侈基因。

断裂基因 是DNA序列并不连续的基因。20世纪70年代中期，法国生物化学家查姆帮（Chamobon）和贝热（Berget）在研究鸡卵清蛋白基因的表达中发现，细胞内的结构基因并非全部由编码序列组成，而是在编码序列中间插入无编码作用的碱基序列，这类基因被称为间隔或断裂基因。原核生物的基因序列一般是连续的，在一个基因的内部几乎不含内含子，而真核生物中绝大多数基因都是由不连续DNA序列组成的断裂基因。DNA分子断裂基因的存在为基因功能的展现赋予了更大的潜力。

重叠基因 多核苷酸全部或部分与基因组同区段中另一基因序列重叠的基因。1977年，维纳（Weiner）在研究Q0病毒的基因结构时，首先发现了基因的重叠现象。1978年，费尔（Feir）和桑戈尔（Sangor）在研究分析φX174噬菌体的核苷酸序列时，也发现由5375个核苷酸组成的单链DNA所包含的10个基因中有几个基因具有不同程度的重叠，但这些重叠的基因具有不同的读码框架。基因的重叠性使有限的DNA序列包含了更多的遗传信息，是生物对其遗传物质经济而合理的利用。

假基因 类似于基因，但不表达的DNA序列。1977年，法国生物学家克劳德·雅克（Claude

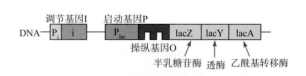

图 调节基因的结构

Jacq）在对非洲爪蟾 5S rRNA 基因簇的研究后提出了假基因（Ψ）的概念，这是一种核苷酸序列同其相应的正常功能基因基本相同，但却不能合成出功能蛋白质的失活基因。假基因的发现是真核生物应用重组 DNA 技术和序列分析的结果。现已在大多数真核生物中发现了假基因，如 Hb 的假基因、干扰素、组蛋白、α 球蛋白和 β 球蛋白、肌动蛋白及人的 rRNA 和 tRNA 基因均含有假基因。由于假基因不工作或无效工作，故认为假基因相当人的痕迹器官或作为后补基因。

移动基因　染色体 DNA 上可复制和移位的一段 DNA 序列，又称跳跃基因。1950 年，美国遗传学家芭芭拉·麦克林托克（Barbara McClintock，1902～1992 年）在玉米染色体组中首先发现移动基因。她发现玉米染色体上有一种称为 Ds 的控制基因会改变位置，同时引起染色体断裂，使其离开或插入部位邻近的基因失活或恢复活性，从而导致玉米籽粒性状改变。20 世纪 90 年代之前，实验证明了麦克林托克的观点，移动基因不仅能在个体的染色体组内移动，并能在个体间甚至种间移动。现已了解到真核细胞中普遍存在移动基因。基因移动性的发现不仅打破了遗传的 DNA 恒定论，而且对于认识肿瘤基因的形成和表达，以及生物演化中信息量的扩大等研究工作也将提供新的启示和线索。

持家基因和奢侈基因　所有细胞中一类均需表达的基因。具有相同遗传信息的同一个体细胞间其所利用的基因并不相同，有的基因活动是维持细胞基本代谢所必需的，而有的基因则在一些分化细胞中活动，这正是细胞分化、生物发育的基础。前者称为持家基因，而后者称为奢侈基因。

（杨 恬 朱振宇）

jīyīnzǔ

基因组（genome）　含有一种生物一整套遗传信息的遗传物质。从简单的病毒到复杂的高等动植物细胞，都有一整套决定生物基本特征和功能的遗传信息，这些遗传信息储存于病毒或细胞的核酸中。RNA 和蛋白质的结构信息都是以基因的形式储存在 DNA（部分病毒是 RNA）中。除此之外，DNA 中还有大量的并不编码 RNA 或蛋白质的序列，尤其是在真核生物 DNA 中，这种非编码序列达到 95% 以上，这些序列中同样储存着大量的重要信息。如果仅揭示所有基因的结构与功能，还不能揭示生命的全部奥秘，也不能完全解释各种疾病的分子生物学机制，只有了解基因组的结构与功能，才有可能达到这些目的。病毒、原核生物以及真核生物所储存的遗传信息量有着巨大差别，其基因组的结构与组织形式上也各有特点。

在真核生物体中，基因组是指一套完整单倍体 DNA（染色体 DNA）和线粒体 DNA 的全部序列，既包括编码序列，也包括大量的非编码序列。这些序列中蕴含的遗传信息决定了生物体生长发育以及各种生命现象。某些病毒的基因组则是由 RNA 组成的。

基因组大小　通常以其 DNA 含量来表示，单倍体基因组中的全部 DNA 量称为 C 值。不同生物的基因组大小差异很大。基因组大小和 DNA 含量随着生物进化复杂程度的增加以及生物结构和功能复杂程度的增加而逐步上升。例如：大肠埃希菌的基因组含有 4.6×10^{6} 个碱基对（bp）；酵母的基因组含有 1.3×10^{7} bp，而哺乳动物的基因组高达 10^{9} bp 以上。但有例外，如人的 C 值只有 10^{9} bp，而肺鱼的 C 值为 10^{11} bp，比人高出 100 倍。人类的基因组包含 3.3×10^{9} bp，有 3～3.5 万个编码特定蛋白的基因。

基因组结构　不同生物基因组的结构与组织形式明显不同。

病毒基因组　大小和结构有较大差异。如乙型肝炎病毒 DNA 只有 3kb，编码 4 种蛋白质（图），而痘病毒的基因组达 300kb，可编码几百种蛋白质。由于病毒基因组的大小有限，因此在进化过程中形成了基因重叠的现象，即同一段 DNA 或 RNA 序列可以编码 2 种或 2 种以上的蛋白质。病毒的核酸通常是 DNA 分子或 RNA 分子，

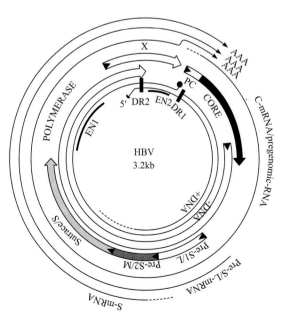

图　HBV 基因图谱

但并未有在一种病毒中存在两种核酸的情况，这也是病毒与其他生物不同之处。RNA 病毒基因组有单、双链和正、负链之分。单股正链 RNA 病毒基因组可以作为 mRNA 行使模板功能；单股负链 RNA 病毒需要先合成与其互补的 mRNA；双链 RNA 病毒基因组含有正、负两条 RNA 链；部分 RNA 病毒基因组可以被反转录为 DNA。DNA 病毒基因组具有环状 DNA 分子和线状 DNA 分子之分。

原核生物基因组　较小，结构比较简单，通常仅由一条双链环状 DNA 分子组成，虽然基因组 DNA 与蛋白质结合，但并不形成类似于真核生物的染色体结构。重复序列少，结构基因在基因组中所占的比例（约 50%）远大于真核生物基因组，但小于病毒的基因组。通常比较简单，其基因组大小在 0.6×10^6bp（如支原体）到 8×10^6bp（如固氮菌）之间，所包含的基因数目从几百到数千个不等。一般来说，基因数目与其基因组的大小呈正比。其中很多基因的功能还并不清楚，但可在其他生物中找到这些基因的同源序列，提示这些基因可能具有非常保守的生物学功能。

细菌染色体 DNA 在细胞内形成一个致密区域，即类核。类核与细胞质之间无核膜结构，其中央部分由 RNA 和支架蛋白组成，外围是双链闭环的超螺旋 DNA。基因组中通常只有 1 个 DNA 复制起点。细菌中，除了染色体 DNA 外，还可有环状双链质粒 DNA。原核生物的绝大多数结构基因按功能相关性成簇地串联排列在染色体上，连同其上游的调控区（包括启动子和操纵子）以及下游的转录终止信号共同组成一个基因表达单位，即操纵子结构。

原核生物基因组中的基因密度非常高，基因组序列中编码区所占的比例较大。大肠埃希菌中总共有 4288 个基因，平均编码区长度为 950bp，而基因之间的平均间隔长度只有 118bp。这些结构基因没有内含子，多为拷贝基因，但编码 rRNA 的基因有多个拷贝。原核生物基因组中的重复序列很少，几乎没有类似于真核生物基因组内广泛存在的重复序列。有时可看到在大肠埃希菌基因组中的不同部位出现 50kb 的重复片段，为转座子，又称为插入序列。在原核生物基因组中含有编码同工酶的同基因。例如，在大肠埃希菌基因组中有两个编码分支酸别构酶的基因，两个编码乙酰乳酸合酶的基因。不同的原核生物基因组中的 GC 含量变化很大，范围是 25%~75%。因此，测量基因组的 GC 含量可以用来识别细菌种类。

在原核生物基因组 DNA 序列中有多个具有各种功能的识别区域，如复制起始区 OriC，复制终止区 TerC，转录启动区和终止区等。这些区域往往具有特殊的序列，并且含有反向重复序列。例如，大肠埃希菌色氨酸操纵子的 3' 端含有一个 40bp 的 GC 丰富区，其后紧跟一个 AT 丰富区，这就是转录终止子的结构。

质粒是存在于细胞染色体外的具有自主复制能力的环状双链 DNA 分子。分子量小的为 2000~3000bp，大的可达数千个 bp。质粒分子能在宿主细胞内独立自主地进行复制，并在细胞分裂时恒定地传给子代细胞。质粒带有某些特殊的不同于宿主细胞的遗传信息，其存在会赋予宿主细胞一些新的遗传性状，如对某些抗生素或重金属产生抗性等。根据宿主菌的表现可识别质粒的存在，这一性

质被用于筛选和鉴定重组细菌。

真核生物基因组　比较庞大，但结构基因在基因组中所占的比例比较小，其中编码序列更少，而且存在着大量的重复序列。人类的基因组中，只有 2%~3% 的 DNA 序列是编码序列。另外，真核生物染色体 DNA 是以核小体作为基本单位的形式存在的，参与核小体形成的还有 5 种组蛋白。

真核生物基因组的复杂性体现在两个方面：①具有复杂多样的结构形式。②具有复杂精细的基因表达调控机制。

真核生物基因组包含两个部分：染色体 DNA 和染色体外 DNA［线粒体 DNA（mtDNA）］。线性染色体 DNA 位于细胞核内，DNA 双链盘绕在以组蛋白（H2A、H2B、H3、H4）分子为核心的结构表面，构成核小体。许多核小体连接成串珠状，再经过反复盘旋折叠最后形成染色单体。mtDNA 是闭环双链分子，位于线粒体中。哺乳动物的 mtDNA 长度为 16.5kb，而酵母的 mtDNA 长度可达 80kb。每个细胞内 mtDNA 的数目不同，动物细胞内可以有数百个 mtDNA，在酵母细胞内有 22 个 mtDNA。与核内 DNA 相比，mtDNA 所占的比例很小，仅为 1%。但是在生长期的酵母细胞中，mtDNA 可高达 18%。mtDNA 几乎没有重复序列。mtDNA 上某些基因可以重叠，而且没有内含子。动物细胞的 mtDNA 编码 2 个 rRNA、22 个 RNA 和多种酶的蛋白亚单位，包括细胞色素 b、细胞色素氧化酶、ATP 酶和 NADH 脱氢酶。

在人类基因组中，编码序列只占基因组总 DNA 量的 3% 左右，非编码序列占 95% 以上。在这些非编码序列中，一部分是基因的内含子、调控序列等，另一部分

便是重复序列。真核基因组的重复序列可高达总 DNA 量的 50%。重复序列中，除了编码 rRNA、tRNA、组蛋白以及免疫球蛋白的结构基因外，大部分是非编码序列，其功能主要与基因组的稳定性、组织形式以及基因的表达调控有关。除拷贝或低重复序列 DNA 外，根据重复序列出现的频率不同，可以将 DNA 序列分为高重复序列 DNA 和中重复序列 DNA。

多基因家族和假基因家族的存在是真核基因组的另一特点。多基因家族是指核苷酸序列或编码产物的结构具有一定程度同源性的基因，其编码产物常常具有相似的功能。另外还有一种基因家族，是由多基因家族及单基因组成的更大的基因家族，它们的结构有程度不等的同源性，但功能不一定相同，称为基因超家族。假基因（Ψ）是指与某些功能的基因结构相似，但不能表达基因产物的基因。这些基因起初可能是有功能的，在基因复制时编码序列或调控元件发生突变，或是插入了 mRNA 反转录的 cDNA，缺少基因表达所需要的启动子序列，这些假基因称为传统假基因。存在于 β-珠蛋白基因簇中的假基因（Ψβ）就是由于在基因编码序列的第 20 位碱基的丢失而引起移码突变所造成的。由插入了 mRNA 反转录生成的 cDNA 造成的假基因称为加工的假基因。这种假基因实际上是一个功能基因的 mRNA 被反转录成为 cDNA，然后 cDNA 又被插入到基因组中。它们不含内含子，大多数也没有基因表达所需要的调控区，因此不能被表达。

（杨 恬 朱振宇）

yíchuán mìmǎ

遗传密码（genetic code）　信使 RNA（mRNA）分子上从 5′端到 3′端方向，由起始密码子 AUG 开始，每 3 个核苷酸组成的三联体。又称遗传密码子、三联体密码，共有 64 种，决定肽链上每一个氨基酸和各氨基酸的合成顺序，以及蛋白质合成的起始、延伸和终止（表 1）。遗传密码是一组规则，将 DNA 或 RNA 序列以 3 个核苷酸为一组的密码子转译为蛋白质的氨基酸序列，以用于蛋白质合成。几乎所有的生物都使用同样的遗传密码，称为标准遗传密码；即使是非细胞结构的病毒，也使用标准遗传密码。但有少数生物使用不同的遗传密码。

在 tRNA 分子中一组与 mRNA 中密码子配对的三联体，称为反密码子（图 1）。每种 tRNA 携带一种特定的氨基酸，在遗传密码的解读中起关键性的作用。

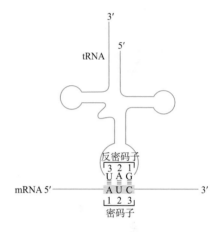

图 1　密码子与反密码子

表 1　密码子表

第一位碱基		第二位碱基				第三位碱基
		U	C	A	G	
U	UUU（Phe）UUC（Phe）}苯丙氨酸 UUA（Leu）UUG（Leu）}亮氨酸	UCU（Ser）UCC（Ser）UCA（Ser）UCG（Ser）}丝氨酸	UAU（Tyr）UAC（Tyr）}酪氨酸 UAA UAG}（终止）	UGU（Cys）UGC（Cys）}半胱氨酸 UGA（终止） UGG（Trp）色氨酸	U C A G
C	CUU（Leu）CUC（Leu）CUA（Leu）CUG（Leu）}亮氨酸	CCU（Pro）CCC（Pro）CCA（Pro）CCG（Pro）}脯氨酸	CAU（His）CAC（His）}组氨酸 CAA（Gln）CAG（Gln）}谷氨酰胺	CGU（Arg）CGC（Arg）CGA（Arg）CGG（Arg）}精氨酸	U C A G
A	AUU（Ile）AUC（Ile）AUA（Ile）}异亮氨酸 AUG（Met）甲硫氨酸（起始）	ACU（Thr）ACC（Thr）ACA（Thr）ACG（Thr）}苏氨酸	AAU（Asn）AAC（Asn）}天冬酰胺 AAA（Lys）AAG（Lys）}赖氨酸	AGU（Ser）AGC（Ser）}丝氨酸 AGA（Arg）AGG（Arg）}精氨酸	U C A G
G	GUU（Val）GUC（Val）GUA（Val）GUG（Val）}缬氨酸	GCU（Ala）GCC（Ala）GCA（Ala）GCG（Ala）}丙氨酸	GAU（Asp）GAC（Asp）}天冬氨酸 GAA（Glu）GAG（Glu）}谷氨酸	GGU（Gly）GGC（Gly）GGA（Gly）GGG（Gly）}甘氨酸	U C A G

研究过程 1954 年 2 月，美国物理学家盖莫（Gamow）根据詹姆斯·沃森（James Watson）和弗朗西斯·克里克（Francis Crick）发现的 DNA 双股螺旋结构，提出了 DNA 的腺嘌呤 $N_5C_5H_5$（A）、鸟嘌呤 $N_5C_5H_5O$（G）、胞嘧啶 $N_3C_4H_5O$（C）和胸腺嘧啶 $N_2C_5H_6O_2$（T）4 种碱基可能就是密码子的最初设想。1955 ~ 1956 年，盖莫指出，从排列组合计算，1 种碱基对应 1 种氨基酸不够，2 种碱基的 16 种组合对应 20 种氨基酸也不够，4 种碱基的 256 种组合对应 20 种氨基酸太多，只有 3 种碱基组成 64 种组合对应 20 种氨基酸较合适。1959 年，克里克提出"中心法则"支持盖莫的假说；1961 年，克里克和布伦纳（Brenner）用实验证明了细菌和噬菌体遗传密码的三联性质。1961 年，马歇尔·沃伦·尼伦伯格（Marshall Warren Nirenberg，1927 ~ 2010 年）领导的生化小组合成了碱基尿嘧啶，然后用 3 个尿嘧啶合成了苯丙氨酸分子，从而确定了克里克所排遗传密码表的第一个密码子的意义：3 个尿嘧啶是一个苯丙氨酸的密码子。1964 年，威斯康星大学的科学家哈尔·戈宾德·霍拉纳（Har Gobind Khorana，1922 ~ 2011 年）合成出了一个 UG 交替的共聚物…UGUGUGUGUG…，并用其作为合成蛋白质的信使，产生了半胱氨酸（Cys）和缬氨酸（Val）交替的多肽链 …Cys-Val-Cys-Val…，由此得出"UGU 是半胱氨酸的密码子和 GUG 是缬氨酸的密码子"结论，并首创了实验室里"DNA 链上碱基顺序不同致使反应发生的结果不同"分辨盖莫和克里克数学排列表中"某一类元素相同但顺序不同致使排列不同"的方法。1965 ~ 1966 年，剑桥 MRC 分子生物学实验室的克拉克（Clark）做出起始密码子结论；同一实验室的布伦纳和美国耶鲁大学的加伦（Garen A）各自做出终止密码子结论。1966 年，关于盖莫所提出的 64 个排列对应 20 种氨基酸分子的遗传密码意义全部被破译。

为了阐明遗传密码究竟是哪 3 个核苷酸组成 1 个密码子来决定哪个氨基酸这个难题，尼伦伯格先合成了一条全部由尿嘧啶核苷酸（U）组成的多苷酸链，即 UUU……，然后将这种多聚 U 加入到含有 20 种氨基酸以及有关酶的缓冲液中，结果只产生了一种由苯丙氨酸组成的多肽链。这是一个惊人的发现：与苯丙氨酸对应的遗传密码是 UUU。这是世界上解读出的第一个遗传密码子。尼伦伯格及其合作者参考罗伯特·霍利（Robert W. Holley）的研究结果，将人工合成的密码子（核苷酸三联体）"栽种"在核糖体上，这个人工密码子便像天然的 mRNA 一样，从介质中"捞起"完全确定的 tRNA 及其所携带的氨基酸，合成了 64 种理论上可能的核苷酸三联体密码子，终于将 64 个密码子的含义一一解读出来。与此同时，霍拉纳则按照事先的设计合成具有特定核苷酸排列顺序的人工 mRNA，并用它来指导多肽或蛋白质的合成，以检测各个密码子的含义，证实了构成基因编码的一般原则和单个密码的词义。霍拉纳认为，在一个分子中，每个三联体密码子是分开读取的，互不重叠，密码子之间没有间隔。1966 年，霍拉纳宣布基因密码已全部被破译。遗传密码的破译，是生物学史上一个重大的里程碑。尼伦伯格与霍拉纳获得 1968 年诺贝尔生理学或医学奖。

遗传密码的翻译 首先是以 DNA 的一条链为模板合成与其互补的 mRNA，根据碱基互补配对原则，在这条 mRNA 链上，A 变为 U，T 变为 A，C 变为 G，G 变为 C。因此，这条 mRNA 上的遗传密码与原来模板 DNA 的互补 DNA 链是一样的，所不同的只是 U 代替了 T。然后再由 mRNA 上的遗传密码翻译成多肽链中的氨基酸序列。从 1961 年开始，经过大量的实验，分别利用 64 个已知三联体密码，找出了与其对应的氨基酸。1966 ~ 1967 年，全部完成了遗传密码的翻译。

遗传密码的特点 有以下几点：

通用性 从简单生物到人类都使用同一套遗传密码，即无种属特异性。但也有例外，动物细胞线粒体和植物细胞叶绿体中，蛋白质合成所使用三联密码子有少数与通用密码子不同，如 AUG 代表甲硫氨酸，UGG 代表色氨酸等。

方向性 mRNA 中每个密码子的阅读方向必须从 $5' \rightarrow 3'$，因而起始密码子总是位于 $5'$ 端，终止密码子则位于 $3'$ 端，翻译过程是从 mRNA 的 $5' \rightarrow 3'$ 方向进行。

简并性 在遗传密码中，除了甲硫氨酸、色氨酸外，其他氨基酸分别有 2、3、4、6 种密码子编码，同一种氨基酸的几种密码子称同义密码子，前两位碱基决定密码子的特异性，第三位碱基的摆动是造成简并的原因，同义的密码子越多，生物遗传的稳定性越大。因为当 DNA 分子上的碱基发生变化时，突变后所形成的三联体密码，可能与原来的三联体密码翻译成同样的氨基酸，或者化学性质相近的氨基酸，在多肽链上就不会表现任何变异或者变化不明显。因而简并现象对生物遗传的稳定性具有重要意义（图 2）。如果不管密码子的第三

反密码子第1位碱基	A	C	G	U	I
密码子第3位碱基	U	G	C,U	A,G	A,C,U

	3 2 1		3 2 1		3 2 1	
反密码子	(3') G-C-I		G-C-I		G-C-I	(5')
密码子	(5') C-G-A		C-G-U		C-G-C	(3')
	1 2 3		1 2 3		1 2 3	

图 2　遗传密码的摆动性

位为哪种核苷酸，都编码同一种氨基酸，则称为四重简并；如果第三位有 4 种可能的核苷酸之中的两种，而且编码同一种氨基酸，则称为二重简并，一般第三位上两种等价的核苷酸同为嘌呤（A/G）或者嘧啶（C/T）。遗传密码的这些性质可使基因更加耐受点突变。例如：四重简并密码子可以容忍密码子第三位的任何变异；二重简并密码子使三分之一可能的第三位的变异不影响蛋白质序列。

连续性　密码子之间是连续排列的，没有间隔，翻译时从特定起始点开始，按每 3 个碱基为一组向 3′端方向阅读。mRNA 链上若发生碱基缺失或插入可造成移码突变，使下游翻译出的氨基酸完全改变。

起始密码子和终止密码子
AUG、GUG、UUC 不仅代表相应的氨基酸，而且在 mRNA 起始部位代表肽链的起始信号，以 AUG 最常见。UAA、UGA、UAG 不编码任何氨基酸，仅代表肽链合成的终止。

密码子结构与氨基酸侧链极性之间有一定关系。氨基酸侧链极性在多数情况下由密码子的第二个碱基决定。第二个碱基为嘧啶（Y）时，氨基酸侧链为非极性，第二个碱基为嘌呤（P）时，氨基酸侧链有极性；当第一个碱基为 U 或 A，第二个碱基为 C，第三个碱基无特异性时，所决定

的氨基酸侧链为极性不带电；当第一个碱基不是 U，第二个碱基是 G 时，氨基酸侧链则带电。在此前提下，若第一个是 C 或 A 时，表示带正电的氨基酸；第一、第二个碱基分别是 G、A 时，此种氨基酸带负电。但上述关系也有个别例外。

应用　遗传密码的阐明解决了基因在不同生物体之间的转移与表达，开辟了遗传工程和蛋白工程的新产业。但在异体表达的蛋白质往往不能正确折叠成为活性蛋白质而聚集形成包含体。生物工程的这个在生产上的瓶颈问题需要第二密码（蛋白质中氨基酸序列与其空间结构的对应关系，国际上称之为第二遗传密码或折叠密码）的理论研究和折叠的实验研究来指导和帮助解决。由于分子伴侣在新生肽链折叠中的关键作用，对提高生物工程产物的产率有重要的实用价值。

蛋白工程的兴起，使人们开始设计自然界不存在的全新的具有某些特定性质的蛋白质。前述把原来主要是 β 折叠结构改变为主要是 α 螺旋的新蛋白的设计就是一个例子。某些疾病是由于蛋白质折叠错误而引起的，如类似于疯牛病的神经性疾病（阿尔茨海默病和帕金森病）。异常刺激会诱导细胞立即

合成大量应激蛋白帮助细胞克服环境变化，这些应激蛋白多半是分子伴侣。由于分子伴侣在细胞生命活动的各个层次和环节上都有重要作用，其表达和行为必然与疾病有密切关系，如局部缺血、化疗损伤、心脏扩大、高热、炎症感染、代谢病细胞和组织损伤以及老年化都与应激蛋白有关。

（杨　恬　朱振宇）

jīyīn zhuǎnlù biǎodá
基因转录表达（gene transcription and expression）　以 DNA 的一条链为模板，按照碱基互补配对原则合成 RNA 的过程为基因转录，接着 RNA 分子指导特定蛋白质合成，此为基因表达。

（杨　恬　朱振宇）

zhōngxīn fǎzé
中心法则（central dogma）　遗传信息传递方向的法则。由英国分子生物学家弗朗西斯·克里克（Francis Crick）于 1958 年提出，即遗传信息从 DNA 传递至 RNA，再传递至多肽。DNA 同 RNA 之间遗传信息的传递是双向的，而遗传信息只是单向地从核酸流向蛋白质（图 1）。此中心法则亦包括 DNA 的复制，即遗传信息可由

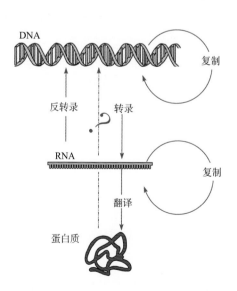

图 1　中心法则示意

DNA 分子的复制传给子代 DNA；以 DNA 为模板合成 RNA 的过程称为转录；从 RNA（信使 RNA，mRNA）指导合成蛋白质的过程，即由 mRNA 的核苷酸序列变为蛋白质的氨基酸序列的过程称为翻译。负担翻译为蛋白质的 RNA，像信使那样携带着来自 DNA 的遗传信息到胞质核糖体那里指导合成蛋白质，因而称之为 mRNA。除 mRNA 外，其余 2 种 RNA，即核糖体 RNA（rRNA）和转移 RNA（tRNA）都是基因表达的终产物，它们没有翻译成蛋白质的作用，但为蛋白质合成所需要。后来发现的反转录酶能催化以 RNA 为模板合成 DNA 的过程，从而证明了遗传信息亦可以反向转录，即从 RNA→DNA。这是对中心法则的有益补充。

基因转录 基因表达的实质是细胞遗传信息的转录和翻译。细胞要合成具有功能的蛋白质分子必须通过一个媒介将储于 DNA 中决定蛋白质结构的遗传信息传递，这个媒介就是 RNA。以 DNA 为模板，RNA 聚合酶催化合成 RNA 分子的过程称为转录，转录的实质就是将 DNA 的遗传信息传递给 RNA。

DNA 链是基因转录的模板。DNA 双链上有转录的启动部位和终止部位，两者之间的核苷酸序列是遗传信息的储存区域，在转录时起模板作用。转录是 RNA 聚合酶催化作用的结果。双链 DNA 模板的一些"特殊"起始部位被 RNA 聚合酶识别，聚合酶与这些"特殊"的 DNA 部位结合，解旋产生一段 DNA 单链区域，DNA 得以转录。原核细胞通常只有一种类型的 RNA 聚合酶，它承担了细胞中所有 mRNA、rRNA、tRNA 的生物合成。大肠埃希菌（*E.coli*）

的 RNA 聚合酶由 5 个亚基组成：α2ββ′δ，分子量为 465kD。2 个 α 亚基、1 个 β 亚基、1 个 β′亚基和 1 个 δ 亚基构成一个具有 RNA 合成功能的单位，称为全酶。真核细胞中含有多种 RNA 聚合酶，RNA 聚合酶Ⅰ、RNA 聚合酶Ⅱ、RNA 聚合酶Ⅲ，此外细胞器还含有 RNA 聚合酶，如线粒体的 RNA 聚合酶，叶绿体的 RNA 聚合酶。DNA 模板上启动子是控制转录的关键部位。基因转录过程包括 3 个阶段（图 2）：

转录起始 RNA 合成起始首先由 RNA 聚合酶的 δ 因子辨认 DNA 链的转录起始点，介导核心酶与 DNA 链接触。被辨认的 DNA 位点是启动子 -35 区的 TTGACAT 序列，在此区段酶 -DNA 松散结合并向下游的 -10 区移动，在 -10 区形成稳定的酶 -DNA 复合物，进入了转录的起始点。RNA 聚合酶与 DNA 模板的结合能使该部位的 DNA 双螺旋解开，形成局部的单链区，并构成了转录起始复合物：RNA 聚合酶（全酶）、DNA

链和新链前两个核苷酸。该复合物一旦形成即可开始合成 RNA。

转录延伸 δ 因子从起始转录复合物上脱落下来后能引起核心酶 β 和 β′亚基的构象发生改变。当核心酶沿着模板向前移动时结合下一个能与模板配对的核苷酸，进行一次酶促连接反应。转录延长的每一次化学反应都可以使 RNA 链增加一个核苷酸。由于 RNA 聚合酶比较大，能覆盖转录区中解开的 DNA 双链以及新合成 RNA 链和 DNA 链形成的杂化双链，形成一个包含 RNA 聚合酶 -DNA-RNA 的转录复合物，即转录空泡。

转录终止 当核心酶沿模板 3′→5′方向移行至 DNA 链的终止部位时，识别模板上特殊结构后便停顿下来不再移动，同时转录产物 RNA 链从转录复合物上释放出来，即转录终止。包括依赖 ρ 因子的转录终止和非依赖 ρ 因子的转录终止：前者认为 ρ 因子接触 RNA 聚合酶后，二者的构象发生改变，并利用其解螺旋酶活性拆离 DNA：RNA 杂化双链，从而

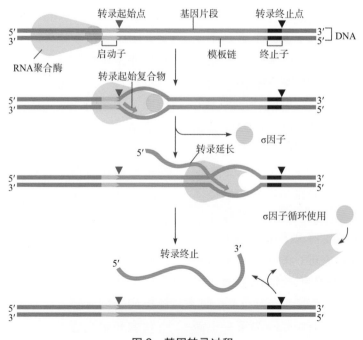

图 2 基因转录过程

使转录产物从转录复合物中完全释放出来，终止转录；非依赖 ρ 因子的转录终止是利用新合成的 RNA 链自身的某些特殊结构来终止转录。在 DNA 模板链接近转录终止的区域内有较密集的 A-T 配对区和自身互补序列，使转录产物 RNA 3′ 端常有若干个连续的 U 序列和自身互补序列形成的茎环结构或发夹结构。

真核细胞转录终止方式与转录后的修饰密切相关。在模板链读码框架的 3′ 端后，常有一组共同序列 AATAAA，其下游还有相当多的 GT 序列，称为转录终止的修饰点。当转录越过修饰点后，mRNA 在修饰点处被切断，随即加入 poly A 尾巴和 5′ 帽子结构，并被释放出来。越过修饰点后 RNA 很快被降解。

转录后修饰 初级转录产物经过转录后加工始具有活性。转录生成的 RNA 称为初级转录产物。转录的初级产物不一定是成熟的 RNA 分子，常要有一个加工修饰过程，才能生成成熟的 RNA 分子，即转录后加工。原核细胞由于无典型细胞核，其基因又几乎都是连续的，转录生成的 RNA 加工简单（tRNA 例外），只需将多顺反子 mRNA 经特殊的 RNA 酶切开形成几个单独的 mRNA，在核糖体上参与蛋白质的合成。真核细胞有核，基因是不连续的，所以转录生成的 RNA 必须加工才能成为有活性的 RNA 分子。核内不均一 RNA（hnRNA）进行首尾修饰和内含子剪切后转变为成熟的 mRNA。mRNA 转录后加工包括对其 5′ 端和 3′ 端的首尾修饰以及对 mRNA 的剪接等；tRNA 转录后加工包括多余部分的切除和稀有碱基的形成。原核生物和真核生物刚转录生成的 tRNA

前体一般无生物活性，需要进行剪切拼接和碱基修饰以及 3′-OH 连接-ACC 结构，才能形成成熟的 tRNA，参与蛋白质生物合成的氨基酸转运；核酶参与了 rRNA 的转录后加工。

翻译 在遗传信息的传递过程中，基因表达的第一步是 DNA 将其遗传信息转录给 mRNA，基因表达的第二步是 mRNA 指导蛋白质的合成，即翻译。在此过程中需要多种生物大分子参与，其中包括核糖体、mRNA、tRNA 及多种蛋白质因子。

核糖体是肽链合成的场所，mRNA 是合成蛋白质的直接模板。原核细胞中每种 mRNA 常带有多个功能相关蛋白质的编码信息，以一种多顺反子的形式排列，在翻译过程中可同时合成几种蛋白质。而真核细胞中，每种 mRNA 一般只带有一种蛋白质编码信息，是单顺反子的形式。mRNA 以其分子中的核苷酸排列顺序携带从 DNA 传递来的遗传信息，作为蛋白质生物合成的直接模板，决定蛋白质分子中的氨基酸排列顺序。mRNA 分子上以 5′→3′ 方向，从起始密码子（AUG）开始每 3 个连续的核苷酸组成一个密码子，mRNA 中的 4 种碱基可以组成 64 种密码子。tRNA 是活化和转运氨基酸的工具。蛋白质生物合成是一个信息传递过程，要将 mRNA 密码子排列的信息转换为氨基酸的 20 种符号，且要排列正确。tRNA 能与专一的氨基酸结合并识别 mRNA 分子上的密码子，起重要的接合体作用。若干酶类和因子参与蛋白质生物合成，如氨基酰-tRNA 合成酶，转肽酶。

蛋白质合成 包括 5 个阶段：

氨基酸活化 氨基酸在参与合成肽链以前需活化以获得额外

的能量。在氨基酰-tRNA 合成酶作用下，氨基酸的羧基与 tRNA3′ 末端的 CCA-OH 缩合成氨基酰-tRNA。该反应是耗能过程，生成的氨基酰-tRNA 中酯酰键含较高能量，可用于肽键合成。

起始复合物形成 起始阶段指大亚基、小亚基、mRNA 和具有启动作用的起始氨基酰-tRNA 聚合为起始复合物的过程，具有启动作用的氨基酰-tRNA 在原核细胞是甲酰甲硫氨酰-tRNA（fMet-tRNA），在真核细胞是甲硫氨酰-tRNA（Met-RNA）。

大肠埃希菌翻译起始复合物形成的过程：①核糖体 30S 小亚基附着于 mRNA 起始信号部位：原核生物中每一个 mRNA 都具有其核糖体结合位点，是位于 AUG 上游 8～13 个核苷酸处的一个短片段，称为 SD 序列。这段序列与 30S 小亚基中的 16S rRNA 3′ 端一部分序列互补，使核糖体能选择 mRNA 上 AUG 的正确位置来起始肽链的合成，该结合反应由起始因子 3（IF3）介导。另外，起始因子 1（IF1）促进 IF3 与小亚基的结合，故先形成 IF3-30S 亚基-mRNA 三元复合物。②30S 前起始复合物的形成：在起始因子 2（IF2）作用下，甲酰甲硫氨酰起始 tRNA 与 mRNA 分子中的 AUG 相结合，即密码子与反密码子配对，同时 IF3 从三元复合物中脱落，形成 30S 前起始复合物，即 IF2-30S 亚基-mRNA-fMet-tRNAfmet 复合物。③70S 起始复合物的形成：50S 亚基与上述的 30S 前起始复合物结合，同时 IF2 脱落，形成 70S 起始复合物，即 30S 亚基-mRNA-50S 亚基-mRNA-fMet-tRNAfmet 复合物（图 3）。此时 fMet-tRNAfmet 占据着 50S 亚基的肽酰位。而 A 位则空着有待于对

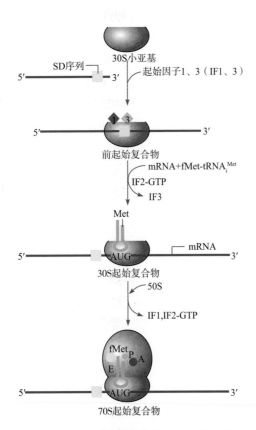

图3　大肠埃希菌翻译起始复合物的形成

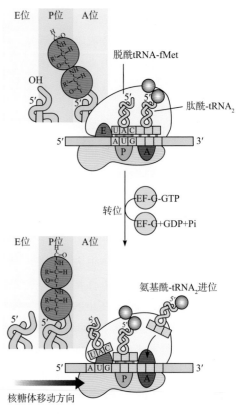

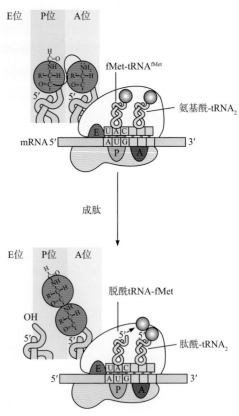

图4　核糖体循环过程

应 mRNA 中第二个密码的相应氨基酰-tRNA 进入，从而进入延长阶段。

肽链的延长　起始复合物形成后，根据 mRNA 密码序列的指导，各种氨基酰-tRNA 依次结合到核糖体上使肽链从 N 端向 C 端逐渐延长。由于肽链延长在核糖体上连续循环进行，所以这个过程又称为核糖体循环，每经过一个循环肽链增加一个氨基酸。核糖体循环包括进位、成肽、转位 3 个步骤（图4）：①进位：根据起始复合物 A 位上 mRNA 密码子，特异的氨基酰-tRNA 进入 A 位。此步骤需 GTP、Mg^{2+} 和延伸因子 EFTu 与 EFTs。②成肽：P 位 fMet-tRNAfMet 或肽酰 tRNA 上的酰基与 A 位的氨基酰 tRNA 上的氨基缩合形成肽键。该步骤需核糖体大亚基上的转肽酶催化及 Mg^{2+} 与 K^+ 的存在。P 位上 tRNA 卸下肽链。③转位：P 位留下的未负载氨基酸的 tRNA 脱落，P 位空出。在延长因子 G 作用和 GTP 供能下，核糖体沿 mRNA 5′端向 3′端移动一个密码子距离，结果肽酰 tRNA 由 A 位移到 P 位，空出的 A 位可接受新的氨基酰-tRNA，再重复上述 3 个步骤，如此循环，使肽链不断延长。④肽链合成终止过程：当 A 位上出现终止信号时，RF1 或 RF2 识别并结合到 A 位上。RF 的结合使核糖体上转肽酶构象改变，具有水解酶活性，使 P 位上 tRNA 与肽链间酯键水解，肽链脱落。tRNA、RF、mRNA 也随后从核糖体上释出。在 IF3 作用下，大、小亚基解聚，重新进入新循环。真核生物终止过程与原核生物相似，但仅有一个释放因子 eRF 可识别 3 种终止密码子，并需 GTP 参与。⑤肽链合成后的加工和输送：从核蛋白体 mRNA 链释放的新生多肽链尚不具有生物活性，必须经过化学修饰（如磷酸化、糖基化、甲基化等）和加工处理，使其在一级结构的基础上进一步盘曲、折叠以及亚基与亚基间的结合，形成具有天然构象和生物学活性的功能蛋白。在细胞质内合成的蛋白质需输送到细胞特定的区域或分泌到细胞外发挥生物学作用。

（杨　恬　朱振宇）

jīyīn zhuǎnlù

基因转录（gene transcription）

以 DNA 一条链为模板，按照碱基互补配对原则，在 RNA 聚合酶催化下合成互补单链 RNA 分子的过程。真核生物基因的转录只发生在特定的基因区域。基因转录时采用 DNA 双链中的一条作为模板链，按照模板链碱基序列互补配对的原则掺入核苷酸，新合成的 RNA 链以尿嘧啶（U）替代 DNA 双链中的胸腺嘧啶（T），碱基以 AU、GC 配对。RNA 的合成不需要引物，是在 RNA 聚合酶作用下沿着 5′→3′方向进行的。细菌中只有一种 RNA 聚合酶参与 RNA 的合成，而真核生物中目前至少发现了 3 种 RNA 聚合酶，分别是 RNA 聚合酶 Ⅰ、Ⅱ和Ⅲ，分别负责转录不同的 RNA，其中 RNA 聚合酶 Ⅰ 主要参与 rRNA 的合成，RNA 聚合酶Ⅱ负责 mRNA 的合成，RNA 聚合酶Ⅲ与 tRNA 的合成相关。

转录过程　真核基因转录的调控是一个多步骤的复杂过程，一个转录循环至少包括起始、延伸和终止 3 个主要阶段（见中心法则）。

以前普遍认为真核生物基因组仅转录产生功能基因，基因组中还存在大量未转录信息。但新的研究证实真核生物基因组中一部分非蛋白质编码 DNA 序列能够被转录，这些不被翻译成蛋白质的 RNA 统称为非编码 RNA。非编码 RNA 的种类和可能的生物学功能主要包括：①tRNA 和 rRNA 不翻译成蛋白质，但可能参与蛋白质的翻译过程。②小核 RNA 是真核生物转录后加工过程中 RNA 剪接体的主要成分，参与 mRNA 前体的加工、剪接和修饰。③微小 RNA（miRNA）主要通过 RNA 聚合酶Ⅱ转录，并经胞核内和胞质内的加工过程产生。双链 RNA 或具有发夹样结构的 RNA 在 Dicer 酶的加工下产生约 22bp 的成熟 miRNA 双链，其中的一条作为先导链识别互补靶向序列，并掺入 RNA 诱导的基因沉默复合物（RISC）中，形成 RISC-miRNA 复合物，通过引起互补靶基因序列的特异性断裂或者抑制靶基因的翻译过程，导致基因沉默（图 1）。④长链非编码 RNA（lincRNA）是转录长度超过 200 个核苷酸的 RNA 分子，它们并不编码蛋白质，但是能形成一定的二级结构，调节蛋白质的结构与功能。

基因的转录调节　真核生物基因组中存在特异的 DNA 序列参与基因的转录调控，包括启动子、增强子和沉默子（又称顺式作用元件），以及与启动子相互作用的特异转录因子或蛋白质（又称反式）。顺式作用元件和反式作用因子是基因转录调控的基本调节机制，在胞外或胞内信号刺激下精细调控基因的表达。此外，染色质结构改变对基因的转录也发挥了重要的调控作用：染色质是由 DNA 与组蛋白组成的核小体紧密压缩而成，DNA 的复制、修复、转录以及重组过程都与染色体的结构改变相关。染色质的结构还可以通过特异蛋白（如转录因子）的结合、化学修饰或者组蛋白的修饰而发生改变。组蛋白与 DNA 双链形成的核小体结构对转录因子的结合具有一定的空间位阻效应，核小体的进一步组装也即染色质的高级结构也会干扰 DNA 的复制、基因转录与表达，在特定基因的表达调节过程中，组蛋白修饰主要通过组蛋白修饰酶募集到特定的染色质区域，或者组蛋白修饰酶直接作为转录调节网络的一部分参与组蛋白的共价修饰。组蛋白修饰状态的改变，将引起

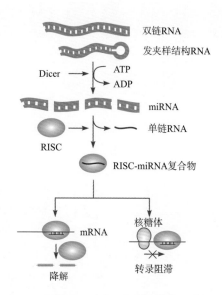

图 1　miRNA 的产生和调控基因表达的方式

DNA 和组蛋白的结合状态发生变化，因此基因的转录受到染色质结构的重要调控（图2）。

真核生物基因表达的调控机制是复杂多样的，无论是包含在基因组 DNA 序列的遗传信息、调控信息（顺式作用元件），还是染色质结构的改变、DNA 甲基化、miRNA 等调节方式，都可以在某些特定的环境条件下激活特定的基因表达，从而实现对基因的时间、空间性表达的精细调节，完成细胞时空有序的生长、增殖、分化甚至凋亡过程，并使组织、器官在一定的环境条件下维持正常的生理功能。

（杨恬 唐霓）

jīyīn biǎodá tiáokòng

基因表达调控（regulation of gene expression）

对从 DNA 到蛋白质过程的调节。同一机体所有细胞都具有相同的整套基因组，携带个体生存、发育、活动和繁殖所需要的全部遗传信息。但生物基因组的遗传信息不是同时全部都表达出来，即使极其简单的生物（如病毒），其基因组所含的

全部基因也不是以同样的强度同时表达，这说明基因的表达有着严密的调控系统。对原核生物的基因表达调控研究得较为详细，对真核生物的基因调控所知甚少。

转录水平的调控 尽管基因表达调控可发生在遗传信息传递过程的任何环节，但发生在转录水平，尤其是转录起始水平的调节，对基因表达起着至关重要的作用，即转录起始是基因表达的基本控制点。参与基因转录调控的要素有以下几种：

特异的 DNA 序列 有以下几种：

操纵子 原核生物大多数基因表达调控是通过操纵子机制实现的。操纵子由一组结构基因和其上游的调控区组成。调控区包括启动子和操纵基因（O）。调控区一般无转录产物。结构基因的表达产物通常为一组功能相关的蛋白质，例如同一代谢途径的几种酶。在调控区上游较远处，尚有阻遏物基因（I）或称调节基因，编码阻遏蛋白，也称调节蛋白，是一种变构蛋白。位于启动子（P）和结构基因之间的操纵基因是结合阻遏蛋白的部位。转录能否开始，取决于结合于 P 区的 RNA 聚合酶能否通过 O 区到达结构基因部位。当阻遏蛋白结合于 O 区时，就妨碍了酶的通过；无阻遏蛋白结合时，酶就能通过 O 区并转录下游的结构基因。原核操纵子调节序

列中还有一种特异 DNA 序列可结合激活蛋白，此时 RNA 聚合酶活性增强，使转录激活，介导正性调节。

真核生物基因组结构庞大，参与基因转录激活调节的 DNA 序列比原核生物更为复杂。顺式作用元件是指特异性转录因子的结合位点或 DNA 序列，是调节真核基因转录的特定的 DNA 序列，对基因转录起始的准确定位和转录效率都起着十分重要的作用，包括启动子、增强子及沉默子等。

启动子 确保转录精确而有效地起始的 DNA 序列。在转录起始位点上游-25 ~ -35bp 区段是由 7 ~ 10 个碱基组成而以 TATA 为核心的序列，称为 TATA 盒。该部位是 RNA pol 及其他蛋白质因子的结合位点，与转录起始的准确定位有关。真核生物典型的启动子是由 TATA 盒及其上游的 CAAT 盒和（或）GC 盒组成。

增强子 能增强基因转录的 DNA 序列，不具有启动子的功能，但能增强或提高启动子的活性。增强子有以下主要作用特点：能远距离（距启动子数 kb 至数十 kb）影响转录启动的调控元件，增强子必须与蛋白质因子结合才具有增强转录的功能；无方向性，即从 5′→3′ 或从 3′→5′ 方向均能影响启动子的活性；对启动子的影响无严格的专一性，同一增强子可影响不同类型的启动子，真核生物增强子也可影响原核生物的启动子。

沉默子 某些基因含有负性调节元件即沉默子，当其结合特异蛋白因子时，对基因转录起阻遏作用。最早在酵母中发现，以后在 T 淋巴细胞的 T 抗原受体基因的转录和重排中证实这种负调控顺式作用元件的存在。沉默子

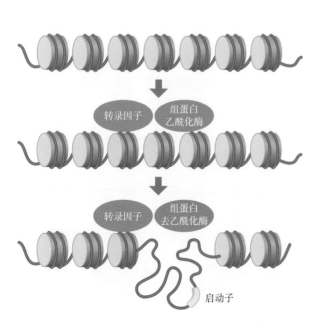

图2 染色质结构改变调控基因的转录

的作用可不受序列方向的影响，也能远距离发挥作用，并可对异源基因的表达起作用。

调节蛋白　原核生物基因调节蛋白分 3 类：特异因子、阻遏蛋白和激活蛋白，均为 DNA 结合蛋白。特异因子是一类决定 RNA 聚合酶对一个或一套启动序列的特异性识别和结合能力的蛋白。与操纵子结合后能减弱或阻止其调控基因转录的调控蛋白称为阻遏蛋白，其介导的调控方式称为负性调控；与操纵子结合后能增强或启动调控基因转录的调控蛋白称为激活蛋白，所介导的调控方式称为正性调控。

真核生物基因调节蛋白又称为转录调节因子或转录因子，是指能直接或间接识别或结合在各顺式作用元件的核心序列上，参与调控靶基因转录效率的一类蛋白质因子，由不同染色体或同一染色体上相距较远的基因编码，也称为反式作用因子。包括基本转录因子、组织特异性转录因子、诱导基因表达的转录因子。基本转录因子是真核细胞内普遍存在的一类转录因子。因这类转录因子是与 TATA 盒/启动子结合的，

故又称 TATA 盒结合蛋白。组织特异性转录因子也称细胞专一的基因表达的转录因子，如在红细胞中表达的血红蛋白 EFI 因子，这些转录因子存在于某一特定的组织细胞内，合成或激活后能诱发细胞专一的基因的转录。各种细胞中受某种外界刺激而被激活或抑制某些特定基因的表达，其启动子或增强子区都有一小段短的 DNA 序列，使该基因能被刺激因素所诱导，而这些 DNA 序列都有特定的转录因子与之结合从而完成该基因的诱导表达过程，即诱导基因表达的转录因子。

通过对顺式作用元件的 DNA 结构特点和蛋白质因子上一些对称二聚体结构形成的深入研究发现，反式作用因子的某些局部结构的形成适合大分子之间相互结合，与 DNA 结合的功能域常见的有以下几种：①螺旋-转角-螺旋（HTH）及螺旋-环-螺旋（HLH）这类结构至少有两个 α 螺旋，其间由短肽段形成的转角或环连接，两个这样的模序结构以二聚体形式相连，距离正好相当于 DNA 一个螺距（3.4nm），两个 α 螺旋刚好分别嵌入 DNA 的深沟（图1）。

②锌指：每个重复的"指"状结构约含 23 个氨基酸残基，锌以 4 个共价键与 4 个半胱氨酸，或 2 个半胱氨酸和 2 个组氨酸相结合（图2）。整个蛋白质分子可有 20 个这样的锌指重复单位。③亮氨酸拉链：亮氨酸拉链是某些 DNA 结合蛋白 DNA 结合区的另一种结构模式。两个蛋白质因子的 α 螺旋通过亮氨酸的疏水作用以平行走向形成对称的二聚体，其亮氨酸残基侧链相互交错排列，在两条多肽链间形成拉链结构，称亮氨酸拉链。

RNA 聚合酶　DNA 元件与调节蛋白对转录激活的调节最终是由 RNA 聚合酶活性体现的。

转录调控的常见模式　包括乳糖操纵子调控模式和色氨酸操纵子调控模式。

乳糖操纵子调控模式　大肠埃希菌（*E. coli*）的乳糖操纵子调控机制包括以下两种方式：

阻遏蛋白的负性调控　当大肠埃希菌在没有乳糖的环境中生存时，lac 操纵子处于阻遏状态。I 基因在其自身的启动子 P 控制下，低水平、组成性表达产生阻遏蛋白 R，每个细胞中仅维持约

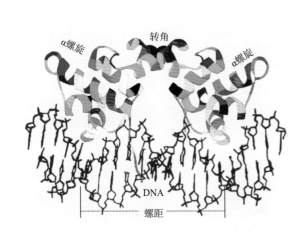

图1　α 螺旋-转角-α 螺旋结构

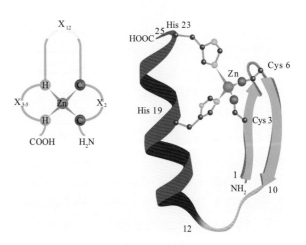

图2　锌指结构

10个分子的阻遏蛋白。R 以四聚体形式与操纵子 O 结合,阻碍了RNA 聚合酶与启动子 P 的结合,阻止了基因的转录启动。R 的阻遏作用不是绝对的,R 与 O 偶尔解离,使细胞中还有极低水平的β-半乳糖苷酶及透酶的生成。当有乳糖存在时,乳糖受 β-半乳糖苷酶的催化转变为别乳糖,与 R 结合,使 R 构象变化,R 四聚体解聚成单体,失去与 O 的亲和力,与 O 解离,基因转录开放,β-半乳糖苷酶在细胞内的含量可增加1000 倍。这就是乳糖对 lac 操纵子的诱导作用(图3)。

CAP 的正性调控 细菌中的环腺苷酸(cAMP)含量与葡萄糖的分解代谢有关,当细菌利用葡萄糖分解供给能量时,cAMP 含量因生成少利用多而降低;相反,当环境中无葡萄糖可供利用时,cAMP 的含量增高。细菌中有一种能与 cAMP 特异结合的 cAMP 受体蛋白(CRP),在 CRP 与 cAMP结合之前它是没有活性的,当cAMP 浓度升高时,CRP 与 cAMP结合并发生空间构象的变化而活化,称为 CAP,它能以二聚体的方式与 lac 操纵子的启动子 P 上游的 CAP 结合位点相结合,从而增强 RNA 聚合酶的转录活性(图4),使转录提高 50 倍。相反,当有葡萄糖可供分解利用时,cAMP浓度降低,CRP 不能被活化,cAMP 与 CRP 结合受阻,lac 操纵子的结构基因表达下降。

色氨酸操纵子调控模式 色氨酸是构成蛋白质的组分,一般的环境难以给细菌提供足够的色氨酸,细菌要生存繁殖通常需要自己经过许多步骤合成色氨酸,但是一旦环境能够提供色氨酸时,细菌就会充分利用外界的色氨酸、减少或停止合成色氨酸,以减轻自己的负担。细菌所以能做到这点是因为有色氨酸操纵子的调控。

翻译水平的调控 与转录类似,翻译一般在起始和终止阶段受到调节,尤其是转录阶段。翻译起始的调节主要靠调节分子,调节分子可直接或间接决定翻译起始位点能否为核糖体所利用。调节分子可以是蛋白质,也可以是 RNA。

原核生物翻译水平调节 有类似的机制:调节蛋白结合mRNA 靶位点,阻止核糖体识别翻译起始区,从而阻断翻译。调节蛋白一般作用于自身 mRNA,抑制自身的合成,因而这种调节方式称自我控制;某些 RNA 分子也可调节基因表达,这种 RNA 称为调节 RNA。在细菌中,有一种有反义 RNA 介导的翻译调控机制称反义调控。这种反义 RNA 含有可与 mRNA 起始密码子区域互补的序列,杂交的互补反义 RNA(即反义 RNA 与mRNA 杂交)阻断了翻译的起始,即 mRNA 不能以其起始密码子上游的 S-D 序列与30S 核糖体小亚单位的 mRNA-结合部位序列配对结合,结果不能形成 30S 起始复合体而使翻译的起始受阻。

泛素-蛋白酶体系统调节 真核细胞内的蛋白质主要被两种不同的蛋白酶解系统所降解:溶酶体途径和泛素-蛋白酶体途径。通常情况下,细胞内膜相关蛋白和某些在应激状态下产生的蛋白质,以及通过内吞过程从胞外摄取的蛋白质等主要经溶酶体降解。而泛素-蛋白酶体途径(UPP)则是高选择性地降解那些细胞在应激和非应激条件下产生的蛋白质,对维持细胞正常生理功能具有十分重要的意义,参与以下调节:细胞周期进程、细胞器发生、细胞凋亡、细胞增殖和分化、内质网蛋白质质控、蛋白转运、炎症反应、抗原提呈和

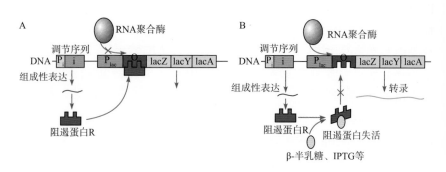

图3 *E. coli* 的乳糖操纵子调控机制

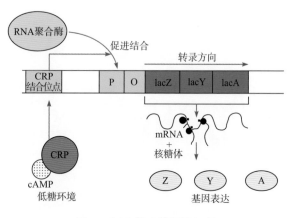

图4 CAP 的正性调控机制

DNA 修复，以及细胞对逆境的反应等。因此，细胞内蛋白质泛素化降解是蛋白质重要的转录后修饰方式之一。

微小 RNA 基因调节 miRNA 是一类通过转录后调控机制对基因进行调控的非编码的短链 RNA，通过转录后机制对其靶基因进行调控（图5）。miRNA 调控的基因至少占基因组的 20%，作用涉及生长发育和细胞的增殖、分化、凋亡等多种生物学过程，并且与肿瘤等多种疾病的发生、发展密切相关。

miRNA 是其基因转录体经过 2 次剪切加工形成的。首先由编码 miRNA 的基因通过 RNA 聚合酶 Ⅱ 生成较长的具有茎环的 miRNA 基因转录体。接着，pre-miRNA 通过 Exportin5 蛋白在消耗能量的方式下由细胞核运输到细胞质。在细胞质里，pre-miRNA 被 Dicer 酶切割成为成熟的 18~24kb 的双链 miRNA。miRNA 对靶基因的调控是在转录后水平上，通过对靶基因转录体的切割或对其翻译抑制两种机制来下调靶基因的表达。这两种机制的选择主要取决于它与靶基因转录体序列互补的程度，当 miRNA 与靶基因转录体信使 RNA 有充分的互补，miRNA 将通过切割方式来调控靶基因；如果 miRNA 与靶基因转录体信使 RNA 没有充分的互补，miRNA 将通过翻译抑制的方式来调控靶基因。微小 RNA 对靶基因转录体的切割

是大多数植物、病毒和部分动物的 miRNA 调控靶基因的主要方式。与小干扰 RNA 相似，miRNA 对基因的调控也是通过构成 RISC 来进行。在 RISC 中，miRNA 的作用是指导 RISC 与靶基因的转录体作用，进而达到对靶基因的切割。miRNA 对靶基因转录体的抑制包括人类、大多数动物的 miR-NA，通过与 mRNA 3′端非翻译区的不完全互补配对而在转录后水平抑制靶基因的表达，因而这方面的研究对人类更有实际意义，但与对 miRNA 的切割机制相比，对其抑制机制的认识还不完全清楚。现在认为 miRNA 是通过影响转录体的稳定性并抑制转录体的翻译来实现对靶基因抑制。

（杨　恬　朱振宇）

ATP wùlǐ xiūshì

ATP 物理修饰（ATP physical modification）　在一类 ATP 依赖的物理修饰酶作用下，局部染色质的结构发生重塑（remodel the structure of chromatin，RSC），从而增强特定 DNA 区域的可接触性，允许特异的基因调节因子结合于 DNA 区域，活化或抑制基因的表达。由于 ATP 依赖的染色质重塑修饰酶普遍缺乏序列特异性的结合能力，其与特异基因位点的结合是通过基因特异性转录调节因子的结合而实现。

ATP 依赖的物理修饰酶　已成功鉴定出 3 类：SWI/SNF、ISWI 以及 CHD，共同特点是含有多亚基的蛋白复合物，主要包含 ATP 酶结构域的催化亚基以及参与 DNA 和蛋白质相互作用的其他辅助亚基（图1）。

SWI/SNF 家族　最早是在研究酵母交配型互换和蔗糖发酵通路的基因变异中发现的，含有 ATP 酶 SWI2/SNF2，两个肌动蛋

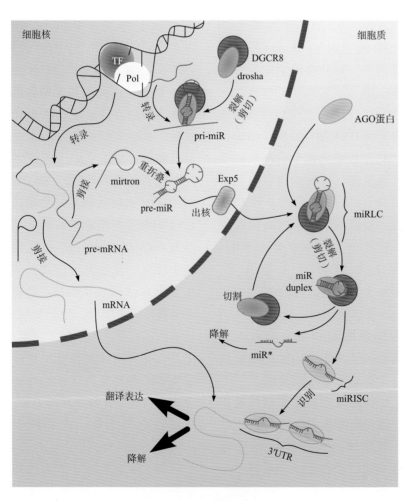

图5　miRNA 调节机制

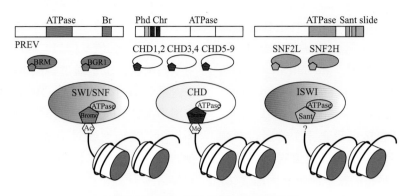

图1　典型的 ATP 依赖的物理修饰酶

触性，促使转录因子与特异的 DNA 序列元件结合，促进或抑制基因的转录。

虽然已有多种修饰酶调控染色质结构的模型，但具体机制仍未阐明，其主要方式包括：①滑动模型：物理修饰酶水解 ATP 产生能量，使其在 DNA 链上移动，与此同时，核小体中 DNA 与组蛋白八聚体结构发生相对移位，改变了核小体的定位，使核小体中 DNA 双链的活性位点暴露，增加了 DNA 对蛋白质的可接触性，促使转录因子与特异的 DNA 序列元件结合。②突变组蛋白交换模型：含有组蛋白突变体 H2A.Z 的核小体较含有 H2A 的核小体在转录激活过程中易于解离。因此，在转录激活过程中特定位点 H2A 与 H2A.Z 的互换可以将缠绕在核小体结构上的双链 DNA 解离开。③组蛋白与 DNA 的接触解除：SWI/SNF 可以直接与核小体的 DNA 结合，这种相互作用有助于解除组蛋白八倍体与 DNA 的紧密接触，并产生暂时性的 DNA 转录环，使得转录激活因子或抑制因子与裸露的 DNA 结合。SWI/SNF 利用 ATP 水解的能量使组蛋白和 DNA 解聚并与组蛋白八聚体一起沿着 DNA 双螺旋转位，并且沿着核小体向一定的方向传播，从而使整个 DNA 双链上的位点均有机会与其他因子接触，呈开放状态。已有的研究结果较倾向于该模型，另外也有研究认为核心组蛋白八聚体可能在染色质重塑过程中部分或全部解离，并在新的 DNA 位点进行重新组装，或者核小体DNA 或组蛋白的构象发生变化，也可能导致组蛋白与 DNA 的相对位置发生改变，暴露出活性的 DNA 结合区域，有利于转录因子的结合（图2）。

白相关蛋白（Arp7p 和 Arp9）以及参与 DNA 和蛋白相互作用的其他亚基。哺乳动物 SWI/SNF 酶是分子量为 1~2000kD 的多亚基复合物，由 9~12 个亚基组成，其中一个具有 ATP 酶的功能，称为 Brg1 或 Brm，Brg1 和 Brm 含有溴结构域（bromodomain），可特异识别组蛋白末端乙酰化的赖氨酸残基，因此可以优先结合乙酰化修饰的组蛋白。另外，在酵母中还鉴定出另外一种 RSC 复合物。RSC 和 SWI/SNF 分别调控不同染色质区域的基因转录，RSC 与多种基因的转录调控相关，同时还与 DNA 的复制和染色体结构的稳定性相关，其生物学功能较 SWI/SNF 更广泛。SWI/SNF 及 RSC 复合物的结构高度保守，但其组成亚基却不相同，反映出生物进化过程中染色质进化的复杂性。

SWI/SNF 能够以较低的亲和力与缠绕有双链 DNA 的核小体结合，并利用其水解 ATP 产生的能量削弱核小体结构中 DNA 与组蛋白的结合能力，尽管核小体的整体结构只发生了极其微小的改变，但是核小体部位 DNA 与转录活化因子的亲和力却显著增加。

ISWI 家族　哺乳动物 ISWI 复合物中的 ATP 酶亚基为 Snf2h 或 Snf2l，每种亚基都含有 SANT 结构域，可以优先与未修饰的组蛋白结合。同时 ATP 酶还可以通过与不同的转录因子或者辅助蛋白结合，产生不同的 ISWI 复合物。不同 ISWI 复合物可以独特的方式分别与核小体产生相互作用，从而发挥不同的生物学功能，如异染色质复制、基因的转录调节等；另外一种 ATP 酶亚基 Snf2l 是 ISWI 复合物 NVRF 和 CERF 的组成部分，对胚胎的早期发育有重要作用。

CHD 家族　含染色质调节域的解旋酶 DNA 结合家族（CHD），ATP 酶亚基带有两个染色质调节域，与甲基化修饰的组蛋白具有高亲和力。已经鉴定出 9 种 CHD 蛋白，根据编码蛋白序列的保守性，将其分为 3 个亚类：CHD1、2 为 Ⅰ 类，CHD3、4 为 Ⅱ 类，CHD5~9 为 Ⅲ 类，CHD 基因编码蛋白主要含有 3 种功能结构域：N 端为染色质调节域，中部为类 SWI2/SNF2 ATP 酶/解旋酶结构域，C 端含有 DNA 结合域。

修饰酶调控染色质结构的机制　物理修饰酶水解 ATP 产生能量，可能通过核小体滑动暴露 DNA 双链的活性位点，或通过核小体完全解离、突变组蛋白交换、组蛋白与 DNA 的紧密接触解除等模式增加了 DNA 对蛋白质的可接

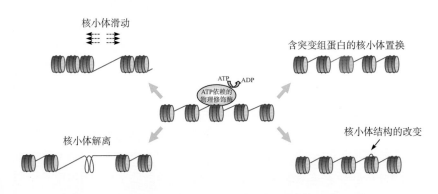

图2 ATP依赖的物理修饰酶对染色质结构重塑的作用机制

从染色质水平理解基因转录起始过程中的染色质结构重塑过程为：首先是呈串珠状排列的核小体或者染色质高级结构内基因处于未活化状态，当有特定的蛋白质因子通过其DNA结合域结合到染色质上时，局部的染色质变为去阻遏状态。而当蛋白质因子与染色质特定位点结合后，由ATP依赖的物理修饰酶介导染色质结构重塑，使局部染色质变为活化状态。其后，蛋白质因子进一步募集相关的启动子结合蛋白结合到活性染色质区，并在多种因子的协同作用下形成转录复合体，基因开始转录。可见，在真核生物基因转录的起始阶段，一些特定的蛋白质因子可协助转录因子结合到特定的DNA序列上，诱导局部染色质结构进行重新调整，以适应转录的需要；同时在转录延伸过程中，还有一些蛋白因子可以协助RNA聚合酶Ⅱ和转录复合体解除核小体的阻遏作用，确保合成的RNA链得以延伸。

（杨 恬 唐霓）

zǔdànbái xiūshì

组蛋白修饰（histone modification）

组蛋白在相关酶作用下发生甲基化、乙酰化、磷酸化、泛素化等而改变某些生物学特性的过程（图1）。可影响组蛋白与DNA、核蛋白的结合，从而参与组蛋白结合的DN组A区域的表达调控。组蛋白是真核生物染色体的结构蛋白，是小分子碱性蛋白质，分5型：H1、H2A、H2B、H3及H4，富含带正电荷的碱性氨基酸，能与DNA带负电荷的磷酸基团相互作用。组蛋白的N端富含赖氨酸，可与调节因子和DNA相互作用，其中15~38个氨基酸残基是组蛋白翻译后修饰的主要位点。

种类 有以下几种：

乙酰化修饰 是最主要的组蛋白修饰方式。奥尔弗里（Allfrey VG）于1964年首次报道了组蛋白的乙酰化修饰。组蛋白乙酰化与去乙酰化，分别是由组蛋白乙酰转移酶（HAT）和去乙酰化转移酶（HDAC）催化，HAT和HDAC催化的乙酰化反应在真核生物基因的表达调控中起着重要作用，这两种酶通过对核心组蛋白进行可逆修饰来调节核心组蛋白的乙酰化水平，从而调控转录的起始与延伸。一般说来，组蛋白的乙酰化促进转录，而去乙酰化则抑制转录（图2）。

HAT主要分为A、B两大类，其中B类HAT主要位于细胞质

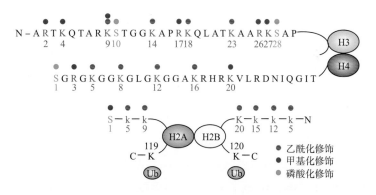

图1 核心组蛋白翻译后修饰的主要位点和方式

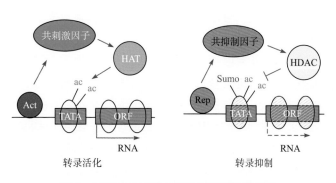

图2 组蛋白的乙酰化修饰调控基因的转录

中，可乙酰化修饰游离的组蛋白，但对已组装为核小体结构的组蛋白无催化作用；B 类 HAT 高度保守，主要对组蛋白 H4 进行 K5 和 K12 位（第 5、12 位赖氨酸）乙酰化修饰。A 类 HAT 可分为 3 个亚类，分别是 GNAT、MYST 以及 CBP/p300 家族，每种亚类的氨基酸同源性和构象不完全相同；A 类 HAT 可对组蛋白 N 端尾部多个赖氨酸位点修饰，并有效削弱组蛋白与 DNA 双链的静电引力，因此 A 类 HAT 与多种转录活化因子的结合密切相关。

HDAC 的作用与 HAT 恰恰相反，可逆转赖氨酸的乙酰化修饰，恢复赖氨酸携带正电荷，从而稳定局部染色质结构，主要与转录抑制相关。HDAC 也是由多亚基组成的蛋白质复合体，与 HAT 共同对核心组蛋白的乙酰化/去乙酰化进行动态修饰，从而调节基因的转录。HDAC 分为 4 大类，第一类与酵母的 Rpd3 同源，包括 HDAC1、2、3、8；第二类 HDAC 具有与酵母 Hdac1 类似的催化结构域，包括 HDAC4、5、6、7、9、10，其中 HDAC4、5、7、9 是转录共阻遏因子；第三类 HDAC 与酵母中的 Sir 2 同源，包括 Sirt1～7，需要 NAD$^+$ 辅酶完成去乙酰基反应；第四类 HDAC 只有 1 种，为 HDAC11。

甲基化修饰　通常发生在赖氨酸和精氨酸侧链上。与乙酰化和磷酸化修饰不同，组蛋白的甲基化修饰不会改变组蛋白携带的电荷，甲基化修饰较其他修饰方式更为复杂，根据其修饰程度不同，赖氨酸可以发生单甲基化（me1）、双甲基化（me2）、三甲基化（me3）修饰，精氨酸则可以发生单、对称或不对称双甲基化修饰。

第一个被成功鉴定的组蛋白赖氨酸甲基转移酶（HKMT）是修饰 H3K9 位甲基化的 SUV39H1。迄今已经成功分离出多种甲基化修饰酶，其主要作用靶点位于赖氨酸的 N 端，SET 结构域是甲基化修饰酶的催化活性部位，在 HKMT 作用下催化 S-腺苷甲硫氨酸（SAM）的甲基基团转移至赖氨酸的 ε-氨基端，HKMT 具有底物和产物特异性修饰的特点。精氨酸甲基化修饰酶分两大类：第一类酶产生 Rme1 和 Rme2a，第二类酶产生 Rme1 和 Rme2s，已鉴定出 11 种精氨酸甲基化修饰酶（PRMT）。

2004 年，哈佛大学施洋（Shi Yang）成功鉴定了第一个赖氨酸去甲基化酶，其利用 FAD 为辅助因子，被定义为赖氨酸-特异性去甲基化酶 1（LSD1）。2006 年第二类赖氨酸去甲基化酶被成功鉴定，其中某些酶能够去除赖氨酸的三甲基化修饰，如 JMJD2 可以去除 H3K9me3 和 H3K36me3 的三甲基化修饰。因此与甲基化修饰酶相似，去甲基化酶也具有高度的底物特异性，同时对底物的赖氨酸甲基化程度具有催化的特异性，也即某些去甲基化酶只能识别单或双甲基化修饰，而另一些酶可以识别所有三种甲基化修饰状态。

磷酸化修饰　也是常见的一种组蛋白修饰方式，通常发生于组蛋白 N 端尾部的丝氨酸、苏氨酸及酪氨酸残基。磷酸化修饰通过激酶或磷酸酶添加或移除氨基酸的磷酸修饰基团，因此磷酸化修饰增加了组蛋白的负电荷，通常会影响染色质结构。但尚不清楚到底激酶是如何精确定位于染色质待修饰部位组蛋白的，可能有些哺乳动物 MAPK1 酶本身就带

有 DNA 结合结构域，可特异识别 DNA 序列，磷酸化修饰酶还需与特异的蛋白质因子相互作用，通过特异蛋白因子的识别，将修饰酶募集到特定 DNA 区域，从而发挥修饰作用。组蛋白的磷酸化修饰在细胞有丝分裂、细胞凋亡、DNA 的损伤与修复、DNA 复制和重组过程都发挥重要作用。

泛素化修饰　是蛋白质的赖氨酸残基与泛素分子的 C 端相结合的过程。泛素化修饰共有 3 类酶催化，泛素激活酶（E1）、泛素接合酶（E2）以及泛素-蛋白质连接酶（E3）。多聚泛素化修饰需要上述 3 种酶的共同作用，而单泛素化一般仅需要前两种酶参与。组蛋白的泛素化修饰参与 X 染色体的失活、改变染色质的结构、影响组蛋白的甲基化和基因的转录。

相互影响　组蛋白不同修饰方式通过以下机制相互影响：①在组蛋白同一修饰位点存在多种修饰方式时，这些修饰方式之间存在竞争关系。②组蛋白的某种修饰方式可能是另一种修饰所必需的。③某种组蛋白修饰酶与修饰位点的结合可能被邻近位点的其他修饰所干扰。④组蛋白各种修饰方式之间存在协同作用，以便募集特异性结合因子，调控基因的转录，除此之外，组蛋白修饰与 ATP 修饰酶之间也可能相互影响。

无论是染色质的 ATP 物理修饰还是组蛋白的修饰变化，其与 DNA 的结合都是非特异的，而特异基因的表达调控是通过特异转录因子与染色质重塑复合物的直接结合，并将其募集到靶基因的启动子区而实现的。例如，SWI/SNF 可被特异的转录因子募集到相应的启动子区，激活基因的转

录。除此之外，一些转录抑制因子也能对染色质重塑复合物进行募集，抑制该基因的表达。因此序列特异性的转录因子不仅可以直接与特定 DNA 序列结合，调控基因的表达，而且也能与染色质重塑酶复合物、HDAC 或 HAT 结合，并募集上述染色质改构修饰酶到特定基因区，引起该基因区域染色质结构发生改变，并利于基因转录激活或抑制状态的形成（图 3）。

（杨 恬 唐 霓）

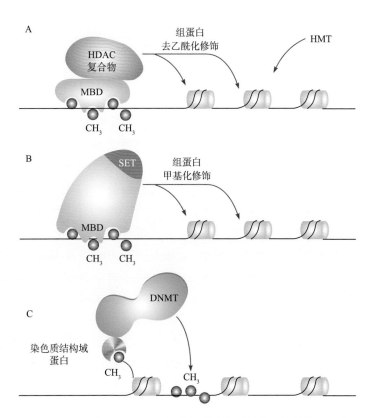

图 3　组蛋白修饰、DNA 甲基化调节染色质结构重塑的协同作用

注：A. HDAC 能与甲基结合蛋白 MBD 相互作用，并募集 HMT 在特定 DNA 区域的结合，使局部染色质去乙酰化修饰，染色质结构紧密，转录受到抑制；B. MBD 可甲基化修饰组蛋白，也使局部染色质结构变得紧密；C. 在 ATP 物理修饰酶作用下，通过水解 ATP 产生能量，DNMT（DNA 甲基转移酶）在基因启动子区域的结合力减弱，核小体构象发生改变，染色质结构疏松，转录激活

xìbāo wùzhì yùnshū

细胞物质运输（cellular material transport）

气体分子、离子、葡萄糖和氨基酸等物质经细胞膜进行交换或转移的方式。细胞膜（质膜）围成细胞的边界，形成细胞与细胞外环境间的半透性屏障。细胞内由膜性成分围成的各种细胞器，使细胞内部结构区室化，各自进行相对独立的代谢和功能活动。为完成协调统一的生理和生化功能，细胞与外界环境之间以及各细胞器之间进行着复杂的物质交换和信息交流。

特性与分类　细胞的物质运输主要涉及穿膜运输。生物膜对穿膜运输的物质具有选择和调控作用，以维持细胞相对稳定的内环境（图 1）。细胞膜对所运输物质通透性的高低取决于细胞膜固有的脂溶性和物质本身的特性。由于脂双层的中间部分是疏水性结构，因此脂溶性分子和小的不带电荷的分子能自由扩散通过细胞膜；但脂双层对绝大多数溶质分子和离子是高度不通透的，其穿膜转运由细胞膜上特殊的膜转运蛋白完成。已知细胞对小分子和离子的穿膜运输有几条不同的途径：直接通过脂双层的简单扩散、离子通道、易化扩散和主动运输。细胞膜通过胞吞作用和胞吐作用进行大分子和颗粒物质的运输。

细胞物质运输相关疾病　细胞膜中存在的与物质穿膜运输有关的转运蛋白结构和功能异常，致使细胞物质转运障碍而引发疾病。包括载体蛋白、通道蛋白、膜受体异常性疾病等。编码转运蛋白基因的突变或表达异常将引起转运蛋白的结构缺陷或数目改变，这是相应遗传性膜转运异常

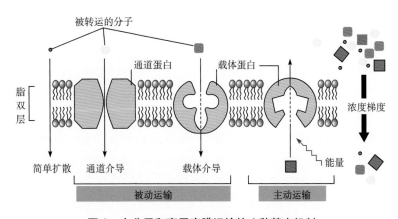

图 1　小分子和离子穿膜运输的 4 种基本机制

疾病的原因。

载体蛋白异常疾病 胱氨酸尿症是一种遗传性肾小管膜转运异常疾病，由于肾小管重吸收胱氨酸减少，尿中含量增加引起尿路中胱氨酸结石形成，导致尿路梗阻而引发尿路感染和肾衰竭。最常见的症状是肾绞痛，常发生于 10～30 岁，长期存活患者必然发生终末期肾病。近端肾小管上皮细胞上的 rBAT 和 BAT1 蛋白是参与转运胱氨酸及二氨基氨基酸（赖氨酸、精氨酸及鸟氨酸）的载体蛋白，当编码这两种蛋白的基因（SLC3A1 和 SLC7A9）发生突变时引起载体蛋白缺陷，出现肾小管对原尿中这 4 种氨基酸重吸收障碍，患者尿中这些氨基酸水平增高而在血液中低于正常值。4 种氨基酸中只有胱氨酸不易溶于水（在 pH5～7 时，尿中胱氨酸饱和度为 0.3～0.4g/L），当患者尿中出现大量胱氨酸超过其饱和度时，胱氨酸从尿液中结晶析出，形成尿路结石。同时小肠黏膜上皮细胞的主动转运机制也有类似缺陷，但这种吸收和转运缺陷一般不造成营养不良，而是以肾结石引起的肾功能损伤为主。胱氨酸尿症系常染色体隐性遗传，杂合子者尿中胱氨酸分泌也可增加，但很少形成结石。

离子通道异常疾病 囊性纤维化（CF）是一种全身性外分泌腺功能失调的常染色体隐性遗传病，是较常见的遗传性离子通道异常疾病。患者由于大量黏液阻塞全身外分泌腺引起慢性阻塞性肺疾病和胰腺功能不全，主要表现为：慢性咳嗽、大量黏痰及反复发作的难治性肺部感染；长期慢性腹泻、吸收不良综合征；生长发育迟缓等。在高加索人群中，大约每 2500 个婴儿中就有 1 个发生先天性 CF。在北欧，致病基因携带者比例为 1/25。东方人中 CF 罕见。引起 CF 的相关基因定位于染色体 7q31，命名为囊性纤维穿膜转导调节子（CFTR），是位于细胞膜上受环腺苷酸（cAMP）调节的氯离子通道。在 cAMP 介导下，CFTR 发生磷酸化，引起通道开放，每分钟向胞外转运约 10^6 个 Cl^-。70%CF 患者的 CFTR 基因出现相同的遗传变化，其 DNA 均缺失编码 508 位苯丙氨酸的 3 个碱基对。缺乏 508 位苯丙氨酸的 CFTR 多肽不能在内质网中正常加工，不能到达上皮细胞膜表面。因此，CF 患者的质膜上完全缺失 CFTR 离子通道。有些 CFTR 蛋白能到达细胞表面，但出现结构异常。CFTR 异常导致细胞向外转运 Cl^- 减少，Cl^- 和水不能进入呼吸道分泌的黏液中，分泌的黏液水化不足黏度增大，造成纤毛摆动困难，不能向外排除分泌物而易引发细菌感染。

膜受体异常疾病 膜受体除在信号转导过程中起重要作用外，有些在穿膜运输中也是不可缺少的，膜受体异常导致被转运物质积累，引发疾病。家族性高胆固醇血症是一种以血浆低密度脂蛋白（LDL）与胆固醇水平升高为特征的常染色体显性遗传病，人群发生比例为 1/500。其特征为血浆 LDL－胆固醇水平常超过 61mmol/L，出现黄色瘤和早发冠心病。编码 LDL 受体的基因突变，导致 LDL 受体异常。由于细胞不能摄取 LDL 颗粒，引起血胆固醇浓度升高并在血管中沉积，患者会过早地发生动脉粥样硬化和冠心病。LDL 受体异常主要包括受体缺乏或受体结构异常。合成的 LDL 受体数目减少，如重型纯合子患者 LDL 受体只有正常人的 3.6%，血胆固醇含量比正常人高 6～10 倍，常在 20 岁前后出现动脉硬化，死于冠心病；轻型杂合子患者受体数目只有正常人的 1/2，可能在 40 岁前后发生动脉硬化、冠心病。也有一些患者 LDL 受体数目正常，但结构异常，受体与 LDL 结合部位有缺陷，不能与 LDL 结合，或受体与有被小窝结合部位缺陷，不能被固定在有被小窝处，如受体胞质结构域中 807 位正常的酪氨酸被半胱氨酸替代，使受体失去了定位于有被小窝的能力，造成 LDL 受体介导的胞吞障碍，出现持续的高胆固醇血症（图 2）。

（杨恬 徐晋）

lízǐ tōngdào

离子通道（ion channel） 细胞膜上能调节和转运特异离子的穿膜通道。可快速并选择性地让某些离子通过而扩散到膜的另一侧。组成生物膜核心部分的脂双层对带电物质，包括 Na^+、K^+、Ca^{2+}、Cl^- 等离子，都是高度不通透的，因为这些离子的高度水合状态妨碍它们通过脂双层的疏水区域。但各种离子的穿膜速率很高，可在数毫秒内完成，并在多种细胞活动中起关键作用。

研究过程 1955 年，剑桥大学的生理学家艾伦·劳埃德·霍奇金（Alan Lloyd Hodgkin）和凯恩斯（Keynes R）第一次提出细胞膜上含有离子通道，可以透过一些特定的离子。20 世纪 60 年代和 70 年代后期，华盛顿大学的希勒（Hille B）和宾夕法尼亚大学的阿姆斯特朗（Armstrong C）获得了存在这些通道的证据。20 世纪 70～80 年代，马克思·普朗科研究所（Max Planck Insititute）的伯特·萨克曼（Bert Sakmann）和埃尔温·内尔（Erwin Neher）发

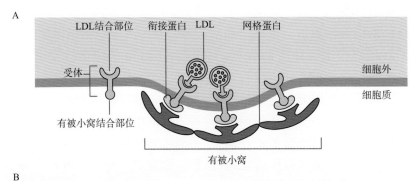

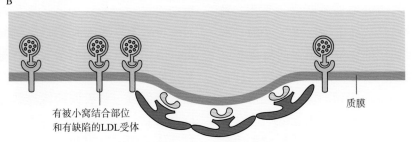

图 2　细胞膜上 LDL 受体缺陷示意

注：A. 受体结构正常在有被小窝处聚集并结合 LDL；B. 受体与有被小窝结合部位缺陷不能聚集于有被小窝处介导 LDL 的胞吞

展了检测通过单个通道的离子流技术，从而获得离子通道存在的最后证据。离子通道是由围绕亲水孔的膜整合蛋白质（穿膜蛋白）构成，已发现的通道蛋白有 100 余种，普遍存在于各种类型的细胞膜以及细胞内的膜上。

特点　生物膜上主要有 Na^+、K^+、Ca^{2+}、Cl^- 等通道。离子通道扩散有以下特点：①通道蛋白介导的是被动运输，通道是双向的，离子的净通量取决于电化学梯度（顺电化学梯度方向自由扩散）。通道蛋白在转运过程中不与溶质分子结合。②离子通道对被转运离子的大小和所带电荷都有高度选择性。只有大小和电荷适宜的离子才能通过，如 K^+ 通道只允许 K^+ 通过，而不允许 Na^+ 通过。③转运速率高，通道可以在每秒中内允许 $10^6 \sim 10^8$ 个特定离子通过，比载体蛋白所介导的最快转运速率高约 1000 倍。④多数离子通道不是持续开放，通道的开放

与关闭受细胞内外多种因素的调控，被称为"门控"，如同一扇门的开启和关闭。通常根据通道门控机制的不同和所通过离子的种类，将门控通道分为 3 大类：

配体门控通道　实际上是离子通道型受体，它们与细胞外的特定配体结合后，发生构象改变，将"门"打开，允许某种离子快速穿膜扩散。如 5-羟色胺受体与乙酰胆碱受体可选择性地通透 Na^+、K^+ 和 Ca^{2+} 等阳离子；γ 氨基丁酸受体和甘氨酸受体主要对 Cl^- 通透。在神经肌肉接头处，肌膜上存在配体门控通道，当神经末梢释放神经递质乙酰胆碱时，与乙酰胆碱门控通道相互作用，通道打开，Na^+、K^+、Ca^{2+} 等进入细胞内引起肌细胞收缩。

电压门控通道　膜电位的改变是控制电压门控通道开放与关闭的直接因素。此类通道蛋白的分子结构中存在对膜电位改变敏感的基团或亚单位，可诱发通道

蛋白构象的改变，从而将"门"打开，使一些离子顺浓度梯度自由扩散通过细胞膜。闸门开放时间非常短，只有几毫秒时间，随即迅速自发关闭。电压门控通道主要存在于神经元、肌细胞及腺上皮细胞等可兴奋细胞，包括 Na^+、K^+ 和 Ca^{2+} 和 Cl^- 通道。

应力激活通道　是通道蛋白感受应力而改变构象，开启通道使"门"打开，离子通过亲水通道进入细胞，引起膜电位变化，产生电信号。内耳听觉毛细胞顶部的听毛即具有应力激活通道，当声音传至内耳时，引起毛细胞下方基膜发生震动，从而使听毛触及上方的覆膜，迫使听毛发生倾斜产生弯曲，在这种机械应力作用下，使应力门控通道开放，允许阳离子进入内耳毛细胞，膜电位改变，从而将声波信号传递给听觉神经元。通过离子通道的离子快速穿膜运动在多种细胞活动中具有关键作用，如神经冲动的形成和传递、肌肉收缩、细胞分泌、细胞体积的调节及植物叶片气孔的开放等。

（杨 恬 徐 晋）

chuānmó yùnshū

穿膜运输（transmembrane transport）　物质从膜的一侧运到另一侧的运输方式。又称穿膜转运。根据是否消耗代谢能（主要是 ATP）而分为被动运输和主动运输两类。根据是否有膜转运蛋白参与而分为简单扩散和膜转运蛋白参与的物质运输。

（杨 恬 徐 晋）

bèidòng yùnshū

被动运输（passive transport）　离子或小分子在浓度差或电位差的驱动下顺电化学梯度穿膜的运输方式。简单扩散属于被动运输；多种载体蛋白和通道蛋白介

导溶质穿膜转运时不消耗能量，也是被动运输（如易化扩散和离子通道扩散）。在被动运输中，如果转运的溶质不带电荷（非电解质），膜两侧的浓度梯度决定溶质的转运方向（顺浓度梯度）；如被转运的溶质是电解质，其在两个区域间的转运方向取决于两个梯度：两个区域间该物质浓度差决定的化学梯度和电荷差决定的电位梯度，这两个差异结合起来形成的电化学梯度决定溶质转运方向（顺电化学梯度）。当细胞外的溶质浓度高于细胞内，并且质膜中存在相应的通道蛋白或载体蛋白，则该溶质将以被动运输的方式穿过质膜进入细胞内，此过程中运输蛋白不消耗代谢能，消耗的是存在于浓度梯度中的势能。

（杨 恬 徐 晋）

jiǎndān kuòsàn
简单扩散 （simple diffusion）

小分子物质由高浓度区向低浓度区的自行穿膜运输方式。又称单纯扩散或自由扩散，是小分子物质穿膜运输的最简单方式，不需要消耗细胞能量，也不需要专门的载体蛋白协助。小分子的热运动可使分子以自由扩散的方式从膜的一侧进入另一侧，但必须满足两个条件：一是溶质在膜两侧保持一定的浓度差，二是溶质必须能透过膜。一般说来，分子量越小、脂溶性越强，通过脂双层膜的速率越快。扩散速率除依赖浓度梯度以外，还同物质的油/水分配系数和分子大小有关。某种物质对膜的通透性（P）可以根据它在油和水中的分配系数（K）及其扩散系数（D）来计算：$P = KD/t$（t 为膜的厚度）。显然，脂溶性越强，穿膜越快。在简单扩散时，溶质分子可从脂双层的相邻磷脂分子之间滑过，因而可以

通过细胞膜自由扩散，不需要穿膜运输蛋白协助。转运是由高浓度向低浓度方向进行，所需的能量来自高浓度本身包含的势能，不需细胞提供能量，故也称被动扩散。如某种物质分子，通过简单扩散进入细胞后，被某代谢途径所利用，此种物质分子在外源充足的情况下，就可以保持膜内外的浓度差而不断进入细胞。这种物质从高浓度向低浓度的穿膜运动，符合物理学上的简单扩散规律，最终消除两个区域之间的浓度差。脂溶性物质如醇、苯、类固醇激素以及 O_2、CO_2、NO 和 H_2O 等就是通过简单扩散方式穿过细胞膜。大的极性分子如糖、氨基酸和磷酸化中间产物对膜的透过能力很差。因此，细胞膜是一道选择性的物质运输屏障，既防止某些代谢产物扩散出细胞又允许脂溶性不带电荷的小分子在膜两侧自由扩散（图）。

（杨 恬 徐 晋）

yìhuà kuòsàn
易化扩散 （facilitated diffusion）

在细胞膜上相应的载体蛋白-易化转运蛋白介导帮助下，非脂溶性（或亲水性）物质，如葡萄糖、氨基酸、核苷酸以及细胞代谢物等，顺浓度梯度或电化学梯度，不消耗细胞的能量就能进行的穿膜运输方式。是载体蛋白介导的被动运输。一般认为，载体蛋白对所转运的溶质具有高度专一性，可以借助于其表面的结合位点与某物质进行暂时、可逆的结合。当载体蛋白一侧表面的特异结合位点同专一的溶质分子结合形成复合体，即可引起载体蛋白发生构象变化，通过易位机制，将溶质分子从膜的一侧运至膜的另一侧。同时，随构象的变化，载体蛋白对该物质的亲和力也下降并与之分离，使溶质分子顺着浓度梯度从这里扩散出去，载体蛋白又恢复到原有的构象（图）。

离子通道每秒钟能流过数以

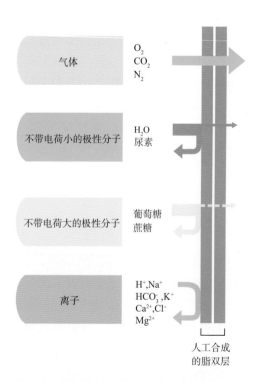

气体 O_2 CO_2 N_2

不带电荷小的极性分子 H_2O 尿素

不带电荷大的极性分子   葡萄糖 蔗糖

离子 H^+,Na^+ HCO_3^-,K^+ Ca^{2+},Cl^- Mg^{2+}

人工合成的脂双层

图　人工脂双层对不同种类分子的相对通透性

图　载体蛋白构象变化介导的易化扩散

百万计的离子，而大多数易化转运蛋白每秒钟只能运输成百到几千个溶质分子。易化扩散有以下特点：①比自由扩散转运速率高。②存在最大转运速率：在一定限度内运输速率同物质浓度成正比，如超过一定限度，物质浓度再增加，运输也不再增加，因为膜上载体蛋白的结合位点已达饱和。③有特异性：某种载体蛋白只转运特定的溶质分子。易化扩散属于被动运输，不和能量释放过程相偶联，所以可在两个方向上同等介导物质的穿膜运输，净通量的方向取决于物质在膜两侧的相对浓度。

易化扩散对调解糖和氨基酸进出细胞特别重要。葡萄糖是机体最基本的能量来源，大多数哺乳动物细胞都含有一种协助葡萄糖从血液扩散到细胞内的葡萄糖转运蛋白（GLUT）。人类至少有5种与葡萄糖易化转运相关的载体蛋白，依据组织定位、动力学和调节特性依次命名为 GLUT1～GLUT5。当血液中葡萄糖浓度增加时会引起胰岛素的分泌，刺激骨骼肌细胞和脂肪细胞对葡萄糖的吸收，作用机制之一就是胰岛素促进了这些靶细胞膜上 GLUT 数量的增加，将葡萄糖转运进入细胞。

（杨 恬 徐 晋）

zhǔdòng yùnshū

主动运输（active transport）

特异性运输蛋白消耗能量使离子或小分子逆浓度梯度穿膜的运输方式。转运的溶质分子其自由能变化为正值，因此需要与某种释放能量的过程相偶联，能量来源包括 ATP 水解、光吸收、电子传递、顺浓度梯度的离子运动等。载体蛋白所利用的细胞代谢能主要为 ATP 水解所释放的化学键能或膜内外 Na^+、H^+ 浓度差造成的电化学梯度势能。动物细胞根据主动运输过程中利用能量的方式不同，可分为协同运输（Na^+、H^+电化学梯度势能提供能量）和 ATP 驱动泵（由 ATP 直接提供能量）两种主要类型。

（杨 恬 徐 晋）

xiétóng yùnshū

协同运输（co-transport）

由钠钾泵（或质子泵）与载体蛋白协同作用，间接消耗 ATP 所完成的主动运输方式。物质穿膜运动所需的直接动力来自膜两侧离子的电化学梯度中的能量，而维持这种离子电化学梯度是通过钠钾泵（或质子泵）消耗 ATP 所实现的。动物细胞的协同运输是利用膜两侧的 Na^+ 电化学梯度来驱动，植物细胞和细菌是利用 H^+ 电化学梯度来驱动。根据溶质分子运输方向与顺电化学梯度转移的离子

（Na^+或H^+）方向的关系，又可分为共运输与对向运输。

共运输　由协同运输蛋白将两种溶质分子以同一方向进行的穿膜运输。在这种方式中，物质的逆浓度梯度穿膜运输与所依赖的另一物质的顺浓度梯度的穿膜运输两者方向相同。例如：在肠腔中酶把多糖水解成单糖，其中葡萄糖逆浓度梯度跨小肠上皮细胞膜的运输，是通过 Na^+-葡萄糖协同运输蛋白进行的。它在质膜外表面结合 2 个 Na^+ 和 1 个葡萄糖分子，当 Na^+ 顺浓度梯度进入细胞时，葡萄糖就利用 Na^+ 电化学浓度差中的势能，与 Na^+ 相伴随逆浓度梯度进入细胞。当 Na^+ 在胞质内释放后载体蛋白构象发生改变，失去对葡萄糖的亲和性而与之分离，载体蛋白构象恢复原状，可反复工作（图）。进入细胞的 Na^+ 被钠钾泵泵出细胞外，以保持 Na^+ 的穿膜浓度梯度，这种运输所消耗的能量，实际上是由 ATP 水解间接提供的。包括小肠上皮以及其他器官（如肾）中的细胞，其质膜上都有类似的共运输载体蛋白，每一种载体蛋白专一地输入某一种糖（如葡萄糖、果糖、甘露糖、半乳糖）或氨基酸等进入细胞。共运输是细胞吸收营养物质的重要方式。

对向运输　是由同一种载体蛋白将两种不同的离子或分子分别向膜的相反方向转运的穿膜运输。对向运输由离子浓度梯度驱动。脊椎动物细胞都有 Na^+ 驱动的对向运输载体，如 Na^+-H^+ 交换载体。这种载体蛋白偶联 Na^+ 顺浓度梯度流进与 H^+ 泵出，从而清除细胞代谢过程中产生的过多的 H^+ 以调节细胞内 pH。细胞内特定的 pH 是正常代谢活动必需的，在不分裂的细胞内 pH 为 7.1～7.2。

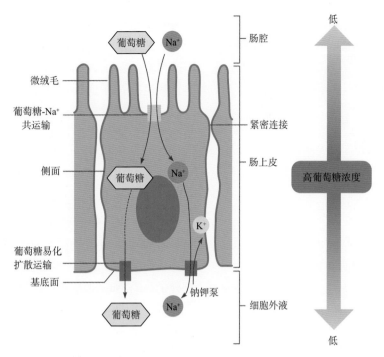

低

肠腔

微绒毛

葡萄糖-Na⁺
共运输

紧密连接

侧面

肠上皮

高葡萄糖浓度

K⁺

葡萄糖易化
扩散运输

基底面

钠钾泵

Na⁺

细胞外液

低

图 小肠上皮细胞转运葡萄糖

许多有核细胞中还有一种阴离子载体，称 Cl⁻-HCO₃⁻ 交换器，同样在调节细胞内 pH 方面起重要作用，细胞内 pH 升高时其活性增加，排出 HCO₃⁻，交换 Cl⁻ 进入细胞，使细胞内 pH 降低。

(杨恬 徐晋)

yùnshū dànbái

运输蛋白（transport protein）

介导一种或多种专一性离子或小分子穿膜移动的任何膜整合蛋白的统称。不涉及运输机制，又称转运蛋白、膜运输蛋白。通常每种运输蛋白只转运一种特定类型的溶质（如离子、单糖或氨基酸）。运输蛋白主要有两类：载体蛋白和通道蛋白。

(杨恬 徐晋)

zǎitǐ dànbái

载体蛋白（carrier protein）

生物膜中运送离子、糖、氨基酸、核苷酸等水溶性物质的穿膜蛋白。它通过构象变化可逆地与溶质结合（非共价结合）与分离使其穿越细胞膜。载体蛋白对物质的转运过程具有类似于酶与底物作用的动力学曲线，运输速度在溶质一定浓度时达到饱和；可被类似物竞争性抑制，非竞争性抑制物亦可与载体蛋白在结合位点之外结合，改变其构象，阻断运输。特定的载体蛋白只运输一种类型的物质，甚至一种分子。载体蛋白既参与物质的被动运输，也参与主动运输。

(杨恬 徐晋)

ATP qūdòngbèng

ATP 驱动泵（ATP-driven pump）

具有 ATP 酶活性的穿膜蛋白。

可利用 ATP 水解所释放的能量将被转运分子或离子从低浓度向高浓度转运。生物膜对无机离子的穿膜运输有被动运输（顺离子浓度梯度）和主动运输（逆离子浓度梯度）两种方式。被动运输的通路称离子通道，主动运输离子的载体称离子泵。根据泵的结构和功能特性，分为 4 类：P-型离子泵、V-型质子泵、F-型质子泵和 ABC 转运体。前 3 种只转运离子，后一种转运小分子（图）。

(杨恬 徐晋)

P-xíng lízǐbèng

P-型离子泵（P-type ion pump）

有机体细胞穿膜主动转运阳离子的运输蛋白。P-型离子泵有 2 个独立的大亚基（α 亚基），具有 ATP 结合位点，绝大多数还具有 2 个小的 β 亚基，通常起调节作用。在转运离子过程中，至少有一个 α 亚基发生磷酸化和去磷酸化反应，从而改变泵蛋白的构象，实现离子的穿膜转运。由于泵在工作过程中，形成磷酸化中间体，P 代表磷酸化，故称 P-型离子泵。动物细胞的钠钾泵（Na⁺-K⁺泵）、钙泵和哺乳类胃腺分泌细胞上的 H⁺-K⁺泵都属于此种类型。

(杨恬 徐晋)

nà-jiǎbèng

钠钾泵（Na⁺-K⁺ pump）

需 ATP 供能并同时穿膜主动转运

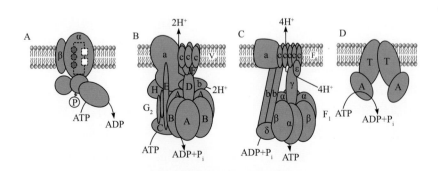

图 4 种类型 ATP 驱动泵

注：A. P-型离子泵；B. V-型质子泵；C. F-型质子泵；D. ABC 转运体

Na$^+$和K$^+$的运输蛋白。又称Na$^+$-K$^+$-ATP酶。是P-型离子泵的实例。1957年，丹麦生理学家延斯·斯科（Jens C.Skou）发现蟹的神经元中ATP水解酶只有在Na$^+$和K$^+$（还有Mg^{2+}，作为结合ATP的辅助因子）同时存在的情况下才有活性，能把ATP水解成ADP和磷酸。与此同时，把Na$^+$和K$^+$以反浓度梯度的方向进行穿膜运输。斯科提出并证明了这个ATP水解酶与具有运送Na$^+$和K$^+$功能的蛋白是同一蛋白。钠钾泵是由α亚基和β亚基构成，α亚基分子量为120kD，是一个多次穿膜的膜整合蛋白，具有ATP酶活性。β亚基分子量为50kD，是具有组织特异性的糖蛋白，并不直接参与离子的穿膜转运，但能帮助在内质网新合成的α亚基进行折叠，当把α亚基与β亚基分开时，α亚基的酶活性即丧失。α亚基的胞质面有3个高亲和Na$^+$结合位点，在膜外表面有2个高亲和K$^+$结合位点，也是乌本苷高亲和结合位点。作用过程（图）：在细胞膜内侧，α亚基与Na$^+$结合后，促进ATP水解为ADP和磷酸，磷酸基团与α亚基上的一个天冬氨酸残基共价结合使其磷酸化，ATP水解释放的能量驱动酶蛋白构象改变，使与Na$^+$结合的位点转向膜外侧，酶蛋白失去对Na$^+$的亲和性，从而将Na$^+$释放到胞外。3个Na$^+$被释放后在，酶蛋白就获取2个K$^+$，K$^+$与磷酸化的α亚基结合后促使其去磷酸化，结果酶的构象又恢复原状，并失去对K$^+$的亲和力，将K$^+$释放到胞内，完成一个循环。

水解一个ATP分子，可输出3个Na$^+$，转入2个K$^+$。Na$^+$依赖的磷酸化和K$^+$依赖的去磷酸化交替进行，每秒钟可发生约1000次

构象变化。当乌本苷等特异性抑制剂在膜外侧占据K$^+$的结合位点后，钠钾泵活性可被抑制；当抑制生物氧化作用的氰化物使ATP供应中断时，钠钾泵失去能量来源而停止工作。大多数动物细胞要消耗ATP总量的1/3（神经元要消耗总ATP的2/3）用于维持钠钾泵的活动，从而保证细胞内低钠高钾的离子梯度。这种离子梯度在神经冲动的产生和肌细胞收缩过程中起关键作用，同时具有调节细胞渗透压、维持细胞体积、保持膜电位、为某些物质的吸收提供驱动力和为蛋白质合成及代谢活动提供必要的离子浓度等重要作用。

（杨恬 徐晋）

gàibèng

钙泵（Ca^{2+} pump） 位于生物膜上能向细胞外或某些细胞器内（如内质网）主动转运Ca^{2+}的运输蛋白。属P-型离子泵，主要位于细胞膜上和肌质网膜上。真核细胞胞质中含有极低浓度的Ca^{2+}（≤10^{-7}mol/L），而细胞外Ca^{2+}浓

度却高得多（约10^{-3}mol/L）。细胞内外的Ca^{2+}浓度梯度部分是由膜上的Ca^{2+}泵维持的。肌质网上的钙泵，已获得了钙泵三维结构高分辨解析，它是10次穿膜的α螺旋多肽链，约由1000个氨基酸残基构成，与钠钾泵的α亚基同源，说明这两种离子泵在进化上有一定关系。钙泵也是ATP酶，在钙泵工作周期中，Ca^{2+}-ATP酶也有磷酸化和去磷酸化过程，通过两种构象改变，结合与释放Ca^{2+}。每水解1个ATP分子，能逆浓度梯度转运2个Ca^{2+}进入肌质网或泵出细胞。细胞内外较大的Ca^{2+}浓度差对维持正常生命活动非常重要。细胞外信号只要引起少量的Ca^{2+}进入细胞，即可引起胞内游离Ca^{2+}显著升高（约提高至5×10^{-6}mol/L），可激活一些Ca^{2+}反应蛋白，如钙调蛋白、肌钙蛋白等，引起细胞的多种重要活动。当肌细胞膜去极化时，Ca^{2+}由肌质网释放到肌质中，引起肌细胞收缩，然后通过钙泵又迅速将Ca^{2+}泵回肌质网内储存，

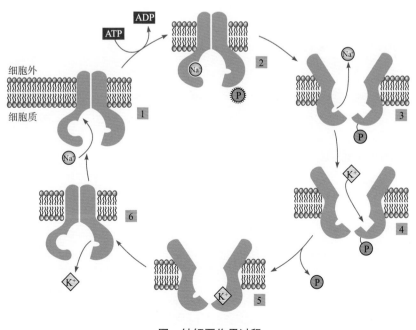

图 钠钾泵作用过程

使肌肉弛缓。另外，细胞内 Ca^{2+} 浓度的升高与细胞分泌、神经递质释放、穿膜信号转导等功能活动密切相关。因此，钙泵使 Ca^{2+} 在细胞质中维持低浓度，形成细胞进行许多重要生理活动的戒备状态。

（杨恬 徐晋）

V-xíng zhìzǐbèng

V-型质子泵（V-type proton pump）

存在于真核细胞的膜性酸性区室（如网格蛋白有被小泡、内体、溶酶体、高尔基复合体、分泌泡、突触小泡，以及破骨细胞、肾小管上皮细胞的质膜）上的运输蛋白。V-型质子泵是由多个穿膜和胞质侧亚基组成，作用是利用 ATP 水解供能，将 H^+ 从胞质基质中逆 H^+ 电化学梯度转运到上述细胞器和囊泡中，使其内成为酸性环境并保持细胞质基质 pH 中性。V-型质子泵运输时需要 ATP 供能，但不形成磷酸化中间体。V 代表小泡。

（杨恬 徐晋）

F-xíng zhìzǐbèng

F-型质子泵（F-type proton pump）

主要存在于细菌质膜、线粒体内膜和叶绿体膜中的一种 ATP 驱动的质子运输蛋白。它使 H^+ 顺浓度梯度运动，所释放的能量使 ADP 转化成 ATP，偶联质子转运和 ATP 合成。在线粒体氧化磷酸化中起重要作用。因此，F-型质子泵又被称为 H^+-ATP 合成酶。

（杨恬 徐晋）

ABC zhuǎnyùntǐ

ABC 转运体［ATP-binding cassette（ABC）transporter］

以 ATP 供能，哺乳类细胞膜上磷脂、胆固醇、肽、亲脂性药物和其他小分子的运输蛋白。在肝、小肠和肾细胞等质膜中表达丰富，能将毒素、生物异源物质（包括药物）和代谢物排至尿、胆汁和肠腔中，降低有毒物质的积累而达到自我保护。已发现了 100 多种，广泛分布于从细菌到人类的各种生物体中，形成 ABC 超家族。哺乳动物细胞中已确定了约 50 种不同的 ABC 运输蛋白，每种 ABC 蛋白的转运有底物特异性。第一个被鉴定的真核细胞 ABC 超家族成员来自对肿瘤细胞和抗药性培养细胞的研究，这些细胞高水平表达一种多药抗药性（MDR）运输蛋白（MDR1），该蛋白能利用水解 ATP 的能量将多种药物从细胞内转运到细胞外。被 MDR1 转运的药物大部分是脂溶性的小分子，可不依赖运输蛋白直接通过质膜弥散进入细胞，干扰多种细胞功能活动，如化疗药物秋水仙碱和长春碱通过阻断微管组装而抑制细胞的增殖。如果肿瘤细胞中 MDR1 过表达（如肝癌），化疗药物被迅速泵出细胞而达不到药效，即出现耐药性而难于治疗。MDR1 及 ABC 运输蛋白的转运机制尚不清楚，翻转酶模型可能是说明其转运机制的较好模型（图）。

（杨恬 徐晋）

tōngdào dànbái

通道蛋白（channel protein）

在生物膜上形成水溶性通道的运输蛋白。通道允许特定的离子及带电荷的分子从膜的一侧转运到另一侧。主要分为两大类：离子通道蛋白和水通道蛋白。通道可以由相同或不同的蛋白亚基形成，通过疏水性氨基酸的相互作用形成水溶性通道（图）。通道蛋白在运输过程中并不直接与带电的离

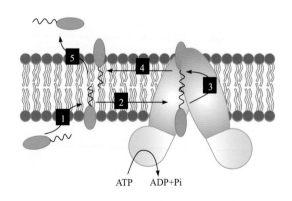

ATP　ADP+Pi

图　ABC 转运体的转运翻转酶模型

注：1. 底物分子疏水部分自发转入脂双层胞质面单层中，极性部分仍暴露在胞质中；2. 底物分子侧向扩散与 MDR1 蛋白结合；3. MDR1 蛋白胞内结构水解 ATP 供能，膜内结构翻转底物分子极性头部至脂双层外层中；4 和 5. 底物分子侧向扩散最终脱离质膜进入胞外

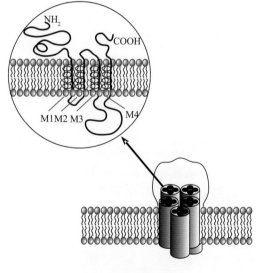

图　通道蛋白结构

子或分子结合，通道开放时物质从高浓度向低浓度运输不消耗能量，所以是被动运输。通道蛋白的运输作用具有选择性，一种离子通道只允许一种离子通过，如Na^+通道、K^+通道和Ca^{2+}通道等。水通道与人体体液平衡的维持密切相关，如胃肠和肾小管的重吸收作用，都与水通道的结构和功能有直接关系。

（杨　恬　徐　晋）

bāotūn zuòyòng

胞吞作用（endocytosis）

质膜内陷，将所摄取的液体或颗粒物质包裹形成胞吞泡，脱离质膜进入细胞内的转运过程。又称内吞作用。人类和动物的许多细胞均靠胞吞作用摄取物质。胞吞是主动运输的一种，需要消耗 ATP。根据所吞物质的大小、状态及特异程度不同，将胞吞作用分为 3 种类型：吞噬作用、胞饮及受体介导的胞吞。

吞噬作用：由几种特殊细胞完成，在摄取较大的颗粒物质或多分子复合物（直径 > 250nm）时，细胞膜凹陷并形成伪足，将颗粒包裹后摄入细胞，吞噬形成的膜泡称为吞噬体或吞噬泡。对颗粒物质的吞入是由质膜下肌动蛋白丝所驱动。动物体内几种具有吞噬功能的细胞（如中性粒细胞、单核细胞及巨噬细胞等）广泛分布在血液和组织中，具有吞噬入侵的微生物、清除损伤和死亡的细胞等功能，在机体防御系统中发挥重要作用。

胞饮：是细胞非特异地摄取细胞外液的过程，通常发生在质膜上的特殊区域。当细胞周围环境中某可溶性物质达到一定浓度时，质膜内陷形成一个小窝，最后形成一个没有蛋白外被包裹的膜性小泡，称为吞饮体或吞饮泡，

直径<150nm。吞饮泡进入细胞后与内体融合或与溶酶体融合后被降解。胞饮在能形成伪足和转运功能活跃的细胞中多见，如巨噬细胞、白细胞、毛细血管内皮细胞、肾小管上皮细胞、小肠上皮细胞等。胞饮所造成质膜的损失和吞进的细胞外液，由胞吐作用补偿和平衡。

受体介导的胞吞：细胞通过受体的介导选择性地摄取胞外特定大分子物质的过程。借此作用细胞可特异性地摄取胞外含量很低的成分，而不会摄入大量细胞外液，与非特异的胞吐相比，可使特殊大分子的内化效率提高很多。被摄入的大分子主要有以下几种：①结合了营养物质的蛋白质：如细胞通过吞入与胆固醇结合的低密度脂蛋白来获得胆固醇，通过吞入与铁结合的转铁蛋白及其受体来获得铁。②外来的异种蛋白（细菌、病毒等）：结合在免疫细胞表面的特异受体上，免疫细胞将膜上的外来蛋白及其受体一起"内化"，然后经加工起到提呈抗原的作用。③结合到膜受体

上的信号分子：细胞通过受体介导的胞吞把膜上的配体和受体一起内化，从而调控细胞膜表面受体的数目，这成为细胞调控信号分子应答强度的一种机制。

（杨　恬　徐　晋）

bāotǔ zuòyòng

胞吐作用（exocytosis）

细胞内合成的物质通过膜泡转运至细胞膜，与质膜融合后将物质排出细胞的过程。与胞吞作用过程相反，又称外排作用或出胞作用。胞吐是将细胞分泌产生的酶、激素及一些未被分解的物质排出细胞的重要方式，分为连续性分泌和受调分泌两种形式（图）。

连续性分泌：分泌性蛋白在粗面内质网合成之后，转运至高尔基复合体，经修饰、浓缩、分选，形成分泌泡，随即被运送至细胞膜，与质膜融合将分泌物排出细胞。又称固有分泌。分泌的蛋白质，包括驻留蛋白、膜蛋白和细胞外基质各组分等。连续性分泌是自发进行的，此种分泌途径普遍存在于动物细胞中。

受调分泌：分泌性蛋白合成

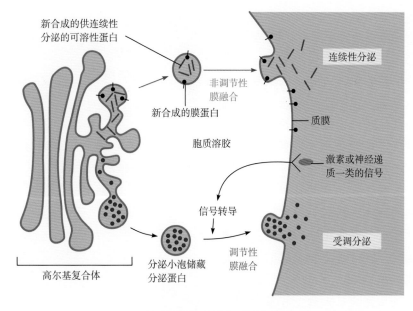

新合成的供连续性分泌的可溶性蛋白

新合成的膜蛋白

非调节性膜融合

连续性分泌

质膜

激素或神经递质一类的信号

胞质溶胶

信号转导

高尔基复合体

分泌小泡储藏分泌蛋白

调节性膜融合

受调分泌

图　连续性分泌和受调分泌

后先储存于分泌囊泡中，只有当细胞接受到细胞外信号（如激素、Ca^{2+} 或神经递质等）的刺激，才能启动胞吐过程，使分泌囊泡与细胞膜融合，将分泌物释放到细胞外。这种分泌途径只存在于分泌激素、酶、神经递质的细胞内。胞吐作用的结果一方面将分泌物释放到细胞外，另一方面小泡的膜融入质膜，使质膜得以补充。

（杨恬 徐晋）

细胞内物质转运

xìbāo nèi wùzhì zhuǎnyùn

细胞内物质转运（intracellular material transport） 在细胞内根据功能需要，细胞质基质和各细胞器之间的物质交换。生物膜是细胞内外环境间的半透性屏障，对穿膜运输的物质有选择和调节作用。细胞对小分子和离子的穿膜运输有 4 种基本方式：简单扩散、离子通道扩散、易化扩散和主动运输。另外，细胞还存在转运大分子物质和颗粒物质的小泡运输。

（杨恬 徐晋）

小泡运输

xiǎopào yùnshū

小泡运输（vesicular transport） 大分子（蛋白质、多核苷酸、多糖等）及颗粒物质在质膜及细胞内膜系统各个部分（如内质网、高尔基复合体、溶酶体等）之间的运输方式。大分子和颗粒物质由于太大，不能通过简单扩散或由载体蛋白协助来运输，细胞进化出了由膜包围形成囊泡，通过一系列囊泡的形成和融合来完成转运的方式。在此过程中涉及囊泡的形成、断裂与融合，需要消耗能量，也属于主动运输。这种运输方式常转运较大量的大分子或颗粒物质，又称为批量运输。胞吞和胞吐是大分子和颗粒物质入胞和出胞的膜泡运输。囊泡的直径 50～75nm，从供体膜出芽，

与受体膜融合。这些囊泡是小泡运输的载体和功能表现形式。电子显微镜下，可见囊泡表面有模糊的电子致密层覆盖，这是可溶性蛋白在供体膜出芽区域组装而形成的蛋白包被。根据包被蛋白（COP）在电镜下的形态和在囊泡运输中的作用，分为 3 种囊泡，即网格蛋白包被小泡、COP Ⅰ 和 COP Ⅱ 包被小泡（图）。

网格蛋白包被小泡 在高尔基复合体反面网状结构（TGN）芽生或在质膜的有被小窝处内陷形成的由网格蛋白包被的囊泡。由高尔基复合体反面产生的网格

蛋白包被小泡，主要介导从高尔基复合体向内体、溶酶体或质膜外的物质运输；通过受体介导的内吞作用形成的网格蛋白包被小泡则是选择性地将胞外大分子物质转送到细胞质或经胞内体输送到溶酶体。网格蛋白包被小泡直径一般为 50～100nm，其蛋白包被外层由网格蛋白构成蜂窝状的结构支架，因此而得名。内壳由称为衔接蛋白构成，覆盖在小泡膜表面。衔接蛋白的外表面与网格蛋白结合，使网格蛋白支架固定在小泡的表面；它们的内表面与囊泡的膜整合蛋白质结合。一些

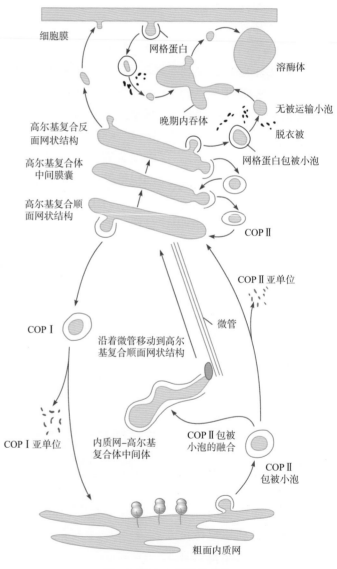

图　细胞内 3 种膜泡转运

被选择的膜整合蛋白质作为受体，与小泡腔内特异性的货物分子结合。首先衔接蛋白募集到囊泡的胞质面，并引发网格蛋白的组装，驱动膜出芽。已发现的衔接蛋白有 AP1、AP2、AP3 和 AP4。它们通过选择性地与不同受体-转运分子复合体结合，形成特定的转运囊泡，进行不同的物质转运。在囊泡的形成中，除网格蛋白与衔接蛋白外，发动蛋白（dynamin，又称缢断蛋白，为细胞质中一种可结合并水解 GTP 的特殊蛋白质）也具有极其重要的作用。发动蛋白由 900 个氨基酸残基组成。在膜囊芽生形成时，发动蛋白与 GTP 结合，并在外凸（或内凹）的芽生膜囊的颈部聚合形成环状，随着其对 GTP 的水解，发动蛋白环向心性缢缩，直至囊泡断离。而一旦囊泡芽生形成，便会脱去网格蛋白外被，形成无被小泡，开始移向目的地。

COP Ⅱ 包被小泡 由粗面内质网产生，主要负责将物质从内质网运往高尔基复合体。利用酵母细胞突变体进行研究鉴定，发现 COP Ⅱ 外被蛋白由 5 种亚基组成。其中的 Sar 蛋白属于一种小的 GTP 结合蛋白，可通过与 GTP 或 GDP 结合，调节膜泡外被的组装与去组装。当 Sar 蛋白与 GDP 结合时，处于非活性状态；而当 Sar 蛋白与 GTP 结合时被激活，导致其结合于内质网膜上，并引导所在膜上的位点募集其他 COP Ⅱ 蛋白，形成蛋白包被，进而出芽形成 COP Ⅱ 包被小泡。采用绿色荧光蛋白（GFP）标记示踪技术观察 COP Ⅱ 包被小泡的转运途径发现：当 COP Ⅱ 包被小泡在内质网生成之后，在向高尔基复合体的转移途中，常数个彼此先行融合，形成"内质网-高尔基复合体中间体（ERGIC）"，然后再沿微管系统继续运行，最终到达高尔基复合体之顺面（形成面）。COP Ⅱ 包被小泡在与靶膜融合之前，Sar 蛋白结合的 GTP 水解，产生的 Sar-GDP 与膜的亲和性降低而从膜上解离，导致其他 COP Ⅱ 蛋白亚基的释放，蛋白包被被去组装形成无被小泡。COP Ⅱ 包被小泡被认为能够选择和富集所运输的物质。实现这种选择的机制是 COP Ⅱ 蛋白能够识别并结合内质网整合膜蛋白胞质侧一端的信号序列。这组膜整合蛋白质包括：①在生物合成途径后阶段起作用的酶，如高尔基复合体的糖基转移酶。②参与小泡和靶膜锚定和融合的膜蛋白。③能够与要运输的物质结合的膜蛋白（货物受体）。由此可见，COP Ⅱ 包被小泡对来自内质网的外泌性蛋白、驻留蛋白和膜蛋白质的转运有非常重要的作用。

COP Ⅰ 包被小泡 将物质从高尔基复合体和 ERGIC 沿逆行方向运回至内质网，主要负责对内质网逃逸蛋白的捕捉、回收转运。COP Ⅰ 外被蛋白由多个亚基组成，覆盖于囊泡表面。COP Ⅰ 包被小泡是在用 GTP 结构类似物处理细胞时首次发现的。在这种条件下，引起 COP Ⅰ 包被小泡在细胞中的聚集，然后采用密度梯度离心法，使之从细胞匀浆中分离出来。经鉴定分析，先后发现了 COP Ⅰ 包被小泡外被蛋白的 α、β、γ、δ、ε、ζ 等亚基成分。其中的 α 蛋白（也称 ARF 蛋白）类似于 COP Ⅱ 中的 Sar 蛋白亚基，即作为一种 GTP 结合蛋白，调控外被蛋白复合物的聚合、装配及小泡的转运。正常驻留在内质网腔和膜上的蛋白质 C 端含有短的氨基酸序列，作为回收信号，能保证它们被带到高尔基复合体和 ERGIC 后再被回收到内质网。内质网腔内的可溶性驻留蛋白具有典型的回收信号：Lys-Asp-Glu-Leu（简称 KDEL 序列）；内质网膜蛋白带有回收信号 KKXX（K 代表赖氨酸，X 代表任意氨基酸）。当可溶性内质网驻留蛋白被高尔基复合体顺面囊膜上的 KDEL 受体识别和结合，KDEL 受体含有 KKXX 信号，能与 COP Ⅰ 包被蛋白结合。这些受体捕获逃逸分子并将其以 COP Ⅰ 包被小泡的形式送回内质网。

不同来源与不同类型的囊泡承载和介导不同物质的定向运输。它们必须沿循正确的路径，以特定的运行方式，方可抵达、锚泊于既定的靶膜，并通过膜的融合释放其运载物质。一般认为，囊泡如果在较短距离内转运，主要以简单弥散的方式运行，如从内质网到高尔基复合体的囊泡转运；当转运距离较长时，胞内囊泡沿微管或微丝进行运输，动力来自马达蛋白。与小泡运输有关的马达蛋白有 3 类：①动力蛋白：可向微管负端移动。②驱动蛋白：可牵引膜泡向微管的正端移动。③肌球蛋白：可向微丝的正极运动。在马达蛋白的作用下，可将膜泡转运到特定的区域。

囊泡与靶膜的识别是其相互融合的前提，识别的机制与囊泡表面的特异性标志物和靶膜上的相应受体密切相关。已发现，可溶性 N-乙酰基马来酰亚胺敏感因子结合蛋白受体（SNAREs）家族在囊泡运输及其选择性锚泊融合过程中发挥重要作用。在转运囊泡表面有一种称为囊泡 SNAREs（v-SNAREs）的特异性标志物；靶细胞器膜上存在 v-SNAREs 的对应蛋白，称为靶 SNAREs（t-SNAREs）。二者互为识别，特异互补。所有转运囊泡以及细胞器膜上都带有各自特有的一套 SNAREs 互补序列，其高度特异的相互识别和相互作用，是使转运囊泡得以在靶膜上锚泊停靠，保证囊泡物质定向运输和准确卸载的分子机制之一。

（杨恬 徐晋）

dànbáizhì fēnxuǎn

蛋白质分选（protein sorting）

在细胞质基质中游离核糖体（或粗面内质网膜结合核糖体）上合成的蛋白质，通过不同的机制和途径被分选和转运至细胞不同膜区或组分的过程。由于细胞各部位所需蛋白质在结构和功能上各不相同，需要进行蛋白质的分选和定向运输。

分选信号 细胞内合成的各种蛋白质之所以能够定向的转运到特定的细胞器取决于两个方面：一是蛋白质中包含特殊的蛋白质分选信号（表），即存在于蛋白质一级结构上的线性序列，通常由15～60个氨基酸残基组成；二是细胞器上具特定的信号识别装置（分选受体）。蛋白质分选信号的作用是引导蛋白质从细胞质基质进入内质网、线粒体和过氧化物酶体等，也可以引导蛋白质从细胞核进入细胞质或从高尔基复合体进入内质网。每一种信号序列决定蛋白质特殊的转运方向，如输入内质网的蛋白质通常 N 端具有一段信号序列，含有 6～15 个带正电荷的非极性氨基酸。由高尔基复合体返回内质网的蛋白质，其 C 端的 4 个氨基序列，作为回收信号。

转运方式 有以下3类（图）：

蛋白质穿膜转运 在细胞质基质中合成的蛋白质通过线粒体、叶绿体和过氧化物酶体等细胞器上的穿膜通道进入目的地的过程。

此过程需要不同的蛋白质分选信号，而且这些被运送的蛋白质是定位在这些靶细胞器的膜上还是基质当中，还需要其他空间定位信号的参与。如有的蛋白定位于线粒体膜上，有的定位在线粒体基质中。此外，这些蛋白质，必须在分子伴侣的帮助下解折叠或维持折叠状态，这才有利于通过膜上的穿膜通道。

小泡运输 在粗面内质网合成的各种外输性蛋白质，在内质网腔内经修饰加工，被选择性地包装，以运输小泡的形式转运进入高尔基复合体，在高尔基复合体内进一步加工浓缩分选，最终以分泌泡的形式转运至细胞的不同部位，如形成溶酶体或胞吐到细胞外。此过程涉及各种不同囊泡的定向转运，以及囊泡的出芽和融合过程。所有分泌蛋白的胞内运输过程，始终是以小泡形式完全隔离于细胞质基质进行的。

门控运输 通过核孔复合体，选择性地完成亲核蛋白的核输入或 RNA 及核糖核蛋白（RNP）核输出的主动转运过程。亲核蛋白除了本身具有核定位信号外，还需胞质蛋白因子［如输入蛋白（importin α、β）］的帮助才能通过核孔复合体。此过程需要 GTP 水解提供能量。

表 几种典型的蛋白分选信号序列

信号功能	信号序列
蛋白进入内质网	$^+H_3$N-Met-Met-Ser-Phe-Val-Ser-Leu-Leu-Leu-Val-Gly-Ile-Leu-Phe-Trp-Ala-Thr-Glu-Ala-Glu-Gln-Leu-Thr-Lys-Cys-Glu-Val-Phe-Gln-
滞留在内质网中	-Lys-Asp-Glu-Leu-COO$^-$
输入线粒体	$^+H_3$N-Met-Leu-Ser-Leu-Arg-Gln-Ser-Ile-Arg-Phe-Phe-Lys-Pro-Ala-Thr-Arg-Thr-Leu-Cys-Ser-Ser-Arg-Tyr-Leu-Leu
输入细胞核	-Pro-Pro-Lys-Lys-Arg-Lys-Val-
输出细胞核	-Leu-Ala-Leu-Lys-Leu-Ala-Gly-Leu-Asp-Ile

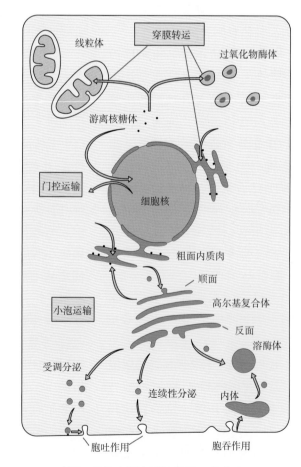

图 细胞内蛋白质运输的 3 种方式

这几种运输机制都涉及信号序列的引导和靶细胞器上受体蛋白的识别。

（杨　恬　徐　晋）

xìbāo fēnliè

细胞分裂（cell division）

一个亲代细胞通过一系列的形态变化形成两个子代细胞的过程。是细胞复制繁殖自己的方式，是细胞复制的终极阶段，包括核分裂和胞质分裂两个互相配合、相互协调的过程。

细胞首先通过一系列精细调控完成细胞内含物的复制，包括染色体和中心体的 1：1 精确复制，以及细胞器和生物大分子的不精确复制；然后复制的染色体通过核分裂过程，在有丝分裂纺锤体的作用下，将两套完全相同的染色单体分别牵引到纺锤体的两极；同时，胞质分裂启动，在纺锤体的赤道板处形成分裂沟，在分裂沟细胞膜下收缩环的拉缩下，以及分离的染色体之间的中间纺锤体的调节下，在细胞中部逐渐将细胞缢缩成由胞质间桥相连两个子细胞；最后，在中间纺锤体退化形成的中体的帮助下，获得相同遗传物质的两个子细胞发生物理隔断，一个母细胞最后分裂形成两个子细胞。这个完整的细胞复制的过程称为细胞周期。

研究过程　最早观察到细胞分裂的是波兰生物学家罗伯特·里麦克（Robert Remak），他在 1841 年发表的论文中明确地记载了鸡胚有核红血细胞分裂成为两个带核子细胞的全过程。1848 年，德国生物学家威廉·霍夫迈斯特（Wilhelm Hofmeister）通过碘液染色的方法证实了植物细胞在分裂过程中细胞核存在基本微粒成分（即染色体），并先后观察到核膜消失、纺锤体和染色体形成、两组染色体产生、核膜重建、细胞壁出现等一系列有丝分裂过程。然而直到 1877 年，德国生物学家弗莱明（Flemming W）总结其研究蝾螈细胞分裂的成果后，提出了染色体"纵向分裂"模式，指出染色体分裂产物有可能分别进入两个子细胞中去，才基本上确定了细胞分裂的基本模式。1882 年，弗莱明出版了《细胞成分、细胞核和细胞分裂》一书，第一次采用了有丝分裂（mitosis）这个词表示整个细胞分裂的过程。"mitosis"来自希腊语"mitos"，有"使纤维弯曲"的意思。

20 世纪 50 年代，电子显微镜的应用对细胞分裂相关组分的显微结构和亚显微结构有了更进一步的了解：如核膜的构成、纺锤体上的各类微管、染色质的基本结构以及染色体的特殊结构如动粒等。70~80 年代后期，生物化学、分子生物学的概念和技术的引入，鉴定出各类影响细胞分裂和细胞周期的功能分子，如周期蛋白（cyclin）以及周期蛋白依赖性激酶（Cdk）等。随着细胞活体标记技术的发展和应用，特别是超高分辨率光学显微镜（分辨率达到 10~30nm）的发明和推广，有利于研究细胞分裂过程的结构基础和功能调节。

分类　根据分裂过程中细胞核的变化，细胞分裂可分为无丝分裂和有丝分裂。根据有丝分裂发生的细胞种类，有丝分裂可以分为体细胞发生的有丝分裂和生殖细胞发生的减数分裂。

意义　细胞分裂的结果是将染色体平均分配到两个子代细胞中去，最大的意义在于实现亲代细胞和子代细胞、亲代个体和子代个体遗传信息的稳定传递。对于单细胞的原核生物和真核生物而言，细胞分裂就是其个体繁殖的主要方式；而对于多细胞生物而言，细胞分裂可以增加个体细胞数目，增大个体的大小，同时还可替换个体内衰老死亡的细胞。生殖细胞的减数分裂过程中，DNA 复制一次，细胞分裂两次：一次同源染色体的分离，一次姊妹染色单体的分离，最后 1 个二倍体的亲代细胞形成 4 个单倍体的生殖细胞。两个来自雌雄个体的生殖细胞融合，又发育成二倍体染色体组的新子代个体，这样亲代和子代个体遗传物质的稳定性就得以维持。

一般认为，细胞分裂的是均等分裂，这对于携带遗传信息的染色体的分配尤为重要，然而对细胞内复制的其他组分而言却并非一定如此。在动物细胞早期发育过程中，细胞分裂的不对称导致两个子代细胞没有继承到同等母细胞的细胞质成分，这两个子细胞可能具有不同的发育命运。另外，在成体干细胞的细胞分裂过程中，由于有丝分裂轴的方向变化，使细胞分裂后后两个子细胞的一个暴露在不同的环境下而分化成其他细胞，另外一个保持在原来微环境中的细胞仍成为原来的干细胞。

（李朝军）

wúsī fēnliè

无丝分裂（amitosis）

在细胞分裂形成两个子细胞的过程中不出现染色体也不形成纺锤体，细胞核直接一分为二，随后细胞质分裂成两个子细胞的分裂类型。是一种最简单的细胞分裂方式。因细胞核与细胞质直接发生分裂，又称直接分裂。无丝分裂发生的早期，在核仁以及核仁组织中心的驱动下，通过染色质与核膜的相互作用，将细胞核延长呈哑铃状。随后细胞核从中央狭细处缢裂，细胞质也随之一分为二。在滑面内质网的参与下，断裂处重新形成细胞膜，使细胞发生完全的物理隔断。

无丝分裂是发现最早的细胞分裂方式，是存在于生物体的一种正常的细胞分裂方式。低等生物如细菌、蓝藻等原核生物就采用这种分裂方式进行生殖，高等生物中不仅见于动植物的病变细胞，而且在正常组织细胞中也普遍存在，如动物中高度分化的肌肉组织和肝组织等。无丝分裂甚至是蚕睾丸上皮细胞唯一的分裂方式。

与有丝分裂的比较 无丝分裂时核膜与核仁不消失，不出现染色体和纺锤丝，没有染色体分离的规律性变化。但染色质也依然要进行复制，细胞的其他内容物也要复制使细胞增大。当细胞核的体积增大一倍时，启动细胞无丝分裂，将核中的遗传物质分配到子代细胞中。细胞核中遗传物质分配的机制仍不清楚。没有细胞核的原核细胞行无丝分裂时，复制的两个环形 DNA 分子与质膜相连，随着细胞的伸长，两个 DNA 分子被拉开。细胞壁与质膜在分开的 DNA 分子之间发生内褶，最终一个细菌复制成两个大致相等的子代细胞。

无丝分裂和有丝分裂的另一个区别是：母代细胞的遗传物质不一定能保证平均分配到两个子代细胞中去，这就无法像有丝分裂一样保证亲代细胞与子代细胞遗传物质的稳定性。最典型的例子就是原生动物草履虫，草履虫细胞内有大小两种类型的细胞核，小核是生殖核，大核是营养核。小核行有丝分裂以保证遗传信息的稳定性，大核则行无丝分裂，

DNA 可以复制多次，以支持细胞代谢的需求。

与有丝分裂相比，无丝分裂具有独特的优越性：如消耗能量少，在环境因素不利的条件下，无丝分裂仍能进行；其次是分裂迅速，可同时形成多个细胞核；另外，分裂时的细胞核仍具有生理功能。因此植物形成胚乳时采用这种分裂方式，在短时间内扩大细胞数目。

分期 无丝分裂可分为 4 个时期：①细胞核内染色质的复制，细胞核及核仁体积增大，然后核仁及核仁组织中心发生分裂。②分裂的核仁及核仁组织中心分别通过染色质丝与核膜周染色质相连，分别牵引新复制的染色质和原有的染色质，将它们拉离核膜，移动到核的赤道面上。③细胞核被拉长成哑铃型，中央部分缢缩变细。④细胞核膜内陷加深，最终缢裂成为两个完整的子细胞核；接着，整个细胞从中部缢裂成两部分，形成两个子细胞。

(李朝军)

yǒusī fēnliè

有丝分裂（mitosis） 真核细胞的染色质凝集成染色体、复制的姊妹染色单体在纺锤丝的牵拉下

分向两极，从而产生两个染色体数和遗传性相同的子细胞核的细胞分裂类型。又称间接分裂，是最普遍，最常见的分裂方式。有丝分裂时细胞发生剧烈的形态变化：核膜破裂、核仁消失、染色质压缩成染色体，微管和染色体组装成全新的有丝分裂器结构，负责遗传物质在母代与子代细胞的精确分配。而酵母细胞有丝分裂时细胞核膜不破裂。纺锤体极在细胞核膜上组装，形成细胞核内有丝分裂纺锤体，负责姊妹染色单体的分离和分配。

与无丝分裂不同，有丝分裂是染色体发生规律性分离的一种分裂方式，产生的子代细胞获得与母细胞同样的遗传物质。有丝分裂为连续发生的过程，根据形态变化一般分为核分裂和胞质分裂（图1）。

核分裂 指有丝分裂中细胞核消失，复制的姊妹染色体单体被有丝分裂纺锤体分配到两个子细胞，细胞核再重新形成的过程。其生物学意义是将复制的遗传物质平均分配到两个子细胞中，保持亲代与子代细胞的遗传稳定性。根据细胞核的形态和染色体的行为，人为地将核分裂划分为前期、

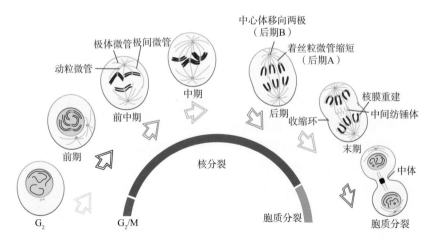

图 1 有丝分裂过程

前中期、中期、后期和末期 5 个时期。根据细胞周期蛋白-周期蛋白依赖性激酶复合物（cyclin B-Cdk1）的激酶活性变化，一般将激酶活性升高的前期、前中期和中期称为有丝分裂前半段，而激酶活性消失的后期、末期和胞质分裂称为有丝分裂后半段。

前期　为显微镜下可以明显观察到的有丝分裂前半段的第一个有丝分裂事件，开始于染色体的凝聚，结束于核膜的破裂。在此期间核仁消失，染色质凝聚成染色体。前期中另外一个重要的事件是中心体的变化：在前期的中间，复制后的中心体开始分离，到前期结束时，中心体迁移到细胞核相对的部位。迁移过程中中心体开始极化微管的组装，在前期结束核膜破裂后开始参与有丝分裂纺锤体的组装。

前期发生的主要调节者是 cyclin B-Cdk1 复合物的活化。在 G$_2$ 期的后期，当细胞中 cyclin B 的水平超过阈值时，在蛋白激酶复合物 cyclin A-Cdk2 或磷酸酶 Cdc25B 的作用下，cyclin B-Cdk1 复合物的激酶活性被激发，然后启动一系列正反馈的过程，使 cyclin B-Cdk1 复合物的激酶活性产生突然的、全或无的激活，细胞发生 G$_2$/M 检查点的转换，进入有丝分裂前期。在前期的末段，cyclin B-Cdk1 复合物从细胞质转运到细胞核内，磷酸化核纤层蛋白、组蛋白 H1，使核膜崩解，染色体凝缩，细胞开始进入有丝分裂的下一个时期：前中期。

前中期　开始于核膜的崩解，持续到姐妹染色单体完全附着于纺锤体并迁移到细胞中心赤道板区域的阶段。有丝分裂纺锤体的组装是前中期发生的主要事件。微管以染色体为中心自组装，在马达蛋白和中心体的帮助下形成有丝分裂纺锤体的微管结构；同时纺锤体两极发出的微管以搜索与捕获的方式与染色单体上的动粒随机作用，使相对指向的两个动粒分别附着于纺锤体的两极。在动粒和微管流产生的拉力以及纺锤体极产生的排斥力的作用下，双向附着的染色体在两极间震荡，最后逐渐稳定在中心赤道板区域，形成完整的有丝分裂纺锤体。

当染色单体上的微管未被微管稳定附着的情况下，动粒会催化产生可扩散的后期等待信号，抑制后期事件的发生。前中期的一个独特的现象是未附着动粒可以产生后期等待信号，在姐妹染色单体没有排列到中心赤道板前抑制后期事件的发生。后期等待信号是一组分布在没有被正确附着的动粒上的可扩散蛋白因子，包括 Mad 和 Bub 家族成员和其他蛋白因子，如动粒未稳定附着微管，或微管对动粒不能产生足够的拉力，动粒以正反馈的方式产生可扩散的抑制因子 Mad2。Mad2 与后期促进复合物（APC）竞争结合 Cdc20（图 2），从而阻止形成 APC^{Cdc20} 复合物，抑制其后期启动活性，阻止安全子（分离酶抑制蛋白，se-curin）的酶解和姐妹染色单体的分离。即使只有一个动粒没有附着微管，也可产生足够强大的抑制信号，阻碍后期事件的发生。

产生后期等待信号的调控系统被称为纺锤体组装检查点，其组分通过检验动粒上附着微管的多少和拉力的大小，从而产生后期等待信号。

中期　为有丝分裂过程中最为平静的时期，此时有丝分裂纺锤体组装完成，姐妹染色单体对被动粒微管产生的双指向拉力牵引，整列在纺锤体中心赤道板，等待后期启动的时期。严格地说，染色体整列在中心赤道板是指各染色体的动粒排列在赤道板上，而染色体臂在两侧任意浮动。

染色体整列后，后期等待信号消失，细胞越过纺锤体组装检查点，泛素蛋白连接酶（E3）APC^{Cdc20} 被激活，开始泛素化降解 cyclin B，使 cyclin B-Cdk1 复合物的蛋白激酶活性消失，导致其底物磷酸化水平下降，启动有丝分裂后期和末期事件的发生。

后期启动在最后一对姐妹染色单体正确地整列在纺锤体后固定的时间内开始，一些脊椎动物体细胞中大约是 20 分钟。

后期　有丝分裂后半段的第一个阶段，指染色单体分开，由赤道板迁移到细胞两极的时期。发生的主要有丝分裂变化是姐妹染色单体的分离和分别向分裂细胞相对两端的运送。

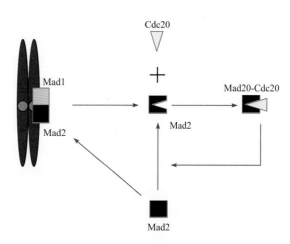

图 2　未附着动粒产生后期等待信号

染色体在中期完成赤道板排列后，姊妹染色单体通过动粒附近的黏合复合物联系在一起。后期等待信号消失后，APC^{Cdc20}被活化，泛素化降解 securin，被 securin 抑制的分离酶被激活。分离酶降解黏合复合物的 SCC1 组分，解开黏合复合物对染色体的束缚。有丝分裂纺锤体上作用在动粒上的拉力将两组染色单体分开，表明细胞跨过中-后期转换检查点，进入后期。

根据有丝分裂纺锤体极的相对位置和不同微管的作用，有丝分裂后期被分为后期 A 和后期 B 两个时期。后期 A 指后期启动，姊妹染色单体分离后，在有丝分裂纺锤体两极之间内部运动的过程。纺锤体极的相对位置不变，染色体的运动由纺锤体的动粒微管完成。而后期 B 是指姊妹染色单体被牵拉到分裂细胞相对两端的过程，纺锤体极的相对分开，染色体的运动是由于纺锤体的星体微管和细胞皮质的相互作用。后期 B 进一步加大两组染色单体之间的距离，有利于胞质分裂的发生。

后期发生的另外一个重要事件是胞质分裂的启动，其标志是收缩环的形成和分裂沟的出现。肌球蛋白和肌动蛋白构成的收缩环收缩，将细胞膜内拉，在原中期赤道板的部位形成分裂沟。

末期　有丝分裂的最后一个过程，是形成二个子细胞核和完成胞质分裂的时期。发生的主要事件基本上可以看作是有丝分裂前半段事件的逆转，如纺锤体去组装、染色体解压缩和围绕每一套染色体组装细胞核（酵母细胞除外）等事件。

与有丝分裂前半段事件的发生相反，驱动末期事件发生的主要机制是 cyclin B-Cdk1 靶蛋白的去磷酸化。如负责微管稳定的蛋白质发生去磷酸化，导致中心体和微管行为的改变，使微管从动粒和中心体上脱落，纺锤体极恢复到间期的状态，纺锤体崩解。Cdk 的靶蛋白还包括许多核孔复合体、核内膜和核纤层的蛋白组分，以及负责染色体压缩的调控蛋白。Cdk 的灭活导致这些靶蛋白去磷酸化，使核膜小泡、核孔复合体亚单位在染色体表面的相互融合。同时，细胞核转运系统将细胞核蛋白如细胞核纤层蛋白运送入核，重新建立核质差别。最后整个染色体组被包裹，细胞核膜重新形成。细胞核膜重构之后发生染色体的解压缩，细胞核恢复到其间期的形态。

Cdk 靶蛋白的去磷酸化也为另外两个有丝分裂后半段的事件所必须：胞质分裂的启动和完成，使两个子细胞之间发生物理隔断。同时，Cdk 靶蛋白的去磷酸化也使得前复制复合物在复制起始位点开始重新组装，重新设置的下一个新的细胞周期，周而复始。

S 期 cyclin A 和 M 期 cyclin B 对有丝分裂的进入起关键调节作用。在进入前中期后，cyclin A-Cdk2 以依赖 APC^{Cdc20}复合物的方式被泛素化降解。而 cyclin B-Cdk1 复合物的蛋白激酶活性在前中期被持续激活，一直持续到中期，参与前中期和中期有丝分裂事件的进行，然后也被 APC^{Cdc20}复合物泛素化降解。

如果哺乳动物培养细胞中的纺锤体检查点系统被抑制，securin 和 cyclin B 则在前中期提前被酶解。一种可能性是 cyclin A 的酶解由特殊的 APC^{Cdc20}亚群负责，这些 APC^{Cdc20}被限制在特定的部位，不能为纺锤体检查点蛋白质接触抑制；另一个可能的解释是 cyclin A 的 N 端也可直接结合 Cdc20，并且足以和纺锤体检查点蛋白如 Mad2 竞争，在其他因子协助下，Cdc20 将 cyclin A 导向 APC 使之降解。

APC^{Cdc20}的活性在有丝分裂前中期时被纺锤体检查点系统抑制。进入中期后，后期等待信号消失，APC^{Cdc20}被活化，降解 securin 和 M 期 cyclin B，启动中期/后期转换，退出有丝分裂。因此 APC^{Cdc20}的活性调控对于有丝分裂的完成十分重要。

早在有丝分裂前半段，APC 本身也是 cyclin B-Cdk1 的底物而被磷酸化。这种磷酸化虽启动了 APC 与 Cdc20 的结合，但 Cdc20 的活性在有丝分裂前半段被纺锤体检查点蛋白如 Emi1、Mad2 结合，抑制了 APC^{Cdc20}的活性。当 APC^{Cdc20}被活化，降解 cyclin B，使 APC 去磷酸化，启动正反馈过程，APC^{Cdc20}的活性被瞬间激发，启动中期/后期转换。

但要真正完成有丝分裂，M 期 cyclin B 的降解并不够，其他有丝分裂激酶如 Plk，Aorura 等，在 cyclin B-Cdk1 被灭活后仍需发挥作用，调控胞质分裂事件的发生。但这些有丝分裂激酶在发挥作用后仍和 cyclin B 一样，被 APC 泛素化降解。只不过 APC 的调节蛋白 Cdc20 被另外一个调节蛋白 Cdh1 取代。Cdh1 在有丝分裂前半段被 cyclin B-Cdk1 磷酸化，不能与 APC 结合。一旦 cyclin B 被酶解，Cdh1 去磷酸化，与 Cdc20 竞争结合 APC。而结合的 APC^{Cdh1}进而使 Cdc20 泛素化降解，保证在胞质分裂阶段只有 APC^{Cdh1}发挥作用。有丝分裂的后半段，APC^{Cdh1}可以将 Plk，Aorura 等几个不能被 APC^{Cdc20}识别的调节蛋白泛素化降解，最终完成有丝分裂的退出。

胞质分裂 核分裂形成两个新细胞核，胞质分裂将两个新细胞核和其他被复制的细胞组分分配到一对子细胞中。这样每个子细胞都拥有一个完全相同的细胞核，一个中心体，以及大致相同或者不同的细胞器和细胞质大分子。有丝分裂的这个阶段称为胞质分裂，其发生过程和核分裂之间有重叠。

不同的有机体采用完全不同的胞质分裂形式：芽殖酵母在母体细胞上形成芽体，有丝分裂完成后从母细胞脱离；细胞外存在细胞壁的裂殖酵母和植物细胞在细胞中部形成新的细胞壁和细胞膜，最后将子细胞间隔开来；动物细胞在后期开始后通过收缩环的收缩将细胞膜向内拉，形成分裂沟将细胞捏成两半。然而植物细胞由于细胞壁的存在，细胞中部不被缢缩，中间纺锤体在两个子细胞核之间形成一个密集的有微管构成的桶状区域，称为成膜体。成膜体中还包括来自高尔基复合体和内质网含多糖类物质的囊泡。在微管的指引下，囊泡沿着微管指引方向，聚集，融合，从中间开始向周围扩展，形成细胞板，直至与母细胞壁相连，成为初生壁，把两个新形成的细胞核和其周围的细胞质分隔成为两个子细胞。尽管外在形式不同，所有的物种都基于，至少是部分基于类似的机制和分子组分调控胞质分裂。

胞质分裂发生的调节 胞质分裂的发生需要时间和空间两方面的调控：时间上胞质分裂必须在染色体分离完成后才能发生，这由有丝分裂后期 cyclin B-Cdk1 靶蛋白的去磷酸化调控；空间上必须使分裂沟定位于分离的两套染色体之间，这取决于分裂板位置的确定。

大多数情况下分裂板的定位通过以下两种方法之一取得：①有丝分裂前预先确定位置：芽殖酵母细胞在晚 G_1 期出芽，裂殖酵母通过积聚蛋白质将分裂部位标记在细胞的中部。②进入有丝分裂后确定位置：动物细胞纺锤体星体微管发出刺激或抑制信号，在纺锤体极之间形成分裂沟，或分离染色体之间的中间纺锤体发出信号决定分裂沟是否形成。

动物细胞纺锤体决定分裂板位置的机制，一般认为是纺锤体微管而非染色体向细胞皮质发出分裂信号，但信号的来源和分子基础不清楚，甚至在不同细胞也不一样。这些微管包括纺锤体极的星体微管、纺锤体的中区微管。

收缩环的组装和调节 收缩环是紧贴在细胞分裂部位细胞膜的内侧，由收缩的肌动蛋白束和马达蛋白肌球蛋白Ⅱ组成的可收缩的机械装置（图3）。收缩环中的肌动蛋白和肌球蛋白并不像骨骼肌那样形成高度组织化的交错阵列结构，而是形成更松散的大致垂直于纺锤体轴的肌动蛋白-肌球蛋白束，肌动蛋白纤维的正端被未知的蛋白质锚定在细胞皮质。胞质分裂启动后，肌球蛋白采用与肌肉收缩类似的机制，以肌动蛋白纤维为轨道，向肌动蛋白的正端运动，使肌动蛋白锚定的细胞皮质靠近，引起细胞膜的皱缩。

细胞通过招募其他部位预先存在的肌动蛋白纤维，或在原位新形成的方式在分裂部位组装肌动蛋白纤维束，但似乎以后者为主。收缩环的定位和组装受到多个蛋白的共同调节，如 GTP 酶隔蛋白装成大的复合物纤维结构作为组织的结构骨架。另外，具有多个结构域的蛋白 anillin，可以和肌动蛋白、肌球蛋白Ⅱ和隔蛋白结合，介导收缩环的形成。

收缩环的收缩主要受调节型肌球蛋白轻链（RMLC）的磷酸化状态的改变调控。RMLC 的磷酸化不仅为肌球蛋白Ⅱ ATP 依赖的马达活性所必需，并且也有助于肌球蛋白Ⅱ组装成双极的粗纤维，以形成具有收缩能力的肌动蛋白-肌球蛋白束。另外一个收缩的主要调控因子是 Ras/Ran 家族的小 GTP 酶 Rho，在结合 GTP 活性的状态下，通过包括 ROCK 在内的多个靶蛋白作用，提高 RMLC 的磷酸化水平，刺激肌球蛋白

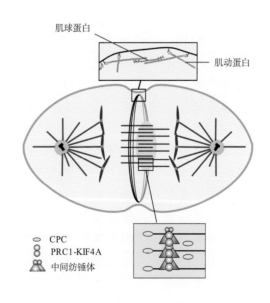

肌球蛋白
肌动蛋白

○ CPC
PRC1-KIF4A
中间纺锤体

图3 收缩环和中间纺锤体

Ⅱ的装配和运动性。

中间纺锤体 有丝分裂时存在两个纺锤体:有丝分裂纺锤体和中间纺锤体,两者都是由微管组装成的双极结构,正端在纺锤体中央重叠。但两者出现的时间不同:前者出现在有丝分裂进入时,而后者存在于有丝分裂退出后、胞质分裂开始时。两者微管的特性也不同,中间纺锤体的微管比较稳定,如后期开始后采用诺考达唑(Nacodazole)处理细胞2分钟,星体微管全部解聚,而中间纺锤体微管则不受影响。

中间纺锤体的核心是两束反向平行的微管,其中央微管正端重叠部位是致密的蛋白质基质(图3)。中间纺锤体微管的来源有两个:有丝分裂纺锤体微管和重新形成的微管。当有丝分裂纺锤体两极被拉开时,微管的负端从极体上被拉脱,参与组织中间纺锤体。另一方面,即使在没有有丝分裂纺锤体的极端情况下,中间纺锤体也可以形成,表明存在从头合成的形成中间纺锤体的机制,但两者的权重仍不清楚。

后期开始后,一些微管结合蛋白、马达蛋白和有丝分裂激酶,包括PRC1、MKLP1、CPC等,在分离染色体之间的正中央部位聚集,核化了中间纺锤体的组装。微管正端重叠部位又称干体,采用微管蛋白抗体进行荧光染色时不着色,是核化组装中间纺锤体的中央组织区。

中间纺锤体在胞质分裂开始后形成,在胞质分裂中担任多重角色:与皮质相互作用控制分裂沟位置的形成,向分裂沟运送膜泡影响收缩环的收缩,形成细胞分离中体调控胞质间桥的断裂等。

胞质分裂的完成 随着分裂沟的加深,动物细胞的收缩环最后碰到中间纺锤体,中间纺锤体在两个子细胞之间的胞质间桥中央被压缩成一个称为中体的结构,包括反向平行排列的微管束,中线是致密的蛋白质基质。中体最后被切断或拆除,以允许两个子细胞发生物理隔离。当内向运动的细胞膜相互接触并融合,子细胞之间的连接最后断开,将细胞一分为二。

胞质分裂的完成对下一个细胞周期的进行至关重要。如胞质间桥不发生物理隔断,具有间期细胞形态的子细胞不会进入S期;或最后胞质间桥回缩,两个子细胞融合,形成一个双核细胞。

不均等分裂与不完全分裂 多数情况下细胞有丝分裂时纺锤体位于细胞中部,分裂沟形成于分裂细胞的中央,胞质分裂将细胞大致分为平均的两半。然而,还有一些胞质分裂发生时纺锤体距细胞的一侧更近,导致不均等分裂,形成大小不一的子细胞。

不均等分裂 是由于有丝分裂纺锤体的位置改变引起的不对称导致。一组称Par的蛋白质聚集到细胞的一端,介导皮质与星体微管的相互作用,改变纺锤体的位置。同时由于决定细胞命运的蛋白质在沿着纺锤体的前后轴的不对称分布,不均等分裂形成的两个子细胞将继承不同的细胞质成分,这样形成的子细胞经常具有不同的发育命运。这个现象在早期胚胎细胞分裂和干细胞分裂过程中的表现尤为突出。

不完全胞质分裂 即只有核分裂,没有完全的胞质分裂。子细胞不发生物理性质上的分离,形成多个细胞组成的合胞体。果蝇卵巢的生殖细胞形成卵细胞时,发生一连串的4次核分裂,但每一次都伴随一次不完全的胞质分裂,分裂沟的收缩在分裂完成前被抑制。这样形成16个细胞:一个卵细胞和15个滋养细胞。子细胞之间在不完全分裂的位点形成环管,可将大量物质从滋养细胞运送到发育的卵细胞中。一些哺乳动物细胞的巨核细胞经过多次有丝分裂周期但不发生胞质分裂,从而形成了多个细胞核,形成机制尚不清楚。

(李朝军)

jiǎnshù fēnliè

减数分裂(meiosis) 性细胞分裂时,染色体只复制一次,细胞连续分裂两次,染色体数目减半的一种特殊分裂方式。与有丝分裂和无丝分裂不同,减数分裂只发生在生物体特定的细胞类型(生殖母细胞)和生命周期特定的某一特定阶段(生殖期)。

生物学意义 大多数真核细胞为有性生殖:从亲代来的两个生殖细胞融合成一个细胞,然后发育成一个新的有机体。为避免每个后代互补染色体加倍,生殖细胞中的染色体数目必须是体细胞中的一半。这通过一个独特的核分裂形式——减数分裂来解决:染色体仅复制一次,细胞连续分裂两次。两次分裂都为有丝分裂,将同源染色体中的姊妹染色单体均分给4个子细胞,这样,最终形成的配子中染色体仅为体细胞的一半。受精时来源于两个亲本的配子融合形成二倍体的合子,恢复亲代染色体数,从而保持物种染色体数的恒定(图1)。减数分裂的另一个重要意义在于第一次有丝分裂染色体配对时发生非同源染色体间的随机组合,同时同源染色体之间发生同源重组和非姊妹染色体之间的互换,从而使配子的遗传基础多样化,为生物变异提供了重要的物质基础。

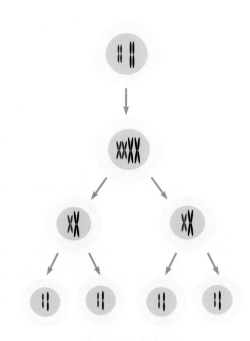

图 1　减数分裂示意

注：此处二倍体细胞只有一对染色体，代表两个同源染色体。减数分裂 I 期，同源染色体对分离，形成的细胞只包含亲本中同源染色体其中的一套，称减数有丝分裂；姊妹染色单体在减数分裂 II 期分离，称均数有丝分裂，同源染色体数目保持不变

因此，减数分裂是生物遗传、生物进化和生物多样性的重要保证。

研究过程　减数分裂由德国生物学家赫特维希（Hertwig O）于 1876 年在海胆的卵中发现。1883 年，比利时动物学家范·贝内登（van Beneden E）首次在染色体水平观察到蛔虫卵的减数分裂。而关于减数分裂在生殖及遗传中的重要功能直到 1890 年才被德国生物学家奥古斯特·魏斯曼（August Weismann）发现：如果要保持亲代与子代个体细胞染色体的恒定，双倍体细胞必须经过两轮的细胞分裂成 4 个单倍体的细胞。1911 年，美国遗传学家托马斯·亨特·摩尔根（Thomas Hunt Morgan）首次发现在果蝇的减数分裂中存在着染色体的交换，这个研究首次为减数分裂过程中存在基因的传递提供了遗传学证据。

减数分裂一般发生于动物的睾丸和卵巢性腺中，植物发生于花药和胚珠。而在生殖细胞中，生殖干细胞也会发生有丝分裂以保持生殖干细胞的数量。减数分裂还有一个比较特殊的地方就是卵母细胞的减数分裂，它可进行不均等分裂，在这个过程中，卵母细胞会产生第一极体和第二极体，并最终形成一个成熟的卵母细胞。

此外，某些生物还存在体细胞减数分裂现象，如在蚊子幼虫的肠道中，一些由核内有丝分裂形成的多倍体细胞，在蛹期又通过减数分裂降低染色体倍性。

类型　根据减数分裂与配子形成的关系，分 3 种类型：①配子减数分裂：减数分裂后直接导致配子的发生。在雄性脊椎动物中，一个精原细胞经过分裂形成 4 个圆形精子细胞，再经过一系列的变态发育，形成成熟的精子。在雌性脊椎动物中，一个卵母细胞经过减数分裂形成 1 个卵细胞和极体。②孢子减数分裂：又称中间减数分裂，见于植物和某些藻类。减数分裂后不直接形成配子，而是形成单倍体的小孢子和大孢子。小孢子再经过两次有丝分裂形成成熟花粉（雄配子体）；大孢子经过 3 次有丝分裂形成胚囊（雌配子体）。③合子减数分裂：又称初始减数分裂，仅见于真菌和某些原核生物，减数分裂发生于合子形成之后，形成单倍体的孢子，孢子通过有丝分裂产生新的单倍体后代。

分裂过程　减数分裂分为间期、减数分裂 I 期、减数分裂 II 期。减数分裂 I 期和 II 期又可以和有丝分裂一样，分别划分为前期、中期、后期和末期 4 个阶段。

间期　有丝分裂细胞在进入减数分裂前要经过一个较长的间期，该时期特称为前减数分裂间期。和有丝分裂一样，前减数分

表　减数分裂和有丝分裂的区别

项目	减数分裂	有丝分裂
发生部位	生殖细胞	体细胞与生殖细胞
发生时间	特定阶段	整个生命周期
周期性发生	无	周期性循环进行
分裂后染色体数目	第一次减数分裂后数目减半	染色体数目不变
形成子细胞数目	4 个（精子）或 1 个（卵子）	2 个
染色体复制时期	第一次间期的 S 期，时间长	间期的 S 期，时间短
同源染色体配对	配对	不配对
同源染色体行为	第一次分裂时同源染色体分离	姊妹染色单体分离
染色体的分离行为	非同源染色体随机组合	无同源染色体随机组合
联会四分体	出现	不出现
非姊妹染色单体互换	有	无
子细胞遗传信息	不一定相同	完全相同

裂间期也可分为 G_1 期、S 期和 G_2 期。在 G_1 期晚期决定细胞进行有丝分裂或减数分裂，在 G_2 期决定是否开始减数分裂。细胞在 G_1 期晚期决定行减数分裂后，开始减数分裂 S 期 DNA 的复制。

减数分裂和有丝分裂合成 DNA 的机制类似。两个细胞分裂过程 DNA 合成的起始出现在同样的起始位点，DNA 的合成也为同样的酶催化。但与有丝分裂不同，减数分裂染色体的复制是一个特化的过程。所有真核细胞的减数分裂 S 期比之前的有丝分裂 S 期长若干倍，这部分是由于减数分裂 S 期还要为 DNA 复制后减数分裂间期的同源染色体相互作用做好准备，如同源重组的完成和黏合物的合成等等；部分可能是 DNA 复制速度缓慢所致。

减数分裂 I 期　分为前期 I、中期 I、后期 I 和末期 I。其中几乎所有与减数分裂特性相关的行为都发生在减数分裂前期 I，而中期 I、后期 I 和末期 I 和有丝分裂激活大致相同。

前期 I　该期发生了减数分裂最重要的事件——同源染色体配对，为第一次减数分裂的同源染色体分离做好准备。同源染色体的配对联系一般依靠同源重组，即在两个同源染色体之间的互补 DNA 域发生相互作用，因此发生同源染色体之间不同姊妹染色体的交换。根据同源染色体的行为变化，通常将前期 I 划分为 5 个时期：细线期、偶线期、粗线期、双线期和终变期，这 5 个阶段本身是连续的，之间并没有截然的界限。①细线期：持续时间最长，占减数分裂周期的 40%。发生染色质凝集成染色体的事件，因此功能上又称凝集期。细胞核和核仁体积增大，细胞核内出现具有念珠状的染色粒的细长线状染色体。细线期染色体虽然已经经过复制，每条染色体含有两条姊妹染色单体，但光镜下分辨不出两条染色单体。②偶线期：持续时间较长，占有丝分裂周期的 20%。发生同源染色体配对的事件，因此功能上又称配对期。同源染色体从核膜开始配对，如同拉拉链一样联会形成四分体，在光镜下可见两条结合在一起的染色体。同源染色体间形成联会复合体（SC），负责染色体交换和同源重组。这一时期还合成约占基因组 0.3% 的 DNA，称为 Z-DNA，与染色体交换和同源重组有关。③粗线期：是 SC 组装完成，同源染色体沿全长紧密连接的阶段。发生同源染色体非姊妹染色单体间重组交换的事件，功能上又称重组期。果蝇粗线期 SC 上具有与其宽度相近的电子致密球状小体，称为重组节。同时细胞开始合成减数分裂专有的组蛋白，rDNA 开始扩增以备双线期转录大量的 rRNA。在粗线期末段联会复合体开始解聚，染色体再次显著压缩缩短变粗，染色单体之间交换发生的位点形成交叉。④双线期：SC 消失，联会的同源染色体相互排斥、染色单体之间的交叉开始端化。植物细胞双线期一般较短，但在许多动物中双线期停留的时间非常长，人卵母细胞在五个月的胎儿中已达双线期，而一直到排卵都停在双线期。在鱼类、两栖类、爬行类、鸟类以及无脊椎动物的昆虫中，双线期的二价体解螺旋而形成灯刷染色体，大量转录 rRNA 和 mRNA，在卵细胞中积累卵黄等营养物质，以备受精后早期发育之用，因此功能上又称合成期。双线期也是减数分裂进入的关键调控时期。⑤终变期：双线期后细胞进入第一次减数分裂的短暂阶段。此时同源染色体再次高度压缩，功能上又称再凝集期。同源染色体之间端化程度进一步加强，故交叉数目减少，通常只有一至二个交叉，并一直持续到中期 I。此时核仁开始消失，核被膜解体，纺锤体极移动到相对的两极，最后形成纺锤体。

中期 I　配对的同源染色体依靠非姊妹染色单体之间的交叉相连，双双被纺锤体微管排列赤道板上。和有丝分裂一样，减数分裂 I 精确的染色体分离也需要同源染色体在纺锤体上的双指向排列，而同源染色体对有 4 个动粒。姊妹染色单体动粒中的一个被静默，或者两个动粒融合成一个单独的微管结合点，这样两个同源染色体分别对应于纺锤体相对的两极。

后期 I　由于姊妹染色单体之间存在黏合复合物，所以减数分裂后期染色体的分离为同源染色体的分离。与有丝分裂一样，同源染色体也是被纺锤体微管牵拉，分别向两极移动。由于相互分离的是同源染色体，所以子细胞中染色体数目减半。但每个子细胞的 DNA 含量仍为 2n。同源染色体随机分向两极，使母本和父本染色体重新组合，产生基因组的变异。

末期 I　和有丝分裂一样，减数分裂末段纺锤体必须解聚；而不同的是，动物细胞有丝分裂晚期的一些事件——核重构和染色体去压缩——并不必须发生，很多情况下这些事件都不发生，或者部分发生，原因可能是减数分裂 I 后周期蛋白依赖性激酶（Cdk）的活性并不完全消失。同时胞质分裂成两个子细胞，子细胞的染色体数目，只有原来的一半。重新生成的细胞紧接着发生第二次减数分裂。

减数分裂Ⅱ期　第一次减数分裂与第二次减数分裂之间没有 S 期，似乎也不存在重要的调控检查点，而是直接进入到第二次减数分裂。与有丝分裂完全类似，第二次减数分裂也分为前、中、后、末 4 期。中期Ⅱ时和有丝分裂一样，染色单体的动粒双指向排列到细胞中央赤道板上，后期Ⅱ时染色单体之间的黏合蛋白被降解，姊妹染色单体随之分开。在纺锤体微管的牵引下，两套姊妹染色单体分别移向细胞的两极。末期Ⅱ核膜染色体解凝缩、核膜重构、核仁重现，减数分裂结束。

减数分裂过程和配子发生减数分裂Ⅱ后，单倍体细胞核被包装成细胞，分化成特化的细胞类型，如酵母的孢子，或者动物的配子（精子和卵子）。大多数动物，精子发生时每次减数分裂后都发生不完全的胞质分裂，形成有胞质桥相连的多个精子细胞，然后完成变态形成精子，一次减数分裂形成 4 个精子。而卵子发生时第一次减数分裂后发生不均等胞质分裂，一套同源染色体被包装在一个小的称第一极体的细胞残留物里，并最终退化。第二次减数分裂后也发生不均等胞质分裂，形成一个大的卵母细胞和一个小的第二极体，因此一次减数分裂最终只形成一个卵子。

同源重组、交换与交叉　早在形成联会复合物之前，同源染色体在细线期早期就通过同源重组的方式进行配对联系（图 2），即在两个同源染色体之间的互补DNA 区域发生相互作用，使同源染色体在细胞核杂乱无章的染色体之间相互发现对方并进行配对。

同源重组是同源染色体非姊妹染色单体之间发生交换的重要保证，但并非所有的同源重组都会导致交换。大部分的同源重组并不产生持续的同源染色体之间的连接，只是帮助启动同源染色体之间的配对，因此不发生交换。只有一小部分的同源重组在同源染色体之间形成稳固连接，以联会复合物为结构基础进行同源染色体非姊妹染色单体之间大片段的相互交换，形成遗传重组。

同源染色体非姊妹染色单体间的交换也决定了同源染色体非姊妹染色单体间形成交叉的数目，这些交叉在减数分裂Ⅰ前期的末段将同源染色体连接在一起。交叉的存在对减数分裂Ⅰ中期精确的染色体整列至关重要，保证了同源染色体的双极指向排列。同时在交叉的远端姊妹染色单体臂通过黏合复合物紧密相连，以保证后期Ⅰ时同源染色体的精确分离。

联会与 SC　第一次减数分裂时，同源染色体在细线期开始配对排列，并在合线期经过联会过程使同源染色体之间靠得更近。联会依赖于同源染色体之间的蛋白骨架联会复合体的组装，SC 将同源染色体拉近到 100nm 的距离。一些物种的 SC 在将来发生交换的位点附近组装，但很多有机体的 SC 核化的位点要远多于交换的位点，如 SC 的组装经常开始于端粒，但端粒部位却并不发生交换。因此 SC 只是交换的必要条件而非充分条件。

SC 的主要成分是两排蛋白纤维，在同源染色体之间的缝隙搭桥，称横纤维（图 3）。芽殖酵母中横纤维主要由 Zip1 的蛋白质组成，哺乳动物由 Scp1 组成。这些蛋白质形成中间为杆状卷曲螺旋区相连的两端球状结构域的二聚体，两个 C 端球状结构域与染色体相互作用，形成 SC 的侧板组分，而两个 N 端球状结构域在同源染色体中央相互作用，形成 SC 的中央组分。

SC 可作为同源染色体轴的组织中心，使同源染色体沿其长轴紧密结合，可阻止不同的同源染色体对相互混杂。同时 SC 为同源染色体非姊妹染色单体间的交换的成功提供了一个稳定的结构基础——形成双霍利迪（Holliday）连接体。如在细线期 SC 组装时，电子显微镜下可见一些位于同源染色体之间的大的颗粒，称早期重组节。这些早期重组节与重组复合物类似，大部分在合线期的末段消失，对应于非交换的同源重组位点。另外一小部分重组复

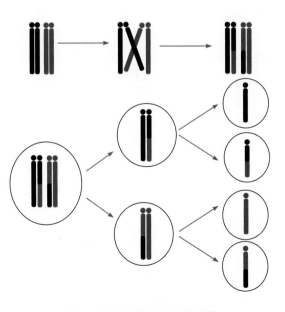

图2　减数分裂同源重组与交换

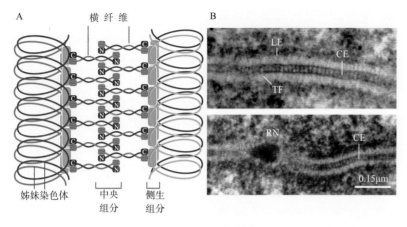

图3 联会复合体结构

注：A. 横纤维包括附着在染色体轴（复合体的侧生组分）上的蛋白卷曲螺旋二聚体；B. 电镜照片，显示复合体的3个主要成分：侧生组分（LE）、中央组分（CE）、横纤维（TF）和重组节（RN）

合物成熟为大的晚期重组节，对应于交换发生的同源重组位点，最后形成同源染色体非姊妹染色单体间交叉。

并非所有的有机体都存在SC，如裂殖酵母并不构建SC，很明显这些有机体的染色体交换是在没有明显的结构组织的情况下发生的。

有丝分裂-减数分裂的转换
外界环境对有丝分裂-减数分裂的转换至关重要。行有性生殖的单细胞有机体，如酵母，在营养缺乏时，二倍体的芽殖酵母由有丝分裂转换进入到减数分裂，形成单倍体的孢子。即使是行有性生殖的多细胞有机体，其生殖干细胞的增殖与分化也受到食物、激素水平和衰老等环境因素的影响。激素和衰老会影响到生殖干细胞的微环境的形态和成熟。食物通过 Insulin/IGF 和 Tor/S6K 等信号影响微环境的大小，生殖干细胞与微环境的相互作用和生殖干细胞的分化等。Notch 信号对线虫生殖细胞的有丝分裂-减数分裂的转换起决定作用。激活 Notch 信号使生殖细胞保持有丝分裂增殖状

态，反之导致生殖细胞的分化，进入减数分裂。

外界的这些信号导致细胞内一系列基因表达的变化，诱发有丝分裂-减数分裂的转换，如酵母细胞在饥饿以及饥饿导致的生长率的下降状态下，Ime1 基因表达升高，Ime1 蛋白活性被激活，这个基因调控因子触发一大批启动减数分裂早期事件的基因的表达，这些基因编码减数分裂 DNA 合成和同源重组所必需的蛋白质，促进细胞进入减数分裂 S 期而非有丝分裂 S 期。

减数分裂停滞与减数分裂的进入 大多数脊椎动物的卵母细胞在发育和受精过程中存在两次天然的减数分裂停滞：第一次是减数分裂 I 前期的双线期，第二次是减数分裂 II 的中期。卵母细胞分别在这两个地方等待卵母细胞成熟和受精的信号，分别启动减数分裂 I 的进入和减数分裂 II 的完成。

对哺乳动物而言，卵母细胞在出生时即处于在减数分裂前期双线期的晚期，同源染色体高度压缩，中间有交叉相连。这些所

谓的未成熟卵母细胞可维持阻滞在双线期很多年——人类甚至有几十年。在卵母细胞被招募发育的情况下，卵母细胞的细胞核出现明显的多个核仁，大量转录 rRNA 和 mRNA，合成蛋白质，卵母细胞的体积在短时间内迅速增大。当卵母细胞发育到一定阶段，在激活 M-Cdk 的激素信号的诱导下进入减数分裂 I——使卵母细胞成熟。这个检查点进程的转换（相当于有丝分裂的 G_2/M 检查点的转换）导致发生许多与有丝分裂早期类似的事件：如中心体或者纺锤体极体的分开、第一次减数分裂纺锤体的组装和细胞核破裂等。

卵母细胞成熟后，减数分裂会直接进行到第二次减数分裂，并停滞在中期 II 直到受精。蛙卵子的中期 II 阻滞主要是因为 APC^{Cdc20} 的活性被抑制蛋白 Erp1 阻遏，Erp1 与在有丝分裂前抑制 APC^{Cdc20} 活性的蛋白 Emi1 相关。受精触发了 Erp1 的降解，所以激活 APC^{Cdc20} 活性，使之完成减数分裂 II。一套染色体再次排出形成极体，使卵子只有一套单倍体染色体，与精子的单倍体发生融合形成两倍体合子，然后进入第一次胚胎细胞分裂——回归到正常的有丝分裂细胞周期。

（李朝军）

xìbāo zhōuqī

细胞周期（cell cycle） 连续分裂的细胞从上一次有丝分裂结束到下一次有丝分裂完成所经历的整个过程。包含 G_1 期、S 期、G_2 期和 M 期 4 个阶段。自有生命起源以来，细胞只能产生于已存在的细胞，就如同动物和植物只能分别产生于已存在的动物和植物。细胞周期的过程因不同生物或同一生命个体的不同发育时期而有

所不同，但基本特征一致。在一个细胞周期中细胞必须完成的最主要的任务是复制 DNA 遗传物质，并将其精确地平分给子细胞，从而产生两个遗传上完全相同的子细胞。

分期 根据在光学显微镜下观察到的细胞形态结构，划分为 M 期和间期。染色体/DNA 复制发生在间期的 S 期，细胞在 M 期将复制的染色体分配到两个子细胞核中，并完成胞质分裂，使一个完整细胞分裂成两个子细胞。

大多数细胞用于生长及倍增大量蛋白质和细胞器的时间明显多于进行 DNA 复制和分裂所需的时间，因此，在 S 期和 M 期之间存在两个时间间隔，即 G_1 和 G_2 期。G_1 期是有丝分裂后与 DNA 复制前的一段时间；G_2 期是 DNA 复制后与有丝分裂开始前的一段时间。因此，真核生物的细胞周期可被划分为 4 个连续的时期：G_1、S、G_2 和 M 期（图 1）。其中 G_1、S 和 G_2 属于细胞周期的间期。在体外培养增殖的典型人类细胞中，细胞周期约为 24 小时，其中间期占了 23 小时。

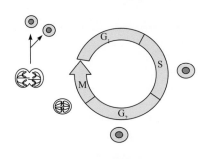

图 1　细胞周期模式

G_1 期 细胞周期的长度在不同类型的细胞中区别很大，短到胚胎早期快速卵裂的 30 分钟，长到缓慢生长组织中的几个月，而细胞周期的各个时相也随着细胞

类型的不同而有很大区别。不同类型细胞周期时间的长短主要取决于 G_1 期的长度。G_1 期在细胞周期中十分重要，其长短会因外部条件或来自其他细胞的信号而发生较大改变，受到外部抑制性信号的作用，细胞将会延迟通过 G_1 期，并有可能进入一个特殊的静止期，称为 G_0 期。细胞可停留在 G_0 期数天、数周甚至数年，许多细胞可以停留在 G_0 期直至最终自然死亡。不过一旦接受到外界的激活信号，G_0 期细胞能够重新进入细胞周期，如肝细胞，经手术切除部分肝组织后，处于 G_0 期的肝细胞进入增殖周期。

G_1 期又称为 DNA 合成前期，是细胞中物质代谢极为活跃的时期，此阶段细胞合成大量的 RNA 和蛋白质，细胞体积增大，在 G_1 期的早期，细胞合成的 RNA、蛋白质、脂质和糖类主要用于形成细胞器和细胞结构，从而使得细胞体积增大。G_1 期晚期合成的 RNA 和蛋白质主要为 S 期 DNA 复制以及由 G_1 期向 S 期转变做准备，如 DNA 聚合酶、钙调蛋白和细胞周期蛋白（cyclin）等。

G_1 期的特点还表现为组蛋白、非组蛋白和一些蛋白激酶的磷酸化改变，这一时期也是组蛋白的乙酰化和甲基化水平发生显著动态变化的时期。组蛋白的磷酸化、乙酰化和甲基化改变与 G_1 期基因转录活性调控密切相关，并有利于细胞周期过程中染色体结构的变化。机体内的细胞进入 G_1 期后并非总是进入下一个增殖周期，而是具有 3 种不同的去向：①继续进入 S 期，并保持不断分裂增殖的能力：如上皮基底层细胞和部分骨髓细胞等。②暂不增殖或成为休止期细胞：在一般情况下不分裂，受到特定刺激后可

进入细胞周期，开始分裂，此类细胞称为 G_0 期细胞，如肝、肾的实质细胞，G_0 细胞与生物组织的再生、创伤愈合以及免疫反应密切相关。③不再增殖细胞：此类细胞是结构和功能高度分化的细胞，如神经元、肌细胞和成熟的红细胞等。因此，G_1 期是调节细胞周期时间的关键，其长短因外部条件和机体内环境而发生很大变化，不同细胞周期时间长短的差别主要体现在 G_1 期的差别。

S 期 是细胞进行 DNA 复制的时期，组蛋白和非组蛋白等染色体相关蛋白的合成与 DNA 复制同步进行，新合成的组蛋白与 DNA 组装成核小体，完成染色体的复制。DNA 复制具有严格的时间顺序，通常 GC 含量较高的 DNA 序列在早 S 期复制，而 AT 含量较高的 DNA 序列在晚 S 期复制，就染色体而言，常染色体复制早于异染色体。人类女性的细胞中，失活的 X 染色体是在其他染色体都复制完成后才开始复制。

真核细胞 DNA 的复制在多个起点上同时开始，DNA 复制起点通常成簇活化，组成复制单位，每个复制单位包含上百个复制起点。中心粒的复制也在 S 期完成，在 G_1 期相互垂直的一对中心粒在 S 期相互分离，各自在其垂直方向上复制出一个子中心粒。

G_2 期 又称为 DNA 合成后期，为细胞分裂的准备期。在 G_2 期细胞合成进入 M 期所需要的结构与功能相关的蛋白，如与核膜破裂及染色质凝聚密切相关的成熟促进因子（MPF）在此期合成，为 M 期纺锤体组装提供原料的微管蛋白的合成，在此期达到的高峰。已复制的中心粒在 G_2 期逐渐长大，并开始向两极分离。

M 期 为细胞有丝分裂期，

在此阶段细胞将复制的染色体分配到两个子细胞中，使一个细胞分裂成两个子细胞。细胞在 M 期经历明显的形态学变化，包括染色体凝聚后的姊妹染色单体分离、核膜崩解与重建、纺锤体形成、收缩环的出现与胞质分裂等一系列的过程。M 期细胞膜也发生显著变化，细胞变成圆球形。因此，可利用轻轻拍打培养皿的方法，收集体外培养细胞中的 M 期细胞，在 M 期蛋白质的合成显著降低，RNA 合成完全被抑制。

细胞周期的时相测定　常用的有标记有丝分裂比例法和流式细胞仪分析法。

标记有丝分裂比例法　细胞周期进程中的一个主要特点是 DNA 复制，可采用放射性核素³H 标记 DNA 合成前体胸腺嘧啶脱氧核苷（TdR），让细胞在含有³H-TdR 的培养基中生长一段时间（脉冲标记），然后让细胞继续生长在不含³H-TdR 的培养基中，于不同时间点取样进行放射自显影，确定有丝分裂细胞中被标记细胞所占的比例，根据比例变化与时间的关系，推断出细胞周期各时相经历的时间（图2）。具体分析过程如下：因³H-TdR 只掺入到 S 期中，而 S 期细胞需经过 G_2 期才

能进入 M 期，故从³H-TdR 掺入时起，到标记的有丝分裂细胞首次出现，这段时间为 G_2 期的时间（T_{G_2}）；从标记有丝分裂细胞开始出现到标记有丝分裂比例达到峰值所经历的时间为 M 期的时间（T_M）；从被标记的 M 期细胞数占 M 期细胞总数的 50% 开始，经历到最大值，再下降到 50%，所经历的时间为 S 期的时间（T_S）；从被标记的 M 期细胞开始出现并逐渐消失，到被标记的 M 期细胞再次出现，所经历的时间为一个细胞周期的时间（TC）。G_1 期的持续时间（T_{G_1}）即可由 $T_C - (T_S + T_{G_2} + T_M)$ 算出。同样，也可将人工合成的胸腺嘧啶脱氧核苷类似物（BrdU）标记新合成的 DNA，然后通过观察被 BrdU 抗体结合的有丝分裂细胞比例的变化确定细胞周期各时相的长度。

流式细胞仪分析法　在非同步化培养中，处在特定细胞周期时相的细胞的百分比是该时相在细胞整个生命周期所占时间百分比的大致计量。因此，如果知道了细胞周期的长度，可以利用流式细胞仪技术分析一个细胞群体中处于周期各时相的细胞的百分比，直接计算出周期中各时相的持续的时间。其基本原理是：利用与 DNA 结合的荧光染料染色细胞，当细胞逐个通过流式细胞的荧光探测装置时，每个细胞的荧光强度被记录下来，而荧光强度与 DNA 含量成正比。由于细胞周期中 G_1 期的 DNA 含量为二倍体，G_2 期和 M 期

DNA 含量为四倍体，而 S 期细胞 DNA 含量介于二倍体与四倍体之间，仪器可以准确读出 G_1、S 和 G_2/M 期细胞的百分比，因而可确定各时相的长度，但该法不能区分 G_2 和 M 期细胞。例如，已知一种细胞的周期为 24 小时，流式细胞检测结果为：G_1 期细胞占 50%，S 期细胞占 35%，G_2/M 期细胞占 15%，则可推算出 G_1 期为 12 小时，S 期为 8.4 小时，G_2/M 期为 3.6 小时。

细胞周期与医学　关系极为密切，如细胞周期异常性癌变、细胞周期与组织再生等。

细胞周期异常性癌变　细胞周期的理论和研究对于认识肿瘤发生发展的规律，并在此基础上建立更加合理有效的治疗方案具有重要的指导意义。

细胞周期与肿瘤发生　细胞周期的进程是严格有序的，细胞周期的调控系统由一个复杂的调节蛋白网络及细胞周期检查点所组成，保证各个时期关键事件按顺序准确完成，如果前一时期的事件尚未完成，将无法通过检查点，细胞周期的进程被延迟或阻止。周期检查点功能障碍，可导致细胞增殖失控，细胞内的 DNA 损伤逐渐积累，促进细胞恶性转化，如辐射、染色体致畸物、致突变物和病毒等物理、化学和生物因素可引起细胞 DNA 损伤，当 DNA 复制和损伤检查点不能发挥作用时，细胞内的 DNA 损伤就有可能随着细胞增殖逐渐积累，这样的细胞群体发生癌变的概率将会显著升高。

正常细胞的基因组中存在原癌基因和抑癌基因，如 *ras*、*myc*、*fos* 等原癌基因家族和 *p53*、*Rb* 等抑癌基因，这些基因的产物包括转录因子、周期蛋白依赖性激酶

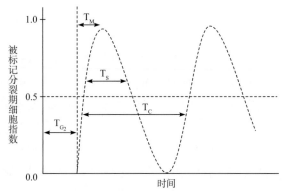

图2　放射性核素脉冲标记法测定细胞周期时间

调控因子、细胞信号转导系统的组成成分等，对细胞周期具有直接或间接的调控作用。当原癌基因过度表达或抑癌基因突变失活甚至完全缺失时，细胞周期调控发生紊乱，导致肿瘤发生。

细胞周期与肿瘤生长　肿瘤生长速度的快慢与肿瘤中所含细胞的增殖状态密切相关。肿瘤细胞依据其周期特点可分为 3 种：增殖型细胞、暂不增殖型细胞（G_0 期细胞）和不增殖型细胞。肿瘤组织中增殖型细胞的数量和比例、细胞周期的长短及细胞死亡的速率决定了肿瘤生长速度的快慢，其中高增殖比例是肿瘤快速生长的主要原因。

细胞周期与肿瘤治疗　手术、化疗、放疗是肿瘤的 3 大疗法。处于细胞周期不同时期的肿瘤细胞，对不同治疗方法的敏感性不同，如对于含高比例增殖型细胞的肿瘤，对放射线敏感，放疗是主要手段；以暂不增殖的 G_0 期细胞为主的肿瘤，对化疗和放疗均不敏感，可利用血小板生长因子等诱导期进入周期，然后再行化疗和放疗。对化疗和放疗不敏感的 G_0 期细胞是肿瘤复发的重要原因。此外，由于细胞周期检查点的破坏，在放化疗过程中肿瘤细胞可不断积累新的突变，形成具有新的生物学特性的肿瘤细胞，以对抗放化疗。

细胞周期与组织再生　组织再生的关键在于细胞的增殖与分化。因此，细胞周期调控也就成为组织再生成败至关重要的事件，如在生理状态下，血细胞、消化道黏膜上皮细胞、月经期子宫内膜细胞等始终处于不断地更新和代谢之中，由干细胞分裂形成新的细胞以补充因分化而衰老、死亡的细胞，这一过程称为生理性再生；在病理状态下，细胞和组织坏死或缺损后，如果损伤程度较轻，损伤的细胞又有较强的再生能力，则可由损伤周围的同种细胞增生、分化，完全恢复原有的结构与功能，称为病理性再生。组织损伤后，实质细胞再生的程度和过程，取决于细胞再生能力的强弱及组织结构和实质细胞支架结构的完好程度。

不同种类的组织细胞，其细胞周期的时程长短不同，具有不同的再生能力。多数机体组织都含有具有分裂能力的暂不增殖细胞（G_0 期细胞），当其受到刺激时，可重新进入细胞周期。如肝组织在受到外界损伤后，原本处于 G_0 期的细胞重新进入细胞周期，开始分裂增殖以修复损伤的肝组织；表皮的 Ⅱ 度烫伤致使基底细胞以上各层细胞坏死，基底细胞增生、分化，完全恢复表皮的原有结构与功能。按照再生能力强弱可将细胞分为 3 类：①不稳定性细胞：指一大类再生能力很强的细胞，不断地随着细胞周期循环而增生分裂，例如表皮细胞、淋巴、造血细胞及间皮细胞等。具有自我更新和一定分化潜能的成体干细胞可归属于这类细胞。②稳定性细胞：这类细胞有较强的潜在再生能力，生理情况下处于 G_0 期不增殖，但当受到损伤或刺激时，即进入 G_1 期，开始分裂增生，此类细胞包括各种腺体及腺样器官的实质细胞，如肝、胰、皮脂腺实质细胞及肾小管上皮细胞等。③永久性细胞：指不具有再生能力的细胞。这类细胞脱离细胞周期，永久停止有丝分裂，如心肌细胞和骨骼肌细胞再生能力极弱，一旦损伤破坏则永久性缺失，以瘢痕性修复。

（孙玉洁）

xìbāo zhōuqī tiáokòng

细胞周期调控（regulation of the cell cycle）　真核细胞内使细胞周期能有条不紊地依次进行的调控机制。其功能基础的关键蛋白组分为周期蛋白依赖性激酶（Cdk）和周期蛋白（cyclin）。真核细胞的细胞周期一般分为 4 期：G_1 期、S 期、G_2 期和 M 期。G_1 期、S 期和 G_2 期又统称为间期。在人体细胞增殖过程中，间期可能会占去细胞周期的大部分时间；如果整个细胞周期为 24 小时，间期则会持续 23 小时。20 世纪 80 年代后期，一系列关键性调控蛋白被发现。细胞周期调控是一个极其复杂的过程，涉及多个调控因子在多个层面上的作用，这些因子通常在细胞周期的某一特定时期（检查点）起作用。

主要过程　细胞周期调控系统引发细胞周期中主要生物学事件，能使细胞周期中的生物学事件按一定的顺序发生。在胚胎细胞中，调控系统更像一个严格程序化的定时器，为每次细胞周期事件设定固定的时间；由于该调控系统独立于由其控制的细胞周期事件，因此当细胞周期事件终止时其定时机制会继续进行。然而，大多数细胞中，细胞周期调控系统会对其所控制的细胞周期进程中发出的信号作出相应的反应。例如：感应器可监测 DNA 合成的过程，如果 DNA 合成过程中出现异常，信号会传至调控系统，导致细胞延迟进入 M 期。这样的延迟可为 DNA 合成过程中出现的错误提供纠正时间，另外，还可避免因细胞过早地进入 M 期而导致的诸如未完整复制的染色体发生分离等严重后果。

事实上，细胞周期调控系统是以一系列相互关联的生物化学开关为基础的，每个开关可启动一种特定的细胞周期事件。这种开关系统具备多种工程学特点，增加了细胞周期进程的准确性和可信性。首先，开关系统具有双向性即启动和关闭，使细胞周期生物学事件具有完全性和可逆性；其次，还具有高效性和可信性，即使系统中的某些成员功能丧失，强大的后备系统也能使调控系统在复杂的环境下高效地运行；最后，细胞周期调控系统具有高度的适应性，可适应特殊的细胞类型或能对特殊的细胞内、外信号作出快速反应。

在大多数真核细胞中，细胞周期调控系统通过3个主要的检查点来控制细胞周期的进程（图1）：①G_1检查点：位于G_1晚期，细胞经此进入细胞周期并开始染色体的复制。②G_2/M检查点：调控系统在此启动早期核分裂相关生物事件如促进纺锤体组装的蛋白发生磷酸化等，从而将细胞带入分裂中期。③中后期转换点：

调控系统在此刺激姊妹染色单体分离，导致核分裂和胞质分裂的完成。如果调控系统检测到细胞内外的异常，会通过这3个检查点阻挡细胞周期的进程，如调控系统发现DNA复制的完整性存在问题，则会把细胞阻滞于G_2/M期直至问题解决。同理，如果细胞外环境不利于细胞的增殖，则控制系统会阻滞细胞通过G_1检查点，从而避免细胞分裂直至外界环境允许为止。

机制 包括以下几方面：

借助周期性活化的Cdk进行调控 细胞周期调控系统的主要组成部分为Cdk。当细胞通过细胞周期时，这些激酶的活性会相应地升高和降低，导致某些胞内蛋白质的磷酸化水平发生周期性的变化，启动或调控细胞周期中主要的生物学事件。G_2/M期中Cdk活性的增加可使一些蛋白质发生磷酸化，这些蛋白质的磷酸化可控制染色体的浓缩、核膜的破裂、纺锤体的组装以及其他分

裂期相关的生物学事件。

Cdk活性的周期性变化由一系列复杂的酶和调节这些酶活性的蛋白质分子控制。最重要的Cdk调节蛋白为cyclin。Cdk的活性依赖于cyclin，即Cdk必须与cyclin紧密结合才具有蛋白激酶的活性。cyclin因其在每个细胞周期中都经历合成和降解等过程而得名。而Cdk蛋白的水平在细胞周期中（至少在最简单的细胞周期中）则保持相对稳定。cyclin水平的周期性变化会导致cyclin-Cdk复合物的组装和激活，从而导致细胞周期中的生物学事件按一定的顺序发生。根据在细胞周期中的表达时间与功能，cyclin分为4类，所有的真核细胞都需要其中的3类：①G_1/S期cyclin：在细胞周期的G_1晚期，G_1/S期cyclin激活相关Cdk，使细胞通过G_1检查点进入细胞周期。这些蛋白的表达水平在细胞周期的S期降低。②S期cyclin：在细胞通过G_1检查点进入细胞周期后不久，S期cyclin与相关Cdk结合，促进染色体的复制。S期cyclin的高水平状态会持续至核分裂时。这些cyclin还可促进一些早期核分裂事件的发生。③M期cyclin：激活相关Cdk，促使细胞通过G_2/M检查点进入有丝分裂。在大多数细胞中，第四类为G_1期cyclin，可控制G_1/S期cyclin的活性，从而控制细胞周期的进入（图2）。

在酵母细胞中，单个的Cdk蛋白分子可与所有类型的cyclin相结合，在细胞周期的不同阶段与不同的cyclin结合，引发不同的生物学事件。而在脊椎动物细胞中存在4种Cdk，其中两种与G_1期cyclin结合形成G_1-Cdk复合物（G_1-Cdk），另一种与G_1/S期、S期cyclin结合形成G_1/S-Cdk复

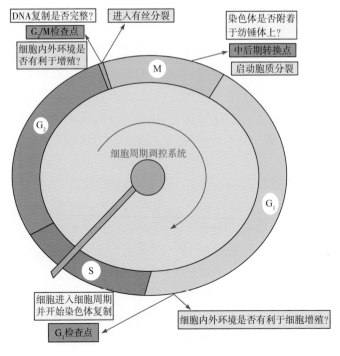

图1 细胞周期调控系统

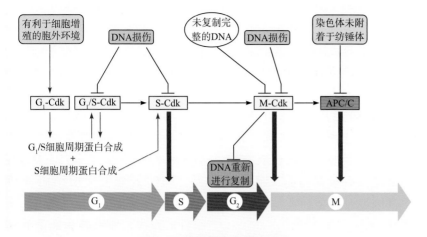

图 2　细胞周期调控系统概观

合物（G₁/S-Cdk）和 S-Cdk 复合物（S-Cdk），第四种与 M 期 cyclin 相结合形成 M-Cdk 复合物（M-Cdk）。

cyclin-Cdk 复合物引发细胞周期生物学事件的机制为：cyclin 不仅活化相应的 Cdk，还可引导 cyclin-Cdk 复合物磷酸化特定的底物蛋白。每种 cyclin-Cdk 复合物可磷酸化不同的底物蛋白。通过细胞周期中一些 Cdk 底物蛋白的变化，即使同种 cyclin-Cdk 复合物在细胞周期的不同时间点也能产生不同的生物学效应。

Cdk 和 cyclin 的三维结构表明，在 Cdk 不存在的情况下，Cdk 蛋白分子的活性位点部分（不完全）被某种蛋白分子所掩盖。当 cyclin 与 Cdk 相结合时，覆盖于 Cdk 上的蛋白分子即从其活性部位上移走，导致 Cdk 的部分活化。cyclin-Cdk 复合物的完全活化还需要另外一种酶，即 Cdk 活化激酶（CAK），可磷酸化邻近 Cdk 活性部位的一个苏氨酸残基，引起 cyclin-Cdk 复合物的构型发生微小的改变，增加 Cdk 的酶活性，允许其高效地磷酸化相应的底物蛋白，从而诱发特定细胞周期事件的发生。

抑制性磷酸化和 Cdk 抑制性

蛋白对 Cdk 活性的抑制作用　细胞周期中，Cdk 的酶活性主要取决于 cyclin 水平的高低。除此之外，在细胞周期的特定阶段还存在几种分子机制可调节 Cdk 的活性。Cdk 酶活性位点顶端一对氨基酸位点（人 Cdks 中的 Thr14 和 Tyr15）的磷酸化可抑制 cyclin-Cdk 复合物的活性，这些氨基酸位点的磷酸化由 Wee1 蛋白激酶完成；Cdc25 磷酸酶对上述氨基酸位点的去磷酸化作用可增加 Cdk 的酶活性。这种调节机制在有丝分裂之初对 M-Cdk 活性的调控极其重要。

Cdk 抑制蛋白（CKI）与 Cdk 的结合也可调节 cyclin-Cdk 复合物的活性。cyclin-Cdk-CKI 复合物的三维结构表明，CKI 的结合可促使 Cdk 活性部位的结构重新排布继而引起失活。在细胞周期的早期，细胞主要利用 CKIs 来调控 G₁/S-Cdk 和 S-Cdk 复合物的活性。

通过 cyclin 的降解进行调控

特定 cyclin-Cdk 复合物的活化可驱使细胞通过 G₁ 检查点和 G₂/M 检查点，但细胞要通过细胞周期的中后期转换点进入细胞分裂的最后阶段则需要蛋白质的降解而非蛋白质的磷酸化。

细胞周期中后期转换点的主

要调控因子称为后期促进复合物（APC）或细胞周期体即 APC/C，是泛素-蛋白连接酶家族的成员，可催化两种主要蛋白分子发生泛素化继而被降解。第一个蛋白分子为安全子（分离酶抑制蛋白，securin），可保护蛋白质分子-蛋白质分子之间的连接，维护有丝分裂早期姊妹染色单体之间的连接。在 M 期的中后期转换过程中，securin 蛋白分子的降解可激活一种蛋白酶——分离酶，这种蛋白酶可使姊妹染色单体发生分离，使细胞进入 M 期的后期。S 期 cyclin 和 M 期 cyclin 是 APC/C 催化的第二种蛋白分子，cyclin 的破坏可使细胞中的大多数 Cdk 失活。从 S 期到 M 期早期由 Cdk 磷酸化的许多蛋白质分子可被 M 期前期中存在的各种磷酸酶去磷酸化，Cdk 作用底物的去磷酸化对于 M 期的完成（包括有丝分裂的最后阶段及胞质分裂过程）是必需的。除了在 M 期中期保持活性外，APC/C 的活性还可持续至 G₁ 期，使 Cdk 处于一个稳定的失活状态。当 G₁/S-Cdk 在 G₁ 晚期被活化时，APC/C 便失去其催化活性以便于可以完成细胞周期蛋白的累积开始下一个细胞周期。

细胞周期调控系统中还包括另外一种泛素-蛋白连接酶 SCF，命名来源于它的 3 个中心成分，即 Skp1、cullin 和 F-盒蛋白。SCF 在 G₁ 晚期泛素化特定的 CKI 蛋白，因而可控制 S-Cdk 的活化和 DNA 的复制。

尽管 APC/C 和 SCF 都是两种大的、由多个亚单位组成的复合物，但调控机制不同。在整个细胞周期过程中，APC/C 的活性会因与另一种蛋白质分子的结合而发生变化，在 M 期前期这种蛋白质分子为 Cdc20，而从有丝分裂

后期到 G_1 早期这种蛋白质分子为 Cdh1，它们可以帮助 APC/C 识别底物蛋白。与 APC/C 不同，SCF 的活性依赖于 F-盒蛋白分子且 SCF 的活性在整个细胞周期中都是恒定的。因为 F-盒蛋白分子仅识别特定磷酸化的蛋白质，所以由 SCF 引起的泛素化受其底物蛋白质磷酸化状态的调控。

通过转录调控发挥作用 在蛙胚胎细胞的细胞周期中并不存在基因转录水平的调控机制。其细胞周期的调控仅依赖于转录后水平的调控机制，包括对 Cdk、泛素-蛋白连接酶及其底物蛋白的调控。而在多数细胞较为复杂的细胞周期中，转录水平的调控是另一种周期调控机制。大多数细胞中，编码 cyclin 的基因转录水平的变化有助于控制 cyclin 的表达水平。

当细胞通过细胞周期时，可采用 DNA 芯片技术分析全基因组中所有基因的表达水平，如在芽殖酵母的细胞周期中，10% 的 mRNA 在表达水平上发生变化。其中部分基因编码的蛋白质在细胞周期中发挥重要功能，而其他许多基因编码的蛋白质的功能尚不清楚。

功能 细胞周期调控系统包括许多蛋白质分子（表），在功能上相互联系，形成一个强大的网络，可自动激活一系列生物化学开关，引发一系列特定的细胞周期生物学事件。

当环境有利于细胞增殖时，细胞内外的各种信号共同刺激 G_1-Cdk 复合物的活化，继而激活编码 G_1/S 期 cyclin 和 S 期 cyclin 基因的表达，结果导致 G_1/S-Cdk 复合物的活化，引起细胞通过 G_1 检查点进入细胞周期。G_1-Cdk 复合物又可引发 S-Cdk 活性的波动，导致 S 期染色体的复制及一些核分裂的早期生物学事件。M-Cdk 复合物的激活可促使细胞通过 G_2/M 检查点及核分裂早期生物学事件的发生，导致姊妹染色单体有序排列于有丝分裂纺锤体的赤道板上。最后，在 M 期的中后期转换过程中，APC/C 和其活化因子 Cdc20 可引发 securin 和 cyclin 的降解，因而促使姊妹染色单体的分离最终完成有丝分裂。当有丝分裂过程完成时，多种调控机制共同抑制 Cdk 的活性，导致细胞处于稳定的 G_1 期（图2）。细胞周期调控系统在调控细胞增殖过程中扮演"领导者"的角色，当此系统功能异常时，过度的细胞分裂可导致肿瘤的发生。

（刘　佳）

xibāo zhōuqī dànbái

细胞周期蛋白（cyclin）普遍存在于真核细胞中的、在细胞周期过程中浓度呈周期性、规律性升高和降低的一类蛋白质分子（图1）。其通过结合并活化细胞周期蛋白依赖性激酶（Cdk）调节细胞周期各时相的转换与进行。1983 年，英国科学家蒂莫西·亨特（Timothy Hunt）利用标记放射性物质的氨基酸，检测海胆受精卵中蛋白质的合成情况，发现海胆卵细胞中存在一类特殊的蛋白质分子，其含量随细胞周期的进程发生周期性的合成与降解，因而将这类蛋白质分子命名为细胞周期蛋白。随后，cyclin 分子很快被分离和克隆，并被证明广泛存在于从酵母到人类的各种真核细

表　细胞周期调控系统中的主要蛋白质分子

通用名	生物功能
对 Cdk 进行化学修饰的蛋白激酶和蛋白磷酸酶	
Cdk 活化酶（CAK）	磷酸化 Cdk 中的酶活性位点
Wee1 蛋白激酶	磷酸化 Cdk 中的酶活性抑制位点，在进入有丝分裂期前抑制 Cdk1 的激酶活性
Cdc25 磷酸酶	去除 Cdk 中的抑制性磷酸基团，哺乳动物中存在 3 个成员：Cdc25A、B 和 C，在有丝分裂之初控制 Cdk1 的活化
Cdk 抑制蛋白（CKI）	
Sic1（芽殖酵母）	在 G_1 期抑制 Cdk1 的酶活性；G_1 末期 Cdk1 的磷酸化可使 Sic1 降解
p27（哺乳动物）	G_1 期抑制 G_1/S-Cdk 复合物和 S-Cdk 复合物的活性，帮助细胞终端分化时脱离细胞周期；Cdk2 的磷酸化可启动 SCF 介导的泛素化
p21（哺乳动物）	当 DNA 损伤时，抑制 G_1/S-Cdk 复合物和 S-Cdk 复合物的活性
p16（哺乳动物）	G_1 期抑制 G_1-Cdk 复合物的活性，肿瘤细胞中经常处于失活状态
泛素连接酶及其激活因子	
APC/C	催化调节蛋白质分子（主要包括 securin、S 期及 M 期 cyclin 等参与细胞周期脱离的调节蛋白）的泛素化；通过与 APC/C 的活化亚单位结合调节其催化活性
Cdc20	存在于所有细胞中的 APC/C 的活化亚单位，在中后期转换点活化 APC/C；M-Cdk 复合物的活性可促进其功能
Cdh1	APC/C 的活化亚单位，后期结束后维持 APC/C 的活性直至整个 G_1 期；Cdk 的活性可抑制其功能
SCF	催化控制 G_1 期的调节蛋白质分子，包括一些 Cdk 抑制蛋白分子如芽殖酵母中的 Sic1 及哺乳动物中的 p27；其催化活性通常需要底物蛋白的磷酸化

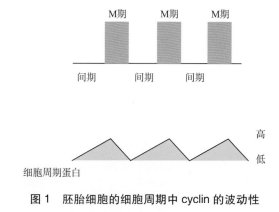

图 1 胚胎细胞的细胞周期中 cyclin 的波动性

胞生物中。

分类及功能 真核生物的 cyclin 种类繁多，如酵母的 Cln1、Cln2、Cln3、Clb1 ~ Clb6，高等动物的 cyclinA1、A2、B1、B2、B3、C、D1、D2、D3、E1、E2、F、G、H 等。cyclin 分子在细胞周期的各个时相按一定的顺序表达，与细胞中的其他相关蛋白结合，对细胞周期进行调控。cyclin 除了参与细胞周期的调控外，还与许多其他非细胞周期控制过程相关。根据在细胞周期进程中的表达时间与功能，cyclin 分为 4 类：G_1 期 cyclin、G_1/S 期 cyclin、S 期 cyclin 及 M 期 cyclin。它们在细胞周期内的表达时期不同，执行的功能也多种多样。

G_1 期 cyclin 以酵母细胞中的 Cln3 和脊椎动物中的 cyclin D 为例，负责对细胞外信号做出反应，控制细胞周期的进入，协调细胞的生长和分裂。与其他 cyclin 不同，G_1 期 cyclin 的浓度在细胞周期进程中并不呈现规律性和周期性的波动，而是随着细胞的生长和细胞外生长刺激信号的出现，浓度逐渐增加。cyclin D 的表达仅限于 G_1 期，进入 S 期即开始降解，为细胞 G_1/S 期转化所必需。在哺乳动物中，存在 3 种具有组织及细胞特异性的 cyclin D（D1 ~

D3），分裂旺盛的细胞通常含有一种以上的 cyclin D。

G_1/S 期 cyclin 以酵母细胞中的 Cln1、Cln2 和脊椎动物中的 cyclin E 为例，其浓度在整个细胞周期中呈波动性变化，G_1 晚期升高，S 早期下降。G_1/S 期 cyclin 的主要功能是通过结合继而激活特定的 Cdk 促使细胞通过 G_1 检查点，启动 DNA 的复制进程；另外，还能启动其他早期的细胞周期事件如脊椎动物细胞中心体的复制或酵母细胞中纺锤极体的复制等。

S 期 cyclin 以酵母细胞中的 Clb5、Clb6 和脊椎动物中的 cyclin A 为例，其能结合继而激活特定的 Cdk，形成 S-Cdk 复合物，负责促进 DNA 的复制。S 期 cyclin 在整个 S 期、G_2 期及 M 早期均保持较高的浓度。cyclin A 的合成发生于 G_1 期向 S 期转变的过程中，在中期时消失。在某些细胞类型中，S 期 cyclin 还有助于启动有丝分裂的早期生物学事件。

M 期 cyclin 以酵母细胞中的 Clb1 ~ Clb4 和脊椎动物中的 cyclin B 为例，其浓度在细胞接近有丝分裂时上升，中期达到顶峰。M 期 cyclin 与特定的 Cdk 结合形成 M-Cdk 复合物，促使细胞通过 G_2/M 检查点进入有丝分裂，使细胞发生显著性的变化，导致有丝分裂纺锤体的装配及 M 期中期姐妹染色单体在赤道板的规律排列。在 M 期的晚期，M-Cdk 复合物的降解导致有丝分裂的结束及胞质分裂的开始。

cyclin 的分类方法虽简单实用，但并不普遍适用。同一种 cyclin 在不同的细胞中发挥不同的功能（表达时序存在差异或控制多个细胞周期进程）。例如：在果蝇和蛙的早期胚胎细胞中，只存在 S 期和 M 期，更没有明确的 G_1 检查点，cyclin E 在整个细胞周期中均维持较高的水平，可作为主要的 S 期 cyclin 启动染色体的复制过程，而 cyclin A 在这些细胞中则可促使细胞发生有丝分裂，因此又称为 M 期 cyclin。

结构 cyclin 家族成员之间的一级结构即氨基酸排列顺序差别极大，但不同的 cyclin 分子在一级结构上存在共同点：均含有由 100 个左右氨基酸残基组成的一段保守区域称为细胞周期蛋白盒。此盒为 cyclin 与 Cdk 的结合继而激活所必需。cyclin 识别并结合不同的 Cdk，组成不同的 cyclin-Cdk 复合物，并表现出不同的 Cdk 激酶活性。另外，在 S 期和 M 期 cyclin 的分子结构中还存在一段特殊的氨基酸序列，称为破坏框，位于蛋白质分子的 N 端，由 9 个氨基酸残基组成，在 cyclin A 和 cyclin B 的快速降解中发挥作用。G_1 期 cyclin 的分子结构中不存在破坏框结构，其降解可通过其 C 端的 PEST 序列发生。

不同的 cyclin 分子具有相似的三级结构，称为细胞周期蛋白折叠，此折叠包括一个由两个紧密结构域组成的核心，每个结构域包含 5 个螺旋，其中一个结构域的螺旋簇对应于保守的细胞周期蛋白盒，另一个螺旋簇则表现出与前一个螺旋簇相同的螺旋排列，尽管这两个亚结构域之间氨基酸序列相似性很低。

一般情况下，cyclin A 和 cyclin B 通过泛素化途径发生降解

（图2）。泛素分子（76个氨基酸残基组成，高度保守）的 C 端可与非特异性泛素活化酶 E1 的半胱氨酸残基结合而活化，随后 E1-泛素复合物又将泛素转移至泛素结合酶 E2 的半胱氨酸残基上，在泛素连接酶 E3（又称后期促进复合物）的催化下，泛素分子连接于 cyclin A、B 分子破坏框邻近的赖氨酸残基上，其他的泛素分子相继与前一个泛素分子的赖氨酸残基相连，在 cyclinA、B 分子上形成一条多聚泛素链，此链可被蛋白酶体识别而被降解。

（刘　佳）

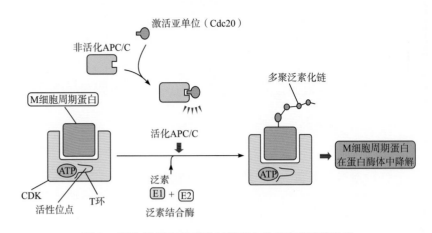

由APC/C控制的细胞周期蛋白的泛素化降解途径

图 2　APC/C 控制的细胞周期蛋白的泛素化降解途径

zhōuqī dànbái yīlàixìng jīméi
周期蛋白依赖性激酶（cyclin-dependent kinase，CDK；Cdk）

须与细胞周期蛋白（cyclin）结合才能发挥其活性的激酶。是蛋白质激酶家族中的一员，属于丝氨酸/苏氨酸蛋白激酶家族，不同的 cyclin-Cdk 复合物，通过磷酸化特定靶蛋白调节细胞周期不同时相的转换。

分类　已鉴定出的 Cdk 有多种，按照被发现的先后顺序命名为 Cdk1~8。不同的 Cdk 分子结构中均存在 3 个重要的结构域：第一个结构域为 ATP 的结合部位和该酶的活性部位；第二结构域为调节亚基 cyclin 的结合部位；第三结构域是 Cdk 抑制因子的结合部位。在细胞周期各时相，不同的 Cdk 结合不同的 cyclin，磷酸化不同的底物，由此控制细胞周期过程中一系列事件的发生。在酵母细胞中，单个的 Cdk 蛋白可与所有类型的 cyclin 结合，在细胞周期的不同阶段与不同的 cyclin 结合，引发不同的细胞周期生物学事件。而在脊椎动物细胞中存在 4 种 Cdk，其中两种与 G_1 期 cyclin 相结合形成 G_1-Cdk 复合物，一种与 G_1/S、S 期 cyclin 相结合形成 G_1/S-Cdk 复合物和 S-Cdk 复合物，一种与 M 期 cyclin 相结合形成 M-Cdk 复合物（表）。

功能　细胞周期中，Cdk 的酶活性主要取决于 cyclin 水平的高低。二者的三维结构表明，在 Cdk 不存在的情况下，Cdk 蛋白的活性位点部分被一种蛋白分子所掩盖；当 cyclin 与 Cdk 相结合时，覆盖于 Cdk 上的蛋白分子即从其活性部位上移走，导致 Cdk 酶分子的部分活化；cyclin-Cdk 复合物的完全活化及其在细胞内的正常功能，还需要另外一种酶，此酶称为 Cdk 活化激酶（CAK），可磷酸化邻近 Cdk 活性部位的一个氨基酸，引起 cyclin-Cdk 复合物发生小的构型改变，增加 Cdk 的酶活性（图1），允许其高效地磷酸化相应的目标蛋白，从而诱发特定细胞周期事件的发生。

磷酸化是一种可逆的化学修饰机制，但 Cdk 的活化磷酸化却并非如此。在整个细胞周期中，

表　脊椎动物和芽殖酵母细胞中主要的 cyclin 和 Cdk

cyclin-Cdk 复合物	脊椎动物		芽殖酵母	
	cyclin	相应的 CDK	cyclin	相应的 CDK
G_1-Cdk	cyclin D *	Cdk4, Cdk6	Cln3	Cdk1 * *
G_1/S-Cdk	cyclin E	Cdk2	Cln1, 2	Cdk1
S-Cdk	cyclin A	Cdk2, Cdk1	Clb5, 6	Cdk1
M-Cdk	cyclin B	Cdk1	Clb1, 2, 3, 4	Cdk1

哺乳动物中的 cyclin D 有 3 种：cyclin D1、D2 和 D3； *在脊椎动物和裂殖酵母中 Cdk1 最初被称为 Cdc2，而在芽殖酵母中 Cdk1 最初被称为 Cdc28

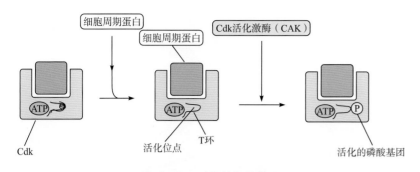

图 1　Cdk 活化的结构基础

CAK 的酶活性都处在一个恒定的高水平状态，不受任何已知的细胞周期信号通路的调节。在哺乳动物细胞中，Cdk 的磷酸化仅在结合 cyclin 之后才发生；而在酵母细胞中，Cdk 的磷酸化可在结合 cyclin 之前就已发生。Cdk 与 cyclin 的结合以及是否发生磷酸化都是 Cdk 激活过程中的限速步骤，受到精细调节。不同物种中的 CAK 差别极大。脊椎动物和果蝇中，多数 CAK 为三聚体复合物，由 Cdk7、cyclin H 和 Mat1 组成。而酿酒酵母细胞中，CAK 是一个小分子单体蛋白激酶即 Cak1，芽殖酵母细胞中 CAK 有两类：一类为 Mcs6 和 Mcs2 的复合物，与脊椎动物中的 Cdk-cyclin H 复合物相关；另一类为 Csk1，与酿酒酵母中的 Cak1 接近。

另外，Cdk 功能还受 Wee1 抑

制性磷酸化和 Cdc25 去磷酸化的调节。激酶活性位点顶端一对氨基酸位点（人 Cdk 中的 Thr14 和 Tyr15）的磷酸化可抑制 cyclin-Cdk 复合物的活性，Thr14 和 Tyr15 的磷酸化可能通过干扰 ATP 磷酸根的方向而抑制 Cdk 活性，这些氨基酸位点的磷酸化由 Wee1 蛋白激酶完成，Wee1 蛋白激酶存在于所有的真核生物中。而对上述氨基酸位点的去磷酸化作用可增加 Cdk 的酶活性（图2），去磷酸化作用由 Cdc25 家族的磷酸酶来执行，Cdc25 家族在脊椎动物中有 3 个成员：Cdc25A、Cdc25B 和 Cdc25C。这种磷酸化和去磷酸化的调节机制在有丝分裂之初对 M-Cdk 活性的调控极其重要，Wee1 和 Cdc25 为 M-Cdk 激活的开关样特征提供了物质基础，允许突然的、不可逆的有丝分裂的进入。Wee1 和 Cdc25 还受到其有丝分裂底物 M-Cdk 复合物的调节，M-Cdk 复合物可磷酸化 Wee1 和 Cdc25，抑制 Wee1，同时激活 Cdc25。在有丝分裂的初期，M-Cdk 复合物激活自身的活化因子

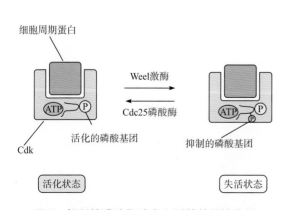

图 2　抑制性磷酸化对 Cdk 活性的调控作用

Cdc25，同时抑制自身的抑制因子 Wee1，形成反馈环产生开关样的 Cdk 激活。

Cdk 活性也受到 Cdk 抑制蛋白（CKI）的负性调节。CKI 与 Cdk 的结合可灭活 cyclin-Cdk 复合物的活性。cyclin-Cdk-CKI 复合物的三维结构表明，CKI 的结合可促使 Cdk 活性部位的结构重新排布继而引起失活。在细胞周期的早期，细胞主要利用 CKI 来调控 G_1/S-Cdk 和 S-Cdk 复合物的活性。这些 CKI 蛋白分子对于细胞遇到不理想的增殖环境或 DNA 损伤等异常情况时将细胞周期停滞在 G_1 期非常重要。已证实哺乳动物细胞中存在多种 CKI 分子，根据分子量的差异，分为 CIP/KIP 和 INK4 两大家族。p21[Cip1/Waf1]、p27[Kip1] 和 p57[Kip] 属于 CIP/KIP 家族，而 p16[INK4]、p15[INK4] 和 p18[INK4] 属于 INK4 家族。在细胞周期各个时相，不同的 CKI 可与相应的 cyclin-Cdk 复合物结合，形成三元复合物，参与细胞周期调控。CIP/KIP 家族成员主要作用于 Cdk2 和 Cdk4，其中 p21[Cip1/Waf1] 的作用更为广泛；而 INK4 家族成员主要作用（抑制）于 Cdk4 和 Cdk6。CKI 分子发挥作用的主要阶段为 G_1 期和 S 期，如 p16[INK4] 可与 cyclin E 竞争结合 Cdk4 和 Cdk6，阻滞细胞通过 G_1 检查点进入 S 期；当 DNA 受到损伤时，p21[Cip1/Waf1] 表达水平升高，通过与 cyclin E-Cdk2 的结合抑制细胞 G_1 期与 S 期之间的转换。

（刘　佳）

xìbāo zhōuqī dànbái-zhōuqī dànbái yīlàixìng jīméi tiáokòng xìtŏng

细胞周期蛋白-周期蛋白依赖性激酶调控系统［cyclin-cyclin-dependent kinase（Cdk）regulation system］　细胞周期调

控系统的核心，其周期性的形成及降解可引发细胞周期进程中特定事件的发生，促使细胞完成 G_1 期向 S 期、G_2 期向 M 期、中期向后期等关键过程不可逆的转换，主要由 cyclin 和 Cdk 及相关调节因子组成。

调控过程 cyclin 是普遍存在于真核细胞中的、在细胞周期进程中浓度呈周期性、规律性升高和降低的一类蛋白质分子，通过结合并活化 Cdk 调节细胞周期各时相的转换与进行（图1）。

Cdk 属于蛋白激酶家族成员，当细胞通过细胞周期时，这些激酶的活性会相应升高和降低，导致某些胞内蛋白质的磷酸化水平发生周期性的变化，启动或调控细胞周期中主要的生物学事件：G_2/M 期中 Cdk 活性的升高可使一些蛋白质发生磷酸化，控制染色体的浓缩、核膜的破裂、纺锤体的组装及其他分裂期相关的生物学事件。Cdk 活性的周期性变化由一系列酶和调节这些酶活性的相关蛋白质分子控制。最重要的 Cdk 调节蛋白是 cyclin，Cdk 必须与 cyclin 结合才具有蛋白激酶的活性。cyclin 因其在每个细胞周期中都经历合成和降解等过程而得名，而 Cdk 蛋白的水平在细胞周期中（至少在最简单的细胞周期中）则保持相对稳定。cyclin 的周期性变化会导致 cyclin-Cdk 复合物的组装和激活，从而导致细胞周期中生物学事件的发生。

Cdk 的完全活化以及其在细胞内的正常功能，还需 Cdk 活化激酶（CAK）。Cdk 和 cyclin 的三维结构表明，在 Cdk 不存在的情况下，Cdk 蛋白的活性位点部分（不完全）被一种蛋白分子所掩盖。当 cyclin 与 Cdk 相结合时，覆盖于 Cdk 上的蛋白分子即从其活性部位上移走，导致 Cdk 酶分子的部分活化。当 Cdk 活化激酶 Cak 磷酸化邻近 Cdk 活性部位的苏氨酸残基时，可引起 cyclin-Cdk 复合物发生小的构型改变，导致 Cdk 酶活性的完全活化，允许其高效地磷酸化相应的目标蛋白，全面调控细胞周期的进程。

在 cyclin-Cdk 复合物的负性调控方面，抑制性磷酸化和 Cdk 抑制性蛋白（CKI）可防止 Cdk 的活化。激酶活性位点顶端一对氨基酸位点的磷酸化可抑制 cyclin-Cdk 复合物的活性，这些氨基酸位点的磷酸化由 Wee1 蛋白激酶完成；Cdc25 磷酸酶对上述氨基酸位点的去磷酸化作用可增加 Cdk 的酶活性。这种调节机制在有丝分裂之初对 M-Cdk 活性的调控极其重要。CKI 与 Cdk 的结合也可调节 cyclin-Cdk 复合物的活性。cyclin-Cdk-CKI 复合物的三维结构表明，CKI 的结合可促使 Cdk 活性部位的结构重新排布继而引起失活。在细胞周期的早期，细胞主要利用 CKI 来调控 G_1/S-Cdk 和

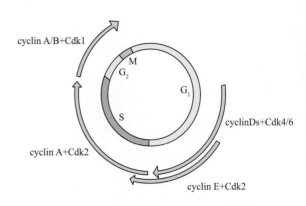

图1 哺乳动物细胞周期中 cyclin-Cdk 复合物组合

S-Cdk 复合物的活性。

调控作用 各种 cyclin-Cdk 复合物对细胞周期各时相的调控作用如下（图2）：

G_1 期 复合物由 cyclin D 和 Cdk4/6 结合而成，能使处于 G_1 期晚期的细胞跨越 G_1 检查点向 S 期转换。向 S 期转变的 G_0 期细胞中加入 cyclin D 抗体后，G_0 期向 S 期转换的过程将受到阻碍。

G_1/S 期 复合物由 cyclin E 和 Cdk2 结合而成，为 S 期的启动所必需，cyclin E 在 G_1 期的晚期逐渐合成、积累并与 Cdk2 结合，在 G_1/S 期 cyclin E 和 Cdk2 复合物的活性达到最高水平，细胞中的其他一些转录因子随之被激活，由此启动与染色体复制相关基因的表达，产生一系列 DNA 合成所需的酶和蛋白质，为

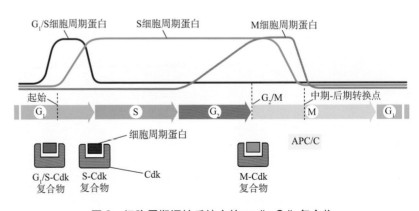

图2 细胞周期调控系统中的 cyclin-Cdk 复合物

细胞进入 S 期做准备。研究证明，如果使果蝇胚胎细胞中的 cyclin E 基因发生突变，细胞将被阻滞于 G_1 期。

S 期 进入 S 期后，形成的复合物主要为 cyclin A-Cdk1/2 复合物，同时 cyclin D/E-Cdk 复合物中的 cyclin D/E 发生降解，此降解是不可逆的，通常使已进入 S 期的细胞无法返回到 G_1 期。cyclin A-Cdk 复合物是 S 期中最主要的 cyclin-CDK 复合物，负责 DNA 复制的启动并阻止已复制的 DNA 发生第二次复制。

G_2/M 期 在 G_2 期向 M 期转换过程中，起主要作用的复合物为 cyclin B-Cdk1，也称为成熟促进因子（MPF），该复合物形成于 G_2 期晚期，可促进 M 期启动。在 G_2 期晚期，cyclin B 的表达水平达到最高，因此，cyclin B-Cdk1 复合物的活性显著升高。当 Cdk1 与 cyclin B 结合后，原来处于磷酸化状态的 Thr14 和 Tyr15 位点，经 Cdc25 磷酸酶的作用发生去磷酸化，而 Thr161 位点仍保持其磷酸化状态，由此 Cdk1 的活性被完全激活，MPF 活性增高，促进 G_2 期向 M 期的转换。如果 cyclin B 与 Cdk1 解离，CDK1 蛋白分子中 Thr14 和 Tyr15 氨基酸残基再次发生磷酸化，致使 MPF 激酶失活，由此促使细胞从 M 期进入 G_1 期。

M 期 复合物仍为 cyclin B-Cdk1 即 MPF，与 M 期发生的细胞形态结构上的变化、中期向后期的转换及 M 期向下一个细胞周期 G_1 期的转换均有关联。细胞由 G_2 期进入 M 期后，MPF 可对 M 期早期细胞形态结构产生直接或间接的作用。例如：在细胞分裂的早、中期，MPF 可磷酸化组蛋白 H1 中与有丝分裂有关的特殊位点，诱导染色体凝集；也可直接磷酸

化染色体凝集蛋白，使散在的 DNA 分子结合于磷酸化的凝集蛋白上，继而在其表面缠绕、聚集，形成超螺旋化结构，进而发生凝集。MPF 还可磷酸化核纤层蛋白和多种微管结合蛋白，引起核纤层纤维结构解体、核膜破裂、微管重排及纺锤体形成。在 M 期早期，MPF 可磷酸化肌球蛋白，参与胞质分裂收缩环的形成。

中期两姊妹染色单体的分离是启动后期的关键，在 M 期的中后期转化过程中 MPF 发挥了重要的促进作用。姊妹染色单体着丝粒间由一种称为黏着蛋白的复合体相连，该复合体的功能受安全子（分离酶抑制蛋白，securin）的控制，securin 蛋白可保护蛋白分子-蛋白分子之间的连接，维护有丝分裂早期姊妹染色单体之间的连接。在 M 期的中后期转换的过程中，MPF 可磷酸化后期促进复合物（APC）或细胞周期体即 APC/C，磷酸化的 APC/C 与 Cdc20 结合进而被激活，之后将催化 securin 发生多聚泛素化反应继而被降解。securin 蛋白的降解可激活分离酶，这种蛋白酶可使姊妹染色单体发生分离，使细胞进入 M 期的后期。

在有丝分裂后期，cyclin B 在激活的 APC/C 的作用下，可经多聚泛素化途径被降解，随之 MPF 解聚失活，促使细胞转向 M 期的末期，此时细胞因失去 MPF 的活性作用，磷酸化的组蛋白、核纤层蛋白等均在磷酸酶的作用下发生去磷酸化，染色体又重新开始凝集、核膜也再次组装，子细胞核逐渐形成。同时，随着后期末 MPF 激酶活性的降低，磷酸酶使肌球蛋白去磷酸化，活性恢复，与肌动蛋白相互作用使收缩环不断缢缩、分裂沟不断加深，促进

了胞质分裂的发生。

（刘 佳）

xìbāo zhōuqī jiǎncchádiǎn
细胞周期检查点（cell cycle checkpoint） 细胞周期中一套保证 DNA 复制和染色体分配质量的检查机制。在细胞周期的进程中，如果上一个时相中的生物学事件尚未结束或发生错误，细胞就进入下一个时相，将会产生灾难性的后果，如细胞产生早熟的染色体或染色体数目异常。为了保证细胞染色体数目的完整性及细胞周期的正常运转，需要一套监控机制，以对细胞周期发生的重要事件及出现的故障加以监控，只有上一个时相中的事件完成后或故障修复后，才允许细胞进入下一个细胞周期时相。这套监控机制由利兰·哈特韦尔（Leland Hartwell）和泰德·韦纳特（Ted Weinert）于 1988 年提出，是一类负反馈调节机制。当细胞周期进程中出现异常事件，如 DNA 损伤或 DNA 复制受阻时，通过细胞周期检查点可及时中断细胞周期的运行，待 DNA 损伤修复或排除故障后，细胞周期才能继续运转。

分类 根据在细胞周期中的时间顺序，将细胞周期检查点分为：G_1 检查点、G_2/M 检查点和中后期转换点。根据调控的内容，将细胞周期检查点分为：DNA 损伤检查点、DNA 复制检查点和纺锤体组装检查点。

在大多数真核细胞中，细胞周期调控系统通过 3 个主要的检查点控制细胞周期的进程：① G_1 检查点：位于 G_1 晚期，细胞经此进入细胞周期并开始进行染色体复制。② G_2/M 检查点：细胞周期控制系统在此启动早期核分裂相关生物事件的发生，如使促进纺锤体组装的蛋白发生磷酸化等，

将细胞带入分裂中期。③中后期转换点：细胞周期控制系统在此刺激姊妹染色单体分离，完成核分裂和胞质分裂。若调控系统发现 DNA 复制的完整性存在问题，则会把细胞阻滞于 G_2/M 期直至修复完成；同样，如果细胞外环境不利于细胞的增殖，则调控系统会阻滞细胞通过 G_1 检查点，从而阻挡细胞分裂进行直到外界环境允许为止。

机制　与细胞内多种蛋白质、酶及 cyclin-Cdk 复合物等的生化路径相关。

调控分子　细胞周期检查点对细胞周期的调控至少需要 3 种类型蛋白质分子：①感应器：可监测到细胞周期进程中出现的异常情况并发出相应信号。②传感器：在细胞中沿着特定的信号传导路径传递感应器发出的信号。③效应器：负责对传递的信号作出反应，从而阻止细胞周期继续运转。

如果细胞周期调控系统未监测到异常情况，细胞则进入细胞周期的下一个阶段。然而，如果感应器监测到了 DNA 损伤或其他故障如染色体复制不完整或排列异常等，则通过发动一系列的反应暂时阻滞细胞周期的运行，以使细胞得以修复或完成染色体的复制。这个过程极其重要，因为带有遗传损伤的细胞如果继续进行细胞分裂，则转化成肿瘤细胞的风险很高。如果 DNA 的损伤无法修复，较高等级的真核细胞能发出信号，诱导细胞死亡，排除细胞转化为肿瘤细胞的可能。

ATM 基因的突变参与共济失调-毛细血管扩张症（AT）的发生。它编码的蛋白激酶，与其他的蛋白质分子组成复合物共同识别特定的 DNA 损伤包括 DNA 的双链缺口。ATM 一旦与损伤的 DNA 分子相结合，即会发出信号，引起细胞周期阻滞，此过程由蛋白质的磷酸化所介导。若 *ATM* 基因发生突变，会导致细胞检查点监控系统故障，允许细胞携带损伤的 DNA 分子通过细胞周期进入有丝分裂，这正是 AT 患者易患肿瘤的原因。

作用过程　实现细胞周期阻滞的两条信号转导途径，需蛋白激酶的参与。当细胞监测到 DNA 损伤存在时，ATM 即会发出信号，引起细胞检查点相关蛋白激酶 Chk1 的磷酸化和激活。Chk1 一旦被激活，即可磷酸化 Cdc25 上特定的丝氨酸残基（人类为 Ser216）。在细胞质中存在一种伴侣分子可与磷酸化的 Cdc25 结合，抑制磷酸化的 Cdc25 的酶活性并阻止其进入细胞核。细胞核中磷酸化 Cdc25 的缺少使相关的 Cdk 处于失活状态，于是细胞被阻滞在 G_2 期（图）。

另外，DNA 的损伤也可使细胞合成一些蛋白质分子，抑制调控细胞周期进程的 cyclin-Cdk 复合物的活性，如遭受辐射的 G_1 期细胞能合成蛋白质分子 p21，p21 抑制 G_1 期 Cdk 的活性，可阻滞细胞进入 S 期。ATM 也参与这条信号途径，激活了另外一种细胞检查点相关蛋白激酶 Chk2，它可磷酸化转录因子 p53，p53 可启动 *p21* 基因的转录和翻译以及随后对 Cdk 活性的抑制（图）。

Cdk 抑制因子是引起细胞周期阻滞的重要分子，p21 分子是 Cdk 抑制因子之一。Cdk 的另一抑制因子 p27 分子同样可引起细胞周期的阻滞。敲除 *p27* 基因的小鼠具有特别的表型：个体比正常的小鼠大、组织器官（如甲状腺、脾等）的细胞数目皆多于正常小鼠。在正常小鼠中，组成特定器官的细胞中 p27 的表达水平相对

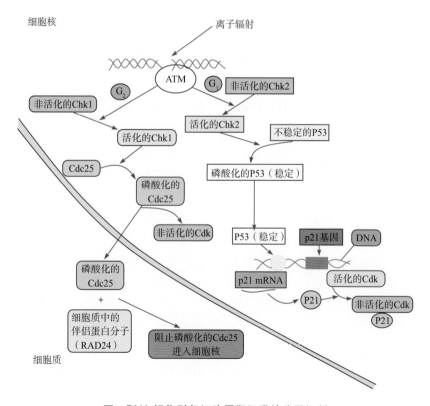

图　DNA 损伤引起细胞周期阻滞的分子机制

较高，而如果细胞内缺失 P27 蛋白分子，则细胞会在终端分化以前进行多次的细胞分裂，这也正是敲除了 *p27* 基因的小鼠甲状腺、脾等器官中的细胞数目会多于正常小鼠的原因。

（刘佳）

xibāo fēnhuà

细胞分化（cell differentiation）

同一来源的细胞（如受精卵）逐渐产生形态结构、功能和生化特征各不相同细胞类群的过程。其结果在空间上细胞产生差异，在时间上同一细胞和从前的状态有所不同。在脊椎动物和人类，通过细胞分化形成 200 多种不同类型的细胞，如神经元伸出长的突起，并在末端以突触方式和其他细胞接触，具有传导神经冲动和储存信息的功能；肌细胞呈梭形，含有肌动蛋白和肌球蛋白，具有收缩功能；红细胞呈双凹面的圆盘状，能够合成携带氧气的血红蛋白；胰岛细胞则合成调节血糖浓度的胰岛素。

细胞分化本质 就是细胞的特化，即分化的细胞表达特异性蛋白而保持特化特征。细胞分化是从生化组成到形态功能逐步改变的过程。分化的细胞一般不伴随基因组的改变，本质是基因按一定的时空顺序，在不同细胞和同一细胞的不同发育阶段呈差异性表达。

胚胎细胞分化 细胞分化发生在多细胞动物生命的整个过程，但以胚胎期最典型。胚胎发育从受精卵开始，经过卵裂形成囊胚。两栖类动物在囊胚形成之前的卵裂球细胞、哺乳动物桑椹胚的八细胞期之前的细胞和其受精卵一样，具有发育全能性（称全能细胞），均能在一定条件下分化发育成为完整个体。在囊胚期之后，胚胎细胞开始移动，在移动过程中重新排列，形成胚层。此时，由于细胞所处的空间位置和微环境的差异，细胞的分化潜能受到限制，各胚层细胞只能向本胚层组织和器官的方向分化发育，而成为多能细胞。经过器官发生，各种组织细胞的命运最终确定，呈单能化。在胚胎发育过程中，细胞逐渐由全能到多能，最后向单能的趋向，是细胞分化的一般规律。

胚层分化 多细胞动物早期胚胎中分成层的胚胎结构称为胚层，分为外胚层、中胚层和内胚层，是各种组织和器官分化的来源。外胚层为动物三胚层中最外的一层，将分化为表皮和神经组织；内胚层为动物胚胎三胚层中最靠内的一层，将分化为消化道及其附属器官、唾液腺、胰腺、肝及肺等的上皮成分；中胚层为动物原肠末期处在外胚层和内胚层之间的细胞层，发育为真皮、肌肉、骨骼、结缔组织及血液细胞等（图）。

细胞分化与医学 细胞分化与发育异常可引起多种出生缺陷。多种疾病与细胞分化密切相关。不仅如此，细胞分化的可塑性，即细胞分化状态的转变也与再生医学关系密切。

肿瘤 肿瘤细胞是异常分化的细胞，与胚胎细胞具有许多相似的生物学特性，均呈现出未分化和低分化的特点。

细胞特点 在形态上，高度恶性的肿瘤细胞，细胞核大、核仁数目多，核膜和核仁轮廓清楚；电镜下，细胞质含有大量的游离核糖体和部分多聚核糖体，内膜系统尤其是高尔基复合体不发达，微丝排列不规则，细胞表面微绒毛增多变细，细胞间连接减少；在功能上，肿瘤细胞缺乏正常分化细胞的功能，如胰岛细胞瘤可无胰岛素合成，结肠肿瘤可不合成黏蛋白，肝癌细胞不合成血浆白蛋白等，说明分化障碍是肿瘤

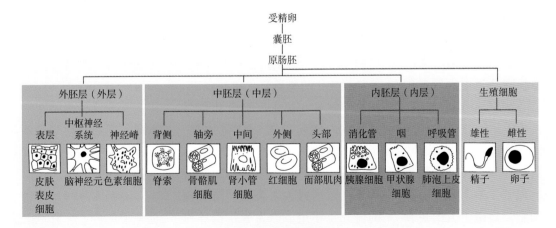

图 脊椎动物细胞分化

细胞的一个重要生物学特征。肿瘤细胞的另一个特点是丧失了正常终末分化细胞接触性抑制的生长特性，表现为永生化细胞。一般情况下，体外培养的大部分正常细胞需要黏附于固定的表面进行生长（锚着），增殖的细胞达到一定密度，汇合成单层后即停止分裂，此过程称接触抑制或密度依赖性抑制。而肿瘤细胞则缺乏这种生长限制，不受密度限制，可持续分裂，出现堆积生长形成高出单层细胞的细胞灶。此外，人类正常细胞在体外培养传代一般不能超过50次，而恶性肿瘤细胞则可无限传代成为永生的细胞系。在体内，肿瘤细胞不但增殖失控形成新的肿块，而且侵袭破坏周围正常组织，进入血管和淋巴管中，转移到身体其他部位形成继发性的肿瘤，继发性肿瘤再侵袭和破坏植入部位的组织。肿瘤细胞的这些特征也与胚胎细胞的高迁移特性具有一定共性。

细胞起源　肿瘤细胞从机体内正常细胞演变而来。根据生长动力学原理，肿瘤细胞群体分为4种类型：①干细胞：是肿瘤细胞群体的起源，具有无限分裂增殖及自我更新能力，维持整个群体的更新和生长。②过渡细胞：由干细胞分化而来，具备有限分裂增殖能力，但丧失自我更新特征。③终末细胞：是分化成熟细胞，已彻底丧失分裂增殖能力。④G_0期细胞：是细胞群体中的后备细胞，有增殖潜能但不分裂，在一定条件下，可以更新进入增殖周期。其中肿瘤干细胞在肿瘤发生、发展中起关键作用。大量证据表明，肿瘤起源于一些未分化或微分化的干细胞，是由于组织更新时所产生的分化异常所致，直接证据来自小鼠的畸胎瘤实验：将

12天胚龄的小鼠胚胎生殖嵴移植到同系成年小鼠睾丸被膜下，移植17天后，发现80%的睾丸有胚胎性癌细胞病灶，并且很快发展成典型畸胎瘤细胞。胚胎性癌细胞形态上非常类似原始生殖细胞，都具有未分化的细胞质；同时，将早期发育阶段的胚胎包括受精卵移植至同系成年小鼠睾丸被膜下，也获得畸胎瘤。受精卵、原始生殖细胞都处于相同的未分化状态，因此，正常未分化生殖干细胞是畸胎瘤的起源细胞。再如，上皮细胞作为由干细胞自我更新的组织和细胞类型更容易发生癌变，人类肿瘤的90%以上为上皮源性。在正常组织更新过程中，致癌因素如放射线、化学致癌物等可作用于任何能合成DNA的正常干细胞，而受累细胞所处的分化状态可能决定了肿瘤细胞的恶性程度。一般认为，受累细胞分化程度越低，肿瘤恶性程度越高；反之，若受累细胞分化程度越高，肿瘤恶性程度越低，甚至只产生良性肿瘤。以小鼠畸胎瘤为例，若将12.5~13天胚龄的小鼠胚胎生殖嵴作异位移植，可致畸胎瘤，而将13.5天胚龄的生殖嵴作同样的异位移植，则丧失致畸胎瘤的能力，说明分化程度不同的细胞会产生截然不同的结果。

诱导分化　肿瘤细胞可被诱导分化为成熟细胞。恶性肿瘤细胞的本质是增殖分化失去控制，正常程序化的增殖分化机制丧失。肿瘤细胞可在高浓度的分化信号诱导下，增殖减慢，分化加强，走向正常的终末分化。这种诱导分化信号分子被称为分化诱导剂，可来自体内或人工合成，对肿瘤的促分化作用，称为分化诱导作用。20世纪70年代，人们先后发现细胞膜的环腺苷酸（cAMP）

衍生物，如环丁酰cAMP、8-溴cAMP可使神经母细胞瘤的某些表型逆转，二甲基亚砜（DMSO）在体外可使小鼠红白血病细胞发生部分分化。继而采用微量注射法将小鼠睾丸畸胎瘤细胞注入小鼠囊胚，经培养后植入假孕的雌鼠子宫，结果生出"正常的小鼠"。证明恶性肿瘤细胞在某些诱导物质作用下可以改变其生物学性状，使恶性增殖得到控制。

20世纪80年代，布赖特曼（Breitman TR）利用原代细胞培养实验，发现维生素A衍生物——视黄酸对人急性早幼粒细胞白血病具有诱导分化作用，并在两例M_3型患者中观察到疗效。弗林（Flynn PJ）使用13-顺视黄酸治疗取得成功。中国学者应用全反式视黄酸治疗急性早幼粒细胞白血病在大样本病例中获得成功，证明全反式视黄酸可诱导白血病细胞沿粒细胞系进行终末分化。研究证实，细胞因子、小剂量的化疗药物都具有诱导分化作用。自20世纪90年代以来，肿瘤的诱导分化治疗涉及多种肿瘤，如结肠癌、胃癌、膀胱癌、肝癌等。但不同肿瘤细胞可有多种分化诱导剂，并有相对的专一性，其中研究最深入的是全反式视黄酸和三氧化二砷对人急性早幼粒细胞白血病的诱导分化治疗，二者联合应用可使90%的患者达到5年无病生存。虽诱导分化治疗仅在白血病这单一病种上最为成功，但意义非凡，揭示了肿瘤治疗的方向，即通过诱导肿瘤细胞分化来改变肿瘤细胞恶性生物学行为，达到治疗的目的。

再生医学　细胞分化的研究催生了"再生医学"概念的形成。人类的再生能力有限，但自然界中许多动物体出现的再生现象给

人类以启示。再生医学的本质是基于再生的原理来解决医学中的问题，包括：①应用分子生物学和组织工程学原理，再造/再生人体的细胞、组织、器官以纠正病变，恢复正常生理功能。②刺激机体自身的修复机制，使病损的组织和器官被替代、功能被重塑。因此，解决再生医学的关键问题，需要阐明细胞分化或发育的本质。细胞分化原理的阐明是人工创建诱导多能干细胞（iPS细胞）的基础（见细胞重编程）。细胞分化或发育是一个"细胞编程"的过程；再生是一个"细胞重编程"的过程。目前的研究更关注于干细胞与再生的关系，如如何获取符合医学伦理的多潜能干细胞，如何将干细胞定向诱导分化为组织和器官，如何将干细胞及其诱导分化产物置于患者体内，以及能否在体内选择性和直接地诱导干细胞分化为部分损害或丢失的组织及器官等。

（陈誉华）

pēitāi yòudǎo

胚胎诱导（embryonic induction）

动物在一定的胚胎发育时期，一部分细胞影响相邻近的另一部分细胞使其向一定方向分化的现象。起诱导作用的细胞或组织称为诱导细胞或诱导组织，被诱导而发生分化的细胞或组织称为反应细胞或反应组织。在动物发育过程中，随着胚胎细胞数目的不断增加，细胞之间的相互作用对细胞分化的影响越来越重要。胚胎细胞间的相互作用协调了细胞分化的方向。胚胎诱导现象最初由德国胚胎学家汉斯·施佩曼（Hans Spemann）在胚胎移植实验中发现，他因此获得了1935年的诺贝尔生理学或医学奖。

研究过程　1924年，施佩曼和希尔德·曼戈尔德（Hilde Mangold）进行了发育生物学史上著名的两栖类动物胚胎移植实验。他们用不同颜色的两种蝾螈，即有深色色素的 *Triturus taeniatus* 和无色素的 *Triturus cristatus* 进行异体移植实验。如果将 *Triturus cristatus* 早期原肠胚的胚孔背唇（背部边缘带组织）的一小片组织移植到 *Triturus taeniatus* 早期原肠胚中腹侧的预定外胚层区，不仅自身可以继续发育为背唇结构，而且还可诱导周围组织发生原肠运动和胚胎发生。在受体胚胎中除了具有本身的体轴之外，在其腹部又形成一个次级体轴，并最终发育成一个腹部连体的连体胚胎（图1）。施佩曼将胚孔背唇称为组织者。胚孔背唇的这种与其他区域的胚胎细胞相互作用从而影响后者分化途径的能力，称为诱导。胚胎移植实验证明，胚胎发育中存在着广泛的诱导作用，胚胎的一部分组织发出指令，而另一部分作出应答。后续实验进一步证明，胚胎诱导具有严格的区域特异性和发育时空限制性。

特性　胚胎诱导具有级联性。原肠胚形成后，3个胚层的发育命运虽已确定，但各个胚层进一步的发育还有赖于细胞群之间的相互作用。胚胎细胞间的相互诱导是有层次的，在3个胚层中，中胚层首先独立分化，该过程对相邻胚层有很强的分化诱导作用，促进内胚层、外胚层各自向相应的组织器官分化。如中胚层脊索诱导其表面覆盖的外胚层形成神经板，这是初级诱导；神经板卷成神经管后，其前端进一步膨大形成原脑，原脑两侧突出的视杯诱导其上方的外胚层形成晶状体，此为次级诱导；晶状体又诱导覆盖在其上方的外胚层形成角膜，这为三级诱导（图2）。不同胚层细胞通过这种进行性的相互作用实现胚胎细胞分化。

机制　胚胎诱导是通过诱导组织释放的旁分泌因子实现的。旁分泌因子以诱导组织为中心形成由近及远的浓度梯度，与反应组织细胞表面的受体结合，将信

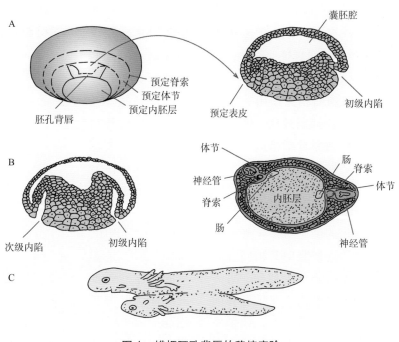

图1　蝾螈胚孔背唇的移植实验

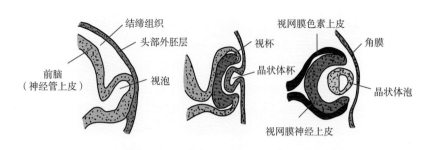

图2　眼球发育过程中的多级诱导作用

号传递至细胞内，通过调节反应组织细胞的基因表达而诱导其发育和分化，在胚胎的不同发育阶段以及处于不同位置的胚胎细胞中的表达差异，提供了胚胎发育过程中的位置信息。发育过程中常见的旁分泌因子有：①Wnt 家族蛋白（名称由 wingless 和 integrated 组合而成）：为富含半胱氨酸的糖蛋白，在脊椎动物中至少有 15 个家族成员，wingless 为果蝇分节极性基因，integrated 是其脊椎动物同源体。②Hedgehog 家族蛋白：脊椎动物中至少有 3 个果蝇 Hedgehog 基因同源体（shh、dhh 和 ihh）。③TGF-β 超家族：由 30 多个结构相关的成员组成，包括 TGF-β 家族、活化素家族、骨形态发生蛋白（BMP）家族及 Vgl 家族等。④成纤维细胞生长子（FGF）。

胚胎细胞间相互作用　表现为细胞分化的抑制效应，即已分化的细胞抑制邻近细胞进行相同分化，如把发育中的蛙胚置于含蛙心组织碎片的培养液中，胚胎将受到抑制不能产生正常的心脏。说明已分化的细胞可产生某种物质，抑制邻近细胞向其相同方向分化，这种物质称为抑素。另一种抑制现象表现为，在具有相同分化命运的胚胎细胞中，如果一个细胞"试图"向某个特定方向分化，那么，这个细胞在启动分

化指令的同时也发出另一个信号去抑制邻近细胞的分化，这种现象被称为侧向抑制。侧向抑制出现在脊椎动物的神经板细胞向神经前体细胞分化的过程中。尽管神经板细胞均有发育为神经前体细胞的潜能，但只有其中的部分细胞可发育为神经前体细胞，其余的则分化为上皮性表皮细胞。

(陈誉华)

jìnfēnmì zuòyòng

近分泌作用（juxtacrine interaction）　细胞与细胞直接接触时，一个细胞上的穿膜配体与另一个细胞上的相应受体结合后所产生的信号传递方式。是细胞之间直接接触的胚胎诱导现象，是反向信号转导及双向信号转导得以进行的必要形式。例如：在脊椎动物的神经板细胞向神经前体细胞分化过程中，Notch 蛋白是重要的受体，Notch 的配体为其邻近细胞（诱导子）膜上的 Delta 蛋白。Notch 和 Delta

均是大分子的穿膜蛋白，由胞外区、穿膜区和胞内区构成，胞外区类似，含有多个表皮生长因子（EGF）样重复序列以及和其他蛋白质结合的位点，但胞内区则截然不同。胞内区是 Notch 与 Delta 结合起始信号传导过程所必需的。当 Delta 配体诱导激活时，Notch 受体水解断裂，释放出胞内区，受体的胞内区转位至细胞核，进入细胞核后，Notch 的胞内区与一种被称为 Su（H）的 DNA 结合蛋白形成复合物，调控基因的表达（图）。"近分泌"一词最早是佩尔温·安克萨里亚（Pervin Anklesaria）在描述 TGF-α 和 EGFR 之间的信号转导过程时提出的。

Delta 配体与 Notch 受体相互作用后产生了抑制性信号，通过抑制 Neurogenin 基因的表达而阻止神经元分化。起初，每个神经板细胞均表达 Neurogenin、Delta 和 Notch，随着时间的延长，某些

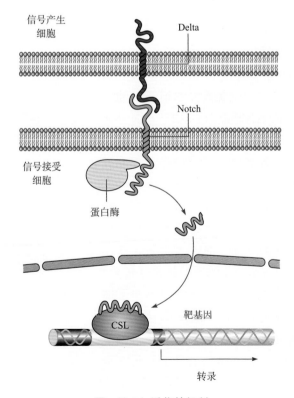

图　Notch 活化的机制

细胞偶尔表达较多的 Delta，该细胞将获得竞争优势，在强烈抑制邻近细胞分化的同时，不断表达更多的 Neurogenin，最终分化为神经前体细胞；而原来具有同样潜能的邻近细胞则只能向非神经元性细胞（表皮细胞）的方向分化。

（陈誉华）

yìsù

抑素（chalone）

细胞释放具有组织特异性的细胞分化抑制因子。分化完成的细胞可产生抑素，可抑制邻近细胞进行同样的分化。如果将发育中的蛙胚置于含成体蛙心脏组织的培养液中，蛙胚的分化进程将被阻断。这种分化抑制现象是发育过程中常见的负反馈调节现象，和分化诱导共同协调作用，维持正常细胞的分化和胚胎的发育过程。chalone 一词来自希腊语，原本是"使松弛"的意思，于 1913 年由舍费尔（Schäfer EA）首次提出，用来定义那些内源性的抑制因子，以区别于当时认为具有刺激作用的激素。

（赵伟东）

fēnhuà qiánnéng

分化潜能（differentiation potency）

细胞产生后代细胞能分化成各种细胞的能力。动物受精卵子代细胞的分化潜能随其发育过程逐渐受到限制而变窄，即由全能性细胞转化为多能性和单能性细胞，直至分化为终末细胞。全能性细胞又称全能干细胞，具有能重复个体的全部发育阶段和产生所有细胞类型的能力；多能性细胞又称多能干细胞，具有发育成多种组织器官，但失去了发育成完整个体的潜能性；单能性细胞又称单能干细胞，只具有以某种特定方式发育成一种细胞的潜能性。potency 一词来源于拉丁语 potens，意为"具备能力"。

发育过程中的细胞分化潜能：两栖类动物在囊胚形成之前的卵裂球细胞、哺乳动物桑椹胚的八细胞期之前的细胞是全能性细胞，在囊胚期之后的三胚层细胞是多能性细胞，器官发生后的各种组织（干）细胞是单能性细胞。而自囊胚内细胞团中分离到的胚胎干细胞，具有分化成熟为个体中所有细胞类型的能力，但不能分化为胎盘和其他一些发育时所需的胚外组织，这种早期胚胎细胞被称为多能干细胞。

细胞核全能性：终末分化细胞的细胞核仍具有全能性，称为全能性细胞核。为阐明细胞分化的本质，证明已分化的细胞核是否具有全能性，在 1952～1962 年间，罗伯特·布里格斯（Robert Briggs）、托马斯·金（Thomas King）和约翰·格登（John B. Gurdon）开展了细胞核移植实验。格登用非洲爪蟾为材料，首次证明了终末分化细胞的细胞核具有全能性，首先用紫外线照射爪蟾卵细胞使其细胞核失去活性，然后用微吸管将爪蟾蝌蚪的肠上皮细胞核植入去核的卵细胞中，接受肠上皮细胞核的去核卵可以发育为正常的爪蟾（图）。从不同动物成体细胞取出细胞核并植入去核的卵中的动物克隆实验（包括克隆羊）进一步证明，已特化的体细胞核仍保留形成正常个体的全套基因，具有发育成一个有机体的潜能。格登因这项工作，与日本科学家山中伸弥（Shinya Yamanaka）共同获得 2012 年的诺

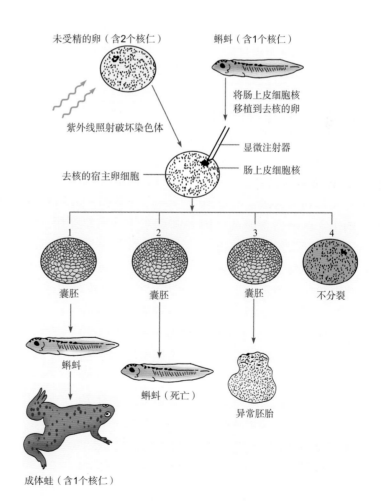

图 爪蟾细胞核移植实验

贝尔生理学或医学奖。

(陈誉华)

xìbāo juédìng

细胞决定（cell determination）

胚胎细胞在发生可识别的分化特征之前就已经确定了未来的发育命运，只能向特定方向分化的状态。其先于细胞分化并制约分化的方向。动物卵细胞受精后，受精卵即进入快速的发育过程。当胚胎发育进行到原肠期以后，细胞的命运才被逐步确定。在原肠期的内、中、外三胚层形成时，虽然在形态学上无差异，但此时胚胎细胞已发生了向特定方向分化的变化过程，形成各器官的预定区已经确定，每个预定区决定了它只能按一定的规律发育分化成特定的组织、器官和系统。

实验验证 在胚胎发育中，囊胚或胚盘形成后，通过不同的方法对每一个卵裂细胞进行标记，并追踪不同卵裂细胞的发育过程，可在囊胚或胚盘表面划定显示不同发育趋向的区域，这样的分区图称为命运图。以爪蟾为例，通过对32细胞期胚胎中的每一个卵裂球进行标记追踪，确定了爪蟾晚期囊胚发育的命运图：植物半球下部的1/3区域富含卵黄，其发育命运为内胚层细胞，动物半球将发育为外胚层，环绕在囊胚赤道处的带状区域为预定中胚层区。命运图并不表示早期胚胎中各区域细胞的发育命运已经确定，只是反映在胚胎继续发育过程中各区域的运动趋势。

胚胎移植实验证实了细胞决定。在两栖类胚胎，如果将原肠胚早期预定发育为表皮的细胞（供体），移植到另一个胚胎（受体）预定发育为脑组织的区域，供体表皮细胞在受体胚胎中将发育成脑组织，而到原肠胚晚期阶段移植时则仍将发育成表皮（图）。表明在两栖类的早、晚期原肠胚之间的某个时期便开始了细胞决定，一旦决定之后，即使外界的因素不再存在，细胞仍然按照已决定的命运进行分化。

遗传稳定性 细胞决定表现出遗传稳定性，典型的例子是果蝇成虫盘细胞的移植实验。成虫盘是果蝇幼虫体内已决定的尚未分化的细胞团，在幼虫发育的变态期之后，不同的成虫盘可以逐渐发育为果蝇的腿、翅、触角等成体结构。如果将成虫盘的部分细胞移植到一个成体果蝇腹腔内，成虫盘可以不断增殖并一直保持于未分化状态，即使在果蝇腹腔中移植多次、经历1800代之后再移植到幼虫体内，被移植的成虫盘细胞在幼虫变态时，仍能发育成相应的成体结构。

来自果蝇的研究发现，有时某种培养的成虫盘细胞会出现不按已决定的分化类型发育，而是生长出不是相应的成体结构，发生了转决定。探讨转决定的发生机制对了解胚胎细胞命运的决定具有重要意义。

分子基础 有两种因素在细胞决定中起重要作用：一是卵细胞的极性与早期胚胎细胞的不对称分裂。存在于核糖核蛋白颗粒（RNP）中的转录因子mRNA在细胞质中的分布是不均等的，当细胞分裂时，这些决定因素（mRNA）被不均匀地分配到两个子细胞中，结果造成两个子细胞命运的差异。例如：高等脊椎动物卵中的生殖质，在卵裂开始时就不均等地分到不同的卵裂球中，结果有生殖质的卵裂球，将来发育成原生殖细胞，无生殖质的卵裂球则发育为成体细胞。二是发育早期胚胎细胞的位置及胚胎细胞间的相互作用，如囊胚中的内细胞团可以分化为胚体，而在外表面的滋养层则只能分化为胎膜成分。

细胞命运决定机制主要的研究策略：①利用模式生物，分析选择性干预（如基因敲除）早期胚胎中某个基因的表达对内、中、外三胚层形成的影响。②基于胚胎干细胞，寻找决定胚胎干细胞向三胚层细胞分化的决定因子。

(陈誉华)

xìbāo fēnhuà kěsùxìng

细胞分化可塑性（plasticity of cell differentiation）

已分化的细胞在特殊条件下重新进入未分化状态或转分化为另一种类型细胞的现象。在正常生理条件下，分化的细胞具有高度的稳定性，已经分化为某种特定的细胞一般不可能逆转到未分化状态或成为其他类型的分化细胞。即使是离体培养的细胞，如皮肤上皮细胞仍保持为上皮而不转变为其他类型的细胞；黑色素细胞在体外培养30多代后仍能合成黑色素。然而在某些特定条件下，已经分化了的细胞的分化状态也可发生改变，

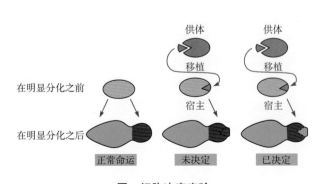

图 细胞决定实验

如由于已分化细胞的基因表达发生改变，可导致细胞的分化状态发生逆转，细胞转变为未分化的状态；另外，在某些条件下，细胞还可从一种分化状态转变为另外一种分化状态。这些现象均表明，细胞的分化状态在一定条件下可发生改变，细胞分化具有可塑性。一些诱导因子能够将小鼠和人的体细胞（如皮肤成纤维细胞）直接重编程为具有多向分化潜能的诱导多能干细胞（iPS 细胞），其中小鼠的 iPS 细胞已被证明具有发育全能性。

无论是动物还是植物，细胞分化的稳定性是普遍存在的，一般来说，细胞分化具有单向性、序列性和终末性（一般情况下都会到达分化的目标终点，成为终末分化细胞），而细胞分化状态的改变则是在特定条件下发生的。通常情况下，细胞分化的逆转易发生于具有增殖能力的组织中。

（赵伟东）

zhuǎnfēnhuà

转分化（transdifferentiation）

细胞从一种分化状态转变为另一种分化状态的现象。细胞通过转分化能够形成另外一种细胞类型，包括已分化细胞经去分化后再分化成另一种细胞的变化过程，以及一种组织的干细胞能够分化成其他种组织细胞的过程。"转分化"一词是在 1974 年由凯利·塞尔曼（Kelly Selman）和福蒂斯·卡法特斯（Fotis C. Kafatos）首次提出，用于描述在蚕蛾蜕变过程中出现的表皮细胞转变为泌盐细胞的现象。

某些细胞能够发生转分化，如体外培养的肾上腺嗜铬细胞可发生典型的转分化。在个体发育过程中，嗜铬细胞起源于神经嵴，并能分泌肾上腺素。体外培养条件下，在培养基中加入糖皮质激素可以维持嗜铬细胞的表型；然而，当去除糖皮质激素并在培养基中加入神经生长因子之后，嗜铬细胞即发生转分化，转变为交感神经元。这些神经元的体积比嗜铬细胞大，并带有树突样和轴突样突起，同时能分泌去甲肾上腺素（而非肾上腺素）（图）。另外，鸡胚视网膜色素上皮细胞置于特定培养条件下时，细胞色素逐渐消失，细胞开始呈现晶体细胞的结构特征，并产生晶体特异性蛋白——晶体蛋白。水母的横纹肌细胞可转分化成两种不同类型的细胞。离体的横纹肌细胞与其相关的细胞外基质共同培养时，可保持横纹肌的状态；当细胞外基质被特定的酶类处理并降解之后，横纹肌细胞则形成一个聚合体，其中有些细胞在 1~2 天内即转分化为平滑肌细胞；如果继续培养，则又形成第二种类型的细胞——神经元。

体内条件下的转分化较为少见，只在特定情况下才能观察到，如在蝾螈中，当眼球的晶状体被摘除后，虹膜的细胞则会通过转分化转变为晶状体细胞，最终再生形成新的晶状体。在脊椎动物体内，转分化的情况较为罕见。有研究发现，在食管的胚胎发育过程中，一些平滑肌细胞会转变为成肌细胞，然后排列并融合形成肌管，最后转变为圆柱形的骨骼肌纤维（即从平滑肌细胞转分化为骨骼肌细胞）。

（赵伟东）

qùfēnhuà

去分化（dedifferentiation）

分化细胞失去原有分化结构和功能成为具有未分化细胞特性的过程。又称脱分化。细胞分化的状态一般是比较稳定的，但在某些特定条件下，细胞的基因表达模式可以发生可逆性的变化，导致细胞的分化状态发生逆转，细胞失去原有的已分化细胞的结构特征，从而回到未分化状态，随后可导致细胞再分化成另一种细胞。

高度分化的植物细胞可失去分化特性，重新进入未分化状态，成为能发育为一株完整植物的全能性细胞，这可在实验室条件下达到，也可在营养体繁殖过程中出现。在动物和人类，体细胞去分化的例子有：蝾螈肢体再生时形成的胚芽细胞及人类的各种肿瘤细胞等；但体细胞通常难以完全去分化而成为全能性细胞。但有研究发现，一些"诱导"因子能够将小鼠和人的体细胞（如皮肤成纤维细胞）直接重编程而去分化为具有多向分化潜能的诱导多能干细胞（iPS 细胞）。

（赵伟东）

zàifēnhuà

再分化（redifferentiation）

某种组织细胞去分化后变为原始未分化状态，随后分化为另一种组

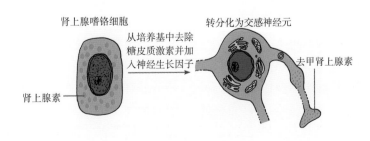

肾上腺嗜铬细胞　转分化为交感神经元

从培养基中去除糖皮质激素加入神经生长因子

去甲肾上腺素

肾上腺素

图　细胞转分化过程

织细胞的过程。再分化多存在于再生过程中，如水螅再生过程中组织中的多潜能未分化细胞的再分化；两栖类肢体再生过程中胚芽细胞的再分化；人类儿童期指尖再生过程中的多潜能干细胞的再分化。

(陈誉华)

再生 (regeneration)

zàishēng

生物体对失去的结构重新自我修复和替代的过程。某些动物的成年个体表现出再生现象，当其整体或器官受外界因素作用发生创伤而部分丢失时，能够在剩余部分的基础上又生长出与丢失部分在形态结构和功能上相同的组织或器官。高等动物的再生能力低于低等动物，脊椎动物低于无脊椎动物，而哺乳动物的再生能力很低，仅限于肝等少数器官。生物体在生理条件下由组织特异性成体干细胞完成的组织或细胞的更新（如血细胞的更新、上皮细胞的脱落和置换等），虽然与再生相似，但性质上有所不同。

种类 主要有 3 种：①成体组织通过去分化形成未分化的细胞团，随后再重新分化，称为微变态再生，是两栖类动物再生肢体的方式。②通过已存在组织重组分化，即组织中多潜能未分化细胞的再分化和部分细胞的转分化，称为变形再生，如水螅的再生。③中间形式，被认为是补偿性再生，表现为细胞分裂，产生与自己相似的细胞，保持其分化功能，这是哺乳动物肝再生的方式。

过程 蝾螈肢体再生实验：当一只成体蝾螈的肢体被切除后，剩余的细胞可以重建一只完整的肢体。蝾螈肢体的再生包括以下几个过程：①顶端外胚层帽和去分化再生胚芽的形成：肢体切除

后的 6~12 小时，切除截面剩余的表皮细胞发生迁移并覆盖创面，形成创面表皮，创面表皮细胞增殖成顶端外胚层帽。在随后的 4 天内，位于顶端外胚层帽下面的细胞经历了去分化过程：骨细胞、软骨细胞、成纤维细胞、肌细胞和神经元失去了分化特性，成为在顶端外胚层帽之下不能辨别的去分化的细胞增殖团块，称为再生胚芽，其中的细胞称为胚芽细胞。基于绿色荧光蛋白（GFP）的特定组织细胞示踪分析的结果显示，胚芽细胞为不均一的各种类型前体细胞的"混合体"，每个前体细胞源于残留肢体中的成体组织细胞的去分化，它们仍保持着其来源组织的"记忆"。表明蝾螈肢体再生并不要求成体细胞完全去分化成一种多能状态。②胚芽细胞的增生和再分化：胚芽细胞在经过分裂增殖之后即开始再分化，直至形成与原来肢体相同的新结构。③再生胚芽的模式形成：再生胚芽在很多方面与肢体正常发育区域的肢芽相似。残肢和再生组织之间的前-后轴和腹-背轴是一致的。

机制 当蝾螈的前肢从腕区被切除后，蝾螈会从切口处生长出新的前肢掌指结构而非肘部结构。蝾螈的肢体能够"知晓"远-近端轴的何处受伤并且能够从那个地方开始再生。研究表明，再生的本质是成体动物为修复缺失组织器官的发育再活化，是多潜能未分化细胞的再发育。肢体再生与正常发育的机制十分相似。通过把再生肢体胚芽移植到发育中的肢体芽上，证明了胚芽细胞可对肢体芽的信号产生反应并有助于肢体发育。正如信号分子 Shh 被发现存在于肢芽发育区域间充质的后部区域一样，Shh 也存在

于早期再生胚芽的后部区域。

视黄酸在细胞去分化形成再生胚芽和胚芽细胞再分化过程中发挥了重要作用。如果再生中的动物被给予足够浓度的视黄酸或视黄醛衍生物，再生的肢体会沿着近-远轴复制，这种反应是剂量依赖性的，当视黄酸达最大浓度时可以导致一个完整的新肢体的再生，不论原始的截面在何处。但更高剂量的视黄酸则可导致再生现象的抑制。视黄酸由再生肢体的受伤上皮和顶端外胚层帽细胞合成，并沿胚芽的远-近轴呈现一个浓度梯度。视黄酸的这种梯度被认为是沿着胚芽有差别地激活基因，如"通知"细胞在肢体中所处位置和所需生长数量的 Hox 基因，结果导致再生肢体的形态分化。

意义 对低等动物再生机制的阐明，促进了再生医学的发展。在人类，除肝之外，大多数器官都不具备再生能力，仅在儿童期还可以再生指尖，但至成年就丧失了这种能力。由于损伤组织的再生在医学上的重要性，根据低等生物的再生机制，可找出激活人体器官形成的发育程序的方法。其中一种方法是寻找相对未分化的多潜能干细胞；另一种是寻找能够允许这些细胞开始形成特定组织细胞的微环境。已取得的进展：获得未分化的多潜能干细胞，探究"诱导"细胞产生多能性的技术方法，以及鉴定哺乳动物中不同组织来源的成体干细胞的横向分化和跨胚层分化的潜能。

(陈誉华)

细胞重编程 (cell reprogramming)

xìbāo chóngbiānchéng

将成熟终末分化细胞逆转为原始的多能甚至是全能性（干）细胞的过程。细胞重编程改

变了细胞的分化状态，是细胞分化可塑性的最好体现。其研究可追溯到 1962 年约翰·格登（John Gurdon）开展的细胞核移植实验，基于细胞核移植技术进行的动物克隆实验就是典型例子。细胞重编程概念的真正形成和发展，源于 2006 年日本科学家山中伸弥（Shinya Yamanaka）的工作。山中伸弥借助反转录病毒载体，将 4 个转录因子（Oct3/4、Sox2、c-Myc、Klf4）基因导入小鼠皮肤成纤维细胞中，可使来自胚胎小鼠或成年小鼠的成纤维细胞重编程为多能干细胞（iPS 细胞），获得类似胚胎干细胞（ES 细胞）的多能性。

iPS 细胞的发现，源于早期细胞分化机制研究中 3 股研究潮流的引导作用：一是对核移植的重编程研究，包括克隆蛙和克隆羊的研究，以及基于细胞融合实验而发现的 ES 细胞也含有重编程体细胞的因子；二是发现细胞分化主导基因，包括发现果蝇触角足基因（Antp）异位表达时会诱导腿而非触角的形成，以及证明哺乳动物转录因子 MyoD 能将成纤维细胞转换为肌细胞；三是 ES 细胞的研究，包括小鼠 ES 细胞建系后，奥斯丁·史密斯（Austin Smith）确立了能够长期维持干细胞多能性的体外培养条件，以及人类 ES 细胞的成功建系（图）。

通过细胞重编程技术不仅还可将分化终末细胞转变为器官组织干细胞，而且还可绕过细胞重编程的干细胞阶段，将皮肤成纤维细胞直接转化为血细胞。2012 年，山中伸弥和约翰·格登分享了诺贝尔医学或生理学奖。

（陈誉华）

chíjiā jīyīn
持家基因（house-keeping gene）

生物体各类细胞中都表达，对维持细胞存活和生长所必需的编码蛋白质的基因。又称管家基因，如细胞骨架蛋白、染色质的组蛋白、核糖体蛋白以及参与能量代谢的糖酵解和三羧酸循环的编码基因等。持家基因一般在各个发育阶段所有组织中均恒定表达，基因表达水平受环境因素影响较小。对人和小鼠的持家基因进行分析发现，持家基因具有独特的基因组结构，上游启动子序列较为保守，其表达只受启动序列或启动子与 RNA 聚合酶相互作用的影响，是一类一直处于活性转录状态的基因。

（陈誉华）

shēchǐ jīyīn
奢侈基因（luxury gene）

特定类型细胞中为该细胞执行特定功能所需蛋白质的编码基因。又称组织特异性基因，如红细胞中的血红蛋白、胰腺细胞中的胰岛素、皮肤表皮细胞中的角蛋白、肌细胞的肌动蛋白和肌球蛋白等的编码基因。在多细胞生物个体发育与细胞分化过程中，不同分化类型的细胞表达细胞特异性蛋白质，赋予分化细胞不同的特征。因此，细胞分化的实质是奢侈基因的差异性表达。

奢侈基因的表达呈现时间特异性：某一特定基因表达严格按照一定的时间顺序发生，称为基因表达的时间特异性。从受精卵到组织、器官形成的各个不同发育阶段，都有不同的基因严格按照自己特定的时间顺序被激活或沉默，表现为分化、发育阶段一致的时间性，称为基因表达的阶段特异性，如血红蛋白的表达，这是红细胞分化的主要特征。脊椎动物血红蛋白由 2 条 α-珠蛋白链和 2 条 β-珠蛋白链组成，α-珠蛋白和 β-珠蛋白基因分别定位于不同染色体上，都由一个基因簇（基因家族）构成。人 β-珠蛋白基因簇包括 5 个基因：ε、$^{G}\gamma$、$^{A}\gamma$、δ 和 β。这些基因在发育的不同时期表达：ε 在早期胚胎的卵黄囊中表达；$^{G}\gamma$ 和 $^{A}\gamma$ 在胎肝中表达；δ 和 β 基因在成年人骨髓红细胞前体细胞中表达。所有这些基因的蛋白质产物都与由 α-珠蛋白基因编码的 α-珠蛋白结合，从而在发育的 3 个时期中分别形成具有不同生理特性的血红蛋白。

奢侈基因的表达也呈现空间

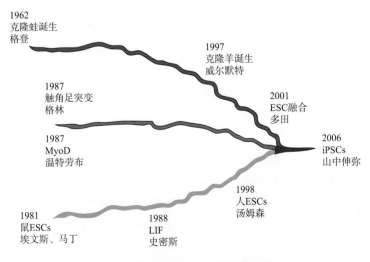

1962
克隆蛙诞生
格登

1997
克隆羊诞生
威尔默特

1987
触角足突变
格林

2001
ESC融合
多田

1987
MyoD
温特劳布

2006
iPSCs
山中伸弥

1998
人ESCs
汤姆森

1981
鼠ESCs
埃文斯、马丁

1988
LIF
史密斯

图 引导 iPS 细胞建立的研究潮流

（组织）特异性：在个体发育过程中，同一基因产物在不同的组织器官中的表达量是不一样的。一种基因产物在个体的不同组织或器官中表达，即在个体的不同空间出现，这就是基因表达的空间特异性。不同组织细胞中不仅表达的基因数量不相同，而且基因表达的强度和种类也各不相同，这就是基因表达的组织特异性。

（陈誉华）

差异基因表达（differential gene expression）

chāyì jīyīn biǎodá

在细胞分化过程中某些奢侈基因表达的结果生成一种类型的分化细胞，另一组奢侈基因表达的结果导致出现另一类型的分化细胞的现象。又称基因选择性表达。20 世纪 60 年代，人们逐渐认识到细胞分化是通过差异基因表达而实现的。细胞分化的实质是细胞的特化，即分化的细胞表达特异性蛋白质（保持特化特征）。多细胞生物个体发育与细胞分化过程中，其基因组 DNA 并不全部表达，而呈现选择性表达，即按照一定的时空顺序，在不同细胞和同一细胞的不同发育阶段发生差异表达。

实验证明分化细胞的差异基因表达，如鸡的输卵管细胞合成卵清蛋白，胰岛细胞合成胰岛素，成红血细胞合成 β-珠蛋白，这些细胞均在个体发育过程中逐渐产生。用相应的基因制作探针，对 3 种细胞总 DNA 的限制性酶切片段进行 Southern 杂交实验，发现 3 种细胞的基因组 DNA 中均存在卵清蛋白基因、胰岛素基因和 β-珠蛋白基因；然而用同样的 3 种基因片段作探针，对这 3 种细胞中提取的总 RNA 进行 Northern 杂交实验，发现输卵管细胞中只有卵清蛋白的 mRNA，胰岛素细胞中只有胰岛素的 mRNA，成红血细胞中只有 β-珠蛋白的 mRNA。

细胞分化过程中不伴有基因组的改变。体细胞核移植实验，即将动物体细胞的核移植到去核的卵细胞或受精卵的细胞质中，然后观察重组的卵细胞（有新的细胞核）是否能够发育成为完整个体，相继克隆出爪蟾、多莉羊等动物，证明了细胞分化并不是由于基因丢失或永久性地失去活性造成的，维持发育所需的基因并没有发生不可逆的改变，当体细胞核暴露于卵细胞质中之后，其作用就如同一个受精卵的细胞核基因一样。此外，细胞转分化现象的发现，以及细胞融合实验等也表明细胞分化过程中一般不发生基因组的改变。因此，细胞分化的本质是基因的选择性表达，一些基因处于活化状态，同时另一些基因被抑制而不活化。基因的选择性表达是细胞分化的普遍规律。

（陈誉华）

基因扩增（gene amplification）

jīyīn kuòzēng

细胞内某些特定基因的拷贝数专一性地大量增加的现象。见于某些细胞的分化过程。一些分化的细胞，如果蝇的卵巢滤泡细胞，在分化过程中基因组发生了量的变化，表现为特定基因的选择性扩增；在果蝇的其他一些细胞，如卵巢滋养细胞、唾液腺细胞和马氏（Malpighian）管细胞的发育过程中，还呈现出基因组扩增现象，染色体多次复制，形成多倍体和多线体。这些基因或基因组改变是细胞分化的特例。

（陈誉华）

基因组丢失（genomic loss）

jīyīnzǔ diūshī

某些细胞在分化过程中发生的遗传物质（染色质或染色体）丢失的现象。典型的例子是来源于对马蛔虫（Ascaris equorum）发育过程的研究，在马蛔虫个体发育过程中，只有生殖细胞得到了完整染色体，而体细胞中的染色体只是部分染色体片段，其余的染色体丢失了。在其他的例子中，还可观察到完整的染色体或完整的核丢失，如在摇蚊发育中，许多体细胞丢失了最初 40 条染色体中的 38 条；而哺乳动物（除骆驼外）的红细胞以及皮肤、羽毛和毛发的角化细胞则丢失了完整的核。基于这些事例，对细胞分化的机制曾提出过染色体丢失说，但这只是细胞分化的特例，并不是普遍规律。

（陈誉华）

基因重排（gene rearrangement）

jīyīn chóngpái

基因的可变区通过基因的转座、DNA 的断裂拼接而使正常基因顺序发生改变的现象。尤指在 B 淋巴细胞分化过程中抗体基因的重排及 T 细胞抗原受体基因的重排，是基因差异表达的一种调控方式。

1965 年，美国的德雷尔（Dreyer W）和本内特（Bennett JC）就抗体的形成提出假设，认为抗体的每条链由两个独立的基因——C 基因和 V 基因编码，它们有可能结合在一起形成一个连续的基因。1976 年，日本科学家利根川进（Tonegawa Susumu）通过比较小鼠两个不同分化类型细胞中编码 C 和 V 蛋白的 DNA 序列长度，证实分泌抗体的细胞在分化过程中发生了 DNA 重排。实验过程是：分别从胚胎细胞和产生抗体的 B 淋巴细胞中提取 DNA，并用限制性核酸内切酶将 DNA 水解为不同的片段，进行电泳分离，随后每一块凝胶分别与带有同位素标记的 C 探针和 V 探针进行孵育（杂交），凝胶中结合有标记探针的片段的位置通过放射自显影技术被检测出来：来源于胚胎细胞的 C 基因和 V 基因序列（含有 C 或 V 基因的 DNA 片段）处于凝胶中的不同位置；而来自抗体产生细胞的 C 基因和 V 基因序列均存在于同一位置的小的 DNA 片段中，这说明产生抗体的 B 淋巴细胞在特化过程中，胚细胞 DNA 的 C 基因和 V 基因被连接在一起，即发生了基因重排。DNA 序列中不同部位的部分基因片段连接在一起，组成产生抗体 mRNA 的 DNA 序列，从而产生多种多样的抗体分子。利根川进因此于 1987 年获诺贝尔生理学或医学奖。

（陈誉华　赵伟东）

基因组调控 (genomic control)

jīyīnzǔ tiáokòng

在 DNA 水平上调节基因活性的方式。主要方式包括 DNA 甲基化、基因重排和组蛋白修饰。

（陈誉华）

DNA 甲基化 (DNA methylation)

DNA jiǎjīhuà

在甲基转移酶的催化下，DNA 的 CG 两个核苷酸的胞嘧啶被选择性地添加甲基基团的化学修饰现象。通常发生在 5′-胞嘧啶位置上，使胞嘧啶转变成 5′-甲基胞嘧啶，具有调节基因表达和保护 DNA 该位点不受特定限制酶降解的作用。甲基化是脊椎动物基因组的重要特征之一。哺乳动物的基因组中 70%~80% 的 CpG 位点是甲基化的。DNA 的甲基化修饰标记在细胞分裂过程中能够通过 DNA 复制直接遗传给子代 DNA，被称为表观遗传（DNA 序列变化以外的可遗传的基因修饰改变）。

与转录抑制　DNA 甲基化影响细胞分化的基因转录调控从以下两个方面得到证明：一是哺乳动物基因组中的甲基化位点，主要集中于异染色质区（其余则散在于基因组中），去甲基化可以使雌性哺乳动物和人类女性两条 X 染色体中的一条灭活（钝化）的 X 染色体基因重新活化。二是启动子区域的甲基化将导致基因沉默。DNA 甲基化程度越高，转录活性越低，而绝大多数持家基因持续表达，它们多处于非甲基化状态。奢侈基因的活化与否则与 DNA 甲基化密切相关，如在人类红细胞发育中，与珠蛋白合成有关的 DNA 几乎无甲基化，而在其他不合成珠蛋白的细胞中，相应的 DNA 部位则呈高度甲基化。在胚胎期卵黄囊，ε-珠蛋白基因的启动子未甲基化，而 γ-珠蛋白基因的启动子则发生甲基化，因此在胚胎期 ε-珠蛋白基因发生活化而 γ-珠蛋白基因则失活；至胎儿期，在胎儿肝细胞中与合成胎儿血红蛋白有关的基因，如 γ-珠蛋白基因没有甲基化，但在成体肝细胞中相应的基因则被甲基化。这说明在发育过程中，当某些基因的功能完成之后，甲基化可能有助于这些基因的失活。

导致基因沉默机制　主要通过 3 种途径抑制基因转录活性：①甲基化直接干扰转录因子与启动子中特定的结合位点的结合。②甲基化导致的基因沉默是由特异的转录抑制因子直接与甲基化 DNA 结合引起的。利用随机甲基化 DNA 序列作探针进行凝胶阻滞实验，在哺乳动物细胞中找到了与甲基化 DNA 结合的多个蛋白，如 MeCP-1、MeCP-2。③导致的基因沉默是由染色质结构的改变引起的，DNA 甲基化只有在染色质浓缩形成致密结构以后才能对基因的转录产生抑制作用。

与印记基因表达　哺乳动物细胞是二倍体，含有一套来自父方的基因和一套来自母方的基因。在某些情况下，一个基因的表达与其来源有关，即只允许表达其中之一，这种现象称基因组印记，与之相关的基因为印记基因。印记基因在哺乳动物的发育过程中普遍存在。多数情况下来源于父方和母方的等位基因都同时表达，但印记基因仅在特定的发育阶段和特定的组织中表达等位基因中的一个，即在某种组织细胞中，有些仅从父源染色体上表达，有些仅从母源染色体上表达。例如：编码胰岛素样生长因子 2（*Igf2*）的基因即是印记基因，来自母本的 *Igf2* 基因拷贝是沉默的，这与 DNA 甲基化有关。研究表明，在小鼠配子生成和胚胎发育早期，印记基因是选择表达还是关闭，其机制之一是在特定发育时期对印记基因的甲基化。

（陈誉华）

组织特异性转录因子 (tissue specific transcription factor)

zǔzhī tèyìxìng zhuǎnlù yīnzǐ

为特定基因或一系列组织特异性基因表达所需要，并在一个或很少的几种细胞类型中存在的转录因子。只在特定组织中具有活性的启动子称为组织特异性启动子，是组织特异性转录因子的结合位点。而那些与基因表达调控区相结合、为大量基因转录所需要并在许多细胞类型中都存在的因子被称为通用转录因子。组织特异性转录因子与基因调控区（特异性启动子）的结合启动了细胞特异性基因的表达，从而赋予细胞的分化特征。已鉴定出了一些组织特异性转录因子，如在红细胞中表达的血红蛋白的 EFI 因子、在胰岛中表达的胰岛素样生长因子、在骨骼肌中表达的肌球蛋白的 MyoDI 因子等。

通过替换组织特异性（表达）基因调控区的实验，可证明组织特异性转录因子的存在。在小鼠中，弹性蛋白酶仅在胰腺中表达，而生长激素只在垂体中生成，如果将人生长激素基因的蛋白编码区连接于小鼠弹性蛋白酶基因的调控区之后，再将此重组的 DNA 注射到小鼠受精卵中，使其整合到基因组中，在由此发育而来的转基因小鼠的胰腺组织中可检测到人生长激素，表明胰腺组织中的特异转录因子通过作用于弹性蛋白酶基因调控区，启动了胰腺细胞表达人生长激素（图）

组织特异性转录因子的概念，已被成功用于条件性基因敲除小鼠中携带 Cre 转基因小鼠的制备。

（陈誉华）

tóngyuányìxíngkuàng jīyīn

同源异形框基因 （homeobox gene）

含有同源异形框，在胚胎发育中确定体节属性的基因。又称同源异形基因。

研究过程 1978 年，美国加州理工学院的遗传学家爱德华·路易斯（Edward B. Lewis）发现了调控果蝇胸节发育的双胸复合体基因，因研究中观察到与发育有关的某一基因错误表达而导致一种器官生长在错误部位的现象（如果蝇的第三胸节转变为第二胸节，形成像第二胸节一样的翅膀），路易斯称之为同源异形转变，并提出"同源异形基因"概念。1983 年，瑞士瓦尔特·雅各布·格林（Walter Jakob Gehring）实验室的工作人员在研究绘制果蝇触角足复合体（Antp，昆虫中对胸部和头部体节的发育具有调节作用的基因群）基因外显子图谱过程中，发现 Antp cDNA 不仅与 Antp 基因编码区杂交，也与同一染色体上相邻的 ftz 基因杂交，提示在 Antp 和 ftz 基因中都含有一个共同的 DNA 片段。随后利用这个 DNA 片段为探针，相继发现在果蝇的许多同源异形基因中都含有这个相同的 DNA 片段。序列分析显示这个 DNA 片段长 180bp，具有相同的开放读码框，编码高度同源的由 60 个氨基酸组成的结构单元，此为格林 1984 年报道的同源异形框。后来，又相继在小鼠、人类、甚至酵母的多达 300 个基因中发现同源异形框。

结构 由同源异性框基因编码的 60 个氨基酸组成的结构域称为同源异形域，表现为一种螺旋-回折-螺旋（HLH）立体结构，其中的 9 个氨基酸肽段（第 42~50 位）与 DNA 的大沟相吻合，即能识别其所控制的基因启动子中的特异序列，引起特定基因表达的激活或抑制。同源异形框基因产物是一类非常重要的转录调节因子，功能是将胚胎细胞沿前-后轴分为不同的区域，并决定各主要区域器官的形态建成。

果蝇的同源异形框基因称为 HOM 基因，动物和人类的称为 Hox 基因。果蝇的 HOM 基因位于 3 号染色体上，由两个独立的复合体组成，即触角足复合体和双胸复合体，含有这两个复合体的染色体区域通常称为同源异形复合体（HOM-C）。由于进化，果蝇 HOM 基因在哺乳动物中出现了 4 次：Hox-A、Hox-B、Hox-C、Hox-D，分别定位于人的 7、17、12 和 2 号染色体；在小鼠则分别定位于 6、11、15 和 2 号染色体上。HOM 或 Hox 基因在染色体上的排列顺序与其在体内的不同时空表达模式相对应，即基因激活的时间顺序表现为越靠近前部的基因表达越早，而靠近后部的基因表达较迟；这些基因表达的空间顺序表现为头区的最前叶只表达该基因簇的第一个基因，而身体最后部则表达基因簇的最后一个基因（图）。

（陈誉华）

zhuǎnlù hòu tiáokòng

转录后调控 （post-transcriptional control）

对基因转录后产物的 RNA 加工、RNA 转运、mRNA 降解、蛋白质翻译及蛋白质活性等的调节与控制。生物体发育和细胞分化的过程实质上也是特异性蛋白质不断合成的过程。

转录水平的调控至关重要，但转录后调控也起重要作用：①RNA 剪接对细胞分化的调控：

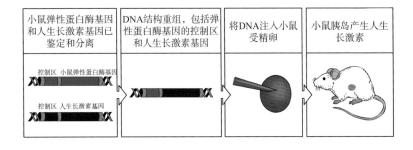

图　组织特异性转录因子通过调控区控制基因转录

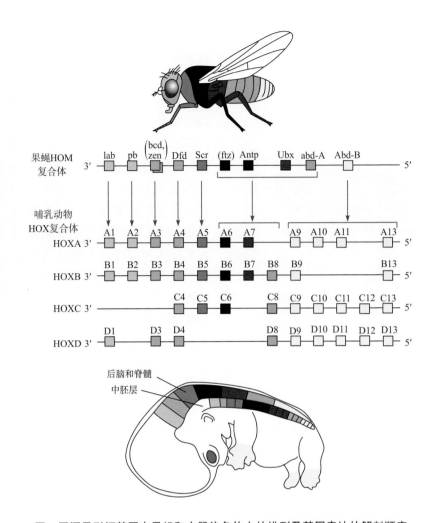

图 同源异形框基因在果蝇和小鼠染色体上的排列及基因表达的解剖顺序

胞质因子效应（effect of cytoplasmic factor） 胚胎细胞的胞质因子（蛋白质和mRNA）对生物体发育和细胞分化的调控作用。

细胞的分化状态是由细胞质和核因子共同维持的。核移植实验证实了细胞质在分化中的作用，卵细胞的细胞质某种程度上可使已分化细胞的核以卵细胞核形式重新发挥作用。细胞融合实验证明，一个细胞的细胞质可以影响另一个细胞的细胞核。在生物体发育过程中，原始胚胎细胞的胞质因子，以及分化细胞的新的基因产物不断产生并加入到原来的细胞质成分中，使胚胎细胞的基因表达环境不断发生改变，核内基因表达状态不断地受到调整，从而使胚胎细胞逐步决定、不断分化。在发育机制研究上，曾提出"胞质决定"概念，即细胞质决定子是细胞质中的一类分子，它有助于决定细胞的命运。1978年，德国发育遗传学家克里斯汀·纽斯林-福尔哈德（Christiane Nüsslein-Volhard）和美国发育生物学家埃里克·威斯乔斯（Eric Wieschaus）发现了主导果蝇早期胚胎发育的4组母体因子（卵细胞中呈极性分布的细胞质决定子，源自母体）。母体因子在受精后对早期胚胎发育起重要作用，且早期胚胎细胞的胞质因子不均等分配将影响细胞分化命运。

母体因子效应 成熟的卵细胞中储存有 20 000～50 000 种 RNA，其中大部分为 mRNA。某些 mRNA 与蛋白质结合成为隐蔽 mRNA，可长时间稳定存在，储存母体信息，直到受精后才被翻译为蛋白质。这部分 mRNA 在卵质中的分布是不均的，如爪蟾未受精卵中，有些 mRNA 特异地分布

在早期发育中，不同类型的胚胎细胞中具有很多相同的核 RNA，但不同的细胞具有根据需要从相同的"RNA 信息库"中挑选出相应的前体 RNA 进行加工的能力。RNA 剪接对细胞分化的另一种调控方式为可变剪接，即在同一个基因中，其剪接位点和拼接方式可以改变，从而导致一个基因能产生多个具有明显差异的相关蛋白产物。可变剪接除了可产生不同分化细胞的特异性产物外，也参与了细胞发育命运等胚胎早期发育事件的调控。研究表明，有差异的 RNA 剪接在果蝇的性别决定中起了重要作用。调控这一过程的关键基因之一是称为转化子（tra）的基因。②蛋白质修

饰对细胞分化的调控：蛋白质修饰不仅是其是否有活性的基础，而且在细胞极性形成过程中起重要作用。细胞极性是指细胞的三维形态所表现出的轴向性以及细胞中的亚细胞结构或分子沿轴向呈不对称分布的特性。在多细胞生物，细胞分化的结果是形成结构各异的特化细胞，这些特化细胞在形态上呈现出明显的极性。如表皮、腺体、气管和消化道等组织中的上皮细胞有明显的顶侧和基底侧；神经元轴突与树突处于相反的两端。极性的产生是由于细胞表面或细胞中某些修饰的蛋白质分子在特定区域或位置的选择性滞留。

（陈誉华）

于动物极，有些则分布在植物极。通常将这些在卵质中呈极性分布、在受精后被翻译为在胚胎发育中起重要作用的转录因子和调节蛋白的 mRNA 分子称为母体因子。编码母体因子的基因称为母体效应基因，又称母体基因，即在卵子发生过程中表达，表达产物（母体因子）存留于卵子中，受精后通过这些母体因子影响胚胎发育的基因。而在一些物种中，精子中表达的基因提供了不能由卵子替代的重要的发育信息，这些基因被称为父体效应基因。

卵细胞中母体因子的不均匀分布决定了发育起始阶段细胞间的差异。在果蝇中，母体效应基因有深入的研究，果蝇的母体效应基因（bicoid 基因）的 mRNA，在未受精时，定位于卵母细胞的一端，即将来发育为胚胎的前端。受精后 bicoid mRNA 被翻译为蛋白质，因有限的扩散，建立了 BICOID 蛋白梯度：BICOID 蛋白沿胚胎前-后轴呈浓度梯度分布，越靠近胚胎的前端，浓度越高（图）。BICOID 蛋白含有一个螺旋-转角-螺旋结构域，与卵前部区域的胚胎细胞核染色体结合（果蝇的早期胚胎为多个细胞核共存于一个细胞质中的合胞体），高浓度的 BICOID 蛋白启动了头部发育的特异性基因的表达，而低浓度的 BICOID 蛋白则与形成胸部的特异性基因表达有关。因此，果蝇母体效应基因产物的极性分布决定了细胞分化与发育的命运。

胞质因子不均等分配效应

胚胎细胞分裂时胞质的不均等分配影响细胞的分化命运。在胚胎早期发育过程中，细胞质成分是不均质的，胞质中某些成分的分布有区域性。当细胞分裂时，细胞质成分被不均等地分配到子细

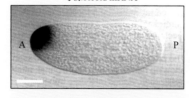

母源 bicoid mRNA

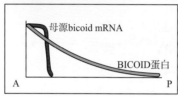

BICOID 蛋白

母源 bicoid mRNA

BICOID 蛋白

图　受精前后 *bicoid* mRNA 及翻译蛋白的分布

注：果蝇胚胎的核酸原位杂交（上）和免疫组化（中）；受精前后浓度梯度分布（下）；A. 前端；P. 后端

胞中，这种不均一性胞质成分可以调控细胞核基因的表达，在一定程度上决定细胞的早期分化。例如：在果蝇感觉器官的发育过程中，细胞命运的决定物之一是 numb 基因编码的蛋白。该蛋白在感觉性神经母细胞的胞质中呈非对称分布，以致细胞在第一次分裂时只有一个子细胞中含有 numb 蛋白，这个子细胞在第二次分裂时产生了神经元及鞘层细胞，而缺乏 numb 蛋白的细胞则分化为支持细胞。numb 蛋白对神经元及鞘层细胞的形成是必需的。在缺乏 numb 蛋白的胚胎中，那些本应该发育成神经元和鞘层细胞的细胞却发育成为外层的支持细胞。

（陈誉华）

héxìng xiàoyìng

核性效应（nuclear effect）　细胞核对生物体胚胎发育的调控和

维持作用。最初，基于细胞核与细胞质互作影响细胞分化的细胞核移植实验，证明并提出了核性效应的概念。例如：在细胞核对细胞质的作用研究上，选取黑白两种肤色的美西螈作为实验对象（黑色为显性性状而白色为隐性性状），将取自囊胚的带有显性黑色基因的细胞核，移植到带有隐性白色基因但经紫外线照射处理的无核卵中，发现在经核移植发育而来的美西螈中，全部表现为黑色的皮肤表型。这说明美西螈的肤色是由细胞核控制的，并在胚胎发育过程中未受影响而改变其效应。

核性效应有以下特点：不仅体现在细胞核包含有指导细胞发育成完整个体所需要的全部遗传信息、参与发育信息的记忆和分化的保持，而且细胞核内基因组也提供了胚胎发育的位置效应，即基因因其在染色体中所处的位置而使其表达受到影响的现象。例如：HOM 或 Hox 基因在染色体上的排列顺序不仅和其激活的时间顺序一致，也和其表达的蛋白产物在躯体前-后轴上的排列顺序相对应。

（陈誉华）

shíkōng xiàoyìng

时空效应（spatial and temporal effect）　生物体发育过程中形成时间与空间的差异。这种差异为后续细胞分化和形态建成提供了信息基础。多细胞生物的发育从受精卵开始，一边进行着细胞的分裂和增殖，一边发生着细胞的持续分化和分化细胞的形态组建，在空间上不断进行着区域特化，在时间上表现为时序基因按照发育阶段的顺序进行性表达形成严密的时间分化结构。发育中的每个细胞随着时间的推移，不

断分化并处于不同的空间位置。随着细胞数目的不断增加，细胞的分化程度越来越复杂，细胞间的差异也越来越大；同一个体的细胞由于所处的空间位置不同而获得不同的分化模式，出现头与尾、背与腹等不同。

一个细胞在胚胎中所处的位置，对其分化有决定性的影响，这是一种位置效应。细胞根据其相对于个体胚胎其他部分的位置来决定怎样进行分化的信息，称为位置信息，本质是细胞外信号分子形成浓度梯度，为细胞的分化模式形成建立的位置基础。在胚胎细胞采取特定的分化模式之前，细胞通常发生区域特化，获得独特的位置信息，改变细胞所处的位置可导致细胞分化方向的改变。典型的例子是含有产生 shh 蛋白的胚胎细胞团的移植实验。原位杂交结果显示，*shh* 基因的 mRNA 也存在于胚胎的翅芽中，但仅定位于翅芽后部（将发育为成体翅膀的小趾）。如果把另一产生 shh 蛋白的翅芽后部细胞团移植到翅芽的前部，在成体翅膀上将出现镜向的趾重复（图 1）。位置信息还表现在不同部位胚胎细胞对同一种旁分泌因子的分化效应不同，如 shh 蛋白诱导翅芽细胞发育为趾，而由脊索产生的 shh 蛋白则诱导邻近的神经管细胞分化成底板和运动神经元。

时空效应在果蝇发育中得到了较深入的研究。包括 *bicoid* 在内的果蝇母体效应基因表达产物的空间位置差异（浓度梯度分布）进一步引起了合子细胞基因在胚胎不同位置的表达差异，从而确定了果蝇前-后轴的极性和不同的发育去向。主要过程为：母体效应基因→裂隙基因→成对规则基因→体节极性基因→同源异形框基因，沿前-后轴被顺序激活，以及表达产物在胚胎组织中的层层递进差异，前一个位置差异（转录因子的分布差异）又成为后一个差异的触发信号（图 2）。

（陈誉华）

基因表达的激素调控（gene expression control by hormone）

某种特定类型的细胞或组织分泌的激素，通过血液循环，远距离地调控靶细胞或靶组织分化和发育的过程。动物体发育过程中，器官的形成是多种类型细胞间相互作用的结果。细胞间的互作除发生在相邻的细胞（如胚胎诱导），也可以发生在不相邻的细胞之间，即远距离细胞间的互作。激素是远距离细胞间相互作用的分化调节因子。

调控过程：与介导邻近细胞间相互作用的旁分泌因子不同，激素经某种组织或细胞合成后，分泌入血，经血液循环输送至靶细胞或靶组织。雌性哺乳动物乳腺的发育在胚胎时期就已经开始，但直到妊娠末期开始分泌乳汁时才发育成熟。乳腺的发育可分期为胚胎期、青春期、妊娠期和分泌期。在青春期以后的发育过程都是多种激素包括脑垂体分泌的

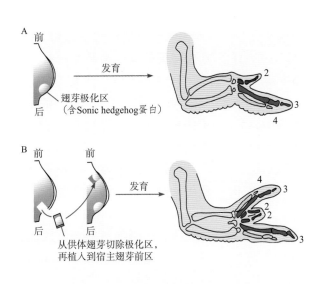

图 1　shh 信号在翅膀发育中的作用

注：A. 正常翅芽的发育；B. shh 的正常表达部位在翅芽后部极化区，将该极化区细胞移植到宿主翅芽的前区，则产生了额外的翅趾

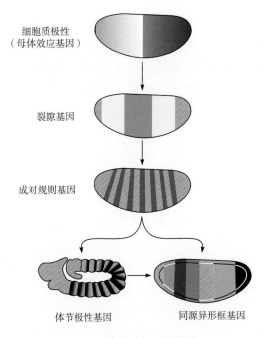

图 2　时空效应与果蝇发育

生长激素、卵巢产生的雌激素、卵巢黄体分泌的孕酮等调控的结果，这些调控激素均经过血液循环到达靶组织即乳腺。

机制：激素所引起的反应是按预先决定的分化程序进行的，是个体发育晚期的细胞分化调控方式。激素分为两大类：①类固醇激素：如雌激素和昆虫的蜕皮素等，为脂溶性，分子量较小，可穿过靶细胞的细胞膜进入细胞质，与细胞质中的特异性受体结合形成受体-激素复合物。该复合物入核后，能作为转录调控物，直接结合到 DNA 调控位点上激活（或在一些情况下抑制）特定基因的转录。②多肽类激素：如促甲状腺素、肾上腺素、生长激素和胰岛素等，为水溶性，分子量较大，不能穿过细胞膜，而是通过与质膜上的相应受体结合，并经过细胞内信号转导过程将信号传递到细胞核，影响核内基因的转录。

（陈誉华）

biàntài xiàoyìng
变态效应 (metamorphosis effect)

昆虫或两栖类动物不同发育时期的形态变化，尤指动物从幼体变为在形态结构和生活方式上有很大差异的成熟个体的发育过程。蝇类和蛾类等昆虫，其幼虫身体被一坚硬的角质层所覆盖，运动能力有限，需要经过多次蜕皮才能变为可飞行的成虫；在两栖类，只能在水中生活的有尾蝌蚪需经变态发育才能形成可在陆地生活的无尾的蛙。昆虫的变态发育受蜕皮激素的影响，而两栖类的变态则与甲状腺激素 (T3，T4) 有关。动物发育过程中的变态效应是激素调控细胞分化与发育的典型例子。

（陈誉华）

xìbāo shuāilǎo
细胞衰老 (cell senescence)

随着时间的推移，细胞增殖能力和生理功能逐渐下降的过程。细胞衰老同机体的衰老紧密相关。衰老是机体在退化时期生理功能下降和紊乱的综合表现，是不可逆的生命过程。人体由细胞构成，组成细胞的化学物质在生命活动中不断受到内外环境的影响而发生损伤，造成功能退行性下降而老化。细胞衰老与死亡是新陈代谢的自然现象，是一个渐进过程，这一过程的长短即细胞的寿命，随细胞种类而不同，同时也受环境条件的影响。

衰老细胞特征 细胞衰老时在形态上发生明显变化，主要表现为：水分减少、细胞皱缩，新陈代谢速度减慢；细胞膜通透性改变（膜通透性、脆性增加），物质运输功能降低；细胞核体积增大、核膜内折、染色质凝聚、固缩；线粒体数量减少，体积增大，细胞内呼吸速度减慢；胞内出现脂褐素等异常物质沉积。

细胞质的变化 如衰老的人成纤维细胞中 β-半乳糖苷酶 (β-Gal) 活性升高，可催化其显色底物 5-溴-4-氯-3-吲哚-β-D 半乳糖苷 (X-gal)，产生蓝色沉淀。1995 年，迪姆里 (Dimri GP) 在 HCA2 以及 WI-38 细胞中，利用 ^{3}H 标记的脱氧胸腺嘧啶核苷检测 DNA 合成速率，同时检测 β-Gal 活性，首次发现在 pH 为 6.0 的条件下，衰老细胞发生显色反应而静息状态的细胞不发生显色反应，β-Gal 活性和 DNA 合成速率的变化呈相反趋势，并将 pH 为 6.0 时 β-Gal 定义为衰老相关 β-半乳糖苷酶 (SA-β-gal) 活性。SA-β-gal 活性的升高被认为是细胞衰老经典的分子特征。

细胞核的变化 DAPI 染色发现衰老的细胞中通常有一个大的核仁和成斑点的 DNA 聚集区，而处于指数增长期或静息状态下的细胞则通常有较小的核仁和更均一的 DAPI 染色样式，这些改变使细胞的衰老具有很强的特异性。此外，癌基因 *Ras* 诱导的细胞中，DNA 聚集区的出现和衰老现象的发生保持同步。而 BrdU 染色阳性的核仁中观察不到 DNA 聚集区，也说明 DNA 合成和 DNA 聚集区的形成是此消彼长的两个过程。

利用细胞周期蛋白 A (cyclin A) 和 INK4a 作探针，采用 RNA 荧光原位杂交 (FISH) 研究衰老细胞 DNA 聚集区域的转录活性，发现 INK4a 片段的阳性信号总是出现在 DNA 聚集区域的周边或外部。因而推断衰老相关的 DNA 聚集区域，DNA 结构高度浓缩，没有转录活性。同时，又发现了这种 DNA 高度浓缩的结构表现出异染色质的特征：低表达 H3K9Ac 和 H3K4M，但呈现 H3K9Me2/3 的高表达，为异染色质蛋白 HP1 提供位点。这种异染色质结构被称为衰老相关的异染色质位点 (SAHF)。衰老细胞中，和 SAHF 形成相关的前髓细胞性白血病核小体 (PML 小体) 变大变多，组蛋白 macroH2A (mH2A) 和其分子伴侣 HIRA 聚集的细胞呈指数增加。

细胞增殖行为与细胞周期的变化 衰老的细胞停止生长，细胞周期通常处于 G$_1$ 期，但仍保持代谢活性。与静息状态不同，衰老状态的细胞周期阻滞表现出不可逆性，其细胞周期的退出以及生长的停止更加稳定。即使用细胞增殖诱导信号刺激，维持细胞周期的基因表达仍处于被抑制状态，因而衰老细胞的 DNA 复制不会进入 S 期。

衰老状态下，细胞核结构的改变与细胞周期调控有密切关系。研究发现，SAHF 结构的形成可以通过沉默转录因子 E2F 及其下游靶基因，促进退出细胞周期。但细胞周期退出未必形成 SAHF，发现分子伴侣 ASF1a 是 SAHF 形成所必须的，缺少 ASF1a 的细胞最终也会退出细胞周期，但并不形成完整的 SAHF 结构，从而证实 SAHF 结构的破坏并不依赖细胞重新进入正常的复制周期。

基因表达变化 细胞发生衰老后，细胞周期相关基因的表达发生显著变化。这其中最具代表性的是 INK4a/ARF 位点，该位点通过激活 p53 和 pRB 介导的肿瘤抑制途径，促进 p21 以及 p16 等细胞周期抑制因子的表达，促进衰老进程。

INK4a/ARF 位点编码两种肿瘤抑制因子，通过不同的转录后剪切机制分别得到 p16INK4a 和 p14ARF（在小鼠中为 p19ARF）。p16INK4a 通过抑制 Cdk 参与 Rb 途径的调节，Cdk 可以磷酸化进而失活 Rb。而 p14ARF 干扰负调因子 Mdm2，抑制 Mdm2 对 *p53* 的泛素化作用，进而通过 *p53* 及其下游靶基因 *p21* 的积累发挥生长阻遏功能。在衰老的细胞中，p16INK4a 和 p14ARF 均有积累，并且它们的过表达可促进细胞的衰老。这个衰老通路不依赖 DNA 损伤。*p16* 是细胞衰老通路的核心分子，INK4a 基因座表观遗传学上的调控是导致其 p16 表达上调并引发细胞衰老的重要机制。

染色质以及 DNA 结构的变化 有以下几方面：

PML 小体、HIRA/ASF 与 SAHF 组蛋白分子伴侣 HIRA 在 PML 小体的再定位是衰老过程最早表现出的特征之一，早于 SAHF 的形成以及细胞周期的退出。大量衰老相关因素如端粒缩短、p16INK4a 的表达、癌基因 *Ras* 的激活等可促进 HIRA 在 PML 小体的定位。构建 HIRA 突变体阻断 HIRA 到 PML 小体的定位，或合成 PML-RARα 融合蛋白破坏 PML 小体都可以阻止 SAHF 的形成，这表明 HIRA 到 PML 小体的再定位是 SAHF 形成的必要条件。在形成 SAHF 之前，HIRA 和 HP1 几乎同时进入到 PML 小体中，随后 HP1 从 PML 小体中出来，参与 SAHF 的组装。ASF1a 和 HIRA 的结合以及相互作用可直接引起染色质结构的改变，诱导 SAHF 的形成，因而 HIRA 和 ASF1a 都是 SAHF 形成的限速步骤。SAHF 装配途径的激活并不需要抑癌基因 *Rb* 和 *p53* 的参与。但 HIRA/ASF1a 分子伴侣和 *Rb*、*p53* 协同作用，可促进 SAHF 形成。

mH2A 与 SAHF 含有 mH2A 的染色质依赖 ATP 的重塑蛋白以及转录因子的结合，促进基因沉默。在复制性衰老及癌基因诱导的衰老细胞中，SAHF 结构富含 mH2A。表明 mH2A 是 SAHF 的必要组成成分，且可能在细胞的衰老过程中起重要作用。

Wnt 与 SAHF 衰老细胞中 Wnt 信号通路被抑制，主要表现为 Wnt2 表达量的下调，且抑制 Wnt 信号通路也可以起始 SAHF 的组装过程，促进细胞的衰老。另外，Wnt 信号通路被抑制后，GSK3β 活性升高，磷酸化组蛋白分子伴侣 HIRA 的第 697 位丝氨酸，招募 HIRA 到 PML 小体。而 HIRA 到 PML 小体的定位是 SAHF 装配过程所必须的起始环节，可视为 HIRA/ASF1a SAHF 装配途径激活的标志，其出现早于 SAHF

形成和细胞周期退出。此外，异源表达 Wnt3a 可以抑制 HIRA/ASF1a SAHF 装配途径，延缓致癌基因诱导或细胞传代引起的 SAHF 形成和细胞衰老。这些结果表明，Wnt 信号通路活性的降低是 HIRA 定位到 PML 以及形成 SAHF 的充分必要条件。一般来说，Wnt 信号通路主要通过抑制细胞分化和凋亡、刺激细胞分裂来维持干细胞的增殖。

HP1 招募与 SAHF HP1 稳定招募到染色质需要两个条件：H3K9me 以及与组蛋白 H3K9 甲基转移酶（SUV39H1）之间的蛋白-蛋白直接作用。招募的 HP1 通过与 H3K9me 及其他因子结合，促进染色体聚缩，从而加速异染色质的形成，抑制转录。HP1γ 可以选择性地和 E2F 靶基因启动子结合，封闭其下游启动子的转录。即便仅仅 H3K9 发生甲基化也能在一定程度上抑制转录，但并不能有效地将 HP1 招募到染色质，其抑制转录的机制涉及组蛋白去乙酰化。SUV39H1 的两个不同区域都可以将 HP1 招募到染色质。其一是已有报道具有 HP1 结合活性和组蛋白去乙酰化活性的 N 端区域；其二涉及 SET 区域，和它的 H3K9 甲基转移酶活性有关。此外，SUV39H1 可以和 Rb 蛋白相互作用影响 E2F 靶基因的表达，促进细胞衰老。

衰老细胞内外微环境变化 组织微环境在很大程度上决定了恶性肿瘤是否发生及如何发展。让-菲利普·科普（Jean-Philippe Coppe）改进了抗体芯片技术，并用于分析衰老细胞分泌到其周边微环境的蛋白，定义了衰老相关的分泌表型（SASP）。虽然在 DNA 损伤反应引起的衰老细胞中会形成 SASP，但 SASP 本身并不是一种DNA损伤反应，而是在细胞表现出衰老表型之后几天内发生的。

一些SASP因子，如胰岛素样生长因子结合蛋白7（IGFBP7）具肿瘤抑制功能，可作为肿瘤治疗潜在的靶点。2008年，瓦雅佩依（Wajapeyee N）在正常黑色素细胞中证实，IGFBP7可以抑制BRAF-MEK-MAPK信号通路，同时也受其负反馈调控，是诱导细胞衰老的必要条件，进一步证实了衰老在调控细胞外微环境的同时也被其所处的微环境所调控。但IGFBP7并不始终诱导细胞衰老，在存在*BRAF*活性突变（*BRAFV600E*阳性）的黑色素瘤细胞系中IGFBP7诱导细胞进入凋亡途径，发挥抑癌作用。

细胞衰老机制　有许多不同的学说，概括起来主要有差错学派和遗传学派两大类，前者强调衰老是由于细胞中的各种错误积累引起的，后者强调衰老是遗传决定的自然演进过程，二者是相互统一的。

差错学派　细胞衰老是各种细胞成分在受到内外环境的损伤作用后，因缺乏完善的修复，使"差错"积累，导致细胞衰老。根据对导致"差错"的主要因子和主导因子的认识不同，又可分为不同的学说。

代谢废物积累　细胞代谢产物积累至一定量后会危害细胞，引起衰老，哺乳动物脂褐质的沉积是一个典型的例子，脂褐质是一些长寿命的蛋白质和DNA、脂类共价缩合形成的巨交联物，次级溶酶体是形成脂褐质的场所，由于脂褐质结构致密，不能被彻底水解，又不能排出细胞，结果在细胞内沉积增多，阻碍细胞的物质交流和信号传递，最后导致细胞衰老。

大分子交联　过量的大分子交联是衰老的一个主要因素，如DNA交联和胶原胶联均可损害其功能，引起衰老。

自由基学说　自由基是一类瞬时形成的含不成对电子的原子或功能基团，普遍存在于生物系统。自由基含有未配对电子，具有高度反应活性，可引发链式自由基反应，引起DNA、蛋白质和脂类，尤其是多不饱和脂肪酸（PUFA）等大分子物质变性和交联，损伤DNA、生物膜、重要的结构蛋白和功能蛋白，从而引起衰老各种现象的发生。

线粒体DNA突变　线粒体是自由基浓度最高的细胞器，同时mtDNA最易发生突变。mtDNA突变使呼吸链功能受损，进一步引起自由基堆积，如此反复循环。衰老细胞中mtDNA缺失表现明显，并随年龄的增加而增加，与老年衰退性疾病有密切关系。

体细胞突变与DNA修复　外源的理化因子、内源的自由基本均可损伤DNA，导致体细胞突变。随着年龄的增加，DNA修复能力下降，最终细胞衰老死亡。

重复基因失活　真核生物基因组DNA重复序列不仅增加基因信息量，而且也是使基因信息免遭机遇性分子损害的一种方式。主要基因的选择性重复是基因组的保护性机制，也可能是决定细胞衰老速度的一个因素，重复基因的一个拷贝受损或选择关闭后，其他拷贝被激活，直到最后一份拷贝用完，细胞因缺少某种重要产物而衰老死亡。

遗传学派　认为衰老是遗传决定的自然演进过程，一切细胞均有内在的预定程序决定其寿命，而细胞寿命又决定种属寿命的差异，外部因素只能使细胞寿命在限定范围内变动。

程序性衰老　该理论认为，生物的生长、发育、衰老和死亡都由基因程序控制，衰老实际上是某些基因依次开启或关闭的结果。程序性学派还认为衰老还与神经内分泌系统退行性变化以及免疫系统的程序性衰老有关。

复制性衰老　1961年，美国生物学家莱昂纳德·海弗利克（Leonard Hayflick）报道人的成纤维细胞在体外培养时增殖次数是有限的，存在一个"极限值"，称为海弗利克极限，又称最大分裂次数。人胚成纤维细胞在体外培养时只能增殖60~70代。正常的人二倍体成纤维细胞在经历了一定代龄的增殖之后，进入稳定的不可逆的分裂停滞状态，但仍保持部分生理活性，这就是细胞的复制性衰老现象。衰老细胞在生理生化和基因表达等方面发生了一系列特征性改变，如衰老相关β-半乳糖苷酶（SA-β-gal）活性的提高，端粒长度的缩短，胶原酶的过表达，DNA对于H_2O_2诱导损伤的抵抗性增强，以及SAHF现象。现已知有多种癌/抑癌基因的表达变化可改变细胞衰老进程，其中$p16^{INK4a}$/Rb和$p19^{ARF}$/p53/$p21^{Cip1}$途径是复制性衰老的重要基因通路。

细胞增殖次数与端粒DNA长度有关。1992年，赫利（Harley CD）发现体细胞染色体的端粒DNA会随细胞分裂次数增加而不断缩短。细胞DNA每复制一次端粒就缩短一段，当缩短到一定程度至海弗利克点时，会启动DNA损伤检查点，激活p53，引起p21表达，导致不可逆的细胞周期阻滞，走向衰亡。人的成纤维细胞端粒每年缩短14~18bp，可见染色体的端粒有细胞分裂计数器的功能，能记忆细胞分裂的次数。

长寿基因 统计学资料表明，子女的寿命与双亲的寿命有关，各种动物都有相当恒定的平均寿命和最高寿命。因此，物种的寿命主要取决于遗传物质，DNA链上可能存在一些"长寿基因"或"衰老基因"来决定个体的寿限。

环境因素 影响人体的环境因素既包括外环境，也包括体液、激素、免疫体系等内环境。内外环境对衰老进程与寿限都有重要影响。细胞的生长、分裂、分化、代谢、衰老、死亡各项生命活动是由基因和环境共同决定。衰老是一个持续发展的、动态的、缓慢渐进而复杂的过程。这个过程从生长期结束后逐渐开始，它的影响要到老年期通过人体系统功能失调、器官功能衰退、细胞变性及蛋白质和酶分子结构变化逐渐表现出来。环境因素除可影响基因功能外，饮食、吸烟等也可更多地通过表观遗传学影响基因表达。

细胞衰老是生物整体衰老的基础，是进化过程中形成的机体预防癌变的手段之一，与癌变以及老年病的发生发展有密切关系。细胞衰老问题不仅是生物学问题，而且是一个重大的社会问题。

（童坦君 马利伟 薛丽香）

xìbāo shòuxiàn

细胞寿限（cell age）
一组单一种类的细胞可分裂次数的上限。在某一物种的群落中，被观察到的个体最长生存时间，即最大寿限。已知的任何物种，都有寿限。且物种间寿限差异非常显著：线虫（*C. elegans*）20～30天；小家鼠约4年；马57年；亚洲象65.5年；弓头鲸211年。

研究过程 1961年，美国生物学家莱昂纳德·海弗利克（Leonard Hayflick）在正常人类胚胎细胞和人类成纤维细胞培养中，首次发现了细胞寿限的现象：细胞体外培养，分裂40～60次之后，将无法再进行细胞有丝分裂，这个上限称为海弗利克（Hayflick）极限。该现象与端粒和端粒酶有关。对于大多数物种而言，不能分裂的细胞的寿限直接影响物种的寿命，所以细胞的寿限对于物种寿限有着重要的意义。

细胞分类 鉴于细胞分裂与细胞寿限的关系，根据细胞分裂的模式，将人类细胞分为3类：

不具有分裂能力的细胞 其群体细胞的寿命将决定该器官乃至整个个体的寿命。这类细胞最常见于高度分化的体细胞，如神经元、晶状体细胞、肾小管上皮细胞等。它们永久停留在细胞周期 G_0 期，不能再进行有丝分裂。

只能进行有限次数分裂的细胞 其细胞的寿命取决于分裂的次数。这类细胞主要见于各种干细胞和体外培养的原代细胞，如人胚肺二倍体成纤维细胞，是公认的研究细胞衰老与寿限的模型。这一类细胞在体外和体内都只能进行有限次数的有丝分裂。随着分裂次数的增多，细胞在代谢、形态、基因表达水平等方面均发生巨大变化，随后进入不可逆的细胞周期阻滞状态，永久失去分裂能力。

可以进行无限次数分裂的细胞 理论上只要生长条件具备，寿命是无限的：①永生化细胞：这类细胞通常越过了部分衰老和凋亡途径，使细胞能够无限增殖，其主要机制与基因组稳定性、端粒长度、DNA的损伤、细胞周期抑制分子 $p16^{INK4a}/pRb$，$p19^{ARF}/p53/p21^{CIP1/WAF1}$，$PTEN/p27^{KIP1}$，以及癌基因的表达等有关。如HEK293细胞，在经过体外培养和腺病毒感染之后，由于表达了外源性癌基因 E1A/E1B，成为了可无限增殖的细胞系。永生化细胞虽然可以无限增殖，但依然在细胞周期的调控下。②肿瘤细胞：细胞由正常细胞或永生化细胞向肿瘤细胞转化的过程称为恶性转化或肿瘤发生，肿瘤细胞也因此常被称作转化细胞。肿瘤细胞不再受细胞周期调控，进入无限分裂增殖的状态。

（童坦君 薛丽香）

Hǎifúlìkè jíxiàn

海弗利克极限（Hayflick limit）
细胞的最大分裂次数。细胞增殖次数与端粒DNA的长度有关，即DNA复制一次，端粒DNA就缩短一段，当端粒缩短到一定程度（海弗利克）点时，DNA就停止复制，细胞走向衰老。少数细胞由于端粒酶被激活，端粒长度得以维持，从而越过临危点而成为永生化细胞。

1961年，美国生物学家莱昂纳德·海弗利克（Leonard Hayflick）首次发现在正常成纤维细胞的体外培养中，增殖分裂40～60代即进入一种衰老的状态，细胞丧失继续增殖的能力无法进一步传代培养，但仍然存活。在海弗利克极限发现之前，人们普遍认为脊椎动物细胞有无限复制的潜能。法国外科医生亚历克西·卡雷尔（Alexis Carrel），认为培养基中的所有细胞都是永生的，细胞持续性复制能力的缺失是由于没能找到细胞培养的最佳状态，他认为从小鸡心脏分离的成纤维细胞进行体外培养可以持续培养34年。这说明脊椎动物的细胞能在体外培养条件下可以无限分裂。

海弗利克的实验设计如下：

将等量的分裂很多次（第40代）的男性成纤维细胞和分裂只有几次（第10代）的女性成纤维细胞混合，并以未混合的相对应的细胞作为对照。当男性对照细胞停止分裂时，混合细胞中进行仅检测到女性的成纤维细胞。这一现象说明老细胞"记住了"它们是老的，即使周围环绕着年轻的细胞，技术的误差或病毒污染不能解释男性细胞的死因。细胞停止分裂老化仅因为细胞分裂的次数。

海弗利克描述了细胞一生的3个时期：原代培养阶段称为第一期；细胞的增殖期为第二期，称此期为旺盛生长期；在细胞倍增时间过后，细胞最终进入了第三期（衰老期），细胞生长减少，然后完全停止。海弗利克还发现，动物体细胞在体外可传代的次数，与物种的寿命有关：小鼠寿命3年，传代12次；龟寿命200年，传代140次。细胞的分裂能力与个体的年龄有关。

（童坦君　韩丽敏）

yíchuán chéngxù kòngzhì

遗传程序控制 （genetic control）

由遗传相关基因及其表达程序所调控的衰老进程。由遗传程序导致衰老是进化的需要，是整个生长与分化过程中的一个方面，每一物种都有一份遗传上的"时间计划"，即依靠生物钟或类似的机制按照在大自然进化中生存的利害得失发生。高等动物大脑内存在控制衰老的遗传密码程序，特定的遗传信息按时激活退变过程，退变过程逐渐展开，最终导致衰老和死亡。世界卫生组织（WHO）1992年宣布：每个人的健康与寿命，60%取决于自己，15%取决于遗传因素，10%取决于社会因素，8%取决于医疗条件，7%取决于气候的发生。

遗传与寿限　遗传是生物的特性，没有遗传，就没有生物的繁衍。生物物种的不同由遗传特异性决定，物种最高寿限与遗传相关，而平均寿命主要与环境相关。从两者的关系看，不良环境影响是通过对遗传物质或其产物的作用而影响衰老的进程。当个体生存到一定期限而又没有进化上的益处时，开始失去进化力的控制而走向衰老，最终导致死亡。动物种属最高寿限是由遗传程序所安排，机体衰老现象按照这种程序先后表现出来，同一种属内不同个体的寿限在一定程度上也是由遗传程序决定。生物寿命统计，各种动物的平均寿命和最高寿限相当恒定。如蜉蝣成体只有一天寿命，果蝇和家蝇成体可有30多天寿命。一种隐杆线虫能活28天，而另一种寄生线虫可活17年。欧洲龙虾最高寿命可达30年。哺乳动物的寿命差异也很大。鼠的1天，相当于人的1个月，小鼠和大鼠一般可活3年；犬的1年，相当于人的7年，犬一般可活15年；大象约70年；人类可达110年以上。

长寿有明显的遗传倾向，如家族聚集性的特点，在人群调查中常见到长寿的家族有长寿的后代。单卵双生子寿命很接近，而二卵双生子的寿命可能相差较大。子女的寿命与双亲的寿命有关，遗传对寿命的影响，在长寿者身上体现得比较突出。一般来说，父母寿命长的，子女也长。在年龄越大的人群中，家族的长寿率越高，如在80以上岁的老年人群中，家族长寿率为52%；在105岁的人群中，家族长寿率为71%，证明遗传对寿限起主导作用。此外，人群中也存在种群特异寿命。每一种群的寿命几乎是固定的，

寿命由遗传物质即所谓基因所固定。每个种群间遗传基因的不同，决定了每个种群寿命的不同。有的人寿命长，有的人寿命短，其中一个原因就是由于父母基因遗传的结果。此外，人类长寿有明显的母系遗传倾向，即女性长寿者比男性多得多，而人类的线粒体DNA（mtDNA）也遵循严格的母系遗传规律。遗传程序控制强调遗传物质在人体衰老的过程中的起作用，认为生物成年后，其基因组内衰老基因逐渐发挥作用，决定生物寿命；从遗传因素看，衰老并非由单一基因或单一作用所决定，而是一连串基因激活和抑制及其通过各自产物相互作用的结果；细胞和分子生物学实验表明，遗传基因是主宰生物衰老和自然寿命的第一原因。

衰老调控相关基因　主要有两类：一类是抑癌基因，即衰老基因（*pRb*、*p16*、*p53*及*p21*等）；一类是原癌基因，即长寿基因（*c-fos*、*c-jun*、*ras*、*raf*、*bcl-2*和*cyclin D1*等）。人体内的衰老基因和长寿基因并不是指某个基因，而是泛指一类基因。衰老基因的丢失或失活可使寿命延长；而长寿基因突变，可使物种寿命缩短。遗传与环境是衰老的两大动因。在遗传基因中，发现基因确可影响生物的衰老及寿限。维尔纳综合征（Werner syndrome）是一种隐性遗传病，患者的DNA损伤修复、转录等异常，患者的成纤维细胞在体外培养时，可传代次数远低于同龄人。该综合征是位于8号染色体短臂的一种DNA解旋酶基因突变所致，患者寿命缩短。人的1、4、7号与X染色体各自存在着与衰老相关的基因。在细胞衰老中，9号染色体短臂的*p16*基因与染色体端区

长度可能起关键作用。衰老时人体功能下降，包括对疾病的易感性增强。某些老年病相关基因，亦可看作是衰老基因，如载脂蛋白水平升高时，发生冠状动脉粥样硬化性心脏病与阿尔茨海默病的可能性增高，由此影响寿命。

其他相关基因 细胞核和线粒体内存在人类长寿相关基因。

沉默信息调控子（SIR） 细胞核周围的 SIR 是首先被确认的长寿基因之一，含有两个与长寿有关的同源物（HST2 和 Sir1），具有维持高度有序的细胞核结构的功能。其中 Sir1 的功能是通过抑制过氧化物酶体增殖物激活受体减少细胞的脂质过氧化的损伤；通过调控抑癌基因 *p53* 的活性影响细胞寿命；通过调控叉头转录因子 FOXO 信号通路，启动细胞的抗氧化途径。另一个 HST2 分子作为 Sir2 的同源物，介导没有 Sir2 参与的热量限制而引起长寿过程的发生。*Hst2* 基因是通过限制卡路里来控制与 *Sir2* 基因相关的长寿，然后与 rDNA 相结合。这两个同源基因有相同的增强基因组稳定性的重要机制。

p16 基因 在人类细胞衰老的主导基因中，*p16* 基因是细胞衰老的关键效应物，也是遗传控制程序的主要环节；*p16* 基因表达对于细胞衰老的维持具有重要作用。*p16* 选择性地抑制周期蛋白依赖性激酶（Cdk4 和 Cdk6），进而抑制 pRb 磷酸化，处于非磷酸化活性状态的 Rb 通过与 E2F 因子（转录因子 E2F 能激活重要的 cyclin E 和 A，启动 DNA 复制）结合屏蔽其转录激活结构域，抑制了从 G_1 期进入 S 期所需的下游基因的表达，造成生长停滞。在体外培养的永生细胞系中，常可见到 *p16* 基因突变，许多细胞进入衰老时，

p16 基因均持续过度表达，导致了细胞衰老，寿命缩短。

mtDNA 呈双链环状，是哺乳动物细胞染色体外存在的唯一遗传物质——长寿相关基因，mtDNA 本身缺乏组蛋白保护及相应的修复系统，易受氧自由基攻击而诱发突变。与衰老相关的 mtDNA 突变主要是缺失和重排。mtDNA 重排的积累引起线粒体氧化磷酸化能力下降。线粒体是细胞内生成活性氧自由基（ROS）的主要场所，ROS 对细胞内许多种成分有损伤作用，如 DNA、蛋白质及膜脂等。尽管 DNA 有修复功能，但仍有部分错误和损伤随年龄的增长而堆积，最终引起部分组织和器官功能的衰退。由于线粒体内大量 ROS 的产生，使得线粒体基因的单核苷酸多态性（SNP）位点数是核内基因 SNP 位点数的 3.2 倍。研究证明，线粒体 SNP 位点中大部分与人类长寿有密切关系，如 5178C/A 等。健康长寿老人可能跟 mtDNA 上隐藏的"D 密码"有关，有很高突变率且突变规律性很强的 mtDNA 中，长寿老人的单倍型 D 型的出现频率要显著高于普通人群。单倍型 D 型能够减少某些物质对细胞和机体的损害而延缓衰老。

（童坦君　肖军军）

yìngjī yòudǎo de zǎoshuāi

应激诱导的早衰（stress-induced premature senescence, SIPS）

细胞在各种应激条件作用下（如营养不平衡或不理想的培养条件、电离辐射、紫外线照射、DNA 损伤药物、活性氧自由基、癌基因的激活或抑癌基因的失活，以及染色质重塑失衡等），都能诱导正常细胞衰老。与复制性细胞衰老不同，SIPS 通常不伴随端粒的缩短或丢失。

基因的激活与失活 癌基因的激活可以诱导细胞衰老。塞拉诺（Serrano M）于 1997 年首次报道了癌基因 *Ras* 的持续表达可以诱导细胞衰老。*Ras* 诱导的细胞衰老需要 *p53-p21* 和 *p16-Rb* 通路，或单独的 *p16-Rb* 通路，或单独的 *p53-p21* 通路，这取决于细胞类型。随后的研究表明，有丝分裂原信号 *Raf/MEK/ERK* 的持续激活、*MKK3/6-p38 MAPK* 信号通路、DNA 损伤反应信号通路 *ATM-ATR-Chk1-Chk2*、*ROS* 信号通路以及衰老细胞分泌的炎症因子 IL-6 和 IL-8 等，在 *Ras* 诱导的细胞衰老中起重要作用。细胞衰老出现的强度依赖于这些信号效应子的活化或过表达水平。当这些信号通路失活时，细胞就能绕过 *Ras* 诱导的早衰，导致细胞的永生化。

抑癌基因的缺失能诱导细胞衰老。如抑癌基因 *PTEN* 的缺失会诱导 *p53* 的表达，从而使细胞进入衰老状态；*NF1* 的缺失引发负反馈调节环路降低 *Ras* 的活性并导致细胞衰老；抑癌基因 *VHL* 的缺失会引发 *Rb* 和 p400 依赖的细胞衰老。

癌基因激活和抑癌基因缺失诱导的细胞衰老在多种动物模型和人体内良性肿瘤中也得到了证实。如人皮肤上的黑色素痣是一种良性肿瘤。在黑色素痣中有癌基因 *BRaf*（某些情况下是 *NRas*）的表达，但几乎没有增殖活性。痣中细胞 *p16* 表达升高，衰老相关 β-半乳糖苷酶（SA-β-Gal）呈阳性，端粒长度与正常皮肤细胞没有差别。这些特征表明黑色素痣在体内经历了癌基因激活所诱导的细胞衰老，这种衰老导致的细胞周期阻滞非常稳定，在体内可保持数十年之久。当黑色素痣因某些原因获得其他突变，可绕

过细胞衰老途径而引起黑色素瘤。在小鼠模型中发现，*Ras* 诱导的衰老细胞所分泌的化学和细胞因子如 IL-6 和 IL-8 等，可激活免疫系统清除这些衰老细胞，防止肿瘤的发生，称衰老的监视。

活性氧自由基（ROS） ROS 在细胞衰老有重要作用。低浓度的 H_2O_2 可诱导人二倍体成纤维细胞衰老。在复制性衰老和癌基因激活诱导的细胞衰老中，ROS 信号通路都是重要的效应子。抑制 ROS 的产生，可延缓或逆转细胞衰老的进程。系统生物学研究表明，ROS 通过诱导 DNA 损伤斑点并伴随 *p21* 的上调介导细胞衰老。

物理化学因素 紫外线照射、电离辐射及 DNA 损伤药物等能诱导细胞早衰，DNA 损伤反应信号通路在应激诱导的早衰中起重要的介导作用。肿瘤治疗药物中很多都是 DNA 损伤药物，这些药物所诱导的肿瘤细胞的衰老是其发挥抗肿瘤作用的一个重要机制。

SIPS 是体内抗肿瘤的一种重要机制。所有已确定的衰老诱导性刺激在某些环境下也具有潜在的致癌性。其次，在进展阶段的肿瘤获得了 *p53-p21* 和（或）*p16-Rb* 通路的突变，这是建立和维持细胞衰老的主要通路。

（童坦君 陈军）

zìyóujī xìbāo sǔnshāng

自由基细胞损伤（free radical cellular damage）

自由基是带有未成对电子的原子、分子、离子或原子基团，是生物体内活性氧自由基（ROS）和活性氮（RNS）的重要组成部分，如羟自由基（·OH），一氧化氮自由基（NO·）等，都具有很高的反应活性。

自由基主要指 ROS，细胞摄取的氧主要在线粒体消耗支持氧化磷酸化。有 0.2%～2% 被线粒体转变为氧自由基，主要产生超氧离子（$\cdot O_2^-$），·OH 等。高浓度 ROS 产生氧化应激，可引起多种大分子包括脂质、蛋白和核酸结构损伤，长期损伤会引起组织的生理衰退。1956 年，美国学者德纳姆·哈曼（Denham Harman）提出衰老的自由基学说，认为线粒体自由基是正常代谢的副产品，可引起氧化损伤。氧化损伤的积累是衰老过程的主要驱动力。

ROS 的作用 ①作用于脂质产生过氧化反应，脂质过氧化后又可产生更多自由基，脂质氧化产物丙二醛等引起蛋白质、核酸等大分子的交联聚合，形成脂褐素。细胞膜磷脂过氧化不仅是脂肪酸的变化，膜的功能也受到损害。②可通过氧化修饰氨基酸残基使蛋白质变性，酶催化活性、信号转导、转录调控和细胞其他功能受影响。③可直接修饰 DNA 的糖磷骨架或碱基，产生氧化修饰的嘌呤和嘧啶或链断裂和 DNA 突变，使 DNA 复制和转录受阻。如果损伤到端粒 DNA 则加速端粒缩短，从而加快细胞衰老。虽然有损伤修复机制保护 DNA，但随着年龄的增长，DNA 损伤修复能力下降。相对于核 DNA，线粒体 DNA（mtDNA）对氧化应激更为敏感。

ROS 的产生 线粒体是 ROS 的主要来源。线粒体内膜蛋白直接受到氧化压力的影响，内膜蛋白和（或）脂类的损伤结果是膜去极性和线粒体功能受损，影响氧化磷酸化系统和 ATP 合酶，破坏线粒体的能量产生和执行代谢功能的能力，包括三羧酸循环、脂肪酸氧化、尿酸循环、氨基酸代谢、血红蛋白合成和铁硫中心的组装等。

衰老过程是组织中 ROS 产生增加和抗氧化防御的不平衡为特点的，尽管机体存在酶促和非酶促抗氧化防御体系对抗 ROS 引起的细胞损伤，而细胞 ROS 浓度在哺乳动物组织中是随年龄而增加的。虽然衰老的细胞有 ROS 产物和脂褐素等氧化产物的积累，长寿动物产生较少的自由基并且组织中的氧化损伤水平低。但不能证明自由基的产生是衰老的原因，有实验证实氧自由基的积累产生于细胞不可逆性阻滞后。

ROS 作为信号分子在信号转导、基因调控、氧化还原调节和其他功能中起重要作用，完全消除将是有害的。关于自由基在衰老过程中的作用，有氧化还原应激假说，认为 ROS 引起大分子结构损伤不足以解释衰老相关的功能丢失。衰老相关的功能丢失主要由于 ROS 的积累导致氧化还原敏感蛋白巯基的过氧化，最终破坏了氧化还原信号机制。

（童坦君 韩晓琳）

duānlì jiǎshuō

端粒假说（telomere hypothesis）

细胞衰老假说之一，由赫利（Herley CD）于 1992 年提出，认为染色体两臂末端的端粒随细胞的分裂不断缩短，当端粒长度缩短到一定阈值时，细胞即进入衰老过程。美国科学家伊丽莎白·海伦·布莱克本（Elizabeth Helen Blackburn）、卡萝尔·威德尼·格雷德（Carol Widncy Greider）和杰克·威廉·绍斯塔克（Jack William Szostak）因发现"端粒和端粒酶如何保护染色体"，共同获得 2009 年诺贝尔生理学或医学奖。

研究过程 形态学上，染色体 DNA 末端膨大成粒状，像两顶帽子那样盖在染色体两端，由染色体末端 DNA 和蛋白质构成。端粒具有维持染色体的相对稳固、保证每条染色体的完整性；同时具有补偿滞后链 5′ 末端在消除 RNA 引物后造成的空缺的作用。

1978 年，布莱克本首次提出，单细胞生物四膜虫的端粒是由一连串简单重复序列（TTGGGG）n 及结合在其上的相关蛋白质共同构成，均由富含 G 和 T 的简单重复序列不断重复而成。在生物进化过程中，端粒的核酸序列具有高度的保守性。原位杂交方法发现，酵母、人和脊椎动物的 DNA 重复片段均为（TTAGGG）n，长度为 5kb 以上。不同组织细胞端粒的长度不同，精子和早期胚胎细胞端粒长度较长，可达 15 kb。1985 年，布莱克本和格雷德在四膜虫的细胞提取液中发现了一种酶活性成分，能往端区添加重复序列 TTGGGG，称为端粒酶。端粒的复制由端粒酶完成，通过端粒的依赖模版的复制，可以补偿由去除引物引起的末端缩短，其长度等结构得以稳定的至关重要作用。端粒酶是一种反转录酶，由 RNA 和各种蛋白亚基组成的核糖核蛋白体，含有端粒重复序列的模板，并以自身 RNA 为模板，合成端粒重复序列，加到新合成 DNA 链末端。

功能 端粒酶具有维持端粒长度的作用，以延长细胞的寿命。人体内在大多数的胚胎组织、生殖细胞、造血干细胞以及肿瘤细胞等具有较长的端粒，可检测到高水平的端粒酶活性。而多数增殖能力有限的体细胞端粒长度较短，不表达端粒酶活性，随着年龄的增长和细胞分裂次数的增多，

端粒长度逐渐缩短，丢失速度为 55bp/次以上。细胞分裂一次，端粒作为有丝分裂"分裂钟"的物质基础，相应损失一部分；当端粒变短，细胞停止分裂时，细胞进入衰老期。

布莱克本在 2000 年提出端粒与细胞衰老关系的新假说：端粒是一个动态的由端粒 DNA 和端粒结合蛋白构成的核蛋白结构，存在戴帽和非戴帽两种状态。戴帽状态为端粒的功能状态，细胞可继续分裂，非戴帽状态端粒则引发细胞周期阻滞。在正常的细胞分裂时，端粒在戴帽和非戴帽两种状态间变换。随着细胞分裂的继续，越来越多的细胞端粒处于非戴帽状态，继而出现衰老、死亡。端粒若进行性缩短，则难以恢复戴帽状态，非戴帽状态的端粒可以通过激活端粒酶活性或以同源重组的途径返回到戴帽状态，继续进行细胞分裂。端粒酶除具有合成端粒重复序列防止细胞复制性衰老的作用以外，还具有独立于端粒外的抗凋亡作用和调节细胞生存的作用。

（童坦君　肖军军）

xiànlìtǐ DNA tūbiàn

线粒体 DNA 突变 （mitochondrial DNA mutation）

线粒体 DNA（mtDNA）结构发生的碱基对组成或排列顺序的改变。每个细胞都有上百个线粒体和上千个 mtDNA。

组成与特性 编码线粒体的基因组由两部分组成：①细胞核 DNA（nDNA）：主要编码线粒体的生物合成、结构基因等，也包括 mtDNA 聚合酶 γ（POLG）。②mtDNA：每个 mtDNA 由 16 569 个碱基对（bp）组成，编码相同的 13 个蛋白质。这 13 个蛋白质是线粒体能量产生通路——氧化

磷酸化（OXPHOS）的组成成分，对线粒体能量产生过程十分重要。另外，人类 mtDNA 还编码线粒体蛋白合成系统的 22S tRNA、12S rRNA 和 16S rRNA。mtDNA 位于细胞质中，完全遗传自卵母细胞的胞质，是母系遗传。POLG 负责 mtDNA 的复制，具有 5′→3′ 聚合酶活性和 3′→5′ 外切酶校正活性，但缺乏核苷酸切除修复（NER）机制。

线粒体电子传递链中进行的 OXPHOS 是细胞内产生活性氧自由基（ROS）的主要场所。因 mtDNA 很接近 ROS 产生的部位，因此长期暴露于 ROS。同时，mtDNA 的结构为裸露的环状双链；没有组蛋白保护；没有内含子或非编码序列；以及有限的 DNA 损伤修复能力，因此，相对于 nDNA，mtDNA 具有高的突变率。mtDNA 的氧化损伤率比 nDNA 高 10 倍以上，突变率比 nDNA 高 10~100 倍。鼠的肝细胞中，脱氧鸟苷（dG）的自由基加成物 8-氧-脱氧鸟苷（8-oxo-dG）在 mtDNA 中的水平比在 nDNA 中高 16 倍。

mtDNA 突变与衰老 mtDNA 突变影响最依赖线粒体能量产生的系统，如中枢神经、心脏、肌肉、肾以及内分泌等器官系统，并随年龄增长在有丝分裂后的组织中累积。也有报道发现在特定组织中存在特定的突变，如发现在 A189G 和 T408A 处的突变更易在肌肉中累积；而在 T150C 处的突变则累积于白细胞中，认为与抗衰老和压力有关。

在阿尔茨海默病（AD）患者的大脑中，mtDNA 控制区突变出现累积，说明在衰老相关的退行性疾病中也出现此过程。AD 患者的脑组织中，mtDNA 异质体突变

平均高于年龄相当的对照组63%。mtDNA 的突变率在帕金森病、圆锥角膜等疾病中也升高。一些常见的与线粒体功能衰退相关的疾病还包括 2 型糖尿病、心血管疾病及视力减退等。mtDNA 突变的累积可能是许多与衰老相关疾病病因学的一个中心因子。

构建 mtDNA POLG 的外切核酸酶校正功能失活的 D257A 突变型转基因小鼠，此种小鼠寿命缩短，出现明显的早衰表型和衰老相关疾病。对 mtDNA 分析发现，POLG 突变小鼠的脑、心脏和肝中 mtDNA 的碱基突变有 3~5 倍的升高，说明 mtDNA 突变率增加会促进衰老。又如，构建能特异在线粒体中表达过氧化氢酶的转基因小鼠，过氧化氢酶能迅速将 H_2O_2 降解为 H_2O 和 O_2。发现此种小鼠寿命延长了 20%，mtDNA 突变累积下降，与衰老相关疾病发生率下降。表明如果清除了 ROS 从而降低 mtDNA 的突变率后，能够延长生命。

线粒体功能衰退导致线粒体能量产生下降，很多情况下还会导致 ROS 水平进一步升高，反过来又加快 mtDNA 的突变和线粒体损伤，从而形成恶性循环。线粒体功能损伤到一定程度的细胞就通过激活线粒体通透性转运孔（mtPTP）发生凋亡而死亡。当细胞最终低于器官功能阈值所需的数量时，器官功能开始衰退，并出现衰老症状（图）。

（童坦君　陈　军）

rèliàng xiànzhì

热量限制（caloric restriction, CR）　在提供生物体充分营养成分如必需氨基酸、维生素等，保证生物体不发生营养不良情况下，限制每日摄取的总热量。又称饮食限制。

研究过程　1934 年，麦凯（McCay CM）首次报道了 CR 可以延长大鼠的寿限，发现严格减少热量同时维持微营养状态的饮食使大鼠的寿限可增加到对照组的 2 倍及以上。没有营养不良情况的 CR 是为数不多的可以在不同物种（酵母、鱼、啮齿动物和犬）对最大和平均寿限都有增加的膳食干预。1986 年，理查德·魏因德鲁（Richard Weindruch）报道了实验小鼠控制热量摄入后与正常膳食的小鼠比较寿限相应延长；同时发现热量干预的小鼠保持年轻的面容和活力也比正常膳食的小鼠时间要长，衰老相关疾病的出现也较晚。在小型啮齿动物中，CR 主要是通过降低癌症的发生来延长寿命。这点对实验室饲养的啮齿动物非常重要，因癌症是导致其死亡的主要原因。CR 条件下饲养的小鼠寿命比高卡路里饲养条件下长，在酵母、线虫、果蝇等模式生物的研究中都发现了此效用，CR 是公认的唯一对不同生物均具有延缓衰老作用的机制。在灵长类历时最长的有关 CR 效用的研究始于 1989 年的威斯康星（Wisconsin）大学，于 2012 年陆续有报道，表现在以下几方面：①降低心血管系统的危险因素〔动脉硬化、体重指数（BMI）、低密度脂蛋白（LDL）、血压、血脂〕。②改善记忆，降低阿尔茨海默病的发病率。在人类的研究中 CR 可延缓癌症、肾病、自身免疫病和糖尿病等多种年龄相关疾病的发生，预示着 CR 在寿命延长过程中也可能有重要作用。

作用机制　CR 延长寿命的机制存在许多假设，普遍认为 CR 能增强氧化抗性、改变葡萄糖利用率、增加胰岛素的敏感性、神经内分泌改变、增强应激反应、增强 DNA 损伤修复能力以及改变基因的表达等。研究 CR 的机制是希望合成能够模拟 CR 效应，改善老年人生活质量的药物。哺乳动物 SIRT1 基因及其激活剂白藜芦醇参与模拟 CR 调控多种生物学效应，同时 SIRT1 基因又是第一个将外源环境因素和体内生物衰老联系起来的分子，对筛选和研制能够减少人类年龄依赖性退行性疾病的发生，并对抗衰老相关疾病的有效药物提供理论支持。麻省理工学院的分子生物学家莱昂纳德·瓜伦特（Leonard Guarente）认为 CR 干预不能取代健康的生活方式，仍需要适量的运动。

存在的问题　虽然 CR 在延缓生物衰老和预防老年相关疾病方面有突出效果，但 CR 对健康也会带来不利影响。有研究表明

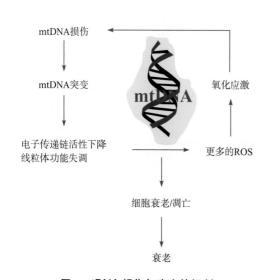

图　mtDNA 损伤与衰老的机制

不适当 CR 可引起多种健康问题如低血压、体重过低、性欲丧失、女性月经不调、生育能力减退、骨质疏松等，也可引起精神行为方面的障碍。除遗传操作外，CR 被认为是最强有力的延缓衰老方法，并作为衰老研究领域最重大的发现。但 CR 能否延长人类最大寿限存在争议。在人类实行 CR，应采取谨慎的态度和合适的策略，避免不良反应。

（童坦君　韩丽敏）

DNA sǔnshāng xiūfù

DNA 损伤修复（DNA damage repair）

在多种酶的作用下，生物细胞内的 DNA 分子受到损伤以后恢复结构的现象。

DNA 损伤应答（DDR） 一旦发生 DNA 损伤，就会触发 DDR。DDR 包括两部分：先是通过 DNA 损伤应答机制使细胞周期停止；然后通过 DNA 损伤修复机制修复受损的 DNA。修复完成后，细胞重新进入细胞周期并开始增殖。若 DNA 损伤严重，超过修复能力不能被完全修复；或因某些原因导致修复能力下降不能有效修复，DNA 损伤就会累积，从而触发细胞衰老或细胞死亡。

在细胞水平上，DDR 在细胞衰老中有重要作用。在细胞的复制性衰老中，染色体末端的端粒缩短到一定程度后就失去各种端粒结合蛋白的保护，此时染色体末端就会被当作 DNA 双链断裂而被 DDR 信号识别，从而引发细胞衰老。使 DDR 失活，可延长细胞复制寿命。在癌基因 *Ras* 诱导的细胞衰老中，因 *Ras* 高表达使有丝分裂原信号过度活化促使 DNA 过度复制，导致复制叉塌陷，从而引发 DDR。相反，若使 DDR 失活，就可绕过细胞衰老机制，导致细胞不断增殖和细胞转化。由

此可见，DDR 通过触发细胞衰老或细胞死亡，在肿瘤抑制中发挥重要作用。

从整体衰老而言，DNA 损伤积累学说是衰老的一个重要理论。该学说认为，DNA 损伤随年龄增长而积累，影响染色体复制、转录和其他 DNA 代谢事件，从而引起基因组不稳定和细胞功能紊乱。DNA 损伤可能导致细胞功能缺失、细胞死亡、细胞衰老与基因突变。所有这些损伤效应均与衰老进程有关（图），来自 DNA 损伤修复缺陷小鼠模型和人类早老症的研究支持这一观点。

DNA 损伤与疾病 DNA 损伤的核苷酸切除修复（NER）机制基因存在缺陷与着色性干皮病（XP）、科凯恩综合征（Cockayne syndrome）和缺硫性毛发营养不良病（TTD）有关。在这些遗传病中，表现出癌症和（或）局部衰老的特征。NER 突变缺陷小鼠与其对应的人类 NER 疾病形式表现出高度的相似性。由于研究中这些动物并没有受到外源性 DNA 损伤试剂处理，据此认为未修复的内源性 DNA 损伤可能是所观察到的衰老表型的形成原因。存在非同源末端连接（NHEJ）重组修复缺陷的 Ku80$^{-/-}$ 小鼠，也表现出若干衰老表型。

维尔纳综合征（Werner syndrome）是一种典型的早老隐性遗传病。患者的 DNA 损伤修复、转录等异常，体外培养患者的成纤维细胞，其传代次数远低于同龄人相应细胞的传代次数。该综

合征是位于 8 号染色体短臂的一种 DNA 解旋酶基因突变所致。维尔纳蛋白（WRN）既是一种解旋酶也是一种外切核酸酶，在碱基切除修复和 DNA 重组修复中发挥功能。此外，在端粒维护中也有重要作用。患者在幼年就表现出与正常衰老相似的多种特征，大部分患者在 50 岁之前死亡，死因为动脉粥样硬化或恶性肿瘤。布卢姆综合征（Bloom syndrome）是由于 Bloom 蛋白（BLM）缺陷所致，BLM 在 DNA 重组修复中作为一个结构特异性 DNA 解旋酶而发挥功能。患者在幼年时就发生通常在老年个体中才会发生的癌症谱。哈钦森－吉尔福德综合征（Hutchinson-Gilford syndrome）与核纤层蛋白 A（lamin A）的基因突变有关，后者是细胞核膜的一个组成成分。lamin A 加工过程的缺陷或变异形式的 lamin A 能扰乱正常的 DDR 并加剧染色体的不稳定性，表明 lamin A 在 DNA 损伤修复中至少发挥了间接作用。

（童坦君　陈军）

xìbāo sǐwáng

细胞死亡（cell death）

因损伤而累及细胞膜和（或）细胞核，致使细胞的新陈代谢停止、结构破坏、生理功能丧失而结束生命活动的现象。引起细胞死亡的原

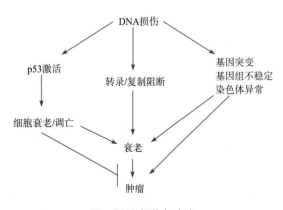

图 DNA 损伤与衰老

因很多，包括发育、分化和功能表达等自身因素，以及物理、化学和生物等细胞外因素，只要引起细胞死亡的因素达到一定强度或持续一定时间，就会使细胞的新陈代谢停止、细胞膜破裂、细胞膨胀发泡和染色质 DNA 降解，一个完整的细胞和（或）质膜裂解为许多碎片或死亡小体，细胞内容物外泄或被死亡小体所包裹而不外泄，死亡小体或碎片被其邻近的巨噬细胞和（或）正常细胞所吞噬。细胞死亡分为两类，即坏死性细胞死亡（或坏死）和程序性细胞死亡。

（郑德先）

huàisǐxìng xìbāo sǐwáng

坏死性细胞死亡（necrotic cell death, necrosis） 受到物理的、化学的或生物的细胞外环境因素的影响，导致细胞急速死亡的病理过程。又称坏死、细胞意外死亡或被动性细胞死亡，主要特征是细胞膨胀、细胞膜破裂、细胞器裂解、染色质降解和细胞内容物外泄，常引起严重的炎症反应。

（郑德先）

chéngxùxìng xìbāo sǐwáng

程序性细胞死亡（programmed cell death, PCD） 在一定的生理或病理条件下，细胞遵循自身死亡信号诱发程序的生理性细胞死亡或主动性细胞死亡过程。

诱因 PCD 的体内诱发因素很多：细胞分化与成熟、细胞功能表达、肿瘤、自身免疫病及退行性病变等。某些外界因素也可以诱发 PCD，如细胞营养缺乏、射线、药物和病毒感染等，但这些体外因素必须激活细胞内的死亡程序，才能引起 PCD。

研究过程 早在 1896 年，约翰·贝尔德（John Beard）在鱼类神经元的发育过程中就观察到不同于坏死性细胞死亡的现象；1905 年巴比瑞（Barbieri）、1906 年科林（Collin R）和 1926 年恩斯特（Ernst M）在两栖类和鸟类的发育中相继观察到发育细胞的退化现象；1965 年，美国发育生物学家理查德·洛克辛（Richard Lockshin）和威廉姆斯（Williams CM）在蝶类的变态研究中，提出成虫的出现是其幼虫在发育过程中某些细胞死亡的结果，称这种细胞死亡现象为发育调节性死亡。他们第一次明确地提出了细胞有两种死亡方式的全新概念，即坏死和发育调节性死亡。坏死类似于社会生活中的谋杀事件，是细胞在遭受各种损伤条件下发生的、被动的和非自主性的死亡。发育调节性死亡则属于细胞"自杀"行为，是主动的和受其自身控制的细胞死亡模式。同年，澳大利亚科学家也观察到鼠肝组织中有些散在的细胞死亡的特殊形态，如细胞收缩和染色质凝集等，但溶酶体完整，这些死亡细胞脱离周围组织后能被附近具有吞噬功能的细胞所吞噬，且不出现炎症反应。

1972 年，英国阿伯丁（Aberdeen）大学的病理学家科尔（Kerr JF）在小鼠肝中也发现了与坏死完全不同的细胞死亡方式，称为渐进性坏死。他详实地描述了这种死亡过程中细胞形态学变化，指出非坏死性细胞死亡是自发的或应答已知的生理性刺激，在组织细胞数量调节中扮演重要角色。apoptosis 源于希腊语，apo 意为"从"，而 ptosis 意为"落下"。在希腊语中，这个词用于描述花儿凋谢、树叶落下的景色。1980 年，维利（Wyllie AH）在糖皮质激素诱导胸腺细胞死亡的实验中，观察到内源性核酸内切酶

活化及引起一系列形态学和生物化学方面的变化，提出了程序性细胞死亡的概念。

20 世纪 60 年代后，秀丽隐杆线虫（*Caenorhabditis elegans*）的研究为揭示 PCD 的调控机制做出了重要贡献。线虫长约 1mm，虫体透明，便于在显微镜下观察其细胞分裂和生长。在线虫的发育过程中，共产生 1090 个细胞，其中 131 个细胞发生凋亡。每一个线虫细胞都有 6 对染色体，包括将近 19 000 个基因。而人类只有 30 000 多个基因，且三分之一以上的线虫基因都能在人体中找到。

美国加州伯克利分子科学研究所的南非生物学家西德尼·布伦纳（Sydney Brenner）早在 60 年代，就开始在显微镜下观察线虫的细胞分裂、分化及器官发育；1972~1974 年，他又率先利用乙基甲烷磺酸盐诱导线虫染色体基因变异，发现不同的基因突变会影响不同器官的发育。1969 年，英国剑桥桑格（Sanger）中心的约翰·爱德华·苏尔斯顿（John Edward Sulston）和布伦纳系统地研究了线虫从受精卵到成虫的整个发育过程中的细胞分裂和分化，至 1976 年他们发现所有线虫都遵照完全相同的固定模式生长、发育和成熟，并绘制了线虫细胞定位图，确定了线虫细胞谱系中哪些细胞在成长过程中走向程序性细胞死亡。利用基因突变技术，发现了死亡相关基因 nuc-1，证明活化的 Nuc-1 蛋白能裂解细胞染色体 DNA。1998 年完成了线虫基因组的测序工作。

70~80 年代期间，美国麻省理工学院的霍华德·罗伯特·霍维茨（Howard Robert Horvitz）利用最新分子生物学技术，研究了线虫细胞凋亡过程中的基因调控

机制，先后发现了线虫致死基因 ced-3、ced-4 和 ced-9，证明了 ced-3 和 ced-4 是促进细胞凋亡的基因，ced-9 是抑制凋亡的基因，并预言人类染色体中也应含有类似功能的基因。其后的研究证明，线虫体内发现的所有凋亡调控基因，都可以在人体中找到与其功能类似的基因。1996 年 10 月，依据该类基因的功能和结构特点，将 ced-3 和 ced-4 基因家族统一命名为 caspase（译为胱天蛋白酶）。caspase 是由 c-asp-ase 合成的新词，c 代表半胱氨酸，asp 代表天冬氨酸，ase 是酶的后缀，合起来为特异性水解天冬氨酸羧基端肽键的半胱氨酸蛋白酶。由于布伦纳、苏尔斯顿和霍维茨对细胞凋亡基因调控的研究和对人类生物医学的贡献，他们共同获得了 2002 年诺贝尔生理学或医学奖。

自 20 世纪 80 年代以来，有关细胞凋亡的研究经历了 3 个阶段：①证明细胞凋亡是基因调控的主动过程。②发现肿瘤坏死因子受体（TNFR）超家族成员在细胞凋亡中起重要作用，caspase 是该受体家族介导细胞凋亡的关键信号传递体。③发现许多重大疾病的发生发展与细胞凋亡调控密切相关。

分类　随着 PCD 研究的逐步深入，又可进一步分为：①凋亡性细胞死亡：包括细胞凋亡、有丝分裂失败、类凋亡的细胞死亡模式。②自噬性细胞死亡。③细胞质性细胞死亡：包括爆发凋亡、副凋亡、胀亡或缺血诱导的细胞死亡、类坏死的细胞死亡模式、程序性坏死和凋亡性坏死等。

（郑德先）

xìbāo diāowáng

细胞凋亡（apoptosis）

由死亡信号诱发的细胞自动结束生命的过程。是程序性细胞死亡的一种形式。一般是由生理性或病理性的因素诱导产生，又称凋亡性细胞死亡。

形态学特征　细胞首先变圆，随即与邻周细胞脱离，失去微绒毛，胞质浓缩，内质网扩张呈泡状并与细胞膜融合，线粒体膜通透性改变，核染色质密度均一性浓缩成月牙状并凝聚在核膜周边，染色质周边化，核仁裂解，细胞膜发泡和内陷，将一个细胞分割为多个由细胞膜包裹的凋亡小体。由于凋亡过程不导致溶酶体膜及细胞膜破裂，没有细胞内容物外泄，故不引起炎症反应和次级损伤。它是单个细胞的丢失，凋亡小体被巨噬细胞或邻近的正常细胞识别、吞噬或自然脱落，这一过程经历 30～60 分钟（图）。而坏死性细胞死亡形态学特征：首先是细胞膜通透性增加，细胞外形发生不规则变化，内质网扩张，核染色质不规则地位移，进而线粒体及核肿胀，溶酶体被破坏，细胞膜破裂，细胞质外溢，引起严重的炎症反应。坏死的细胞常是成群的细胞一起丢失，并最终被巨噬细胞所吞噬（表1）。

生化改变　在细胞凋亡发生的早期，细胞膜上常出现一些标志性生化改变，以便邻近细胞或巨噬细胞识别和吞噬。首先凋亡细胞膜上的磷脂酰丝氨酸的头部由膜内侧外翻到膜外侧，其次是发生胞质内胱天蛋白酶（caspase）的级联反应，并伴随能量消耗，新的基因转录或蛋白质合成。在细胞凋亡的后期，细胞核内染色质 DNA 被核酸内切酶降解，产生若干 180～200bp 整数倍长度的核苷酸片段。从凋亡细胞中提取的 DNA 在琼脂糖凝胶电泳中呈梯状区带图谱，称为 DNA 梯状。但也有细胞发生凋亡时，染色质 DNA 并不降解，表明 DNA 降解并不是细胞凋亡的唯一标志。

细胞坏死是非生理因素引起的意外损伤和离子稳态调节丧失的过程，因而在坏死过程中，看不到磷脂酰丝氨酸的外翻现象，不需要新的基因表达和蛋白质合成，也不需要消耗能量，染色质 DNA 被随机降解为任意长度的片段，在琼脂糖凝胶电泳中呈现弥散性的 DNA 图谱。细胞凋亡与坏死不同（表2）。

生理意义　①清除发育不正

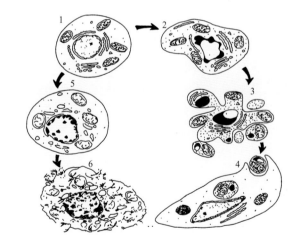

图　凋亡与坏死过程中细胞的形态学变化

注：1. 正常细胞有稀疏的异核染色质；2. 细胞凋亡开始时，细胞体积变小，细胞器聚集，染色质凝集成月牙状、周边化；3. 细胞呈现沸腾运动，核裂解为小球，细胞发泡；4. 细胞裂解为凋亡小体并被巨噬细胞所吞噬，凋亡小体在溶酶体内降解或进一步成为致密的残体；5. 细胞坏死开始时，细胞质膜及核膜裂解；6. 核及其他细胞器裂解，细胞彻底解体

表 1　细胞凋亡与坏死的形态学特征

细胞凋亡	细胞坏死
单个细胞丢失	细胞成群丢失
细胞膜发泡但仍完整	细胞膜不完整
线粒体膜通透性改变	线粒体膜裂解
溶酶体完整	溶酶体裂解
染色质均一凝集	染色质聚集成块、不均一
细胞膜内陷将细胞分割成凋亡小体	细胞肿胀、裂解
被邻近正常细胞或吞噬细胞所吞噬	被巨噬细胞所吞噬
不发生炎症反应	发生严重炎症反应

表 2　细胞凋亡与坏死的生物化学特征

细胞凋亡	细胞坏死
生理因素诱导	非生理因素造成的意外损伤
受大分子合成和激活过程的调控	离子稳态调节丧失
磷脂酰丝氨酸外翻	-
线粒体膜电位改变，细胞色素 C 释放	-
染色质 DNA 非随机性降解为 DNA 梯状	染色质 DNA 被随机性降解
需要能量	不需要能量
有新基因转录	没有新基因转录

常的细胞：最典型的例子就是大鼠视觉系统的发育，视丘需要精确的空间结构，如视神经的神经轴突出现错误连接，就会诱发其凋亡；发育不成熟的 T 淋巴细胞可能会识别并攻击自身组织，导致自身免疫病，因此，这些细胞需要在发育过程中通过细胞凋亡的程序而消除。②清除对机体无用的细胞：如小鸡背根神经元发育到一定阶段，有近一半细胞死亡；蝌蚪变成蛙的过程中，其尾部的细胞死亡。③清除机体不再需要的细胞：一些细胞在发育过程中的作用很短暂，之后很快死亡。如哺乳类动物子宫内膜上皮细胞在增殖期很少有细胞死亡，而在月经期则大多数上皮细胞死亡，以利于开始新的生殖周期。④清除已经发挥了生理功能的细胞，维持机体稳态：如微生物感染后，机体的免疫细胞就会被激活而增殖，并参与免疫防御反应。但免疫细胞发挥功能后，必须通过凋亡的程序清除，才能使免疫系统重新回到稳态，否则体内的细胞平衡就会被打破，引起肿瘤等严重疾病。这种细胞死亡也称为激活诱导的细胞死亡。

细胞凋亡相关疾病　细胞凋亡规律失常导致多种疾病，如肿瘤、自身免疫病、心血管疾病、动脉粥样硬化、神经系统退行性疾病、病毒感染性疾病、缺血性损伤、恶性贫血、1 型糖尿病、慢性淋巴细胞性甲状腺炎和溃疡性结肠炎等。

肿瘤　由细胞增殖与死亡平衡失调造成。在肿瘤组织中，常可见两种细胞死亡形式存在，即坏死性细胞死亡和细胞凋亡。肿瘤细胞的增殖率与死亡速率决定肿瘤的生长速率。因此，在肿瘤发生过程中如何实现人为地调控细胞凋亡的速率是肿瘤治疗的重要方向。

细胞凋亡参与了肿瘤的起始过程，并对肿瘤的发生起负调控作用。癌前病变中细胞凋亡率比周围正常组织高出约 8 倍，提示由于转化后细胞分裂周期变短，机体需要通过细胞凋亡机制即时地加以清除。一方面，肿瘤细胞增殖过程中可能产生了一些表型近乎正常的细胞，需要通过程序化机制加以清除加快增殖的细胞，从而维持肿瘤细胞群的高增殖率。另一方面，正常肝细胞癌变过程中，癌前细胞对细胞凋亡更为敏感，容易被清除，这是机体自我保护功能的表现。

由于缺乏特异性针对肿瘤细胞的选择作用，化疗和放疗过程中会产生严重的不良反应。选择性地诱导肿瘤细胞凋亡而不影响周围正常细胞以减少化疗不良反应的策略，是未来肿瘤治疗的趋势。此外，大多数抗癌药物，如拓扑异构酶抑制剂、烷化剂、抗代谢物和激素拮抗剂等，都可在不同类型的肿瘤细胞中诱导细胞凋亡。抗癌药物的疗效不仅取决于这些药物与各自特异靶细胞的相互作用，也取决于药物诱导细胞凋亡的能力。因此，如何在治疗中增加特异性诱导肿瘤细胞凋亡并抑制增殖已成为新的化疗目标和筛选抗癌新药的标准。

自身免疫病　是机体内正常免疫耐受功能受损所导致的免疫细胞（自身反应性 T 淋巴细胞及产生自身抗体的 B 淋巴细胞）及其成分对自身组织结构和功能的破坏，并出现一定临床症状的一类疾病。多达40余种，累及全身各个系统，大多为慢性病。包括类风湿关节炎（RA）、系统性红斑狼疮（SLE）、自身免疫性淋巴细胞增生综合征（ALPS）、免疫调节的肾小球肾炎、自身免疫性糖尿病、进行性系统性硬化病、重症肌无力、自身免疫性溶血性贫血（AIHA）等。诱发自身免疫病的因素较多，其中细胞凋亡缺陷是重要因素。正常情况下，免疫细胞的活化是一个极为复杂的过程。在自身抗原的刺激下，识别自身抗原的免疫细胞活化后，可通过细胞凋亡的机制加以清除。在靶抗原含量较多的微环境中，常可看到被清除的凋亡细胞表面上聚集成簇的抗原，它们已被蛋白酶降解或被磷酸化。但如果这种正常的凋亡机制发生障碍，就不能及时清除凋亡细胞及其相关成分，必将引起自身免疫反应，导致自身免疫病的发生。

SLE是一种常见的自身免疫病，临床表现有发热，皮损（如面部蝶形红斑）及关节、肾、肝、心等组织的质膜受损，以及全血细胞减少。多见于年轻妇女，男女比为1∶（6~9），病程迁延反复，预后差。患者体内有多种自身抗体，95%以上抗核抗体阳性，包括抗DNA（双股、单股）、抗组蛋白、抗RNA-非组蛋白、抗核糖核蛋白（主要为Smith抗原）、抗粒细胞、抗血小板、抗平滑肌等抗体。自身抗体产生的原因与SLE患者淋巴细胞凋亡机制的紊乱有关。患者机体中的吞噬细胞功能低下，不能及时并迅速吞噬外周血中凋亡的淋巴细胞形成的凋亡小体时，凋亡小体膜破裂，核小体释放入血液，刺激机体产生抗DNA抗体和抗组蛋白抗体等自身抗体。这些抗体

本身并没有细胞毒性，但能攻击变性的或胞膜受损的粒细胞，一旦与胞核接触，即可使其肿胀，呈均质状并被排出胞体，形成狼疮小体，狼疮小体对中性粒细胞、巨噬细胞有趋化性，在补体存在时可促进细胞的吞噬作用。吞噬了狼疮小体的细胞为狼疮细胞，即可引起SLE的发生或加重疾病的发展。

心血管疾病 在一些心血管的病理情况下存在心肌细胞凋亡的现象。细胞凋亡的程度与多种心血管疾病的发生发展过程密切相关。

心力衰竭 是复杂严重的临床综合征，是各种心血管疾病（如高血压、心肌梗死、慢性心肌缺血、心瓣膜病等）的终末阶段，进行性左室功能恶化是心力衰竭的一个特征。心肌细胞在衰老时数量减少，可导致心力衰竭，而其衰老过程与细胞凋亡密切相关。在持续超负荷的心脏中，生理状态下抑制细胞凋亡的营养因子数量减少，亦可诱发心肌细胞的凋亡。研究发现，在陈旧梗死的边缘区出现明显的心肌细胞凋亡增多现象，心衰时心肌细胞数量的减少有部分是细胞凋亡所致。

心肌梗死 患者的尸检表明，凋亡的心肌细胞主要位于梗死中心区。在梗死周围区的心肌细胞中，凋亡调节蛋白Bax和Bcl-2的水平被上调。缺血及缺血/再灌注的数小时内，免疫组化显示心肌细胞中表达Fas抗原的阳性心肌细胞数（>50%）远高于正常心肌细胞（<1%），心肌细胞对内源性Fas配体的敏感性增加，推测是缺血再灌注引起心肌细胞大量凋亡的一个重要机制。

动脉粥样硬化 动脉内膜的损伤和血管平滑肌细胞的增生是

主要病理学特征。免疫组化发现，81%的移植片段狭窄和闭塞是由于平滑肌层增厚，而肌层增厚是由于平滑肌细胞凋亡后的纤维化所致。在粥样硬化的病变区中可检测到细胞凋亡发生，凋亡细胞多数是平滑肌细胞和巨噬细胞。病变斑块中可检测到caspase表达增高和Bcl-2表达不足，提示细胞凋亡的发生可能与caspase的表达增加有关。

神经系统疾病 神经系统退行性疾病如阿尔茨海默病（AD）、小脑皮质退化症、帕金森病、威尔逊（Wilson）病和多发性硬化症（MS）与神经元凋亡有关。

AD是引起老年人痴呆的最常见原因。该病以伴有情感和行为障碍的认知能力渐进性丧失为特征，常见症状有近期记忆障碍、伴有语言、视觉空间和注意力障碍。在确诊后，平均生存时间约8年，是社会进入老龄化后病死率较高的老年性疾病。AD的神经病理特征是在大脑皮质有广泛的轴索细胞缺失、大量老年斑和神经纤维缠结的堆积。已知AD的病因之一是神经元过度凋亡，属于不可逆的退行性变。淀粉样前体蛋白（APP）、衰老蛋白（PS1、PS2）的突变导致家族性AD，PS参与了神经元凋亡的调控，PS1和PS2的过表达能增强神经元对凋亡信号的敏感性。

感染性疾病 获得性免疫缺陷综合征（艾滋病）是由人类免疫缺陷病毒（HIV）感染引起，主要病理特征是HIV感染后大量CD4[+]T细胞凋亡，导致机体免疫功能缺陷，大多数患者死于免疫系统的全面崩溃。

2002年，布达（Buda RC）证明，在疾病的发生发展中，细胞凋亡机制参与病毒感染性疾病

的病理效应。HIV 颗粒表面表达一种特殊的蛋白质（gp120），特异性地识别和结合 CD4⁺ T 细胞表面的 CD4 分子，二者的相互作用是 HIV 感染细胞过程的关键。但实际上，因病毒感染而直接引起的 CD4⁺T 细胞死亡仅占死亡中的少数。大量的 CD4⁺T 细胞死亡与凋亡诱导机制有关，即 HIV 的 gp120 蛋白与 CD4⁺T 细胞的 CD4 分子结合，诱导 CD4⁺T 细胞表面的死亡受体 Fas/Apo-1 过表达，导致凋亡信号途径激活，使细胞凋亡。此时如用抗 Fas 单克隆抗体处理，可选择性地诱导病毒感染细胞凋亡。细胞凋亡的发生，不仅导致被感染细胞的清除，也可因凋亡细胞中染色体 DNA 的全部降解，有效地中止了病毒基因的大量复制和扩增，间接起到阻止病毒扩散的目的，这一发现为艾滋病的治疗指明了方向。

疱疹病毒、痘病毒和腺病毒等病毒感染之细胞的凋亡均可被病毒基因编码的蛋白质（可高病毒蛋白质总量的 2/3）抑制，使病毒得以在被感染的活细胞中继续不断繁殖。

基于病毒感染相关疾病的分子机制，临床可针对性地设计调控细胞凋亡的药物，清除病毒感染并最终治愈疾病。

（郑德先）

diāowáng xiǎotǐ

凋亡小体 （apoptotic body）

凋亡过程中，细胞萎缩、碎裂，形成的有膜包围的含有核和细胞质碎片的小体。这种小体可分别或同时含有部分细胞质、细胞器或降解了的染色质 DNA。具有完整的磷脂双分子层的细胞膜，其内容物不会外泄。凋亡小体最终被其邻近的巨噬细胞或正常细胞吞噬，并在吞噬细胞的溶酶体中

彻底降解（见细胞凋亡图）。

（郑德先）

DNA tīzhuàng túpǔ

DNA 梯状图谱 （DNA ladder）

在细胞凋亡过程中，细胞核内染色质 DNA 被活化的核酸内切酶降解，产生若干 180~200bp 整数倍长度的多聚核苷酸片段，细胞裂解物经琼脂糖凝胶电泳和 DNA 染料染色后呈现的阶梯状条带。染色质是由双链 DNA 在组蛋白上盘绕形成的串珠状结构（核小体单位）进一步折叠而形成的，每个核小体单位的双链 DNA 长度为 180~200bp，这个长度即为 DNA 梯状图谱中最短的 DNA 区带的长度，表明在细胞凋亡过程中，染色质 DNA 的降解随机性地发生在核小体单位之间，从而在琼脂糖凝胶电泳中呈现梯状 DNA 区带图谱（图）。

（郑德先）

sǐwáng jīyīn

死亡基因 （death gene）

编码与细胞凋亡调控相关的细胞因子基因。包括肿瘤坏死因子（TNF）和神经生长因子（NGF）及其家族成员：淋巴毒素（LT）、LIGHT 因子、Fas 配体（FasL）、NF-κB 配体的受体激活蛋白/肿瘤坏死因子相关的活化诱导细胞因子（RANKL/TRANCE）、肿瘤坏死因子相关凋亡诱导配体（TRAIL）、CD40 配体（CD40L）、CD27 配体（CD27L）、CD30 配体（CD30L）、4-1BB 配体（4-1BBL）、OX40 配体（OX40L）、增殖诱导配体（APRIL）、THANK 和血管内皮生长抑制物（VEGI）等。还有编码胱天蛋白酶（caspase）、Bcl-2 家族成员以及细胞凋亡抑制蛋白（IAP）家族成员等。从定义上说，死亡基因应是指在任何细胞中表达都能诱导细胞凋亡的基因，但死亡基因在不同细胞中表达并不都能诱导细胞凋亡，表明细胞凋亡还受其他多种基因的调控。

（郑德先）

sǐwáng shòutǐ

死亡受体 （death receptor，DR）

与死亡配体结合并能介导细胞凋亡的细胞穿膜受体。包括肿瘤坏死因子受体（TNFR）和神经生长因子受体（NGFR）及其家族成员：TNFR1、TNFR2、淋巴毒素-β 受体（LT-βR）、TR2（HVEM）、DR6、DR3、Fas/APO-1、TRAIL-R1（DR4）、TRAIL-R2（DR5）、NF-κB 受体激活蛋白（RANK）、CD40、CD27、CD30、4-1BB（CDw137）、OX40（CD134）等。死亡受体胞外区含有多个富含半胱氨酸残基的保守序列，胞

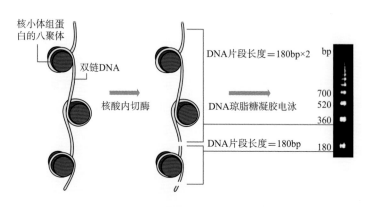

图 凋亡小体结构及 DNA 梯状图谱

内区均有一段由约 70 个氨基酸残基组成的基序，即特殊的死亡结构域（DD）。DD 不具有酶的活性，但可与具有 DD 同源序列的接头蛋白结合，进而引起细胞内胱天蛋白酶（caspases）的级联反应，最终导致细胞凋亡。

（郑德先）

诱骗受体（decoy receptor）

胞外区氨基酸序列与死亡受体高度相似，也含有富含半胱氨酸残基的保守序列，但其穿膜区或胞内区不完整或缺乏的一类受体。这类受体虽然能与其配体结合，但不能转导细胞凋亡信号，对细胞凋亡起负调节作用。

（郑德先）

胱天蛋白酶（caspase）

富含半胱氨酸的蛋白水解酶。被激活后，能够特异性切割底物蛋白天冬氨酸残基的 C 端肽键。caspase 是合成词，其中 c 代表半胱氨酸，asp 代表天冬氨酸，ase 代表酶。

分类及功能 在哺乳动物中已发现了 14 种同源分子，组成 caspase 家族，其中 7 个（caspase-2、-3、-6、-7、-8、-9 和 -10）参与细胞凋亡过程。根据其在细胞凋亡信号转导中的作用，家族成员又可分为起始酶和效应酶。起始酶包括 caspase-8、-9 和 -10 等，在细胞凋亡刺激信号刺激下被活化，进而启动细胞凋亡过程。效应酶包括 caspase-3、-6 和 7 等，是细胞凋亡的执行者，完成对特定蛋白底物的水解。caspase 的活性部位均含有半胱氨酸残基，其切割位点为底物的天冬氨酸残基的 C 端。

caspase 在细胞内以酶原的形式合成，呈低水平组成性表达。酶原主要由两部分组成，即前导肽结构域和酶活性区域。前导肽结构域位于 N 端，是长短不一的肽段，较长的肽段中含有功能域，如参与 caspase 分子之间相互作用的死亡效应结构域（DED）、caspase 募集结构域（CARD）和死亡诱导结构域（DID）等。这些功能域参与 caspase 酶原的活化、亚细胞定位和同一家族成员间的相互作用。

caspase 酶原活化 N 端前导肽结构域首先被蛋白酶水解切除，剩余部分在天冬氨酸残基的 C 端断裂，形成大小两个亚基。大亚基（P20）的分子量约 20kD，小亚基（P10）的分子量约 10kD。大小各两个亚基组成有活性的异四聚体（P20/P10）$_2$，在此四聚体中，两个小亚基相邻排列，两个大亚基围绕在小亚基的周围。每一个大亚基和一个小亚基形成一个球状复合体，两个复合体之间依赖小亚基相连。此外，每一个大亚基的 C 端含有 1 个保守的五肽结构——谷氨酰胺-丙氨酸-半胱氨酸-精氨酸-甘氨酸（Gln-Ala-Cys-Arg-Gly），是 caspase 的酶活性中心，处于活性中心的半胱氨酸残基对酶作用底物具有亲核基团的功能，诱导活化的 caspase 互相结合，并水解底物的天冬氨酸残基 C 端的肽键。

caspase 酶原活化成有活性的 caspase 遵循细胞内广泛存在的寡聚化而活化酶蛋白的机制。caspase 酶原本身也具有少量蛋白水解酶的活性，当它们集合在一起形成复合体后，能以两种方式发生降解活化：一种是与来源于同一前体的 caspase 酶原之间发生互相裂解和活化，这种方式称同源活化或自身活化。起始型 caspase 的活化方式主要是这一种。另一种是上游的 caspase 酶原激活后，催化下游的其他 caspase 酶原并使之裂解成为有活性的 caspase，这种方式称异源活化，是 caspase 酶原家族成员活化的主要方式（图）。

（郑德先）

死亡诱导信号复合物（death-inducing signaling complex, DISC）

参与细胞凋亡信号转导，由 Fas/FADD/capase-8 酶原组成的复合体。当细胞发生凋亡时，3 个 FasL 分子与相应的 Fas 受体结合，使 Fas 的胞内死亡功能区相聚成簇，吸引胞质中具有相似死亡结构域的接头蛋白——Fas 相关死亡结构域蛋白（FADD）与其结合。FADD 含有 2 个功能结构域：一个是位于 C 端，可与 Fas 受体死亡功能区结合的死亡结构域；另一个是位于 N 端的死亡效应结构域（DED），可与 capase-8 酶原分子中的募集结构域发生同嗜性交联，形成 Fas-FADD-capase-8 酶原组成的复合物，即死亡诱导信号复合物。DISC 形成后可使 capase-8 酶原发生自我激活，而转变成有活性的 capase-8，并引起下游的 capase 级联激活反应。

（郑德先）

胱天蛋白酶-8 抑制蛋白（cellular FLICE-inhibitory protein, c-FLIP）

caspase-8 的抑制蛋白。Fas 相关蛋白样白细胞介素-1β 转化酶（FLICE）是指与 Fas 相关死亡结构域蛋白（FADD）同源的 caspase-3 类似的蛋白酶。c-FLIP 对细胞凋亡起抑制作用，其突变形式则可促进细胞凋亡。c-FLIP 由 β 型疱疹病毒基因编码，有多种变异体，其 N 端的前功能区完全相同，C 端长短不一。这些突变分子中含有两个死亡结构域，

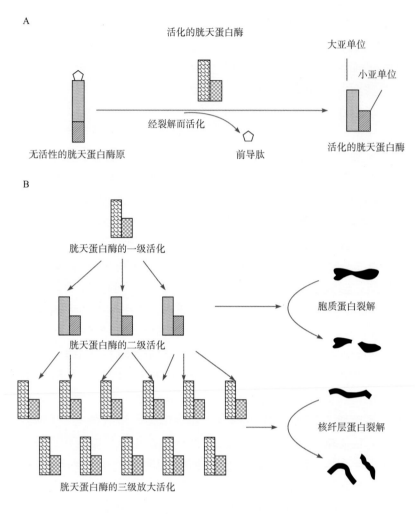

A

活化的胱天蛋白酶

大亚单位

小亚单位

经裂解而活化

无活性的胱天蛋白酶原　　　　前导肽　　　　活化的胱天蛋白酶

B

胱天蛋白酶的一级活化

胞质蛋白裂解

胱天蛋白酶的二级活化

核纤层蛋白裂解

胱天蛋白酶的三级放大活化

图　细胞凋亡过程中胱天蛋白酶家族活化的级联放大
注：A. caspase 酶原的活化；B. caspase 酶活化的级联反应

分别与 FADD 和 caspase-8 或-10 结合，如果阻断它们之间的相互作用，抑制细胞死亡诱导信号复合物（DISC）的形成，则可导致凋亡信号传递不能起始。

（郑德先）

Bcl-2 jiāzú dànbái

Bcl-2 家族蛋白 （B-cell leuke-mia family protein 2）

参与线粒体引起细胞凋亡调控的一类蛋白质。最早从小鼠 B 细胞白血病或淋巴瘤中分离出来，分子量为26kD。Bcl-2 家族成员众多，均为穿膜蛋白，主要定位在线粒体外膜上。Bcl-2 蛋白的 C 端含有一个由 19 个氨基酸残基组成的疏水穿膜结构，作为锚定信号插入线粒体外膜，N 端的大部分肽链伸入胞质，可与胞质蛋白或同时锚定在线粒体外膜的该家族的其他蛋白相互作用。Bcl-2 家族的多数成员有两个相同的保守结构域：Bcl-2 同源区 1（BH1）和 2（BH2）。这两个结构域通过控制 Bcl-2 家族成员之间形成同二聚体或异二聚体来调控细胞凋亡（图）。

功能　Bcl-2 仅在成熟的细胞中表达，不在不成熟的或正在凋亡的细胞中表达，抑制多种因素诱导的细胞凋亡，维持细胞存活。根据对细胞凋亡调节功能的不同，将 Bcl-2 家族成员分为两类：①抗凋亡的负调节因子：主要有 Bcl-2、Bcl-X_L、Bcl-W、Mcl-1、A1 和 Ced9 等，当细胞受到外界刺激时能保护细胞免于凋亡。②促凋亡的正调节因子：主要有 Bax、Bak、Bcl-X_S、Bad、Bik 和 Bid 等，能促进细胞凋亡。在 Bcl-2 家族蛋白中，Bcl-2/Bax/Bcl-X_L 和 Bax/Bad/Bcl-Xs 两类分子在细胞凋亡中起重要调控作用，前者抑制细胞凋亡，后者促进细胞凋亡。此外，还有一类分子如仅 Bid 见于 BH3 细胞。

机制　①改变线粒体的氧化还原状态和膜电位：细胞凋亡时，线粒体可发生一系列改变，如线粒体内谷胱甘肽外流、过氧化阴离子产物增加、膜间孔开放、线粒体穿膜电位（MPT）降低、外膜通透性增加等，从而使膜间隙中的可溶性蛋白质，包括凋亡诱导因子（AIF）和细胞色素 C 穿过线粒体膜，进入细胞质，激活胱天蛋白酶（caspase）级联反应，最终引起细胞凋亡。Bcl-2 通过抑制谷胱甘肽外流、改变线粒体内氧化还原状态、降低其氧化还原电位（$\triangle\Psi m$）而抑制细胞凋亡。Bcl-2 还可清除在内质网、线粒体外膜及核膜产生的活性氧自由基（ROS），从而抑制超氧阴离子自由基的产生，调节线粒体内膜上的腺嘌呤核苷酸转位酶（ANT）的功能，封闭位于线粒体内外膜之间的转运孔道，调节膜电位上升，降低膜通透性，阻止小分子的凋亡诱导因子释放，抑制细胞凋亡。②调节线粒体膜的通透性：Bcl-2 是线粒体膜转运孔道的组成成分，只在高 pH 的条件下才能形成离子通道。而 Bcl-2 家族中的促凋亡蛋白 Bax 能在较广泛的 pH 范围内形成离子通道，允许一些离子和小分子（如细胞色素 C 等）穿过线粒体膜，进入细胞质，引起细胞凋亡。Bcl-2 能与 Bax 形成

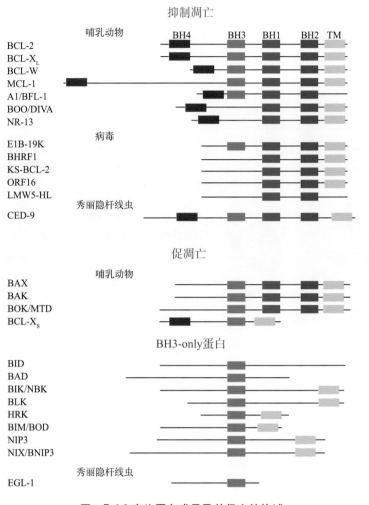

图　Bcl-2 家族蛋白成员及其保守结构域

达很少，能直接抑制 caspase-3 和-7 酶原活化或酶催化活性，对细胞凋亡起负调节作用。

（郑德先）

diāowáng xìnhào zhuǎndǎo

凋亡信号转导（apoptotic signal transduction）　在凋亡信号的刺激下，细胞死亡受体介导的细胞内一系列连续的生物化学反应（即生物大分子的顺序激活），并产生细胞凋亡的效应事件。凋亡信号可来自于细胞外，也可来自于细胞内。外部凋亡信号包括化学药物、X 线和微生物感染等。内部凋亡信号包括细胞微环境中的某些细胞因子（如 TNF-α、Fas 配体等）的表达水平或分子结构的改变、细胞存活因子的去除和活性氧自由基（ROS）的产生等。

细胞凋亡受体包括肿瘤坏死因子受体（TNFR）/神经生长因子受体（NGFR）家族，该家族包括多个成员，其中 TNFR-1、Fas（又称 APO-1 或 CD95）和 TNF 相关凋亡诱导配体（TRAIL）是研究最多的 3 个细胞凋亡受体。凋亡受体胞外区均有多个富含半胱氨酸残基的保守序列，其胞内区均有一段由约 70 个氨基酸残基组成的基序，即特殊的死亡结构域（DD）。DD 不具有酶的活性，但可与具有死亡结构域同源序列的蛋白质结合，在细胞凋亡信号的传递中起至关重要的作用（图）。

外部途径　是指由死亡受体接受外部环境中死亡信号，并迅速激活胞内胱天蛋白酶（caspase）级联反应，使凋亡信号放大并最终引起细胞凋亡的途径。具体步骤为：死亡受体介导的起始型 caspase 酶原活化为 caspase 后，迅速激活细胞内 caspase 级联反应，使凋亡信号逐级放大。死亡受体介导激活起始型 caspase-8 后，直

异二聚体，抑制 Bax 离子通道的形成，使一些小分子不能自由通过，从而保护细胞不发生凋亡。③ 与凋亡蛋白酶激活因子-1（Apaf-1）结合，抑制 caspase 的活性：Apaf-1 含有与胱天蛋白酶结合的特异功能区，二者结合可激活 caspase，引起细胞凋亡。

（郑德先）

diāowáng yìzhì dànbái

凋亡抑制蛋白（inhibitor of apoptosis protein，IAP）　细胞内能够抑制凋亡的一类蛋白质。IAP 最早在昆虫病毒中发现，能抑制杆状病毒引起的昆虫细胞凋亡。随后在哺乳动物、两栖动物和酵母中都发现了 IAP 的同源蛋白。IAP 家族成员较多，如 c-IAP1、c-IAP2、XIAP、NIAP、存活蛋白和活体蛋白等。活化的 IAP 结构特征是 N 端存在 1~3 个杆状病毒凋亡抑制蛋白重复单位（BIR）的功能区，BIR 功能区具有泛素化蛋白连接酶的作用，能特异地识别并降解 caspase-3、-7 和-9，进而抑制细胞凋亡。在哺乳动物细胞中，IAPs 能通过两条途径抑制细胞凋亡，与 caspase 酶原结合，使其不能被水解成有活性的 caspase；或与活化的 caspase 结合，抑制其激活其他蛋白酶的活性。存活蛋白是 IAP 家族中分子量最小的成员，由 142 个氨基酸残基组成，只有 1 个 BIR 功能区，在胎儿组织和癌组织中高表达，在分化成熟的正常细胞中表

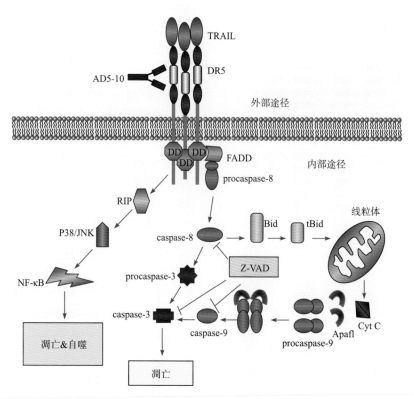

图　TRAIL 的受体 DR5 介导的细胞凋亡信号转导

接激活其下游的效应型 caspase-3、-6 或 -7 酶原。活化的效应型 caspase 可裂解许多底物，包括：①多种蛋白激酶：如点状黏附激酶（FAK）、蛋白激酶（PKB、PKC）及 Raf-1。FAK 的降解可使细胞丧失黏附能力，导致游离细胞产生。②核纤层蛋白：其裂解导致核纤层的解组装和核的皱缩。③细胞骨架结构蛋白：如微丝和中等纤维的结构蛋白，其裂解和失活导致细胞形状改变。④使 caspase 激活的核酸酶抑制蛋白（ICAD/DFF45）活化，并从胞质转位到核，将染色质 DNA 降解为 DNA 片段。⑤DNA 修复酶：如多聚腺苷二磷酸核糖聚合酶（PARP），此类酶的裂解失活使细胞染色质 DNA 裂解为 180～200bp 和其整倍数的 DNA 片段，使细胞失去保持稳态的能力而发生凋亡。

内部途径　是指通过影响凋亡调节蛋白或线粒体膜的通透性

而启动的 caspase 级联反应，并引起细胞凋亡的途径。具体步骤为：活化的 caspase-8 催化胞质中 Bcl-2 家族成员 Bid 蛋白，使之降解为有活性的 tBid，tBid 迁移到线粒体膜，引起线粒体损伤，使线粒体内、外膜之间的通透性转换孔（PTP）开放、线粒体膜通透性（MMP）增加、穿膜电位（ΔΨm）下降和能量合成减弱等，使存在于线粒体内、外膜之间的细胞色素 C 释放进入胞质中。在脱氧腺苷三磷酸（dATP）存在的条件下，进入胞质的细胞色素 C 与细胞凋亡蛋白酶激活因子 1（Apaf-1）、dATP 及 caspase-9 酶原结合，形成凋亡复合体，使 caspase-9 活化，再进一步活化下游的效应型 caspase-3，最终导致细胞凋亡。

此外，许多抗 DR5 的激动型抗体（如 AD5-10）也可以和 TRAIL 一样，激活 DR5 介导的细胞凋亡信号转导。其中 AD5-10 与

DR5 结合后，可将受体相互作用蛋白（RIP）激酶招募到死亡诱导信号复合物（DISC）中，从而激活下游的 P38/JNK 和 NF-κB，进一步活化 DNA 水解酶，从而引起细胞凋亡和自噬两种形式的细胞死亡。

其他途径　在细胞凋亡信号转导途径中，还有一类不依赖于 caspase 的信号传导途径，如在淋巴细胞的阴性选择和 TNF 诱导的肝损伤引起的细胞凋亡过程中，caspase 的抑制剂不能保护细胞免于凋亡，说明还存在 caspase 不依赖的凋亡信号转导通路。凋亡诱导因子（AIF）从线粒体释放，移位至细胞核，在不依赖于 caspase 的条件下可使染色体断裂成约 50kb 的片段，从而导致细胞凋亡。基因敲除小鼠的研究证明，AIF 在个体发育早期的程序性细胞死亡调控中发挥重要作用。此外，线粒体释放的核酸内切酶 G 和溶酶体释放的组织蛋白酶也可在不依赖于 caspase 的情况下引起细胞凋亡的形态学改变。

（郑德先）

zìshì

自噬（autophagy）　细胞内大分子物质与细胞器被次级溶酶体降解与消化的过程。过度自噬导致的细胞丢失则称为自噬性细胞死亡。自噬的形态学特征与细胞凋亡具有明显区别。细胞自噬时，高尔基复合体和内质网等细胞器膨胀，染色质固缩成块，DNA 随机性断裂，大量吞噬泡形成，还可能发生细胞膜发泡等现象（图 1）。

1962 年，阿什福德（Ashford）和波特（Porter）发现细胞内有自噬（我吞）的现象而提出了自噬的概念。自噬是由于饥饿或者去除生长因子而引起营养缺乏，激

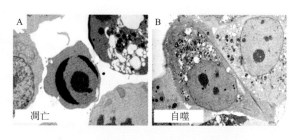

图1　细胞凋亡与自噬的形态学特征

活细胞内的营养感受器，启动细胞自噬的信号转导，导致细胞器或大分子物质被隔离到有双层膜包裹的自噬体中，随后自噬体与细胞的溶酶体融合形成自噬溶酶体，自噬溶酶体内的细胞器或大分子物质则被降解为氨基酸和脂肪酸等，这些小分子物质或用于新的蛋白质合成，或进入三羧酸循环而产生新的能量，而使细胞的某些细胞器得以更新，细胞得以存活（图2）。

在生理和病理过程中，细胞为了维持正常新陈代谢会发生自噬或自噬性细胞死亡，都是细胞生长、发育和维持稳态的生理现象，受基因调控和信号转导网络

调控。多种因素可影响细胞自噬，营养缺乏、胰高血糖素可诱导自噬，生长因子和胰岛素可抑制自噬。当营养缺乏导致氨基酸浓度降低时，细胞发生自噬并合成新的氨基酸，保证细胞生存需要；相反，当氨基酸浓度增高时，自噬则被抑制。在哺乳动物细胞中，自噬高度依赖于磷酸化事件。不同类别的磷脂酰肌醇3-激酶（PI3K）也可调控自噬的信号转导途径。自噬过程中，自噬体被运输至溶酶体降解，并非简单的扩散，而是通过细胞骨架微管网络系统的传输实现。当使用微管解聚和抑制剂时，可见到自噬体的解聚及阻止其与溶酶体的融合。

自噬的功能包括在细胞营养缺乏时进行营养动员、促进细胞分化、清除死亡的或老化细胞，甚至可抑制肿瘤的形成。

（郑德先）

zìshìtǐ

自噬体（autophagosome）　由粗面内质网将要吞噬的细胞器或大分子物质包裹，并与溶酶体融合而形成的囊泡。直径一般为300～900nm，平均500nm，囊泡内常见的内容物包括胞质成分和某些细胞器，如线粒体、内吞体和过氧化物酶体等。自噬体的半衰期很短，一般8分钟左右，说明自噬是细胞应对营养缺乏等环境变化的自主快速反应。

根据细胞物质运输到至酶体内的途径不同，自噬的途径分为以下3种：①巨自噬：是营养缺乏引起的细胞自噬的主要途径。先由内质网来源的双层膜包裹细胞器，形成自噬体，然后与溶酶体融合形成自噬溶酶体，其中的内容物被酸性的溶酶体水解酶降解。②微自噬：是溶酶体膜通过内陷、折叠或突出直接吞噬胞质大分子物质并在溶酶体中降解的途径。③分子伴侣介导的自噬：是由细胞质内蛋白被分子伴侣（如hsc70）特异识别并结合，形成蛋白和分子伴侣复合物，然后再转运到溶酶体中被溶酶体酶消化。其底物是可溶性的蛋白分子，在清除蛋白时有选择性，而前两者无明显的选择性。

（郑德先）

zìshì róngméitǐ

自噬溶酶体（autolysosome）自噬体与溶酶体融合后形成的自体吞噬泡。又称胞溶酶体，内容物包括细胞内衰老的、崩解的细胞器或局部细胞质等。其由单层膜包围，内部常含有尚未分解的内质网、线粒体和高尔基复合体或脂类、糖原等。自噬溶酶体内的各种物质在溶酶体水解酶的作用下，被分解为小分子物质，如蛋白质分解为二肽或游离氨基

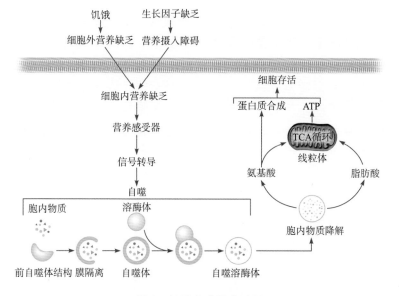

图2　细胞自噬发生过程

酸，核酸分解为核苷和磷酸，糖类分解为寡糖或单糖，中性脂肪分解为甘油和脂肪酸等。这些被分解而成的可溶性小分子物质，能透过溶酶体膜进入细胞质，并进入三羧酸循环，重新参与细胞的物质代谢。一些未被完全消化的物质则形成残余小体。在细胞受到药物作用、射线照射和机械损伤时，自噬溶酶体大量增加，在病变的细胞中也常可见到自噬溶酶体。

(郑德先)

xìbāo zìshì xìnhào zhuǎndǎo

细胞自噬信号转导 (cell signal transduction of autophagy)

在营养缺乏或某些细胞因子的诱导下，细胞内发生一系列生物化学级联反应，最终导致细胞自噬的信号转导过程。哺乳动物细胞的自噬受到复杂的信号转导网络（包括刺激信号和抑制信号）的调控。生长因子或胰岛素可分别通过其受体激活磷脂酰肌醇-3-激酶（PI3K)-PKB-TOR 信号通路，蛋白激酶 B（PKB）使 TSC1/TSC2 磷酸化，进而激活 mTORC1，抑制自噬。氨基酸可抑制 Raf-1-MEK1/2-ERK1/2 信号途径，抑制自噬。在氨基酸等营养缺乏时则可诱导自噬。AMP/ATP 比值过高等代谢应激可导致 LKB1 活化 AMPK，进而激活 TSC1/TSC2，导致 mTORC1 失活，从而诱导自噬的发生。在 DNA 受损时，核 p53 通过反式激活 AMPK 或上调溶酶体自噬蛋白 DRAM 而诱导细胞自噬。胞质 p53 则可抑制自噬。JNK1、DAPK、BAD 和 p19ARF 均可干扰 Bcl-2/Bcl-X$_L$ 和 Beclin-1 的结合，促进 Beclin-1-Ⅲ 类 PI3K 复合物的形成，从而促进细胞自噬。

(郑德先)

xìbāo shèhuìxìng

细胞社会性 (cell sociality)

多细胞生物体中的细胞与细胞或细胞外基质之间所形成的相互作用、相互协调的依存关系。

特征 无论在单细胞生物体或多细胞生物体，也无论在生物个体的发生、发育或成体的生命维持中，细胞的活动都不是孤立进行的。任何一个多细胞生物组织构筑的建立、保持和重塑都受到细胞内外信号、相应受体以及信号转导网络的精细调节；每个细胞的形态结构、存活、增殖、分化、代谢、功能、稳态及各种行为都必须在一定的组织微环境中才能实现，并受到整体的调节。任何细胞的生命活动都是在整个机体、局部组织、周围细胞以及细胞外可溶性的与不溶性的信息分子所施以的影响与控制下进行的；而每个细胞对这些影响所发生的反应又与其遗传学背景、基因表达与调控、所在位置和既往经历等相关。在个体发育过程中受精卵通过细胞核与细胞质之间、细胞之间及胚胎各部分之间的相互作用，而有序地增殖、分化、迁移、凋亡，并调整细胞和组织的关联，最终成为各司其能的器官、系统。例如：在器官形成过程中，神经管背侧的神经脊细胞从胚胎的背侧向腹侧迁移，并依迁移位置的不同而分化为色素细胞、交感神经元、肾上腺髓质细胞和肠神经丛等不同的细胞。而细胞的迁移活动和最终位置的决定，是由迁移过程中周围细胞提供的信号和细胞内部的机制共同调控的。细胞迁移相关基因的突变或缺失，会导致胚胎细胞迁移的速度或位置异常，从而引起组织的异常或器官畸形，包括多种神经系统遗传性疾病和先天性心脏畸形等。此外，在机体的一定发育时期和一定部位，常发生一定细胞的凋亡；在器官损伤或切除时所发生的补偿性增生或再生，则通过细胞增殖与凋亡之间的平衡来维持器官的正常大小。同时，每个细胞又作为整个机体中的一个基本生命活动单位，通过内分泌或旁分泌，或通过细胞间的直接通信（如间隙连接），或以外排体为载体的沟通，以其信号分子或其内容物对其他细胞、局部环境以及整个机体产生影响。

细胞社会学 以整体观点研究细胞和细胞群体社会性的学科，是从细胞与分子水平研究机体整体性的一个新领域。细胞社会学属于新兴的边缘学科，其理论体系和内涵尚待发展和完善，研究的重点涵盖以下几方面：①细胞之间以及细胞与其微环境之间的相互识别、相互作用和相互依存。②细胞表面分子和特化结构在细胞生命活动中的作用；细胞对胞外信号的感知、信号的转导及信号传导网络。③机体对器官生长的控制与失控，器官再生的发动和限制。④神经通路形成中的细胞识别和导向生长。⑤个体发生中极性、轴性及场区对发育图式的控制。⑥高等植物生长、发育中根冠关系的调节：信息传递和物质运输（信息流与物质流）。

细胞社会学在生命科学、生物学和医学中非常重要，探讨细胞社会性是研究细胞社会学的基础。细胞社会性以研究细胞与细胞之间直接的接触和间接的（通过可溶性信息分子的）相互作用，以及细胞与细胞外基质（不溶性信息分子）之间的相互作用为基础。细胞识别及细胞间相互作用是多细胞生物体中细胞进行有序生命活动所必需的，对于以基因表达为基础的细胞存活、增殖、分化、凋亡、迁移、极性及各种特化功能具有重要调控作用。

（周柔丽）

细胞识别 (cell recognition)

xìbāo shíbié

细胞间通过表面黏附分子形成专一性黏附的相互作用。包括同种和同类型细胞之间以及不同种或不同类型细胞之间的相互作用，具有种属特异性、器官组织特异性和细胞特异性。病原体感染宿主细胞，也是首先通过细胞识别进行的。多细胞生物体的各种细胞之间通过细胞识别而相互黏附、相互沟通或实现通信。细胞识别以细胞表面分子的识别为基础，包括细胞黏附分子、膜受体、各种整合在质膜的生物活性分子等。这类分子是共价结合一定糖链结构的糖蛋白、蛋白聚糖或糖脂。糖链以其独特的巨量多样性而提供分子识别的基础。

（周柔丽）

细胞黏附 (cell adhesion)

xìbāo niánfù

在细胞识别基础上，同类细胞发生聚集成为细胞团或组织的过程。由细胞表面特定的细胞黏附分子介导，通过控制单个细胞装配成三维组织而参与三胚层形成、形态发生和组织器官形成。细胞黏附除对组织构筑和形态发生具有重要作用外，也参与细胞通信和信号转导，并影响细胞的极性、存活/凋亡、增殖、分化、迁移、代谢、稳态、干细胞自我更新和分化，以及受精、着床、免疫细胞回巢、免疫反应等等生理活动；参与创伤愈合、炎症反应、血栓形成以及肿瘤的侵袭和转移等病理过程。细胞黏附不是简单的细胞聚合，而是多步骤、多成分参与的级联过程。细胞黏附可为稳定的或动态的，例如在细胞迁移中发生细胞黏附与去黏附交替进行的动态过程。

（周柔丽）

细胞黏附分子 (cell adhesion molecule，CAM)

xìbāo niánfù fēnzǐ

介导同种细胞（异种细胞）之间或细胞与细胞外基质之间相互黏附各种分子的总称。其种类繁多，主要为细胞表面的穿膜糖蛋白，还有少数穿膜蛋白聚糖（如黏结蛋白聚糖，syndecan）。

结构　CAM 通常由较大的胞外区、较保守的穿膜区及较小的胞内区组成。糖链存在于胞外区，有 N-连接（连接在肽链天冬酰胺残基的氨基上）和 O-连接（连接在肽链丝氨酸/苏氨酸残基的羟基 O 上）两种类型。CAM 的细胞外区可识别和结合同种（异种）的分子；胞内区可直接或通过一定的"锚定复合物"参与细胞骨架组装、细胞铺展和迁移；或与质膜（胞质）中的信号分子相结合而启动特定的信号转导途径，参与对细胞存活、增殖、分化、代谢和功能的调控。

分类　多数 CAM 的作用依赖于二价阳离子，如 Ca^{2+}、Mg^{2+}、Mn^{2+}。已发现的 CAM 有数百种，分为若干家族：钙黏着蛋白（钙黏素）、选凝蛋白（选凝素）、整联蛋白（整合素）、免疫球蛋白超家族及透明质酸黏素、黏蛋白样家族等。研究发现，柯萨奇-腺病毒受体（CAR）在上皮细胞黏连中发挥作用，可通过 3 种方式介导相邻细胞的识别与黏连：同种 CAM 分子介导的相互识别与结合（为亲同性）；不同种 CAM 分子介导的相互识别与结合（亲异性）；同种 CAM 分子借多价连接分子介导的相互识别与结合。

作用　不同家族的 CAM 可以相互作用，成为调控细胞行为和功能的一种机制。例如：介导同种相邻细胞相互作用的钙黏着蛋白和介导细胞与细胞外基质相互作用的整联蛋白分别通过黏合连接和桥粒而与细胞骨架的肌动蛋白微丝和中间纤维相连。二者均可转导化学信号和机械信号，既共享一些胞内信号分子和信号途径，还通过可收缩的肌动蛋白和肌球蛋白网传递机械信号来调整细胞的机械力分布。钙黏着蛋白和整联蛋白之间的这种沟通使细胞能够积极适应物理、化学环境的变化，在空间上组织细胞的信号传导和作用力。在黏合连接和桥粒之间传递的机械力最终会调节基因转录以控制细胞和组织的功能。

特定组织中的细胞通常用特定组合的 CAM 与其他细胞相互作用，犹如每个细胞用一套特定组合的受体来对外环境中的多种信号分子（如激素、生长因子等）进行应答反应，从而维持机体的完整性。鉴于 CAM 分子之间以及其与细胞表面受体之间的相互作用常可活化细胞的信号转导，从而参与很多生理及病理过程并成为药物设计的靶标。

（周柔丽）

钙黏着蛋白 (cadherin)

gàiniánzhuódànbái

动物组织中一类钙离子依赖性的细胞间黏附分子。又称钙黏素，为超家族，表达在不同种属、不同组织和不同的亚细胞部位，以动态方式与不同的生理、病理状态相适应，多数介导亲同性细胞黏附，也有部分介导亲异性细胞黏附。然而，除细胞黏附作用外，还可将黏附信号转导至细胞的信号网络并调节核内基因转录，因而在保持组织完整性、胚胎发育、形态发生、干细胞维持自我复制潜能和命运决定、组织稳态、创伤愈合、血管生成和细胞重编程等方面发挥重要生理作用，并且与多种病理过程相关。

结构特点 为 I 型单次穿膜糖蛋白，包括 N 端胞外区、穿膜区和 C 端胞内区，作用依赖于 Ca^{2+}。胞外区具有 2~34 个串联结构域。每个胞外（EC）结构域之间由结合 Ca^{2+} 的短序列连接。Ca^{2+} 的结合为钙黏着蛋白的正确构象和功能所需，可防止胞外区被蛋白酶降解。胞内区结构比胞外区更具多样性，并与其介导的细胞黏附特异性和机械与化学信号转导功能相适应。

分类、命名和成员 家族成员众多，已发现 350 个以上；在人类也已达百余种，其分子结构具多样性。起初根据被发现时的组织分布而命名，如相继在上皮、神经和胎盘发现的分别命名为 E-钙黏着蛋白（E-cad）、N-钙黏着蛋白（N-cad）和 P-钙黏着蛋白（P-cad）。分为经典型和非经典型两大类。随着越来越多的成员被发现及其结构与功能的多样性，这样的分类有所不足。通过基因测序和系统发生，依照进化过程和基因结构与功能，将编码 114 个人类钙黏着蛋白的基因分为 3 个亚家族：主型钙黏着蛋白（CDH）、原钙黏着蛋白（PCDH）和钙黏着蛋白相关（CDHR）。并按照各成员的分类所属和被发现的先后排序命名，如第一个被发现的 E-cad 命名为 CDH1；第一个被发现的原钙黏着蛋白命名为 PCDH1，依此类推。

CDH 亚家族 含 37 个成员，包括 I 型、II 型经典钙黏着蛋白、桥粒钙黏着蛋白、7D-cad 和 T-cad 等（图 1）。I 型（包括 E-cad、N-cad、P-cad、R-cad、M-cad）、II 型（包括 VE-cad、OB-cad）以及桥粒钙黏着蛋白等的胞外区均有 5 个 EC 结构域。一般由 EC1 介导与相邻细胞之间的亲同性结合。而 7D-cad 有 7 个 EC 结构域。再者，CDH I 型的胞内区十分保守；II 型胞内区则缺乏保守性。有以下几个代表性成员：

E-cad（CDH1） 发现最早、广泛分布于几乎所有上皮细胞，是保持上皮细胞相互黏合形成上皮板的基本黏附分子，是黏合连接的主要成分，也在部分脑细胞表达，并且是维系早期胚胎细胞黏连的主要分子。借胞外区最外端之 EC1 结构域的相互识别和结合而介导相邻细胞之间的亲同性黏合；但也可介导个别的亲异性结合，如 CDH1-CDH11 和 CDH1-CDH17 之间的结合。通过 CDH1 胞内区与 p120- 和 β-联蛋白结合，以及 β-联蛋白与 α-联蛋白（含有肌动蛋白结合位点）相结合而将黏合连接锚定于细胞骨架肌动蛋白微丝，以稳固黏合连接结构、调节微丝相关的功能、维持上皮细胞形态、控制细胞迁移。同时，借助于钙黏着蛋白的丛集使黏合连接能够承受一定张力来维持相邻细胞的紧密黏合。这对于保持上皮细胞的极性、分化表型以及上皮板的完整性和组织稳态具有重要作用。E-cad 也可通过调节细胞周期抑制因子 $p27^{kip1}$ 和 $p57^{kip}$，参与细胞增殖的接触抑制。而癌细胞的 E-cad 常因基因突变、转录抑制或胞外区的蛋白酶解而出现表达下调或功能障碍，导致黏合连接减弱，一方面失去接触抑制而导致增殖失控；另一方面使癌细胞易从瘤体脱落而游离，成为侵袭与转移的前提。鉴于 E-cad

在抑制肿瘤失控增殖和阻止转移中的作用，而将之归为抑癌蛋白。再者，E-cad 胞外区在蛋白酶的作用下水解而释放出游离的可溶性钙黏着蛋白（sE-cad），不仅使细胞黏合减弱，而且作为旁分泌和自分泌因子对多条信号通路发挥活化或抑制作用，参与某些肿瘤（如乳腺癌、卵巢癌和肺癌）的侵袭和转移。sE-cad 进入血液可用于某些肿瘤的诊断和监测。

N-cad（CDH2） 主要存在于间质细胞，如神经（胚胎的神经管和成年人大脑皮质）、晶体细胞、骨骼肌和心肌，也存在于成纤维细胞和内皮细胞，介导亲同性和亲异性细胞黏合，具有参与发育、维持间质细胞形态、促进细胞迁移等功能。

OB-cad（CDH11） 主要存在于间质细胞，如成骨细胞、成纤维细胞、心肌细胞等，介导亲同性和亲异性细胞黏合。其胞外区和胞内区类似于 N-cad。

VE-cad（CDH5） 特异性存在于内皮细胞，是内皮细胞间黏连的主要黏附分子，并常与 CDH2 共表达。在不同部位的脉管表达量不同，生长中的血管表达上调，参与血管生成。VE-cad 介导的细胞黏合可使内皮细胞免于凋亡和实现生长的接触抑制，维持内皮细胞与脉管周缘细胞的相互作用。癌细胞可表达 VE-cad 而在肿瘤内替代内皮细胞形成模拟脉管，为肿瘤组织提供血液供应和便于肿瘤细胞转移。

7D-cad 因胞外区含有 7 个 EC 结构域（图 1）而得名。其中 LI-cad（CDH17）存在于人类小肠和大肠的上皮细胞和杯状细胞，以及部分胰导管上皮细胞；也存在于大鼠和小鼠肝细胞。CDH17 胞内区特别短，功能不依赖于与胞质中的联蛋白和细胞骨架微丝的相互作用。其胞内分布也很特殊，既不在上皮细胞近顶侧面的黏合连接和桥粒，也不在细胞基底而在上皮细胞的基侧面。其作用可能与 E-cad 和桥粒钙黏着蛋白共表达于肠上皮细胞，作为经典型钙黏着蛋白的补充，保持上皮细胞基侧部黏合的灵活性。CDH17 在人类胃肠道肿瘤和肝胆系统肿瘤表达，与肿瘤细胞的生长、侵袭、转移、复发等相关；并可作为胃上皮肠化生和高分化胃腺癌的标志物。此外，Ksp-cad（CDH16）的结构与 CDH17 相似，二者同属一个亚家族。

截短的钙黏着蛋白（T-cad，CDH13）又称 H-cad，是钙黏着蛋白家族的一个独特分子，进化上极为保守，胞外区结构与经典钙黏着蛋白相似，而穿膜区完全阙如，通过糖基化磷脂酰肌醇（GPI）锚定于质膜中（图 1），而分布并非局限于黏合连接，而是弥散于心血管系统的内皮细胞和脉管平滑肌细胞的整个表面；且不与胞质内的锚定蛋白质及细胞骨架相连，因而不具有生理性的细胞黏附功能。T-cad 在血管增生性疾病（如动脉粥样硬化和肿瘤内血管生成）表达上调，可抵抗因氧化应激而诱导的凋亡，并促进脉管内皮细胞和平滑肌细胞增殖和迁移。在神经分化中对轴突生长具有负调控作用；还可作为脂连蛋白六聚体及其高分子量同型分子的受体。脂连蛋白是脂肪细胞分泌到血液中的主要脂肪因子，与胰岛素敏感性相关并具有抗动脉粥样硬化和保护神经的作用；在多种肿瘤，如结直肠癌、肺癌、卵巢癌、宫颈癌、前列腺癌等，由于基因启动子过度甲基化而表达下调，对肿瘤的生长和进展具有双面作用。

桥粒钙黏着蛋白 存在于桥粒结构，包括桥粒胶蛋白（DSC1-3）和桥粒黏蛋白（DSG1-4），胞外区含 5 个 EC，借 EC1 进行亲同性结合，胞内区的结构不同于 E-钙黏着蛋白，既不与联蛋白相结合也不与微丝相连，而是先通过分别与 β-联蛋白和 p120-联蛋白同源的斑珠蛋白和斑亲蛋白（plakophilin）相结合，再通过与桥粒斑蛋白作用而与角蛋白中间纤维相连（图 1）。

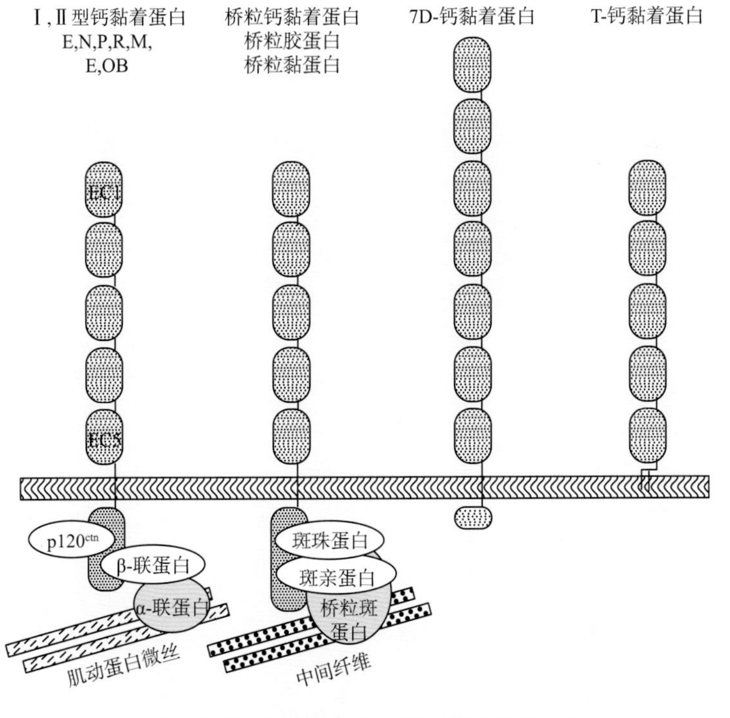

CELSR 1~3 为 7 次穿膜的（7TM）钙黏着蛋白，胞外区特别大，由 2700 个氨基酸残基构成非常巨大的胞外区（包括 9 个 EC 结构域、7 个 EGF 样结构域、2 个层黏连蛋白 G 型重复、1 个激素受体基序以及 1 个 G 蛋白偶联受体蛋白酶水解位点）；胞质尾由 300~600 个氨基酸残基构成。在神经系统和皮肤、肺、肾、胃肠、生殖系统和内皮细胞表达，主要发挥似 G 蛋白偶联受体的信号转导作用，并与 7 次穿膜的 FZD 受体相关，并可被 Wnt 配体活化。CELSR1 在保持上皮的平面极性上具有关键性作用；CELSR2 和 CELSR3 在纤毛生成和神经发育，特别是在神经元迁移以及中枢、周缘和肠道神经系统中的轴突导向上具有关键性作用。

PCDH 亚家族 是最大的亚家族（含 65 成员），主要分布在神经系统。介导亲异性和亲同性细胞黏附，其 EC 结构域与经典钙黏着蛋白相似，但外加 1 或 2 个重复 EC1 序列，胞内区结构域与经典钙黏着蛋白不同，而且不与 β-联蛋白、α-联蛋白和 p120-联蛋白结合，与细胞骨架蛋白的相互作用较弱，在黏合连接的定位不稳定，细胞黏附功能较弱。根据在基因组分布的特点分为簇集型（α-PCDH、β-PCDH、γ-PCDH）和非簇集型（δ-PCDH）两个亚家族。

图 1 主型钙黏着蛋白超家族成员的结构特点

簇集型 PCDH 此型约有 50 个成员，基因在基因组成簇分布，主要在中枢神经系统、轴突、生长锥和突触表达，胞外区有 7 个 EC 重复序列，以不同的组合表达在各个神经元，是神经元多样性的重要分子基础，并在轴突的精确性、突触形成、树突分枝和神经元存活上具有关键性功能。

非簇集型 PCDH 基因在基因组呈分散分布，在出生后早期的脑皮质区和成熟脑的尾状壳以及海马形成中具多样的时空表达模式，并在神经回路形成和维持中发挥重要作用。非簇集型的 δ1-PCDH 系列有 7 个 EC 重复序列，而 δ2-PCDH 系列有 6 个 EC 重复序列。每一个非簇集型 PCDH 蛋白各有独特的胞质信号传导模式。某些非簇集型 PCDH 参与神经系统疾病（如自闭症、精神分裂症、癫痫和认知障碍）的发生，提示其在大脑正常功能中发挥调节作用。非簇集型 PCDH 也在某些肿瘤发挥抑癌作用。

CDHR 亚家族 成员最少（含 17 个成员），却汇集了钙黏着蛋白超家族中最多样的分子，其中有些被误分到 PCDH 亚家族：①CDHR15（PCDH15）：存在于内耳毛细胞立体纤毛的顶尖连接中，胞外区有 11 个 EC 结构域，虽有 PDCH 系列的冠名，但并非属于 PCDH 亚家族。②CDHR2（PCDH24）和 CDHR5（MU-PCDH）：可形成小肠刷状缘相邻微纤毛之间的亲异性黏连，分别具有 9 个和 4 个 EC 结构域，虽有 PDCH 系列的冠名，却并不属于 PDCH 亚家族。③Calsyntenins（CDHR12~14）：只有 2 个 EC 重复序列，与学习和记忆的形成相关，可介导亲同性和亲异性黏连。④FAT 1~4：FAT1 通过胞内区的蛋白质相互作用参与细胞迁移和生长控制；FAT2 和 FAT3 与肿瘤相关；FAT4 有 34 个 EC 重复结构域，调控细胞的极性、增殖、经典 Wnt 信号级联、Hippo 信号途径和 YAP1 的表达。

功能 起初仅认识到细胞黏附的胶合作用：即经典钙黏着蛋白和桥粒钙黏着蛋白胞外区介导相邻细胞表面相同或不同分子的相互作用；胞内区通过不同的锚定蛋白质而把黏合连接和桥粒分别锚定在细胞骨架微丝和中间纤维。钙黏着蛋白通过与锚定蛋白质作用及与细胞骨架的连接还可调节细胞表面的各种突起（如片状和丝状伪足及纤毛等）、细胞迁移、稳态、增殖以及干细胞的分化。钙黏着蛋白提供的细胞识别和黏合的特异性在多细胞结构的模式形成中具有关键性作用。一种细胞往往表达几种钙黏着蛋白；同一种钙黏着蛋白可在不同类型的细胞表达、执行不同的功能。当细胞的状态转换时钙黏着蛋白的表达水平会发生改变，如在干细胞进行谱系特化时或已分化细胞重编程为多潜能状态时，钙黏着蛋白的表达和细胞黏着状态都会发生改变。除此之外，钙黏着蛋白通过将黏附信号转导至信号传导网络和基因转录程序而控制发育和细胞功能的多个方面，并且是组织稳态的基本调控者。

细胞表面的钙黏着蛋白通过与信号分子的相互作用可将信号传导至细胞内，参与信号转导的正向或负向调控，调节 PI3K/AKT、RTK 受体酪氨酸激酶（包括 EGFR、FGFR、VEGFR、HGFR）、Hedgehog、HIPPO 等信号途径（图 2），影响细胞生长、增殖、分化相关基因的表达，从而协调细胞行为。钙黏着蛋白传递信号的方式有 3 种：①直接活化信号途径：如 E-cad 和 VE-cad 均可直接活化 PI3K/AKT 信号通路而保护细胞免于凋亡。②与生长因子受体相互作用：如 E-cad 可与 EG-FR 相结合，通过负调控其激酶活性而抑制 EGFR/MAPK 信号通路；其对 ErbB2、IGFR 和 Met（HG-FR）等也有负调节作用。再如，VE-cad 与脉管内皮细胞生长因子受体 VEGFR2 相结合，通过促进其与酪氨酸磷酸酶相结合（使 VEGFR 脱磷酸失活）而抑制其下游的 MAPK 信号途径。反之，N-

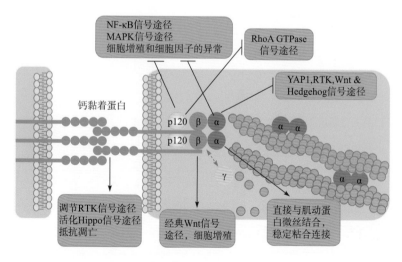

图 2 钙黏着蛋白相关的信号转导途径

cad 通过阻止配体诱导的受体内吞而增强 FGFR 信号通路。③调控基因转录：如 E-cad、VE-cad 通过与 β-联蛋白相结合而调节其在胞质内的游离水平，从而控制 Wnt-β-联蛋白信号途径对核内 Lef/TCF 转录因子的活化，调控与发育和增殖相关基因的表达（见 Wnt 信号通路）；经典钙黏着蛋白的胞质尾可与 p120-联蛋白结合，借以将钙黏着蛋白锚定到微管，并调节 Rho 家族 GTP 酶（RhoA、Rac1 和 CDC42）的活性，控制细胞的极性、迁移和凋亡。p120-联蛋白还可调节 NF-κB 信号途径，并可与转录抑制因子 KAISO 结合而抑制其功能。再者，在剪切力作用下 VE-cad 与血小板-内皮细胞黏附分子（PE-CAM）和 VEG-FR2 结合成复合物，可活化整联蛋白并引起肌动蛋白骨架重组。钙黏着蛋白与整联蛋白相似，也可转导机械信号并对机械力产生反应。而且由机械信号驱动的通过肌动蛋白微丝而相互联系的钙黏着蛋白与整联蛋白之间的沟通可调节细胞表面受体、微丝骨架和胞内力的空间分布。这对细胞迁移，包括在发育、创伤愈合和肿瘤转移过程中的细胞集体迁移，具有重要作用。此外，通过较硬基质传导的机械力可以使 N-cad 介导的黏合连接更好形成，这对组织工程和再生医学的研究有一定参考意义。

钙黏着蛋白对于干细胞的保持和分化具有重要调节作用。E-cad 对于保持胚胎干细胞的多潜能性和细胞重编程是必要的；N-cad 参与骨髓移植后造血干细胞的长期植活和造血。这两种钙黏着蛋白都对间充质干细胞分化命运的决定具有重要调节作用。

病理意义 钙黏着蛋白在细胞表面的水平是动态的、可调节的，因而在发育、创伤愈合和肿瘤转移中需要细胞重排时可提供黏合连接的可塑性。换言之，细胞表面的钙黏着蛋白通过不同方式的内吞和囊泡运输而有不同的去路，如可到溶酶体被降解或再循环到细胞膜。二者的分配比值影响钙黏着蛋白在质膜的水平和黏合连接的牢度，使相互黏合的细胞可以在必要时分离。p120 通过与经典钙黏着蛋白胞内区邻近膜的序列（其中含有与内吞衔接蛋白质相结合的基序）相结合而遮住了介导内吞的位点，从而发挥质膜中钙黏着蛋白水平"捍卫者"的重要作用，参与黏合连接的动态调控和可塑性。

不同的钙黏着蛋白在肿瘤侵袭、转移中发挥不同的作用，并对转移的抑制和促进之间的平衡予以调控。甚至同一种钙黏着蛋白在不同的肿瘤具有不同的作用，如 P-cad（CDH5）在某些肿瘤（黑色素瘤、口腔鳞癌、肝癌、非小细胞肺癌）作用似 E-cad，因表达下调而促进侵袭、转移；而在另一些肿瘤（乳腺癌、卵巢癌、子宫内膜癌、皮肤癌、胃癌、胆囊癌和胰腺癌）则表达上调而抑制侵袭/转移。当癌瘤细胞发生与侵袭/转移相关的上皮-间质变迁（EMT）时，抗转移的 E-cad 表达下调，同时促转移的 N-cad 和 OB-cad 上调。

（周柔丽）

xuǎnníngdànbái

选凝蛋白（selectin） 识别和结合糖链结构的亲异性细胞黏附分子家族。又称选凝素，有 3 个成员，根据其主要表达的细胞而命名。L-选凝蛋白（CD62L）、P-选凝蛋白（CD62P）和 E-选凝蛋白（CD62E）最初分别在白细胞、血小板和内皮细胞发现。

结构及其糖配体 均为单次穿膜的 I 型糖蛋白，属于 C 型凝集素超家族中的一个亚家族。C 型凝集素是一类依赖于 Ca^{2+} 的识别和结合糖链结构的蛋白质。选凝蛋白的糖识别结构域（CRD）具有高度同源性。CRD 位于胞外区的 N 端，之后是 EGF 样结构域和数目不等的重复序列。再后是保守的穿膜序列和短的胞质结构域（图）。3 种选凝蛋白对唾液酸化和岩藻糖化的 O-连接糖链配体具有高亲和性，如唾液酸化 Lewis 抗原（sLe^x 或 sLe^a）为其识别和结合的基本糖结构。sLe^x 和 sLe^a 抗原为唾液酸化和岩藻糖化的 N 乙酰氨基葡萄糖-半乳糖的同分异构体，是细胞表面某些糖蛋白或糖脂之糖链末梢的四糖结构，广泛分布在白细胞、血小板、内皮细胞和肿瘤细胞表面。一些硫酸化糖链（如肝素、硫酸乙酰肝素、硫酸化糖脂等）也可被 P-选凝蛋白和 L-选凝蛋白识别和结合。然而，每种选凝蛋白特异性地对某些唾液酸化和岩藻糖化的糖链配体具有较高的亲和性，如 P-选凝蛋白糖蛋白配体 1（PSGL-1）虽可与 3 种选凝蛋白结合，却是 P-选凝蛋白的主要配体，存在于 PSGL-1 之 N 端的硫酸化酪氨酸残基可加强其与 P-选凝蛋白和 L-选凝蛋白的相互作用。PSGL-1 存在于各种白细胞、T 淋巴细胞、NK 细胞、树突状细胞（DC）等免疫细胞和血小板，可参与上述细胞在表达 P-选凝蛋白的内皮和血小板聚合物上滚动。再如，HCELL 是 E-选凝蛋白主要结合的糖配体，组成性存在于人类造血干细胞 CD44 分子带有 sLe^x 的 N-连接糖链。至于淋巴结高内皮小静脉内皮细胞表面 L-选凝蛋白

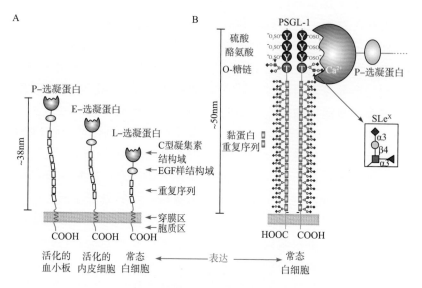

图 选凝蛋白及其糖配体的结构

注：A. 选凝蛋白结构；B. 选凝蛋白识别和结合的糖配体结构（sLe^x 和 PSGL 分子结构）

的配体则是 N-聚糖和黏蛋白型 O 聚糖中的含 MECA-79 的 6-硫酸-sLe^x 决定簇。

L-选凝蛋白 在所有髓系白细胞、幼稚（初始）T 细胞和某些活化的记忆性 T 细胞表面呈组成性表达。

P-选凝蛋白 组成性表达在巨核细胞，血小板 α 颗粒中；血小板活化后数分钟内转运至细胞表面。P-选凝蛋白也存在于内皮细胞的怀布尔-帕拉德小体（Wei-bel-Palade body），呈组成性表达。当内皮细胞被凝血酶、组胺、缺氧或损伤活化后怀布尔-帕拉德小体即迅速与质膜融合而转运至内皮细胞表面，并可维持数小时；还组成性表达在某些脉管（如肺和视网膜、脉络丛）内皮细胞的表面。

E-选凝蛋白 存在于活化的内皮细胞，在炎性因子（TNF-α、IL-1β）、脂多糖和血流紊乱等刺激下部分地通过 NF-κB 信号通路，依赖于转录活化而在局部内皮细胞被诱导表达，并转运至细胞表

面，可维持 1～2 天；慢性炎症部位 E-选凝蛋白维持高表达。3 种选凝蛋白协同募集白细胞到达炎症部位。

功能和病理意义 在炎症、止血、免疫反应等生理过程以及血栓形成、肿瘤转移等病理过程中发挥重要作用。

参与炎症反应 首先血循环中快速流动的白细胞借其表面的 sLe^x 糖而被由炎性因子（TNF-α 和 IL-1β）活化的脉管内皮细胞表面的 E-选凝蛋白捕获，到达炎症部位；同时白细胞也借其 PSGL-1 糖体与活化内皮细胞表面的 P-选凝蛋白相互作用。然而，这样的黏附是可逆性的、并不稳固，即黏附、分离、再黏附、再分离……，以致白血病在内皮上滚动。在此过程中，白细胞接触到结合在内皮细胞表面的趋化因子并借其活化 β2 族整联蛋白，包括 αLβ2（CD11a/CD18，又称 LFA-1），αMβ2（CD11b/CD18，又称 Mac-1），αXβ2（CD11c/CD18），借助整联蛋白与内皮细胞表面的

免疫球蛋白超家族黏附分子（ICAM-1、ICAM-2 和 VCAM-1）的相互作用而致白细胞定着于血管内皮，同时激活信号转导途径引起内皮细胞回缩和分泌蛋白水解酶，暴露和破坏内皮下基膜，进而通过分泌趋化因子而促进白细胞迁移出脉管，到达炎症组织执行防御功能。

参与癌细胞转移 癌细胞也分泌可活化血管内皮细胞的因子，使 P-选凝蛋白和 E-选凝蛋白在血管内皮细胞表面高表达。同样的，多种癌细胞表面具有丰富的 sLe^x 或 sLe^a 糖抗原，还有的癌细胞分泌富于高度丛集的带 sLe^x 抗原的 O-连接糖链的硫酸化黏蛋白白。这些成为内皮细胞表面 P-选凝蛋白和 E-选凝蛋白的配体，使血循环中的癌细胞与血管内皮细胞相互作用，以相似与白细胞的分子机制穿出血管，进行血行转移。基于 P-选凝蛋白和 L-选凝蛋白可以结合肝素，给予临床治疗量的肝素可抑制这两种选凝蛋白介导的肿瘤细胞与白细胞和血小板的黏附，从而在一定程度上阻止癌栓形成和癌细胞转移。此外，血小板表面的 P-选凝蛋白介导的与肿瘤细胞的黏合可促进 PDGF 等生长因子的释放，从而促进肿瘤生长；也促进癌栓的形成和肿瘤细胞的免疫逃逸。

参与止血和血栓形成 在脉管损伤或炎症部位血小板、白细胞和局部内皮细胞被活化，选凝蛋白出现在上述各细胞表面。活化的血小板以其 P-选凝蛋白与白细胞（包括中性粒细胞、单核细胞、NK 细胞和某些 T 淋巴细胞亚型）和内皮细胞表面的糖配体（如 PSGL-1 和 sLe^x）相结合，使白细胞表面的整联蛋白 Mac1 活化，促进白细胞和血小板被募集

到血管损伤部位，并形成血小板-白细胞的稳定聚合物；刺激单核细胞合成组织因子（血液凝固的关键辅助因子），同时有助于纤维蛋白等的沉积和形成血凝块。同时，出血时相应血管内皮上调 E-选凝蛋白的表达，可募集白细胞黏附于血管内皮，也参与止血。再者，静脉淤滞和缺血会引起 P-选凝蛋白表达上调，可吸引表达其 PSGL-1 的血小板和白细胞的黏附，从而增大静脉血栓。在人类发现了缺失穿膜区的 P-选凝蛋白转录本，作为可溶形式的 P-选凝蛋白以低水平存在于血液中。此外，白细胞的黏附促进其质膜中 P-选凝蛋白胞外区的蛋白酶解，释放可溶性 P-选凝蛋白进入血液循环。深静脉血栓患者血液中可溶性 P-选凝蛋白特异性升高，成为深静脉血栓形成的新标志物。

其他 细胞表面的 L-选凝蛋白则可通过与淋巴结和脾的小静脉高柱状内皮细胞表面特定糖结构的相互作用而介导淋巴细胞归巢到次级淋巴器官。P-选凝蛋白在动脉粥样硬化、缺血再灌注损伤等疾病中可能都有作用。

（周柔丽）

zhěngliándànbái

整联蛋白（integrin） 一类普遍存在于脊椎动物细胞表面的异亲型细胞黏附分子。属于整合蛋白家族，又称整合素，作为细胞外基质成分的受体而介导细胞与细胞外基质相互作用，在黏着斑形成中发挥关键性作用，介导信号转导和机械转导，调控细胞的存活、增殖、分化、迁移和维持细胞的稳态等；某些整联蛋白也介导细胞-细胞（包括白细胞/肿瘤细胞-脉管内皮细胞、T 细胞-抗原提呈细胞、细胞-病原体等）之

间的相互黏合，参与白细胞/肿瘤细胞出脉管、免疫反应、炎症等；作用依赖于 Ca^{2+}。

结构 整联蛋白是由 α 亚单位（120～185kD）和 β 亚单位（90～210kD）组成的异二聚体。在哺乳动物中已鉴定出 18 种 α 和 8 种 β 亚单位，分别组合成至少 24 种整联蛋白，特异性地表达在不同细胞或细胞的不同状态，具有不同的、重叠的配体结合特异性。α 和 β 亚单位均为 I 型单次穿膜糖蛋白。含糖链的胞外区负责识别和结合配体；胞内区既可与多种胞内信号分子相结合，具有信号转导功能，又可与细胞骨架成分相结合，实现细胞外基质与细胞骨架的连接而参与机械转导，并对细胞的形态、极化和迁移发挥重要作用。

分类 可分为 4 个亚家族（图）：胶原受体、层黏连蛋白受体、精氨酸-甘氨酸-天冬氨酸（RGD）受体和白细胞特异受体。配体分别为胶原、层黏连蛋白、含 RGD 序列的蛋白质（包括纤维

蛋白原、纤连蛋白、层黏连蛋白、胶原、血小板反应蛋白等）以及白细胞特异的整联蛋白所结合的亲同性和亲异性配体（ICAM、VCAM、纤维蛋白原等）。一种整联蛋白受体大多具有若干亲和性不同的配体，如 α3β1 的配体可为层黏连蛋白、纤连蛋白和胶原；少数为单特异性的，仅有一种配体，如 α5β1 配体只有纤连蛋白，α6β1、α6β4 和 α7β1 的配体只有层黏连蛋白。再者，同种配体可有不同亲和性的多种整联蛋白受体，如 α1β1、α2β1、α10β1 和 α11β1 都是胶原的受体，其中 α1β1 对 IV 型胶原的亲和性较高，而 α2β1 和 α11β1 更亲和 I 型胶原，α10β1 对各型胶原的亲和性依次为 IV 型 > VI 型 > II 型。

功能 整联蛋白介导的细胞-胞外基质以及细胞-细胞之间的黏附具有调控基因表达以及细胞生长、分化、自噬、迁移、极性、稳态等功能，还可以调变细胞的微环境。来自胞外的化学信号（如黏附于细胞或基质成分）

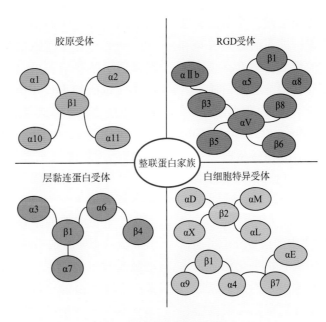

图 整联蛋白家族的类别

或物理信号（如应力或硬度改变）均可通过不同整联蛋白受体的活化和丛集而组装由不同成分构成的黏着斑复合物，经不同的分子机制而转导为细胞内的信号，并与细胞内错综复杂的信号网络相沟通，借以调控基因表达和细胞行为。

介导信号转导 整联蛋白介导的穿膜信号传导是双向的：胞内信号外传和胞外信号内传。

胞内信号外传 是整联蛋白家族接受细胞内的信号发生构象改变而从非活化状态转变为活化状态的过程。即细胞内信号分子［如踝蛋白（talin）或黏着斑蛋白（kindlins）］结合到 β 亚单位的胞质尾可引起其胞外结构域的构象由折叠转变为伸展状态，增强了与配体（包括细胞外基质成分或相邻细胞表面的其他黏附分子）的亲和性，从而活化整联蛋白。这对细胞的黏附、迁移及细胞外基质的组装具有关键作用。

胞外信号内传 当细胞外基质成分（如胶原、纤连蛋白或层黏连蛋白）作为配体分子与整联蛋白胞外区相结合时也可使其构象发生转变而活化，并引起整联蛋白的丛集。进而引起黏着斑和微丝骨架的组装。黏着斑是由多分子组成的、动态的蛋白质复合物，包括众多胞内信号蛋白质（如 FAK、Src、PI3K/Akt、Grb2等）和细胞骨架衔接蛋白［如踝蛋白、桩蛋白（paxillin）、黏着斑蛋白（vinculin）、α-辅肌动蛋白（α-actinin）、张力蛋白（tensin）等］。黏着斑中的信号分子可通过不同的分子机制将生化信号传递到胞质乃至胞核，调控基因的转录。这些级联过程，对于细胞存活、增殖、凋亡、自噬、极性具有关键作用。黏着斑中的衔接蛋

白与微丝骨架相连并调控其组装和骨架相关的细胞行为。黏着斑激酶（FAK）为非受体酪氨酸激酶，在黏着斑组装中作为组织者发挥枢纽作用。FAK 可活化 PI3K/AKT、Ras/MAPK（ERK）、NF-κB 及 JNK 等信号途径。例如，胚胎干细胞表达的整联蛋白通过 FAK 活化 PI3K/AKT、Ras/ERK 等信号途径，从而对于干细胞的存活、抵抗"失巢凋亡"、自我复制和维持多潜能性发挥关键性作用。在整联蛋白信号转导机制中包括蛋白质的构象变化、磷酸化/去磷酸化、酶活性和蛋白质相互作用的改变以及信号分子的转位。

整联蛋白介导的信号转导途径通过不同的分子机制将其与配体结合的活化信号与多条信号通路相连，形成复杂网络，调控细胞的生命活动。与生长因子受体（受体酪氨酸激酶，RTK）介导的信号途径为多点交汇，形成细胞内、外沟通的信号网络，对基因表达和细胞行为（包括存活、凋亡、自噬、增殖、分化、极性、迁移等）进行广泛调控。最终的效应由细胞类型和生长因子刺激与黏附信号之间的协同作用来决定。例如：上皮细胞黏附于细胞外基质后整联蛋白可与生长因子受体（包括 EGFR、PDGFR、HG-FR/Met、VEGFR 或 FGF）相结合，导致生长因子受体的磷酸化/活化，并促进细胞周期的运行。这样的活化依赖于整联蛋白而不依赖于生长因子的结合。换言之，生长因子的足量活化需要整联蛋白介导的细胞黏附。反之，能激活 RTK 的生长因子也能通过改变整联蛋白的定位和活化而调节其所介导的细胞黏附、铺展和迁移。此外，整联蛋白不仅可启动多条信号途径还可以调节其他

整联蛋白，从而对细胞行为进行微调。在转化细胞和肿瘤细胞中，由于 FAK 过表达或持续活化，只需生长因子的刺激便可促进细胞周期的运行，使细胞丧失了锚着依赖性生长特性；反之，在黏附的非转化细胞中，无论通过何种途径抑制 FAK 的活性均可以诱导细胞凋亡。

机械转导 细胞在细胞外基质上黏附可由整联蛋白感知机械应力，启动 FAK 的活化和黏着斑的组装，而且应力的增减可通过整联蛋白调节黏着斑在黏着部位的组装。整联蛋白在机械应力转导中作为连接细胞外基质成分和细胞骨架微丝的桥梁，实现细胞对外环境生物物理性质的感受和反应，在细胞外基质的黏弹性/刚性和细胞骨架所产生的细胞张力之间建立交互关系。机械转导中的应力可使细胞黏着部位对机械力敏感蛋白质的功能发生改变，引发生化信号来调节细胞力学的快速反应和基因表达的长久改变。整联蛋白介导的机械转导在发育和维持组织稳态上具有重要作用，失控则常导致疾病。

特性 有以下几方面：

配体亲和性 整联蛋白与其他细胞黏附分子相似，而与激素和其他可溶性信号分子的细胞表面受体不同的是，其与配体的亲和性较低，但在细胞表面的浓度较高（10~100 倍）。因此，整联蛋白活化后的丛集可通过"尼龙搭扣"效应而增强细胞黏附效应。整联蛋白受体亲和性的调节对于其功能的发挥至关重要。同一种整联蛋白分子在不同类型细胞可具有不同的配体结合特异性，如 $\alpha2\beta1$ 在成纤维细胞及血小板表面为胶原的受体，而在内皮细胞则为层黏连蛋白及纤连蛋白的受体。

整联蛋白通常识别和结合其配体的短肽序列。RGD 类的 7 个整联蛋白皆识别、结合 RGD 三肽序列。创伤时在损伤血管和多种可溶性因子的刺激下血小板表面的 αⅡβ3 和 αVβ3 整联蛋白被活化而与纤维蛋白原分子中的 RGD 相结合并凝集成块，参与止血；抑制 αⅡβ3 则阻止血小板凝集。

表达谱 整联蛋白的表达谱不仅在不同组织、细胞不同，而且在相同细胞的不同生理与病理状态也有不同的"配置"、不同丰度、不同活性、执行不同的功能。细胞的特异性表达谱决定了对其微环境中的细胞外基质成分和相关细胞如何感受和进行反应。整联蛋白的亚单位有些广泛表达于各种组织（如 β1），有些则仅表达于在特定的组织中，如 β6 在胚胎发育中的上皮组织表达，并与 αV 亚单位组合为纤连蛋白、腱蛋白（Tn）和玻连蛋白的受体；而 αVβ6 在成年人则仅在创伤愈合中的上皮细胞和某些肿瘤组织中表达。再如，在胚胎和新生儿的心肌细胞 α2β1 表达上调，而在成年人的心肌细胞表达量很低。在胚泡着床过程中，滋养层细胞及子宫内膜中特定的整联蛋白呈阶段特异的周期性表达，并介导一定的信号转导。α4β1 及 αVβ3 在子宫内膜的"着床窗"开放时表达；其表达紊乱与某些不孕症有关。

内化 细胞表面的整联蛋白是动态的，可经过内化而进入早期（胞）内体，然后通过不同的转运途径回到质膜或到达核周的再循环区室。整联蛋白的内化可引起黏着斑解聚，而活化的整联蛋白再循环到质膜又可引起黏着斑的组装。这对于信号转导和细胞骨架的组装非常重要，因而在细胞存活迁移、极化和胞质分裂

中发挥关键作用。

参与细胞迁移 细胞的迁移过程包括片状伪足的伸展、黏着、细胞体前移和后端的回缩。在这个过程中质膜中的整联蛋白通过内吞、转运而从细胞的后端移至片状伪足前沿，从而使细胞的前沿和后端交替发生与基质之间的黏附和去黏附：前沿质膜中的整联蛋白活化并黏附于基质，而后端质膜中的整联蛋白通过内化而失活脱离基质，细胞体得以向前移动；然后前沿之整联蛋白内化、失活、脱离基质，片状伪足得以进一步向前伸展，整联蛋白再活化而与基质黏附，进行下一个循环。通过整联蛋白的内化、转运以及失活与活化的交替进行来调节细胞骨架的组装，完成细胞的迁移，而且细胞迁移的速度是由整联蛋白的转运来控制的。再者，中枢神经系统感觉神经元（如视网膜神经节细胞）的轴突再生（可视为另一种形式的细胞迁移）也借助于整联蛋白的胞内转运而实现。总之，整联蛋白的再循环途径还决定其所引起的细胞效应和所激活的下游信号途径。不同整联蛋白的内化和再循环由不同的分子（如 Rab 家族以及 4 次穿膜蛋白家族的 CD151 等）介导并相互制约。对于某些肿瘤细胞，活化的整联蛋白的内化可延长整联蛋白-细胞外基质所启动的信号转导，从而抑制其在血行转移中可能发生的"失巢凋亡"，并支持其定着不依赖性生长。

整联蛋白不仅可识别和结合胞外的多种配体，还与质膜中及胞质内的多种蛋白质结合，如可与质膜中的生长因子受体、4 次穿膜蛋白、窖蛋白、基质金属蛋白酶（MMP）及其受体等结合。αVβ3 整联蛋白与 MMP-2 的结合，

有利于细胞的侵袭行为。其胞质尾可与踝蛋白、桩蛋白、α-辅肌动蛋白等相结合，并通过踝蛋白和桩蛋白而与 FAK 结合。

与临床联系 整联蛋白与多种疾病密切相关，并已成为药物设计的靶标。

整联蛋白异常或缺失 可致死或引起疾病。整联蛋白 α5 和 β1（纤连蛋白受体）的缺失可导致小鼠胚死于着床期。仅缺失 α7 的小鼠虽可存活但发生肌营养不良症，因 α7β1 是肌细胞外周基膜中层黏连蛋白的受体。白细胞表面的整联蛋白（αXβ2 等）因参与其与血管内皮细胞的黏附和使得白细胞能穿出脉管抵达炎症部位以执行防御功能，缺乏 β2 则会反复发生细菌感染，称为白细胞黏附缺陷症（LAD）。Ⅰ 型 LAD 是常染色体的隐性遗传性疾病，患者大多死于婴、幼年，仅少数 β2 表达量不足者可活到成年。Ⅱ 型 LAD 患者虽具有足够数量及正常序列的 β2 链，但由于其 sLe^x 结构异常也导致白细胞与炎症部位血管内皮细胞作用的障碍，致使白细胞的防御功能无法发挥而发生反复细菌感染。再者，血小板特有的 αⅡβ3 整联蛋白突变引起血小板形态及黏附、聚合功能异常，表现为血块收缩不良，因而发生出血倾向，称格兰茨曼综合征（Glanzmann syndrome）。

肿瘤 肿瘤干细胞（CSC）是肿瘤起始细胞，也是维持肿瘤生长、转移和药物抵抗的小细胞群。某些整联蛋白是保持肿瘤干细胞表型和自我复制能力所不可缺少的，如层黏连蛋白的单特异性受体 α6β1 是维持乳腺癌 CSC 干性所必需的，不仅在胶质母细胞瘤与层黏连蛋白共表达，而且消除 α6 会减少 CSC 细胞数。基

质硬度增加是促进肿瘤发生的因素之一。细胞表面 α2β1 整联蛋白与基质中的胶原结合可促进胶原的交联从而增加基质硬度。而且，整联蛋白可感知机械硬度，因而整联蛋白的活化可通过调变肿瘤微环境中基质的物理性质而促进肿瘤的发生。再者，整联蛋白介导的信号途径及其与 EGFR、ErbB2、Met 等生长因子受体相互作用所激活的信号转导途径，均促进肿瘤细胞的存活、过度增殖和肿瘤发生，并对以生长因子受体为靶标的肿瘤靶向治疗，以及常规放化疗产生抵抗。整联蛋白的这种效应有的依赖黏附于细胞外基质；有的依赖于受体复合物内吞后从胞内体发出的生长刺激信号。这为以整联蛋白为靶标的药物设计增加了难度。

与肿瘤侵袭/转移相关的整联蛋白包括 α3、α5、α6、αV 和 β1、β3、β4。高转移的黑色素瘤和胰腺腺癌分别高表达 αvβ3 和 α6β4，并参与其侵袭转移过程（αVβ3 整联蛋白参与肿瘤的血管生成并可阻止癌细胞在脱离细胞外基质时发生凋亡，还可促进癌细胞的迁移）；α6β1 在转移性乳腺癌、肝癌、胰腺癌及头颈部鳞癌高表达，促进癌细胞的增殖、迁移及侵袭，与不良预后相关。

血管生成是肿瘤生长和转移的必要条件，多种整联蛋白对血管生成具有促进作用，如 αVβ3 和 α5β1 通过调节血管内皮细胞迁移和增殖而促进肿瘤的血管生成，αVβ3 还可防止肿瘤细胞的失巢凋亡并促进癌细胞的迁移；肿瘤细胞上的 α3β1 和 α6β4 可分别通过刺激自身 MMP-9、COX-2 和脉管细胞生长因子 VEGF 的表达而以旁分泌的形式促进血管生成。α4β1 及其配体（VCAM-1），在肿瘤和非肿瘤组织中对于脉管形成都是重要的。

基于整联蛋白信号途径在调节血管内皮细胞、平滑肌细胞、白细胞、血小板的功能上发挥重要作用，以致从最早期诱导炎症到进展为纤维斑块在动脉粥样硬化发展的各阶段都有整联蛋白参与。此外，整联蛋白还在炎症、血栓形成、心血管病等疾病过程中具有重要作用，因而成为新药研发的靶标。

(周柔丽)

miǎnyì qiúdànbái chāojiāzú xìbāo niánfù fēnzǐ

免疫球蛋白超家族细胞黏附分子 [Ig-superfamily cell adhesion moclecule (CAM), Ig-CAM]

分子结构中含有免疫球蛋白（Ig）样结构域的细胞黏附分子。Ig 样结构域系指借二硫键维系的反平行的 β 折叠肽链结构，广泛存在于多种蛋白质分子中，组成免疫球蛋白超家族（IgSF）。大多数 IgSF 成员参与免疫应答的各个方面，其中 Ig-CAM 介导细胞间的黏附作用。进化上，在没有免疫系统的无脊椎动物就存在 Ig-CAM，可见 IgSF 的黏附功能先于其在免疫应答中的作用而出现。

功能　一般不依赖于 Ca^{2+}。Ig-CAM 中有的介导亲同性细胞黏合，如各种神经细胞黏附分子等（NCAM）；有的介导亲异性细胞黏合，如细胞间黏附分子（ICAM）和血管细胞黏附分子（VCAM）等；还有的兼具亲同性和亲异性，如血小板内皮细胞黏附分子（PECAM），既可介导内皮细胞间的亲同性黏合，也可介导多种白细胞与内皮细胞间的亲异性黏合。而后者的作用依赖于 Ca^{2+}。还有些 Ig-CAM 识别配体的糖链。

Ig-CAM 参与免疫应答过程的多种黏附作用。淋巴细胞表达的 Ig-CAM 包括 BCR、TCR、CD2、CD4 或 CD8、ICAM1、ICAM2。它们均为亲异性，并在抗原识别、细胞毒性 T 细胞（CTL）功能及淋巴细胞再循环中发挥重要作用。免疫系统表达的 Ig-CAM 介导的信号转导参与抗原对 T 细胞和 B 细胞的活化。例如：抗原提呈细胞（APC）和 T 细胞需通过两对黏附分子（MHC II 类分子和 ICAM 分别与 TCR 和 αLβ2 整联蛋白）的相互作用才能实现 APC 与 T 细胞之间在时间和力度上足够的稳定黏合，从而完成抗原提呈，达到 T 细胞的充分激活，最终产生免疫应答。T 细胞的 CD2 可与靶细胞的 LFA-3 相互作用；淋巴细胞穿过淋巴结再循环需要 ICAM-1 或 ICAM-2 参与；而进入炎症的皮肤和肺需要通过 ICAM-1 与 αLβ2 相互作用。

Ig-CAM 与生长因子受体（受体酪氨酸激酶 RTK）家族成员（如 EGFR、FGFR 及 NGFR 等）的相互作用可活化与之相关的信号途径。

分类　家族成员众多（仅在神经系统就有 50 多种成员），包括 NCAM、ICAM、VCAM、PECAM 等。

NCAM　至少有 27 种同型分子，普遍存在于各种类型的细胞，特别是在神经系统高表达，参与神经发育过程中神经元的分化、迁移，神经的形成、生长（延长）、分支以及神经元之间神经连接（突触）的建立及保持。在成熟的大脑调节学习和记忆所需要的突触之组成、功能和可塑性。NCAM 与细胞的骨架相互制约，既调节骨架的组装，又依赖于并受骨架的调节。各种 NCAM 皆由同一基因编码，但转录后的拼接及翻译后的糖基化修饰不同。各种 NCAM 的胞外区形成 5 个 Ig 样结构域，参与 NCAM 分子间的同亲性结合；有的 NCAM 含有 1~2 个纤连蛋白Ⅲ型结构模块，通过与 FGFR（成纤维细胞生长因子受体）相互作用参与神经生长相关的信号传导。NCAM 有 3 种形式：①多数 NCAM 是单次穿膜糖蛋白，其胞内区长短不等。②NCAM 的肽链并不穿膜，而借助于与糖基化的磷脂酰肌醇连接嵌入质膜。③分泌到细胞外，或游离，或与细胞外基质结合。NCAM 的黏附强度由其在细胞表面的数量及唾液酸化程度共同调节。胚胎细胞表面 NCAM 的糖链呈多聚唾液酸化。因唾液酸基在生理 pH 下解离而带负电荷，多聚唾液酸基负电荷之间的相斥作用导致 NCAM 分子的唾液酸化程度与其介导的两个细胞间黏合的牢固度呈负相关。而分化成熟细胞的 NCAM 唾液酸化程度显著下降，有利于增加突触网络的黏附和稳定性。由多聚唾液酸所产生的静电相斥力还引导神经元突起的延伸（神经生长）。肿瘤细胞表面的 NCAM 也呈多聚唾液酸化，有助于肿瘤细胞脱离瘤体而游离，成为侵袭和转移的前提。

ICAM 在活化的内皮细胞表达。ICAM-1 和 ICAM-2 分别识别和结合整联蛋白 αLβ2、αMβ2 和 αXβ2、α4β1（VAL-4），在炎症部位的白细胞出脉管过程中发挥重要作用。

VCAM 在活化的内皮细胞表达，配体为 α4β1 和 α4β7。内皮细胞表面 VCAM-1 与白细胞表面 α4β1 的相互作用参与白细胞出脉管（见选凝蛋白）；与淋巴细胞表面 α4β7 相互作用介导血液中淋巴细胞抵达特定组织的脉管执行防御功能，以及归巢至淋巴结和进行再循环。此外，VCAM 也在肿瘤细胞表达，参与肿瘤细胞转移中癌栓的形成。

（周柔丽）

xìbāo jiān tōngxìn

细胞间通信（intercellular communication） 细胞与细胞之间通过信息发送、传递和接收产生特定生物学效应的过程。信息媒介或载体包括：①物理载体：如光子、电荷或电场、机械力（包括机械压力与牵引力、渗透压与静水压、流体动力等）。②无机或有机小分子与离子：如气体分子（NO、H_2S、CO、CO_2、乙烯等）、小分子激素、神经递质、关键代谢产物等。③生物大分子：如蛋白质类的细胞因子与核酸类的微小 RNA 等。④纳米颗粒和纳米囊泡：即由蛋白质和脂类等组装和包裹成的几十至几百纳米的多分子复合物，如外排体。细胞可通过受体和膜通道感受来自其他细胞的信息，也可通过细胞黏附分子和细胞骨架接受和传导其他细胞施加的作用力信息。

细胞间通信主要有以下几类方式：①两个相邻细胞通过细胞连接和细胞黏附进行通信。各种细胞连接和黏附均有通信功能。胞间桥由于局部质膜的融合，细胞质内各种可扩散的生物分子均可在相连的细胞间共享。以细胞通信为主要功能的细胞连接统称为通信连接，包括间隙连接和突触连接等；其中小分子信息载体经间隙连接实现的通信称为间隙连接胞间通信（GJIC）。②由细胞外基质介导的细胞间通信。③由细胞释放、分泌或酶解的可扩散物质介导的细胞间通信，包括内分泌和旁分泌等。

（周柔丽　张　页）

xìbāo liánjiē

细胞连接（cell junction） 存在于多细胞生物的细胞与细胞之间或细胞与细胞外基质之间的细胞表面特化结构。是细胞极性确立的基础，在由细胞群体构建组织器官的过程中发挥着关键作用。细胞连接由特定膜蛋白和细胞骨架蛋白维系其结构并介导机械力和信息的传递。根据形态、分子构成和功能可将细胞连接分为闭锁连接、锚定连接、通信连接、胞间桥 4 大类型（表）。

（周柔丽　张　页）

bìsuǒ liánjiē

闭锁连接（occluding junction） 相邻细胞之间的质膜没有缝隙地紧密结合。又称封闭连接。主要包括紧密连接和分隔连接。闭锁连接对细胞间隙的封闭作用是不完全的和选择性的。经由相邻上皮或内皮细胞之间的空隙实现的物质运输称为细胞旁通路。闭锁连接的主要功能是加固组织、建立细胞极性、封闭和选择性调控细胞旁通路的通透性。位于肾小球足细胞相邻次级突起之间的裂隙膜复合体是一种特化和具有高度通透性的闭锁连接，为构成肾小球滤过膜的结构基础。

（周柔丽　张　页）

jǐnmì liánjiē

紧密连接（tight junction，TJ） 上皮细胞顶端侧面质膜中的闭合蛋白和密封蛋白在细胞间构成的闭锁连接。普遍存在于脊索动物各类上皮、内皮及表皮细胞之间。某些间质细胞如骨髓基质细胞与造血干细胞之间亦存在 TJ。神经元本身不存在 TJ，但髓鞘具有 TJ。在电镜下 TJ 表现为两个相邻细胞侧面近顶部的质膜外片紧密接触，形成绳索状、宽 10nm 的封闭索。多条封闭索连成宽 100~

表　细胞连接的主要类型

连接分类		分布	标志性膜蛋白	相连的细胞骨架
闭锁连接	紧密连接	脊索动物多种细胞与细胞之间	密封蛋白、闭合蛋白、三细胞素等	微丝、微管
	分隔连接	无脊椎动物多种细胞与细胞之间；脊椎动物有髓鞘神经纤维的节旁轴突膜与髓鞘袢膜之间	密封蛋白、接触蛋白、神经连接蛋白、神经胶质蛋白等	微丝、微管
锚定连接	黏合连接	多种细胞与细胞之间	典型钙黏着蛋白	肌动肌球纤维束、微管
	桥粒	多种细胞与细胞之间	桥粒钙黏着蛋白	中间纤维、微管
	半桥粒	上皮细胞与基膜之间	α6β4 整联蛋白	中间纤维、微管
	黏着斑	间质细胞与细胞外基质之间	α5β1 整联蛋白	微丝
通信连接	间隙连接	多种细胞与细胞之间（在神经元间即为电突触）	连接子蛋白或无脊椎连接子蛋白	微丝、微管调控其装配
	突触连接	神经元之间的化学突触，运动神经元与骨骼肌纤维之间的神经肌肉连接，免疫细胞之间，或免疫细胞与靶细胞之间的免疫突触	化学突触为钙黏着蛋白等，免疫突触为超分子活化簇（SMAC）	微丝、微管调控其装配
胞间桥	稳定胞间桥	哺乳动物的促性腺激素释放激素神经元之间，以及卵原细胞、精母细胞和精子细胞之间；各种无脊椎动物的生殖细胞间	位于细胞皮质内的 TEX14、MKLP1（即 KIF23）	微丝、δ管蛋白
	暂时胞间桥	各种细胞的胞质分裂末期	位于细胞皮质内的 MKLP1、MgcRacGAP 等	Septin、肌动肌球纤维束、纺锤体极间微管
	胞间隧道纳米管（TNT）	普遍存在于各种动物的多种细胞与细胞之间（40~700nm）；细菌之间亦可形成细菌纳米管	膜蛋白 LST1、I-BAR 等	分为以微丝和以微管为支架两类
	胞间连丝	植物细胞之间（20~50nm）	未详	微丝、微管
	隔孔	真菌细胞之间（50~500nm）	未详	微丝、微管调控其装配

800nm 的网络状区带，即闭锁带（ZO）。封闭索在质膜胞质侧具有高电子密度的胞质斑，其上有微丝和微管附着。

分类　构成 TJ 的 4 次穿膜蛋白分两类：①密封蛋白（claudin）家族：分子量 21~27kD，人类有 26 个成员。②MARVEL 结构域蛋白家族：包括闭合蛋白（闭锁素）、三细胞素（MARVELD2）、MARVELD3。两个相邻细胞质膜上密封蛋白和闭合蛋白的胞外区在 Ca²⁺ 的介导下以同亲性方式结合，产生细胞间黏合力。三细胞素则在 3 个细胞交界处形成环状连接。此外，TJ 亦含单次穿膜蛋白如连接黏附分子（JAM）等。TJ 胞质斑内含上述膜蛋白的胞内结构域，其上结合着 ZO-1、ZO-2、ZO-3 等适配分子，介导 TJ 与微丝的连接。微管结合蛋白（扣带蛋白）通过与 ZO-1 结合，将非

中心体微管固定在 TJ 部位。微管与 TJ 的连接受 LKB1-AMPK 信号通路调控。微丝和微管系统均可调控 TJ 组装及细胞旁通路的通透性。

功能　TJ 对物质扩散具有栅栏、屏障和闸门作用。作为上皮细胞顶面膜域和基底侧面膜域的分界区，TJ 限制膜脂和膜蛋白的跨膜域侧向扩散，维系细胞极性，此即栅栏作用。TJ 对经细胞旁通路的物质扩散具有选择性封闭或通透作用，此即屏障与闸门作用，这在表皮、黏膜、血脑、血睾等屏障的维系中具有关键影响。在低通透的组织如脑血管内皮，TJ 的屏障作用能够封阻血浆蛋白质等大分子进入脑组织。但在另一些组织，TJ 的动态变化可允许直径 3~6nm 的大分子通过细胞旁通路，即表现为闸门作用。TJ 的屏障与闸门作用还表现为不同组织

对阴、阳离子和水等小分子的通透性具有选择性差异，这主要由 claudin 家族成员的组织器官特异性表达所决定：若表达低通透的 claudin-1、3、5、11、12、14、18，则 TJ 的屏障作用更加显著；反之，若高通透的 claudin-2、10、15、17 表达上调，则细胞旁通路的通透性明显增大。

与临床联系　TJ 的结构和功能损害与多种疾病相关，包括肿瘤、糖尿病、高血压、IgA 肾病、多发性硬化、强直性脊柱炎、克罗恩病、溃疡性结肠炎等。细菌和病毒均可通过破坏 TJ 引发感染和炎症。环境毒素和纳米污染物亦可损害 TJ 的黏膜屏障功能，导致过敏原经细胞旁通路进入体内，引起超敏反应性疾病。炎症时的血细胞渗出与血管内皮细胞 TJ 通透性增加有关。现已发现多种 TJ 相关遗传病，如 claudin-1 基因突

变可导致新生儿鱼鳞病和硬化性胆管炎；claudin-14 和 tricellulin 遗传缺陷均可引起非综合征型耳聋；claudin-16 或 claudin-19 基因突变可引起家族性肾性低镁血症，患者伴发育迟滞、高尿钙和肾钙结石，是因为这两个配对表达于肾小管髓袢亨勒（Henle）管升支粗段，参与 Ca^{2+} 和 Mg^{2+} 经细胞旁通路的重吸收，而缺失突变对 Ca^{2+} 和 Mg^{2+} 的通透性丧失，导致钙、镁从尿中大量流失。

（周柔丽　张　页）

fēngé liánjiē
分隔连接（septate junction，SJ）

无脊椎后生动物门类上皮细胞中的闭锁连接。秀丽隐杆线虫（C. elegans）没有典型的 SJ，而是一种兼具黏合连接与闭锁连接特征的连接。SJ 分布于上皮、内皮和神经组织细胞之间，功能与脊椎动物的 TJ 类似。脊椎动物的节旁连接是轴突–胶质 SJ，存在于有髓鞘神经纤维郎飞结旁侧的轴突膜与髓鞘袢膜之间，有助于确保动作电位沿着郎飞结快速跳跃性传播。在电镜下 SJ 所在部位的相邻细胞质膜平行排列，形成 15~20nm 的间隙，其中被等距排列的隔板所分隔，故其横截面呈梯状。SJ 的分子构成包括与脊椎动物 TJ 蛋白有同源性的密封蛋白，以及 SJ 特有蛋白接触蛋白、神经连接蛋白 IV 和神经胶质蛋白等，后 3 种蛋白的同源分子亦存在于脊椎动物节旁 SJ。

（周柔丽　张　页）

máodìng liánjiē
锚定连接（anchoring junction）

以在相邻细胞间或细胞与细胞外基质间形成牢固黏附为主要特征的细胞连接。主要有 4 种类型：介导细胞与细胞之间相互黏合的黏合连接、桥粒、介导细胞与细胞外基质之间黏附的半桥粒和黏着斑。

（周柔丽　张　页）

niánhé liánjiē
黏合连接（adherens junction，AJ）

在相邻细胞之间由钙黏着蛋白介导的、在胞质侧有肌动蛋白纤维附着的细胞连接。具有维持细胞形态和组织器官的完整性、建立细胞极性、参与形态发生和细胞分化、参与信号转导等功能。在电镜下，相邻细胞的胞膜在 AJ 处平行排列，间距 15~30nm；在膜内侧有胞质斑，其上有微丝附着。在脊椎动物，AJ 普遍存在于上皮细胞侧面近顶部紧密连接的下方，呈带状环绕细胞一圈，故又称黏合带。某些细胞 AJ 亦可呈点状分布。昆虫如果蝇的 AJ 位于紧密连接上方。上皮细胞 AJ 中的钙黏着蛋白一般为 E-钙黏着蛋白（E-cad），而在血管内皮和神经管细胞则分别为 VE-cad 和 N-cad。AJ 胞质斑处的钙黏着蛋白通过 3 种联蛋白（p120-catenin、β-catenin 和 α-catenin）将胞质斑固着在微丝束。与 AJ 相连的微丝束内含肌动蛋白和肌球蛋白 II，故又称肌动肌球束。细胞表面极性分子 PAR3、PAR6、非典型蛋白激酶 PKC，以及 Rho 家族小 GTP 酶 RhoA、Rac1、Cdc42 在调控 AJ 的组装和功能变化中有关键作用。RhoA 可活化 Rho 激酶，后者活化后可磷酸化肌球蛋白轻链，引起肌动肌球束收缩，导致 AJ 重塑乃至整个上皮的重塑，这在胚胎发育和细胞分化过程中有重要作用。非中心体微管亦与 AJ 结合并调控细胞的形态和极性。

（周柔丽　张　页）

qiáolì
桥粒（desmosome）

相邻细胞之间由桥粒钙黏着蛋白介导、在胞质侧有中间纤维附着的细胞连接。桥粒亦与非中心体微管结合并调控后者的空间分布。桥粒呈圆盘状，在电镜下可见相邻细胞膜间存在 30~50nm 宽的间隙。上皮细胞的桥粒分布在紧密连接和黏合带的下方，与后两种连接一起构成连接复合体。心肌细胞的闰盘亦为连接复合体，内含黏合带、桥粒、间隙连接。

（周柔丽　张　页）

bànqiáolì
半桥粒（hemidesmosome）

由整联蛋白介导的细胞与基膜之间的连接。其胞质斑处有角蛋白中间纤维附着，因结构在电镜下类似于半个桥粒而得名。半桥粒亦可调控非中心体微管的空间分布和细胞极性，主要作用是将上皮和表皮基底细胞锚定在基膜上，防止机械力造成组织剥离。

（周柔丽　张　页）

jiànxì liánjiē
间隙连接（gap junction，GJ）

动物细胞中通过连接子构成的细胞连接。在电镜下脊椎动物 GJ 的特征是相邻细胞的质膜间具有 2~3nm 的狭缝（无脊椎动物为 3~4nm），内含许多两两相对的连接子；每个连接子均由 6 个连接子蛋白构成内径 1.5~2nm、贯通两个细胞质膜的可调亲水通道。GJ 的组装和膜定位受微丝和微管系统的调控；GJ 或连接子反过来也能影响微丝和微管系统，调控细胞极性和迁移运动。

GJ 可建立细胞间的离子偶联或代谢偶联，允许细胞质内小于 1~2kD 的分子和离子在相邻细胞间扩散。因 GJ 在细胞间通信中具有普遍与重要作用，故用专有名词间隙连接胞间通信（GJIC）特指 GJ 的这一功能。GJ 介导的离子偶联又称电偶联，可在具有电兴奋性的细胞之间传递动作电位。神经元之间的 GJ 即为电突触。心肌细胞的 GJ 位于闰盘内，能保证心肌的同步收缩和舒张。心脏浦肯野传导系统细胞的 GJ 选择性表达可形成高效电偶联的连接子蛋白 Cx40 和 Cx45，而普通心肌细胞则表达 Cx43。一些平滑肌细胞也通过 GJ 介导的电偶联实现同步收缩。GJ 介导的代谢偶联可使代谢物（氨基酸、谷胱甘肽、核苷酸、葡萄糖、维生素等）及第二信使（cAMP、IP_3、Ca^{2+} 等）在相邻细胞间共享。miRNA 等亦可通过 GJ 通道。激素作用于某个靶细胞所产生的第二信使，可经 GJ 扩散到多个相邻效应细胞，引发同步化反应，起到信息放大作用。对于某些离血循环较远的细胞如卵母细胞和晶体细胞，GJ 在代谢物的传送方面有重要作用。

（周柔丽　张　页）

liánjiēzǐ

连接子（connexon）　由连接子蛋白组装成的内径 1.5～2nm 的中空亲水通道。通道在开放状态下允许小于 1～2kD 的分子通过。在间隙连接（GJ）处，连接子两两相对，形成贯通相邻细胞质膜的完整通道。连接子也可游离出现在质膜、内膜系统和线粒体内膜上，称为连接子（或连接子蛋白）半通道。

组成　可装配成连接子样结构的蛋白质包括以下 4 大组独立进化的 4 次穿膜蛋白：①连接子蛋白（Cx）家族。②无脊椎连接子蛋白（Inx）、泛连接蛋白（Panx）和 LRRC8 家族。③钙稳态调节蛋白（CALHM）家族。④ORAI 家族。

功能　Cx 和 LRRC8 存在于脊索动物，Inx 普遍存在于无脊椎动物多个门类，而 CALHMs 和

ORAI 在脊椎和无脊椎动物中均有表达。人类 Cx 家族有 21 个成员，各成员的表达有组织器官特异性。Cx 命名以分子量大小为依据，如 Cx26 和 Cx32 分别表示分子量为 26kD 和 32kD 的两种 Cx。Cx 和 Inx 分别组装成六聚体连接子和八聚体无脊椎连接子，后者的体积和孔径均大于前者；这两类连接子既能以半通道形式单独存在于膜上，也能在 GJ 中两两配对，形成完整的连接子通道。Cx 或 Inx 在内质网或高尔基复合体即组装成连接子，随后转运到质膜上。GJ 中的连接子通道有开关两种状态，开-关互变受旁分泌介质、cAMP、膜电位、pH、CO_2、Ca^{2+} 浓度等多种因素调控。

Panx 与 Inx 具有同源性，在人类有 3 个成员。Panx 只能组装成六聚体或八聚体连接子半通道，即泛连子；这是因为 Panx 胞外区高度糖基化，阻挡了相邻细胞间泛连子的配对结合。由于 Panx 总是以单独存在的泛连子形式发挥膜通道功能，故称为泛连子通道，以示与存在于 GJ 之外的 Cx 或 Inx 半通道相区别。

体积调控阴离子通道（VRAC）是由与 Panx 有同源性的 LRRC8 装配而成。LRRC8 家族在人类有 5 个成员，可组装成内径 1.1～1.26nm 的异 6 聚体离子与代谢物通道，激活后可通透无机和有机阴离子与小分子，包括 ATP。胞内离子强度下降和活性氧物种等因素可活化 VRAC 通道，在渗透压和细胞体积调节以及凋亡细胞体积缩小等过程中有重要作用。

CALHM 亦可形成与连接子和泛连子非常类似的内径 1.4nm 的 6 聚体膜通道（CALHM 通道）。人类 CALHM 家族有 6 个成员，其中 CALHM1 可形成 Ca^{2+} 和膜电位

门控的离子与 ATP 通道，参与味觉感知等多种生理活动。ORAI 家族在人类有 3 个成员，可在质膜上组装成内径 0.6nm、只对 Ca^{2+} 通透的 6 聚体通道。ORAI 通道通常处于闭合状态；当内质网 Ca^{2+} 仓储量下降时，内质网膜上的 STIM 蛋白活化，于内质网-质膜连接处结合并激活 ORAI，引起 Ca^{2+} 从胞外进入胞内，此即钙库调控的钙离子内流（SOCE）。STIM 活化的 ORAI 通道又称钙释放活化的钙通道（CRAC），由其介导的 SOCE 参与肌肉收缩、炎症、免疫等多种过程的调控。ORAI1 突变可引起重度联合免疫缺陷病。

与临床联系　Cx 的组装调控及功能复杂多样，其组成蛋白 Cx 的基因座众多，表达调控亦极其复杂，故其结构和功能异常涉及疾病种类繁多，涵盖了几乎所有重要器官系统，如心脏病、代谢综合征、糖尿病、泌尿生殖系统、呼吸和消化系统、感觉和运动系统、神经和精神系统、炎症与免疫性疾病以及肿瘤等。

由于同一种 Cx 可在多种不同组织细胞中表达，不同 Cx 亦可在同一种细胞中表达，故此与连接子有关的遗传病复杂多样；即使完全相同的一种 Cx 突变，其在拥有不同遗传背景的个体中产生的表型亦可不同。Cx 突变最常见的表现为听力障碍和皮肤病。Cx26、Cx30、Cx31、Cx32 突变均可导致听力下降甚至耳聋；尤以 Cx26 基因 *GJB2* 的突变最常见，其突变率在全球人群中超过 3%。Cx 的半通道与 GJ 通道功能对听觉产生均有重要作用，其中对 K^+、Ca^{2+} 和 ATP 的通透与调控作用最关键。

Panx1 在多种组织器官的细胞间通信中均有重要的作用。与 Cx 突变相似，Panx1 突变同样可引起

听力障碍。Panx1 膜通道具有高通透和低通透两种开放构象，前者非选择性地允许分子量小于 1.5kD 的物质通过，后者为 Cl^- 的选择性通道。Panx1 最显著的功能是作为膜核苷酸通道，使细胞在多种生理或病理条件下释放 ATP。组胺、缓激肽、血管紧张素 Ⅱ、胞外高 K^+、胞内高 Ca^{2+}、缺氧、机械力、静水压、膜电位去极化等因素均可开放 Panx1 的 ATP 通道，故其兼具配体门、应力门和电压门控通道的特性。释放到细胞外的 ATP 具有旁分泌介质和神经递质的作用。胞外 ATP 作用在嘌呤能膜受体 P2X7 上，可使后者的阳离子通道活性开放，造成 Ca^{2+} 内流和 K^+ 外流。CALHM1 通道亦可介导 ATP 释放和 Ca^{2+} 内流。内质网上的 Panx1 本身也可引起 Ca^{2+} 释放。Panx1 可与 P2X7 形成复合体，构成 ATP 诱导的 ATP 释放正反馈回路；该复合体还可进一步与 NLRP3 炎症小体构成更大的复合体，由其释放的 ATP 和 IL-1 可作为危险信号或损伤信号激活免疫系统。上述过程所致细胞内 ATP 和 K^+ 大量流失、Ca^{2+} 升高，诱导细胞发生调控性坏死，包括坏死性凋亡和焦亡（pyroptosis），这与创伤、感染、炎症、缺血缺氧条件下的脏器损伤均有密切关系。缺氧与代谢抑制还可导致 Cx43 与 Cx32 连接子半通道在质膜上的装配和开放，进一步促进 ATP 外流与 Ca^{2+} 内流，加剧上述病变过程。

（周柔丽　张　页）

tūchù liánjiē

突触连接（synaptic junction）

两个神经元之间通过突触实现的连接。突触一词的希腊文原意即为"连接"。突触连接包括神经突触、免疫突触和糖突触等概念。一般所说的突触即为神经突触，包括电突触和化学性突触。运动神经元与骨骼肌纤维之间的神经肌肉连接亦属突触连接。

（周柔丽　张　页）

miǎnyì tūchù

免疫突触（immunological synapse，immune synapse）

免疫细胞之间或免疫细胞与其他细胞之间形成的圆盘状细胞表面接触区域。其内含超分子活化簇（SMAC），在免疫应答中有关键作用。免疫突触的装配与原纤毛的起始装配过程有相似的分子机制，均受 Hedgehog 通路的调控；装配过程涉及母中心粒在突触区质膜下方的停泊，中心体和高尔基复合体的迁移定位，微管和囊泡运输系统靶向突触区的重排与极化等步骤。

免疫突触分两类：①免疫细胞与抗原提呈细胞（APC）之间形成的免疫突触，其维系时间可长达 12~24 小时；突触区内部具有 Cx43 连接子半通道和间隙连接通道，具有调控 T 细胞和 APC 之间双向通信的作用。②细胞毒性 T 细胞或 NK 细胞与靶细胞之间的免疫突触，其维系时间短，仅数分钟至十几分钟即可触发靶细胞凋亡。

（周柔丽　张　页）

xìbāo wài jīzhì

细胞外基质（extracellular matrix，ECM）

多细胞生物体细胞之外的固相物质。是由生物大分子通过相互作用构成结构精细的动态三维结构网络（图）。是组织构筑不可缺少的成分，更是细胞微环境的组织者和调节者，不仅在胚胎发育、形态发生过程中具有攸关的作用，而且对于细胞的各种生命活动和行为都有影响。

分布与组成　在各种组织中的含量差异极大，如骨、软骨、韧带和皮肤的真皮层等结缔组织中以 ECM 为主要成分，细胞分散于其中；而上皮、肌肉和神经组织则含量很少。ECM 可由实质细胞和（或）间质细胞组成。不同（同种）组织而不同部位的 ECM 在含量、组成成分以及精细结构上都有差异。而从分子组成上 ECM 均包含 4 类不溶性大分子：胶原、非胶原糖蛋白、弹性蛋白、糖胺聚糖及蛋白聚糖。

功能　有以下几方面：

维持组织结构的整合性　为细胞提供定着和迁移的支架，保持组织的完整性，赋予组织保水性、黏弹性、抗张性及抗压性。通过改变密度和弹性而提供一定的生物机械硬度。

作为细胞因子和形态发生蛋

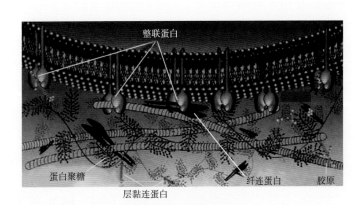

图　细胞外基质结构

白质的储存库 ECM 的一定成分可高亲和性地结合某些生长因子、细胞因子或形态发生蛋白质，借以在细胞表面受体附近保持高浓度的生物活性分子。

细胞骨架组装 通过不同的受体而介导细胞骨架的不同组装状况，从而表现出不同的形态。

调节细胞的存活与死亡 除成熟血细胞外，正常组织细胞脱离了基质则会发生细胞骨架的解聚而变成球形，加之来自于 ECM 成分的多种信号转导途径的中断，最终导致凋亡途径的启动和活化而发生凋亡，称为失巢凋亡，此即细胞的锚定依赖性。这对器官发育中清除腺泡腔内组织、保持稳态和抵御细胞异常生长具有关键作用。在这个过程中整联蛋白介导的细胞自噬发挥了重要作用。自噬可降解蛋白质聚合物和受损的细胞器，并使蛋白质、糖类和核酸等大分子的降解产物在细胞内再循环。当细胞刚脱离 ECM 时立即启动自噬维持细胞存活，为细胞提供重新黏附基质的时机，借以抵御凋亡；而细胞长时间脱离基质则会不可避免地发生凋亡。然而，肿瘤细胞在长时间脱离基质时仍可保持自噬而存活，丧失失巢凋亡特性，因此可从原发部位进入血液循环转移到远处。自噬的细胞保护作用使肿瘤细胞得以抵御饥饿、缺氧和药物的细胞毒作用而存活。在体外，肿瘤细胞即使在软胶中呈半悬浮状态仍可存活和生长，形成克隆，称为锚定不依赖性生长。

调控细胞的增殖和分化 大多数正常组织细胞只有在一定的 ECM 上黏附并铺展才能使细胞周期运行。在球形悬浮状态下即使有足够的营养和生长因子也不能增殖，此现象称为锚定依赖性生长。不同的 ECM 成分选择性地促进不同类型的细胞生长，如纤连蛋白可促进成纤维细胞的增殖，对上皮细胞的增殖则具有抑制作用；反之，层黏连蛋白则可促进上皮细胞的增殖，抑制成纤维细胞的增殖。创伤愈合时组织中层黏连蛋白与纤连蛋白的相对比值对于维持实质细胞与间质细胞在增殖上的平衡有一定的作用。若纤连蛋白过多，则可在创伤愈合时形成瘢痕疙瘩。

基于细胞增殖与分化相互制约，成肌细胞在纤连蛋白基质上进行增殖并保持未分化的表型；而在层黏连蛋白基质上则停止增殖，进行分化，融合为肌管。然而，纤连蛋白对于成红细胞则不刺激增殖，而促进分化，说明相同的基质成分可具有不同的生物学功能。ECM 还决定干细胞的分化方向，如间质干细胞在Ⅳ型胶原和层黏连蛋白基质上演变为极性排列的上皮细胞片层；在Ⅰ型胶原和纤连蛋白基质上则向成纤维细胞分化；在Ⅱ型胶原及软骨连蛋白或骨粉制成的基质上则向软骨细胞分化。因此，ECM 也是全能（胚胎）干细胞和多能（成体或诱导）干细胞微环境中重要的调节成分，以及体外培养时维持存活和调节增殖、分化的成分，因而在发育生物学和再生医学中具有不可忽视的重要作用。

控制细胞的迁移 细胞的迁移在胚胎发育和组织再生、修复时十分活跃。ECM 为细胞迁移提供"脚手架"，并可控制细胞迁移的速度与方向。细胞迁移过程中在 ECM 交替进行黏附与去黏附以及相应细胞骨架的组装与去组装（见整联蛋白）。ECM 密度和硬度都影响细胞迁移。密度过高或过低均不利于细胞的迁移，如果细胞处于密度与硬度不同的 ECM 中，从低密度向高密度迁移，这一现象称为趋触性迁移；或从低硬度向高硬度迁移，称为趋硬性迁移。故此，基质的纤维化会促进肿瘤细胞的迁移和侵袭。

细胞表面的 ECM 受体分为整联蛋白和非整联蛋白两大类，以前者为主。ECM 通过整联蛋白介导的信号途径，以及整联蛋白与生长因子受体等的相互作用而与细胞内的复杂信号网络相沟通，从而参与细胞多种生物学行为（包括形态、存活、自噬、凋亡、代谢、增殖、分化、稳态、迁移、极性等）的调节。此外，ECM 的非整联蛋白受体包括盘状蛋白结构域受体（DDR，为纤维型和Ⅳ型胶原受体）、层黏连蛋白结合蛋白和穿膜蛋白聚糖等。

（周柔丽）

jīmó

基膜（basement membrane）特化的细胞外基质。为精致而柔韧的薄膜状结构。又称基底膜，一般厚 60~120nm，存在于上皮或内皮之基底，成为将上皮、内皮与结缔组织分隔的界面（图 1，图 2B），并使其上的细胞具有极性；此外，在肌细胞（图 2A）、神经鞘细胞及脂肪细胞的周围也包绕一层基膜。肾小球的基膜厚而紧密（图 2C），可分为内透明层（贴近内皮细胞）、致密层及外透明层（贴近上皮细胞），为原尿形成时阻挡循环中血细胞和蛋白质通透的滤膜。肾小球基膜在发育时期由内皮基膜及上皮基膜融合而形成，因而两面均与细胞接触。内透明层由于肾小球内皮细胞的胞体布满窗孔而直接暴露于血浆。这种组织结构有助于原尿形成时的滤过作用，但亦使其易受毒素及免疫损伤。肾小球基膜的致密层由细丝网构成。这些纤细丝向透明层延伸并直达两侧的细胞。

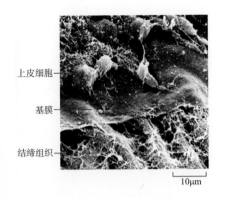

图1 基膜的扫描电镜图

经常规方法固定、染色后，在电镜下可见大多数基膜由两层构成，即电子透明层（紧靠上皮细胞质膜）及电子致密层。在某些情况下可见含有胶原纤维的第三层（网织层），借以连接基膜与其下的结缔组织。

成分 绝大多数基膜成分由紧靠基膜的细胞合成并分泌。其核心成分为：Ⅳ型胶原、层黏连蛋白、巢蛋白/哑铃蛋白及硫酸乙酰肝素蛋白聚糖（串珠蛋白聚糖和突触蛋白聚糖）。其中层黏连蛋白是基膜结构的组织者。纤连蛋白不存在于大多数基膜中，仅在脉管内皮下基膜、胚胎组织中的基膜及创伤组织中的基膜中存在。基膜中的胶原包括Ⅳ、ⅩⅤ及ⅩⅧ

型胶原，而以Ⅳ型胶原为主，构成基膜的筛板。在胚胎发育早期的基膜中没有或极少有Ⅳ型胶原，而主要由层黏连蛋白构成。ⅩⅤ型胶原存在于肠上皮、肾、血管内皮、肌细胞及胎盘的基膜。肌细胞周围基膜中的ⅩⅤ型胶原对于肌细胞与周围基质的稳定连接具有重要作用。ⅩⅧ型胶原为非典型胶原，主要存在于毛细血管壁、角膜、后弹力层（Descemet膜）及肝。在基膜的构筑中层连蛋白作为最初的组织者和结构框架，首先通过其杆状的臂与细胞表面的整联蛋白相互连接成网，然后招募Ⅳ胶原装配成柔韧的毡形筛板，使基膜具有一定的张力强度；巢蛋白和大分子硫酸乙酰肝素蛋白聚糖则作为层黏连蛋白和Ⅳ型胶原网板间的连接存在于成熟的基膜中。上述各种成分通过分子间特定结构域的相互作用组装成结构精致的基膜。在上皮组织，基膜的细胞侧通过其中的层黏连蛋白与质膜中的α6β4整联蛋白等黏附分子结合而成为上皮细胞坐落的结构网架；另一侧则通过嵌于蛋白聚糖基质中的胶原纤维层而锚定在结缔组织中。不同组织的基膜甚至同一基膜不同区域的组成成分不同。

功能 基膜作为细胞的选择性通过屏障，通常阻止上皮细胞与结缔组织细胞接触。然而单核

巨噬细胞、淋巴细胞或神经突起则不受基膜限制，在炎症、免疫反应或神经分布过程中可穿过基膜。此外，癌细胞在其侵袭、转移过程中亦可穿过基膜。基膜对于肿瘤的发展具有重要意义。早期的原位癌尚未突破基膜，不发生转移。在癌细胞转移过程中，至少需突破基膜3次（穿过原发癌上皮的基膜，出入脉管时突破脉管基膜）。而血管的新生过程也必然伴有内皮细胞下基膜的破坏和重建。血管的长入不仅加速了肿瘤的生长，而且也促成了血行转移。

除滤过功能外，基膜还决定细胞的形态与极性、影响细胞代谢、调控质膜中蛋白质的排布、维持细胞存活、促进细胞增殖、影响细胞分化、调控细胞迁移并维持组织稳态。此外，在组织损伤后的再生重构过程中，基膜也发挥着重要作用。当肌肉、神经及上皮受损时，基膜为再生细胞提供迁移的"脚手架"，便于原来的组织构筑重建。基膜核心成分的突变或异常可引起多种先天性和后天性疾病。糖尿病晚期常出现基膜病变，在视网膜和肾小球的微血管出现基膜增厚，并常伴有致盲和蛋白尿/慢性肾衰。

基膜的生物学功能（包括基膜的组装）依赖于基膜的各种成分与细胞表面受体的结合及之后所启动的信号转导。这些受体包括整联蛋白、盘状蛋白结构域受体（DDR）和肌营养不良蛋白聚糖。DDR是纤维型和Ⅳ型胶原受体。肌营养不良蛋白聚糖是存在于骨骼肌和中枢神经系统的多位O-糖基化蛋白聚糖，通过其糖体与层连蛋白结合。

在干细胞体外培养中使用的Matrigel是从小鼠EHS瘤提取的

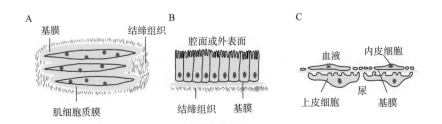

图2 具有基膜的各种细胞

富于层黏连蛋白和Ⅳ型胶原的 ECM 混合物，又称人工基膜。

（周柔丽）

jiāoyuán

胶原（collagen）　细胞外基质（ECM）中的一种张力强度很高的纤维状蛋白质。占人体蛋白质总量的 25%~30%，富含甘氨酸和脯氨酸，遍布于体内各种器官和组织的 ECM 中，为 ECM 的框架成分（表1）。胶原除赋予组织结构以完整性和坚韧性外还具有多种生物学活性，并与多种疾病密切相关。

表1　不同组织器官中胶原的含量

组织器官	胶原的含量 （克/100 克干重）
脱盐骨	88.0
跟腱	86.0
皮肤	71.9
角膜	68.1
软骨	46~63
韧带	17.0
主动脉	12~24
肺	10
肝	4

　　分类　已发现的胶原基因有42 个，其编码产物形成了 28 型胶原（表2）。按胶原超结构的组装特性分为以下几个亚类：长的由原纤维构成的有横纹的纤维形胶原、具有间断三股螺旋的原纤维相关胶原（FACIT）、基膜胶原、形成网格片层的胶原、穿质膜的胶原，还有一些尚未详尽了解和分类的胶原（表3）。胶原原纤维经负染可在电镜下显示明暗相间的条纹。每种类型胶原的结构特性均与其功能相适应。同一组织常含有几种不同类型的胶原，并常以某一种为主，如结缔组织中的胶原纤维是由胶原原纤维聚合

表2　胶原家族的分子结构

胶原类型	α 链	分子组成
Ⅰ 型	α1（Ⅰ），α2（Ⅰ）	[α1（Ⅰ）]₂[α2（Ⅰ）]，[α1（Ⅰ）]₃
Ⅱ 型	α1（Ⅱ）	[α1（Ⅱ）]₃
Ⅲ 型	α1（Ⅲ）	[α1（Ⅲ）]₃
Ⅳ 型	α1（Ⅳ），α2（Ⅳ），α3（Ⅳ）， α4（Ⅳ），α5（Ⅳ），α6（Ⅳ）	[α1（Ⅳ）]₂[α2（Ⅳ）] [α3（Ⅳ）][α4（Ⅳ）][α5（Ⅳ）] [α5（Ⅳ）]₂[α6（Ⅳ）]
Ⅴ 型	α1（Ⅴ），α2（Ⅴ），α3（Ⅴ）， α4（Ⅴ）ᵃ	[α1（Ⅴ）]₂[α2（Ⅴ）] [α1（Ⅴ）]₃[α1（Ⅴ）]₂[α4（Ⅴ）] [α1（Ⅺ）][α1（Ⅴ）][α3（Ⅺ）]
Ⅵ 型	α1（Ⅵ），α2（Ⅵ），α3（Ⅵ）， α4（Ⅵ）ᵇ，α5（Ⅵ）ᶜ，α6（Ⅴ）	
Ⅶ 型	α1（Ⅶ）	[α1（Ⅶ）]₃
Ⅷ 型	α1（Ⅷ）	[α1（Ⅷ）]₂[α2（Ⅷ）] [α1（Ⅷ）][α2（Ⅷ）]₂ [α1（Ⅷ）]₃[α2（Ⅷ）]₃
Ⅸ 型ᵉ	α1（Ⅸ），α2（Ⅸ），α3（Ⅸ）	[α1（Ⅸ）][α2（Ⅸ）][α3（Ⅸ）]
Ⅹ 型	α1（Ⅹ）[α1（Ⅹ）]3	
Ⅺ 型	α1（Ⅺ），α2（Ⅺ），α3（Ⅺ）ᵈ	[α1（Ⅺ）][α2（Ⅺ）][α3（Ⅺ）] [α1（Ⅺ）][α1（Ⅴ）][α3（Ⅺ）]
Ⅻ 型ᵉ	α1（Ⅻ）	[α1（Ⅻ）]₃
ⅩⅢ 型	α1（ⅩⅢ）	[α1（ⅩⅢ）]₃
ⅩⅣ 型ᵉ	α1（ⅩⅣ）	[α1（ⅩⅣ）]₃
ⅩⅤ 型	α1（ⅩⅤ）	[α1（ⅩⅤ）]₃
ⅩⅥ 型ᵉ	α1（ⅩⅥ）	[α1（ⅩⅥ）]₃
ⅩⅦ 型	α1（ⅩⅦ）	[α1（ⅩⅦ）]₃
ⅩⅧ 型	α1（ⅩⅧ）	[α1（ⅩⅧ）]₃
ⅩⅨ 型ᵉ	α1（ⅩⅨ）	[α1（ⅩⅨ）]₃
ⅩⅩ 型ᵉ	α1（ⅩⅩ）	[α1（ⅩⅩ）]₃
ⅩⅪ 型ᵉ	α1（ⅩⅪ）	[α1（ⅩⅪ）]₃
ⅩⅫ 型ᵉ	α1（ⅩⅫ）	[α1（ⅩⅫ）]₃
ⅩⅩⅢ 型	α1（ⅩⅩⅢ）	[α1（ⅩⅩⅢ）]₃
ⅩⅩⅣ 型	α1（ⅩⅩⅣ）	[α1（ⅩⅩⅣ）]₃
ⅩⅩⅤ 型	α1（ⅩⅩⅤ）	[α1（ⅩⅩⅤ）]₃
ⅩⅩⅥ 型	α1（ⅩⅩⅥ）	[α1（ⅩⅩⅥ）]₃
ⅩⅩⅦ 型	α1（ⅩⅩⅦ）	[α1（ⅩⅩⅦ）]₃
ⅩⅩⅧ 型	α1（ⅩⅩⅧ）	[α1（ⅩⅩⅧ）]₃

　　注：a. α4（Ⅴ）链仅在施万细胞合成；b. α4（Ⅵ）链人类不存在；c. α5（Ⅵ）已命名为 α1（ⅩⅩⅨ）；d. α3（Ⅺ）链与 α1（Ⅱ）链序列相同但翻译后加工不同并有交联；e. FACIT

表3 胶原类型、结构特点和组织分布

类型及亚单位组成	结构特点	组织器官分布
形成长的原纤维并具有67nm间隔横纹的胶原		
Ⅰ型	长300nm；原纤维有67nm横纹	皮肤、肌腱、韧带、骨、牙、角膜、胎儿皮肤、其他间隙组织
Ⅱ型	长300nm；细小原纤维有67nm横纹	软骨、玻璃体、椎间盘髓核脊索
Ⅲ型	长300nm；原纤维有67nm横纹	胎儿皮肤、肌肉、血管、内脏。常与Ⅰ型胶原共分布，主要存在于伸展性大的组织（如肺、子宫、心、肝等）
Ⅴ型	长390nm；N端为球形结构域	胎儿组织、胎膜、皮肤、骨、胎盘、多数间隙组织及培养的细胞
Ⅺ型	长300nm的细小原纤维	软骨，周期性结合于Ⅱ型胶原表面
具有间断三股螺旋的原纤维相关胶原		
Ⅸ型	长200nm；N端为球形结构域；与Ⅱ及Ⅺ型胶原构成网状结构，具有GAG糖链	成年关节软骨，软骨生长板
Ⅻ型	具有N端大结构域的十字形分子，与某些Ⅰ型胶原侧向结合	肌腱、韧带、软骨周围，及真皮等致密结缔组织
ⅩⅣ型	具有N端大结构域的十字形分子	胚胎组织、肺、心、胃、皮肤、肌肉、肌腱、毛囊、关节软骨
ⅩⅥ型		软骨细胞的局域基质
ⅩⅫ型		关节软骨的关节面，骨骼肌和心肌的肌腱连接，成骨细胞分化和骨形成的标志分子
基膜胶原		
Ⅳ型	三股螺旋结构共长400nm，但不连续，被非螺旋结构中断24次，从而具有柔韧性；呈三维交联网络	所有基膜
ⅩⅤ型		某些基膜（血管、肠、肾、肌细胞及胎盘等）
ⅩⅧ型	折叠为球形，具有胶原和蛋白聚糖双重特性	血管内皮及某些上皮（如角膜和视网膜色素上皮）的基膜、Descement膜及肝
形成网格片层的胶原		
Ⅵ型	长150nm；两端为球形结构域，微原纤维可见100nm横纹	皮肤、软骨；神经、脉管及脂肪细胞的基膜，结合于Ⅰ型胶原原纤维的侧面
Ⅷ型	规则的三角形网络及片层	内皮细胞；Descement膜将角膜上皮细胞与基膜分隔
Ⅹ型	长150nm；C端为球形结构域	基膜及钙化的软骨区
形成锚定原纤维的胶原		
Ⅶ型	长450nm；两端为球形结构域形成二聚体	复层鳞状上皮（锚定皮肤基膜于结缔组织基质中和真皮与表皮的黏合）
穿质膜的胶原		
ⅩⅢ型	为Ⅱ型穿膜蛋白	心血管内皮细胞、骨骼肌基膜；影响骨生成
ⅩⅦ型	含穿膜结构域	半桥粒（将上皮细胞锚定于基膜）
ⅩⅩⅢ型	为Ⅱ型穿膜蛋白	与前列腺癌复发转移相关神经元和神经组织
ⅩⅩⅤ型	为Ⅱ型穿膜蛋白	阿尔茨海默病淀粉样斑块
尚未详尽了解和分类的胶原		
ⅩⅨ型	含有5个呈三股螺旋状的结构域	中枢神经元，形成海马突触所必需
ⅩⅩ型		
ⅩⅩⅣ型		成骨细胞分化和骨形成的标志分子，成年钙化软骨
ⅩⅩⅦ型		软骨细胞增殖区，从软骨转化到骨的部位
ⅩⅩⅧ型		神经元

成的纤维形Ⅰ、Ⅱ、Ⅲ型胶原，并依组织、器官的不同伴以其他类型胶原。透明软骨的胶原原纤维主要为Ⅱ型胶原，附加Ⅸ和Ⅺ型胶原，而在创伤修复时转变为由Ⅱ型和Ⅲ型胶原构成。皮肤中的胶原原纤维由Ⅰ和Ⅲ型胶原构成，角膜中的原纤维由Ⅰ和Ⅴ型胶原构成。FACIT自身不形成原纤维，而是共价交联在胶原原纤维的表面，如Ⅸ型胶原附着在以Ⅱ型胶原为主的软骨胶原原纤维的表面；Ⅻ型和ⅩⅣ型胶原与Ⅰ型胶原的原纤维相关；ⅩⅤ型胶原与紧靠基膜的胶原原纤维相关，并与Ⅰ型、Ⅲ型胶原组成的粗大而有横纹的原纤维形成连接桥。胶原通常与ECM中的其他成分结合构成统一体，如纤连蛋白和整联蛋白可作为Ⅰ型和Ⅱ型胶原原纤维的组成者。富于亮氨酸的小分子蛋白聚糖可以调节Ⅴ和ⅩⅣ等型胶原的原纤维生成，并可影响胶原的交联。

结构 胶原分子的典型结构是由3条多肽链（α链）紧绕而成的超螺旋结构。各型胶原的α链多具有3种同型分子（α1～α3），组成同三聚体或异三聚体；而Ⅳ和Ⅵ型胶原有6种同型分子（α1～α6），呈组织特异性分布。典型α链以重复Gly-X-Y序列为一级结构特点。Gly为甘氨酸，X位和Y位多为Pro（脯氨酸）和Hypro（羟脯氨酸），少数情况为Lys（赖氨酸）和Hylys（羟赖氨酸）。重复Gly-X-Y序列导致肽链卷曲为每圈含3个氨基酸残基的左手螺旋，然后由3条α链相互盘绕形成右手超螺旋，即胶原的典型结构，主要见于成熟的Ⅰ（占90%）、Ⅱ、Ⅲ、Ⅴ型胶原分子。而Ⅳ型胶原的α链在很多区段不存在Gly-X-Y重复序列，而

插入一些非胶原序列，赋予分子以柔曲性。含三股螺旋最少的是Ⅻ型胶原（只占10%）。α链两端为球形结构域，参与胶原分子的组装。此外，三股螺旋典型结构也存在于一些非胶原蛋白质分子的某些区段中。

生成 胶原主要由间质细胞产生：在皮肤、肌腱及其他结缔组织为成纤维细胞；在骨组织和软骨组织分别为成骨细胞和成软骨细胞。这些细胞不仅产生胶原，也合成ECM其他成分。某些上皮细胞也可合成并分泌自己所特有的胶原。产生胶原的类型和数量因细胞种类及其生理和病理状态而异。

胶原生成过程由细胞内和细胞外两个阶段完成（图）：首先在细胞内合成含有N端和C端前肽的前α链，并组装成三股螺旋的前胶原。然后分泌到细胞外分别被两种蛋白酶切去两端的前肽而成不溶性的原胶原，再进一步聚合、交联装配成胶原原纤维。其直径（15～500nm）和长度皆因胶

原类型和组织分布而异。前α链可发生多种翻译后修饰，包括Pro和Lys残基的羟化，Lys和Hylys残基的糖基化，酪氨酸（Tyr）残基的硫酸化修饰以及Lys和Hylys残基的氧化脱氨基。HSP47和富于半胱氨酸（Cys）的酸性分泌蛋白（SPARC）是胶原合成过程中不可缺少的分子伴侣。胶原的降解与一般蛋白质有所不同。胚胎及幼年动物的Ⅰ型胶原很少交联，由3条α1（Ⅰ）链构成同三聚体，对组织蛋白酶降解十分敏感；而成年动物的Ⅰ型胶原不但交联多，而且有α2（Ⅰ）链参加构成异三聚体，对组织蛋白酶具有抵抗性，必须先经胶原酶降解后才能被组织蛋白酶水解。Ⅳ型胶原的非螺旋区可被胃蛋白酶水解成数个片段。各种胶原经酸处理或煮沸则变成明胶，由于其三股超螺旋结构被破坏而较易被蛋白酶降解。

胶原具有一定弹性，系因其分子内和分子间存在多种形式的交联：①Ⅲ、Ⅳ、Ⅵ、Ⅶ、ⅩⅥ型

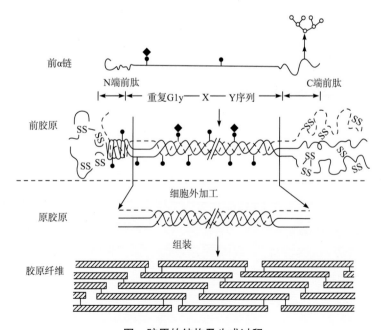

图 胶原的结构及生成过程

胶原的二硫键。②由转谷氨酰胺酶-2催化的Ⅰ、Ⅲ、Ⅴ/Ⅺ、Ⅶ型胶原的 N1（g-谷氨酰）赖氨酸异肽交联。③经赖氨酰氧化酶途径产生的可诱导的成熟交联。④糖化终末产物的交联。⑤Ⅳ型胶原的 Hylys-甲硫氨酸（Met）残基间羟基硫亚胺（—S¼N—）键交联。交联为组织遭遇剪切力抻拉时提供了附加抵抗。其中，胶原的糖化随着年龄的增长而增加，导致组织中胶原硬度和不可溶性增强。

胶原的更新一般较慢，如骨胶原分子可维持十年不发生降解。然而，在某些局部区域或特殊生理（胚胎发育、组织生长、更新和创伤愈合）、病理（炎症反应）情况下更新加快，并常伴有胶原类型的转变，即原有胶原被降解，而代之以新生的另一类型胶原。

功能 包括结构作用和信号作用。

结构作用 赋予组织以机械性质并具有组织结构和形状保持作用。Ⅰ型胶原的抗张力强度超过钢材，交联键越多抗张力强度越大。随着年龄的增长交联键增多，胶原纤维也越发紧密，导致皮肤、血管和各种组织变得僵硬。交联受到抑制，则皮肤、血管、肌腱变脆，易于撕裂。微量胶原（软骨中占1%的Ⅸ型胶原和皮肤中占0.001%的Ⅶ型胶原），虽然量微却是保持组织完整性不可缺少的。再者，胶原具有调控细胞的功能和生理、病理过程的重要作用。Ⅳ型胶原是组织特异的各种发育事件的形态调控物；ⅩⅧ型胶原参与眼、肾和肺上皮的发育。

信号作用 胶原作为 ECM 中的信号分子，通过细胞表面受体启动信号转导，调节细胞的增殖、分化和迁移。胶原的典型受体是

α1、α2、α10、α11 与 β1 组合的异二聚体整联蛋白；ⅩⅦ型胶原胞外区的 KGD 序列可被 α5β1 和 αVβ1 识别和结合；胶原的生物活性片段可与 α5β3、α5β5、α3β1 和 α5β1 结合。Ⅰ、Ⅱ、Ⅲ型胶原的受体还有盘状蛋白结构域受体（DDR1 和 DDR2）。此外，胶原受体还包括缺乏固有激酶活性的黏附受体。有些胶原具有严格的组织分布和特定的功能，如皮肤中的Ⅶ型胶原作为锚定原纤维参与真皮与表皮的黏附；肥大软骨中表达的 Ⅹ 型胶原在软骨内化骨中发挥作用并在软骨-骨连接处建立造血微环境；ⅩⅩⅡα1 与血清肌酐水平相关，是评价肾功能的标志物。ⅩⅩⅦ型胶原主要限局于成年软骨，与软骨钙化相关，在骨生成、软骨转骨中发挥作用。Ⅳ型胶原 α1/2（Ⅳ）链与 FGF 和层黏连蛋白 β 连共同参与运动神经元神经末梢的形成，而 α3～α6（Ⅳ）链仅在突触成熟后才出现，并为突触的保持所需要。胶原的类型和含量随发育、病理状态而改变，如骨创伤后软骨细胞增殖并去分化，在这种情况下不表达Ⅱ型胶原而代之以Ⅰ型胶原，直至再分化时才恢复合成Ⅱ型胶原。在胚胎发育和形态发生过程中，

Ⅰ型和Ⅲ型胶原的表达亦有显著改变。胚胎组织中Ⅲ型胶原丰富，随着牙、眼和皮肤的发育成熟，Ⅲ型胶原逐渐被Ⅰ型胶原取代，至分化完全时则以Ⅰ型胶原为主。在创伤愈合与炎症反应的初期，皮肤胶原的表达向胚胎方向转变。

阻断前 α 链前肽所介导的胶原分子的相互作用（三股螺旋的形成）可防止器官、组织纤维化。

分布于基膜的胶原和 4 个穿过质膜的胶原（C 端在胞外的 Ⅱ 型膜蛋白）经脱落酶降解而释放出可溶的活性肽，统称为 matricryptins（基质活性肽），参与发育以及血管生成、组织修复、肿瘤生长和转移等生理、病理过程（表4）：Ⅳ型胶原的抑瘤蛋白和ⅩⅤ型胶原的相应肽片段（可抑制内皮细胞增殖和诱导凋亡，具有抗血管生成、抑制肿瘤生长作用）。重组人血管内皮抑素（恩度，Endostar）已成为一种抗肿瘤药物。来自于ⅩⅧ型胶原的内皮细胞抑制素、Ⅵ型胶原的 Endotrophin（脂肪组织的激素）、其中α2、α3 及 α6 的酶解片段 Arresten 可抑制内皮细胞增殖、迁移及管结构生成。

与临床联系 与多种疾病相关。一些自身免疫病产生的自身

表4 来自于胶原的活性肽

胶原类型	胶原 α 链	基质活性肽
Ⅳ	α1（Ⅳ）	Arresten
	α2（Ⅳ）	Canstatin
	α3（Ⅳ）	Tumstatin
	α4（Ⅳ）	Tetrastatins 1～3
	α5（Ⅳ）	Pentastatins 1～3
	α6（Ⅳ）	Hexastatins 1～2
Ⅷ	α1（Ⅷ）	Vastatin
ⅩⅤ	α1（ⅩⅤ）	Restin
ⅩⅧ	α1（ⅩⅧ）	Endostatin
ⅩⅨ	α1（ⅩⅨ）	

抗体是针对胶原的。胶原 α 链编码基因的突变可引起多种疾病。在阿尔茨海默病的大脑中有 IV、VI、XVIII 和 XXV 型胶原沉积并与淀粉样蛋白 β 链相结合，而且编码 XXV 型胶原 α 链的 COL25A1 基因与发生阿兹海默病风险相关。而 V 型胶原似可保护神经元抵御淀粉样蛋白 β 的毒性。胶原分布位置和数量的改变也可以引起疾病，如器官的纤维化。

（周柔丽）

jiāoyuánméi

胶原酶（collagenase）

降解天然胶原的蛋白水解酶。普遍存在于脊椎动物的细胞内（外）分泌物及血液中。组织来源不同的胶原酶对不同类型胶原的水解能力强弱不等。各种动物组织产生并释放的胶原酶通常以无活性的形式存在，经蛋白酶（如纤溶酶及激肽释放酶）作用后转变为有活性的胶原酶。另外，组织中也存在着胶原酶抑制剂，由前胶原水解释放的前肽对胶原酶也有抑制作用，还有一些激素也可影响胶原降解速度。总之，胶原酶的活化与抑制，对于调节胶原的转换率具有重要作用，从而在一些生理及病理过程中有重要意义。

（周柔丽）

xiānliándànbái

纤连蛋白（fibronectin，FN）

分布最广的细胞外基质（ECM）非胶原糖蛋白。也存在于血浆中。FN 作为细胞外基质受体（如整联蛋白）与胶原、蛋白聚糖等之间的桥梁发挥基质组装的主角作用。在胚胎和成体广泛表达，特别是形态发生活跃区域、细胞迁移和炎症区域；正在修复的组织（如创伤愈合）和（或）纤维化组织中表达升高；在肿瘤细胞含量减少，但肿瘤基质中增多。

分子结构　基本结构是由两条相似的 FN 肽链（230～270kD）在 C 端借两对链间二硫键交联而成的二聚体。FN 肽链由单基因编码，转录后因拼接的差异而致人类具有 20 种不同的 FN 同型肽链。FN 肽链由多个结构模块串联排列构成，包括 12 个 I 型（FNI），2 个 II 型（FNII）和 15～17 个 III 型（FNIII）模块（图）。FNI 和 FNII 各具有 2 个链内二硫键；而 FNIII 没有链内交联键，故易于发生构象变化。不同构象的 FN 具有差异的功能。拼接变化主要存在于 ED-B（ED-2）、ED-A（ED-1）和 IIICS 模块。血浆 FN 没有 ED-A 及 ED-B 区。出现拼接变化最多的是胚胎细胞及恶性细胞产生的 FN。FN 存在多个功能结构域，可与胶原/明胶、肝素/硫酸乙酰肝素、纤维蛋白、纤连蛋白、整联蛋白（受体）以及致病菌表面的黏附素等结合。因此，纤连蛋白为多功能蛋白质。$FN I_6$、$FN II_{1-2}$ 和 $FN I_{7-9}$ 是与胶原结合的位点，故而在基质中 FN 与胶原共定位。$FN III_{10}$ 是 FN-FN 相互作用的部位，而其中的 RGD（Arg-Gly-Asp）三肽序列是 FN 与细胞表面整联蛋白（如 α3β1、α4β1、α5β1、αVβ1、αVβ3、α II bβ3）受体相结合的位点。其中 α5β1 是 FN 的单特异性受体，不仅与 RGD 序列结合，还需与 RGD 两侧的特定序列结合。胚胎和肿瘤组织的 FN 存在 III CS、ED-A、ED-B 模块；创伤愈合时含 ED-A、ED-B 模块的 FN 增多。由不同模块组成的 FN 具有不同的构象。

存在形式和功能　纤连蛋白以可溶性二聚体和不溶性多聚体的形式分别存在于血浆和细胞表面及 ECM。

血浆纤连蛋白（pFN）　为由肝细胞合成并分泌到血液中的可溶性二聚体，其中一条肽链含 III CS 模块。两条肽链呈卷缩构象，RGD 序列被隐藏，不能随时与细胞和其他分子相结合。正常人血浆中纤连蛋白的浓度为（200～600）μg/ml（0.4～1.2 μM）。pFN 参与创伤愈合早期的血液凝固：当发生损伤时血浆 FN 迅速与纤维蛋白及纤维蛋白原结合与血小板形成血凝块而止血。pFN 也参与动脉壁血栓形成；还具有调理素样作用，可增强巨噬细胞吞噬能力。男性和老年人的血浆纤连蛋白水平略高，女性在经期及妊娠后升高，至分娩达到最高峰。可溶性 FN 也存在于其他体液中。类风湿关节炎滑液中 FN 的浓度高于血浆，并与滑液中的白细胞数相关，是增生性疾病的指征。

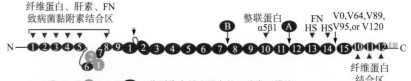

纤维蛋白、肝素、FN 致病菌黏附素结合区　　整联蛋白 α5β1　　FN V0,V64,V89, HS HS V95,or V120

N—1 2 3 4 5 6 7 8 9 1 2 1 2 3 4 5 6 7 8 9 10 11 12 13 14 15 1 2 3—C

纤维蛋白结合区

Fn I ● 　Fn II ▨　 FNIII ▧：分别代表纤连蛋白的三种类型模块
Ⓐ 和 Ⓑ：分别代表 ED-A 和 ED-B（可变剪接）模块，黑箭头指出其所在位置
V0,V64,V89,V95,V120：为 III CS（可变剪接）模块的所在位置（数字表示氨基酸残基数）
FN,HS：代表纤连蛋白和硫酸乙酰肝素，红箭头指示其所结合的模块
▮：代表二硫链所在位置

图　纤连蛋白肽链分子结构

注：红箭头. 纤连蛋白结合分子的结合部位；黑箭头. 可变剪接模块的插入部位

细胞表面和 ECM 中的纤连蛋白 间质细胞（如成纤维细胞、内皮细胞、软骨细胞及巨噬细胞）产生的纤连蛋白（cFN）也以二聚体的形式分泌，并在细胞的参与下组装为不溶性寡聚体或多聚体网，分布在细胞表面或 ECM。cFN 与细胞表面整联蛋白（主要为 α5β1）相结合可启动聚合体的组装，并活化细胞内的信号途径（见整联蛋白）。pFN 与细胞表面的整联蛋白受体、穿膜蛋白聚糖或细菌表面的黏附素或细胞外基质中的成分（如胶原、替拿蛋白、蛋白聚糖）相结合时则从卷缩构象转变为伸展构象，并聚合成不溶性纤维，可与局部细胞产生的cFN 并排地沉积于细胞外基质原纤维。换言之，成纤维细胞等间质细胞可以分泌 FN，并通过与细胞表面的 α5β1、α3β1、α4β1 整联蛋白（受体）相结合而在细胞周围组装成纤维网，并可将血浆 FN 参入其中。

细胞表面的纤连蛋白分布与细胞种类和分化阶段有关。当原始间质细胞分化为羊膜、牙胚及软骨细胞后，细胞表面的纤连蛋白常消失。细胞表面纤连蛋白参与后期的创伤愈合和血管生成。纤连蛋白与整联蛋白受体的结合不但启动了其自身的聚合，而且对于细胞外基质的组装，从开始、进展到成熟都具有关键性作用。例如：I、III、IV 型胶原需借助于预先组装好的 FN 基质才能掺入到 ECM 中。因而组装 FN 基质网是 ECM 堆积导致的纤维化疾病的早期事件，具有关键性作用。此外，ECM（包括细胞间质及某些基膜）中的纤连蛋白也参与胚胎发育，并可决定干细胞的分化命运，如基质中的 FN 可促进成体间充质干细胞向软骨和骨的方向分

化，抑制向脂肪细胞分化。

与临床联系 FN 在肿瘤的发生发展中具有重要作用。肿瘤细胞的纤连蛋白明显减少，而肿瘤微环境中的纤连蛋白显著增加，主要由肿瘤相关成纤维细胞生成，其分子结构与正常细胞者也有所不同，尤其是糖链结构。纤连蛋白与肿瘤细胞表面联蛋白受体结合可启动多条信号转导途径促进肿瘤细胞增殖、迁移、侵袭、转移和耐药性。肿瘤组织中内皮细胞分泌的 ED-A 可通过 α9β1 整联蛋白转导的 FAK/Src 信号途径诱导上皮-间质变迁，从而增强肿瘤细胞的干性、转移和耐药性。肿瘤基质和脉管系统中存在 FN ED-B，使肿瘤基质具有硬而致密的特征，并使肿瘤 FN 从结合 α5β1 受体变成主要结合 αVβ3，从而增强了促进血管生成的 VEGF 的分泌。再者，FN 与 α5β1 受体的结合强，使细胞与基质黏合牢固，从而抑制细胞迁移；而 FN 与 αVβ3 的结合较弱，便于细胞迁移和抵抗失巢凋亡，利于肿瘤细胞的存活和转移。在炎症环境中的蛋白酶（如 MMP-2）的作用下可将纤连蛋白的 FN III$_{14}$ 暴露，通过与肿瘤细胞表面的真核延长因子（eEF1A）受体相结合而发挥抗黏附作用，故而促进肿瘤细胞迁移和侵袭。鉴于纤连蛋白 N 端存在与致病菌黏附素结合的位点，故可作为葡萄球菌感染细胞的媒介导致肺炎、心内膜炎。医用导管在体内久置时 pFN 附于其表面也易造成感染。

纤连蛋白被 MMP 作用可释放活性肽，参与软骨代谢、脂肪细胞分化、原纤维生成和糖尿病增生性视网膜病。此外，纤连蛋白N 端 70kD 片段具有蛋白酶活性。

（周柔丽）

céngniánliándànbái

层黏连蛋白（laminin，LN）

基膜的组成者和重要的结构与功能成分，由 α、β 和 γ3 条肽链构成的高分子量（500~900kD）、高度糖基化的异三聚体糖蛋白。已发现至少 16 种 LN 同型分子，分别由 α1~α5，β1~β4，γ1~γ3 共12 种亚单位以不同的组合方式构成。LN 同型分子的旧命名法按发现的先后顺序编号作为后缀而命名；新系统命名法以其 α、β 和 γ 亚单位的编号依次排列作为后缀而命名（表）。LN 对于胚胎发育以及成体的多种组织、器官（包括干细胞、神经、肌肉、上皮、血管及肾等）都具有重要的功能，其结构、含量及表达的异常与多种疾病相关。

结构和功能 大多数 LN 同型分子为十字形异三聚体（图），"+"的 3 个短臂分别由 α、β、γ链的 N 端序列构成，包括 2~3 球区和球区之间的短杆区，并在其中含有 EGF 样重复序列；一条长臂由 3 条肽链相互缠绕构成"杆"，并由 α 链 C 端序列卷曲成长臂末端个分叶的大球形结构域，称为 LG，可与肝素、硫酸化糖脂及细胞表面的整联蛋白（如 α6β4、α3β1、α6β1 和 α7β1）和穿膜蛋白聚糖（如黏结蛋白聚糖和肌养蛋白聚糖）相结合。在γ链的近十字交叉区与巢蛋白/哑铃蛋白结合，形成 1:1 紧密结合的复合物，并由巢蛋白介导 LN 与IV型胶原的结合。也有个别 LN 分子（如 LN3A11 和 LN3A21）呈 T 字形，系因 α3 链 N 端截短以致缺少一个短臂而成。LN 的 β 在短臂可直接地与IV型胶原和硫酸乙酰肝素蛋白聚糖和硫酸化的糖脂（硫酸脂）相结合。LN 也可在分子的N 端相互聚合成网。LN 的网状框

表　层黏连蛋白同型分子

系统名	组成亚单位	曾用名	存在部位
laminin111	$\alpha1\beta1\gamma1$	laminin-1，EHS laminin	多数胚胎组织、肌细胞基膜和某些成体上皮基膜；黑色素瘤、胶质母细胞瘤和小鼠 EHS 瘤
laminin 211	$\alpha2\beta1\gamma1$	laminin-2，merosin	肌细胞、神经鞘细胞、内皮细胞基膜、突触外基膜、心肌、骨骼肌、平滑肌细胞和神经鞘细胞基膜、胸腺上皮和内皮细胞基膜、肾小球基膜；黑色素瘤
laminin121	$\alpha1\beta2\gamma1$	laminin-3，S-laminin	肺泡和肾小球上皮基膜、细精管基膜、胎盘；黑色素瘤
laminin 221	$\alpha2\beta2\gamma1$	laminin-4，S-merosin	内皮和肌细胞基膜、突触
laminin 332 或 *3A32	$\alpha3A\beta3\gamma2$	laminin-5 或 laminin-5A	皮肤、膀胱、肺、食管、结肠上皮基膜、皮肤角化细胞、真皮-表皮连接，毛发形态发生；肝癌、尿道上皮癌、乳腺癌、头颈部癌、口腔鳞状细胞癌、黑色素瘤
laminin 3B32	$\alpha3B\beta3\gamma2$	laminin-5B	不明
laminin311 或 *3A11	$\alpha3\beta1\gamma1$	laminin-6A，k-laminin	皮肤、膀胱、肺、食管
laminin 3B11	$\alpha3\beta1\gamma1$	laminin-6B	脉管基膜；乳腺癌
laminin *3A21	$\alpha3\beta2\gamma1$	laminin-7A，ks-laminin	皮肤、上皮、羊膜、胎盘的基膜，真皮-表皮连接
laminin 3B21	$\alpha3\beta2\gamma1$	laminin-7B	皮肤、食管、乳腺和肺上皮基膜
laminin 411	$\alpha4\beta1\gamma1$	laminin-8	内皮细胞（特别是动脉）、心肌、骨骼肌和脂肪细胞基膜；黑色素瘤、乳腺癌、口腔鳞状细胞癌、胶质瘤
laminin 421	$\alpha4\beta2\gamma1$	laminin-9	内皮细胞和神经突触基膜；黑色素瘤、胶质瘤
laminin 511	$\alpha5\beta1\gamma1$	laminin-10	成年人体内最丰富的存在形式（大多数上皮和内皮基膜）；黑色素瘤、乳腺、结直肠、肺、前列腺、甲状腺和卵巢的肿瘤、肝癌、胶质瘤
laminin 521	$\alpha5\beta2\gamma1$	laminin-11	肾小球和肺泡上皮基膜、神经-肌肉突触对于发育和再生中的神经作为轴突生长的终止信号；黑色素瘤、肝癌
laminin 213	$\alpha2\ \beta1\gamma3$	laminin-12	肌细胞和内皮细胞基膜
laminin 323	$\alpha3\ \beta2\gamma3$	laminin-13	
laminin 423	$\alpha4\ \beta2\gamma3$	laminin-14	内皮细胞基膜
laminin 522	$\alpha5\beta2\gamma2$		
laminin 523	$\alpha5\beta2\gamma3$	laminin 15	

*3A 为 $\alpha3$ 链短臂截短的剪接体，与 β 和 γ 链构成 T 字形层连蛋白；不同于全长 $\alpha3$ 链与 β 和 γ 链构成不对称十字形层连蛋白

架及其与基膜中各种成分的结合则组装成各种基膜。再者，LN 分子具有至少 8 个与细胞相结合的位点。例如：在长臂靠近球区的 α 链上有 IKVAV 五肽序列可与神经元和肿瘤细胞结合，并促进神经生长和肿瘤转移。某些整联蛋白是 LN 的受体，其中一些以 RGD 三肽序列为识别的最小结构单位。人类 LN α 链 C 端的 G3 存在 RGD 序列可与 αVβ3 整联蛋白结合。β 链短臂杆区有 YIGSR 及 PDSGR 五肽序列可分别与不同的细胞结合；某些 α 和 γ 链 N 端（短臂）也可与整联蛋白（如 $\alpha1\beta1$、$\alpha2\beta1$、$\alpha3\beta1$ 和 αVβ3）及硫酸化糖脂结合。

LN 分子的 N 端和 C 端都存在细胞表面受体的结合位点。LN 与细胞的结合可激活多种信号转导途径，并通过调节基因表达等机制调控细胞的极性和存活、增殖、分化等；同时也影响细胞骨架的组装和相关表型。此外，LN 分子的长臂和短臂还有不止一个与原核细胞结合的位点。例如：化脓性链球菌可借此与易感组织的 LN 结合，而参与致病菌感染。LN 是含糖量很高（占 25%~30%）的糖蛋白，具有 50 条左右 N-连接的糖链，LN 的多种受体均可识别、结合其糖链结构，因而 LN 的糖链直接参与生物学功能。来自 LN 的总糖肽可以抑制肿瘤细胞 $\alpha6\beta1$ 整联蛋白与 LN 的相互作用，并抑制肿瘤细胞的增殖和转移。

表达与疾病　LN 是由多基因编码的蛋白质。在两个细胞阶段的早期胚就开始有表达，为胚胎发育中出现最早的、对细胞和组织分化很关键的细胞外基质成分；也是干细胞体外培养不可缺少的成分。LN 各种同型分子的表达具有细胞和组织特异性，分布于不同部位的基膜中，发挥不一样的

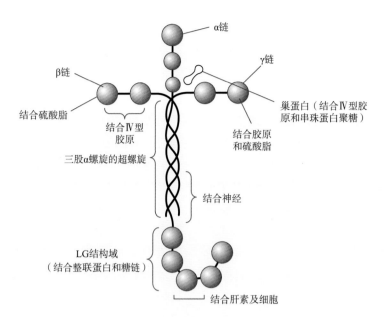

图　层黏连蛋白分子结构

图中标注：
α链
γ链
β链
结合硫酸脂
结合Ⅳ型胶原
三股α螺旋的超螺旋
巢蛋白（结合Ⅳ型胶原和串珠蛋白聚糖）
结合胶原和硫酸脂
结合神经
LG结构域（结合整联蛋白和糖链）
结合肝素及细胞

功能。一种细胞的基膜可具有不止一种 LN 同型分子。不同的 LN 同型分子可识别不同的整联蛋白受体，如 LN332 主要以整联蛋白 α3β1 和 α6β4 为受体。LN 是肿瘤干细胞微环境中的一个调控成分，参与肿瘤血管生成、上皮-间质变迁（EMT）和侵袭/转移。在肝、胆管、胆小管及脉管的基膜中表达的是 LN111、LN211、LN121 及 LN221。在体的成年正常肝细胞不表达 LN；而纤维化的肝实质中 LN 增多；肝癌细胞则表达 LN332 及含 α5 链的 LN，并与血管生成和侵袭、转移密切相关。由 LN 和Ⅳ型胶原等构成的结构网也参与收缩力从骨骼肌向肌腱的传递，并且为肌腱和角膜愈合所必需。此外，在很多组织中发现了未整合在基膜中的游离 LN；γ3 链也存在于具有微绒毛的上皮细胞的顶部，其功能尚不明了。

LN 基因的突变可发生严重的疾病，*LAMA2* 基因突变所致 α2 链的缺失可引起先天性骨骼肌萎缩，并累及周围神经和中枢神经系统，最终死于呼吸衰竭；*LAMA3*、*LAMB3* 或 *LAMC2* 基因突变可致上皮细胞脱离其下面的结缔组织，出现大疱性表皮松解症。

（周柔丽）

jiānzhì xìbāo dànbáizhì

间质细胞蛋白质（matricellular protein）　与细胞外基质（ECM）相关的一类蛋白质。与经典细胞外基质蛋白质（如胶原、纤连蛋白、层黏连蛋白等）不同，不具有结构性作用，可与细胞表面多种受体、细胞外基质蛋白、蛋白酶、生长因子和细胞因子作用，将细胞与 ECM 整合。血小板反应蛋白、骨黏连蛋白和替拿蛋白 C 是这个家族的代表。

（周柔丽）

gǔniánliándànbái

骨黏连蛋白（osteonectin）　属于间质细胞蛋白质家族。又称富于半胱氨酸的酸性分泌蛋白（SPARC）。调节细胞与其微环境间的相互作用，在组织重建的部位产生；调节基质的沉积和更新，影响细胞对细胞外因子的反应，参与细胞黏附、细胞周期、增殖、迁移、侵袭、凋亡，涉及骨形成、血管生成、纤维化、创伤愈合、肥胖和肿瘤进展等生理和病理过程。SPARC 对一些生理和病理过程（如血管生成、肥胖和肿瘤侵袭/转移）发挥促进或抑制作用依组织和细胞而异。SPARC 家族有 8 个成员，都含一个卵泡抑素样结构域和细胞外结合钙的 EF-结合 hand 基序。

（周柔丽）

xuèxiǎobǎn fǎnyìng dànbái

血小板反应蛋白（thrombospondin，TSP）　从骨髓成熟的巨核细胞胞质裂解脱落下来具有生物活性的小块胞质。属于抗黏附蛋白家族，为哺乳动物血液中的有形成分之一，因最初在凝血酶刺激的血小板中发现而得名，由 3 条相同的肽链借二硫键交联构成三聚体糖蛋白，分子量约 420kD，分子中含有表皮生长因子样（EGF-like）重复序列。

分类　人类 TSP 家族包括 A 和 B 两个亚类 5 个成员（TSP-1、TSP-2、TSP-3、TSP-4 和 TSP-5）。TSP-1 和 TSP-2 属于 A 亚类，TSP-3、TSP-4 和 TSP-5 属于 B 亚类。TSP 在发育中的胚胎组织和胚胎干细胞高水平表达；而在大多数成体组织中低水平表达，也存在于细胞外基质和血浆中。血小板活化后其 α 颗粒迅速释放 TSP，是血浆 TSP 的主要来源。在同一组织中的不同部位可由不同细胞合成不同的 TSP，并以不同形式存在。需要时可在转录水平迅速上调，而其 mRNA 的降解和翻译的终止也很迅速。分泌的 TSP 蛋白很不稳定。

功能　组织中 TSP 的种类、含量和分布以多变为特色，均与其功能相适应。TSP 不仅调节细胞与基质的相互作用，也调节细胞之间的相互作用；可与多种受体结合，如整联蛋白、CD36、CD47 等。CD36 和 CD47 都是 TSP-1 的受体。CD36 分布于内皮细胞、脉管平滑肌细胞、脂肪细胞、肾小球足细胞。TSP-1 与 CD36 的结合以多种方式调节细胞功能，如诱导内皮细胞凋亡，对血管生成进行负调控；活化巨噬细胞和调节血小板功能等。CD47 存在于内皮细胞、平滑肌细胞、上皮细胞、软骨细胞、中性粒细胞和红细胞，通过与 TSP-1 C 端结合而活化。活化的 CD47 抑制细胞内的 NO 及其下游的 cGMP 途径；还可升高肾等组织中的活性氧，调控炎症反应。再者，TSP-1 以依赖于 CD36 的方式参与肿瘤的转移和炎症；以依赖于 CD47 的方式抑制肾缺血再灌注损伤的恢复。

TSP 在多个器官、系统参与血管生成、肌腱连接形成、心肌完整性和功能的维持、突触发生等重要的生理功能。在脉管壁重建中有一定作用，并存在于动脉粥样硬化斑块中。多潜能胚胎干细胞高水平表达和分泌的 TSP-1 可增强心肌细胞分裂，参与心脏发生和修复损伤的心肌；妊娠中期 TSP-1 的表达升高，如果胎儿具有严重心脏缺陷和脉管异常则导致胎儿死亡。

病理意义 TSP 参与多种病理过程，如肿瘤的进展、炎症的调控、免疫反应和纤维化的调节等。TSP-1 可通过 EGFR 和 HER2 信号通路增加细胞-细胞黏连成分的酪氨酸磷酸化，并在肺微血管内皮细胞间开出一条旁路，破坏内皮细胞的通透屏障。高血糖会刺激肾间质细胞表达 TSP-1，进而激活 TGF-β，然后促进肾间质细胞生成细胞外基质蛋白质，导致肾纤维化。TSP 增加和 TGF-β 活

化也出现在纤维化皮肤病，如瘢痕疙瘩和硬皮病。肝炎病毒蛋白和胆汁酸都可增加肝内的 TSP，并通过激活 TGF-β 而活化肝星形细胞，导致肝纤维化。血脂（游离脂肪酸）高可增加肝细胞表达 TSP，并与肝细胞的脂肪沉积和非酒精性脂肪性肝病及胰岛素抵抗相关。在各种肝硬化肝组织 TSP 均高表达，可能来自于内皮细胞和活化的肝星形细胞。此外，TSP 促进肝癌、胰腺癌、结直肠癌的血管生成，促进其转移，但抑制肺癌和膀胱癌的血管生成。

（周柔丽）

tìnádànbái

替拿蛋白（tenascin） 属于间质细胞蛋白质家族，由星形细胞合成，有强化结缔组织及营养实体组织作用的细胞外基质成分。又称替拿素、肌腱蛋白。该家族包括 4 个成员：替拿蛋白（C、X、R 和 W）。替拿蛋白 R 主要在中枢神经系统发育时表达；替拿蛋白（X 和 Y）主要在骨骼肌、结缔组织表达；替拿蛋白（C 和 W）主要存在于各种发育中的组织。替拿蛋白 C（TN-C）是骨髓造血干细胞微环境中的一个基质成分。

替拿蛋白是由重复次数不等的多种结构域构成的同聚体高分子量糖蛋白，单体分子量 180～330kD，因转录后剪接和翻译后糖基化程度而异。表达受机械应力调节。分子结构包括：N 端组装结构域、表皮生长因子样（EGF-like）重复序列、纤连蛋白Ⅲ型结构模块重复和类似于纤维蛋白原的球形 C 端。每个结构域各司其能。替拿蛋白可与细胞外基质成分、可溶性因子（如生长因子、细胞因子等）以及病原体相结合，并可直接与细胞表面的受体（包

括多种整联蛋白、EGFR、膜联蛋白Ⅱ和 syndecan-4）相互作用而启动多条信号途径，影响细胞的表型，并在创伤愈合（包括心肌损伤修复）、慢性炎症、纤维化和肿瘤侵袭/转移中发挥重要作用。因与肿瘤的发生和生长相关而备受关注的 TN-C 是同六聚体糖蛋白。广泛分布于胚胎组织；于成体组织中低表达，并于组织损伤时表达瞬时上调，减弱细胞在纤连蛋白上的黏附与铺展。肌腱、韧带和平滑肌中的 TN-C 的表达受机械张力的调节。

（周柔丽）

tánxìng dànbái

弹性蛋白（elastin） 细胞外基质（ECM）中形成弹性纤维的蛋白质。以组织特异的弹性网络形式遍布全身，以动脉壁、韧带等软组织中居多；也是肺和皮肤组织 ECM 中的重要成分，具有随机卷曲和交联性能。与胶原类似，含有丰富的甘氨酸（Gly）及脯氨酸（Pro）；又与胶原不同，很少羟脯氨酸（Hypro），完全没有羟赖氨酸（Hylys），亦没有糖基化修饰。不形成规则的螺旋结构，而呈无规则卷曲构象。

结构 弹性蛋白的肽链由两种片段交替排列而成。一种片段是高度疏水性片段，提供弹性；另一种片段是富含丙氨酸和赖氨酸的 α 螺旋，负责将相邻疏水肽链交联（图）。弹性蛋白以可溶性的前体——原弹性蛋白的形式分泌至细胞外，然后在靠近细胞质膜处聚合成丝状或片层状，并通过赖氨酸（Lys）残基间的交联键而形成富于弹性的网状结构。弹性蛋白分子间的交联比胶原更复杂。由于弹性蛋白的无规则卷曲及高度交联而具有高度弹性和回弹性，其伸展性比同样横截面积

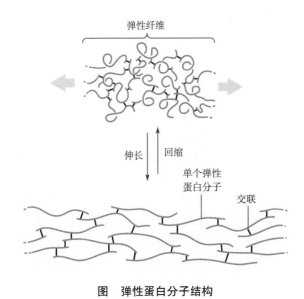

弹性纤维

伸长　回缩

单个弹性
蛋白分子

交联

图　弹性蛋白分子结构

的橡皮条至少大 5 倍。同时，有韧性无弹性的胶原纤维与弹性纤维相互交织，可以限制伸展程度，防止组织撕裂。另外，弹性蛋白还参与细胞黏附、存活、迁移和分化。

弹性纤维的组成成分多、组装过程复杂、生物机械性质独特。核心结构中除弹性蛋白外还有双糖链蛋白聚糖和硫酸乙酰肝素蛋白聚糖等。在弹性纤维核心的外围包绕着一层由 7 种糖蛋白构成的微原纤维壳。其中大部分为原纤蛋白，既为保持弹性纤维的完整性所必需；也为皮肤、肺、脉管形成弹性组织提供框架。当它的基因发生突变时则发生马方综合征（Marfan syndrome）。微原纤维壳中还有Ⅷ型胶原、扣针蛋白和界面蛋白等。

功能　弹性蛋白及原弹性蛋白均可作为信号分子，参与信号转导调控细胞的行为，如原弹性蛋白可抑制动脉平滑肌细胞的增殖，诱导肌动蛋白微丝的形成和组装，并可作为趋化物；还可通过与原纤蛋白微原纤维结合来调节 TGF-β 活性。弹性蛋白的减少和胶原的增多与肺和动脉老化过程中的硬度增加、柔性降低相关。弹性蛋白经弹性蛋白酶和基质金属蛋白酶降解产生的肽片段，也是动脉随年龄而变硬的因素之一。衰老组织中，弹性蛋白的生成减慢，降解加快，导致组织失去弹性。紫外线照射可改变弹性蛋白基因转录产物的剪接，生成的异常弹性蛋白影响弹性纤维的正常组装，是导致皮肤老化的原因之一。弹性蛋白基因突变可导致皮肤松垂。此外，原弹性蛋白和弹性蛋白肽片段可影响成纤维细胞和炎症细胞以及血管生成。

（周柔丽）

tánxìng dànbáiméi

弹性蛋白酶（elastase）　能特异性水解弹性蛋白的酶。但现泛指一群特异性各不相同的酶，如胰弹性蛋白酶，从动物胰腺或细菌培养液在低温下用水提取而得到的酶。其产生的弹性蛋白活性肽与动脉硬化、动脉粥样硬化、肝硬化等疾病相关。

（周柔丽）

táng'ānjùtáng

糖胺聚糖（glycosaminoglycan, GAG）　由氨基糖、糖醛酸二糖单元重复排列构成的一类直链多糖。曾称酸性黏多糖，广泛存在于细胞外基质（ECM）。骨和肌腱中含量很少；而眼的玻璃体则几乎完全由特殊种类的 GAG 和水构成。GAG 通过特定寡糖共价结合到核心蛋白质成为蛋白聚糖。不同组织的 ECM 含有不同类型、不同含量的 GAG 和蛋白聚糖，并与其功能相适应。ECM 中的 GAG 和蛋白聚糖可与胶原、非胶原糖蛋白等相结合，形成精密而复杂的网络结构。GAG 和蛋白聚糖与基质中的弹性蛋白和胶原共同赋予组织抗压性、弹性和韧性。

结构和物理性质　GAG 的二糖单位包括氨基己糖（N-乙酰氨基葡萄糖或 N-乙酰氨基半乳糖）和糖醛酸（葡萄糖醛酸或艾杜糖醛酸）；GAG 的糖基发生不同程度的 N- 或 O-硫酸化。有些 GAG（软骨素、皮肤素及角质素）的硫酸化程度随年龄的增长而增加。不同组成和不同数量的二糖单位以及不同位点和不同程度的硫酸化导致 GAG 结构的多样性和复杂性。硫酸基及糖醛酸的羧基在生理状态（pH7.35～7.45，平均为 7.41，呈弱碱性）下均解离而带有密集的负电荷。同种电荷的相斥作用使 GAG 呈高度伸展状态，占据较大空间。密集的负电荷还吸附大量正离子（如 Na^+），故可通过渗透平衡在基质中吸引大量的水分子而建立起膨胀压，不仅可抵抗压缩还可于压力去除后，在弹性蛋白的协同作用下回复组织原有的体积，借此缓冲机械力，减轻冲撞造成的损伤。可见，GAG 的分子结构赋予其独特的物理性质：高度亲水性、酸性、抗压性、黏弹性及润滑性等。如膝关节面的软骨基质因富于胶原和大量 GAG，可承受每平方厘米数百公斤的压力。GAG 即使在低浓度下，亦形成高度水化的多孔凝胶，可允许细胞在其间迁移以及营养物、代谢物、激素和细胞因子等在组织内迅速扩散。孔径大小和电荷密度可调节 ECM 对分子及细胞的通透性。

种类和存在形式 根据二糖单位的组成、结构及硫酸化的数量和位置的不同，可将 GAG 分为 6 大类（表）：透明质酸（HA）、硫酸软骨素（CS）、硫酸皮肤素（DS）、肝素（HEP）和硫酸乙酰肝素（HS）或称硫酸类肝素以及硫酸角质素（KS）。其中 HA 和 HEP 可以 GAG 的形式独立存在，其他则以蛋白聚糖的形式存在。二糖单位重复序列构成多糖链的主体，而以寡糖连接于核心蛋白质。CS、DS、HS 和 HS 以相同的四糖结构和 O 糖苷键连接于核心蛋白质的丝氨酸（Ser）残基。组织中 GAG 的种类与含量随生长、发育及年龄而变动。软骨素、皮肤素及角质素的硫酸化程度皆随年龄的增长而增加。

功能与应用 GAG 通过与多种 GAG-结合蛋白（包括生长因子、生长因子受体、胶原等）相互作用调控细胞的行为，如黏附、迁移、增殖、分化。肝素和 HS 通过与成纤维细胞生长因子（FGF）、FGFR 以及形态发生素相结合而激活 ERK1/2 信号途径，调节干细胞分化。人工合成的 GAG 类似物可望用于细胞治疗和再生医学。

GAG 链由各种特异性的糖基转移酶按顺序作用而合成；靠特异性糖苷酶而降解。各种 GAG 在生物合成和分解代谢上的障碍均可造成疾病。由于溶酶体缺乏降解 GAG 的某种酶可导致特定 GAG 在组织中的累积，造成黏多糖贮积症。由于 GAG 合成代谢酶的先天缺陷也可引起多种疾病。

（周柔丽）

tòumíngzhìsuān

透明质酸（hyaluronic acid, HA） 分布在结缔组织细胞外基质和细胞周围的高分子量糖胺聚糖。其分子量达 10 000kD，糖链为葡萄糖醛酸和 N-乙酰氨基葡萄糖所组成的二糖单位重复序列，是唯一不发生硫酸化修饰的糖胺聚糖。不与蛋白质共价结合，因而不构成蛋白聚糖单体，但可与蛋白聚糖单体的核心蛋白质以非共价键相结合，作为蛋白聚糖多聚体的聚合轴线。其聚合作用借连接蛋白质而加固。

HA 是皮肤的重要结构成分，以高浓度分布于眼的玻璃体、脊椎椎间盘核、透明软骨、关节滑液和脐带。早期胚胎及创伤愈合组织中的 HA 含量特别丰富。HA 的代谢转换率很高，在上皮的基侧面质膜中合成，随即排至细胞外；在透明质酸酶的催化下降解为含 4~25 个二糖的片段。HA 在胚胎的形态发生（如心脏、角膜等器官形成）和创伤愈合过程中参与细胞的快速增殖。鉴于 HA 的良好组织相容性以及促进细胞增殖和诱导细胞分化的能力，可与多潜能间充质干细胞一同用于再生医学的组织重建工程。HA 也用于抚平老年皮肤皱褶的填充剂。由于 HA 可与碎片化的胶原交联，为成纤维细胞提供适当的细胞外基质，促进弹性蛋白和胶原的生成，故而填充剂持续时间比其生物可获得性更久。此外，HA 也与肿瘤（特别是消化道肿瘤）的生长和转移相关，包括促进肿瘤细胞增殖和迁移、诱导上皮-间质变迁（EMT）、放化疗抵抗和干细胞样表型。而 HA 的降解片段常具

表　GAG 的种类、分子特性及组织分布

GAG	重复二糖（A-B）n		每个二糖单位中的硫酸根	与蛋白质共价连接	所含其他糖成分	分布
	单糖 A	单糖 B				
透明质酸	D-葡萄糖醛酸	N-乙酰氨基葡萄糖	0	–	0	结缔组织、皮肤、玻璃体、软骨、滑液
4-硫酸软骨素	D-葡萄糖醛酸	N-乙酰氨基半乳糖	0.2~1.0	+	D-半乳糖，D-木糖	软骨、角膜、皮肤、动脉、骨
6-硫酸软骨素	D-葡萄糖醛酸	N-乙酰氨基半乳糖	0.2~2.3	+	D-半乳糖，D-木糖	角膜、皮肤、动脉、骨
硫酸皮肤素	D-葡萄糖醛酸 L-艾杜糖醛酸*	N-乙酰氨基半乳糖	1.0~2.0	+	D-半乳糖，D-木糖	皮肤、血管、心、心瓣膜
硫酸乙酰肝素	D-葡萄糖醛酸 L-艾杜糖醛酸*	N-乙酰氨基葡萄糖	0.2~3.0	+	D-半乳糖，D-木糖	肺、动脉、细胞表面
肝素	D-葡萄糖醛酸 L-艾杜糖醛酸*	N-乙酰氨基葡萄糖	2.0~3.0	+	D-半乳糖，D-木糖	肺、肝、皮肤、肥大细胞
硫酸角质素	D-半乳糖	N-乙酰氨基葡萄糖	0.9~1.8	+	D-氨基半乳糖 D-甘露糖，L-岩藻糖唾液酸	软骨、角膜、椎间盘

*L-艾杜糖醛酸是由差向异构酶催化糖链中的 D-葡萄糖醛酸进行差向异构化而生成的

有相反的作用。HA 的细胞表面受体为 CD44、淋巴管内皮细胞 HA 受体 1（LYVE-1）和 Toll 样受体（TLR）。在不同生理、病理情况下 HA 通过与不同受体结合而调控 ERK、PI3K 等信号转导通路影响细胞的行为。

（周柔丽）

liúsuān ruǎngǔsù

硫酸软骨素（chondroitin sulfate, CS） 由 D-葡萄糖醛酸和 N-乙酰氨基半乳糖以 β-1,4-糖苷键连接而成的重复二糖单位组成的糖胺聚糖，并在 N-乙酰氨基半乳糖的 C-4 位或 C-6 位羟基上发生硫酸酯化。CS 是哺乳动物体内最丰富的糖胺聚糖，不游离存在，以共价结合核心蛋白质的蛋白聚糖（CS-PG）形式存在于细胞表面（整合于质膜）、细胞周围和细胞外基质中，主要分布于软骨、骨、角膜、皮肤、动脉、肌腱和韧带。也是中枢神经系统（CNS）细胞外基质的主要成分，在脑和脊髓的发育过程中发挥重要作用；在成年人参与突触连接。而 CNS 发生损伤时 CS-PG 显著上调，围绕损伤部位形成胶质瘢痕，成为 CNS 损伤的标志，并限制损伤的修复。

与 CS-PG 的核心蛋白质结合的硫酸软骨素多糖链可为一至数条；硫酸软骨素多糖链的结构因二糖单位数量、硫酸化位置和程度的不同而具有多样性。硫酸软骨素多糖的多样性决定了 CS-PG 功能的多样性。CS 参与细胞外基质的组装调控和维持。几种 CS-PG 可调节胶原的纤维生成，在肌腱和韧带的生理和机械特性上发挥重要作用。不同的 CS 链可与不同的生物活性分子结合，从而具有不同的功能。与不同的生长因子（如 FGF、HGF 和来自大脑的

多效生长因子、中期因子）结合而参与细胞的增殖。聚集蛋白聚糖是存在于软骨基质中的主要蛋白聚糖，介导软骨细胞之间及软骨细胞与细胞外基质之间的相互作用，保持软骨的生理和物理特性。多能蛋白聚糖是另一种存在于血管和皮肤中的 CS-PG，参与细胞黏附、迁移和增殖。肿瘤表达一种通常仅在胎盘表达的癌胚 CS，促进肿瘤细胞迁移与转移。

（周柔丽）

liúsuān pífūsù

硫酸皮肤素（dermatan sulfate, DS） 由 N-乙酰氨基半乳糖-β-1,4-L 艾杜糖醛酸-α（或 D-葡萄糖醛酸-β）-1,3 的二糖重复单位组成的糖胺聚糖。在 N-乙酰氨基半乳糖的 C-4 位等处常有硫酸根取代，是皮肤中主要的糖胺聚糖，也存在于血管、心瓣膜、肌腱和肺等处。DS 由于其结构与硫酸软骨素接近而曾被称为硫酸软骨素 B，不游离存在，而以共价结合核心蛋白质的蛋白聚糖（DS-PG）形式存在。在血液凝固、心血管病、肿瘤发生、感染、炎症、创伤修复和纤维化中发挥重要作用。DS-PG 主要包括饰胶蛋白聚糖和双糖链蛋白聚糖（见蛋白聚糖）。

（周柔丽）

gānsù

肝素（heparin） 由 D-β-葡萄糖醛酸（或 L-α-艾杜糖醛酸）和 N-乙酰氨基葡萄糖形成的重复二糖单位组成的糖胺聚糖，N-硫酸化程度高，艾杜糖醛酸含量较多。肝素与硫酸乙酰肝素虽列为同一类，但分布、结构及功能颇具差异。肝素由紧靠血管的肥大细胞产生，并储存于其颗粒中，在一定的刺激下释放入血，如血管损伤时释放到损伤部位的血管

内，可激活天然的凝血抑制因子抗凝血酶Ⅲ，因而具有抗凝作用。肝素的主要生理作用是调节肥大细胞介质，如组胺和肥大细胞特异蛋白酶抵抗侵入的细菌等外来物。

（周柔丽）

liúsuān yǐxiāngānsù

硫酸乙酰肝素（heparan sulfate, HS） 由 D-葡萄糖醛酸或 L-艾杜糖醛酸与 N-乙酰氨基葡萄糖组成的二糖单位重复序列构成的糖胺聚糖。又称硫酸类肝素。与肝素相比，硫酸化程度较低，而乙酰化程度较高。不游离存在，而以共价结合核心蛋白质的蛋白聚糖（HS-PG）形式普遍存在于动物的各种具有黏附性的细胞表面，参与膜结构以及细胞之间和细胞与基质之间的相互作用。HS-PG 包括黏结蛋白聚糖、磷脂酰肌醇蛋白聚糖、β 蛋白聚糖、CD44v3、串珠蛋白聚糖和突触蛋白聚糖等。可与生长因子、细胞因子、趋化因子、细胞外基质分子、形态发生素和凝血因子相结合，广泛调节上述各种因子的生物学活性。作为生长因子辅助受体增加生长因子配体（如 FGF2、HGF、VEGF、PDGF、PLGF、TGF-β 和 BMP）与相应受体的亲和性，促进相关的信号转导。调节发育过程（如骨骼肌的生发育）、血管生成、血液凝固和肿瘤转移，也参与细胞外基质的组装、酶活性的调节。

（周柔丽）

liúsuān jiǎozhìsù

硫酸角质素（keratan sulfate, KS） 以半乳糖代替糖醛酸与 N-乙酰氨基葡萄糖组成二糖单位重复序列的糖胺聚糖。不游离存在，而是以共价结合寡糖的不同具有 3 种不同类型：硫酸角质素 I

（如光蛋白聚糖）存在于角膜，负责维系富于胶原纤维之角膜的透明性；硫酸角质素Ⅱ存在于软骨；硫酸角质素Ⅲ存在于脑。

（周柔丽）

dànbáijùtáng

蛋白聚糖（proteoglycan，PG）

由一至数百条相同或不同的糖胺聚糖链共价结合在特定核心蛋白质上而构成的多糖和蛋白质复合物。若干蛋白聚糖单体与透明质酸非共价聚合而形成蛋白聚糖多聚体，并借连接蛋白质加固（图），成为动物体内分子量巨大的分子。

分类　PG以细胞外、细胞内和膜相关3种方式存在。细胞外的PG包括聚集蛋白聚糖（aggrecan）、突触蛋白聚糖（agrin）、双糖链蛋白聚糖（biglycan）、ⅩⅧ型胶原、饰胶蛋白聚糖（decorin）、纤调蛋白聚糖（fibromodulin）、光蛋白聚糖（lumican）、串珠蛋白聚糖（perlecan）、多能蛋白聚糖（versican）等，在细胞外基质中为细胞提供黏附、增殖、分化和迁移的空间。细胞内的PG，如丝甘蛋白聚糖（serglycin），在胞内囊泡的形成中具有重要作用，调节细胞凋亡和免疫反应。膜相关PG包括黏结蛋白聚糖（syndecan）、磷脂酰肌醇蛋白聚糖（glypican）、CD44v3、β蛋白聚糖（betaglycan）和神经纤维黏蛋白1（neuropilin-1），作为受体或辅助受体参与细胞之间及细胞与胞外基质之间的结合以及细胞对多种胞外信号蛋白质的反应（表1）。PG与膜的相关方式有两种：通过其核心蛋白质的穿膜区而穿膜（如syndecan家族、betaglycan），或通过与膜中的糖基化磷脂酰肌醇（GPI）结合（如glypican家族）而锚定（表2）。

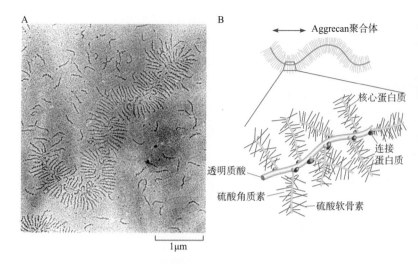

图　软骨中的蛋白聚糖分子结构

注：A. 电镜照片；B. 结构模式图

表1　蛋白聚糖分类

名称	存在部位
硫酸软骨素蛋白聚糖（CS-PG）	
聚集蛋白聚糖	软骨
β蛋白聚糖	成纤维细胞
双糖链蛋白聚糖	肌肉
饰胶蛋白聚糖	结缔组织
串珠蛋白聚糖	基膜
丝甘蛋白聚糖	肥大细胞、造血细胞
黏结蛋白聚糖1，3	分别存在于上皮细胞、神经组织和发育中的骨骼、肌肉
多能蛋白聚糖	
血管、皮肤硫酸皮肤素蛋白聚糖（DS-PG）	
双糖链蛋白聚糖	肌肉
饰胶蛋白聚糖	结缔组织
硫酸乙酰肝素蛋白聚糖（HS-PG）	
突触蛋白聚糖	基膜
β蛋白聚糖	成纤维细胞
CD44 V3	角质细胞、活化的单核细胞
ⅩⅧ型胶原	上皮细胞、基膜
磷脂酰肌醇蛋白聚糖1~6	上皮细胞、成纤维细胞
串珠蛋白聚糖	基膜
丝甘蛋白聚糖	肥大细胞、造血细胞
黏结蛋白聚糖1~4	各型依次主要存在于上皮细胞、成纤维细胞和平滑肌、神经组织以及胚胎和成年的各种组织
纤维蛋白聚糖	成纤维细胞
硫酸角质素蛋白聚糖（KS-PG）	
聚集蛋白聚糖	软骨
纤调蛋白聚糖	细胞外基质
光蛋白聚糖	角膜基质

表 2　某些蛋白聚糖的结构与特性

蛋白聚糖	核心蛋白质分子量（kD）	糖胺聚糖类型	糖胺聚糖糖链数	定位	功能
聚集蛋白聚糖	210	硫酸软骨素及硫酸角质素	~130	软骨	与透明质酸形成大的聚合物，起支持、抗压作用
串珠蛋白聚糖	600	硫酸乙酰肝素	2~15	基膜	结构及滤过作用
饰胶蛋白聚糖	40	硫酸软骨素/硫酸皮肤素	1	结缔组织	与 I 型胶原及 TGF-β 结合
β 蛋白聚糖	36	硫酸软骨素/硫酸皮肤素	1	细胞表面和胞外基质	与 TGF-β 结合，作为辅助受体
黏结蛋白聚糖 1	32	硫酸软骨素及硫酸乙酰肝素	1~3	上皮细胞表面	上皮细胞黏合及结合 FGF 等生长因子
纤维蛋白聚糖		硫酸乙酰肝素	3	成纤维细胞表面	纤连蛋白的辅助受体
丝甘蛋白聚糖	20	硫酸软骨素/硫酸皮肤素	10~15	白细胞的分泌囊泡	协助包装及储存分泌分子

功能　细胞外基质中的 PG 除保水并赋予组织黏弹性和抗压性之外，也可作为组织中的储存库结合某些生物活性分子。如饰胶蛋白聚糖的核心蛋白质可与 TGF-β 结合，并抑制其活性；也可与蛋白酶或蛋白酶抑制物相结合，从而调控其活性。

膜相关的饰胶蛋白聚糖可作为辅助受体或受体通过其糖链与生长因子（如 FGF、HGF、TGF-β、IGF 等）、细胞因子（如 IL-6、TNF-α、LIF 等）及信号调节蛋白质等生物活性分子相结合，增强或抑制其下游的信号转导，在胚胎发育、细胞的增殖、分化、迁移和命运的决定中发挥重要作用。

PG 的糖链及其硫酸化程度在与生物活性分子结合中发挥关键作用。黏结蛋白聚糖中的 HS 糖链可与 FGF 牢固结合，并将之提呈给 FGF 受体，从而可引起细胞的增殖。游离的 FGF 不能直接与 FGF 受体作用，因而在缺乏 HS-PG 的细胞便不能接受 FGF 的信号而发生增殖反应。β 蛋白聚糖可结合 TGF-β 并将其提呈给 TGF-β 受体，从而引发 TGF-β 信号通路相关的细胞反应。而有些 PG 的作用则相反。在炎症时，炎症部位脉管内皮细胞表面的膜结合

HS-PG 通过与趋化因子相结合而使白细胞从血流中向内皮细胞靠近，参与其移出脉管过程。再者，PG 可阻止、促进或引导细胞在细胞外基质中的迁移；在一些组织（胚胎、神经、肌组织等）中 PG 的表达具有明显的时空调节。例如：黏结蛋白聚糖 2 在正常的胚胎发育过程中具有重要作用，参与复杂的信号转导网络所决定的时间及空间意义的细胞分化；PG 也是干细胞微环境不可缺少的成分，特别是 HS-PG 和 CS-PG 的硫酸化糖链对于干细胞的维持和分化命运的决定是不可或缺的，因此对于干细胞生物学以及再生医学技术都具有重要作用。黏结蛋白聚糖 3 和神经纤维黏蛋白 1 在神经组织表达，参与神经系统的发育。还有的在神经元及胶质细胞的表达与神经元的迁移、神经生长与定位、突触连接的形成与稳定有关。CD44 是具有 HS、CS 和 KS 糖链的膜相关蛋白聚糖，具有多种同型分子，是透明质酸受体，也可结合纤维蛋白原和细胞外基质中的纤连蛋白、层黏连蛋白、胶原和骨桥蛋白，参与细胞间及细胞与基质间的相互作用以及细胞的多种功能，包括淋巴细胞活化、细胞迁移和肿瘤转移。

CD44v3 的 HS 糖链可结合 HFG、FGF-2，FGF-4 和 FGF-8，并调节相关的信号转导。

PG 与生物活性分子的结合具有以下功能：①储存或防止生物活性分子被酶降解，延长其作用时间。②固定生物活性分子，使之靠近其生成部位，限制其作用范围。③为其活性提供空间位阻而抑制其活性。④作为辅助受体将生物活性分子集中，有效地提呈至其细胞表面受体。蛋白聚糖可通过以上多种方式调节生物活性分子的作用。

与临床联系　与多种疾病相关，特别是在肿瘤的发生、发展及转移中具有关键性作用，如黏结蛋白聚糖的胞外区糖链与生长因子和细胞外基质成分相结合，导致生长因子受体（EGFR、IGF-IR、Met）和细胞外基质受体（整联蛋白）的丛集和下游信号途径的活化，进一步影响肿瘤细胞的黏附、存活、迁移和血管生成，并与预后相关。

以富于亮氨酸重复序列的小蛋白质（SLRP）为核心蛋白的蛋白聚糖在动脉粥样硬化的起始、斑块形成中发挥重要作用。这个家族已发现 5 个成员：饰胶蛋白聚糖，双糖链蛋白聚糖，光蛋白

聚糖，纤调蛋白聚糖和 PRELP。饰胶蛋白聚糖与胶原具有高亲和性；双糖链蛋白聚糖分布于细胞外围，在主动脉瓣狭窄和主动脉夹层等心血管病中具有重要作用。

（周柔丽）

wàipáitǐ

外排体（exosome） 活细胞晚期内体膜特定部位内陷芽生成并分泌到细胞外的膜性小囊泡。又称外泌体，直径 30~100nm。存在于血液、淋巴液、唾液、滑液、尿液、乳汁、精液、羊水、胸腔积液，以及腹水等几乎所有体液中，具有介导局部和远处细胞间通信功能和复杂的生物学效应，并在临床诊疗中具有重要价值。

生成机制 外排体既不同于来自高尔基复合体的分泌囊泡，也不同于由细胞膜出芽生成的微泡（直径>200nm），而是由多泡体（MVB）与质膜融合而从细胞释放的。晚期胞内体特定部位的脂双层膜向内凹陷并闭合成小泡，形成腔内小泡（ILV），含有众多 ILV 的晚期胞内体即为 MVB。MVB 可与质膜融合，并将内含的 ILV 释放到细胞外，成为外排体。

结构组成 外排体的膜由膜脂和穿膜蛋白构成，膜脂通常包括胆固醇、磷脂酰丝氨酸、糖鞘脂、神经酰胺等；镶嵌在膜脂双层的蛋白质通常含有 4 次穿膜蛋白（CD63、CD81、CD9、CD82）、整联蛋白（αMβ1、αLβ1）、黏附分子（ICAM-1 等）、受体以及MHC 分子。腔内含有 mRNA 和 miRNA（共占 76.2%）以及长链非编码 RNA（lncRNA）等，还有某些胞质蛋白质（如热休克蛋白HSP70 和 HSP90、CD 分子、Rab等）。外排体的糖型富于复杂型N-连接糖链（包括高甘露糖、多聚 N-乙酰氨基乳糖、α-2,6 唾液

酸和岩藻糖），不含 A/B 血型的抗原决定簇（N-乙酰氨基半乳糖和半乳糖）。在病理条件下（如肿瘤、多囊肾等）外排体的糖基化会有不同。不同谱系的细胞或在细胞的不同生理状态下释放的外排体具有不同的生化特性。外排体的组成成分相似于却又区别于其来源细胞的膜脂、膜蛋白和细胞液中的成分。

作用方式 几乎所有细胞都可释放外排体。最初以为外排体只是细胞处理多余物质的一种方式，随后发现外排体具有不可或缺的细胞间通信功能。这是不需要细胞间直接接触的细胞间通信，释放外排体的细胞通过这种微小膜泡与靶细胞相作用，调节靶细胞的功能与行为。外排体与靶细胞的作用方式包括：①外排体表面的配体分子与靶细胞表面的相应受体结合，启动信号转导，如胎盘产生的外排体通过其表面的Fas 配体和 TRAIL 可与免疫细胞表面的死亡受体相结合，开启活化 T 细胞的凋亡信号途径，从而豁免母体对胎儿的免疫排斥。②膜蛋白从外排体转到靶细胞膜。③外排体与靶细胞融合并释放其内容物进入靶细胞。④通过吞饮或吞噬将外排体内吞入靶细胞。因此，外排体不仅可以通过输送膜脂、膜蛋白和提供其腔内的多种胞质蛋白质，或通过启动一定的信号转导途径而调节靶细胞的功能，而且可以通过水平转移mRNA 以及 miRNA 等非编码 RNA 而调节靶细胞的基因表达，进而影响靶细胞的功能和行为，最终引起一定的生理反应，包括免疫反应、红细胞成熟、凝血、神经发育、损伤修复和炎症反应等。

与临床联系 参与多种病理过程，并在诊断和治疗上具有应

用价值。在帕金森病，来自于患病神经元的外排体可转运错误折叠的蛋白质到邻近细胞而造成疾病播散。在传染病，外排体携带的传染性 RNA 和蛋白质不但可促进感染的扩散，还可作为感染的标志物用于诊断。在治疗上，外排体可作为抗感染的疫苗。

外排体通过释放生长因子、RNA、蛋白质和脂类而具有一定的促进组织再生能力。在心肌梗死和肾损伤模型中来自于干细胞和内皮祖细胞的外排体能够促进心肌组织再生和脉管新生。特别是来自于间充质干细胞（MSC）的外排体可增强各种损伤的修复，动物实验中减少心肌缺血再灌注后的心肌梗死面积；在脑损伤时发挥神经保护作用等。来自于树突状细胞（DC）过表达 IL-4、IL-10 和 TGF-β 的外排体在关节炎、Ⅳ型超敏反应和药物诱导的结肠炎等炎症情况下具较强的免疫抑制和保护作用。来自于血小板的携带前列腺素的外排体参与炎症反应。来自于成胶质细胞瘤的外排体与微血管内皮细胞融合后，其所含的 mRNA、miRNA 和促血管生成蛋白质可刺激血管生成。

恶性肿瘤细胞通过释放生物活性分子和外排体而营造利于自身生长、发展和转移的微环境。来自于肿瘤细胞的外排体（TDE）具有免疫抑制作用，机制包括：TDE 被未成熟的 DC 摄取可抑制DC 成熟；TDE 可降低 NK 细胞的数量和细胞毒活性，从而削弱免疫监视；也可诱导髓源抑制细胞（MDSC）而发挥免疫抑制作用；肿瘤患者血循环中携带肿瘤抗原的、整联蛋白 αM（CD11b）[+] 和MHC Ⅱ[+] 的外排体可通过刺激调节性 T 细胞 Treg 而抑制肿瘤抗原特异的免疫反应。另一方面，TDE

因含有肿瘤相关抗原，对 TDE 的监测不但可作为肿瘤诊断和预后的标志物，在一定条件下还可借其表面的抗原肽–MHC 分子复合物被 DC 识别并摄取，而在 DC 表面形成抗原肽–MHC 分子复合物，提呈给 T 和 B 淋巴细胞后可诱导肿瘤特异性细胞免疫和体液免疫反应，从而发挥抗肿瘤作用。而且外排体腔内的热休克蛋白可增强其免疫原性。

用基因工程改造的负载肿瘤抗原的 DC 所产生的外排体来制备抗肿瘤疫苗已在动物实验中有显著效果。临床试验也证明了外排体的可行性、安全性和抑瘤性。此外，基于外排体的脂质双层膜结构能很好地保护其内含物，具有良好的稳定性、相容性，并可靶向特定细胞，也是一种很理想的靶向给药系统。

（周柔丽）

xìbāo xìnhào zhuǎndǎo
细胞信号转导（cellular signal transduction）
细胞通过胞膜或胞内受体感受信息分子的刺激，经细胞内信号传导系统转换，从而影响细胞生物学功能的过程。细胞外信号通过信号转导的级联反应而逐级放大，进而通过激活相应的转录因子而调节其下游基因的表达、调节细胞骨架的组装或离子的通透而最终影响一定的细胞过程，如存活、增殖、分化、凋亡、迁移、代谢、功能或行为等，产生一定的生物学效应。已发现的信号通路众多，形成错综复杂的相互交叉的信号网络，或相互协同或相互拮抗。其中，Wnt、Notch、Hh 和 BMP/TGF-β 信号通路不仅对成体细胞有重要调控作用，也在胚胎发育和干细胞自稳上具有关键性作用。

（周柔丽）

xìbāo xìnhào fēnzǐ
细胞信号分子（cellular signal molecule）
细胞外或细胞内能与一定受体结合并传递信息，最终引起细胞发生一定反应的分子。亲水性的信号分子（肽类激素、生长因子、细胞因子、趋化因子、神经递质等）、细胞外基质分子以及气体分子等不能自由穿过细胞膜，需与细胞表面的特异性受体相结合而启动信号转导过程，产生效应；亲脂性信号分子（类固醇激素、甲状腺素、维生素 D_3 等）可自由穿过细胞膜而与胞质或核中的特异性受体相结合，最终产生效应。

（周柔丽）

xìnhào fēnzǐ shòutǐ
信号分子受体（signal molecule receptor）
与生物体内某些特定物质，如激素、神经递质等细胞信号分子（配体）特异性结合的分子。作为信号分子受体与其配体的结合除具有特异性（选择性）外，还必须具有高亲和性、饱和性和可逆性。依受体在细胞内的位置分为膜受体、胞质受体与核受体。

膜受体 存在于细胞表面的穿膜蛋白单体或寡聚体，由胞外区、穿膜区和胞内区构成。胞外区负责识别和结合信号分子；穿膜区为嵌入质膜中的结构；胞内区主要作用是传递信号。膜受体的配体为亲水性的肽类激素、生长因子、细胞因子、趋化因子、神经递质、细胞外基质分子及可溶解的气体分子等。G 蛋白偶联受体（GPCR）、受体酪氨酸激酶（RTK）、细胞因子受体、TGF-β 受体、Hedgehog 受体、Wnt 受体、Notch 受体和离子通道偶联受体等都属于膜受体。

细胞内受体 包括胞质受体与核受体，都是调控基因表达的蛋白质，属于反式作用因子。其基本结构很相似，N 端为转录激活结构域，中段具有锌指结构作为 DNA 结合区；C 端有配体结合位点（为可变区）和抑制蛋白质的结合位点。亲脂性信号分子（如糖皮质激素、盐皮质激素、雄激素、孕激素、雌激素等类固醇激素、甲状腺素、维生素 D_3、视黄酸等）为其配体。不同配体的胞内受体在细胞中的分布不同：糖皮质激素和盐皮质激素的受体位于细胞质，维生素 D_3 及视黄酸的受体则位于细胞核中，还有一些受体可同时存在于胞质及胞核中，如雌激素受体和雄激素受体。静息状态下，细胞内受体与抑制蛋白质（如热休克蛋白 Hsp90）结合为复合物，受体处于抑制状态。当配体进入细胞与受体结合时抑制蛋白质解离下来，导致受体分子的构象发生改变而被活化，其 DNA 结合区便与 DNA 分子上的激素反应元件（HRE）相结合。

不同的激素–受体复合物结合于不同的激素反应元件，通过稳定或干扰转录因子与 DNA 序列的结合而选择性地促进或抑制特定靶基因的转录。类固醇激素调控的基因转录通常分为两个阶段：快速的初级反应（直接激活少数特定的基因转录）和延迟的次级反应（由初级反应的基因产物进一步激活其他基因的转录，起到放大作用）。如此改变细胞的基因表达谱，引起细胞形态、功能或行为的改变。

（周柔丽）

G-dànbái ǒulián shòutǐ jièdǎo de xìnhào tōnglù
G 蛋白偶联受体介导的信号通路（G protein-coupled receptor mediated signaling pathway）
信号分子通过与 G 蛋白偶联受

体（GPCR）相结合而与大 G 蛋白（异三聚体鸟苷酸结合蛋白）直接偶联，从而活化效应蛋白质（酶或离子通道蛋白），再由效应蛋白酶引起细胞内产生第二信使，最终引起细胞应答的信号传导路径。组成这条通路的信号分子包括 G 蛋白偶联受体、异三聚体（大）G 蛋白、膜整合的靶酶或离子通道蛋白。此外，某些 G 蛋白偶联受体（如血管紧张素 Ⅱ-1 型受体）也可不通过大 G 蛋白而直接与靶酶（如 Src 激酶）结合，然后激活 Ras-MAPK 通路来调控细胞的应答。

研究发现，大 G 蛋白不仅存在于质膜内表面，也存在于细胞核、高尔基复合体、内质网、胞内体和线粒体，并在质膜和细胞内膜之间穿梭。除在胞核中调控基因转录之外，还参与高尔基复合体内囊泡运输；在内质网，Gβγ 可与 GPCR 途径的成员结合或直接与 IP3 结合导致不同于经典途径的 Ca^{2+} 释放；在线粒体，$Gα_q$ 和 $Gα_{12}$ 可调节其形态、动态和能量生成。再者，大 G 蛋白的活化也可不依赖于 GPCR，形成非经典信号传导通路。此外，活化的 GPCR 可以通过不同方式迅速引起细胞表面其他受体的活化，该现象称为转活化。

G 蛋白偶联受体家族 是最大的膜受体家族，仅在人类就已发现 826 个成员，包括蛋白质或肽类激素的受体、氨基酸衍生物（肾上腺素、去甲肾上腺素）或脂肪酸衍生物（前列腺素）的受体、神经递质（组胺、多巴胺）的受体、视杆细胞中的光活化受体（视紫红质）、众多的嗅觉受体和味觉受体以及趋化因子和神经递质的受体，可激活细胞内的一系列转导通路，在细胞信号转导中

发挥非常关键的作用。GPCR 在进化上相当保守，所有真核生物从单细胞酵母到哺乳类动物的 GPCR 都是结构类似的 7 次穿膜糖蛋白，其 N 端暴露于细胞外，C 端在胞质中，按结构的近似性分为 A、B、C 和 F 4 种类型。细胞外信号分子（配体）的结合会引起 GPCR 的构象改变，遂与大 G 蛋白结合而使其从非活化态转变为活化态。GPCR 因在信号转导中所发挥的作用分为刺激性受体（Rs）和抑制性受体（Ri）。

大 G 蛋白 是一个由 α、β、γ 3 个亚单位组成的家族，故又称异三聚体 G 蛋白。Gα 亚单位至少有 27 种，按结构和功能分为 4 个亚家族：$Gα_s$、$Gα_{i/o}$、$Gα_{q/11}$ 和 $Gα_{12/13}$。每个亚家族可以将 GPCR 信号传到下游多种效应分子，然后启动不同的信号途径。而 Gβ 和 Gγ 各有 6 种和 13 种，形成异二聚体执行功能。每一种 G 蛋白与特定的一组 GPCR 和一组效应蛋白质（整合于质膜中的靶酶或离子通道）特异性地结合，因而可转导胞外信号到胞内的下游效应蛋白质，介导生理反应，包括所有细胞的增殖、分化以及干细胞的维持。G 蛋白的 α 和 γ 亚单位通过脂酰化形成的疏水烃链锚定于质膜脂双层的内叶（胞质侧）。Gα 亚单位上具有与鸟苷酸相结合的位点和 GTP 酶活性结构域，通过与 GDP 或 GTP 结合的转换而分别处于静息或活化状态。在非活化状态，与 GDP 结合的 G 蛋白以 αβγ 三聚体的形式存在，通过与活化的 GPCR 相结合而发生构象改变，改变构象的 Gα 释放所结合的 GDP，细胞液中相对高浓度的 GTP 遂与 Gα 相结合，结果导致 Gα-GTP 与 Gβγ 的亲和性降低而分离，形成两个独立的

活性单位。随后与其各自的效应蛋白质结合并激活之。G 蛋白的活化是瞬间的，通常仅数秒。活化的 Gα 通过其 GTP 酶活性使所结合的 GTP 水解为 GDP，结合 GDP 的 Gα 恢复最初构象，重新与 Gβγ 相结合回复到三聚体的非活化状态，可以被活化的 GPCR 再次激活。可见，G 蛋白在信号转导中发挥"分子开关"作用。Gα 的效应蛋白质主要有腺苷酸环化酶（AC）和磷脂酶 C（PLC）；Gβγ 的效应蛋白质则除此之外还可激活离子通道蛋白。

下游途径 有 3 个。

AC 途径 质膜中的腺苷酸环化酶与活化的 Gα 相结合而被激活或抑制。AC 的作用为催化 ATP 生成环腺苷酸（cAMP，需要 Mg^{2+} 或 Mn^{2+} 存在）。在磷酸二酯酶的作用下 cAMP 可水解为 AMP。水溶性的 cAMP 作为第二信使可在细胞内扩散到各部位进一步激活 cAMP 依赖的蛋白激酶（如 PKA）。PKA 是催化多种蛋白质分子中丝氨酸（Ser）或苏氨酸（Thr）残基发生磷酸化的酶，在静息状态与抑制蛋白结合而无活性。cAMP 的结合使 PKA 的构象改变而释放所结合的抑制蛋白遂被活化。可被 PKA 磷酸化的靶蛋白有多种，因细胞、信号分子和受体类型而异。靶蛋白磷酸化后功能改变，引起不同的效应，如刺激性 GPCR（如 β 肾上腺素受体、胰高血糖素受体、血管升压素受体、血中复合胺受体等）激活 Gs，瞬间大幅提升胞内 cAMP，可在数秒迅速引起糖原分解、血糖升高，脂肪分解，血压升高等；抑制性 GPCR（如 α1 肾上腺素受体）激活 Gi，降低胞内 cAMP，产生相反的效应。再者，激活的 PKA 可进入细胞核并以转录调控

蛋白为靶蛋白，在数分钟或数小时内调节基因的表达。核内转录因子 CREB 的 N 端 Ser$_{133}$ 被 PKA 催化磷酸化后可与共活化因子 CBP/P300 蛋白结合成复合物，从而被活化。活化的 CREB 与 CBP/P300 共同增强受 CRE 调节的各种靶基因的转录，引起特定的效应。这条以 cAMP 为第二信使的信号通路是大多数激素作用的分子机制。

磷脂酶 C 信号途径　有些类型的 G 蛋白（如 α2 肾上腺素受体活化的 Gαq 和内皮细胞的乙酰胆碱受体 Gαo）活化后与质膜内叶的磷脂酶 C 结合而激活之。激活的磷脂酶 C 遂水解膜中的磷脂酰肌醇（4,5 二磷酸磷脂酰肌醇，PIP$_2$）生成 1,4,5 三磷酸肌醇（IP$_3$）和二酯酰甘油（DAG）两个第二信使，然后分别将信息向下游传递。

IP$_3$-Ca^{2+} 途径　IP$_3$ 通过结合于内质网膜上的门控 Ca^{2+} 通道引起通道蛋白的构象变化而开放，使内质网 Ca^{2+} 释放到胞质中。胞质中浓度骤然升高的 Ca^{2+} 启动胞内的 Ca^{2+} 信号系统，引起细胞效应。Ca^{2+} 一般不直接作用于靶蛋白，而是通过 Ca^{2+} 应答蛋白，如钙调蛋白（CaM）。CaM 本身无活性，其活化过程可分两步：首先 Ca^{2+} 与 CaM 结合形成活化态的 Ca^{2+}-CaM 复合体，然后再与靶酶（如 AC、鸟苷酸环化酶、钙依赖性磷酸二酯酶、Ca^{2+}-ATP 酶、磷酸化酶、肌球蛋白轻链激酶、钙调蛋白激酶、钙依赖性蛋白磷酸酶、转谷氨酰胺酶、NAD 激酶等）结合而将其活化，此反应过程受 Ca^{2+} 浓度的可逆调控。由 IP$_3$ 引起的胞内 Ca^{2+} 浓度的升高是瞬时的，一旦完成信号传递就通过质膜和内质网膜上的 Ca^{2+} 泵分别将 Ca^{2+} 泵出细胞外和泵入内质网腔。当 IP$_3$ 完成其作用后，即脱去一个磷酸基形成 1,4 二磷酸肌醇（IP$_2$），后者并不能引起内质网膜中 Ca^{2+} 泵的开放。

DAG-PKC 途径　存在于质膜中的 DAG 可激活 PKC。活化的 PKC 进一步催化其靶蛋白磷酸化。PKC 分子有两个功能区，一是亲水的催化活性中心，另一个是疏水的膜结合区。在未受到刺激的细胞中，PKC 以无活性的形式分布于细胞质，当细胞接受外界相应刺激信号时，PIP2 水解，导致质膜中 DAG 瞬时增多，同时由 IP$_3$ 导致胞内 Ca^{2+} 浓度升高，Ca^{2+} 与 PKC 结合引起 PKC 由细胞质转位到质膜内表面，并被膜中的 DAG 激活，进而使不同类型细胞中的不同靶蛋白发生 Ser/Thr 残基磷酸化。PKC 是 Ca^{2+} 与 DAG 依赖性酶，具有广泛的靶蛋白，可引起细胞发生众多反应，既涉及许多细胞"短期生理效应"如细胞分泌、肌肉收缩，又涉及增殖、分化等"长期生理效应"。然而，DAG 很快通过两种途径终止其信使作用：其一为被 DAG 激酶磷酸化成为磷脂酸，进入磷脂酰肌醇代谢途径；其二为被 DAG 脂酶水解成单酯酰甘油。鉴于来自于 PIP$_2$ 的 DAG 存在时间短暂，不足以维持 PKC 的长久活性。然而，细胞内还有另一条由磷脂酶催化磷脂酰胆碱水解产生 DAG 的途径，用以维持 PKC 的长久效应，可通过催化 MAPK 的磷酸化而激活该通路（见促分裂原活化的蛋白激酶信号通路）或催化抑制性 I-κB 的磷酸化而释放 NF-κB 激活该通路（见核因子-κB 信号通路），然后增强特定基因的转录。

离子通道蛋白途径　Gβγ 的效应蛋白质包括 M 型胆碱受体门控的 K$^+$ 通道和电压门控的 Ca^{2+} 通道，如乙酰胆碱与心肌细胞的 M 型胆碱受体结合后，活化的受体与 Gi 蛋白结合，释放活化的 Gβγ，进而使心肌细胞质膜上的 K$^+$ 通道开启和 K$^+$ 外流，导致膜超极化，使心肌的收缩频率降低。虽然 G 蛋白门控 K$^+$（GIRK）通道在心脏和大脑对 GIRK 信号途径活化的主要转导物是 Gβγ，Gα 也可结合 GIRK 共同参与离子通道的门控。

GPCR 活化后受体反应性需要迅速"脱敏"以备接受信号分子的下一轮刺激。GPCR 的"脱敏"过程从 G 蛋白偶联受体激酶（GRK）特异性催化其 Ser/Thr 残基磷酸化起始，募集 β-抑制蛋白（β-arrestin）家族成员到质膜与 GPCR 结合并释放 G 蛋白，然后经内吞进入胞内体，如此终止信号分子的这一轮刺激。胞内体膜中与 β-arrestin 弱结合的 GPCR 可再循环到质膜，接受下一次刺激，或经泛素化之后到溶酶体被降解。然而，有些 GPCR 由于 C 端存在多个 Ser/Thr 磷酸化位点，磷酸化后与 β-arrestin 形成强结合复合物，可同时与大 G 蛋白形成超大复合物，以致在胞内体仍可通过产生 cAMP 而维持 G 蛋白的信号传导。

多种不同的刺激信号能够通过这一信号转导通路可以产生多样的细胞反应源于 G 蛋白偶联受体能以不同的异构体形式存在。G 蛋白偶联受体的不同异构体对于配体和三聚体 G 蛋白具有不同的亲和性。配体-受体-大 G 蛋白组合的特异性和多样性决定了细胞反应的多样性。

与临床联系　G 蛋白偶联受体介导的信号通路不仅参与生理反应，而且涉及广泛的病理过程，如肿瘤，精神疾病，心脏疾病（心肌肥大、心衰、心律失常）等。临床使用的药物中以这一通路为靶标的所占比例最高，因而在医学上具有十分显要的地位。

（周柔丽）

cùfēnlièyuán huóhuà de dànbái jīméi xìnhào tōnglù

促分裂原活化的蛋白激酶信号通路 [mitogen activated protein kinase（MAPK）signaling pathway]

普遍存在于从酵母到哺乳动物的各种细胞，精密调节基因的表达，调控细胞增殖、分化、迁移、凋亡、应激、炎症和免疫防御等生命活动，是介导细胞对各种外界信号进行多种反应、决定细胞命运的信号转导途径。以 3 个层次的蛋白激酶催化的级联磷酸化（依次进行的逐级磷酸化）为核心而传递信号（激活）。另外还有两个附加的蛋白激酶层次，即上游的 MAP4K 和下游的 MAPKAPK，从而构成 5 个层次。MAPKAPK 下游可能还有一个激酶，但非为该信号通路所必有。在人类基因组已发现 70 个基因，通过剪接上的差异而编码近 200 个 MAPK 级联体系的蛋白质。正常情况下 MAPK 通路的活化是短暂的，通过蛋白质磷酸酶来催化磷酸化蛋白激酶的脱磷酸（去磷酸化），从而终止信号（失活）。蛋白质磷酸酶包括酪氨酸磷酸酶（PTP），丝氨酸（Ser）/苏氨酸（Thr）磷酸酶和双特异性蛋白质磷酸酶。而蛋白质磷酸酶又可通过自身的磷酸化而失活。此外，MAP2K 的泛素化也可抑制 MAPK 的磷酸化。

组成 MAPK 信号通路的激酶如下：

MAP4K 该激酶是 MAPK 信号通路 3 个核心层次上游的一个附加层次。

MAP3K 即 MAPKKK（MAPK 激酶激酶），属于 Ser/Thr 蛋白激酶，催化下游 MAP2K 的两个 Ser 残基或 Ser/Thr 残基各一个进行磷酸化，并将 MAP2K 活化。

MAP2K 为双特异性的蛋白激酶，识别靶分子的 Thr-X-Tyr 序列（X 为任一氨基酸残基），催化其下游 MAPK 的酪氨酸（Tyr）残基和 Ser/Thr 残基进行双重磷酸化，并将 MAPK 激活。

MAPK 为 Ser/Thr 蛋白激酶，识别靶分子 Ser/Thr-Pro 序列。在哺乳动物已发现 14 个基因，涉及 7 条 MAPK 途径，研究较多的有 4 个亚家族：胞外信号调节激酶（ERK）1/2、p38α/β/γ/δ、JNK1/2/3 和 ERK5。并以这 4 个亚家族的名称命名 MAPK 信号通路中 4 条相关的信号途径。每条途径的特异性由其各层次的成员调节。虽 ERK3/4、ERK7 和 ERK8 已被鉴定，但因活化机制不同，不认为属于真正的 MAPK。

信号途径 每一个 MAPK 激酶亚家族的下游都有多达 150 个左右的靶蛋白。这使 MAPK 通路在调控上实现多样性。不同的胞外信号（激动剂）可激活不同的或相同的 MAPK 亚家族，作用于不同的下游靶分子，产生不同的或相同的，乃至相反的细胞效应。MAPK 亚家族的信号途径如下：

ERK1/2 途径（RTK/Ras/Raf/MEK/ERK1/2 途径） 生长因子、激素、细胞因子等细胞外刺激分子通过与相应受体相结合而启动信号转导，激活 MAPK/ERK1/2 通路，调控细胞增殖、分化、迁移。

受体酪氨酸激酶（RTK） 是整合于细胞膜中的接受胞外各种生长因子刺激的、具有酪氨酸激酶活性的受体家族，包括众多成员。其中 ErbB 受体家族最大，广泛表达于上皮细胞、间质细胞和神经元，对发育、增殖和分化具有多方面作用。ErbB 受体家族可与至少 12 种多肽生长因子相互作用，有 4 个亚家族：①ErbB1（Her1/EGFR），EGFR 的配体为 EGF。②ErbB2（Her2/Neu）：不能单独结合生长因子。③ErbB3（Her3）：酪氨酸激酶活性很低。④ErbB4（Her4）。ErbB 受体一旦与生长因子结合即发生二聚化和相互磷酸化并活化。所形成的二聚体可发生在同种受体（如 EGFR-EGFR）之间（同二聚化）或不同受体（如 PDGFR、IGF1-R 或 cMet）之间（异二聚化），如 Her2-Her3 即以异二聚化形式存在。此外，RTK 家族还有 PDGFR、VEGFR、IFGR 和 Met（HGF 的受体）等。这条通路中 RTK 受体的下游是 Ras（一种小分子单体 G 蛋白），通过脂酰化修饰产生的疏水链锚定于质膜内叶，在此信号通路中发挥分子开关作用。当其与 GTP 相结合时处于激活（开启）状态，具有 GTP 酶活性；而与 GDP 结合时呈无活性（关闭）状态。

鸟嘌呤核苷酸置换因子（GEF）家族 负责将无活性 Ras 所结合的 GDP 置换为 GTP，从而激活 Ras。其中，Sos 是 GEF 家族的一个成员。GTP 酶活化蛋白（GAP），可激活 Ras 的 GTP 酶活性，从而水解 GTP 而将 Ras-GTP 转变为无活性状态的 Ras-GDP。换言之，在 Sos 和 GAP 的交替作用下 Ras 的活化和失活状态相互转换。

生长因子受体结合蛋白 2（Grb2） 属于胞质中的衔接蛋白，含有一个 SH2 和两个 SH3 结构域。其 SH2 可与活化受体的磷酸化 Tyr 残基相结合，SH3 能与蛋白质分子中的富于脯氨酸结构域相结合，因之 Grb2 可将含有磷酸化 Tyr 残基的活化受体和具富含脯氨酸结构域的蛋白质连接起来。活化的 Ras 可将 Raf 招募到质膜，并活化之。Raf（Raf-1、B-Raf 和 A-Raf）属于 MAP3K，为 Ras 下游的靶分子。

MEK 属于 MAP2K，为 Raf 下游的靶分子，是一种具有双重特异性的蛋白激酶，可催化靶蛋白分子上的 Tyr 残基和 Ser/Thr 残基的磷酸化。

这条通路的活化以生长因子与 RTK 家族受体结合而启动。首先诱导 RTK 受体发生二聚化并激活受体分子胞内区的酪氨酸激酶活性，导致相互磷酸化 Tyr 残基（称为自磷酸化），遂提供了与具有 SH2 结构域的衔接蛋白质（如 Greb2 等）相结合的"泊位"；同时，Greb2 的 SH3 结构域可结合 GEF 家族的 Sos，从而将胞质中的 Sos 招募到在质膜内叶锚定的 Ras，二者的结合促进非活化的 Ras 释放所结合的 GDP，进而与胞质中丰富的 GTP 相结合并转变为 Ras-GTP（活化状态）。Grb2-Sos 复合物将激活的 RTK 与 Ras-GDP 偶联，引起 Ras 的构象改变，促使 GDP 的释放和 GTP 的结合，引起 Ras 活化。由此启动了细胞内信号传导的级联反应：①活化的 Ras 与 Raf 相结合并将其激活；此外，PKC 和 MLK3（MAP3K 混合谱系酶 3）也可磷酸化/活化 Raf，故二者可将归为 MAP4K。②活化的 Raf 与 MEK 结合，并使其 Ser/Thr 残基磷酸化，导致 MEK 的活化。③活化的 MEK 催化 MAPK 的 Tyr 残基和 Thr 残基磷酸化并将之激活。ERK 亚家族具有共同的 T-E-Y 基序作为其被双磷酸化的位点。④活化的 ERK1/2 可转位进入细胞核，催化多种调节蛋白质的 Ser/Thr 残基磷酸化，如 c-Jun、c-Fos、c-Myc、Ets、Elk1 和 ATF2 等转录因子，也可在细胞质中磷酸化核糖体 S6 激酶（RSK）和 PLA2 等。活化的 ERK1/2 还可催化激酶级联的下一个层次 MAPKAPK 的磷酸化，包括 RSK、MSK、MNK1/2 和 MAPKAPK3/5。它们可活化调节细胞周期、细胞分化和迁移等基因的转录因子、组蛋白和蛋白酶，从而引起细胞的多种效应，包括通过调控细胞周期蛋白的表达和导致染色体结构的改变而影响 DNA 合成和细胞周期的运行。此外，G 蛋白偶联受体（GPCR）或离子通道也可活化 ERK1/2 途径（见 G 蛋白偶联受体介导的信号通路）。个别情况下某些细胞可通过 ERK1/2 通路参与细胞对应激的凋亡反应。

p38MAPK 途径 炎症因子以及缺血缺氧、高渗、高温、UV 照射、牵张和剪切应力等应激刺激均可激活 p38MAPK 通路。凋亡受体、GPCR 以及 RTK 等可作为 MAP3K 上游的受体接受刺激激活 p38MAPK 通路，调控炎症相关基因、凋亡相关基因等的表达，是细胞适应环境变化的主要信号机制。物理性应激是该通路活化的最强刺激。多数情况下通过改变膜流动性或其他特化的信号体系以不依赖于受体的机制启动，通过诱导复杂的信号分子网络而活化小 G 蛋白（Rac 和 CDC42）或通过衔接蛋白的相互作用而活化 p38 途径的 MAP4K 或直接活化 MAP3K。其中以小 G 蛋白活化 MAP3K 为主。其 MAP3K 层次的激酶为数众多，并可与 JNK 途径共享。其上游的 MAP2K 主要是 MKK3 和 MKK6，而 JNK 途径中的 MKK4、MKK7 也可时而参加 p38 途径。MAP2K 活化的 p38 转位进入细胞核，也可留在细胞质。

p38 家族有 α/β/γ/δ 4 个成员，对上游的激酶和下游的靶分子具有不同的选择性，在组织器官中的分布也不同，但具有相同的 T-G-Y 基序作为双磷酸化位点。①p38α：在所有细胞、组织广泛表达，在脑、肝、胰表达较低，可被粒细胞-巨噬细胞集落刺激因子（GM-CSF）、促红细胞生成素（EPO）、成纤维细胞生长因子（FGF）、IL-2、IL-3、IL-7、神经细胞生长因子（NGF）、血管内皮细胞生长因子（VEGF）等细胞因子和生长因子启动的信号通路激活。②p38β：在脑、胸腺和脾高表达，在肾上腺、肺、肝、胰、肾、心低表达，骨骼肌不表达。③p38γ：在骨骼肌和神经系统高表达并与其分化相关。④p38δ：主要在肾、胰、小肠、子宫、肾上腺和心肌高表达，调节发育。p38 的靶分子包括 AP1、NF-κB、CREB、ELK-1、HSF-1、STAT1、p53、Sap1、MEF2A 和 2C 等转录因子以及促分裂原和应激活化的蛋白激酶（MSK1）。后者活化后可磷酸化组蛋白 H3、cAMP 反应元件结合蛋白（CREB）及 HMQ14。p38 还可通过磷酸化蛋白激酶 LKB1 而形成第六层次的级联。

p38 信号途径的生物学效应可因激活方式和活化 p38 的所在位置不同而异，并常与 JNK 途径共同激活，参与应激、炎症和免疫反应。其细胞反应包括抑制增殖，促进分化，调控细胞骨架的组装、凋亡和能量代谢。多种晚期肿瘤的 p38 途径失控。

JNK 途径 在应激反应以及应对刺激诱导凋亡中起重要作用。环境应激（如高渗、热休克、氧压、UV 照射、离子辐射、DNA 损伤等）、炎症因子（TNF-α，IL-1β）、生长因子以及来自细菌的脂多糖等均可激活 JNK 途径。

与 p38 途径相似，接受刺激可通过凋亡相关受体、GPCR 或 RTK，或者不依赖于受体的机制（改变膜流动性和衔接体蛋白质相互作用），然后或通过 MAP4K 或直接激活 MAP3K。而与 p38 途径的区别是，JNK 途径接受了信号以衔接蛋白质活化 MAP4K 为主要的传递信息方式。JMK 途径的 MAP3K 层次激酶是与 p38 共用的，而 ASK2、LZK1、MLK1 和 MEKK4 则是 JNK 途径独有的。MAP3K 下游的 MAP2K 主要是 MKK4 和 MKK7，也可以是 MKK3 和 MKK6。MAP2K 下游的 JNK 家族包括 3 个成员：JNK1/SAPKβ，JNK2/SAPKα，和 JNK3/SAPKγ。三者具有相同的 T-P-Y 基序作为双磷酸化位点，但分布和功能不同。JNK1/2 广泛表达于大多数组织，而 JNK3 则限于脑神经元。活化的 JNK 很快转位入核，然后磷酸化/活化下游的靶分子，主要是 c-Jun、ATF-2、Elk-1、c-Myc、NFAT 和 p53 等转录因子，调控特定基因的表达；也有一些 JNK 的靶分子在胞质。

JNK 途径的功能在于控制细胞增殖、分化或凋亡，也参与细胞因子的产生、炎症反应、应激诱导的和发育编程的凋亡、代谢和细胞转化，并参与胚胎发育和 T 细胞发育。Rb 蛋白和 P53 蛋白以及阿尔茨海默病相关的 Tau 蛋白都是 JNK 的靶分子，被 JNK 过度磷酸化与肿瘤发生及阿尔茨海默病相关。在胰岛素抵抗和肥胖者体内 JNK 被活化，产生和释放促炎因子 TNFα、IL-1β 和 IL-6 等，导致糖代谢和脂代谢紊乱。

虽然 JNK 与 p38 途径有显著的相似性，并共享信号通路的很多成员，二者却分别传递信号并调节不同的细胞过程。两条途径的特异性受到支架蛋白的调节。支架蛋白可以作为特定的一组级联激酶的载体以信号复合物的形式携带它们到下游靶区执行固有的信号传导功能，协调 MAPK 通路信号传导的特异性和亚细胞定位。换言之，MAPK 级联激酶组装在支架蛋白上便于磷酸化和活化的有效进行。各 MAPK 途径具有各自一系列的支架蛋白参与调控多样的细胞反应，如支架蛋白 KSR1/2 与 Raf、MEK 和 ERK 形成信号复合物，传递 ERK 途径信号；支架蛋白 JIP 与 MLK3、MKK7 和 JNK 形成信号复合物为 JNK 途径传递信号；而 JIP4 则为 p38 途径传递信号。β-抑制蛋白 1/2 是 ERK 和 JNK 信号途径的支架蛋白。它可增强依赖于 Raf 和 MEK 的 ERK1/2 的活化，并引导活化的 ERK1/2 到胞内体。MP1 和 Sef 分别引导 ERK1/2 到胞内体和高尔基复合体。IQ 结构域三磷酸鸟苷合酶激活蛋白 1（IQGAP1）在对 PKC 活化的反应中把 ERK1/2 拴到肌动蛋白丝。

ERK5 途径 促分裂原（EGF、VEGR、FGF-2、PDGF 等）、脑源神经营养因子（BDNF）和神经生长因子（NGF）、炎症细胞因子（IL-6）以及应激刺激（缺血、缺氧、剪切力等）都可通过相应受体传递信息到衔接蛋白 Lad1 或 WNK1（属于 MAP4K）。然后磷酸化/活化 MAP3K 层次的 MEKK2/3，或许还有 TPL2 和 MLTK，再进一步依此磷酸化/活化 MEK5 和 ERK5。MEKK2/3 的 N 端序列具有多样性，足以对 ERK5 进行各种不同的调节。ERK5 有一个独特的 C 端长序列，可介导其在胞质与胞核之间穿梭。被 ERK5 磷酸化的靶蛋白是转录因子 MEF（肌细胞增强因子）2A、2C、2D，可能还有 SGK（血清和糖皮质激素活化激酶）。它们属于 MAPKAPK 层次的激酶，可促进 c-Myc、c-Fos 等基因的表达。此外，ERK5 也可直接增强 c-Myc、CREB 和 Sap1a 的转录。与其他 MAPK 不同的是，ERK5 除激酶活性外还可通过蛋白质-蛋白质之间相互作用影响转录，成为一个独特的双活性蛋白质。ERK5 在组织中表达广泛，特别是在心、骨骼肌、肺、肾和胎盘高表达。

ERK5 途径促进细胞增殖和迁移、抑制凋亡，促进神经元存活（通过 BDNF 刺激和 TrkA 受体转导）、调控分化，参与心、血管的发育等生理过程，以及动脉粥样硬化、缺血、慢性疼痛和肿瘤等病理过程。MEK5 和 ERK5 在一些肿瘤（如乳腺癌、前列腺癌等）过表达或呈组成性活化，参与肿瘤的血管生成。ERK5 过表达又可诱导基质金属蛋白酶 MMP-2 和 MMP-9 的表达；ERK5 还可与 αVβ3 整联蛋白及 FAK 形成复合物，促进 FAK 的磷酸化和活化，在肿瘤细胞黏附于胞外基质和迁移中发挥重要作用。

活化的 MAPK（ERK1/2、p38、JNK）不仅可以转位到细胞核以调节基因的转录，也可以转位到线粒体，催化促凋亡或抗凋亡蛋白质及电子传递链蛋白质等的磷酸化。当脑和心缺血再灌注时蛋白激酶转位至线粒体具有重要作用。

与其他通路联系 促分裂原

激活的两条 ERK 途径与应激信号激活的 p38 和 JNK 途径之间的动态平衡决定细胞的存活与凋亡。同样的刺激因子因强度和持续时间的不同或受刺激细胞类型的不同，可激活不同的途径，产生不同乃至相反的生物学效应。

MAPK 通路与其他信号通路之间存在错综复杂的沟通。虽然 GPCR 的配体并不直接与 ErbB 受体相互作用，活化的 GPCR 却可激活 ErbB/ERK1/2 通路，称为转活化。大 G 蛋白偶联受体通路中的 PKC 或 MLK3 也可作为 MAPK 级联中的 MAP4K 来磷酸化/活化该通路中的 MAP3K（Raf）；该途径产生的 cAMP 在某些细胞类型可以抑制 EGF 诱导的 ERK5 的活化，从而减弱细胞增殖。此外，ERK5 也可促进 AKT 的磷酸化和活化。此外，Ras 的活化也可激活 PI3K/AKT、RalGDS、PLC-ε 和 Tiam1 等分子及其下游的信号传导。MAPK 信号通路体系的活化成为生物学效应汇聚信号的中心，可广泛调控细胞增殖、分化、凋亡和迁移等细胞行为。

与临床联系 MAPK 通路的异常可导致多种疾病，如肿瘤、糖尿病、神经系统疾病（阿尔茨海默病、帕金森病、肌萎缩侧索硬化）、视网膜变性、动脉粥样硬化、关节炎、纤维化、心肌病等。在85%以上恶性实体瘤中，由于自分泌生长因子、生长因子受体的过表达或突变的助力导致肿瘤细胞 RTK/ERK 通路处于持续活化状态，促进肿瘤的生长和转移，因而成为抗肿瘤靶向药物的靶标。JNK 的过度活化与类风湿关节炎相关。p38 被炎症因子和环境应激活化可能与哮喘和自身免疫病有关。已有多种选择性抑制 MAPK 通路的小分子化合物上市，针对特定类型肿瘤的靶向药物已取得一定效果。

（周柔丽）

转化生长因子-β 受体介导的信号通路（TGF-β receptor mediated signaling pathway）

由转化生长因子-β 受体参与并介导的一种信号转导途径。其功能涉及细胞增殖、分化、凋亡和内环境稳定的调节，参与胚胎发育、胚胎干细胞和成体干细胞的增殖与分化。在成体参与器官、组织及免疫系统稳态的维持，在血管生成中具有双向调节作用，在组织修复和创伤愈合中也具有重要作用，并且是各种组织、器官纤维化的重要因素。在肿瘤组织参与上皮-间质变迁（EMT），从而促进肿瘤转移。

分类与机制 TGF-β 受体介导的信号通路有依赖于和不依赖于 Smad 两类。

依赖于 Smad 的通路 本通路将来自 TGF-β 的刺激信号经过受体的转导依赖于 Smad 家族的成员传递到细胞核内的转录因子，调控相关基因的表达，产生一定的效应。

组成 ① 转化生长因子（TGF-β）配体超家族：包括 TGF-β1/-β2/-β3、骨形态发生蛋白（BMP）2/4/7、激活素、抑制素和生长和分化因子（GDF）等至少30个肽类细胞因子，存在于几乎所有的组织。在炎症和损伤组织中 TGF-β 的生成增多，使成纤维细胞转化为肌成纤维细胞，并促进其增殖和表达结缔组织生长因子（CTGF），促进细胞外基质成分的表达和组织纤维化。② TGF-β 受体：包括 Ⅰ、Ⅱ、Ⅲ型。Ⅰ型和Ⅱ型 TGF-β 受体为单次穿膜糖蛋白，胞内区都有一个丝氨酸/苏氨酸（Ser/Thr）激酶结构域；Ⅲ型 TGF-β 受体为 β 蛋白聚糖，是辅助受体，对 TGF-β2 的信号转导发挥促进作用。③ 受体活性抑制蛋白 FKPB12，为胞质中的抑制因子。④ Smad 家族：包括受体调节 Smad（R-Smad），通用 Smad（Co-Smad）和抑制性 Smad（I-Smad）3 个亚家族。R-Smad 亚家族是 Ⅰ 型受体磷酸化的直接底物，包括 Smad1、2、3、5、8。Co-Smad 为各个 R-Smad 通用的下游分子，只有一个 Smad4。I-Smad 对 Smad 介导的信号反应发挥抑制作用，包括 Smad6 和 7。⑤ 转录相关因子：包括转录增强因子（AP-1、LEF1、SP-1、TFE-3 等）和转录抑制因子（Ski、SnoN、ATF3 等）。

信号转导过程 细胞外的 TGF-β1 或 TGF-β3 首先与 Ⅱ 型 TGF-β 受体结合，促使抑制蛋白 FKPB12 从 Ⅰ 型 TGF-β 受体上解离，形成 TGF-β 与 Ⅰ 型和 Ⅱ 型 TGF-β 受体相结合的配体-受体复合物。进而，Ⅱ 型 TGF-受体分子的 Ser/Thr 激酶结构域催化自身胞内区的两个丝氨酸残基（Ser_{213} 和 Ser_{409}）发生磷酸化，进一步激活了其激酶活性并催化 Ⅰ 型受体的磷酸化。磷酸化的 Ⅰ 型受体募集胞质中的 R-Smad 与之结合并催化 R-Smad 磷酸化。Ⅰ 型受体又称为激活素受体样激酶（ALK）。R-Smad 家族中的 Smad2 和 Smad3 可被 TGF-β、激活素或 nodal 的 Ⅰ 型受体 ALK-4（ActRIB）、ALK-5（TbRI）和 ALK-7 活化；而 Smad1、Smad5 和 Smad8 可被 BMP 的 Ⅰ 型受体 ALK-3（BMPRIA）和 ALK-6（BMPRIB）活化，或被 TGF-β 和 BMP 共同的 Ⅰ 型受体 ALK-1 和 ALK-2 活化。磷酸化的 R-Smad 脱离受体复合物并与 Co-Smad 亚家族的 Smad4 相结合，然后一同转位入核。R-Smad/Smad4 复合物则与转录增强因子或转录抑制因子结合来调控靶基因的转录。若与转录增强因子结合可促进基因的转录，包括 p21 和 p15 以及 ATF3 等；若与转录抑制因子结合则可抑制基因的转录，包括 CDC25 和 c-Myc 等。这两方面的作用都产生抑制细胞增殖的效应。进入核中的 R-Smad 与泛素连接酶结合被泛素化而经蛋白酶体降解。经泛素化而促进转录抑制因子降解，有助于对靶基因的调控。I-Smad 通过几种机制抑制 TGF-β 信号转导：I-Smad 可与 I 型受体相结合，从而竞争 R-Smad 与受体的结合，抑制 R-Smad 被受体磷酸化/活化；I-Smad 也可促进受体复合物的泛素化和被蛋白酶体降解。

TGF-β 信号通路的应答反应不仅多样而且多变：不仅同一种 TGF-β 在不同的细胞和组织，或同一类型细胞对不同的 TGF-β 会产生不同的应答反应，而且细胞外其他刺激信号启动的信号途径与 TGF-β 信号通路的沟通也影响 Smad 依赖性的调控。

不依赖于 Smad 的通路 TGF-β 和与其结构相关的多肽生长因子可以不依赖于 Smad 而利用细胞内几个信号途径来调节细胞功能。与配体结合的 TGF-β 受体可以直接激活多种信号通路来增强、减弱或调节下游的细胞反应：①MAPK 通路中的 ERK、JNK、p38：TGF-β 和 BMP 在一些细胞可迅速活化 Ras，然后激活 ERK；也可通过 RhoA、Rac 和 CDC42 激活 JNK 和 p38，引起细胞骨架重排或诱导凋亡；通过磷酸化 TGF-β 激活激酶（TAK1）和 MEKK1 经 MKK4 激活 JNK 或经 MKK3/6 激活 p38（见促分裂原活化的蛋白激酶信号通路）。②通过 TAK 可以活化 IKK，进一步又活化 NF-κB。③PI3K 信号通路的 Akt 可被活化的 TGF-β 受体直接磷酸化/活化，也可被 RhoA 磷酸化/活化。④响应 TGF-β 所引起的 Akt 活化又可以活化 JAK-STAT 信号途径，促进纤维化；还可以导致 Abl 的活化。实际上，不依赖于 Smad 的 TGF-β 受体介导的信号通路远不止上述几种，哪条途径被活化与细胞种类及其所处状态有关。与受体复合物相结合的不同蛋白质的活化状态和亚细胞定位可调节受体的功能和活化途径的选择。已发现 TGF-β 受体复合物可以结合多种蛋白质，如 p21 激活激酶 2（PAK2）、CDC42、Rac1 交换因子（α-PIX and β-PIX）、闭合蛋白等。

生物学效应 ①通过多种分子机制对细胞周期发挥抑制作用。②依细胞类型、分化状态和微环境中的生物活性分子通过多种分子机制调控细胞凋亡（大多为抑制凋亡，少数促进细胞凋亡）。③促进细胞外基质成分的合成和分泌，同时促进金属蛋白酶抑制因子和血纤维蛋白溶酶原激活因子抑制因子的表达，从而加重细胞外基质的堆积，在肝、肾、肺、动脉和关节等的纤维化中发挥重要作用。④促进上皮-间质变迁（EMT），在胚胎发育、纤维化和肿瘤转移中发挥重要作用。⑤促进伤口愈合。⑥调控新生血管的生成。⑦对 T、B 淋巴细胞和抗原提呈细胞的增殖、分化、激活和凋亡具有广泛的影响，对细胞免疫和体液免疫发挥抑制作用。⑧在肿瘤发生、发展的不同阶段发挥初期抑制、随后促进的双重 作用。在肿瘤发生的早期阶段基于 TGF-β 对细胞增殖的抑制和对凋亡的促进而具有抑制肿瘤作用。随后 TGF-β 则通过 Smad 依赖性和非依赖性途径促进肿瘤细胞 EMT、迁移、侵袭，细胞外基质积累、血管生成以及免疫抑制等，不仅增强肿瘤细胞的恶性表型，还营造了利于肿瘤生长和转移的微环境。TGF-β 信号通路是否异常还被认为是区分肿瘤干细胞和正常干细胞的一个标志，对于肿瘤干细胞的自我复制、转移和药物抵抗等行为具有关键作用。

(周柔丽)

línzhīxiānjīchún 3-jīméi-dànbáijīméi B xìnhào tōnglù

磷脂酰肌醇3-激酶-蛋白激酶B 信号通路 [phosphoinositide 3-kinase (PI3K)-Akt signaling pathway]

有磷脂酰肌醇参与的信号转导途径。在细胞抵抗凋亡、促进增殖和调控代谢上发挥关键作用。

组成 有以下几个成员：

磷脂酰肌醇 3-激酶 是具有催化蛋白质丝氨酸/苏氨酸（Ser/Thr）磷酸化和脂类磷酸化的激酶，既可催化蛋白质 Ser/Thr 残基磷酸化也可催化磷脂酰肌醇 3 位的磷酸化。PI3K 的同型分子有 I、II、III 类。I 类 PI3K 由一个 p110 催化亚单位和一个调节亚单位构成。前者有 4 个同型分子（α、β、δ 和 γ），分别由 PIK3CA、PIK3CB、PIK3CD 和 PIK3CG 编码。后者有 3 个同型分子（p85α、p85β 和 p55γ 或 p50）。PI3K-Akt 信号通路主要由 I 类 PI3K 接受来自于细胞外刺激所活化的受体的信号。II 类 PI3K 的生物学作用不很清楚。III 类 PI3K 仅催化磷脂酰肌醇生成 3-磷酸磷脂酰肌醇（3-PIP），参与细胞的囊泡运输。Ⅰ类 PI3K 的主要功能是催化 4,5 二磷酸磷脂酰肌醇［PI（4,5）P_2，PIP_2］磷酸化成为 3,4,5 三磷酸磷脂酰肌醇［PI（3,4,5）P_3，PIP_3］。后者作为膜整结合形式的第二信使可激活多种信号途径。PI3K 由一个催化亚单位（p110）和一个调节亚单位（p85α）构成。p85α 的 N 端含有 SH3 结构域以及能与 SH3 结构域结合的富含脯氨酸（Pro）残基的区域；C 端则含有两个 SH2 结构域，可识别和结合经细胞外信号刺激所激活的受体的磷酸化酪氨酸（Tyr）以及一个与 p110 催化亚单位结合的区域。p85α 与 p110 的结合对 p110 的催化活性具有抑制作用。

Akt（PKB）为 Ser/Thr 蛋白激酶，是反转录病毒 Akt-8 的癌基因 *v-akt* 编码的产物。又因其与蛋白激酶（PKA，PKC）分别有 68% 和 73% 同源而得名。Akt 是 PI3K 信号通路的关键性分子，磷酸化的 Akt（p-Akt）是该通路被激活的标志物。

Akt 下游靶分子 众多，包括 mTOR（哺乳动物类雷帕霉素靶蛋白）、GSK3β、Bad、FOXO、FKHR、IKK、p21、Mdm2 等。mTOR 是细胞中营养/能量可获得性的感受器，调控物质代谢和蛋白质合成。

磷酸酶和张力蛋白同源物（PTEN）为磷酸酶，催化磷酸化的蛋白质和磷脂脱磷酸，故可将 PIP_3 脱去磷酸而使之失活，为 PI3K 信号通路的负调控因子。在多种肿瘤中出现 PTEN 的突变、缺失或因过度甲基化而表达下调，从而导致肿瘤细胞的 PI3K-Akt 通路过度活化。

与其他通路联系 PI3K-Akt 信号通路可被多条信号通路激活，如 RTK/Ras 通路的 Ras 可以直接与 PI3K 的 p110 催化亚单位相结合并将之活化；Intigrin/FAK 和 GPCR/PKC 信号通路的 FAK 和 PKC 可以通过与 p85α 相结合而活化 p110 催化亚单位。此外，G 蛋白 βγ 亚单位、Jak 及 BCAP 等也可激活 p110，因而 PI3K-Akt 通路可与多种信号途径沟通。当促细胞存活的生长因子（包括 IGF2、PDGF、EGF 等）、细胞因子和细胞外基质成分与其相应受体结合后所引起的受体酪氨酸磷酸化，都可为 PI3K p85α 调节亚单位的 SH2 结构域提供结合位点，从而将 p85α 招募到质膜，并通过构象改变来解除其对 p110 的抑制而活化之。活化的 PI3K 遂催化 PI（4,5）P_2 发生三位磷酸化生成 PI（3,4,5）P_3。这就为具有 PH 结构域的 Akt 和另一类激酶 PDK1 提供了"泊位"，从而招募 Akt 和 PDK1 从胞质向质膜转位。在 PDK1 和 PDK2 的分别催化下使 Akt 的 Thr_{308} 和 Ser_{473} 相继磷酸化并使其激酶活性完全被激活。

生物学效应 激活的 PI3K-Akt 信号通路可通过催化下游的各种靶分子进行磷酸化而分别引起多种生物学效应：①通过催化糖原合酶激酶 GSK3β 磷酸化而抑制其活性，进而抑制细胞周期蛋白（cyclin）D1 和 Myc 的磷酸化及在蛋白酶体降解，导致 cyclin D1 和 Myc 在细胞内的累积而促进细胞周期运行；GSK3β 的磷酸化/失活还解除了对糖原合酶的抑制，从而促进糖原的合成；同时，在肌细胞和脂肪细胞，Akt 的活化还可引起胰岛素依赖性葡萄糖转运子 4（GLUT4）从细胞内膜转运到质膜，促进葡萄糖的摄取。糖原的合成和葡萄糖被细胞摄取均可降低血糖。②通过催化转录因子 FOXO（哺乳动物叉形头 O 亚型的成员）磷酸化，入核后调控基因的表达，如 FOXO4（细胞周期负调控因子 p27 的转录因子）磷酸化后被扣留在胞质中，抑制 p27 的表达而促进细胞增殖。③通过上调抗凋亡分子 Bcl-2 及增加促凋亡分子 Bad（BCL 相关的促凋亡分子）的磷酸化并使其留滞于胞质中从而丧失促凋亡作用。此外，还可间接调节与细胞凋亡相关的两个重要分子，p53 和 NF-κB。这些机制都可促进细胞抵抗凋亡，包括"失巢凋亡"。因而 PI3K-Akt 信号通路对于维持细胞，特别是肿瘤细胞的存活具有重要意义。④通过磷酸化 mTOR 激活 PI3K-Akt-mTOR 通路。这条通路将促分裂原和代谢功能整合起来调节细胞周期的进展、蛋白质的合成、细胞骨架的组装（促进迁移）和细胞存活，并与多种疾病相关，如肿瘤、糖尿病和关节炎等。⑤PI3K 是蛋白质分选或内吞/内化的重要调节因子：活化的 PI3K 可导致质膜的局部区域或高尔基复合体 TGN 出现高密度的 PI（3,4,5）P3，在此处衔接蛋白（AP1 或 AP2）的 μ 亚单位能够与膜蛋白中的内吞信号（YXXφ 基序）发生相互作用，遂使网格蛋白与之结合，然后发生特定蛋白质的靶向转运或内吞作用。

与临床联系 PI3K-Akt 通路异常与多种疾病相关。通路的异常活化通过抑制凋亡、促增殖而促进细胞的癌变。PI3K-Akt-mTOR 信号通路的组成性活化见于 30%~50% 恶性肿瘤，是肿瘤细胞存活与增殖的主要促进因素，并与肿瘤的多药耐药性相关。在各种肝病和一些肿瘤中可见 PTEN 的低表达，并与肿瘤的病理分级、侵袭/转移性以及总存活时间相关，因而 PTEN 被归为抑癌基因。另外，多种激酶（p38MAPK、JNK 及 PKC 等）催化下导致的胰岛素受体和胰岛素受体作用物（IRS-1）的 Ser 磷酸化可使 PI3K 活性降低，以致糖原合酶活性降低和靶组织葡萄糖摄取减少，造成血糖升高。这是 2 型糖尿病胰岛素抵抗的发病机制之一。SHIP 是肌醇磷脂的另一个磷酸酶，在淋巴细胞介导重要的负反馈机制。SHIP 的缺失引起免疫反应不平衡和免疫稳态的破坏。

（周柔丽）

JAK-STAT xìnhào tōnglù

JAK-STAT 信号通路（JAK-STAT signaling pathway）
细胞外信号分子调控细胞核内基因表达的信号转导途径。JAK 是与细胞表面受体相联的酪氨酸激酶。当细胞因子（如 IFN、IL、EPO、TPO、CM-SF 等）、生长因子和生长激素等与相应细胞表面受体结合后，受体的二聚化使与受体偶联的 JAK 彼此靠近并相互磷酸化而活化。活化的 JAK 催化受体胞质尾的酪氨酸（Tyr）残基磷酸化，提供了 STAT（信号转导及转录活化因子）的结合位点。与受体结合的 STAT 可被受体酪氨酸激酶催化磷酸化，然后从受体解离并二聚化，遂形成核定位信号而转位入细胞核，从而与靶基因 DNA 的启动子序列相结合，调控多种靶基因的表达。

成员 JAK 家族有 4 个成员：JAK1、JAK2、JAK3 和 TYK2；STAT 家族有 7 个成员：STAT1、STAT2、STAT3、STAT4、STAT5a、STAT5b、STAT6。STAT1、STAT3 和 STAT5 被不同的细胞因子、生长因子及激素激活，在胚胎发育及细胞周期调控中具有重要功能；STAT2、STAT4 和 STAT6 在 T 细胞发育和 IFN-γ 信号通路中发挥重要作用。此外，JAK-STAT 信号通路也参与调控干细胞的增殖和分化。

机制 JAK 选择性地与不同的受体相结合。不同的细胞因子选择性地活化特定的 STAT。虽所有类型的 IFN 在经典 JAK-STAT 通路中都通过 JAK 将 STAT1 的 Tyr_{701} 磷酸化并活化，而 IFN-γ 通过 JAK1 和 JAK2 唯独活化 STAT1，形成同二聚体；IFN-I（主要是 IFN-α 和 IFN-β）和 IFN-Ⅲ（IFN-λ）则通过 TYK2 和 JAK2 活化 STAT1 和 STAT2，形成异二聚体。STAT1/STAT1 和 STAT1/STAT2 作为转录因子分别调控不同基因的表达。STAT 与 miRNA 和长链非编码 RNA（lncRNA）协同调控着数千个编码蛋白质的基因，还可影响染色质的结构。除细胞因子受体外，生长因子（EGF、PDGF、HGF、IGF-1 和 VEGF）和集落刺激因子（CSF）的活化受体，以及胞质中的非受体酪氨酸激酶（Src 和 FAK）均可磷酸化/活化 JAK，进而激活 STAT。G 蛋白偶联受体（GPCR）和 Toll 样受体（TLR）也可调控 JAK-STAT 信号通路。该通路并非是细胞因子介导的唯一信号传导途径，细胞因子也通过 RTK/Ras/MAPK、PI3K-Akt 等途径传导信号。

JAK-STAT 信号通路的负调控机制主要有细胞因子信号阻抑蛋白（SOCS）家族和活化 STAT 抑制蛋白（PIAS）家族。SOCS 通过与 JAK 相结合而阻止 STAT 活化。PIAS 存在于细胞核中，可通过与 STAT 结合而阻止其与 DNA 结合发挥转录因子作用。JAK-STAT 信号通路的失活系通过磷酸酶介导的 STAT 脱磷酸。

STAT 除 Tyr 残基可被磷酸化外，其丝氨酸（Ser）残基也可被 MAPK/Ras、PI3K、PKA、PKC 等途径磷酸化。Ser_{727} 磷酸化的 STAT1 参与胱天蛋白酶（caspase-1, -2, -3）的表达，从而与凋亡相关。此外，在免疫系统可通过不同方式建立一些不依赖于 JAK 激酶活性和 STAT 的调节功能。上述两种情况称为非经典的 JAK-STAT 信号通路。非磷酸化的 STAT 还有一些核外功能，STAT3 在线粒体促进氧化磷酸化和膜通透性；JAK 在核中可不依赖于 STAT 而磷酸化组蛋白。

与临床联系 JAK-STAT 信号通路的异常与多种疾病相关：*JAK* 基因家族的突变与白血病、淋巴瘤相关；STAT3 在多种肿瘤（包括白血病、淋巴瘤，乳癌、肝癌等实体瘤）中呈组成性活化，并参与肿瘤细胞增殖、迁移和上皮-间质变迁（EMT）。STAT3 的活化还可导致免疫缺陷，如调节性 T 细胞（Treg）和 Th17 细胞的活化、对 T 淋巴细胞活化有抑制作用的髓源性抑制细胞（MDSC）的堆积以及树突状细胞（DC）的缺乏等。而抑制 STAT3 的活性可诱导 MDSC 分化为 DC，促进抗原提呈，有助于建立细胞毒性 T 细胞（CTL）介导的免疫反应。T 淋巴细胞产生的细胞因子可以活化肿瘤细胞的 STAT3，并影响肿瘤细胞干性。反之，特定 STAT 对肿瘤也有保护作用。在肿瘤发生的初期，干扰素及其受体活化的 STAT1 在免疫编辑的消除阶段（识别和破坏恶性转化的细胞）具有关键性作用。再者，*STAT* 基因的多态性也与多种疾病相关：*STAT1* 的与罹患肿瘤的危险相关；*STAT3* 与克罗恩病（Crohn disease）和银屑病有关；*STAT4* 与类风湿关节炎和系统性红斑狼疮有关；*STAT6* 与哮喘和变态反应相关。因此，JAK-STAT 信号通路成为多种疾病的治疗靶标。

（周柔丽）

héyīnzǐ-κB xìnhào tōnglù
核因子-κB 信号通路（NF-κB signaling pathway）

通过核因子-κB（NF-κB）的参与而涉及机体免疫反应、组织损伤和应激、细胞增殖分化与 DNA 修复及细胞凋亡的信号转导途径。

组成 NF-κB 家族在哺乳动物有 5 个成员：p50（NF-κB1）、p52（NF-κB2）、p65（RelA）、RelB 和 c-Rel，可形成 15 个同二聚体或异二聚体组成的 NF-κB 复合物。其中最广泛存在的是 p50/p65（RelA）异二聚体，其他形式组合的二聚体仅存在于特定的细胞中。这 5 个成员的 N 端具有同源性，负责执行转录因子必要的功能（二聚化和特异性结合 DNA）以及结合抑制性蛋白质。不同的 NF-κB 二聚体可与数百个基因的启动子或增强子相结合发挥转录活化或转录抑制作用。NF-κB 所结合的靶基因 DNA 序列为 GGGRNWYYCC。其中 RNWYY 为可变换碱基（N：任何碱基；R：嘌呤；W：腺嘌呤或胸腺嘧啶；Y：嘧啶）。

静息细胞中，NF-κB 与抑制性蛋白质（包括 I-κB 家族）结合而处于非活化状态。由于 NF-κB 与抑制性蛋白质的结合遮盖了其与靶 DNA 相结合的结构域和核定位信号，因而留滞于胞质中不能进入胞核发挥作用。I-κB 在调控 NF-κB 的活化上具有重要作用，该家族至少有 7 个成员：I-κBα、I-κBβ、I-κBγ、BCL3、I-κBε、p105/NF-κB1 和 p100/NF-κB2。

活化 NF-κB 可通过典型和非典型两种途径活化。

典型途径活化 启动因素广泛，包括各种促炎症细胞因子［如 TNFα、IL-1β、IL-6 等细胞因子和 Toll 样受体（TLR）的配体］、体液和细胞的抗原、微生物感染产生的病原相关分子（包括细菌和病毒的产物）、细胞结合的和可溶性免疫介质及效应分子、氧化应激、电离辐射和基因毒等外源刺激与 DNA 损伤的内源刺激等。激活的受体信号（即配体结合到细胞表面相应受体产生的活化信号）可募集并激活胞质中的 I-κB 激酶（IKK），催化 I-κBα 和 I-κBβ 复合物 N 端的 2 个丝氨酸（Ser）残基发生磷酸化。磷酸化的 I-κB 发生多聚泛素化并被蛋白酶体降解，结果导致 I-κB 的抑制作用被解除，NF-κB 二聚体被释放并暴露出核定位信号而转位进入细胞核，发挥转录调控功能。在淋巴细胞、巨噬细胞、树突状细胞和其他免疫细胞通过不同的受体途径活化 NF-κB。

典型途径活化的是 p65（RelA）/p50（NF-κB1）和 c-Rel/p50 二聚体组成的 NF-κB 转录因子，可调控与炎症、免疫、细胞存活、增殖、分化、DNA 修复、应激反应等相关的多个基因表达，包括 *I-κB* 基因。继 NF-κB 活化而合成的 I-κB 可与活化的 NF-κB 二聚体相结合，从而恢复三聚体的无活性状态。如此完成一次 NF-κB 信号通路周期。典型活化途径反应快而短暂。

非典型途径活化 启动因素主要是 TNF 受体超家族的成员，包括淋巴毒素-β 受体（LT-βR）、TNF 家族 B 细胞活化因子受体（BAFFR）、CD40、RANK（NF-κB 配体的受体激活蛋白）等，而对促炎症活化信号没有反应。

非典型途径活化的主要是 RelB/p52（NF-κB2）二聚体组成的 NF-κB。活化过程中不依赖于 I-κB 的降解，而以从头合成的 NIK（NF-κB 诱导激酶）的稳定和累积及 IKKα 的活化为关键。在静息细胞中，新合成的 NIK 与 TRAF3 相结合，并招募 TRAF2 和 cIAPs（cIAP1 或 cIAP2）形成泛素连接酶复合物，遂引起 NIK 的多聚泛素化和被蛋白酶体降解，使 NIK 保持在不稳定的低水平。同时，RelB 处于与 p100 相结合状态。p100 和 p105 分别是 p52 和 p50 的前体。二者的 C 端都具有 I-κB 同源序列，可分别抑制 p50（NF-κB1）和 p52（NF-κB2）的核转位从而发挥类似 I-κB 的抑制蛋白质作用，使 RelB/p100 以非活化形式存在于胞质中。TNF 超家族受体一旦与其配体相结合，便可招募和激活 TRAF2/3-cIAP 泛素连接酶复合物，并通过该复合物中 cIAP 和 TRAF3 的依次多聚泛素化而使之被蛋白酶体降解、失活，从而避免了新合成的 NIK 被泛素化和被蛋白酶降解。累积的 NIK 可催化 IKKα/IKKα 同二聚体发生磷酸化和活化。活化的 IKKα 进一步磷酸化 p100，并被蛋白酶体切除 C 端的抑制肽序列而加工成 p52。RelB/p52 二聚体则可转位入核调控靶基因的转录。

非典型 NF-κB 活化过程慢而持久，对于初级和次级免疫器官的发育和维持，以及适应性免疫很重要，并具有免疫调节性（消除效应性 T 细胞，活化调节性 T 细胞）。再者，激活非典型途径的 LT-βR、CD40 和 RANK 也能活化典型 NF-κB 途径，依靠 IKKα/IKKβ 激酶与其调节亚单位 IKKγ 组成的复合物磷酸化 I-κBα，然后经过泛素化而降解，以解除对 p65/p50 的抑制使之得以转位入核，调控典型途径的靶基因转录。此外，NF-κB 的靶基因有些并不编码蛋白质，而是 miRNA 的前体，并以此种方式参与炎症的抑制或促进。在适应性免疫反应中，NF-κB 的活化引起淋巴细胞增殖和特异性免疫功能，包括 B 细胞产生抗体以及 T 细胞产生细胞因子和其他抗病原反应。NF-κB 在整个免疫过程中发挥关键性作用，几乎诱导了免疫防御的整套基因的转录，包括细胞因子、趋化因子、黏附分子、炎症介质和凋亡抑制物。

与临床联系 NF-κB 可被喻为转换器，将感染因子和自由基等刺激通过调控基因表达而引发炎症反应，在维持细胞存活、自稳和防御中具有重要作用。而其长期活化或调节功能的失控则可导致多种疾病，如肿瘤、心血管病、哮喘、慢性阻塞性肺疾病以及单纯疱疹病毒和人类免疫缺陷病毒（HIV）感染等。因此，NF-κB 信号通路在多种疾病的发生发展中起核心作用，并成为治疗药物的作用靶点。

慢性炎症与肿瘤 慢性炎症是肿瘤发生、进展、转移以及肿瘤干细胞扩增的重要因素；NF-κB 的活化提供了炎症、免疫与肿瘤相关联的关键机制。在肿瘤微环境中普遍存在由免疫细胞、间质细胞和肿瘤细胞产生的促炎因子，包括 IL-6、TNF-α、IL-1β、IL-10、TGF-β 以及 TLR 激动剂、ROS/RNI（活性氧/活性氮）、LT 和前列腺素等，通过促炎因子与相应受体相结合又可激活肿瘤细胞的 NF-κB 并发挥作用。NF-κB 的活化一方面激活肿瘤细胞中可抑制凋亡及促进增殖、侵袭和血管生成等基因的表达，直接促进肿瘤进展；另一方面，促进多个炎症相关基因的表达，产生多种细胞因子，释放到肿瘤微环境中募集更多免疫细胞浸润，进一步成为肿瘤组织中炎症反应的驱动因素，参与营造使肿瘤细胞得以根植和扩展的微环境，形成正反馈环路持续诱导肿瘤组织中的促瘤炎症反应。再者，因缺氧或放、化疗而坏死的肿瘤细胞会释放损伤相关分子模式（DAMP），刺激 TLR 使肿瘤细胞及免疫细胞释放炎症介质，进而活化 NF-κB。对于进入血液循环的肿瘤细胞的 NF-κB 活化可助其克服"失巢凋亡"而存活下来。此外，慢性炎症还增加肿瘤细胞的干细胞性，对于肿瘤干细胞的维持和扩充发挥重要作用。在富于干细胞性的肿瘤细胞中来自 TLR 的信号又可以进一步导致 NF-κB 介导的炎症持续活化。

心血管病 在动脉粥样硬化斑块区可见 NF-κB 表达增高；促炎细胞因子通过活化 NF-κB 而增强细胞黏附分子（I-CAM 和 V-CAM）的表达，遂促进了白细胞在受损内皮层的聚集和黏附，增强动脉粥样硬化斑块的进展。TNF-α 引起的 NF-κB 的活化在心衰的发展中也发挥关键作用；TNF-α 升高还与心肌肥大和心脏纤维化相关；下调 TNF-α 的药物可保护心肌细胞免于凋亡，抑制心衰进展。

过敏性疾病 发生哮喘时嗜酸性细胞、肥大细胞和巨噬细胞浸润细小支气管。肥大细胞产生的组胺可活化 NF-κB，遂上调各种促炎症因子和黏附分子的表达，引起慢性炎症反应，从而导致气道的阻塞。同时，NF-κB 还可诱导一氧化氮合酶（iNOS）和环加氧酶（COX-2）的表达；并与转录因子 Ap1 协同最大限度地增加引起哮喘之基因的表达。因此，NF-κB 成为治疗哮喘药物的重要靶标。NF-κB 的活性对于心血管病既可能有害也可能有利。

（周柔丽）

Wnt/β-liándànbái xìnhào tōnglù

Wnt/β-联蛋白信号通路

（Wnt/β-catenin signaling pathway） 由 Wnt 蛋白家族和 β-联蛋白（β-catenin）构成的信号转导途径。在细胞增殖、激活靶基因转录、细胞命运决定、干细胞干性的维持中起重要作用。"Wnt"来源于两个同源蛋白质：果蝇中的"wingless"和小鼠中的"int"，两者合并成为 Wnt。

特点 Wnt 信号通路伴随着多细胞动物的起源而形成，是进化上保守、活性广泛的信号通路（包括 Notch-Delta、Hedgehog、TGF-β/BMP 和 Hippo/YAP）之一，也是所有动物在发育直至成年后必不可少的调控途径，参与胚胎发育、干细胞（包括胚胎干细胞、各种成体干细胞和肿瘤干细胞）的存活和自我更新、组织自稳、创伤修复，以及细胞增殖、分化、凋亡、迁移和极性的调控等。Wnt 通路可分为 β-catenin 依赖的经典途径和不依赖的非经典途径。经典通路在细胞命运的决定以及增殖和存活的调控中发挥关键作用，而非经典通路与细胞极性、钙信号传导、黏附和迁移的调控相关。

经典 Wnt 通路 成员包括：细胞外信号分子 Wnt，穿膜的 Frizzled 受体（FZD）和 LRP5/6 辅助受体，胞质中的 DVL（DSH）、多发性腺瘤样结肠息肉蛋白（APC）、轴蛋白（Axin）、酪蛋白激酶（CK1）、糖原合酶激酶（GSK3β）、β-catenin 等，以及核内转录因子（TCF/LEF）等。活化过程由脂化的 Wnt 与受体（FZD/LRP5/6）相结合而启动，通过提高胞质内的 β-catenin 水平并转位进入细胞核而激活 TCF/LEF 转录因子，促进靶基因的转录，引起细胞增殖调控等生物学效应。在此过程中胞质内 β-catenin 水平的变化是这条信号通路的关键调控点，当 β-catenin 水平增高时通路开启，反之，通路关闭。

功能分子　有以下几种：

Wnt 信号分子　为经自分泌或旁分泌释放到细胞外的、富于半胱氨酸（Cys）的脂酰化糖蛋白（40kD），至今在人类已发现 19 个 Wnt 编码基因。Wnt 蛋白在内质网合成后经酰基转移酶 Porc 催化发生脂酰化（如软脂酰化）修饰。脂化对于 Wnt 的成熟、分泌及其与受体相结合都是必需的。

Wnt 受体　由 7 次穿模的卷曲蛋白 FZD 和单次穿模的 LRP5/6（低密度脂蛋白受体依赖性蛋白 5/6）辅助受体共同组成异二聚体。FZD 属于 G 蛋白偶联受体超家族中的一个亚家族，在哺乳动物有 10 个成员（FZD1-10）。FZD 的 N 端胞外区存在半胱氨酸富集的结构域（CRD），形成了多个与 Wnt 相结合的部位，其中包括一个疏水性的沟槽，脂化 Wnt 的脂链即插入其中。Wnt 与 FZD 受体结合后进一步与 LRP 受体二聚化，并发生受体构象的改变。此外，FZD 也可结合其他信号分子，如 Norrin。

散乱蛋白（DVL）　Wnt 与 FZD 相结合可招募 DVL。DVL 参与 FZD/LRP 二聚体的形成；并穿梭于胞质与胞核之间以稳定核中的 β-catenin/TCF 相互作用。

破坏性复合体（DC）　由 4 种蛋白质成分组成的复合物，包括 Axin、APC、CK1 和 GSK3β。Axin 和 APC 为框架蛋白质；CK1 和 GSK3β 为丝氨酸/苏氨酸蛋白激酶，二者结合在 Axin 和 APC 构成的框架上，负责催化 LRP、Axin、APC 和 β-catenin 等所含的 PPPSP 基序中的丝氨酸残基磷酸化。在 DC 上进行的 β-catenin 磷酸化为后续的泛素化和蛋白酶体降解所必需，是维持静息状态下胞质中 β-catenin 低水平的关键。

β-catenin　由 *CTNNB1* 基因编码，为双重功能的蛋白质，参与细胞黏附和激活基因转录，是经典 Wnt 通路的关键调控者。静息细胞中，β-catenin 主要通过 α-catenin 与质膜中的 E-钙黏着蛋白（E-cad）结合，参与上皮细胞间的黏合连接；静息状态下，胞质中游离的 β-catenin 与 DC 中的 Axin 结合，并通过 CK1 和 GSK3β 的依次催化发生多位磷酸化。磷酸化的 β-catenin 为 E3 泛素连接酶 βTrCP 提供了停泊位点而将之招募到 DC 复合物，遂使 β-catenin 进一步泛素化，进而被蛋白酶体识别和降解，以致 β-catenin 在胞质中保持低水平，维持 Wnt 通路处于非活化状态（图）。

TCF 转录因子　经典 Wnt 通路的基本效应分子。在 Wnt/β-catenin 处于非活化状态时 TCF 与转录抑制蛋白 Groucho，可能还有组蛋白去乙酰化酶（HDAC）结合而无促进转录活性。当 TCF 与另外的转录因子，如 LEF（淋巴增殖子结合蛋白）等构成异二聚体则有转录活性。

靶基因　包括 *c-myc*、*c-myb*、*c-jun*、*cyclinD1*、*survivin*、*CD44*、*MMP-7*、*VEGF*、*E-cadherin*、*C100A4*、*STAT3*、*Axin2*、*FGF20*、*WISP1*、*JAG1*、*Dkk1* 和 *Glucagon* 等。这些基因的表达产物分别具有抑制细胞分化、促进细胞增殖、抵抗凋亡、增加血管形成或细胞外基质生成等等不同生物学活性。Wnt 通路激活的靶基因大多具有细胞类型和发育阶段特异性，而 Axin2 则可指示经典 Wnt 通路的活化。

活化过程　当细胞外的脂化 Wnt 水平升高至足以解除抑制分子的作用时，即与质膜中的 FZD 结合，激活其下游的 DVL。被激活的 DVL 结合在 FZD 的胞质尾，

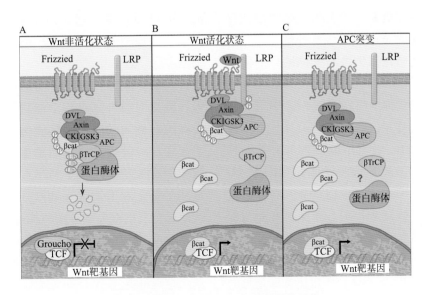

图　经典 Wnt/β-catenin 信号通路的活化

促进 FZD 与 LRP 形成二聚体。LRP 的 C 端胞内区经过 CK1 和 GSK3β 催化的一系列磷酸化之后可募集胞质中的 Axin，遂通过复杂的机制导致由 Axin/APC/CK1/GSK3β 组成的 DC 失去将 β-catenin 磷酸化的关键作用，以致 β-catenin 不能被进一步泛素化和被蛋白酶体识别与降解而在胞质中堆积。此外，活化的 DVL 可通过 GSK 结合蛋白（GBP）抑制 GSK3β 对 β-catenin 的磷酸化；磷酸化的 LRP 也可直接抑制 GSK3β 来稳定 β-catenin。以上两种机制均可加剧胞质中磷酸化 β-catenin 的减少并抑制其被蛋白酶体降解，而在胞质中堆积。胞质中增多的 β-catenin 转位进入细胞核，取代核中的抑制蛋白而与转录因子 TCF 结合并短暂活化之，引起相应靶基因的转录。在不同组织细胞被经典 Wnt 通路激活的靶基因不同，其表达产物可分别发挥生物学作用。β-catenin 与其他转录因子（如 LEF、FOXO、核受体、Sox、Smad、Oct4 等）的选择性结合可能与靶基因表达谱的组织特异性相关。

负调控机制　具有强大的负调控机制：①经脂化修饰而被分泌的 Wnt 可在细胞外被 Notum 酶去脂化而失去与受体结合的能力（失活），并成为干扰 Wnt 信号的主要抑制物。②分泌型 Frizzled 相关蛋白（SFRP）具有 FZD 样 CRD，可竞争性结合 Wnt 从而抑制 Wnt 与 FZD 受体的 CRD 结合。③Wnt 抑制蛋白（WIF）可通过直接与 Wnt 结合而抑制 Wnt 与受体结合。④ Dickkopf（Dkk）和 Sclerostin/SOST 家族可通过与 LRP5/6 相结合而阻止 Wnt 诱导的 FZD-LRP6 二聚化。SOST 专一在骨组织表达，是骨密度疾病的靶标。⑤两个高度同源的 Wnt 靶基因，Rnf43 和 Znrf3，属于 E3 泛素连接酶，通过介导 FDZ 受体多聚泛素化以及随后的迅速内化和被溶酶体降解而对 Wnt 信号强度发挥负反馈调节作用。

对靶细胞的效应　由于与其他信号通路存在广泛的联通，Wnt 通路能在发育和维持组织自稳上对各种靶细胞可产生广谱效应：①生长因子：包括 EGF、HGF、IGF、VEGF、FGF 都可以通过稳定和增加胞质中的 β-catenin 而活化 Wnt 通路。②Wnt 与 TGF-β 的沟通比较复杂，可发生在几个方面：Smad 可与 β-catenin/TCF 形成复合物，并与 DNA 相结合来调节发育中共享靶基因的表达；Smad7 可直接与 Axin 相结合而诱导 DC 复合物的解聚，从而稳定黏合连接中的 β-catenin。③Wnt 可通过抑制或增强 NF-κB 通路而分别抑制炎症或促进炎症；反之亦然。④NF-κB 通路可对 Wnt/β-catenin 通路进行正向或负向调控。两条途径形成一个复杂的调节网络，参与炎症和炎症相关疾病（如肿瘤）的发生发展。⑤在发育和内环境稳定上 Notch 通过 β-catenin 可抑制 Wnt 通路；而 Wnt 的活化可以通过 DVL 拮抗 Notch 通路。

Wnt 通路对于胚胎干细胞以及各种类型组织的成体干细胞都发挥关键性驱动作用。其活化可引起发育阶段相关的体细胞重编程和诱导性多能干细胞（iPS）形成。在间充质干细胞（MSC）命运的决定上也有关键性调节作用。经典 Wnt 通路在低度活化时促进 MSC 的自我复制和增殖；在高度活化时则可促进 MSC 向骨生成方向分化；而在缺乏 Wnt 通路时则增强向脂肪生成方向分化；而在

向心肌分化过程中 Wnt 通路是受到抑制的，因而阻断 Wnt 通路可增强心肌的修复。此外，还参与细胞的分化调控，如抑制脂肪前体细胞向脂肪细胞分化、神经脊细胞的早期迁移、背侧脊髓的神经元分化和视网膜中的神经分化等。Wnt 通路在造血的早期阶段同样发挥关键作用，与 Notch、BMP 等信号途径共同调控造血干细胞的特化，维持造血细胞谱系的平衡。

与临床联系　经典 Wnt 通路异常和（或）相关基因的突变与多种疾病相关：发育异常、肿瘤、神经系统疾病、心血管病、高血压、炎症、纤维化、内分泌和骨/牙代谢异常、精神分裂症等。

肿瘤　在多种肿瘤发现 Wnt 通路成员的高频率突变，如 APC 存在失活性突变，成为结肠癌的癌变基础；在散发性结肠癌，APC 的两个等位基因均缺失。APC 功能的丧失导致 β-catenin 的稳定，从而与肠道 TCF 家族的成员（TCF7l2/TCF4）形成组成性复合物，以致 Wnt 通路持续活化。遗传性 Axin2 突变的患者也具有罹患结肠癌的素质。

约 90% 的肝癌出现 Wnt 通路异常活化。由于 *CTNNB1* 突变而致的活化尤其多见于 HCV 相关的肝癌；虽然其在 HBV 相关的肝癌突变率较低却也可因通路中其他分子（如 Axin1）的表达异常或突变而致此通路活化。在皮肤癌（包括黑色素瘤）普遍有 β-catenin 突变。Wnt 通路也参与胰导管腺癌的发生，E3 泛素连接酶 Rnf43 和 Znrf3 分别在胰腺癌和肾上腺皮质癌存在失活性突变。不过在多种类型肿瘤，β-catenin 在胞质和核中的堆积以及 Wnt 通路的活化并非由于通路相关成分的突变，

而是表达异常所致。如 Wnt 抑制蛋白 WIF 在前列腺癌、乳腺癌、膀胱癌、肺癌和骨肉瘤均下调。肿瘤干细胞表面的多种标志物，如 LGR5/GPR49、CD44、CD24 和 Ep-CAM 是 Wnt 通路的靶基因。大肠癌、食管癌、胃癌、肝癌（包括肝母细胞瘤）、胰母细胞瘤及甲状腺癌等都有相当高比例出现 Wnt 通路过度活化。

Wnt 通路的异常也促进肿瘤的侵袭和转移，如通过上调环加氧酶（COX-2）的表达而促进血管生成，加速肿瘤的生长和转移；*CD44*、*MMP-7*、*VEGF*、*E-cadherin* 等通路相关靶基因均与肿瘤的侵袭和转移相关。再者，Wnt 通路活化所致 β-catenin 的转位入核可影响 E-cad/β-catenin 复合物，削弱上皮细胞的极性；同时，通过上调 *Snail 1*，*Slug*，*ZEB1* *ZEB2*、*E47* 和 *KLF8EMT* 等 EMT 相关基因的表达共同促进 EMT，从而对肿瘤细胞转移具有促进作用。此外，Wnt 通路中 Wnt 配体、FZD 受体或 β-catenin 表达增加或基因突变还与肿瘤组织中的 CD8⁺ T 细胞浸润成反比，故与肿瘤的免疫逃逸相关。由此可见，抑制 Wnt 通路可能减弱肿瘤的免疫抵抗，改善免疫治疗的效果。

变性疾病　如阿尔茨海默病（AD）与 Wnt 通路的失活有关。AD 患者脑组织中 β-catenin 水平显著降低；AD 相关的 Aβ1~42 肽可抑制 Wnt 通路；而 Wnt 通路的失活又可增加 Aβ1~42 肽的产生，并增加 Tau 蛋白的磷酸化和神经原纤维缠结；DVL 可影响 GSK3β 的活性和 JNK 通路；GSK3β 可催化 Tau 蛋白的磷酸化。特发性肺纤维化、肾纤维化和全身硬化都存在 Wnt 通路的紊乱。再者，Wnt 通路相关成分的突变与多种遗传性变性疾病相关，包括骨密度、视网膜和牙齿发育的异常。例如：*SOST* 和 *LRP6* 基因的突变可引起硬化性狭窄和遗传性骨质疏松；*LRP5*、*FDZ4* 或 *Norrin* 基因突变可引起家族性、渗出性玻璃体视网膜病变。*LRP5* 胞外区的突变引起遗传性骨密度异常增高。*Wnt5a*、*ROR2* 和 *DVL1* 的突变与罗比诺综合征（Robinow syndrome）相关。

非经典 Wnt 通路　包括多条途径，主要有两条：①二维细胞极性途径：其启动通过 Wnt 与 FZD 受体和 RYK 或 ROR（二者均属于受体酪氨酸激酶家族）辅助受体相结合，并以 DVL 依赖的方式活化小 GTP 酶（Rho A 或 Rac）。Rho 的活化引起肌动蛋白微丝细胞骨架重排，调控细胞的极性和迁移；Rac 的活化则通过 JNK 通路而活化转录因子 Jun，遂调节相关基因的表达。②钙信号转导途径：其启动通过 Wnt 与 G 蛋白偶联的 FZD 受体结合，通过大 G 蛋白介导的机制导致磷脂酶 C（PLC）和磷酸二酯酶（PDE6）的活化，生成三磷酸肌醇（IP3）刺激内质网释放钙，进一步激活 CAMK Ⅱ（钙/钙调蛋白依赖的蛋白激酶Ⅱ）和蛋白激酶 C，然后通过钙调磷酸酶-NFAT 机制调节相关基因的转录。非经典 Wnt 通路的靶基因有 *CD44*、*Vimentin* 和 *STX5* 等。

经典的和非经典的 Wnt 通路之间形成相互交叉的网络，协同调节胚胎发育、干细胞维持、组织自稳和创伤愈合等。

（周柔丽）

Hedgehog xìnhào tōnglù

Hedgehog 信号通路（Hedgehog signaling pathway）

由 Hedgehog（Hh）蛋白、受体蛋白、调节蛋白、转录因子及蛋白激酶 A（PKA）组成的信号转导途径。主要参与胚胎发育中形态发生、成体中干/祖细胞自稳、存活、增殖等基本功能。当组织损伤修复时该通路被活化，支撑干/祖细胞的增殖，并将其限定在一定的组织范围。Hh 和 Wnt 通路在胚胎发育过程中对于形态发生和内胚层的器官形成具有重要调控作用；在成体则是维持干/祖细胞存活和增殖的必要条件，而在分化的正常细胞通常处于静息状态。Hh 信号最初是在果蝇发现的，关于该信号途径的活化机制和在发育中的功能很多是用果蝇研究的。然而，脊椎动物的 Hh 通路与果蝇多有不同。以脊椎动物和人类的 Hh 通路为例：

组成　Hh 通路的成员包括：

Hh 蛋白　是 Hh 通路的配体和经典的形态发生蛋白质，在哺乳动物有 3 个同型分子：Sonic、Indian 和 Desert hedgehog，缩写分别为 Shh、Ihh 和 Dhh。Shh 活性在肢芽的极化活性区以及脊索和神经管的底板区发挥作用；Ihh 调控骨和软骨的发育；Dhh 为睾丸生殖细胞和周缘神经鞘发育所必需。Hh 蛋白在内质网合成其前体，分泌至细胞外，然后经自催化降解为 Hh-N 和 Hh-C 两个片段。Hh-N 的两个末端进一步发生双酯化修饰：N 端在 O-脂酰转移酶家族的 Ski 催化下进行棕榈酰化（软脂酰化），而 C 端可在 Hh-C 的协助下共价结合一个胆固醇分子。修饰后 Hh-N 转运到质膜的固醇富集微区（脂筏），然后以单体或不同大小的多聚体或脂蛋白结合的颗粒或外排体囊泡等形式被释放到细胞外，发挥 Hh 配体的信号分子功能，并在一个较长距离（在脊椎动物的肢芽可远至

300μm）内扩散，以依赖于浓度和持续时间的方式控制发育。Hh-C 则移出内质网转位到蛋白酶体被降解。Hh 配体是多结构域分子，不仅与 Ptch1 受体一种分子结合，还可与几种辅助受体结合，形成复杂的受体复合物。在脊椎动物已鉴定的辅助受体有 CDO（CAM 相关的/癌基因下调的受体）、BOC（CDO 相似受体）、GAS1（特异性生长静止蛋白 1）以及 CRP2（低密度脂蛋白相关蛋白 2，巨蛋白）。

Hh 受体　穿膜 12 次的 Patched（Ptch1 和 Ptch2）为 Hh 通路主要受体。Ptch1 为抑制性受体，在无配体存在时通过阻止 Smo 的活化抑制 Hh 信号通路。

Smoothened（Smo）　为 7 次穿膜蛋白，属于 G 蛋白偶联受体（GPCR）超家族，Hh 通路的重要成员，活化后可解除 Hh 信号途径两个负调控因子〔Sufu（丝氨酸/苏氨酸激酶 fu 抑制蛋白）和 PKA〕的抑制作用，对于 Hh 信号通路有强大的活化作用。

转录因子 Gli　在哺乳动物该家族有 3 个成员：Gli-1、Gli-2 和 Gli-3。Gli 分子的中段具有与 DNA 结合的锌指结构域，在 N 端和 C 端分别有抑制结构域和活化结构域。Gli 在缺乏 Hh 信号时在纤毛的基部经依赖于 PKA、糖原合酶激酶（GSK3β）和酪蛋白激酶（CK1）的依次磷酸化和之后的不同形式泛素化，然后运至蛋白酶体在全长 Gli（Gli-FL）分子的不同部位进行切割加工，从而具有不同的功能：Gli-1 和 Gli-2 是具有转录活化功能的 GliA；Gli-3 因 C 端被切除而成为具有转录抑制作用的 GliR。GliR/GliA 比值可调节成套不同靶基因的表达，并受到多种因子的调控。

靶基因　包括 *Gli1*、*Ptch1*、*Ptch2*、*Bcl-2* 以及细胞增殖相关的基因，如胰岛素样生长因子 2（*IGF-2*）、细胞周期蛋白（*cyclin*）和 *CTNNB1* 等基因。*Gli1* 和 *Ptch1*、*Ptch2* 表达的上调不仅分别对 Hh 通路具有正和负反馈调节作用，而且可以作为 Hh 通路活化的标志。

活化机制　非常复杂，除 Hh 配体、Ptch1 受体、Smo 和 Gli 转录因子等核心成分外还有其他分子参与，整个活化过程尚未完全明了。经典 Hh 通路的活化起始于 Hh 配体与 Ptch1 受体结合，解除了 Ptch1 对 Smo 的抑制，Smo 的活化启动了 Hh 信号转导的级联反应，调控 Gli 转录因子的活性和 Hh 靶基因的表达（图）。Hh 通路活化过程依赖于纤毛：Hh 通路的核心成分（Ptch1 受体、Smo 和 Gli）以及参与 Hh 信号调控的分子（如 GPR161 和 Sufu、Kif7 等），在通路活化过程中动态分布于纤毛膜和纤毛中；纤毛的缺陷有损 Hh 信号传导。在无 Hh 配体时 Ptch1 受体定位在纤毛膜和纤毛基底部的囊泡中，发挥抑制

Smo 在纤毛聚集和活化的作用；这时 Smo 存在于质膜和胞质囊泡。一旦 Hh 配体与 Ptch1 受体相结合则 Ptch1 移出而 Smo 进入纤毛膜并高度聚集。Ptch1 则经泛素化修饰后与配体一同内化到胞内囊泡，随即被运至溶酶体降解或再循环到质膜中。进入纤毛膜的 Smo 与基底部 EvC（埃利斯-范·克里威德综合征蛋白）区的 Evc-Evc2 复合物结合。Smo C 端的胞质结构域在两个丝氨酸/苏氨酸激酶——CK1 和 GRK2（G 蛋白偶联受体激酶）的催化下发生多位磷酸化、二聚化并从封闭的构象转变为张开的构象，从而被激活。然而，活化的 Smo 与下游的转录因子 Gli 并无直接作用，其激活 Gli 的机制尚不清楚。全长 Gli（Gli-FL）经多位磷酸化和多种泛素化修饰后到蛋白酶体依泛素化类型在不同位点切割，加工为 Gli-A 或 Gli-R，然后进入细胞核发挥激活或抑制靶基因的转录调控作用。活化的 Smo 可阻止 Gli-FL 降解、加工为 Gli-R，并可促进 Gli-A 的转录活化功能及其靶基因的转录，因而是激活 Hh 通路的

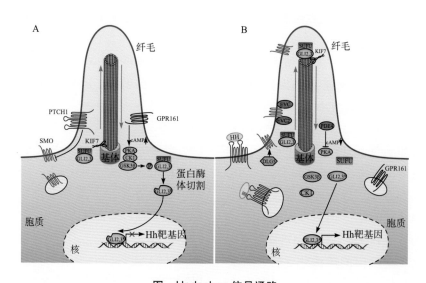

图　Hedgehog 信号通路

注：A. 静息态；B. 活化状态

关键分子。

Hh 通路调控 很复杂。

孤儿 G 蛋白偶联受体（GPR161）是 Hh 通路的负调节因子，为 7 次穿膜的 G 蛋白偶联受体家族的一员，定位在纤毛膜中，可通过 GPCR 信号通路活化 Gs 促进 cAMP 生成，进而活化 PKA（Gli 转录因子的负调节因子）促进 Gli 的关键性磷酸化，最终促进 Gli-FL 转变为 GliR，抑制靶基因的转录。

Smo G 蛋白偶联受体家族成员，在某些组织可通过 GPCR 途径与 Gαi（抑制性大 G 蛋白 α 亚单位）偶联，减少 cAMP 生成，进而降低 PKA 活性，减少 GliR/GliA 比值，最终提高 Gli 的转录活性，活化 Hh 通路。

Sufu 是 Gli 的主要负调控因子。无配体结合时 Sufu 与胞质中的全长 Gli（Gli-FL）相结合将之扣留在胞质中而抑制其活性。Sufu-Gli 复合物在 Kif7（驱动蛋白家族成员 7）和微管运动（马达）蛋白 Kif3a 的协助下从纤毛底部汇聚到纤毛顶部，然后再回到底部。活化的 Smo 可促进这一向纤毛顶的转位以及 Sufu 与 Gli-2/Gli-3 分离，从而解除 Sufu 的抑制。Sufu 也可通过与核中的 Gli 作用而调节其活性。SuFu 的缺失则引起 Hh 通路的组成性活化。

Kif7 与 Gli 二者相互作用发挥正和负调控作用。当没有 Hh 配体时 Kif7 以磷酸化的形式存在于纤毛的基体部，阻止 Gli-2 和 Gli-3 聚集在纤毛；Hh 通路活化时 Kif7 脱磷酸，并进入纤毛中，促进 Sufu 与 Gli 分离。

脂类代谢物 是 Smo 活性的内源性调节因子：胆固醇的衍生物可以结合到 Smo 的半胱氨酸富集区（CRD），作为 Smo 的强激活物，为 Smo 最大活性所必需，因而可以增强 Hh 配体所激发的信号转导，并可视为 Smo 的配体，缺乏胆固醇则 Smo 的活性受到损伤。而维生素 D_3 及其衍生的类似物是 Smo 的拮抗物。此外，糖皮质激素药物在较高浓度可作为 Smo 的调节剂。如曲安奈德（triamcinolone acetonide）与 Smo 结合促进其纤毛定位；布地缩松（budesonide）则结合在 Smo 的另外部位抑制 Smo 转位到纤毛，阻止 Hh 通路的活化。

磷脂酰肌醇蛋白聚糖 具有稳定 Hh 蛋白作用，并促进配体-受体复合物的内化。其分子中的肝素和硫酸乙酰肝素糖链参与 Hh 信号强度的调控。

功能 多种多样。细胞应对不同 Hh 配体及其不同浓度梯度在反应中出现不同靶基因的转录调控，可在相同或不同的组织产生多样的反应，如 Hh 作为形态发生蛋白质以浓度依赖的方式来调控不同神经元类型的特化。不同浓度的 Shh 配体转导成不同水平的细胞内信号可引发呈现梯度变化的 Gli 活性，最终诱导生成腹部神经管的不同神经元。Hh 通路为成年人大脑海马神经干细胞的增殖所需，也调控心脏和冠脉系统的发育。在成年人心肌中活性很低，而缺血时再活化。Hh 信号减弱时小鼠的心肌祖细胞数量会减少。此外，Hh 通路也参与膀胱、前列腺、骨、牙、呼吸道、心和肝的再生。Ihh 参与脊椎动物软骨内骨的发育，提示 Hh 通路与成年身高相关。Hh 通路常诱导各种分泌分子的表达，产生相互作用网络。Hh 通路是成体内脏中的祖细胞群得以保持一定数量所不可缺少的，来自于自分泌或旁分泌的 Hh 配体调节内脏中祖细胞群的扩增或缩减。组织中的间质细胞，如活化的星形细胞及其转化的肌成纤维细胞以及活化的内皮细胞均可提供旁分泌 Hh 配体。

非经典的 Hh 信号通路 哺乳动物的胚胎发育和出生后的许多重要生理功能也通过非经典的 Hh 信号通路调控：①Smo 经 Hh 通路活化后可以沿 GPCR 经典途径传递信号。②Hh 配体蛋白启动的信号转导可以不通过 Gli 家族介导的转录调控而引起效应，而且这条途径不依赖于纤毛。如在内皮细胞和成纤维细胞由 Smo 调控的肌动蛋白微丝骨架重排的生物学效应并不依赖于 Gli 的转录，而是通过 Smo 所引发的两个机制所介导：其一是借 Smo 的 GPCR 功能来活化下游的异三聚体大 G 蛋白中的 Gαi 亚单位，引起 RhoGTP 酶（如 RhoA 和 RAC1）活化；其二为 Smo 的活化引起二十碳四烯酸（花生四烯酸，ARA）生成白三烯。活化的 Smo 通过上述机制，引起成纤维细胞形成片状伪足和迁移。再者，Smo 刺激下从 ARA 生成的白三烯还介导从胚胎干细胞分化成运动神经元的神经突起形成。此外，不依赖于 Gli 转录作用的 Hh 通路也存在于视觉系统中，Shh 可在视网膜神经节细胞发挥轴突引导作用。③在无配体时 Patch1 受体过表达可不依赖于 Smo 而通过与一种衔接蛋白 DRAL（横纹肌肉瘤下调蛋白）相互作用而最终激活 caspase 9 来诱导凋亡。此与经典 Hh 通路中 Shh 作为存活因子相反。

与临床联系 基于 Hh 通路在发育和成体干/祖细胞自我更新中的重要作用，该通路活性低下可引起发育异常和组织变性疾病，而活化过度则与多种肿瘤的发生、发展相关。肝损伤时若成熟肝细胞的增殖不足以完成肝再生，则 Hh 配体的表达上调，通过活化 Hh 通路来扩增肝中的祖细胞群进行肝再生。慢性活动性肝炎可刺激肝细胞和间质细胞增加 Hh 配体的表达。在肝硬化和肝癌组织中均可见肌成纤维细胞、内皮细胞和祖细胞的扩增。这些扩增的细胞受到自分泌和旁分泌的 Hh 配体作用而激活 Hh 信号通路，可促进脂肪肝、肝纤维化和肝癌的发生、发展；而抑制 Hh 通路则可减轻肝纤维化和肝癌生长。乙肝病毒 X 蛋白（HBx）可稳定 Gli 并促进其转位入核，从而增强 Gli 的转录活性，增加其靶基因的表达，促进肝癌发生。

以高发皮肤基底细胞癌、儿童小脑髓母细胞瘤和横纹肌肉瘤为特征的、可遗传的戈林综合征（Gorlin syndrome）系因 Hh 通路成员的突变所致 Hh 通路高度活化，但不依赖于 Hh 配体。引起基底细胞癌和髓母细胞瘤的突变分别发生在干细胞和祖细胞。前者为 Patch1 的失活性突变或 Smo 的活化性突变。

此外，来自内胚层的多种肿瘤，如肝癌、胆囊癌、胰腺癌、前列腺癌、小细胞肺癌等都与 Hh 配体依赖的信号通路的过度活化相关。这些肿瘤中 Hh 通路的过度活化来自于肿瘤细胞产生和分泌 Hh 配体，活化了邻近间质细胞内的 Hh 通路，通过其旁分泌的 IL-6、VEGF、IGF-1 和 Wnt 而促进肿瘤的生长和葡萄糖有氧酵解（肿瘤细胞的糖代谢特点）。反之，在淋巴瘤和多发性骨髓瘤则因骨髓基质产生的 Hh 配体，活化了肿瘤细胞的 Hh 通路。当肿瘤细胞分化时 Hh 通路的活性降低。再者，Hh 通路对肿瘤细胞迁移和侵袭的促进作用是通过激活 FAK、AKT

或 Shc/ERK 信号通路实现的，说明 Hh 通路与 FAK、AKT 和 ERK 通路之间存在网络联系。以 Hh 通路为靶标的药物可能成为抗肿瘤的一种手段。

（周柔丽）

Notch xìnhào tōnglù

Notch 信号通路（Notch signaling pathway）

由相邻提供配体信号细胞与接受信号受体细胞之间直接接触，通过配体-受体相结合所介导的信号传导途径。在胚胎发育中决定细胞的命运，控制形态发生和器官形成；在成体参与干/祖细胞的保持和组织自稳，并调节包括干细胞在内的多种细胞的增殖、分化、凋亡的平衡。其功能具有高度组织类型特异性。研究发现，通过外排体来携带配体也可使有一定距离的细胞之间发生配体-Notch 受体相互作用。

分类　分为经典和非经典两类通路。

经典 Notch 信号通路　配体和受体都是单次穿膜的 I 型糖蛋白，其活化过程包括：由穿膜的 DLL/Jagged 配体与穿膜的 Notch 受体相互作用而引起受体经两个蛋白酶催化依次进行降解，遂释放 Notch 受体的胞内结构域（Notch ICD，NICD）到胞质中，然后 NICD 转位进入细胞核，与 DNA 结合蛋白 CSL（在人类为 CBF-1，在小鼠为 RBP-Jk）结合，并募集转录共活化因子 MamL 形成三聚体，使 CSL（CBF-1/RBP-Jk）从转录抑制状态转变为转录活化状态，从而开启靶基因的转录（图）。

哺乳动物 Notch 通路的配体属于 DSL 家族，有 5 个同型分子：DLL 1、3、4 和 Jagged 1、2。Notch 受体有 4 个同型分子（Notch 1~4），以长的前体形式合成，经翻译后修饰和蛋白酶切割而成熟。Notch 受体的胞外区含有

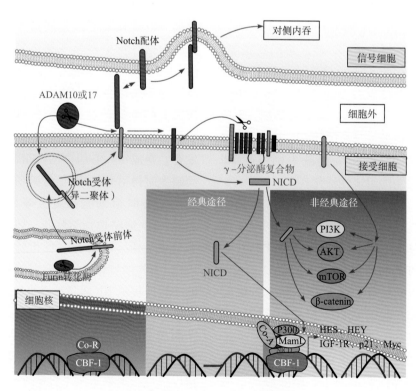

图　经典和非经典 Notch 信号通路

多个（8~36）EGF 重复序列，参与和配体相结合；还有一个负调控区（NRR），确保在未与 DSL 家族配体结合时 Notch 无活性。此外，在胞外区存在多种 O-糖基化修饰，即在丝氨基/苏氨基酸残基的羟基上发生岩藻糖基化、葡萄糖基化、N-乙酰氨基葡萄糖基化或木糖基化。糖体可以调节受体与不同配体结合的亲和性。Notch 受体前体先后历经 3 次蛋白酶水解（切割）而成熟、活化。第一次为在内质网新合成的 Notch 前体转运至高尔基复合体反面网状结构（TGN）被 furin 转化酶裂解为两部分：含胞外区大部分的片段及含胞外区残根、穿膜区和胞内区的片段。随后这两个片段以非共价键相结合，构成一个成熟的异二聚体穿膜受体，并转运至质膜。

一旦信号细胞膜中的配体与受体细胞膜中的 Notch 受体胞外部分相结合便启动了 Notch 通路的活化进程。其中包括复杂的泛素化和两次连续的蛋白酶（ADAM 和 γ-分泌酶）水解。具体过程如下：①配体与 Notch 受体的结合引起信号细胞对配体和受体胞外部分的内吞（为不同于受体通常内吞方式的对侧内吞或反式内吞），并运送到溶酶体降解。由此暴露出 Notch 受体胞外区残根部分对金属蛋白酶 ADAM10/17 敏感的位点而被第二次切割。②Notch 受体的穿膜区迅速被膜中整合的 γ-分泌酶复合物进行第三次切割，并将 Notch 受体的细胞内结构域（Notch ICD，NICD）释放到胞质中。③NICD 通过其核定位信号转位入细胞核，与 DNA 结合蛋白 CSL（CBF-1/RBP-Jk）结合，并募集共活化因子 MamL 形成三位一体复合物，使结合在

CSL 的抑制因子（如组蛋白去乙酰化酶、去甲基酶等）被共活化因子（如组蛋白乙酰化酶 p300）取代而从转录抑制状态转变为转录活化状态，从而激活 Notch 靶基因的转录。④Notch 通路的靶基因最经典的是 *HES* 和 *HEY*（又称 *HERP* 或 *Hrt*，为 HES 相关亚家族），二者均含 bHLH（螺旋-环-螺旋）基序，以同二聚体或异二聚体执行转录抑制因子功能。此外，与组织特异的分化和细胞周期调控相关的基因，如 *c-myc*、*cyclinD3*、*CDK5*、*EPHB2*、*p21WAF1/CIP*、*ADAM19*、*bcl-2*、*E2A*、*HoxA*（5、9、10）、*Notch1*、*Notch3* 或 *EGFR*，甚或 Notch 配体和调节因子（*Deltex1*）等，也是 Notch 通路的靶基因。Notch 通路的靶基因依组织细胞类型及其时空背景的不同而异，并受其他信号通路的调节。Notch 靶基因的多样性是该通路的活化产生多样生物学效应的原因之一。

与其他信号通路不同，在 Notch 信号传递过程中没有第二信使，并无信号的放大。Notch 通路的调控机制尚不清楚。NICD 是 Notch 通路中的关键分子，在激活过程中它的释放是一个关键步骤。NICD 也可被不同的激酶催化而磷酸化，并借以调节 Notch 信号通路的活化。例如：GSK3β 可催化 Notch1 ICD 磷酸化，并增加其稳定性，而 Notch2 ICD 的磷酸化则活性减弱。NCID 的磷酸化、泛素化、甲基化、乙酰化、羟化等修饰均可通过影响 NICD 的"寿命"而调节 Notch 信号的强度。NICD 可被 PCAF 和 p300 催化乙酰化，又可被 SIRT1 去乙酰化，并分别延长和缩短 NICD 的半生期。再者，Notch 受体和配体经内吞再循环至细胞表面也是控制 Notch 通

路活化强度的重要因素，在此过程中涉及不同类型的泛素化。还有，Notch 受体在溶酶体的降解可使 Notch 信号减弱；ESCRT（转运所需的内体分选复合物）和 BLOS2 蛋白对此具有调控作用。Notch 受体和配体的相互作用可发生在同一个细胞，并使 Notch 信号减弱。此外，经典和非经典的 Notch 配体都存在非膜整合的可溶形式，其中某些对 Notch 活化具有抑制作用，是天然的 Notch 抑制物。

非经典 Notch 信号通路　活化过程如下：①以非 DLL 和 jagged 家族的分子为配体活化 Notch 受体：如 MAGP1/2、YB1、DNER 以及 Contectin 家族的 Contectin1 和 MB3 都具有活化 Notch 受体的功能。换言之，不依赖于 Notch 配体的结合生成 NICD。②DLL 和 jagged 配体活化的 Notch 受体不需要 CSL（CBF-1、RBPjk）而活化转录因子，如依赖于或不依赖于 γ-分泌酶复合物生成的 NICD 甚或膜结合的 Notch 可在胞质和（或）胞核中通过与 Wnt、β-联蛋白、PI3K、AKT、mTOR 或 NF-κB、YY1、HIF-1α 相互作用而活化某些转录因子，产生多样的效应。换言之，通过与其他信号通路共享某些信号分子而发生不依赖于 CSL 结合蛋白（CBF-1、RBP-Jk）的转录活化，参与各种生理和病理过程（包括肿瘤生成、T 细胞活化等）。③CSL（CBF-1、RBP-Jk）不依赖于 NICD 而从抑制状态转变为活化状态，即 Notch 通路的上游部分可以由其他信号分子调控发生不依赖于 NICD 的 CBF-1 的转录活化。非经典 Notch 通路主要参与细胞存活、增殖、分化的调控，其失活与很多病理过程相关，特别是肿瘤和免疫功

能的异常。

功能 Notch 通路在大多数器官和组织中是控制细胞分化或决定细胞命运的关键。在发育和组织自稳过程中，为了避免过早分化或不能适时产生分化的细胞，多细胞生物体需要严密的控制分化进程。Notch 通路在某些情况下阻止细胞分化以保证一定量的干/祖细胞池；而在另一些情况下则可使干/祖细胞的子代细胞都进行分化。换言之，Notch 通路可指令干/祖细胞在自我复制和分化两种命运之间保持平衡，有以下几种实例：

肌生成 在出生后的肌生成中 Notch 通路通过抑制分化来维持干细胞池，通路失活则干细胞池减少，甚至消失，以致无法修复损伤的肌肉。成体骨骼肌中的干细胞（卫星细胞）靠 Notch 通路来维持自我复制和自稳。在发生肌损伤时卫星细胞的 DLL 配体上调，Notch 活性升高，损伤得以修复。随年龄的增长 Notch 活性降低，对肌损伤的修复能力也随之下降。肌营养不良组织中卫星细胞的 Notch 通路出现缺陷。动物实验证明，Notch1 的活化可使已分化的肌细胞（单一核肌细胞）去分化，逆转为干细胞；而对于已融合为肌纤维则不能逆转为干细胞，却可使老化和肌营养不良改善恢复收缩功能和再生能力，同时可见 DLL 和 Jagged 配体表达上调和外围的卫星细胞中较高的 Notch 活性。说明 Notch 的活化不仅与肌肉的修复能力相关，而且其作用具有发育阶段特异性。再者，肌肉收缩可活化 Notch 通路，反之，肌肉不活动可致 Notch 活性下降。

心脏发育 在发育早期 Notch 通路成员的基因就开始表达；

Notch 在心肌分化的几个方面都有重要作用：心肌祖细胞表达高水平的 Notch1，活化的 Notch 通路控制心肌发育早期阶段的增殖；调节心内膜干细胞；控制心肌膜的增殖；调控心外膜和冠状脉管的发育。在成年人的无损伤心肌中 Notch 水平很低，而心肌梗死或应激则可活化 Notch 通路。

脉管发生和血管生成 Notch 通路对于构成脉管的内皮细胞、外周细胞和脉管平滑肌细胞的分化和组织构成都具有重要作用：在血管生成中控制脉管的分支；在动静脉的特化中与 VEGF 和 Wnt 通路共同促进向动脉的分化（VEGF 在 Notch 通路的上游）。DLL4 和 Jagged1 主要参与血管生成和内皮细胞出芽。同样，Notch 对于起源于静脉的淋巴系统的发育也很重要。

造血 无论在髓系造血或淋巴系造血中 Notch 通路都发挥重要作用：Notch 通路负责维持胎肝中适当数量的造血干细胞；调节造血干细胞的分化，在调控 T、B 淋巴细胞的分化上偏重于促进 T 细胞谱系，并影响 T 细胞亚类的生成；Notch 信号的缺失可减少脾和小肠中树突状细胞的数量。

神经系统发育 Notch 通路对于形成有功能的神经系统是非常重要的：Notch 在中枢神经系统发育中和成年后都对保持干/祖细胞池具有重要作用；促进星形细胞分化；在成体的中枢神经系统，控制干细胞的分化和调节树突的分支；缺血性脑损伤会导致 Notch 信号通路上调；在周围神经系统发育中 Notch 控制神经脊的分化。然而，在早期神经祖细胞，Notch1 信号的过度活化会引起细胞周期停滞和凋亡。

胰腺发育 Notch 通路在胰腺

祖细胞分化为内分泌细胞或外分泌导管/腺泡细胞的选择上具有重要调控作用，削弱或抑制 Notch 通路有助于向内分泌方向分化；在成体胰，Notch 通路的作用在于保持分化的细胞类型；在胰腺损伤时 Notch 配体和受体表达上调。

脂肪细胞增殖分化 Notch 通路具有关键性调控作用。脂肪组织特异的 Notch1 活化可促进脂肪前体（祖）细胞增殖，并可引起脂肪组织去分化、对胰岛素不敏感、对葡萄糖不耐受和肥胖，甚至发生恶性转化生成脂肪肉瘤；反之，抑制脂肪组织 Notch 通路则可促进脂肪前体细胞分化成熟，增强对胰岛素的敏感性和葡萄糖的耐受，改善遗传性肥胖。

皮肤发育 Notch 通路促进干/祖细胞分化；同时对皮肤肿瘤发挥抑制作用。

此外，在肝、小肠、肺、脉管平滑肌等器官组织，Notch 通路对其发生、发育和成体的正常状态，以及修复或再生条件下都发挥重要调控作用。

调节 与其他信号通路（如 RTK/Ras/MAPK、JAK-STAT、Wnt/β-catenin、Hh、NF-κB、TGF-β 等信号通路）形成广泛的、错综复杂的相互作用网络。在发育过程中 Notch 通路常与 Wnt 和 Hedgehog 通路相互沟通。信号网络的失衡则可引起多种疾病，如干/祖细胞中 Notch-Wnt 和 TGF-β-Hh 平衡的紊乱可使细胞自稳丧失，引起先天性疾病和肿瘤；在上皮和癌细胞中 Notch 信号可被炎症双向调节；Notch 通路的活化还可促进或抑制细胞的衰老。作用机制均与信号网络的不同失衡有关。

与临床联系 Notch 信号途径成员的基因突变、表观遗传学异常或信号通路活化的异常皆可引起多种疾病，特别是发育异常和肿瘤（表）。

Notch 通路的过度活化或活化不足都与肿瘤相关，此与 Notch 通路在分化中的双重作用相符，与组织和细胞的时空背景相关。在急性 T 淋巴细胞白血病和慢性淋巴细胞白血病以及乳腺癌、卵巢癌等可见突变导致的通路过度活化；而在各种鳞状细胞癌（如头、颈、肺、皮肤、膀胱和食管）以及神经内分泌肿瘤（如来自于甲状腺及胰腺、胃肠道和肺的神经内分泌细胞的肿瘤）可见突变导致的 Notch 通路活性降低，特别是鳞癌，提示 Notch 通路的抑癌作用；在胰导管腺癌、肝癌（包括肝细胞癌和肝内胆管细胞癌）、前列腺癌和脑肿瘤可见无 Notch 突变的信号通路失调。Notch 受体家族的不同成员起不同作用，如在膀胱癌 Notch1 和 Notch2 分别具有抑癌和促癌功能。

Notch 通路与肿瘤的关联离不开炎症的介入，如促炎细胞因子 IL-1β、IL-6、IL-8 和 TNF-α 可活化 Notch 通路促进上皮细胞癌变。肿瘤组织中的间质细胞通过 Notch 信号可调控肿瘤微环境，影响肿瘤细胞的表型。Notch 通路可在其他信号通路的影响下在特定的组织发挥促瘤或抑瘤作用。促进肿瘤生长需激活 Ras/MAPK 信号通路；而在过表达 Notch1 的肝癌细胞则可通过上调抑癌基因 PTEN 抑制 PI3K-Akt 通路以阻滞细胞周期和促进细胞凋亡，从而抑制肝癌生长。在肿瘤血管内皮细胞常见 Notch 受体的活化，可通过引起内皮细胞老化、产生细胞因子和表达血管细胞黏附分子（VCAM）而使肿瘤细胞黏附于血管、进入血流，促进转移。

鉴于 Notch 通路参与多种疾病的病理过程，以经典的或非经典的 Notch 途径为靶标的药物和治疗方法，以及与其他信号通路之靶标相联合的策略，为疾病的治疗带来曙光。

（周柔丽）

shàngpí-jiānzhì biànqiān

上皮－间质变迁（epithelial-mesenchymal transition，EMT）

上皮细胞转变成为间质细胞并获得侵袭和迁移能力的过程。在胚胎发育、成体组织修复及肿瘤的发生、转移和药物抵抗中至关重要。20 世纪 80 年代初，格林伯格（Greenburg G）首先描述了 EMT 现象。

特征 上皮细胞之间黏合连接的破坏，顶-底极性消失，代之以前-后极性。细胞骨架重组，细胞器的分布状态生改变，基膜的改变，细胞获得迁移和运动能力，以及对迁移行为和侵袭周围组织的各种顺应。同时，上皮细胞的标志物如 E-钙黏着蛋白（E-cad）的表达关闭，作为间质细胞特有的某些标志物如波形蛋白和纤连蛋白的表达启动。发生 EMT 的细胞脱离原有的上皮细胞层面，以离散的单个细胞形式迁移到间质之中，这个过程称为离层。这些离层的细胞出现成纤维细胞或肌成纤维细胞样的表型。反之，在一定条件下，这些细胞又可以重新转变为具有完全分化表型的上皮细胞，即发生 EMT 的逆过程，即间质－上皮变迁（MET）。在 MET 过程中，间质细胞聚集并紧密黏合，形成顶-底极性，转变为极性的上皮组织。同时作为上皮细胞特有的某些标志物如 E-cad 和细胞角蛋白的表达启动。

EMT 和 MET 都是可逆的，取决于其微环境（包括细胞外基质、生长因子、细胞因子、成纤维细胞、肌成纤维细胞和免疫细胞等）。MET 是胚胎发育中原肠形成和体节形成阶段的主要特征性事件。

生理意义 在早期胚胎发育

表　Notch 信号通路相关的疾病

Notch 通路成员	Notch 通路成员突变所致单基因疾病	Notch 通路成员活化异常所致疾病
Notch1	二叶主动脉瓣病、左心发育不全综合征（心脏）	肺动脉高压（Notch 信号通路过度活化）、慢性阻塞性肺病（Notch 信号通路减弱）（心、肺）
Mib	左心室心肌病（心脏）	迪谢内（Duchenne）肌营养不良（Notch 信号减弱）（骨骼肌）
Notch1	胸主动脉综合征（主动脉）	胰腺炎、胰腺癌、腺泡导管化生（胰）
Notch1，CSL，DLL4	亚当斯-奥利弗（Adams-Oliver）综合征（皮肤、肋骨）	纤维化（Notch 过表达）（肝、肺、心）
Jagged1，Notch2	阿拉吉（Alagille）综合征（肝、心、脉管、肾、晶状体、头）	肿瘤
Notch 3	常染色体显性遗传性脑动脉病伴皮质下梗死和白质脑病（脑血管平滑肌细胞）	
DLL3，HES7，Lunatic fringe	脊柱肋骨发育不良（脊柱）	

中通过 EMT 产生中胚层并生成多种类型的组织；在之后的发育中中胚层的特定间质细胞再通过 MET 发育为多种类型的上皮组织，如肾和卵巢等上皮性器官。当原肠胚形成和神经脊与原条形成时极性的上皮板转变为可迁移的间质细胞，发生了组织类型的转变。经 EMT 脱离了上皮的间质细胞成为多种组织的前体细胞，如原肠胚的外胚层细胞经 EMT 可产生骨骼肌、骨和结缔组织；神经脊上皮经 EMT 可产生胶质细胞、神经元、黑色素细胞、颅骨和结缔组织。实际上 EMT 不仅局限于个别发育阶段和个别类型的胚胎细胞，而且具有更为广泛的细胞基础和生理病理意义。在肾发育的某些区段和骨髓中的成体干细胞在适当的部位和适宜条件下通过 MET 而转分化成为上皮细胞。再者，抑制 EMT 和诱导 MET 有助于人类成纤维细胞来源的诱导性多能干细胞之基态多能性的诱导。

与临床关系　EMT 与多种疾病相关。EMT 与肿瘤的发生、进展、转移和药物抵抗相关，如肿瘤细胞由于 E-cad 下调/失活而致细胞间黏合减弱、迁移增强而侵袭周围组织和进入血行转移，并出现肿瘤干细胞表型和耐药性。因而，减弱肿瘤细胞的 EMT 可减轻肿瘤细胞的耐药性，增强药物疗效。肿瘤微环境中的成分（TGF-β、MMP、生长因子等）可诱导肿瘤细胞发生 EMT。经血行转移至远处的肿瘤细胞则经 MET 而形成转移灶。可见在肿瘤转移过程中涉及 EMT 和 MET 两个过程。此外，某些器官如肝、肾、肺等发生组织急性或严重损伤时可因 EMT 而得到恢复，如当肝损伤时局部上皮细胞增殖并部分发生 EMT 借以填补相邻死亡细胞的空间。但若损伤反复出现则会导致永久性 EMT，结果上皮细胞转变为成纤维细胞而致纤维化，最终破坏器官的功能。

2008 年，《细胞》杂志发表文章揭示，通过异位表达 Snail 或 Twist 转录因子（已知的 EMT 诱导剂）可使获得不死性的人类乳腺上皮细胞发生 EMT，结果这些细胞在行为上与来自于正常组织和肿瘤组织的干细胞很相像，表明 EMT 与获得上皮干细胞特性之间存在直接的联系。将来或许通过暂时诱导 EMT 可以从已分化的正常上皮细胞提供组织重建所需的上皮干细胞；也可能通过阻抑 EMT 而抑制肿瘤的进展。

（周柔丽　张页）

gànxìbāo

干细胞（stem cell）　在动物胚胎和成体组织中能进行自我更新、保持未分化状态、具有分裂能力的未分化细胞。按其自然来源可分为胚胎干细胞和成体干细胞两大类；按其分化潜能可分为全能干细胞、多能干细胞和专能性干细胞 3 大类。

（章静波）

pēitāi gànxìbāo

胚胎干细胞［embryonic stem (ES) cell］　取自胚胎或胎儿，可在体外保持未分化状态并无限增殖形成基因型相同的细胞群体。其具有正常的二倍体核型，能分化为各种类型的细胞。

研究过程　20 世纪 60 年代，就已有人提出了胚胎性干细胞的概念，当时发现小鼠畸胎瘤中存在着未分化的多能性干细胞，在适当的条件下它可形成多种细胞类型。直到 1981 年，英国剑桥大学的埃文思（Evans MJ）和考夫曼（Kaufman MH）首先利用延缓着床的胚泡分离培养了小鼠 ES 细胞；1998 年，美国学者汤姆森（Thomson JA）利用临床上自愿捐献的体外受精的胚胎培养至囊胚期，从囊胚的内细胞团分离并建立了人 ES 细胞系。同年，香布洛特（Shamblott MJ）用同样的方法分离出源于原始生殖嵴的人多潜能干细胞，从另一个途径建立了人 ES 细胞系。

形态结构　ES 细胞体积小、核大、胞质少、核质比高，有一个或多个明显的核仁，染色质较分散，胞质内除游离核糖体外，其他细胞器很少。细胞呈多层集落生长时，相差显微镜下折光性强，细胞间紧密堆积，无明显的细胞界限，形似鸟巢。分化抑制培养的 ES 细胞呈克隆性增殖，长期保持核型正常稳定。

生物学特征　ES 细胞表现出高水平端粒酶活性。大多数细胞处于 S 期，G_1、G_2 期很短，没有 G_1 检查点，不需要外界信号启动 DNA 的复制。ES 细胞作为未分化的多能干细胞，表达一些特异性的表面标志物，可作为细胞分离与鉴定的指标之一，如 Oct-4，是含 POU 结构域的转录因子家族中的一员，由 *Pou5f1* 基因编码，用于鉴定 ES 细胞是否处于未分化状态。碱性磷酸酶（ALP）是一种膜结合金属糖蛋白，由两个亚单位组成，具有多种同工酶。ALP 的高表达与未分化的多能干细胞相关，ES 细胞中也表达丰富的 ALP，而在已分化的 ES 细胞中 ALP 则呈弱阳性或阴性。胚胎阶段特异性表面抗原（SSEA）是一种糖蛋白，常表达于胚胎发育早期，在未分化的多能干细胞中 SSEA 也常为阳性。

在去除分化抑制物后，ES 细胞高分化的潜能表现在以下几个方面：①形成畸胎瘤：将 ES 细胞注入基因型相同或免疫缺陷动物皮下或肾囊中，可形成包括 3 个胚层细胞的畸胎瘤，直接证实其全能性。②形成类胚体：去除抑制 ES 细胞分化的因素，如在非黏附底物中悬浮生长，或控制增殖细胞数目，能够使 ES 细胞生成类胚体。③直系分化：通过控制 ES 细胞生长环境或遗传操纵特定的基因表达，ES 细胞可直接分化成为某种特定种系细胞。④形成嵌合体：嵌合体动物的形成是鉴定细胞是否具有多能性的最有说服力的实验证据。

应用 从理论上说，ES 细胞能产生所有组织类型，可以为移植提供无尽的细胞供给。除了组织器官移植中的应用外，还可应用于胚胎发育、各种系分化机制的研究。亦可用于癌症、神经退行性疾病和艾滋病等的研究。

（赵春华 刘星霞）

chéngtǐ gànxìbāo

成体干细胞（adult stem cell）

存在于组织或器官中的未分化细胞。具有自我更新能力，并能分化成所来源组织的主要类型特化细胞。成体干细胞普遍存在于机体各种组织器官中，特定微环境中依机体需求参与组织增殖、分化和功能成熟，在生长代谢、病变损伤修复等发挥重要作用。对成体干细胞的认知始于 20 世纪 60 年代对造血干细胞的研究，发现造血干细胞在体外可多系分化成为造血组织细胞、体内移植则可重建造血系统。

生物学特征 因来源不同，分化潜能、生物学特性各异，可分为多种组织特异干细胞。成体干细胞可从三胚层多种组织中分离获得，包括肝、胰腺、脂肪、骨髓、皮肤、牙髓等组织器官。

多种组织特异干细胞获取相对容易，现有技术可大量扩增成体干细胞。近来发现胚胎发育后机体存有类胚胎干细胞样三胚层分化潜能干细胞亚群，依据干细胞发育阶段分化等级结构性，将具更强自我更新能力和分化潜能成体干细胞称亚全能干细胞，不同组织来源的亚全能干细胞具相似细胞表型和生物学特性，在适合微环境下可分化成多种组织细胞。机体含有组织多分化潜能干细胞，以维持机体需求和平衡，在自然状态下成体干细胞主要以非对称复制参与机体再生，病变损伤后成体干细胞以主要以对称复制方式参与机体修复。

应用 组织器官的损伤及功能障碍多与特定器官、组织、细胞的病变或受损有关，如心血管疾病、糖尿病、血液病、恶性肿瘤、帕金森病、严重烧伤、脊髓损伤和肝硬化等。成体干细胞可通过替代治疗、旁分泌、改善组织微环境等参与组织和器官的损伤修复，在临床治疗慢性病、恶性肿瘤中发挥作用。此外，成体干细胞免疫原性低，具有较强免疫调节功能，通过网络调节免疫细胞等产生抑制免疫细胞增殖及免疫反应，从而均衡免疫功能。

（赵春华）

jiānchōngzhì gànxìbāo

间充质干细胞（mesenchymal stem cell，MSC）

源自未成熟胚胎结缔组织的细胞。最早是从骨髓组织中分离鉴定的，并陆续从其他多种组织中分离得到，包括脂肪、脐带血、脐带、胎盘、羊水、牙髓等。除了具有干细胞的一般特性即自我更新和多系分化潜能外，还具有免疫调节功能。

形态结构 体外培养时，有较好的贴附能力，形态呈成纤维

细胞样，长梭形。体外能传代，早期传代时有很强的增殖能力，其增殖和扩增能力受组织来源和供体状态的影响。传代次数有较大的差异，不能无限扩增，传代到一定程度，细胞增殖能力下降。早期传代时，细胞形态无明显变化。

生物学特征 MSC 尚未发现特异性表面标志分子，与贴附能力相关的是其表达许多黏附分子，包括 SH2（CD105）、SH3（CD166）、SH4（CD73）、CD29[+]、CD44[+]、CD90[+]、CD106[+]。MSC 最早是从骨髓组织中分离得到的，常用的阴性筛选标志物还包括造血细胞表面标志 CD34、CD45、CD14 和血管内皮细胞表面标志 CD31。MSC 表达一些细胞因子的受体，如表皮生长因子（EGF）受体、转化生长因子-β（TGF-β）受体等。MSC 能分泌多种细胞因子，包括 EGF、血管内皮生长因子（VEGF）、肝细胞生长因子（HGF）和 TGF-β1、TGF-β2、TGF-β3 等，骨髓来源的 MSC 还能分泌巨噬细胞集落刺激因子（M-CSF）、IL-6、IL-7、IL-8 和 IL-11 等支持造血相关的生长因子。

功能 MSC 的分化能力为向骨、软骨和脂肪分化，这与其间质组织来源的特征相关。此外，还能够向肌肉、神经元和神经胶质细胞、心肌细胞、肝细胞等多种组织类型细胞分化，但这部分分化潜能尚有争论。MSC 具有免疫调节功能，对免疫系统的多种功能细胞都有直接的调节作用，包括树突状细胞、T 淋巴细胞、B 淋巴细胞和巨噬细胞。其免疫功能的主要机制为分泌多种因子，包括 TGF-β、HGF、吲哚胺2,3-双加氧酶和一氧化氮（NO）等，对免疫细胞的增殖、分化和

功能成熟发挥调节作用。

应用 MSC 已成为细胞及基因治疗的研究热点。MSC 用于间质组织如骨、软骨、肌腱、脂肪和骨髓基质的再生研究已经取得一定的进展，与组织材料结合的组织工程研究尚无成熟的产品。MSC 的多系分化潜能在急慢性组织损伤性疾病的临床应用也有了很多结果，包括对心脏损伤、神经系统损伤、肝损伤，但疗效尚无定论。MSC 的免疫调节功能方面的临床应用主要集中在多种免疫相关疾病，包括造血干细胞移植的并发症、急慢性移植物抗宿主病、自身免疫性肝病、系统性红斑狼疮、克罗恩病（Crohn disease）等。此外，MSC 也应用于退行性疾病和遗传性疾病的研究中。

（韩 钦）

zàoxuè gànxìbāo

造血干细胞（hemopoietic stem cell，HSC） 存在于造血系统中的一群原始多能干细胞。定位于骨髓，并可迁移到外周血液循环中。造血干细胞来自成血管细胞，胚胎发育过程中从主动脉 - 性腺 - 中肾（AGM）区或卵黄囊迁移到肝，大量扩增后，再迁移到骨髓，在骨髓微环境的调节下保持增殖分化稳定状态，为外周血液提供各种成熟的血细胞。

HSC 具有不成熟细胞的共同形态特征：胞核大而胞质少，核染色质呈开放状态，并有明显的核仁。因此，从形态方面难以鉴别，但 HSC 的分化潜能和表面标识为鉴别提供了可靠的依据。HSC 具有向各种血细胞谱系分化的潜能，在体外能生成红细胞、粒细胞、巨核细胞和淋巴细胞集落，输入体内能修复和重建受损伤的造血和免疫系统。细胞表面标志物和功能研究证明 CD34$^+$

CD38$^-$ HSC 能长期重建造血和免疫系统，称为长效造血干细胞（LT-HSC），CD34$^+$ CD38$^+$ HSC 则只有短期重建能力，称为短效造血干细胞（ST-HSC）。骨髓中的 LT-HSC 多处于 G$_0$ 期，需要时则以不对称分裂方式向 ST-HSC 分化，ST-HSC 则多处于增殖周期，以备随时应答外周血液中成熟血细胞数量变化的需求。骨髓微环境为 LT-HSC 和 ST-HSC 提供了不同而且十分必要的细胞和分子微生境（niche）。HSC 移植已成功应用于临床，修复和重建造血功能及免疫功能。

（韩 钦 宋增璇）

shénjīng gànxìbāo

神经干细胞（neural stem cell，NSC） 存在于成年哺乳动物中枢神经组织中未分化的原始神经细胞。具有自我更新能力，能分化为神经元、星形胶质细胞和少突胶质细胞，也可转分化为血细胞和骨骼肌细胞。

研究过程 20 世纪 60 年代初，就有人观察到成年哺乳动物的大脑存在神经发生现象。直到 1992 年，雷诺兹（Reynolds BA）和韦斯（Weiss S）才发现成年小鼠大脑纹状体存在能分化成神经元和胶质细胞的前体细胞。随后，通过克隆化细胞群移植和克隆分析证明，在成年哺乳动物（包括人类）的整个神经轴（包括脑室下区 - 头侧突起 - 嗅球系统、海马齿状回颗粒细胞下区 - 颗粒细胞层系统、脊髓）都存在具有自我更新，并能分化成神经元、星形胶质细胞和少突胶质细胞的 NSC，它们可能参与了持续终生的神经发生过程。

形态结构 呈圆形，胞体小，核大，胞质少，有丰富的细胞骨架结构和细胞器。体外培养从单

个细胞增殖形成悬浮状神经球，其内细胞间有连接样结构，表面有胶质丝样突起。

生物学特征 巢蛋白（Nestin）和 RNA 结合蛋白 Msi1 是 NSC 的标志物，人类 NSC 的 CD 抗原表型为 CD133$^+$ 5E12$^+$ CD3^{4-} CD45$^-$ CD24$^{-/low}$，不表达成熟细胞抗原，具有低免疫原性，异体移植后能长期存活。

功能 NSC 具有高度增殖和自我更新能力，通过对称分裂及非对称分裂产生新的 NSC 和祖细胞，以维持自身数量的相对恒定。在体外培养条件下，采用细胞因子（如神经生长因子、表皮生长因子、碱性成纤维细胞生长因子等）或通过相关基因调控及信号传导通路调节可诱导 NSC 向神经元、星形胶质细胞和少突胶质细胞分化。在一定的条件下，移植到哺乳动物脑内和脊髓的 NSC 也可分化成神经元和神经胶质细胞。迁移性是 NSC 的突出特征。在人类和哺乳动物的神经系统发育过程中，NSC 沿着发育索方向迁移，最终构建出复杂的中枢神经系统。移植的 NSC 同样具有迁移能力，可向释放神经源信号的病变部位迁移，参与受损神经组织的修复。

应用 仍处于实验研究阶段。移植 NSC 后可改善帕金森病、亨廷顿病、脱髓鞘病、脑卒中及脑、脊髓损伤等动物模型的神经功能。作用机制与其释放神经递质（如多巴胺、乙酰胆碱、γ - 氨基丁酸等）和神经营养因子（如神经生长因子、脑源神经营养因子、神经营养因子 - 3 等），从而抑制神经变性或促进神经再生有关。也有人认为，移植的 NSC 可分化成神经元，并与宿主细胞形成新的神经环路，起到恢复神经功能的作用。此外，NSC 还可用作基因

治疗和药物治疗的载体。

（陈代雄）

zhīfáng gànxìbāo
脂肪干细胞 （adipose-derived stem cell，ADSC）

脂肪组织中存在的成体干细胞。增殖能力强，在体外培养中能够长期保持稳定的生长增殖活性，具有向多种细胞类型分化的潜能。又称为脂肪来源成体干细胞（ADAS）、多能性脂肪来源干细胞（MADS）、经处理的吸脂术细胞（PLA）或脂肪组织来源的基质细胞等。

研究过程 1964年，研究者首次从啮齿类动物脂肪组织中分离出一种祖细胞群体。随后几年，从脂肪组织中分离干细胞的方法不断得到改进，并逐步应用于从人脂肪组织中分离干细胞。21世纪初，开始以抽脂术后吸出的脂肪组织作为分离脂肪干细胞的原材料，并证明了这种丰富且能再生的组织作为未来临床治疗的细胞来源具有很大的潜力。

形态结构 脂肪组织主要由大量群集的脂肪细胞构成，聚集成团的脂肪细胞有薄层疏松结缔组织分隔成小叶，脂肪组织的形成和增大依赖于丰富的毛细血管网络的存在。研究发现，ADSC可能来源于血管间质部分，是血管旁间充质细胞。从脂肪组织中分离的ADSC在原代培养时常混有少量的造血细胞、内皮细胞和平滑肌细胞。通过连续传代，这些细胞的比例迅速降低，一般在传代2~3次后即消失。纯化后的ADSC形态为成纤维样，胞质均匀，无脂滴，体外培养可长期保持未分化状态、稳定的倍增时间（2~3天）和较低的衰老比率，经过多次传代（10~20代）细胞增殖能力无明显减弱。

生物学特征 细胞的表面表达CD29、CD44、CD71、CD90、CD105/SH2和SH3等抗原表型，而无CD31、CD34和CD45表达。与骨髓间充质干细胞（MSC）相比，ADSC为$CD49d^+$、$CD106^-$；而MSC为$CD49d^-$、$CD106^+$。体外培养的ADSC可表达肌源性标志物MyoD1和肌球蛋白重链，体内实验也证明其表达α-肌动蛋白。

功能 在适当的诱导条件下，ADSC具有向脂肪细胞、软骨细胞、成骨细胞、骨骼肌、心肌细胞、造血细胞、血管内皮细胞、肝细胞及神经元等多谱系方向分化的潜能。

应用 ADSC作为种子细胞比其他组织来源的干细胞具有以下优势：①获取容易，可避免从深部组织获取细胞所造成的损伤，只需通过吸脂术就可获得足够量的脂肪抽吸物用于分离脂肪组织干细胞。脂肪组织是干细胞一个非常丰富的来源，干细胞在其中的比例为1∶100~1∶1500之间，远超过MSC在骨髓中所占的比例；常规吸脂术获取的每250~500ml脂肪中含有超过1×10^9个成体干细胞，因此，脂肪组织有可能成为人类最大的成体干细胞库。②ADSC体外培养可长期保持未分化状态，具有稳定的倍增时间，增殖速度快，不易衰老，传代培养即可获得大量的干细胞。因此，不必进行永生化就能获得足够的细胞用于细胞移植。③ADSC能够进行自体移植，可避免免疫排斥反应。ADSC具有低免疫原性（免疫豁免性），可作为万能供体细胞的候选，移植后能够避免移植物抗宿主病的发生。

（韩钦 李红陵）

gānzàng gànxìbāo
肝脏干细胞 （liver stem cell，hepatic stem cell）

具有自我更新及分化成肝细胞、胆管上皮细胞和其他类型细胞的潜力的多源性兼性细胞。

分类 可分为肝来源和非肝来源的干细胞。非肝来源的干细胞，如胰腺上皮祖细胞、骨髓干细胞和骨髓间充质干细胞（MSC）等会在体内特定微环境下进入肝发挥修复作用。通常所指的肝脏干细胞是指肝来源的具有分化为肝实质细胞及胆管上皮细胞潜能的肝祖细胞，靠近肝门静脉的肝祖细胞可发育分化形成肝内胆管，而肝实质中的肝祖细胞多数分化成肝细胞。在肝细胞严重及持续性损伤中，肝脏干细胞活化、增殖，并分化为肝细胞或胆管上皮细胞，在肝损伤修复中发挥重要作用。

结构及生物学特征 肝脏干细胞在肝内又主要分为两类，即胆管源性卵圆细胞和分化的肝细胞。通常情况下，肝再生是通过处于静止期的分化肝细胞进入细胞周期完成的；如果该途径出现缺陷，胆管上皮细胞便从门脉汇管区移出并分化成肝细胞。这些胆管源性卵圆细胞通常位于门脉汇管区呈分支管状排列，形态上体积较小，核质比较大，有卵圆形核、浅染细胞质和较模糊网眼，无基膜。在通常情况下保持静止状态，只有在肝损伤或肝细胞增生受到抑制的情况下，才开始增殖分化。成熟的肝细胞表达白蛋白、角蛋白（CK18）等，但不表达胚胎期肝细胞标志蛋白——甲胎蛋白（AFP）；但胆管源性卵圆细胞既同时表达肝细胞及胆管上皮细胞的分子标志物，如白蛋白、CK8、CK18、AFP、CK19等，也可表达造血干细胞的标志物，如Thy-1、Sca-1、c-kit等。

功能 肝脏干细胞具有很强

的增殖及自我更新能力，成年人在切除 70% 肝后仍可靠自身肝细胞内源性修复重建完整肝。同时，肝脏干细胞也已被证实为多向性肝脏干细胞，除了可向肝细胞及胆管上皮细胞分化外，还可向血源性细胞、外分泌胰腺上皮、肠型上皮细胞分化，而这种现象在胚胎期最为显著。

应用 对于晚期肝癌、肝衰竭、严重肝坏死的治疗，临床应用最多的是肝移植，但由于免疫排斥、供体难求等问题，以肝脏干细胞为手段的细胞治疗将会是新的治疗方向。成体肝脏干细胞体外扩增能力强，可定向诱导向肝细胞、胆管上皮细胞分化，免疫排斥反应低，较移植肝细胞更具优势，无需建立选择优势就可使肝再生。若与组织工程结合，有望在体外制造出生物型人工肝，以解决肝移植供体紧缺问题。

（韩　钦　朱　莉）

yíxiàn gànxìbāo

胰腺干细胞（pancreatic stem cell） 存在于胚胎和成年哺乳动物胰腺组织内未分化的原始细胞。具有自我更新能力，并可分化为胰岛细胞、腺泡细胞及导管细胞。对于胰腺干细胞的存在部位尚无一致的认识，胰腺导管、胰腺间质及骨髓间质可能是胰腺干细胞的存在部位。

形态结构 胰腺干细胞呈多角形上皮样，细胞核较大且含有两个或多个核仁。主要有以下几种来源：①胰腺导管细胞：被认为是胰腺干细胞，当胰腺组织缺失或损伤时，部分导管细胞可退出复制程序，并退回到一个不完全分化的状态，从而获得分化成为胰岛细胞，腺泡细胞及成熟的导管细胞的能力。②来自胰岛巢蛋白（Nestin）阳性的细胞：小鼠

或人胰腺中分离的 Nestin 阳性的细胞经过体外培养能够表达胰腺内分泌细胞及胰腺外分泌细胞的标志。③胰腺内卵圆细胞：与胰腺导管细胞、腺泡细胞及胰岛细胞可被相同的标志抗体所标记。

功能 胰腺干细胞通常处于静息状态，用以维持组织内特异性干细胞的稳态。当胰腺组织出现损伤时，则处于动员状态以进行胰腺组织的损伤修复。在自然分化的过程中，胰腺干细胞能够分化成为所有的胰腺组织细胞，包括分泌各种消化酶和碳酸氢盐的胰腺腺泡细胞和导管细胞，以及分泌各种调节代谢激素的胰岛各类细胞。此外，胰腺干细胞还可通过转分化，生成肝等其他组织细胞。

应用 胰腺干细胞作为组织特异性干细胞，较胚胎干细胞及诱导多能干细胞（iPS 细胞）移植可能具有更好的安全性：①胰腺干细胞本身可能作为组织特异性干细胞用于组织细胞损伤的临床治疗。②胰腺干细胞的获得和扩增对于胰腺损伤、胰腺炎及糖尿病等的治疗具有重要意义。利用胰腺干细胞，在体外获得充足的胰岛细胞用来进行糖尿病的细胞移植，甚至可通过三维重建等手段获得具有合理结构及细胞比例的胰岛用于移植，从而更好地发挥胰岛的功能，治疗糖尿病。④利用胰腺干细胞还可体外获得胰腺腺泡细胞和导管细胞，从而在胰腺损伤性疾病特别是外分泌腺损伤性疾病细胞移植中发挥重要作用。

（韩　钦　李　晶）

pífū gànxìbāo

皮肤干细胞［skin stem（SS）cell］ 皮肤组织中存在神经嵴来源的成体干细胞。保持自我更新

和多向分化能力及高增殖潜能，在保持皮肤的完整和创伤修复等方面发挥着重要作用。20 世纪 80 年代，即已提出表皮基底层角质形成细胞中存在表皮干细胞，也是早期所称的 SS 细胞。90 年代后陆续发现了毛囊干细胞、皮脂腺干细胞、黑色素干细胞和真皮多能干细胞。

形态结构 SS 细胞的研究主要集中在表皮干细胞与真皮多能干细胞。表皮干细胞分布于表皮基底层、毛囊隆突、毛囊峡部和皮脂腺。真皮多能干细胞则定位在毛囊的毛乳头及毛囊真皮鞘中。SS 细胞呈现未分化细胞的特点，表皮干细胞具有慢周期性和对基膜的黏附性，体外培养时呈克隆性生长，在损伤和某些生长刺激后增殖，可分裂产生短暂增殖细胞。真皮多能干细胞体外培养形成球形克隆，环境改变时真皮干细胞可出现衰老，乃至丧失自我更新能力。

生物学特征 缺乏特异性标志物，标记滞留法用于鉴定表皮干细胞，体外培养的细胞则采用联合检测多种标志物进行鉴定，表皮干细胞高表达细胞角蛋白（CK15、CK19）和整联蛋白 α6，表达神经嵴和神经干细胞标志和胚胎干细胞转录因子，P63、CD29 和 β1 整联蛋白均呈阳性，不表达 CD71，CK10 和波形蛋白也呈阴性。真皮多能干细胞表达 CD44、CD73、CD90、CD59 等，多采用贴壁法进行分离，同时结合相对特异标识分子、增殖活性与分化潜能加以鉴定。

功能 SS 细胞通常处于静息状态，按不对称方式分裂为过渡性扩充细胞和干细胞，以维持组织稳态；特殊情况下，可通过对称分裂方式产生 2 个短暂增殖性

细胞，调节干细胞数目。表皮干细胞可分化形成全层表皮。在不同的诱导因素作用下，SS 细胞可向成纤维细胞、成肌细胞、成骨细胞、成软骨细胞、平滑肌细胞、脂肪细胞、肝细胞和神经元分化。此外，利用皮肤细胞重编可获得诱导多能干细胞（iPS 细胞）。

应用 SS 细胞不仅是维持皮肤组织新陈代谢的主要功能细胞，也是皮肤及其附属器发生、修复、重建的基础，以 SS 细胞作为种子细胞构成的组织工程皮肤或体外培养形成的融合皮片在创面修复中显示了良好的应用前景。表皮干细胞还可作为皮肤遗传性疾病、皮肤肿瘤等基因治疗的靶细胞或运载工具；在神经元退行性疾病、外周神经损伤、脊髓损伤、色素性皮肤病等治疗中，有望成为移植治疗用干细胞；真皮多能干细胞在毛囊再生、抗皮肤衰老、骨组织工程方面的研究已开始。此外，因 SS 细胞易于获取，有助于对细胞生物学行为、横向分化、皮肤发育与衰老等的研究。

（余丽梅）

jīròu gànxìbāo

肌肉干细胞（muscle stem cell）

肌组织内固有的成体干细胞。又称骨骼肌干细胞。这一概念最早在 1999 年由玛格丽特·古德尔（Margaret A. Goodell）提出，通过从小鼠肌肉中分离出可移植再生的肌肉干细胞而证实。肌肉干细胞一般指代为肌肉卫星细胞，于2008 年由亚历山德拉·萨科（Alessandra Sacco）研究证实；另一类得到公认的肌肉干细胞为边缘群细胞，即在进行荧光激活细胞分选（FACS）时将进入细胞核的荧光染料排出胞外的一个数量很小的细胞亚群。肌肉干细胞的起源存在多种假设，公认的观点

是麦金内尔（McKinnell）和格罗斯（Gros）于 2005 年提出的肌肉卫星细胞来自中胚层生肌节间充质细胞，而肌肉边缘群细胞来自于卫星细胞。

形态结构 骨骼肌的卫星细胞是莫罗（Mauro）于 1961 年用电子显微镜在蛙和大白鼠的胫骨前肌和缝匠肌内发现的。肌肉卫星细胞是一种体积较小的单核梭形细胞，在成熟肌组织中，卫星细胞分布在质膜和肌细胞膜之间，镜下观察卫星细胞核与肌细胞膜下的肌细胞核不易区分。卫星细胞的细胞质不明显，不含肌原纤维，含有中心体、高尔基复合体、内质网、溶酶体及线粒体等。在它的质膜上，特别是在和基膜相连的一侧多见胞饮小泡。

生物学特征 肌肉卫星细胞能够分化融合增大现有肌纤维、形成新的肌纤维，参与正常的肌肉生长和疾病损伤后的肌肉再生。由于研究手段的限制和干细胞生长需特定的微生境（niche），对于该细胞的谱系和特性尚无明确的认知，肌肉卫星细胞公认的特异性标志物为 Pax7 和 Pax3。在正常的肌组织中，大部分卫星细胞处于静息状态，在机械应力的刺激下活化，首先分化为成肌细胞大量增殖，而后进一步向成熟肌肉分化。具体而言，在肌结构遭到破坏后，静息的卫星细胞的激活受 Notch 信号传导途径调节，活化后 Pax7 和 Foxk1 基因表达，上调成肌调节因子（MRF）MyoD 和 Myf5，而后细胞表达成肌细胞标志物结蛋白和 Wnt5a/5b。成肌细胞的增殖依赖于多种细胞因子的作用，包括成纤维细胞生长因子（FGF）、胰岛素样生长因子（IGF）、肝细胞生长因子（HGF）等。增殖后，Pax7 表达下调，随

着终末分化的进行，通过 MyoD 和 Foxk1 信号途径的调控，成肌蛋白和 MRF4 表达上调。成熟的肌细胞表达肌球蛋白和结蛋白。

应用 肌肉卫星细胞可在肌肉受到创伤后增殖分化，通过与胚胎发育类似的过程形成新的肌纤维。但移植的卫星细胞迁移能力很弱，仅可以修复植入位点附近的肌组织，所以不适用于全身治疗甚至一整块肌组织的治疗。相较而言，其他成体干/祖细胞包括周细胞、造血干细胞、间充质干细胞等都显示出肌修复能力和与内源性卫星细胞类似的表现，并由于较强的迁移能力而成为更合适的种子细胞。

（赵春华　李康华）

yòudǎo duōnéng gànxìbāo

诱导多能干细胞［induced pluripotent stem（iPS）cell］

通过在细胞内过表达一个或数个维持多能性相关核心转录因子，使成体细胞发生重编程建立具有类似胚胎干细胞（ES 细胞）特性的多潜能干细胞。其建立过程本身是一个已分化细胞去分化的过程。

研究过程 诱导多能干细胞（iPS 细胞）是由日本京都大学科学家山中伸弥（Shinya Yamanaka）于 2006 年首次建立。山中伸弥筛选了与维持多能性密切相关的 4 个核心转录因子 Oct4、Sox2、C-myc、Klf4 并将这 4 个核心转录因子在小鼠的成纤维细胞中过表达，获得了具有胚胎干细胞样特性的克隆，命名为 iPS 细胞。2007 年，美国科学家汤姆森（Thomson JA）使用转录因子 Oct4、Sox2、Nanog、Lin28，成功建立了人 iPS 细胞系。此后，恒河猴、猪、大鼠、绵羊等种属来源的 iPS 细胞系被建立。另外，各种细胞来源及各种分化程度的成体细胞均可

重编程成为 iPS 细胞，如成纤维细胞，角质细胞，胰岛 B 细胞，淋巴细胞，神经干细胞等。这些研究进一步证明了 iPS 细胞建立方法的保守性和普遍适应性。同时，iPS 细胞的建立方法不断改善，诱导效率也不断提高。基因过表达方法逐渐由通过病毒整合向非整合方向发展。首先，施塔特费尔德（Stadtfeld）使用腺病毒瞬时表达技术，减少了病毒与基因组的整合，从而降低了病毒导致的基因组突变的概率，而山中伸弥则使用质粒转染，排除了因病毒整合导致基因组突变的风险，更好地改进了方法。之后，通过直接转染相应的 mRNA 或蛋白质等方法也可获得 iPS 细胞，并提高了 iPS 细胞的安全性。而诱导过程中一些小分子或细胞因子的加入，进一步提高了 iPS 细胞的诱导效率。iPS 细胞的建立是干细胞领域继成体细胞核移植技术及胚胎干细胞建立之后的又一突破，具有里程碑式的意义。

形态结构 具有和 ES 细胞类似的形态特征，如体积小，胞质少，细胞器少，细胞核大，核仁突出，核质比高。细胞呈集落式生长，细胞与细胞之间连接紧密，无明显的细胞界限，集落周边折光性强。

生物学特征 iPS 细胞具有高水平的端粒酶活性，在体外能稳定传代。iPS 细胞增殖快，细胞周期相对较短，为 16～18 小时。细胞大多数处于 S 期，G_1 期短，约 2.5 小时，缺乏 G_1/S 期停滞，对 DNA 损伤敏感，高表达 DNA 损伤修复基因。iPS 细胞的鉴定参照 ES 细胞进行。首先，iPS 细胞高表达多能性相关的主要核心转录因子如 Oct4、Sox2 和 Nanog。其次，iPS 细胞表达一些细胞表面标志，如 TRA-1-60、TRA-1-81、胚胎时期特异性抗原（SSEA）等。同时，iPS 细胞碱性磷酸酶（ALP）染色阳性。

功能 iPS 细胞是多能干细胞，在体外培养条件下，iPS 细胞具有快速增殖和自我更新的能力，能通过对称分裂进行增殖，产生新的子代 iPS 细胞，从而保持自身特性及数量的稳定。在去除分化抑制因素并悬浮培养的条件下，iPS 细胞能自然分化，具有三胚层分化潜能，形成圆形的拟胚体，拟胚体中含有 3 个胚层的细胞。在特定的诱导因子的刺激下，iPS 细胞能向外胚层、中胚层和内胚层细胞分化。将 iPS 细胞注射到囊胚期小鼠胚胎内，能形成嵌合体小鼠。另外，将 iPS 细胞注射到裸鼠皮下，能形成含 3 个胚层细胞的畸胎瘤。

应用 ①基础研究：iPS 细胞在某些方面可代替 ES 细胞研究胚胎的发育过程及机制。同时，iPS 细胞的建立本身又是细胞由高分化状态去分化为低分化状态的过程，对于细胞重编程及发育的研究具有极大的研究价值。②药物筛选：某些药物的使用方法个体差异极大，而 iPS 细胞可以取自患者自体，并建立自体细胞特异性的疾病模型，对于药物的筛选具有患者特异性，对某些罕见及难治性疾病临床用药的个体差异性具有一定的指导意义。③替代性治疗：iPS 细胞具有三胚层分化潜能，因此，在体外将 iPS 细胞诱导分化为特定的细胞可以用于某些疾病如阿尔茨海默病、帕金森病、糖尿病、终末期肾病等的细胞替代治疗。iPS 细胞是临床细胞替代治疗的一个很有希望的种子来源。

（韩 钦 冯年花）

gànxìbāo gōngchéng

干细胞工程（stem cell engineering） 应用干细胞生物学及工程学原理扩增其数量或改变其特性，以达到修复或替代病损组织器官和重建功能的新兴技术。广义地说，干细胞工程包括胚胎干细胞（ES 细胞）、成体干细胞（ASC）和诱导性多能干细胞（iPS 细胞）工程技术。由于 ES 细胞和 iPS 细胞涉及伦理及复杂的技术问题，其在临床医学中的应用还不具有 ASC 那样的优势。ASC 来源丰富，提取相对容易，不牵涉伦理问题，自体移植不存在免疫排斥，具有明显的组织趋化性和局部专一分化特性。通常源自各种成体组织的 ASC 如间充质干细胞（MSC）、造血干细胞（HSC）、神经干细胞、脂肪干细胞、肝脏干细胞、胰腺干细胞、皮肤干细胞、肌肉干细胞等，需经过一定的工艺处理，才能用作疾病的细胞治疗、干细胞移植、干细胞基因治疗及组织工程的种子细胞。干细胞工程主要涉及干细胞的分离、体外培养、诱导分化、基因修饰等技术。

原理 利用干细胞的增殖能力和分化潜能：①干细胞的增殖能力是指长期自我更新，其自我更新分裂的调节和细胞数量的控制听命于微生境（niche）或环境中的信号。②干细胞的多向分化潜能赋予了它分化为多种细胞谱系的能力。ES 细胞通过分裂能分化成所有组织类型的细胞；在适当的条件下，ASC 如 MSC 不仅可以分化为心肌细胞，甚至能转分化为非中胚层来源的细胞，如肝细胞和神经元。

方法 ①分离：ES 细胞主要通过取囊胚内细胞团经细胞饲养层培养获取。ASC 的分离可根据其存在组织的性质采取不同的分离方法，如酶消化、组织块培养、密度梯度法等。分离的初始样品一般还需采用不同的方法（如选择性贴壁培养、条件培养基、饲养细胞、免疫磁珠、流式细胞分选等）进一步分离、纯化。②体外培养：除 HSC 外，从其他成体组织提取的干细胞数量十分有限，需在体外进一步培养扩增，实质上扩增的是祖细胞，甚至是分化了的细胞，无度扩增的最终结果是干细胞的耗竭。干细胞培养技术大体上可分为二维培养模式和三维细胞培养（TDCC），后者在促进干细胞保持未分化状态的增殖或维持干细胞分化方面具有明显优势。无论是采用哪种培养技术，都需要根据应用目的，针对目的细胞的富集、鉴定、接种浓度、传代次数、培养环境中的 O_2 和 CO_2 浓度、培养基、调控干细胞增殖和分化的细胞因子和信号分子、支架材料、基质、生物反应器等进行优化和集成，才能达到扩增并保持其功能的目的。③诱导分化：选择生理性诱导物如细胞因子、糖皮质激素、视黄酸等，或非生理性诱导剂如二甲基亚砜（DMSO）、5-氮杂胞苷、N-甲基乙酰胺等，可诱导各种 ASC 向特定的终端细胞分化，如不同的细胞因子组合可在体外诱导 HSC 向不同的血细胞分化，5-氮杂胞苷可使 MSC 向心肌样细胞分化。另一方面，在适宜的诱导条件下，ASC 可以横向分化成为不同于其常驻组织的其他类型的细胞，如源自骨髓的干细胞可以分化为神经元、心肌细胞、肝细胞等。④基因修饰：在体外把外源目的基因整合进入干细胞，使外源基因的表达产物改变干细胞的功能或加强原有的功能。基因修饰的干细胞可用作基因治疗；也可作基因表达及调控的研究模式；此外，还可通过基因修饰进行组织工程种子细胞基因改造。基于干细胞的增殖、分化及迁移特性，加之易于采集、回输，因而干细胞尤其是 HSC 和 MSC 是基因治疗的理想载体。

应用 ES 细胞和 iPS 细胞可作为新药的筛选模型和药物检测的技术平台；ES 细胞及其子代细胞可作为发育分化模型和疾病模型。干细胞工程在医学中的应用开创了一种以替代、再生、再造和新生为基本治疗原理的全新治疗模式，催生了再生医学。再生医学是一门研究促进组织、器官创伤或缺损生理性修复及组织、器官再生与功能重建的学科，其基础是干细胞。不同的干细胞工程有不同的应用目的，如 HSC 工程用于造血和免疫重建，MSC 工程用于组织器官（骨、软骨、肌肉、脂肪、真皮、基质等）损伤修复，神经干细胞工程用于神经损伤修复等。通过干细胞工程实现组织修复、再生或替代的途径主要包括细胞治疗、组织工程和基因治疗。

细胞治疗 通过干细胞移植促进损伤组织器官的修复和再生，是再生医学研究的一个重要领域。ASC 中应用研究最多的是 HSC 和 MSC。HSC 移植可重建造血功能和免疫功能，是治愈恶性血液病和某些遗传性免疫病的唯一方法。MSC 具有低免疫原性和免疫豁免特性，异体移植不发生免疫排斥反应，可对多种疾病进行异体间群体化的细胞治疗。虽然 MSC、神经干细胞、皮肤干细胞、脂肪干细胞、肝脏干细胞等移植对多种疾病（如心血管疾病、糖尿病、帕金森病、脊髓损伤、严重烧伤等）可起到原位修复或改善功能的作用，但还不是一种常规的治疗手段。就已开展的干细胞治疗（如 MSC 治疗神经系统疾病、心肌梗死、肝功能障碍、糖尿病等）而言，促进组织修复和改善器官功能的功效主要体现为移植细胞的旁分泌作用。此外，有的 ASC 如 MSC 还具有免疫调节和免疫抑制作用，可作为一种新型的免疫调节/抑制性细胞制剂用于自身免疫病（如系统性红斑狼疮、免疫性脑脊髓炎、类风湿关节炎等）的治疗和组织器官移植。

组织工程 干细胞作为种子细胞是构建组织工程的核心要件，组织工程的基本原理是将干细胞植入可降解的生物支架，构建出新的有功能活性的组织或器官，用于替代和修复病损的组织器官。源自骨髓、脂肪、肌肉、上皮、神经等多种成体组织器官的干细胞均可作为组织工程的种子细胞。基于干细胞的骨及软骨、皮肤、韧带等结构性组织工程已初步用于临床相应组织的缺损修复，有些（如人工软骨、人工皮肤）已作为产品上市。但要真正实现在具有全免疫功能的人体内构建组织工程化器官（如心脏、肝、肾等），还面临优质种子细胞的筛选、种子细胞增殖与分化的诱导、生物反应器技术、计算机辅助技术、可降解生物材料的分子修饰、细胞外基质的合成与组装、生长因子及免疫抑制剂的靶向性控释、血管生成及组织器官的三维结构等复杂的生物学和工程学问题。要实现组织（器）官工程的最终目标——工程化和产业化，构建出结构复杂的鲜活器官，取决于能否在体外模拟出组织器官发育的全过程。

基因治疗 干细胞作为基因

治疗的载体有很大的潜力。MSC具有向病损组织及肿瘤组织趋化的特性，易于外源基因的导入和表达，可作为肿瘤和遗传性疾病理想的基因治疗载体。神经干细胞也具有靶向肿瘤的特性，可作为基因载体治疗脑部肿瘤。以干细胞为载体的基因治疗仍处于探索阶段，还面临许多问题，如治疗基因的选择和重组、基因修饰载体的选择、基因转染干细胞的时机、携带目的基因干细胞的靶向性、目的基因在体内的表达、调控及有无致瘤性问题等。

（陈代雄）

shēngzhí xìbāo
生殖细胞（germ cell）

在生殖腺中分化而成具有单倍体遗传物质的细胞。在有性生殖的生物体胚胎发育的早期，少数细胞分化为原始生殖细胞。其后，原始生殖细胞迁移到性腺，进行一段时间的有丝分裂繁殖，然后部分细胞进入减数分裂，形成单倍体的生殖细胞。青春期后进一步分化为成熟的生殖细胞：即精子和卵子。在受精过程中，精卵融合形成受精卵，从而开启一个新个体的发育。生殖细胞是有性生殖的基础。

形态结构 多数物种中，卵子和精子在形态结构上有很大区别。卵子为圆形，是机体中最大的细胞，具有丰富的细胞质成分，有利于储存受精卵早期分裂所需的物质。而精子最小，细胞质成分很少，细胞器出现了特化，分化为具有头、颈、尾的流线型精子，具有较强的运动能力，以适应受精。但在少数低等生物中，如一些多细胞藻类，两种生殖细胞在形态上难以区分，称为同形生殖细胞。

功能 受精是有性生殖周期的开始，生殖细胞是物种延续的

基础。在生殖细胞分化过程中，发生了减数分裂，即细胞进行连续两次分裂，而 DNA 只合成一次，形成了只含单倍体遗传物质的细胞，为物种的正确遗传奠定了基础。在减数分裂过程中，来自父母双方的遗传物质发生重组，每个单倍体生殖细胞都含有不完全相同的基因组合，有性生殖个体的基因组来自两个不同的亲代，形成的新子代在遗传学上互不相同，也不同于他们的亲代，这一生殖模式最大的优点是保持物种的多样性。

（韩代书 朱伟伟）

yuánshǐ shēngzhí xìbāo
原始生殖细胞（primordial germ cell，PGC）

在胚胎发育早期已决定分化为生殖细胞的二倍体细胞。PGC 到达生殖嵴后，在多种因素作用下开始性别分化，随着生殖嵴内部结构和表面生殖上皮的发育增生，PGC 可发育成卵原细胞或精原细胞。在多数动物中，卵为非对称的，在胞质的不同区域含有不同的 mRNA 和蛋白质。受精后，受精卵反复分裂，产生早期胚胎细胞，有一部分细胞获得了卵质中特定区域的特殊分子就变为 PGC。与此不同的是，在哺乳类中，卵子是对称的。在哺乳类早期胚胎中，一小群细胞在其相邻细胞所产生的信号诱导下，变成了 PGC。不同动物 PGC 的起源不同，但分化的部位都是性腺，首先需迁移到生殖嵴，将来发育成精子或是卵，依赖于生殖嵴发育为睾丸或是卵巢。生殖嵴体细胞性染色体的组成决定着将来发育为哪一种性腺，Y 染色体上的基因起着决定的作用。

形态结构 哺乳动物的 PGC大而圆，在运动时可出现伪足，直径 25μm 左右，细胞核圆或椭

圆，偏于细胞一侧，染色质分布均匀，有 1~2 个核仁。细胞表面有一层细纤维衣，特别在细胞运动时，在伪足表面更为明显，推测这种细纤维衣可能和细胞迁移有关。细胞器有如下特征：①内质网：比较稀少。当迁移到生殖嵴后，内质网逐渐发达，有时还与细胞质膜相连。这种结构加上环层板是脊椎动物 PGC 中的特征性结构，有利于细胞核与细胞质之间、细胞质与外界环境之间发生物质和信息的交换。进入生殖嵴后，PGC 的这种结构特征变的不明显和不典型。②高尔基复合体：呈中等发达程度，由平行排列的扁平膜性囊和周围的泡状结构组成。③核糖体：有的游离存在，有的则以多聚体的形式附着在内质网表面。迁移到生殖嵴后，核糖体数增加，导致细胞质嗜碱性增强。④中心致密泡：有一种直径可达 0.2~0.25μm，中心致密的泡状结构，是一种至今不明的特殊结构。

化学特征 ①碱性磷酸酶（ALP）活性：与相邻的胚胎组织相比，人与鼠类的 PGC 具有较强的 ALP 活性。其他种类哺乳动物的 PGC 中该酶活性不高，无法与体细胞区分。ALP 的反应产物主要定位于细胞膜，其次定位在高尔基复合体上。ALP 可能参与PGC 趋化性有关的特殊受体蛋白的合成。这种受体能与生殖嵴的刺激物发生联系。由于 ALP 的定位和哺乳动物 PGC 中能量储备不足，推测该酶在代谢物的穿膜转运中可能起重要作用。②高碘酸希夫反应（PAS）染色：PGC 呈强阳性，可与其他细胞区别。这一特点被用于对 PGC 起源、迁移和形态变化等方面的研究。

（韩代书 朱伟伟）

原始生殖细胞性别分化（primordial germ cell sex differentiation） 原始生殖细胞（PGC）分化为性别确定的生殖细胞的过程。哺乳动物的性别是由其性染色体的组成决定的，性染色体分为两种：X 染色体和 Y 染色体。雌性个体的所有体细胞含有两个 X 染色体，而雄性个体则含有一个 X 染色体和一个 Y 染色体。Y 染色体是决定因素，含有一个 Y 染色体的个体，不管含有多少个 X 染色体，都发育为雄性；而不含 Y 染色体的个体，即使只含有一个 X 染色体，也发育为雌性。因此，受精卵时就已决定了性别，卵子只含一个 X 染色体，而精子则可能具有 X 染色体或者 Y 染色体。受精后具有 XY 性染色体组的合子，发育为雄性；而形成含 XX 性染色体组的合子发育为雌性。

Y 染色体通过诱导生殖嵴发育成睾丸来决定个体的性别。Y 染色体上决定产生睾丸的关键基因称为 Y 染色体的性别决定区（Sry）。如果把这一基因导入 XX 小鼠受精卵的基因组中，产生的转基因胚胎发育为雄性，但这种小鼠不能产生精子。Sry 基因只在生殖嵴中的部分体细胞中表达，诱导这些细胞分化为支持细胞［塞托利（Sertoli）细胞］。支持细胞至少可以通过 4 条途径影响生殖嵴中的其他细胞，从而指导个体性别向雄性途径发育：①刺激新到达的 PGC 向着产生精子的轨道发育。②分泌抗米勒管激素（AMH），抑制雌性生殖管道的发育。③刺激位于生殖嵴附近的特殊体细胞迁移到生殖腺内形成结缔组织结构，这是精子正常发生所必需的。④诱导生殖嵴中其他体细胞变为睾丸间质细胞［莱迪希（Leydig）细胞］，可分泌雄性激素——睾酮，诱导雄性第二性征，包括雄性生殖管道的发育。

Sry 基因编码基因调节蛋白，可激活支持细胞发育所需的基因调节蛋白的转录，包括 Sry 相关蛋白 Sox9。在 Sry 或 Sox9 二者缺一的情况下，生殖嵴发育为卵巢。支持细胞变为卵泡细胞，睾丸间质细胞被卵泡膜细胞代替，在青春期时分泌雌性激素，PGC 发育为卵（图），动物发育为雌性个体。如果生殖嵴在开始向性腺分化之前就被除去，不管性染色体的组成如何，个体将发育为雌性。似乎哺乳动物性别发育的自动途径为雌性。

（韩代书　朱伟伟）

精子（spermatozoon）　成熟的雄性生殖细胞。哺乳动物在出生后的发育过程中，雄性生殖细胞在睾丸中经过一系列的增殖与分化，在青春期形成完整的精子。在睾丸中发育成完整的精子后，还需在附睾中发育成熟，才能具备受精能力。成熟精子由头部、颈部和尾部构成，尾部又分成中段、主段和末段（图）。

精子是一种高度特化的细胞，形成了具有"头、尾"结构的典型形态特征。头部的绝大部分，被染色质高度浓缩的细胞核所占据。精子核的主要特征是高度浓缩的 DNA 和蛋白质，核的形状与头部的形状一致。在核的顶端，是由高尔基复合体特化形成的囊凹状结构，称为顶体。顶体腔中具有不定形基质，主要含有多种水解酶类。当受精时，精子发生顶体反应，使顶体内酶类释放出来，有利于精子通过卵外的各层结构。精子的颈部最短，通常为圆柱形，一端固着于核的尾端，而另一端则与精子尾部的中段相连。由 9 条粗的纵行纤维组成，与尾部中段轴丝外面的纤维带相连。尾部中段由线粒体特化形成

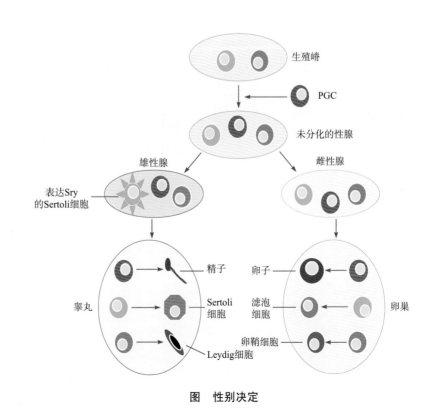

图　性别决定

的螺旋状排列的线粒体鞘包绕于外周，线粒体是细胞产能细胞器，是精子运动的能量供应者。尾部主段中央由纵行的轴丝构成，其外则由纤维鞘包裹，这种结构与尾部运动相适应。尾部末端较短，由中央轴丝和其外周的质膜构成。

（韩代书　朱伟伟）

jīngzǐ fāshēng

精子发生 （spermatogenesis）

从精原细胞经初级精母细胞、次级精母细胞至成熟精子的过程。在青春期前，精曲小管管腔很小或缺如，管壁上只有支持细胞［塞托利（Sertoli）细胞］和精原细胞。自青春期开始，在垂体促性腺激素的作用下，生精细胞不断增殖分化，形成精子，精曲小管壁内可见不同发育阶段的生精细胞，包括精原细胞、初级精母细胞、次级精母细胞、精子细胞和精子。

发生部位　精子发生的器官是睾丸。睾丸的实质部分为弯曲的精曲小管。精曲小管周边为一结缔组织薄层，由弹性纤维及平滑肌细胞组成。管壁由两类细胞组成：支持细胞及各期的生精细胞。生精细胞根据发育阶段有规律地排列成多层。这一结构称为生精上皮。生精细胞包括精原细胞、初级精母细胞、次级精母细胞、圆形精子细胞、长形精子细胞及完整的精子，依序由精曲小管的基底部向管腔排列（图1）。

发生过程　精原细胞经过一系列的分裂、分化形成完整精子，这一过程分为3个阶段（图2）：①有丝分裂期：精原细胞通过有丝分裂进行繁殖。②减数分裂期：初级精母细胞经过两次减数分裂，形成单倍体的圆形精子细胞。③精子形成期：圆形精子细胞经过一系列形态变化，形成具有头、颈、尾结构的完整精子。

精子发生是一个连续的细胞分化过程，其中的生精细胞又可细分为以下几个阶段（图3）：原始A型精原细胞、A型精原细胞、B型精原细胞、初级精母细胞、次级精母细胞、圆形精子细胞、延长中的精子细胞及长形精子细胞。初级精母细胞又分为前细线期精母细胞、细线期精母细胞、偶线期精母细胞、粗线期精母细胞。

精原细胞　为早期的雄性生殖细胞。精原细胞紧贴生精上皮基膜，圆形或椭圆形，胞质内除核糖体外，细胞器不发达。人精

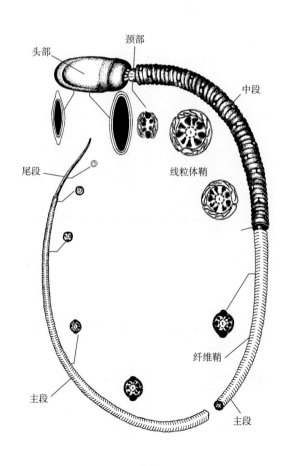

图　人类精子结构

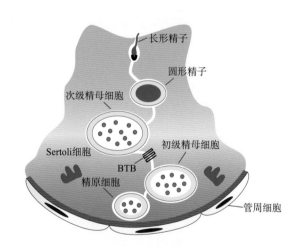

图1　生精上皮的细胞排列

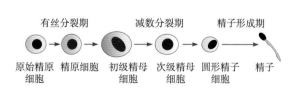

图2　精子发生过程

原细胞分 A、B 两型，A 型精原细胞又分为暗型精原细胞（Ad）和亮型精原细胞（Ap）。Ad 型精原细胞的核呈椭圆形，核染色质深染，核中央常见淡染的小泡；Ap 型精原细胞核染色质细密，有 1~2 个核仁附在核膜上。Ad 型精原细胞是生精细胞中的干细胞。经过不断地分裂增殖，一部分 Ad 型精原细胞继续作为干细胞，另一部分分化为 Ap 型精原细胞，再分化为 B 型精原细胞。B 型精原细胞核圆形，核膜上附有较粗的染色质颗粒，核仁位于中央。B 型精原细胞分裂为初级精母细胞。

原始 A 型精原细胞　精子在睾丸中的发生起源于原始 A 型精原细胞，又称为精原干细胞，通过有丝分裂进行增殖，所产生的子代细胞可以分为两类：一类仍保持精原干细胞的特征进行有丝分裂，成为长期精子发生的"源泉"，另一类子代细胞则进入分化途径。

A 型精原细胞　一部分原始 A 型精原细胞的子代细胞进入分化过程，首先形成 A 型精原细胞。A 型精原细胞的分化也是一个复杂的过程。至少要经过以下几个阶段：通过 A_1 型、A_2 型、A_3 型和 A_4 型精原细胞形成中间型精原细胞。

B 型精原细胞　是精原细胞的最后阶段。在此之前，精原细胞都是通过有丝分裂进行增殖。中间型的精原细胞进行最后的有丝分裂，形成 B 型精原细胞，随后停止有丝分裂，发育形成初级精母细胞，进入减数分裂期（图4）。

初级精母细胞　处于第一次减数分裂期的细胞为初级精母细胞。位于精原细胞近腔侧，体积较大，核大而圆。初级精母细胞随着第一次减数分裂过程中染色质的变化，又可分为前细线期，

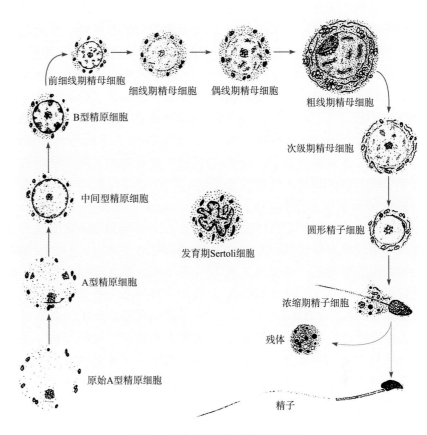

图3　各阶段生精细胞的形态特征

细线期，偶线期及粗线期精母细胞。初级精母细胞的体积不断增大，粗线期精母细胞的体积可达到前细线期的两倍以上。第一次减数分裂的时间较长，在人类可长达 22 天，在精曲小管的切面中常可见到处于不同增殖阶段的初级精母细胞。

次级精母细胞　由初级精母细胞经第一次减数分裂而来。细胞的体积比初级精母细胞小。位置靠近管腔，细

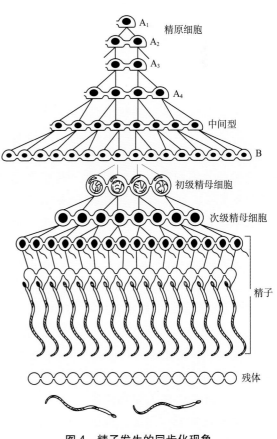

图4　精子发生的同步化现象

胞及细胞核均为圆形，核内染色质呈细网状，着色较浅，细胞质较少。次级精母细胞存在时间较短，很快完成第二次减数分裂，形成两个精子细胞，在切片中很少看到次级精母细胞。

圆形精子细胞　次级精母细胞经过第二次减数分裂后，首先形成了圆形精子细胞。因在第二次减数分裂前没有进行 DNA 复制，圆形精子细胞中染色体数目减少一半，成为单倍体细胞。此时细胞位置近管腔，核圆形，着色较深。细胞质少，内含丰富的线粒体和高尔基复合体。

发生的调节　精子的发生是一个特殊的细胞分化过程，在此过程中存在着独特的调节机制。根据调节途径可分为外源调节因素和内源调节因素。外源因素主要包括激素与旁分泌因子的调节；而内源因素是指生精细胞内基因水平的调节。其中，下丘脑-垂体-睾丸激素调节轴系是最经典的激素调节方式。许多生长因子以自分泌或旁分泌的方式调节精子发生中的细胞增殖与分化，主要有胰岛素样生长因子、转化生长因子、表皮生长因子和神经生长因子等。除生长因子外，还有一些重要的旁分泌调节因子如抑制素、激活素等。沙文基因是很重要的内源调节因素。

（韩代书　朱伟伟）

xiàqiūnǎo-chuítǐ-gāowán jīsù tiáojié zhóuxì

下丘脑-垂体-睾丸激素调节轴系 （hypothalamus-pituitary-testis hormone regulatory axis）

精子发生的经典内分泌调节系统。睾丸具有产生精子和分泌雄激素（睾酮）的双重功能，这依赖于垂体促性腺激素——卵泡刺激素（FSH）和黄体生成素（LH）的刺激。下丘脑-垂体-睾丸激素调节轴系对精子发生的启动和维持起着重要作用（图）。

调节过程　下丘脑分泌促性腺激素释放激素（GnRH），刺激垂体分泌 FSH 和 LH。LH 刺激睾丸间质细胞［莱迪希（Leydig）细胞］分泌睾酮，调节精子的发生。FSH 通过与支持细胞［塞托利（Sertoli）细胞］表面的受体结合，作用于支持细胞促使其分泌雄激素结合蛋白（ABP），FSH 在未成熟的睾丸发育中起着关键作用。睾酮对 FSH 和 LH 的释放有负反馈调节。FSH 与睾酮对青春期人类精子发生的起始以及在成年期维持正常的精子发生水平起重要作用。

机制　间质细胞合成睾酮并分泌到睾丸间隙液（IF）中，然后一部分被选择性地输入到睾丸精曲小管中，与支持细胞合成的 ABP 结合而影响精子发生。在正常情况下，同一个体 IF 中的睾酮含量明显高于睾丸静脉血中的睾酮水平，通常前者是后者的 2 ~ 4 倍甚至更高。这可能是由于支持细胞向 IF 中大量分泌 ABP，同时 IF 中也存在着与血清中浓度相似的白蛋白，而 ABP 与白蛋白都可以结合睾酮。

睾酮是通过与其受体结合而发挥调节精子发生的功能，睾酮受体分布在间质细胞、管周细胞和支持细胞的核内，并未发现其存在于生殖细胞，表明睾酮是通过支持细胞或管周细胞间接作用于生精细胞。临床上睾酮缺乏或雄激素受体突变的患者表现为原发性无精症。实验动物切除垂体、免疫中和 LH、使用抗雄激素受体或用乙基二甲基磺酸盐（EDS）破坏间质细胞，使睾酮作用阻断，可发现Ⅶ~Ⅷ期的生精细胞退化。这种降解作用可通过使用外源睾酮或 LH 而抑制，说明睾酮并非作用于整个精子发生过程，而仅作用于精子发生的某一个或几个时期。除了 ABP 介导的睾酮调节精子发生外，有人认为睾酮调节精子的发生还可能存在雄激素受体非依赖途径，即睾酮直接作用于生精细胞或支持细胞的表面，改变某些生化过程，如离子通道的开放等，进而影响基因的转录及蛋白质的合成。

正常的精子发生除依赖 LH

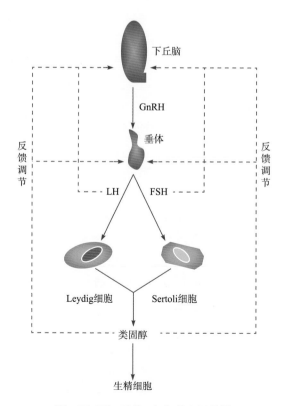

图　下丘脑-垂体-睾丸激素调节轴

对间质细胞的作用外，还需要 FSH 对支持细胞的作用。FSH 受体位于支持细胞的膜上，为腺苷酸环化酶信号通路偶联受体，FSH 对支持细胞功能的调控是通过蛋白激酶 A 系统完成的。FSH 与受体结合后，激活蛋白激酶，催化某些蛋白质磷酸化，从而调控支持细胞的功能。FSH 可诱导支持细胞分泌多种蛋白质，包括 ABP、血纤溶蛋白酶原激活因子、离子载体蛋白、转铁蛋白及一些不明功能的蛋白质。睾丸 ABP 的水平与 FSH 处理时间成正比。FSH 还作用于间质细胞，影响其分裂增殖并诱导其形态和功能的分化。

（韩代书　朱伟伟）

Shāwén jīyīn

沙文基因 （Chauvinist gene）

在精子发生过程中有许多睾丸特异性的基因表达，埃迪 （Eddy EM） 将之统称为沙文基因。其中一些基因有生精细胞特异性，但体细胞有其同源性的基因；有的仅为生精细胞特异表达。这些基因从多个层次对精子发生过程进行调控，最终形成了高度特异的雄性配子。精子发生阶段特异性基因表达的研究，先是采用反转录聚合酶链反应 （RT-PCR） 及原位杂交等方法，后来采用减除杂交技术，但繁琐耗时。20 世纪 90 年代建立了传统 mRNA 差异显示技术 （DDRT-PCR），灵敏度高，所需 RNA 少，方法简单，但假阳性率较高。随着基因芯片技术与基因敲除技术的应用，为精子发生特异基因的寻找及相关功能的研究提供了更好的方法。

分类　分为 3 类：①同源基因：仅在生精细胞中表达，但在体细胞中有其同源性的基因及同源性的蛋白质被表达。通常是某些基因家族的成员，如组蛋白 H1t、热休克蛋白 HSP70-2、乳酸脱氢酶 C 等。②特异基因：特异性在生精细胞中表达，体细胞中没有同源产物，但也有一部分在体细胞中存在同源结构域或同源基序的蛋白质，如联会复合体蛋白 SCP1、过渡蛋白 TSP1 及 TSP2、鱼精蛋白 P1 及 P2 等。③表达特异转录本的基因：在生精细胞中表达的转录本与该基因在体细胞中表达的转录本不同，主要通过选择性的转录起始位点、不同的多聚腺苷酸的聚合信号或位点以及选择性剪切产生不同的外显子等方式产生，如睾丸特异的血管紧张素转换酶、己糖激酶 1、囊性纤维化穿膜电导调节子。

功能　睾丸中特异表达的基因主要通过调控生精细胞 DNA 的合成、染色体的变化、基因的转录、转录后的加工、mRNA 的翻译以及蛋白质的活性和稳定性等方面调控精子发生。

基因转录的调控　基因转录由染色体结构和转录因子所决定。通过转基因小鼠模型已证实基因的启动子区 （约 300bp） 有效地调节报告基因在生精过程中准确地阶段性表达，如 pgk2 的启动子序列调节该基因在精母细胞和精子细胞中表达；基因 sp10 的启动子序列指导该基因在减数分裂完成后在圆形精子细胞中快速表达一种顶体蛋白。

还有一些生精细胞特异表达基因可能通过特殊转录因子的合成来调节其表达，原癌基因 myb 家族编码一组 DNA 结合核蛋白，作为转录因子控制细胞的生长和分化。A-myb 在出生后 10 天小鼠的睾丸中表达增加，此时正是初级精母细胞出现的时间。在成年小鼠睾丸中 A-myb 在精原细胞和精母细胞的表达水平较高，B-myb 在胎儿睾丸生殖母细胞以及早期生精细胞中表达水平较高，在减数分裂细胞中表达下降。说明 B-myb 基因在在生精细胞早期增殖中可能起了重要作用，而 A-myb 对于减数分裂前期 （初级精母细胞） 的发育很重要。A-myb 缺陷的雄鼠精子发生停滞在粗线期精母细胞。另外 c-myc、c-fos、c-jun 等原癌基因也编码转录因子，可能参与了原始生殖细胞的分化和减数分裂的调控。还有一批编码转录因子的基因仅在精子发生过程中表达，如 Hox-1.4 及 Esx-l 基因。这类基因的按时定量表达以及其他一些精子发生特异基因的表达可能需要更为复杂的调控机制，包括基因增强子/启动子区、DNA 甲基化、转录因子的表达和作用，以及染色体结构的变化等多方面的因素。

cAMP 效应元件调节子 CREM-τ 是生精过程转录因子，是在减数分裂后的细胞中由基因 CREM 的转录产物通过选择性剪切而产生的睾丸特异转录的翻译产物。在精子发生早期及在体细胞中，CREM 基因的转录产物编码抑制蛋白。相反，在减数分裂后的精子细胞中该基因编码的 CREM-τ 却是激活蛋白。许多睾丸特异基因的启动子因为包含一个 cAMP 效应元件 （CRE） 从而受 CREM-τ 或 CRE 蛋白激活子的调节。一旦纯系雄性小鼠 CREM 基因失活，无法完成圆形精子细胞之后的精子发生过程，则表现为不育。ACT 蛋白 （睾丸中的 CREM 激活子） 也在精子细胞中特异表达，作为 CREM-τ 的共激活子，通过蛋白质之间的相互作用以及刺激 CREM-τ 的转录活性而发挥激活作用。这些发现表明睾丸特异的转录因子及共激活子对生精细胞的基因表达及细胞分化起重要的调控作用。

前体 mRNA 剪接及翻译水平的调控　在浓缩的精子细胞核中组蛋白被鱼精蛋白替换以及染色质的紧密状态使得精子基因组完全失活，但此阶段也还需合成一些蛋白质，主要是通过特殊的调控机制，使某些 mRNA 在较长时间内保持稳定和活性，从而合成一些必需蛋白质。鱼精蛋白基因就是如此，其翻译远落后于转录。未翻译的 mRNA 序列及 RNA 结合蛋白保证了该基因在转录完成若干天后才开始翻译。这种翻译调控机制已在转基因小鼠中得以证实。在一种缺乏翻译调控的转基因小鼠中，鱼精蛋白提前合成并引起细胞核提前浓缩从而导致了精子细胞的发育停滞。翻译水平的调控机制也需特异的 RNA 结合蛋白的作用来启动翻译活性。*Tarbp2* 基因编码的蛋白质 Prbp 就参与了翻译激活。*Tarbp2* 基因的破坏会导致鱼精蛋白 mRNA 无法完成翻译。所以在 *Tarbp2* 基因缺陷的小鼠表现为鱼精蛋白替换过渡蛋白的延迟以及精子细胞后期发育的失败。

RNA 结合蛋白在精子发生早期精原细胞和精母细胞阶段也起重要作用。人 Y 染色体上 *RBM* 基因缺失可引起男性不育。该基因编码一种 RNA 结合蛋白，在精母细胞中 RBM 蛋白很可能参与睾丸特异的 mRNA 前体剪接的调控。人 Y 染色体上无精缺失（DAZ）基因也编码一个 RNA 结合蛋白，它对于男性正常生育是必需的。小鼠基因组中缺乏这一基因，但在人和小鼠的常染色体上都有一个 DAZ 同源基因，在小鼠中被称为 Dazlα 基因。破坏小鼠的这一基因，雄性和雌性小鼠都表现为配子发生完全停止。这表明 RNA 结合蛋白的功能多样性，除了在精子发生后期 mRNA 的剪接加工、运输、稳定性及翻译等方面起作用外，还在雄性和雌性配子发生的减数分裂前期起重要作用。

蛋白质活性和稳定性的基因调控　生殖细胞中蛋白质泛素化是一个调节蛋白质修饰和降解的重要机制。泛素是一个仅由 76 个氨基酸残基组成的小蛋白质，在所有类型细胞中都存在，参与细胞内多种蛋白质的降解。人类的一个 Y 染色体基因 *USP9Y*（也称 *DFFRY*），编码酶蛋白，可催化蛋白质去泛素化作用。该基因突变会使部分精子发生停滞在精母细胞阶段，而使完成减数分裂的精子细胞很少。在酵母，*RAD6* 基因编码泛素相关的酶（E2），该基因突变后可有多种表型，包括孢子形成减弱。在哺乳动物中，已鉴定出 *RAD6* 基因的两个高度保守的同源序列，包括 X 染色体的 *HR6A* 基因和常染色体的 *HR6B* 基因。这两个基因在所有类型细胞中都存在，可能在配子形成中起重要作用。*HR6A* 基因敲除小鼠和 *HR6B* 基因敲除小鼠，体细胞和组织均无明显的表型，可能是因为二者编码的高同源性蛋白质（96% 氨基酸序列同源）产生功能上的互相补偿，而这两个基因同时被敲除的小鼠在胚胎早期就死亡。*HR6A* 基因敲除的小鼠表现为母体效应的不育（胚胎发育停止在双细胞阶段），雄性保持生育能力。相反，*HR6B* 基因敲除的小鼠主要表型是精子发生减弱及有限的雄性不育。减数分裂及减数分裂后的精子细胞发育都受到影响，似乎主要是影响了单倍体精子细胞的核浓缩。RAD6 依赖的蛋白质泛素化的靶蛋白包括组蛋白 H2A 和 H2B，可能还有其他染色体蛋白。HR6B 依赖的蛋白质泛素化的靶蛋白可能包括精子发生早期调控基因表达和染色体动力学的蛋白质。另外在哺乳动物精子发生中，HR6B 的泛素相关活性可能在精子细胞中鱼精蛋白替换组蛋白的过程中起重要作用。

其他　许多细胞周期蛋白（cyclin）基因在精子发生过程中也表现出阶段特异性的表达，参与了精子发生的调控。Cdc25 基因在小鼠晚期粗线期–偶线期精母细胞和圆形精子细胞中表达呈最高水平；$cyclinA_1$ 仅在精原细胞和正处于第一次减数分裂的精母细胞中表达；$cyclinA_2$ 在精原细胞和前细线期精母细胞中表达；Cdk1 在早期粗线期高表达，此后减少；Cdk2 在所有生精细胞中都高表达。细胞骨架蛋白基因也在生精细胞中有阶段特异的表达，小鼠生精细胞中只发现两种胞质肌动蛋白：β 肌动蛋白和 γ 肌动蛋白。γ 肌动蛋白 mRNA 在粗线期精母细胞和早期精子细胞中的表达较高，后来下降；而 β 肌动蛋白 mRNA 水平在圆形精子细胞中的表达高于精母细胞和残体。有人认为，β 肌动蛋白和 γ 肌动蛋白不同的表达对于细胞形态变化或线粒体从胞核周围移向质膜和鞭毛轴丝起了重要作用。α 微管蛋白 mRNA 广泛分布于所有生精细胞，但在精子变态过程中增加。精子发生过程中细胞形态和大小的显著变化提示在生精细胞中富含细胞骨架蛋白。肌动蛋白和微管蛋白除了控制正在发育的生精细胞的形态变化外，在有丝分裂和减数分裂中均起重要作用，并对多种睾丸特异结构及精子轴丝的形成非常重要。

（韩代书　朱伟伟）

jīngzǐ xíngchéng
精子形成（spermiogenesis）

精子发生过程中由圆形精子细胞转变为精子的变态过程。又称精细胞变态、精子分化。圆形精子细胞不再分裂，而是进入一个复杂有序的形态演变过程，形成具有头、颈、尾结构的具有运动能力的精子。

精子形成过程中细胞形态的变化主要表现在（图）：①核浓缩或组蛋白-鱼精蛋白替换反应（HPRR）：细胞核内染色体浓缩、体积变小、偏向细胞的一极，形成精子的头部。染色体的浓缩主要是由于染色质中的组蛋白被富含精氨酸的鱼精蛋白取代。这一碱性蛋白中大量的正电荷，吸引着带负电的 DNA 发生集聚。②顶体的形成：顶体由高尔基复合体形成。精子细胞的高尔基复合体首先产生许多小液泡，小液泡融合形成一个大液泡称顶体囊，内含一个大的颗粒，称为顶体颗粒。然后由于液泡失去液体，以致液泡壁扩展于核的前半部，构成一

双层膜，称为顶体帽，内有一个顶体颗粒。此后顶体颗粒分散于整个顶体帽中，此为顶体。剩余的高尔基复合体逐渐退化，当精子形成时与精子细胞外面剩下的一些细胞质一起被支持细胞分解。③线粒体鞘的形成：精子形成过程中，精子细胞的线粒体体积变小伸长，并精确的迁移到中段，围绕着中央轴丝而形成螺旋状排列的线粒体鞘。物种不同，线粒体鞘总体构型有很大差别。淡水无脊椎动物和海洋动物比较简单，只由几个长的线粒体组合起来形成的线粒体鞘。而在哺乳类动物中则形成了典型的螺旋状排列的线粒体鞘。④轴丝的形成：精子形成早期，两个中心粒移至核的后方，当核的后端表面形成一个凹时，一个中心粒恰好位于凹之中，称为近端中心粒，与精子长轴呈横向排列；另一个称为远端中心粒，位于近端中心粒的后方，其长轴平行于精子长轴。由它产生精子尾部的中央轴丝。哺乳类动物的远端中心粒，在颈段发育完成后，最终消失，有些哺乳类动物的近端中心粒在精子成形后也会丧失。⑤残体脱落：在精子形成过程中，精子细胞的大部分胞质形成残余细胞质而被抛弃。当细胞核前端形成顶体时，细胞质向后端迁移，胞质的大部分附着在精子中段，当线粒体围绕着细丝时，该处的细胞质和高尔基

复合体形成残体脱离，仅留下薄薄一层细胞质，呈筒状环围着中段的线粒体。

（韩代书　朱伟伟）

jīngzǐ chéngshú
精子成熟（sperm maturation）

睾丸内形成的长形精子细胞在附睾中成为具有运动能力精子的过程。哺乳动物的精子在睾丸可发育为高度分化的完整精子，但还不具备运动和使卵受精的能力，需要经过附睾头部-体部-尾部才能获得运动及受精的能力。低等脊椎动物（鱼类及两栖类）及非脊椎动物的精子不需要此过程，一旦离开睾丸，就具备受精能力。

主要过程　在精曲小管中，生精细胞发育为完整的精子，但此时的精子还不能主动地运动，而是被动地随着由支持细胞［塞托利（Sertoli）细胞］分泌的液体流入睾丸网，后经输出管，在其鞭毛摆动及平滑肌收缩的作用下导入附睾头部。附睾是一组管道系统，头部系由 15～20 条睾丸输出小管构成的附睾圆锥，然后会合成一条附睾管，高度盘曲成附睾体和尾部，最后演变成输精管。管腔在附睾头部较细，在附睾尾部变粗，为成熟精子储存的主要部位。

在精曲小管和睾丸网中，精子在管腔液体中的密度不高，但进入附睾中，密度增加。这是由于其中的水分被附睾管上皮细胞吸收的结果。水分的吸收可使附睾中的 K^+ 和谷氨酸的浓度升高，导致附睾的内环境偏酸性（pH 为 6.48～6.61），有利于精子处于一种静息状态，存活几个月，积存能量。大鼠附睾头部精子的密度为 0.66×10^9 个/ml，尾部为 1.84×10^9 个/ml。人类睾丸产生的精子，约 70% 储存于附睾，其中一部分

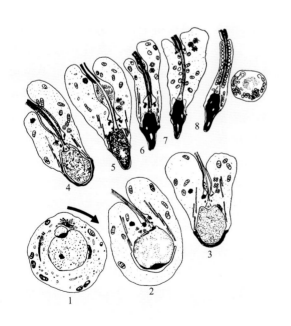

图　人类精子细胞分化阶段

注：据其顶体形成、核浓缩以及尾结构发育分为 8 个阶段

最终解体被吸收，少部分随射精排出。

机制 精子在附睾成熟过程中最明显的变化之一是获得运动能力。睾丸内的精子没有或有很弱的运动能力，从附睾尾部排除的精子才具有向前运动的能力。睾丸中精子无运动能力的部分原因是由于质膜不成熟。如果将这些精子去除质膜并暴露于ATP、cAMP和Ca^{2+}后，就能像在附睾尾部成熟的精子一样运动。精子在附睾成熟过程中质膜发生了一些改变。附睾液中的一些物质，如甘油-3-磷脂酰胆碱和前向运动蛋白、cAMP调节的蛋白激酶以及胞内钙的增加，对精子正常运动功能的获得起着重要的作用。

(韩代书 朱伟伟)

jīngzǐ huònéng

精子获能 (sperm capacitation) 具有运动能力的精子在雌性生殖道内获得受精能力的过程。精子成熟后虽然具备了运动能力，却没有受精能力，还需在通过雌性生殖道的过程中经历一系列生理生化变化，才能获得受精能力。美籍华人张明觉 (Chang MC) 博士用各种方法处理从动物附睾尾部取出的精子或射出的精子都不能使之与卵子在体外受精，后来又发现多种动物精子在雌性生殖道中运行的时间很短，而排卵后要间隔一定时间才能受精，精子总是要等待卵子。即人及哺乳动物精子在离开生殖道时，还不能立即与卵子受精，必须在雌性生殖道内经历一段成熟过程，才能获得受精能力。1951年，张明觉和奥斯丁 (Austin CR) 分别发现了这一生理现象。

精子获能的分子机制尚未完全了解。一般认为获能的主要事件是除去或改变精子质膜的稳定因子或保护物质，使精子质膜对特殊的受精环境非常敏感，尤其是对卵子更为敏感。虽然在体外有能力使各种哺乳动物的精子获能，但在自然情况下，精子获能发生于雌性生殖道内，并受自主神经和激素的调控。

(韩代书 朱伟伟)

qùnéng yīnzǐ

去能因子 (decapacitation factor, DF) 附着精子表面，抑制精子受精能力的蛋白因子。精子在附睾运行和储存过程中，已获得受精能力，但精子表面被附睾分泌的去能因子所遮盖；在射精过程中，精囊分泌的DF也附于精子表面。这些DF与精子结合，阻止顶体水解酶释放，暂时抑制了精子的受精能力。精子进入女性生殖道后，DF被移去，精子获能。精子获能始于子宫颈，主要在子宫和输卵管内进行。精子的获能不是同步进行的，表现为有先有后；而且获能是一个可逆过程，如将已获能的精子再与附睾液或精浆孵育，又可去能。获能的本质是暴露精子膜表面与卵子识别、结合的特异性位点或受体，解除对顶体的封闭。

DF是糖蛋白，无种属特异性。DF广泛存在于各种动物的精液中。不同种系动物DF的效能是不同的，公牛的DF去能作用最强，人的DF最差。不同种系动物精子获能速率也不同；而且精子个体是以不同速率获能的；另外，雌性个体的生理状态、精子储存部位等均影响精子获能时间；所以测定体内精子获能速度很复杂。

精子的获能亦可在体外进行，使用适宜的获能液即可使精子在体外获能。体外获能技术已在体外受精中广泛使用。

(韩代书 朱伟伟)

zhīchí xìbāo

支持细胞 (Sertoli cell) 在哺乳动物睾丸中，与发育中的精母细胞和精子细胞紧密相连的柱状细胞。又称塞托利 (Sertoli) 细胞，可提供适合于精子分化的微环境，并吞噬退化精子。支持细胞在生精上皮中占有较大的比例，成年人的每个精曲小管横切面上有8~11个支持细胞。支持细胞在精曲小管中的位置及其形态结构特点，容易与生精细胞区别。

形态结构 支持细胞附着于生精上皮的基膜，呈锥体形伸向管腔，侧面胞质有许多凹陷，生精细胞嵌入其中。在光镜下，细胞轮廓不清，核常呈不规则形，核染色质稀疏，染色浅，核仁明显。在电镜下，呈不规则锥体形，基部紧贴基膜，顶部伸达管腔，侧面和腔面有许多不规则凹陷，其内镶嵌着各级生精细胞。胞质内高尔基复合体较发达，有丰富的粗面内质网、滑面内质网、线粒体、溶酶体和糖原颗粒，并有许多微丝和微管。相邻支持细胞侧面近基部的胞膜形成紧密连接，将生精上皮分为基底小室和近腔小室两部分。基底小室位于生精上皮基膜和支持细胞紧密连接之间，内有精原细胞；近腔小室位于紧密连接上方，与精曲小管管腔相通，内有精母细胞、精子细胞和精子。精曲小管与血液之间，存在着血睾屏障，其组成包括间质的毛细血管内皮及其基膜、结缔组织、生精上皮基膜和支持细胞紧密连接，紧密连接是构成血睾屏障的主要结构。

功能 ①对生精细胞起支撑和营养的作用，微丝和微管的收缩可使不断成熟的生精细胞向腔面移动，并促使精子释放入管腔。②精子形成过程中脱落下的残余胞质，可被支持细胞吞噬和消化。③支持细胞在卵泡刺激素（FSH）和雄激素的作用下，能合成雄激素结合蛋白；支持细胞还可以分泌抑制素和激活素，调节腺垂体合成和分泌 FSH。④支持细胞之间的紧密连接参与构成血睾屏障，可阻止某些物质进出生精上皮，形成并维持有利于精子发生的微环境，还能防止精子抗原物质逸出到精曲小管外而发生自身免疫反应。

（韩代书　朱伟伟）

luǎnpāocìjīsù shòutǐ

卵泡刺激素受体（follicle-stimulating hormone receptor, FSHR）

位于细胞表面能被卵泡刺激素（FSH）识别并激活的受体。下丘脑分泌促性腺激素释放激素（GnRH），刺激垂体分泌 FSH 和黄体生成素（LH）。LH 可刺激睾丸中的间质细胞［莱迪希（Leydig）细胞］分泌睾酮，调节精子的发生。FSH 是通过与位于支持细胞表面的 FSH 受体结合，作用于支持细胞促使其分泌雄性激素结合蛋白（ABP）。FSH 受体位于支持细胞的膜上，为腺苷酸环化酶信号通路偶联受体，FSH 对支持细胞功能的调控是通过蛋白激酶 K（PKA）系统完成的。FSH 与受体结合后，激活蛋白激酶，催化某种蛋白磷酸化，从而调控支持细胞的功能。FSH 可诱导支持细胞分泌多种蛋白质，包括 ABP、血纤溶蛋白酶原激活因子、离子载体蛋白、转铁蛋白及一些不明功能的蛋白质。研究最多的是 ABP，睾丸 ABP 的水平与 FSH 处理时间成正比。FSH 还作用于睾丸间质细胞，影响其分裂增殖并诱导其形态和功能的分化。

（韩代书　朱伟伟）

xióngjīsù jiéhé dànbái

雄激素结合蛋白（androgen binding protein, ABP）

由支持细胞［塞托利（Sertoli）细胞］分泌可与雄激素结合的蛋白质。支持细胞可产生上百种蛋白，其中 ABP 是最早发现并鉴定的支持细胞特异蛋白之一。ABP 与睾酮结合，可有效提高精曲小管内睾酮的含量，从而消除间质细胞睾酮分泌的波动性，使精曲小管内的雄激素维持在较高水平，促进精子发生。支持细胞分泌的少量液体称为睾网液，利于精子向着附睾方向运送，而高浓度的 ABP 随着睾网液流向附睾，对附睾的结构和功能具有重要意义。

（韩代书　朱伟伟）

xuè-gāo píngzhàng

血睾屏障（blood-testis barrier, BTB）

相邻支持细胞［塞托利（Sertoli）细胞］基底部、血管内皮基膜、结缔组织和精曲小管基膜通过紧密连接形成的一种特化结构。是维持生精小管内环境稳定、睾丸免疫豁免的重要结构。

形态结构　主要结构为相邻支持细胞间紧密连接构成的支持细胞连接复合体。在电镜下，支持细胞连接复合体主要由 3 部分构成：①多处的膜融合形成支持细胞间的紧密连接。②表面下池，是紧密连接两侧细胞质内与紧密连接平行排列的内质网池，其紧密连接一侧光滑，另一侧可有核糖体附着，表面下池可与细胞质内的滑面内质网、核膜或细胞膜相连。③紧密连接与表面下池之间有相互平行的微丝束，与细胞膜平行排列，是支持细胞间连接的收缩系统，如同拉链一样，可开启支持细胞的紧密连接，从而使正在发育的生精细胞从基底小室移向近腔小室。

功能　由于 BTB 的存在，使基底小室和近腔小室内的微环境明显不同。血浆和淋巴内的某些物质可通过管壁及精曲小管界膜进入基底小室，与其中的生精细胞相接触，但被紧密连接所阻挡，不能进入近腔小室。BTB 将近腔小室与淋巴和组织液分隔开，从而保证了近腔小室内精母细胞的减数分裂和精子细胞的变形能在相当稳定的微环境中进行。发育中的精母细胞、精子细胞和精子有特异的自身抗原，血睾屏障是一道有效的免疫屏障，可将精子抗原限制在精曲小管内，避免其漏出与机体免疫系统接触，造成睾丸的免疫损伤。睾丸的免疫损伤是男性不育的主要原因之一。

（韩代书　朱伟伟）

yìzhìsù

抑制素（inhibin）

支持细胞［塞托利（Sertoli）细胞］在卵泡刺激素（FSH）刺激下分泌的具有 α 和 β 两个亚单位的糖蛋白。是转化生长因子-β（TGF-β）基因家族成员，β 亚单位有两种类型：βA 和 βB。抑制素 A 包括一个 α 亚基和一个 βA；抑制素 B 包括一个 α 亚基和一个 βB 亚基。支持细胞可分泌抑制素，调节腺垂体远侧部分合成和分泌 FSH，抑制 FSH 的分泌，但对黄体生成素（LH）的分泌无影响。而 FSH 和 LH 能刺激支持细胞释放抑制素，因此在体内产生了负反馈。抑制素能增强间质细胞雄激素的合成，抑制素 A 抑制 I 型精原细胞和前细线期精母细胞合成 DNA。

（韩代书　朱伟伟）

jīhuósù

激活素（activin）

脑垂体和性腺中合成的多肽生长因子，可刺激卵泡刺激素的分泌。参与多种细胞的增殖与分化活动，对胚胎时期的体轴和胚层的模式形成具有调节作用。抑制素β亚基的同源二聚体则为激活素，激活素 A 是一个 βA-βA 同源二聚体，激活素 B 是一个 βB-βB 同源二聚体。激活素 A 和 B 刺激垂体 FSH 的释放，对 LH 的分泌无影响。抑制素能使活化素的作用完全失效。在睾丸中，β-β 二聚体由支持细胞［塞托利（Sertoli）细胞］分泌，激活素抑制 LH 诱导的雄激素的合成，因此激活素与 TGF-β 具有相同的作用，并刺激 I 型精原细胞和前细线期精母细胞合成 DNA。

（韩代书　朱伟伟）

gāowán jiānzhì xìbāo

睾丸间质细胞 （interstitial cell）

组成睾丸间质的所有细胞。又称莱迪希（Leydig）细胞。精曲小管之间的间质为疏松结缔组织，称睾丸间质（图），内有毛细血管、毛细淋巴管、神经以及散在其间的细胞，如成纤维细胞、巨噬细胞、肥大细胞、淋巴细胞、嗜酸性粒细胞等，其中最主要的是间质细胞。间质细胞是男性生殖系统中特有的雄激素分泌细胞，单独或成群分布，多沿小血管周围排列。间质细胞指数是指在组织切片中统计的平均每个精曲小管周围的间质细胞的数量，其随年龄、生理或疾病状态有一定的变化。

形态结构　细胞呈圆形或多边形，直径为 $14\sim20\mu m$，核圆居中，核仁明显，异染色质位于核边缘，胞质嗜酸性。胞质中有 3β-羟类固醇脱氢酶、葡萄糖-6-磷酸脱氢酶、乳酸脱氢酶、酸性磷酸酶等。间质细胞具有分泌类固醇激素的结构特点。高尔基复合体发达，滑面内质网较多，且有丰富的合成胆固醇的酶类。胞内线粒体丰富，主要为管状嵴线粒体，线粒体基质中富含脂肪酸β氧化酶系。细胞质中常有脂滴。细胞表面有微绒毛，相邻间质细胞间有间隙连接和桥粒。间隙连接有利于细胞间有些离子和小分子物质的交换。滑面内质网与间隙连接关系密切，在滑面内质网上富含合成类固醇激素的酶类，环腺苷酸（cAMP）能刺激间质细胞合成类固醇激素。间隙连接不仅是间质细胞物质运输的重要通道，也是对类固醇激素合成起局部调节作用的信号传递部位。

功能　合成和分泌雄激素。男性体内 95% 的雄激素由间质细胞分泌。雄激素是 19-碳类固醇。具有雄激素活性的物质有多种，重要的有睾酮、双氢睾酮、脱氢表雄酮、雄烯二酮和雄酮等，生物活性差异很大，其中睾酮相对活性最强。间质细胞分泌的非雄激素类因子主要参与调控大鼠睾丸中巨噬细胞的数量。间质细胞能分泌巨噬细胞移动抑制因子，还能影响 T 细胞的免疫应答。因此，间质细胞对睾丸免疫豁免环境的维持具有重大意义。

间质细胞的功能活动受多种内、外因素的影响。下丘脑-垂体-睾丸是最重要的男性生殖轴，下丘脑释放促性腺激素释放激素（GnRH），通过垂体门静脉系统作用于垂体远侧部的促性腺激素细胞，使之分泌黄体生成素（LH）、卵泡刺激素（FSH）和催乳素。LH 可刺激间质细胞分泌睾酮。

（韩代书　朱伟伟）

huángtǐ shēngchéngsù shòutǐ

黄体生成素受体 （ luteinizing hormone receptor，LHR）

睾丸间质细胞膜上可以识别黄体生成素（LH）的受体。垂体分泌的 LH 与间质细胞膜受体结合，形成受体-激素复合物，激活细胞膜内的腺苷酸环化酶及打开膜的钙离子通道，启动细胞内从胆固醇（合成雄激素的原料）向睾酮转变的酶系统。此时的间质细胞外形变圆，滑面内质网、高尔基复合

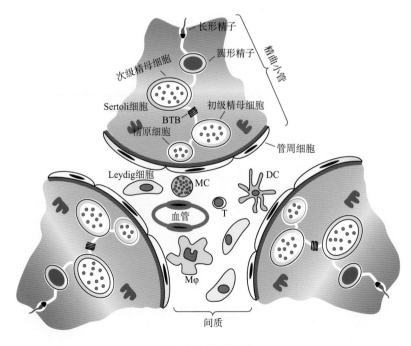

图　睾丸间质结构

体及过氧化物酶等体积增大，脂滴变小，血清睾酮浓度升高。

（韩代书 朱伟伟）

gāowán miǎnyì huòmiǎn

睾丸免疫豁免（testicular immune privilege）

睾丸阻止系统性免疫反应的特性。在解剖上与免疫细胞相对隔离或在局部微环境中存在抑制免疫反应的机制，而一般不对外来抗原（包括移植物抗原）或自身抗原产生反应，防止因免疫反应引起组织损伤和功能紊乱。

作用 睾丸是典型的免疫豁免组织，对异体抗原和自身抗原均具有耐受作用。将睾丸移植到肾包膜下能存活很长时间。将同种或异种组织移植到睾丸间质中，可避免免疫排斥。将精原细胞移植到无生精细胞的睾丸内能够恢复精子发生。睾丸的免疫豁免环境对精子发生具有重要的保护作用，如果睾丸的免疫豁免稳态受到破坏，则会损伤精子发生过程，这也是导致雄性不育的原因之一。

机制 血睾屏障（BTB）将处于减数分裂过程中的生精细胞隔离在管腔中，而精原细胞、前细线期的精母细胞则位于BTB之外。BTB能够阻止间质中的大分子物质进入到管腔部，因此能够保护生精细胞免受损害。青春期以后，在精子发生过程中，产生的许多新蛋白对于机体是新的抗原物质，具有免疫原性。BTB能够将这些抗原物质与免疫系统隔离，阻止免疫细胞和抗体进入精曲小管管腔。一旦BTB被破坏，生精上皮中的抗原可能被释放出来，引起免疫反应。睾丸网是连接睾丸和附睾的部位，是睾丸的出口，BTB结构终止于此。因此，自身免疫性睾丸炎首先在睾丸网

处观察到。除了BTB的物理结构，在精曲小管外周的管周肌样细胞间的紧密连接对于分化过程中的生精细胞也有保护作用。

BTB结构只能将大部分生精细胞抗原隔离在精曲小管内，而局部的免疫抑制和系统的免疫耐受也是维持睾丸免疫豁免状态的重要原因。支持细胞［塞托利（Sertoli）细胞］具有免疫抑制作用，其分泌的转化生长因子（TGF-β）等细胞因子及表面表达的分子如FasL，均在睾丸免疫功能中起重要作用。睾丸间质细胞［莱迪希（Leydig）细胞］分泌的激素具有免疫抑制功能。间质细胞可调节睾丸巨噬细胞的功能及睾丸中淋巴细胞的数量。睾丸间质中的巨噬细胞在维持睾丸的免疫豁免中起一定的作用。睾丸中有两种巨噬细胞：一种为ED1+，是从外周血迁移到睾丸组织中的巨噬细胞，当睾丸发生慢性炎症时这种巨噬细胞数量明显增加；另一种为ED2+，是睾丸中驻留的巨噬细胞。与腹腔巨噬细胞相比，ED2+的活性以及产生炎症因子的水平都比较低。在患有睾丸炎的大鼠中，这两种巨噬细胞的数量平衡受到破坏。

细胞因子在睾丸免疫稳态的调节中也起到重要的作用，如支持细胞产生的TGF-β有助于共移植物的存活。间质细胞分泌的巨噬细胞迁移抑制因子，能够抑制细胞毒性T细胞以及NK细胞的活性，并且下调对睾丸特异性抗原产生的自身免疫反应。

Fas/FasL系统介导活化T淋巴细胞凋亡也是睾丸免疫豁免的分子机制之一，T淋巴细胞表面表达Fas，而支持细胞表面表达FasL，从而诱导T淋巴细胞发生凋亡起到免疫抑制的作用。调节

睾丸免疫豁免的细胞和分子机制很复杂，尚未阐明。

（韩代书 朱伟伟）

luǎnzǐ

卵子（ovum，egg）

雌性个体的生殖细胞。又称卵母细胞，是体内最大的细胞，体积要比其他细胞大上百倍。

形态结构 一个成熟的人卵子直径约150μm。哺乳动物的卵子大小与人卵子相似，小鼠卵直径为80μm，牛、绵羊、山羊卵约150μm，猪卵子为130μm。卵子呈球形，周围由营养细胞（颗粒细胞和卵丘细胞）包围。卵子成熟后，就不再需要这些细胞了，在受精前后逐渐脱落，成为一个裸卵（图）。裸卵的外面有一层透明的膜，像蛋壳一样，称透明带，由卵母细胞分泌的糖蛋白组成，透明带的作用是保证正常受精，阻止异种精子进入和多精子受精，保护卵子胚胎的早期发育。在卵子本身和透明带之见有一个空隙，称为卵周隙。在卵周隙内还有一个小的细胞，称为第一极体，它是卵子释放出的另一半核物质。第一极体的出现表明卵子已经成熟。

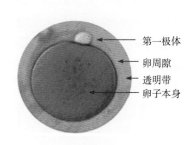

图 人成熟卵子的结构

生物学特征 正常女子一般每个月有一侧的卵巢排出一个成熟的卵子，排卵期一般在下次月经前14天。当卵子从卵泡中释放

后，输卵管伞扫过卵巢，收集卵子，并把卵子送入输卵管内，卵子数分钟即进入输卵管上 1/3 处（即输卵管壶腹部），并停留于该处等待受精。卵子从卵巢排出后，15～18 小时之内受精效果最好，如果 24 小时内未受精则开始老化。一个卵细胞排出后约可存活 48 小时，在这 48 小时内等待与精子相遇、结合。若卵子排出后不能与精子相遇形成受精卵，便在 48～72 小时后自然死亡。

（孙青原　胡梦雯）

luǎnzǐ fāshēng

卵子发生（oogenesis）

由原始生殖细胞（PGC）发育成卵原细胞，再由卵原细胞发育为成熟卵子的过程。

发生部位　位于卵巢。

发生过程　胎儿期性腺分化为卵巢后，PGC 分化成卵原细胞，卵原细胞以有丝分裂的方式进行增殖。随后，卵原细胞进入减数分裂，形成初级卵母细胞。伴随卵泡生长的启动，初级卵母细胞开始迅速生长。细胞器大量复制增生，RNA 含量成倍增长，大量蛋白质合成及能量物质积累，为卵母细胞的受精及早期胚胎发育作好准备。到卵母细胞成熟时，卵母细胞体积可增加数倍。卵母细胞成熟的标准为：①生发泡破裂，排出第一极体，停滞于第二次减数分裂中期，达到核成熟。②达到一定体积，细胞质内含有充足的蛋白质、细胞器、RNA、DNA 和能量，达到胞质成熟。③卵母细胞膜及透明带发生变化，为接纳精子作好了准备。由于卵子是在第二次减数分裂中期受精，尽管该期的卵子被称为成熟卵子，但实际上还没有完成第二次减数分裂。因此，在哺乳动物完成两次减数分裂的真正成熟卵子是不

存在的。

卵原细胞　在胚胎期，卵巢启动发育时，PGC 经过迁移进入生殖嵴。人在妊娠 5～6 周时，卵巢启动发育时，PGC 由卵黄囊迁至未分化的生殖嵴。对于女性，由于缺少 Y 染色体，随着性腺分化为卵巢，这些 PGC 即分化成卵原细胞。因此，卵原细胞即为迁入卵巢的 PGC，分裂后产生卵母细胞。卵原细胞表现出比 PGC 更高的有丝分裂活性，在进入减数分裂前会以有丝分裂形式进行数轮增殖。卵原细胞的有丝分裂活性很大程度上决定了卵泡库的大小。但卵原细胞的有丝分裂活动会在妊娠 28 周左右下降，并伴随凋亡率的升高。因此，卵原细胞的有丝分裂和凋亡对最终卵泡库存都至关重要。卵原细胞的最后几轮有丝分裂会使其形成合胞体，细胞膜彼此相连，并通过细胞质桥传递信号物质，使得这些细胞几乎同时进入减数分裂。

初级卵母细胞　卵原细胞在增殖的过程中同时向卵巢皮质迁移，到达皮质后，进入减数分裂，卵原细胞的减数分裂进行到双线期时，阻滞在第一次减数分裂前期形成初级卵母细胞。人类的卵原细胞启动减数分裂在妊娠 8～13 周开始。Stra8 基因在有丝分裂向减数分裂的转变中起重要作用，在 stra8 基因敲除的小鼠中，卵原细胞的有丝分裂不受影响，但无法启始减数分裂前的 DNA 复制、减数分裂染色体的凝集、粘连、联会和重组。

初级卵母细胞长期停滞在第一次减数分裂前期的双线期，该期卵母细胞核很大，染色质高度疏松，外包完整的核膜，称为生发泡。卵母细胞生长到一定体积时，才能够获得恢复减数分裂的

能力。减数分裂恢复的标志是生发泡破裂（GVBD）。在生理条件下，卵母细胞减数分裂恢复（人：排卵前 36～48 小时；猪：排卵前 40 小时；小鼠、大鼠、兔：排卵前 12～15 小时）是在黄体生成素（LH）峰的刺激下完成的。在人类，月经周期 LH 峰 9～12 小时发生 GVBD。充分长大的卵母细胞如果脱离卵泡的抑制，能自发恢复减数分裂，完成成熟过程。

次级卵母细胞　处于第一次减数分裂阻滞的初级卵母细胞恢复减数分裂后，排出第一极体，形成次级卵母细胞，并再次阻滞在第二次减数分裂中期，直到受精后第二次减数分裂才恢复。未受精的卵母细胞是被细胞静止因子（CSF）阻滞在 MⅡ期的。CSF 是一种细胞质复合体，除了含有钙调蛋白依赖蛋白激酶Ⅱ、Mos、Mek、Mrk 和 p90rsk，还有一些未知蛋白。CSF 介导的停滞是通过泛素连接酶促有丝分裂后期促进复合体（APC/C）的抑制功能维持的。

原始卵泡　处于静止状态的卵泡。进入减数分裂前期的初级卵母细胞被前颗粒细胞包裹后形成原始卵泡。成年人卵巢中的大部分卵泡都属于原始卵泡，直径约 50μm。这些原始卵泡包含一个初级卵母细胞（30～60μm）及其周围所围绕的一层约 15 个扁平的颗粒细胞即颗粒层。颗粒细胞又称卵泡细胞，有支持与营养卵母细胞的作用。原始卵泡通常位于卵巢皮质外缘。相对少数的原始卵泡可以在任意给定时间启动生长。人类原始卵泡的形成最早出现在胚胎期第 15 周，直至出生后 6 个月全部完成。在人胎儿发育的第 7 个月，原始卵泡的数量达到最多，约有 700 万个。对人类

和哺乳动物的转录组研究已甄别出大量与原始卵泡组装有关的基因，如转录因子、透明带蛋白、减数分裂特有的酶和神经生长因子等。卵原细胞启动减数分裂形成卵母细胞并与颗粒细胞形成原始卵泡似乎能够给其提供保护，避免闭锁，因为卵原细胞如果不进行减数分裂其存最多不超过妊娠第7个月，这种情况下新生儿的卵巢通常已经不存在卵原细胞了。女性的生殖寿命是由卵巢中原始卵泡的数量决定的。但尚无任何激素类或其他类的原始卵泡标记分子能够用于临床上估计卵泡库的大小。

生长卵泡　卵泡发育经历由原始卵泡发育成为初级卵泡、次级卵泡、三级卵泡和成熟卵泡的生理过程，而发育中的直至成熟卵泡前的卵泡都统称为生长卵泡（图）。卵泡发育早期，颗粒细胞延伸成细的细胞质桥到达卵母细胞。这两种细胞由间隙连接所联系，小分子可以通过。这种结构被认为可允许细胞间的化学通信以及卵泡细胞向正在生长的卵母细胞传递营养物质。类似的联系也存在于邻近的颗粒细胞之间，因而卵泡细胞之间可以在发育过程中始终保持相连和同步。

初级卵泡　原始卵泡会一直保持休眠状态直至被募集进入生长期，启动生长的原始卵泡将发育为初级卵泡，直径约100μm。这种最初的生长是卵母细胞体积增加以及颗粒层生长的结果。初级卵泡中的颗粒细胞仍为单层，但此时这些细胞不再是扁平的，而是立方状。所以初级卵泡被定义为多个立方状的颗粒细胞以单层方式包围一个卵母细胞。另外，初级卵泡获得一种覆盖在颗粒细胞周围的结缔组织，这种覆盖物包含细小血管，称为基膜。初级卵泡阶段的主要发育事件包括卵泡刺激素（FSH）受体的表达和卵母细胞的生长。在初级卵泡的发育过程中，颗粒细胞上开始表达FSH受体，但是这并不意味着FSH是必需的，尽管FSH的水平升高能加速初级卵泡的发育，但去除FSH后，初级卵泡的发育并不受影响。在此期间，卵母细胞基因组开始激活，体积显著增大（>60μm），分泌的透明带蛋白

ZP1、ZP2、ZP3在接近卵母细胞的表面发生多聚化，与颗粒细胞分泌的界限物质一起形成最终包围卵子的透明带。

次级卵泡　卵泡细胞间出现液腔的生长卵泡。卵泡的结构开始发生变化，包括颗粒细胞数目的不断增多和卵泡膜细胞的形成。颗粒细胞发生有丝分裂，形成2~6层细胞。次级卵泡中的膜细胞仍然为单层细胞。卵泡生长到这一阶段是一个相对缓慢的过程，通常持续4个月。为了使卵泡发育越过腔前阶段，此时，颗粒细胞和膜细胞开始表达促性腺激素的受体，FSH和LH受体分别在颗粒细胞和膜细胞上表达出来。

三级卵泡　一部分成功逃过闭锁命运的次级卵泡继续生长发育至一个更成熟的阶段成为三级卵泡。这个过程需要2~3个月的时间。首先，在直径约200μm的卵泡内，颗粒细胞分泌液体聚积在细胞间隙。这些液体占据空间并汇集在一起，还有大量额外液体穿透膜血管壁加入。这个充满液体的空间称为卵泡腔，这些液体称为卵泡液，此时的卵泡称为有腔卵泡。卵泡液的成分包含类激素固醇和蛋白类激素、抗凝剂、酶和电解质。通过卵泡液这个微环境作为媒介，卵母细胞和颗粒细胞可以接受或释放调节物质。随着卵泡液的分泌量增多，卵泡腔进一步扩大，卵母细胞被挤到一边，被一堆颗粒细胞包着，凸出在卵泡液中，形成卵丘。卵丘细胞在排卵过程中仍保留在卵母细胞周围并伴随它进入输卵管。受精时精子首先要穿透卵丘细胞才能到达卵子。其余的颗粒细胞则紧贴在卵泡腔周围，形成壁颗粒细胞层。

三级卵泡的颗粒层包含多层

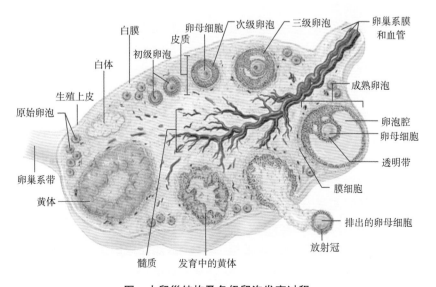

图　人卵巢结构及各级卵泡发育过程

细胞，而此时的膜细胞则分化出两层，一层内膜细胞，包含腺细胞和许多小血管；一层外膜细胞，由致密结缔组织和较大的血管组成。这样围绕卵泡的血液就可以把营养物质和促性腺激素运至正在发育的卵泡，同时把卵泡产生的废物和分泌的物质运出卵泡。

格拉夫（Graafian）卵泡 三级卵泡再继续发育约 3 个星期后就可以进一步根据大小和发育阶段进行划分。静止三级卵泡直径为 1~9mm，成熟三级卵泡直径为 10~14mm，卵泡体积继续增大，称为格拉夫卵泡。格拉夫卵泡直径为 15~25mm。格拉夫卵泡的基膜血管极丰富。不断增加的卵泡液的积累以及卵泡体细胞的不断增殖对于优势卵泡的急剧生长是必不可少的。格拉夫卵泡的外膜细胞由同心排列的平滑肌细胞组成，受自主神经支配，可在排卵过程中收缩促使卵母细胞排出。内膜细胞包含一群大的上皮细胞，称为膜间质细胞，含有 LH 受体，可产生大量雄激素，而且能够形成丰富的疏松毛细血管网。

成熟卵泡 卵泡发育到最大体积时，卵泡壁变薄，卵泡液体积增加到最大，这时的卵泡称为成熟卵泡或排卵前卵泡。女性每一个月经周期数个三级大卵泡中只有一个能够被选择进入最后的成熟阶段，成为成熟卵泡。这种排卵前卵泡非常大，被排出前能在卵巢表面形成水泡状的凸起。所有其他三级卵泡都将闭锁。

闭锁卵泡 每个卵巢包含很多卵泡，但在女性的一生中卵泡数量却是变化的。出生时，一个女婴每个卵巢都有约 200 万个卵泡。这就是她这一生拥有的全部数量的卵泡，出生后就不再有新卵泡形成。事实上，在之后约 50

年里女性卵泡库的数量会逐渐减少。青春期时，只剩 20 万个；35 岁时，少于 10 万个；更年期时，卵泡几乎耗竭。通常女性在将近 40 年的生育寿命里每个月排一个卵，总共排出 400~500 个卵，占总数的不到 0.01%。大量退化并死亡的卵泡，称为闭锁卵泡，这个过程称闭锁。闭锁的卵泡会在卵巢上留下细小的瘢痕。卵泡的闭锁可以发生在卵泡生长过程中的任一阶段。闭锁现象持续发生贯穿女性的整个生殖周期，青春期前、更年期前以及月经周期的特定阶段会出现高峰。

卵子发生的调控 在胎儿期，哺乳动物、包括人类，卵母细胞发育并停滞在第一次减数分裂前期的双线期，出生后卵母细胞仍然停滞在该时期，在人该停滞期长达十几到几十年。青春期以后，在卵子生长过程中，不断地进行胞质内物质积累，当卵母细胞内的物质积累到足够后续发育时，其体积增长到最大。此时，由下丘脑分泌的促性腺激素释放激素（GnRH）控制下，卵泡细胞中 LH 和 FSH 分泌量增加，减数分裂重新开始，卵母细胞开始继续向下发育。卵母细胞 GVBD 之后，染色质凝集成染色体，微管组装成减数分裂的纺锤体，同源染色体分离并排出第一极体。卵母细胞 GVBD 及此后的这些成熟过程被多种蛋白质精确地调控。卵母细胞存在于卵泡内，被颗粒细胞包围，完全生长的卵母细胞被致密的多层颗粒细胞紧密包围，形成了卵丘卵母细胞复合体（COC）。卵母细胞重新恢复减数分裂的过程需内分泌、旁分泌和自分泌信号的多途径调节。

卵子成熟分裂的激素调控 减数分裂恢复的调节机制非常复

杂，这一过程不仅涉及颗粒细胞和卵丘细胞中复杂的信号转导通路，也涉及卵母细胞内的变化。一般认为，卵母细胞内第二信使分子 cAMP、cGMP 浓度下降，激活了成熟促进因子（MPF），引起减数分裂恢复。卵母细胞减数分裂长期被阻滞于第一次减数分裂前期的机制如下：壁层颗粒细胞产生的利钠肽 C 型前体（NPPC）作用于卵丘细胞的利钠肽受体 Ⅱ（NPR2），卵丘细胞产生 cGMP 并通过间隙连接进入并抑制卵母细胞中磷酸二酯酶 3A（PDE3A）的活性和 cAMP 的水解，使卵母细胞中维持高水平的 cAMP 和 GV 期阻滞。FSH 和 E2 等可通过刺激 NPPC 及 NPR2 的表达维持卵母细胞的 GV 期阻滞。LH 能够降低卵丘细胞中 cGMP 水平和关闭间隙连接，从而减少卵母细胞中 cGMP 的水平，进而引起 PDE3A 活性升高而降低 cAMP 的水平，从而促进恢复减数分裂。表皮生长因子受体（EGFR）可能也参与卵母细胞的减数分裂恢复，机制是：LH 诱导产生的肽类激活 EGFR 并激活 MAPK，从而关闭间隙连接并减少卵母细胞中的 cGMP 含量，但尚存争议。

相关基因表达调控 卵母细胞恢复减数分裂的标志是生发泡的破裂，并进入卵母细胞成熟阶段。在卵母细胞成熟过程中，存在两个重要的过程转换和一个阻滞：GV 期阻滞向 GVBD 的转换、第一次减数分裂中期向后期的转换及第二次减数分裂中期阻滞；这 3 个过程受到一些重要基因的调控。

成熟促进因子 是由调节亚基 cyclin B 和调节亚基 Cdc2 组成的二聚体。在 GV 期卵母细胞中，MPF 维持较低的活性状态，原因之一是 APC/C^{cdh1} 的存在维持 cyclin B 的低含量，纺锤体检查点蛋白 BubR1 通过稳定 Cdh1 维持卵母细胞的 GV 期阻滞。更重要的是 Cdc2 活性因 Thr14 和 Tyr15 被 Myt1 磷酸化而抑制。MPF 活性升高促使 GVBD 的发生。MPF 活性升高的原因可能有两个：①Cdc2 被 Cdc25 家族蛋白（Cdc25A 及 Cdc25C）去磷酸化而激活。②更多的 cyclin B 与 Cdc2 结合（GV 期卵母细胞中，只有约 10% 的 Cdc2 与 cyclin B 相结合）。此外，在 GV 期卵母细胞中，Emi1 的存在抑制 APC^{Cdh1} 的功能，从而使 cyclin B 累积，进而 MPF 激活，使卵母细胞发生 GVBD。GVBD 后，卵母细胞中的 Emi1 迅速降解，这对于第一次减数分裂纺锤体的组装和第一次减数分裂向第二次减数分裂的转换是必须的。

后期促进复合体（APC/C） 在卵母细胞第一次减数分裂中期向后期的转换过程中发挥重要作用，负责最终降解连接染色体的黏连蛋白。第一次减数分裂中期以前，安全子（分离酶抑制蛋白，securin）结合并抑制分离酶的功能；随着中后期转化，APC/C 降解 securin，从而释放分离酶，并剪切黏连蛋白复合体组分 Rec8，使同源染色体得以分离。APC/C 的另一个重要底物是 cyclin B，降解 cyclin B 能够引起 MPF 的失活。APC/C 需要辅助蛋白 Cdh1 或 Cdc20 的结合行使作用。在卵母细胞减数分裂前中期，APC/C^{cdh1} 具有活性，并通过降解 cyclin B 抑制 MPF 活性，有利于维持卵母细胞的 GV 期阻滞。至第一次减数分裂中期，APC/C^{cdh1} 功能被活性升高的 MPF 关闭（MPF 活性升高得益于 APC/C^{cdh1} 的底物偏好从 cyclin B 转为 Cdc20），随之

APC/C^{cdc20} 具有活性。第一次减数分裂中、后期转换时，APC/C^{cdc20} 降解 securin 和 cyclin B，并分别活化分离酶和失活 MPF，从而引起染色体分离，进入后期。

纺锤体组装检查点（SAC）蛋白 是调节 APC/C 的重要成分，已发现有 6 种：Mad2、Mad1、Bub1、Bub3、BubR1 和 Mps1；位于动粒处的 SAC 蛋白能够感知纺锤体微管与其连接的染色体之间的张力。卵母细胞成熟过程中，第一次减数分裂染色体排列整齐后，SAC 蛋白从动粒处脱落，促进 APC/C 激活，中后期转换得以进行。反之，微管与染色体的错误连接或染色体未全部排列到赤道板上，引起 SAC 蛋白持续留在动粒处，抑制中后期转换。

第二次减数分裂阻滞主要是由细胞静止因子调节。细胞静止因子包含多种成分，其中之一是 MAPK 通路的成分，参与 M II 期阻滞维持。Emi2 是 APC/C 抑制蛋白。第一极体形成后，Emi2 稳定 cyclin B，参与建立及维持第二次减数分裂中期的阻滞。Emi2 分别通过其 N 端和 C 端参与建立和维持卵母细胞的 M II 期阻滞。细胞静止因子 Mos-MAPK 促进 Emi2 依赖的卵母细胞 M II 期阻滞。

卵母细胞老化/凋亡调控 卵母细胞的老化随着母体年龄的增加而发生，包括细胞核和细胞质两方面：前者主要指卵母细胞老化伴随的染色体非整倍性增加，而后者涉及线粒体的异常等，两者关系密切。

黏连蛋白 处于 GV 期阻滞的卵母细胞中，染色体以二价体形式存在，每个二价体包含一对同源染色体，由染色体臂上的姐妹染色体黏合将其连接形成交叉结构。姐妹染色体黏合对于母源

和父源染色体向对侧分离至关重要。黏合还存在于姐妹染色单体间的着丝粒上。卵母细胞中，染色体黏合由黏连蛋白调控，黏连蛋白由减数分裂特异组分 REC8、STAGE3、SMC1β 和 SMC3 组成。卵母细胞成熟过程中中后期转化时，分离酶介导的蛋白酶水解途径将染色体臂上的 Rec8 切开，从而打开交叉结构；而着丝粒黏连蛋白始终存在并保持姐妹染色单体的连接，直至第二次减数分裂中后期转化时才被切开。研究发现，第一次减数分裂中后期转化时，Shugoshins 蛋白存在于着丝粒上并募集 PP2A，保护着丝粒上的 Rec8 不被切开。黏合对于维持染色体交叉具有重要作用，随年龄增长所带来的染色体非整倍性增加的原因是染色体黏合的下降。最新研究发现，着丝粒黏连蛋白和（或）姐妹染色体黏连蛋白减少和弱化是随年龄增大而引起的染色体非整倍性增加的起始原因，这种效应因着丝粒黏合上的 Shugoshin2 减少而放大。染色体黏连蛋白减少引起非整倍性增加基于两个假设：①染色体着丝粒和臂上的黏连蛋白随年龄增加减少时没有得到补充。②黏连蛋白参与构成的二价体在减数分裂起始前已经形成。对于第一个假设，成年鼠和老年鼠卵母细胞中的黏连蛋白的表达量类似，而后者染色体上的黏连蛋白明显少于前者。条件小鼠模型研究发现，生长期卵母细胞中几乎没有黏连蛋白的合成与降解。对于第二个假设，在原始卵泡中敲除 SMC1β，不影响卵母细胞的后期发育，从而证明染色体交叉在减数分裂起始期已经建立，并足以支撑卵母细胞后续发育所需。

SAC 蛋白 有丝分裂中，

SAC 蛋白确保细胞中后期转化发生前染色体都排列到赤道板上。在卵母细胞成熟过程中，SAC 蛋白也发挥类似作用。随卵母细胞老化，SAC 蛋白的 mRNA 或蛋白表达量降低。尽管 SAC 蛋白与随年龄增大而引起的非整倍性增加之间的正相关关系一直存在争议，但 SAC 蛋白本身特性即容易允许错排染色体逃逸监测，在自身表达量下降的情况下愈加明显。

ATP 线粒体是卵母细胞中最丰富的细胞器。线粒体产生能量并调控细胞凋亡，因而被认为是卵母细胞发育潜能的决定因素。高龄妇女卵母细胞中出现线粒体肿胀、线粒体嵴破坏等异常结构；同时 ATP 产量减少、活性降低。卵母细胞中线粒体异常引起的能量异常可能是纺锤体组装、细胞周期进程及染色体分离异常的重要原因。

纺锤体组装相关蛋白 染色体的精确分离依赖于纺锤体的正确组装；错误组装的纺锤体导致染色体排列和分离异常。老化的人 MⅠ 及 MⅡ 卵母细胞出现纺锤体组装和染色体分离异常；老化卵母细胞中一些与纺锤体组装相关的基因如 *Numa*、*Ran* 和 *TPX2* 等表达量下降。纺锤体组装异常可能源于卵母细胞中线粒体的功能异常。

卵泡发生的调控 开始于募集一个或多个原始卵泡到生长卵泡库，终止于排卵或者卵泡闭锁。在人类，卵泡发生会经历一个很长的过程，几乎需要一年的时间才能使一个原始卵泡生长发育至排卵阶段。

卵泡发生 主要包括 4 个事件：①原始卵泡的募集。②腔前卵泡的发育。③有腔卵泡的选择和生长。④卵泡闭锁。主要是由

两方面的因素调控的，一是通过下丘脑-垂体-卵巢所释放的激素，即中枢神经内分泌进行调节。促性腺激素是促进卵泡发育成熟的重要物质；二是通过卵巢内微环境中的细胞因子，即卵巢内微环境局部的卵泡膜细胞、颗粒细胞以及卵母细胞等产生的自分泌和旁分泌调节因子（性激素、生长因子和细胞因子）直接调控卵泡及卵母细胞的发育和成熟。

原始卵泡募集 原始卵泡募集和后续的生长是由卵母细胞和体细胞之间多元化的交流以及特定细胞外基质组分和生长因子以自分泌和旁分泌的形式共同作用的结果，而不是单一的信号通路完成的。研究发现，确实存在一些抑制信号分子能够使原始卵泡维持休眠状态，包括 TSC-1、PTEN、Foxo3a、p27 和 Foxl2 等，这些分子功能的丧失都会导致原始卵泡库的过早激活，进而造成卵巢早衰。以卵母细胞中的 PI3K-Akt 信号通路为例，TSC1 和 TSC2 能够抑制原始卵泡的激活，并且卵母细胞中 TSC1/TSC2 复合物对 mTORC1 活性的抑制是维持小鼠原始卵泡处于休眠状态的先决条件。*FoxO3* 是原始卵泡激活的关键调节因子。在 *FoxO3* 基因敲除小鼠中，原始卵泡虽然能够正常募集，但随后会立即出现原始卵泡的全部激活，进而导致典型的卵巢增生，卵泡枯竭，卵巢早衰以及不孕不育等症状。*PTEN* 是抑癌基因，*PTEN* 基因敲除的小鼠也最终导致卵巢早衰。但在人类卵巢早衰的病例中，除了 *Foxl2* 尚未发现有临床证据表明这些基因与人类卵巢早衰的联系。此外，由颗粒细胞分泌的 AMH 也有抑制原始卵泡募集的作用，被认为是卵泡库储存的重要标志物，便于

随机血样的检测。除了上述抑制分子，还有很多正向促进原始卵泡向初级卵泡转变的信号分子，包括 BMP4、BMP7、KL、LIF、KGF、FGF2、Insulin 等。

腔前卵泡发育 在人类，腔前卵泡发育可长达数月，此过程并不依赖于促性腺激素的作用。已被确定有作用的分子包括诸多 TGF-β 超家族的成员，如颗粒细胞分泌的激活素，膜细胞分泌的 BMP4 和 BMP7，卵母细胞产生的 GDF9 和 BMP15，它们在初级卵泡向次级卵泡和有腔卵泡阶段发育过程中具有十分重要的作用。GDF9 能够增加初级和次级卵泡的数量，人和动物中都是如此。*GDF9* 基因敲除小鼠的卵泡发育停滞在初级卵泡期。BMP15 能够在 FSH 非依赖阶段刺激颗粒细胞的增殖。基因敲除小鼠的卵巢在组织学上没有明显变化，但在人类中 BMP15 被证明与 POF 有关系。另外，BMP15 能够抑制 FSH 受体的表达，进而影响卵泡的发育。激活素 A 能够促进 FSH 受体的表达，调节芳香化酶的活性，雌激素的合成，LH 受体的表达和卵母细胞的成熟，促进腔前和有腔卵泡的发育。BMP4 和 BMP7 能调节 FSH 通路从而促进卵泡发育。AMH 具有抑制腔前卵泡发育的作用。此外，敲除颗粒细胞和卵母细胞之间间隙连接的连接子蛋白 Cx43 和 Cx37 后，卵泡发育分别停滞在初级和腔前阶段。

有腔卵泡发育选择 在有腔卵泡的发育和优势卵泡的选择过程中，FSH 具有决定性的作用。FSH 调节卵泡选择的基本机制是刺激颗粒细胞上 FSH 受体信号转导通路。LH 则通过促进芳香化酶的底物——雄烯二醇的表达在调节优势卵泡的形成过程中起作用。

FSH 对优势卵泡的选择，一方面与血清中 FSH 的浓度有关，另一方面与卵泡对 FSH 的敏感性有关。在有腔卵泡发育早期，FSH 水平提高，诱导一定数量的卵泡继续生长发育，中后期在 FSH 水平下降和卵泡分化导致对 FSH 敏感性差异的共同作用下优势卵泡数目下降，只有少数优势卵泡获得了对 FSH 敏感的能力，最敏感的最终发育为优势卵泡，其余则发生闭锁。其中，激活素 A、BMP6、GDF9、BMP15、AMH 等均以自分泌、旁分泌的形式参与并发挥了重要作用。

卵泡闭锁　通过细胞凋亡方式形成。从形态上看，卵泡闭锁有两种类型：一种起始于颗粒细胞，一种起始于卵母细胞。前一种闭锁中可观察到颗粒细胞 DNA 被激活的内切酶切割成 185～200bp 不同倍数的 DNA 裂解片段，后一种闭锁中首先观察到卵母细胞瓦解。卵泡闭锁非常复杂，生理机制尚不清楚。研究表明有多种激素和因子参与，GnRH 能与卵巢上少量表达的 GnRH 受体结合，抑制卵泡生长，导致闭锁。FSH 能抑制卵泡的闭锁。雌激素能促进卵泡的生长和颗粒细胞的增殖，而雄激素则促进颗粒细胞黄体酮的产生及促进腔前和有腔卵泡的闭锁。IGF-1 能抑制颗粒细胞的凋亡，IGF 结合蛋白则起对抗作用。此外，生长激素也具有抗闭锁作用。

卵泡发育的调控　主要表现在 3 个方面：

促性腺激素的调控　卵泡生长和卵巢类固醇激素的分泌是被 FSH 和 LH 调控的（表1）。卵泡生长至有腔阶段可能依靠基本水平的促性腺激素；低水平的 FSH 通过刺激颗粒细胞分裂，促使初级卵泡向次级卵泡转化。三级卵泡的快速生长依靠的是 FSH。FSH 还能通过诱导芳香酶（催化睾酮转化成雌激素）的生成刺激三级卵泡颗粒细胞中雌激素的合成。LH 也参与卵泡生长发育的调控，如雌激素的产生依赖 LH 与 FSH 的协同作用，LH 能够促进晚期次级卵泡和三级卵泡中雄烯二酮的生成；排卵前卵泡的最后成熟与排卵也主要取决于 LH，但 FSH 对卵泡生长发育的调控远比 LH 重要。事实上，卵泡期高水平 LH 或 LH 水平的非生理性变化对卵泡的生长发育有害无益，可导致卵泡闭锁、受精力降低、妊娠率低下或流产率增高。

卵泡内调节因子调控　卵泡合成并分泌的类固醇激素发挥了十分重要的作用。3 类主要的性激素——雌激素、孕激素和雄激素均由卵泡产生。从晚期次级卵泡或早期三级卵泡阶段开始，膜细胞合成雄烯二酮，雄烯二酮会渗透到颗粒层中。颗粒细胞将这种弱的雄激素转化为睾酮，再将睾酮转化为雌二醇。颗粒细胞中合成的雌二醇会渗透到基膜中，进入血液，并运至机体其他部分的靶组织中。因此，卵泡中雌激素的合成主要依靠两种细胞的合作：膜细胞和颗粒细胞，这是经典的"两激素两细胞"学说。

卵巢分泌的雌激素、孕激素和雄激素除作用于中枢负反馈调节促性腺激素外，在卵巢水平上，能直接调节卵泡发育成熟。研究证明，雌激素是卵泡获得对 FSH 反应的必需物质。优势卵泡上存在雌激素受体，卵泡液内雌激素浓度随着卵泡发育成熟而逐渐增加，当在优势卵泡中加入拮抗剂后，则卵泡很快退变闭锁。除雌激素直接调节卵巢颗粒细胞的功能外，孕激素也直接调节卵巢颗粒细胞的功能。卵泡中并不是所有雄激素都会被转化成雌激素。女性血液中存在低水平的雄激素。雄激素既促进卵泡的生长发育，又促进卵泡的闭锁。在卵泡发育早期，雄激素直接通过其受体调节卵泡的生长；在卵泡发育后期，雌激素代替雄激素成为卵泡发育的主导因子。在卵泡发育的不同时期，适量雄激素对卵泡能够健康发育至关重要，雄激素的过量

表1　卵巢功能的促性腺激素调控

功能	促性腺激素调控
卵泡生长	
颗粒细胞分裂	FSH
膜细胞形成	LH
卵泡液形成	FSH 和 LH
卵泡激素分泌	
膜细胞产生雄烯二酮	LH
颗粒细胞将雄烯二酮转化为雌二醇	FSH
黄体化颗粒细胞产生孕酮	LH
排卵和黄体	
卵母细胞成熟	LH
排卵	LH
黄体的形成和维持	LH

与不足都会直接或者间接导致卵泡的闭锁。

卵巢产生还产生一些非类固醇激素包括抑制素、激活素和卵泡抑素。抑制素 A 和抑制素 B 均可抑制垂体 FSH 的合成和分泌。抑制素 A 主要由优势卵泡及黄体分泌，抑制素 B 则由中小有腔卵泡分泌。激活素能提高 FSH 受体的表达，增强垂体分泌 FSH 的能力，进而促进卵泡生长。成熟卵泡内的激活素能抑制雌二醇的合成，促进颗粒细胞的增殖，延缓颗粒细胞黄体化的启动。

生长因子/细胞因子的调节

生长因子是由多种组织细胞产生的小分子多肽，对卵泡的生长发育起调节作用的有胰岛素样生长因子（IGF）、转化生长因子（TGF）、表皮生长因子（EGF）、成纤维细胞生长因子（FGF）、肝细胞生长因子（HGF）、内皮素-1（ET-1）等（表2）。

IGF：分为 IGF-1 和 IGF-2 两种，与胰岛素有相似的作用，促进卵泡生长和卵泡腔形成，同时参与颗粒细胞有丝分裂的激活，二者生物学功能有差异。IGF 可促进卵泡发育和卵子成熟。IGF-1 能够刺激颗粒细胞/黄体细胞 DNA 复制和雌二醇分泌。IGF-2 与促性腺激素协同作用刺激人颗粒细胞/黄体细胞分泌孕酮和雌二醇。IGF-1 可以刺激体外培养的颗粒细胞增生、雌/孕激素合成增加、芳香化酶活性提高，也可以加强促性腺激素促进卵泡发育的作用。IGF-2 能明显刺激人颗粒细胞分泌孕激素和雌激素，且与卵泡液中性激素的浓度呈显著相关。

EGF：存在于多种组织及体液中，卵巢内的颗粒细胞、卵泡膜细胞、卵母细胞、黄体细胞中均存在 EGF 及其受体，提示 EGF 可能由卵巢本身分泌。EGF 可刺激卵巢颗粒细胞 DNA 合成，促进其分裂、增生和分化。卵泡液内 EGF 浓度远高于血液，且其浓度与卵泡发育阶段及卵子成熟度有关。有研究认为 EGF 可调节卵巢类固醇激素的合成。EGF 对颗粒细胞分泌雌二醇的抑制是通过抑制雄激素向雌激素转化的芳香化酶活性所致。

TGF-α：是 EGF 的结构类似物，可与共同的 EGF/TGF-α 受体结合，TGF-α 在腔前卵泡发展至有腔卵泡或成熟卵泡阶段，可在颗粒细胞和卵泡膜细胞的表达，随卵泡体积增大与成熟其作用逐渐增强，并持续至中期黄体阶段，表明 TGF-α 具有促进初级卵泡的发育、优势卵泡的选择及调节颗粒细胞增殖和分化的作用。TGF-β 在哺乳类中已鉴定出 3 种异构体，即 TGF-β1、TGF-β2 和 TGF-β3，被公认是多功能的调节因子。TGF-β1 存在于卵母细胞、颗粒细胞和卵泡膜细胞，其水平似随卵泡发育而增加。TGF-β2 位于卵泡膜细胞和黄体中的小黄体细胞。在体外，TGF-β1 和 TGF-β2 可调节人颗粒黄体细胞中抑制素和激活素的产生。

与卵泡生长发育有关的细胞因子：主要有 TNF-α、IL-1 及 IFN-γ。卵巢内的巨噬细胞、颗粒细胞及卵泡膜细胞均能分泌 TNF-α。卵泡液内 TNF-α 的含量随卵泡成熟而逐渐增加，并在排卵前达到高峰。TNF-α 是 FSH 刺激颗粒细胞芳香化酶活性的抑制剂，并能抑制 LH 诱导雄激素的产生。TNF-α 参与卵泡闭锁和排卵的发生，对黄体功能有损害作用，可能与黄体萎缩的启动有关。另一种由激活的巨噬细胞和自然杀伤细胞分泌的细胞因子是 IL-1。在离体的颗粒细胞培养中发现，IL-1 不仅可降低颗粒细胞基础孕酮及 LH 诱导的孕酮分泌，还可抑制颗粒细胞中 LH 受体的形成，显示 IL-1 对卵巢内颗粒细胞的数量和功能稳定发挥一定的调节作用。IL-1 和 IFN-γ 协同作用能明显抑制颗粒细胞分化及绒毛膜促性腺

表 2　调节卵泡发生的相关激素和因子

	激素/因子	对卵泡发生的作用
激素	雌二醇	促卵泡生长；负反馈调节 FSH 的分泌
	雄激素	促卵泡闭锁；转化为雌激素
	抑制素	抑制 FSH 分泌，抑制卵泡发育
	激活素	促进卵泡生长，增强颗粒细胞功能
	卵泡抑素	中和循环系统中的激活素，抑制 FSH 释放
生长/细胞因子	IGF	促卵泡生长和卵泡腔形成，促颗粒细胞增殖
	TGF	加强 FSH 作用，促进颗粒细胞增殖分化
	EGF	促进颗粒细胞分裂、增生和分化
	TNF-α	抑制雄激素的产生；参与卵泡闭锁和排卵发生
	IL-1	降低 LH 诱导的孕酮分泌，抑制雄激素合成
	IFN-γ	抑制黄体酮产生，调节黄体功能
	FGF	抑制雌二醇合成，促进颗粒细胞增殖
	HGF	促进颗粒细胞增殖和卵泡成熟
	ET-1	促进雄激素转化为雌二醇，诱导排卵

激素诱导的雄激素和孕激素产生，以及 FSH 诱导的雄激素产生。IFN-γ 可通过抑制黄体酮产生来调节黄体功能。IL-1 还可调节颗粒细胞合成前列腺素及纤溶酶原激活物，说明 IL-1 直接调节颗粒细胞的类固醇激素合成和排卵的发生（表2）。

（孙青原　王震波　胡梦雯）

pái luǎn

排卵（ovulation）

突于卵巢表面的成熟卵泡发生破裂，包围有卵丘细胞的卵母细胞随卵泡液排出的过程。人类属于自发性排卵，发生在月经前14天左右，月经周期较长，在排卵后自然形成黄体。黄体的生理功能可维持一定的时间，其时间长短决定了月经周期的长短。

排卵过程与机制　在人类一个月经周期里，两侧卵巢约有20个大的三级卵泡在排卵前数天形成。但这些大卵泡中只有一个能最终排出。排卵的过程，包括卵母细胞的细胞核和细胞质成熟，卵丘细胞聚合力松散，卵泡外壁变薄和破裂等。现有的理论如下：随着卵泡的不断增大和排卵的临近，排卵前卵泡里的卵母细胞开始恢复减数分裂，完成减数分裂成熟；同时排卵前的卵泡刺激素（FSH）峰会起始卵丘扩展，导致卵丘细胞聚合力松散。临近排卵前，卵泡的表面会出现一个小的半透明的结构，称为排卵柱头。该区域的表面上皮细胞和卵泡膜细胞层变薄变疏，卵泡壁的张力减小。另外，该区域的壁层颗粒细胞逐渐出现退行性变化。排卵柱头区域的变薄弱化是由雌激素诱导刺激结缔组织产生胶原酶引起的。被破坏的结缔组织释放的溶解物会引起炎症反应，伴随着白细胞的转移和前列腺素的分泌。

前列腺素很可能是通过收缩血管、减少血液供给使组织退化从而促进排卵的。用前列腺素合成的抑制剂处理能够抑制排卵。卵泡壁变薄后，来自卵泡腔的压力会促使柱头区域形成锥形凸起然后撕破。卵泡壁上存在有收缩性的平滑肌样细胞，其在排卵过程中扮演的具体角色尚不清楚。此时，卵母细胞与壁层颗粒细胞解离，带着它的卵丘自由游离在卵泡液中，然后随着流出的液体从卵泡壁破裂处排出。于是，排卵发生。

排卵调节　主要有激素调节和酶活性作用。

激素调节　黄体生成素（LH）是调节排卵的最主要的激素，此外 FSH、孕激素、前列腺激素、雌激素、促性腺激素释放激素（GnRH）也参与这一过程。妇女的 LH 峰出现在排卵前16小时左右，峰值可达基线水平的10倍，达到 50～100IU/L。LH 峰的出现能激活腺苷酸环化酶，促进 cAMP 的产生，增加孕酮、前列腺素的分泌，激活蛋白水解酶，从而使卵丘颗粒细胞扩展，卵母细胞减数分裂恢复，卵泡膜毛细血管扩张，排卵柱头形成，进而诱导排卵。研究表明，LH 的功能部分是通过 EGF 和 ERK1/2 介导的。LH 不仅诱导了卵巢 EGF 的表达，而且用 EGF 处理卵泡也得到了 LH 的类似作用，如卵丘扩展及卵母细胞减数分裂的恢复。在颗粒细胞中敲除 ERK1/2 导致小鼠卵巢有排卵前卵泡发育但不能排卵。FSH 对排卵的调控主要体现在和 LH 的协同作用：一方面单独使用 LH 可使卵巢上的发育较大的卵泡全部破裂，而 FSH 和 LH 共同使用时，只有成熟卵泡才破裂排卵，说明 FSH 具有抑制未成熟卵泡破裂的作用；另一方面

单独使用 LH 促排卵时需要很大剂量才能发挥作用，而将 LH 和 FSH 配合使用时只需小剂量即可。孕酮受体抑制剂或基因突变不影响卵泡发育成熟、卵丘扩展，但抑制排卵柱头的形成，阻止排卵。前列腺素的合成酶环加氧酶敲除后雌性小鼠也不能正常排卵，可见孕激素和前列腺素对排卵也具有调控作用。雌激素对排卵的作用为对下丘脑的正反馈调节，卵泡发育后分泌雌激素的量增加，能促进下丘脑 GnRH 的释放，从而促进垂体分泌 FSH 和 LH。另外，雌激素受体敲除也能直接导致排卵数量的显著降低。可见，调控排卵的各种激素并不是单独发挥作用，而是一个相互联系的调控网络。

酶激活作用　卵泡由纤连蛋白和胶原样结缔组织包被，卵泡壁特定部位的有限破裂是排卵的前提之一，这一过程主要是酶活性作用的结果，参与调节卵泡破裂的蛋白水解酶主要有纤溶酶和金属蛋白酶。纤溶酶是一种类似胰蛋白酶的蛋白水解酶，由纤溶酶原在纤溶酶原激活因子（PA）的作用下激活而成，纤溶酶可把纤连蛋白、胶原、层黏连蛋白水解成可溶性物质，导致卵泡破裂排卵。纤溶酶的活性分别受 PA 及其抑制剂（PAI）的正负调控。卵泡中 PA 的表达受人绒毛膜促性腺激素（HCG）的调节，排卵前达到高峰，排卵后立即下降，而 PAI 的表达在排卵期间降低，说明 PA 和 PAI 协同调节纤溶酶活性，使其在特定的时间和部位激活，从而诱发排卵。多种金属蛋白酶参与排卵的调控，包括 MMP-1、MMP-2、MMP19、MT1-MMP、胶原酶、明胶酶等。小鼠中，MMP-19 表达受 HCG 调控，

在排卵前达到高峰。而在大鼠中，HCG 峰前，MT1-MMP 在颗粒细胞及膜细胞中均有表达，而 HCG 峰后其在颗粒细胞内的表达显著降低，而在膜细胞中的表达反而增加，与此同时，膜细胞中的 MMP-2 表达也同时增加。金属蛋白的这种特异的时间、空间表达模式提示其在排卵前的胞外基质降解过程中起重要作用。

（孙青原　林　飞　胡梦雯）

huángtǐ

黄体（corpus luteum）

排卵后，残留于卵巢内的卵泡壁逐渐发育成的富含血管的内分泌细胞团。新鲜时呈黄色。一旦排卵发生，卵泡壁保持为塌陷液腔的状态。血管破裂，血液流入并聚集在塌陷的卵泡腔内，形成血凝块，称为红体。塌陷卵泡里黄体化的颗粒细胞开始进行分裂并填充旧的空腔，形成黄体。黄体之所以是黄色的是因为黄体化细胞里存在一种称叶黄素的色素。之后血管会从基膜生长伸入黄体中央。黄体细胞能够分泌高水平的孕酮和中等量的雌二醇，而这两种激素的分泌都需要黄体生成素（LH）的刺激，也就意味着黄体的寿命依赖于持续的 LH 分泌。在动物，垂体分泌的催乳素也是黄体发挥功能所必需的，但对于人类，只需依靠 LH 维持黄体。黄体在月经周期的后半段形成，长到最大直径为 10~20mm，之后在月经来潮前退化。退化后的黄体会被结缔组织充满，称为白体。如果妊娠发生，则黄体不会退化，并在妊娠的第一个孕期里维持作用。

（孙青原　胡梦雯）

shòujīng

受精（fertilization）

有性生殖生物单倍体配子（精子和卵子）相互识别和融合而启动新生命的过程。根据动物种类的不同，受精可以发生在体内，也可以发生在体外，一方面恢复了染色体双倍体数目，保证了双亲的遗传作用；另一方面，可以把生殖细胞通过减数分裂同源重组获得的遗传物质变化和个体发生过程中产生的变异遗传下去，保证了物种的遗传多样性。

研究过程　受精现象的发现始于 1875 年和 1876 年，由德国动物学家奥斯卡·赫特维希（Oscar Hertwig，1849~1922 年）和福尔（Fol）分别在海胆中观察到。由于哺乳动物受精发生在体内，卵细胞数量少，很难用肉眼观察到。受精研究的快速发展是在奥斯丁（Austin AR）和美籍华人张明觉（Chang MC）于 1951 年发现精子获能现象以后才开始的，他们几乎同时在大鼠和家兔中发现，精子必须在雌性生殖道内滞留一段时间才能获得受精的能力。精子获能现象的发现使体外受精成为可能。1978 年，英国生理学家罗伯特·杰弗里·爱德华兹（Robert Geoffrey Edwards）和帕特里克·克里斯托弗·斯特普托（Patrick Christopher Steptoe）利用体外受精技术成功地获得第一例试管婴儿，此后又建立了显微授精技术，使少精症和无精症患者可以得到后代。全世界已有数百万不育夫妇通过体外受精技术获得了后代。此外，体外受精也已应用于畜牧业生产。

过程与机制　哺乳动物的受精涉及精子和卵子之间多步骤、多成分的相互作用，包括精子获能、精子识别卵子透明带（ZP）及发生顶体反应（AR）、精子穿过透明带、精卵质膜发生结合和融合、卵子的激活、雌雄原核的形成及融合等过程。

精子获能　哺乳动物精子在受精前必须经历的重要阶段，是指精子获得穿透卵子能力的生理过程。精子在附睾内已经获得了运动能力，但由附睾分泌的去能因子附于精子表面，抑制了受精能力。精子进入雌性生殖道以后，去能因子的作用被解除，精子才具有真正的受精能力。在此过程中，精子发生了一系列的变化，包括膜流动性增加、蛋白酪氨酸磷酸化、胞内环腺苷酸（cAMP）浓度升高、表面电荷降低、质膜胆固醇与磷脂的比例下降、方式变化等。

识别透明带及发生顶体反应　精子获能后呈现超激活运动，游动速度加快，达到卵子表面。卵子由两层成分包围，一是透明带，是由生长期的卵母细胞分泌的 3 种糖蛋白 ZP1、ZP2 和 ZP3 组成；二是卵丘细胞层，由卵丘细胞和细胞间富含透明质酸的非细胞成分组成。受精前，精子要发生顶体反应，释放水解酶，在透明带上溶解出一条通道，借助精子本身的运动，穿过透明带。一般认为，受精精子顶体反应发生在卵子透明带表面，精子表面的卵子结合蛋白与卵子 ZP 表面的精子受体相互识别，诱发精子顶体反应。但有研究表明，穿过卵丘过程中发生顶体反应的精子也能穿过透明带使卵子受精。ZP3 作为精子受体在精卵识别、诱发顶体反应过程中起重要作用，也是决定种间生殖不能完成受精的关键决定分子。

精卵质膜融合　精子发生顶体反应穿过透明带以后，到达卵质膜表面，与卵质膜表面的微绒毛结合并融合，整个精子（连同尾部）进入卵子。在大多数情况下，首先精子头的尖部与卵子质膜接触，随后精子头侧面附着在卵子质膜上。精卵结合可发生在精子膜的任何区域，是精卵融合的前提。在非哺乳类动物和非真兽类哺乳动物，精子的顶体内膜与卵子质膜融合；而在真兽类（胎盘类）哺乳动物，参与精卵融合的是精子头部赤道段的质膜。但顶体内膜也可能参与精卵质膜的融合，位于顶体内膜上的蛋白Izumo的缺失可特异性地抑制精卵质膜的融合过程。精卵融合具有种特异性。

卵子激活 精子入卵后使"休眠"的卵子复苏，引起卵子胞质内 Ca^{2+} 浓度上升（Ca^{2+} 振荡），从而通过复杂信号传递而激活卵子。精子引发卵子胞质内 Ca^{2+} 浓度上升的机制有两种假说：①精子因子假说：认为精子与卵子质膜融合后精子将可溶性因子释放到卵子胞质中，从而引起 Ca^{2+} 浓度的上升。②受体控制假说：认为精子与卵子质膜表面的受体相互作用，活化的受体激活与之相偶联的 G 蛋白或酪氨酸蛋白激酶，从而引发级联反应，诱发了卵子胞质中 Ca^{2+} 浓度上升。第一种假说更被人们接受。最近发现精子携带的卵子激活因子可能是磷脂酶（PLCζ）。

精子入卵后另一个快速反应是多精受精的阻止。鸟类、鱼类及许多无脊椎动物是多精受精动物。在正常生理条件下，受精过程中可有多个精子入卵，卵子中形成多个雄原核，但最终只有一个雄原核与雌原核结合，完成正常的胚胎发育，而其他雄原核在发育中途退化。胎盘类哺乳动物是单精受精动物，受精时只需一个精子入卵，以保证合子重新恢复二倍体。如果一个以上精子入卵，会导致胚胎发育异常或发育

阻滞，最终夭折。阻止多精受精的机制有两条途径：①雌性生殖道的初步筛选：尽管哺乳动物一次射出的精子数量可达数千万甚至上亿个，但最终通过生殖道达到受精部位的精子数量很少，通常精子数与卵子数比例不超过10∶1，只有那些活力更好的获能精子才能到达受精部位。②卵子本身具有强烈的阻止多精受精的能力：精子入卵后，卵子皮质颗粒的内容物很快释放到卵周隙中，使透明带硬化，精子受体失活（透明带反应）；与此同时，精子膜与卵质膜融合，皮质颗粒膜也与卵质膜融合，改变了卵质膜的性质（卵质膜反应），从而达到阻止多精受精的目的。

雌雄原核形成 受精时，精子入卵后激活卵子，启动第二次减数分裂，释放第二极体，单倍体的雌性遗传物质形成雌原核。同时精子核直接与卵胞质作用，发生核膜破裂，精子染色质去浓缩，组蛋白取代鱼精蛋白，最后形成雄原核。雌原核和雄原核经过 DNA 复制以后，来自精子和卵子的遗传物质混合到一起，启动第一次有丝分裂和胚胎发育。

（孙青原）

shēngzhí xìbāo gōngchéng

生殖细胞工程 （germ cell engineering）

不经两性交配，通过对生殖细胞进行人工操作方法来生育下一代的技术。自古以来，人类的种族延续，都是通过两性的结合，精卵在母体内受孕、发育来进行的。随着现代医学的发展，为治疗不育症、避免遗传病，实行优生优育和计划生育，可改变生物自然生殖的过程，通过人工操作的方法来生育下一代。

自20世纪70年代生殖细胞工程诞生以来，已取得了一系列

的进展：①建立了体外受精技术（IVF），在体外使两性生殖细胞受精，并完成早期胚胎发育。②建立了冷冻精子库和卵子库，随时供实施生殖细胞工程使用。③发展了精子直接注入卵子技术，可以选择高质量的精子，或从附睾直接取出精子，注入卵子中，提高受精率。

人类生殖细胞工程的实施，也会带来许多伦理道德和社会法律问题：①选择胎儿性别的技术如果用于生育上，将会导致男女平衡失调的社会问题。②胚胎切割或克隆复制遗传特性相同的人，对人类是福是祸尚存争论。③出生的试管婴儿，如供精、供卵、供胚者不是生身父母，则要分别确定"生物父母"和"法律父母"的权利与义务，以及婴儿未来的家庭关系、血缘关系和继承权问题，同时要限制商业性的生育买卖及无性行为的混乱繁殖。

（孙青原 魏延昌）

tǐwài shòujīng

体外受精 （in vitro fertilization, IVF）

使精子和卵子在体外完成受精和早期发育，然后把早期胚胎移植到子宫腔内的技术。因其与胚胎移植（ET）技术密不可分，又称为体外受精-胚胎移植（IVF-ET）。这项技术在动物成功于 20 世纪 50 年代；而在 1978 年，获得首例试管婴儿。经过几十年的发展，已日趋成熟，并成为一项重要而常规的人类辅助生殖技术，对治疗输卵管堵塞等原因导致的不孕非常有效。优点是一般情况下都可采用不育夫妇的精子和卵子完成辅助生殖；缺点是费用较高，且女性要经历促排卵和胚胎移植所带来的刺激。

方法 IVF 包括以下几个程序：①超数排卵和卵母细胞的采

集：采集的卵母细胞绝大部分与卵丘细胞形成卵丘卵母细胞复合体，要求卵母细胞形态规则，细胞质均匀，外围有多层卵丘细胞包围。由超数排卵采集的卵母细胞一般已在体内发育成熟，不需体外培养，可直接与精子受精，对未成熟卵母细胞需要在体外培养成熟。②精子的获能处理与受精：精子的获能方法有培养和化学诱导两种方法。获能的精子与成熟的卵子共同培养，精子和卵子一般在获能液中完成受精过程。③胚胎培养：精子和卵子受精后，受精卵需移入发育培养液中继续培养以检查受精状况和受精卵的发育潜力，质量较好的胚胎可移入受体的子宫内继续发育。

应用　已应用于临床，是治疗不孕症和克服性连锁病的重要措施之一。此外，该技术对动物生殖研究、畜牧生产和濒危动物保护等也具有重要意义，如用小鼠、大鼠或家兔等作实验材料，证明 IVF 技术可用于研究哺乳动物配子发生、受精和胚胎早期发育机制。在家畜品种改良中，体外受精技术为胚胎生产提供了廉价而高效的手段，对充分利用优良品种资源，缩短家畜繁殖周期，加快品种改良速度等有重要价值。IVF 技术还是哺乳动物克隆、转基因和性别控制等现代生物技术不可缺少的组成部分。

（孙青原　魏延昌）

luǎnzhì nèi dānjīngzǐ zhùshè

卵质内单精子注射（intracytoplasmic sperm injection，ICSI）

借助显微操作将精子直接注入卵母细胞以完成受精过程的技术。是 20 世纪 80 年代后期发展起来的一种新型的辅助生殖技术，适用于不适合做体外受精的无精症、少精症、不动精症等男性不育治疗。ICSI 技术在全世界已被普遍采用。该技术对精子几乎没有什么限制，活精子、死精子、射出的不运动的精子、附睾精子和睾丸精子都可用于 ICSI，并可获得很高的受精率。

方法　显微授精前需要准备注射针和固定针。前者的作用是穿过透明带和卵质膜，将精子注射到卵子胞质中，后者的功能是在显微注射时固定住卵子。操作前，先将精子在含有聚乙烯吡咯烷酮（PVP）的高黏度的溶液中处理，以降低其运动能力。操作时，先将精子的尾部吸入到注射针中。用固定针在 9 点的位置将卵子固定，使第一极体处于 12 点的位置，在 3 点的位置将精子注射到卵子中，尽量防止注射时破坏卵子的纺锤体。进行 ICSI 时，可采用一种直接观察到卵子纺锤体的装置，避开该位置进行精子注射（图）。小鼠精子的尾部细长，卵子脆弱，通常很难用小鼠作为 ICSI 的模型。直到 1995 年运用特殊的液压驱动装置（piezo）和低温操作（17℃），该技术才在小鼠获得成功。注射前，通常用piezo 装置将精子的头部和尾部分开，只将头部注入卵子内。进行 ICSI 前，用注射针挤压精子头尾相接的部位，然后注射效果比较满意。

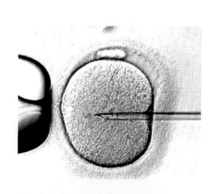

图　单精子显微注射

应用及存在的问题　在临床上，ICSI 已广泛用于治疗因少精症和无精症导致的男性不育。它避开了自然受精过程中的多种天然屏障对精子的筛选，特别是宫颈和透明带这两大屏障的筛选作用。虽然技术本身不会造成任何新的基因缺陷，但该技术可能会将导致不育症的病因转移给下一代，这些新出生的下一代完全有可能在青春期后再现其父的缺陷。曾有对 35 位不育男子进行 ICSI 治疗的报道，其中 28 人都通过该技术获得了自己的孩子，对孩子们进行了血样基因测试发现，没有明显的证据表明从 ICSI 技术得来的孩子染色体缺失，但也不能完全排除其可能性，因为 Y 染色体微缺失可代代相传。Y 染色体缺失的发生率在少精症患者中为2.1%~26.1%，在无精症患者中为 0~31.2%，而在有生育能力的正常对照组中并未发现。因此，在 ICSI 治疗之前要进行有关的咨询和遗传测试。当前国际学术界建议在开展 ICSI 时应进行严格的遗传咨询，采用包括细胞遗传学和分子遗传学的检测手段，尽可能明确或排除遗传缺陷；开展移植前基因诊断，排除有遗传缺陷的男性胚胎，作为最后把关手段。

（孙青原　魏延昌）

luǎnzhì zhìhuàn

卵质置换（ooplasm replacement）

通过显微技术将某一女性卵子内卵质同另一女性卵质置换，以增强卵子活力，提高试管婴儿成功率的技术。置换后的卵细胞再与精子在体外结合，形成受精卵后移入女性体内。主要适用于那些尚有排卵功能，但因体质差或年龄较大而导致卵子质量不高、活力低下的女性。

原理及方法　决定人类遗传

性的物质存在于精、卵细胞核的染色体上，它决定了所生育后代的遗传特性，而围绕细胞核的细胞质，则发挥着营养细胞核、维持细胞生命的作用。具体方法是将质量好的卵子部分胞质注射到质量差的卵子中，形成一个组合卵子；或将质量差的卵细胞的细胞核取出，移植到一位年轻、身体健康的女性卵子的细胞质中，形成一个新的、优质卵细胞。这些重组的卵细胞仍表达前一位女性的遗传特征，仍以前一位女性为"核心"，然后再把这个组成的卵子和其丈夫的精子在试管中结合成受精卵，重新植入前一位女性的子宫内。前者已有多个成功的例子；后者在人类还没有成功，在中国仍是禁止尝试的技术。

应用及存在的问题 大龄妇女的卵子质量下降，用这些卵子进行体外受精（IVF）或卵质内单精子注射（ICSI）时，受精卵发育能力低，并易引起染色体的非整倍性，主要因素可能是卵子细胞质存在缺陷。另外，有的患者有遗传性线粒体 DNA 变异，用其自身的卵子进行 IVF 或 ICSI 时，可将遗传缺陷传给下一代，卵质置换在一定程度上解决了这些问题。然而，此技术存在的主要问题是细胞质移植的安全性。细胞质移植过程中带入了供体卵子的线粒体，造成了后代细胞中线粒体的异质性。研究表明，移入的异质线粒体与受体卵的基因组具有一定的不相容的现象，引起基因表达和胚胎发育缺陷，并且这种缺陷可遗传给下一代。

（孙青原 魏延昌）

shénjīngyuán

神经元（neuron） 神经系统由胞体和胞突构成的基本结构和功能单位。又称神经细胞，可产生和传导冲动，并合成神经递质、神经激素等。

结构 由神经元胞体、树突、轴突组成。胞体的形态有圆形、锥体形、梭形或星形等，由细胞膜、细胞质和细胞核构成。①细胞膜：为脂质双层分子结构，镶嵌有多种膜蛋白分子；是可兴奋膜，具有接受刺激，处理信息以及产生和传导冲动的功能。膜的性质取决于膜蛋白的种类、数量、结构和功能，其中有些膜蛋白是离子通道，按所通过的离子种类分别命名为 Na^+ 通道、Ca^{2+} 通道、K^+ 通道和 Cl^- 通道等；有些膜蛋白是受体，可与相应的配体结合，使特定的离子通道开放。②细胞核：正常状态下位于胞体中央，大而圆，核膜明显，异染色质少，呈微细颗粒状散布在核内，着色浅，呈空泡状，核内有大而圆的核仁。除了个别正常神经元的胞核偏于胞质的某一侧〔如克拉克（Clarke）背核的神经元〕之外，如果在显微镜下看到核偏位现象，意味着此神经元受损，陷于溃变状态。③细胞质：一般是指突起以外的细胞质。胞质中除含有线粒体、高尔基复合体、溶酶体以外，还含有神经元特有的尼氏（Nissl）体、神经原纤维，也含有色素，如脂褐素，后者随着年龄增长逐渐增多。

分类 分类方法有多种。

根据功能分类 ①感觉神经元：是感受内外环境刺激，并将接受的各种信息自周围向中枢传递的神经元，如外周脊神经节内的神经元和中枢神经感觉核团内的神经元等。因感觉神经元是将冲动传向中枢，又称传入神经元。直接感受内外环境影响向中枢传递的传入神经元称为初级传入神经元。②运动神经元：是将冲动由中枢传至周围，支配骨骼肌、平滑肌和腺体等的活动的神经元，又称传出神经元，如大脑皮质的锥体细胞、脑干运动核的神经元和脊髓前角运动神经元以及内脏传出神经的节前和节后神经元等。③中间神经元：位于中枢神经系统的传入和传出神经元之间，起联络作用，又称联络神经元，是在中枢神经的灰质内广泛存在的小神经元，如丘脑、脊髓后角的一些神经元。

根据突起数目分类 ①假单极神经元：从胞体发出一个突起，然后再分叉分为中枢支和周围支，前者相当于轴突，后者相当于树突。周围支接受上位神经元及外周感受器传来的信息，中枢支将信息传递到中枢神经内的特定靶区，如脊神经节和三叉神经节的神经元都属于此型。②双极神经元：一般具有圆形或卵圆形的胞体，由胞体两端各发出一条树突及轴突，多位于特殊的感觉器官中，如视网膜双极神经元、前庭和耳蜗神经节神经元等。③多极神经元：数目最多，有多条树突和一条轴突，如脊髓前角运动神经元、海马和大脑皮质的锥体细胞、小脑的浦肯野细胞等。

根据轴突长短、树突棘的有无和树突分支模式分类 ①高尔基（Golgi）Ⅰ型神经元：具有一条长轴突（可达1m以上），胞体较大，树突上有棘，联系范围较广，如大脑皮质的锥体细胞、小脑皮质的浦肯野细胞。②高尔基（Golgi）Ⅱ型神经元：具有一条短轴突（仅数 μm），胞体较小，树突上无棘或只有少量的棘，树突分支无固定扩延模式，与邻近神经元连结的大多数中间神经元都属于此类。

根据释放神经递质和神经调

质的不同分类 ①胆碱能神经元：释放乙酰胆碱。②去甲肾上腺素能神经元：释放去甲肾上腺素。③胺能神经元：释放多巴胺或5-羟色胺等。④氨基酸能神经元：释放 γ-氨基丁酸、甘氨酸或谷氨酸等。⑤肽能神经元：释放脑啡肽、P 物质或神经降压素等。

功能 神经元具有兴奋性、传导性和可塑性（见神经可塑性），基本功能是通过接受、整合、传导和输出信息实现信息交换，进而实现机体的内外环境平衡。神经元的树突可接受刺激，并将刺激转化为神经冲动，神经冲动又在神经纤维上传导，经过突触将刺激传给另一个神经元。在此过程中信息传输包括两部分，即电信号和化学信号。电信号是指神经活动时产生的动作电位或称神经冲动，其频率和波形是神经元用于将信息从其本身的一个局部传到另一个局部的编码方式。即刻产生的瞬态电信号对神经信息在单个神经元内快速、远距离准确传播是非常重要的。化学信号则是指神经冲动到达神经末梢时，使突触前囊内装载神经递质的突触囊泡向突触前膜移动，并将所含的神经递质释放到突触间隙，作用于突触后膜上的特异性受体，将神经冲动传递给下一级神经元。化学信号主要在不同神经元之间的信息联系中起作用。

（李云庆）

shénjīngyuán xuéshuō

神经元学说（neuron doctrine）

认为神经元是神经系统最基本的结构和功能单位的学说。由德国解剖学家海因里希·威廉·戈特弗里德·冯·瓦尔代尔-哈尔茨（Heinrich Wilhelm Gottfried von Waldeyer-Hartz，1836～1921 年）于 1891 年提出。西班牙神经组织学家圣地亚哥·拉蒙·卡哈尔（Santiago Ramóny Cajal，1852～1934 年）是神经元学说的有力支持者。他根据自己在脑组织切片观察到的结果，坚信神经系统是由数十亿单个神经元组成的，即神经系统的基本单位是单个神经元。神经兴奋的传导是依靠神经元之间的接触而实现的。此结论从神经系统的单个结构及其细胞活动的观点来看待神经活动，形成了现代神经系统的结构和功能的基本原则。神经元学说是 20 世纪神经科学萌芽的主要标志之一。卡哈尔因此获 1906 年诺贝尔生理学或医学奖。

（李云庆）

shénjīngyuán bāotǐ

神经元胞体（soma） 神经元代谢和营养中心，包括细胞膜、细胞质和细胞核。位于中枢神经系统的灰质以及周围神经的神经节内，形态各异，常为星形、锥体形、梨形和圆球形等，胞体大小不一，典型神经元胞体的直径约 20μm。

神经元细胞膜的分子构型按照液态镶嵌模型由双层脂质分子中嵌入膜蛋白构成。细胞膜还含有少量的糖。糖与蛋白质、脂质结合形成糖蛋白、糖脂，与化学信息的识别、细胞粘连、膜抗原和抗体等密切相关。神经元细胞膜是一个敏感而易兴奋的膜。在膜上有各种受体和离子通道。形成突触部分的细胞膜增厚。膜上受体可与相应的化学物质神经递质结合。当受体与相应神经递质结合时，膜的离子通透性及膜内外电位差发生改变，胞膜产生相应的生理活动。神经元一般具有一个细胞核，也可含有两个细胞核，如自主神经节神经元。细胞核呈圆形或卵圆形，一般居于中心。胞核染色质少，核仁明显。细胞质位于核的周围，又称核周质。核周质中含多种与其他生物细胞相似的细胞器，如线粒体、高尔基复合体、溶酶体等，而尼氏（Nissl）体和神经原纤维属于神经元特有的结构。

（李云庆）

hézhōuzhì

核周质（perikaryon） 围绕细胞核的胞质。又称核周部，其中除含有线粒体、高尔基复合体、溶酶体和中心粒等细胞器外，还含有神经元特异性的尼氏（Nissl）体和神经原纤维。此外还含有色素，最常见的是棕褐色的脂褐素，随年龄逐渐增多。

（李云庆）

shénjīngyuánxiānwéi

神经原纤维（neurofibril） 神经元胞体和突起的胞质中存在的细纤维。在银染色切片中，通过光镜可看见神经原纤维为胞质内棕褐色的丝状结构且交织成网，并向树突和轴突延伸，可达到突起的末梢部位。电子显微镜下观察，神经原纤维由排列成束的神经丝、神经微管和微丝构成。

神经丝 由神经丝蛋白构成的一种中间丝，直径约 10nm，主要分散在胞质内，也延伸到神经元的突起中，多聚集于树突的基部和轴丘，这两个部分使神经元在结构上比较稳固。神经丝的结构是极微细的管状，中间透明为管腔，管壁厚 3nm，多集聚成束。自核周部进入轴突基部和树突处的神经丝呈漏斗状。神经丝像弹簧一样卷曲呈螺旋状，这样的结构使其具有很强的机械强度。神经丝表面有旁臂，互相连接成网络状。神经丝的生理功能是参与神经元内的代谢产物和离子的运输流动，也参与细胞骨架的构成，对神经元起支持作用。

神经微管　直径约25nm的细而长的圆形细管，管壁致密，厚度约为5nm，可延伸到神经元的突起中，在胞质内与神经丝交织成网。相邻微管间有交联桥，对微管束的稳定、强度和韧性起重要作用。微管的单聚体亚单位是微管蛋白，为α、β微管蛋白形成的异二聚体球形蛋白，分子量约50kD。微管腔的周边是13条原纤维组成，每条原纤维由线性排列的微管蛋白异二聚体以头尾紧密相接构成。神经元内除存在α、β微管蛋白之外，还有一种微管相关蛋白，该蛋白可参与微管的组装和管壁定位功能的调节。微管的表面有动力蛋白，具有ATP酶的作用，在ATP存在状态下，可使微管滑动，从而使微管具有运输功能。微管的生理功能包括构成神经元的骨架和参与胞质内的物质运输，接近微管表面的各种物质流速最大。

微丝　最细的丝状结构，直径约5nm，长短不等，集聚成束，交织成网，广泛分布在神经元的胞质和突起内，尤其是靠近膜的内面，微丝是球状肌动蛋白单体绕成的双链螺旋结构，其中所有的球状肌动蛋白分子都朝向沿链轴的同一方向，因此肌动蛋白在结构上有极性。微丝由于分布在膜内面，因此，在与该区域有关的动力功能中起关键作用，如在发育过程中的生长锥运动性、细胞表面特化的微区产生、突触前后特化结构的形成等。此外，微丝还具有收缩作用，可适应神经元生理活动的形态改变。

（李云庆）

Níshìtǐ

尼氏体（Nissl body）　神经元内特有的嗜碱性颗粒或块状物质。

又称尼氏小体。尼氏体出现于胞体及树突基部，轴丘和轴突内不含此小体。在光镜下，尼氏体呈小块状或细粒状，被碱性染料（如亚甲蓝、甲基胺蓝、焦油紫等）染成蓝紫色。大神经元内尼氏体较大，染色更为明显，宛如虎皮花纹，又称虎斑小体，靠近细胞核周围部分的尼氏体体积较大，而靠近细胞周边者小；小神经元内的尼氏体较小，有时不显示明显的块状。电镜下可见尼氏体是由许多并列的扁平小袋聚集而成，扁平小袋由粗面内质网和滑面内质网构成，粗面内质网的小袋之间散在着许多游离核糖体，两者同时被碱性染料染色时则为尼氏体。某些神经元中，由于保留于游离的和附着于膜上的多聚核糖体的碱性染料量不足，导致光镜下观察不到尼氏体的存在。

尼氏体是神经元合成蛋白质最活跃的部位，用以补充神经元正常生理活动中不断消耗的蛋白质，因神经元内含大量尼氏体，在合成神经元特异性复杂蛋白质的速度上较快，以加强神经元的功能并更新及维持细胞质的各种成分。在神经元发生较轻的损伤或逆行性变性时，常会导致尼氏体消失，称为染色质溶解。尼氏体消失的顺序为从核周向胞体周边扩散，进而完全溶解消失。当神经元恢复时，尼氏体以核周向四周延展的顺序逐渐出现。

（李云庆）

shénjīngyuán bāotū

神经元胞突（neuron cytoplasmic processes）　由神经元胞体延伸出来的细长部分。分为树突和轴突。一个神经元可有一个或多个树突，树突较短，多呈树枝状分支。轴突只有一条，呈细索状，较长，神经元胞体越大，轴

突也越长，在离开细胞体一段距离后获得髓鞘，成为神经纤维。在无脊椎动物神经元的突起中，树突和轴突的结构及功能常不易区分。神经元的突起组成中枢神经系统的神经网络和神经通路以及遍布全身的神经。

（李云庆）

shùtū

树突（dendrite）　由神经元胞体发出的一至多个树状突起。"树突"一词来源于希腊语，指从神经元胞体发出树状的分支。每个神经元都有一个或多个树突，形如树状，即从主树突干发出许多小的分支，单个神经元的所有树突称为树突树，树的每个分支称为一个树突分支，不同类型神经元树突树的形状和大小差别很大。树突的数量和长度因神经元的种类不同而不同，每条树突又可反复分为几级分支，越分越细。一条树突及其分支所占据的空间及形态也因神经元的种类不同而不同，一般称为树突野。

有些神经元的树突分支上具有许多棘状短小突起，称为树突棘，特别是高尔基（Golgi）Ⅰ型神经元的树突棘最多，单个神经元上有6 000～10 000个树突棘，用高尔基法染色可见到，是神经元之间形成突触的主要部位。大量树突棘的存在使细胞表面积扩大，形成更多的突触联系；另一方面，树突棘具有可塑性，在学习记忆等过程中有新的树突棘形成，以适应突触回路的变化。

一般将树突看作神经元胞体的延伸部分，树突内含尼氏（Nissl）体、高尔基复合体、线粒体、游离核糖体等多种细胞器，无论在光镜还是电镜下，树突和胞体之间都无明确的界限，胞体中的细胞器大多可进入树突。树

突的远侧部细胞器较近侧部少，尼氏体出现于整个树突，但随着树突延伸和分支，尼氏颗粒变小，数量也逐渐减少。在所有的树突细胞器中，高尔基复合体是最早随树突的延伸而消失的。树突中线粒体形状多样，有细长和小圆球状，一般宽度 0.1～0.5μm；长度为 1～10μm。纤细的线粒体长度达 20μm，存在于树突分支末端及轴突终末前节段。树突的远侧和近侧都有较多的微管和微丝。

(李云庆)

shùtūjí

树突棘（dendritic spine）

神经元树突分支上的棘状短小突起。是树突的特征，形成突触的部位，在很多神经元树突的表面都存在，树突棘的数量及分布因神经元的不同而异，一般分布密度是 50 个/10μm，高尔基（Golgi）Ⅰ型神经元的树突棘最多，如大脑皮质的锥体细胞和小脑的浦肯野（Purkinje）细胞。树突棘长短不等，形状也不同，通常为细小棘样、圆珠状或小片状等，多数树突棘有一个球形头部，通过细颈结构与树突表面连接。树突棘是突触能量的储存点并能帮助电信号向神经元胞体的传导，还可以增加神经元之间的联系。树突的分支及大量树突棘的存在可形成更多的突触联系，扩大接收冲动刺激的面积，提供储存记忆和突触传递的解剖基础。树突棘具有可塑性，可随神经元的功能状态而变化。如发生退行性变时树突棘可减少甚至消失，而在学习过程中则可能发生新的树突棘以适应突触回路的变化。

(李云庆)

zhóutū

轴突（axon）

由神经元胞体发出的，能传导神经冲动的细而长的突起。

结构 每个神经元只有一个轴突，一般由胞体发出，有的也可由主树突干的基部发出，长短不一，短者仅数微米，长者可达 1m 以上。光镜下轴突从胞体的起始部稍突出，长 15～25μm，常呈圆锥形，称轴丘，其中不含尼氏（Nissl）体，染色较淡。轴突一般比树突细，直径较均一、有数量不等的侧支呈直角分出。轴突末端的分支较多，形成轴突终末。轴突表面的胞膜称为轴膜，内含的细胞质称为轴浆（轴质）。轴突内有大量的神经丝和微管、滑面内质网、线粒体和一些小泡等结构。微丝较短，主要分布在轴膜下，常与轴膜相连。神经丝、微管和微丝之间均有横桥连接，构成轴质中的网架。

轴突的大部分表面包以髓鞘，有些细的轴突则无髓鞘，从轴丘到开始包绕髓鞘的部分称初节，是产生动作电位的重要部分，续于初节的部分被髓鞘包绕，是传导兴奋的部分，轴突在末梢位置又失去髓鞘，有的直接终止，但是大多是轴突的末梢部分分为较细的终末支，每一支的末端呈纽扣状膨大，称为终扣。终末支上常有一些膨大的结，称为膨体。轴突的终末构成突触的突触前部分，内含大量突触小泡，小泡内含有特定的神经活性物质。

功能 轴突可将胞体发出的冲动传递给其他神经元，或传递给肌细胞和腺细胞等效应器。

轴丘 是轴突起始处呈圆锥形的区域。光镜下染色较淡，电镜下此处轴膜较厚，膜下有电子密度高的致密层。此段轴膜动作电位阈值较低，容易引起电兴奋，是神经元产生神经冲动的起始部位，神经冲动在此处形成后在轴膜上向轴突终末传递。

轴浆 主要成分是大量的神经丝和微管、滑面内质网、线粒体和一些小泡等结构。微丝较短，主要分布在轴膜下，常与轴膜相连。神经丝、微管和微丝之间均有横桥连接，构成轴质中的网架，参与轴突运输。轴浆内无粗面内质网、游离核糖体和高尔基复合体，不能合成蛋白质，轴突内神经递质的合成及轴突成分更新所需的蛋白质或酶需要在胞体合成后再输送到轴突及其终末。

(李云庆)

zhóutū yùnshū

轴突运输（axonal transport）

轴浆在神经元胞体与轴突之间的双向流动。即神经元胞质自胞体向轴突远端顺行流动，同时从轴突远端也向胞体逆行流动，这些流动称为轴浆流。轴突及其终末与胞体之间的物质运输和交换需要通过轴浆流，轴浆流的此种效应称为轴突运输，其作用包括：①维持神经元的完整性。②输送与神经递质形成有关的酶和化学物质。③输送营养物质。神经纤维的代谢完全依赖于胞体，任何由疾病或创伤等引起的轴突运输中断都会导致失去轴突运输供给的轴突发生坏死。

轴突运输分为慢速轴突运输和快速轴突运输。胞体内新生成的神经丝、微管和微丝缓慢地向轴突终末延伸，称为慢速轴突运输，也称轴质流动，其速度为每天 0.1～0.4mm。快速轴突运输根据运输方向又分为快速顺向轴突运输和快速逆向轴突运输，如轴膜更新所需的蛋白质、含神经递质或神经调质的小泡、线粒体等由神经元胞体向轴突终末输送，称为快速顺向轴突运输；轴突终末内的代谢产物或由轴突终末通过入胞作用摄取的物质（包括蛋白质、神经营养因子、某些病毒或毒素等）逆向运输到胞体，称为快速逆向轴突运输，快速轴突运输的速度为每天 100～400mm。轴突内的微管、微丝在轴突运输中起重要作用。

（李云庆）

tūchù

突触（synapse）　神经元与神经元之间或神经元与效应器之间传递信息的特化的功能性结构，通过它可实现细胞与细胞间的通信。绝大部分突触是由一个神经元的轴突终末和另一个神经元的胞体或树突（树突棘）接触形成的，突触前成分为略膨大的神经终末，突触后成分为与之接触的胞体或者树突的膜，电子显微镜下可以观察到典型的突触包括突触前膜、突触后膜以及两者之间的突触间隙（图）。

分类：①突触根据信号性质：分为化学性突触和电突触，化学性突触传递冲动时释放化学传递物质，电突触则是直接进行电传导。②根据突触后膜厚度：分为格雷（Gray）Ⅰ型和格雷Ⅱ型，格雷Ⅰ型为非对称性突触，突触后膜厚，突触间隙约 30nm，充满电子密度高的细胞间物质；格雷Ⅱ型为对称性突触，突触前膜和后膜都因膜的深面有电子密度高的致密层而变厚且厚度大体上相等，突触间隙约为 20nm。③按相互接触的部位：分为轴-树突触、轴-轴突触、树-树突触和树-体突触等。④按照功能：分为兴奋性突触和抑制性突触。

在某些因素作用下突触的形态和突触的连接强度会发生改变。突触可塑性被认为是构成学习和记忆的重要神经化学基础。其产生有多种原因，如突触传递时释放的神经递质量的变化、突触后细胞对神经递质反应的效率等。突触可塑性的表现形式主要是长时程增强和长时程抑制，长时程增强是指一些突触的强度可以由于长期高频率活动而得以增加，与之相对的另一种效应称为长时程抑制。

功能：中枢神经系统中的神经元以突触的形式互联，形成神经元网络，对于大多数神经元来说，突触是其神经信号的位于输入渠道，与某一神经元相联系的所有细胞都通过突触向细胞传递关于自身兴奋状态的信息。这对于感觉和思维的形成极为重要。突触也是中枢神经系统和身体的其他部分，如肌肉和各种感受器交换信息的渠道。

（李云庆）

diàntūchù

电突触（electrical synapse）电信号通过突触间隙直接从突触前膜传至突触后膜的突触。具不依赖化学传递物质的作用，突触前膜和后膜紧贴在一起形成的间隙连接是电突触的结构基础。突触间隙为 2～4nm，抗阻很低，可以直接进行电传导。在形态上，邻近突触两侧轴浆内无突触小泡存在，电突触的前膜和后膜构造完全相等，是一种对称性的突触，能向两个方向传递冲动。而电传递速度快，几乎不存在潜伏期。膜上有允许带电离子和局部电流通过的水相蛋白通道。构成电突触的接触部位存在电紧张偶联，突触前神经元产生的电流一部分通过突触间隙向突触后流入，使突触后神经元的兴奋性发生变化。一般突触前神经元的活动电位，由于电紧张使突触后神经元去极化，而形成兴奋性电突触，但在金鱼的莫特纳（Mauthner）细胞中则见有抑制性电突触。

电突触主要存在于无脊椎动物的神经系统中，高等脊椎动物和人类的神经系统中也存在着电

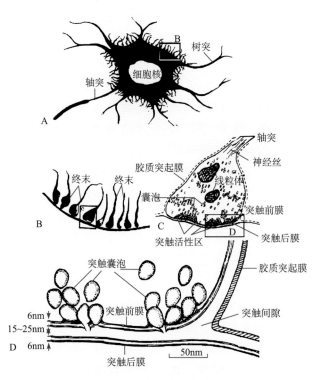

图　突触的形态和结构

突触。电突触存在于树突与树突、胞体与胞体、轴突与胞体、树突与胞体以及轴突与树突之间。在哺乳动物的某些脑区，如大脑皮质的星形细胞、小脑皮质的篮状细胞、前庭核、下橄榄核等部位均存在电突触。电突触传递可能有促进不同神经元产生同步发电的功能。

（李云庆）

化学性突触 （chemical synapse）

传递冲动时释放化学传递物质的突触。哺乳动物神经系统中一般都是化学性突触。大多数的化学性突触是由一个神经元轴突终末和另一个神经元胞体或树突（或树突棘）连接而成。突触前成分为略膨大的神经终末，突触后成分为与之相对的神经元胞体或树突膜，连接部位的膜分别为突触前膜和突触后膜。电子显微镜下观察，化学性突触由3部分组成：突触前膜、突触后膜和二者之间的突触间隙（图）。

构成突触前膜的轴突终末内含有线粒体、神经微管、微丝、平滑内质网以及突触小泡，突触小泡的直径为20~70nm，堆积在

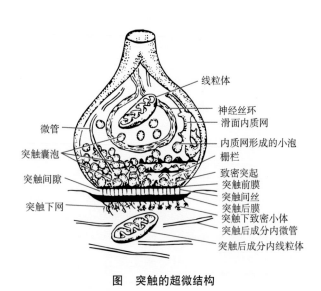

图　突触的超微结构

靠近突触前膜处，内含高浓度的神经递质，因其所含神经递质的不同，突触小泡形态及大小也不同，常见类型有：①球形小泡：直径20~60nm，小泡清亮，其中含有兴奋性神经递质，如乙酰胆碱。②颗粒小泡：小泡内含有电子密度高的致密颗粒，按其大小又可分为两种：小颗粒小泡，直径30~60nm，通常含单胺类神经递质如肾上腺素、去甲肾上腺素等；大颗粒小泡，直径可达80~200nm，所含神经递质为5-羟色胺或脑啡肽等。③扁平小泡：长径约50nm，呈扁平圆形，其中含有抑制性神经递质，如γ-氨基丁酸等。在动作电位达到突触前膜时，膜对Ca^{2+}的通透性增大，多数小泡与突触前膜融合并将其内的神经递质释放到突触间隙。突触前膜上还分布着一些受体蛋白，称为突触前受体，与相应配体结合后可调节神经递质的释放。

突触后膜的厚度不一，膜的深面多存有电子密度高的致密层，其厚薄直接影响突触后膜厚度。格雷（Gray）依据突触后膜厚度的不同将突触分为两种类型：①格雷Ⅰ型：为非对称性突触，突触后膜厚，突触间隙约为30nm，充满电子密度高的细胞间物质，该类型突触属兴奋性突触。②格雷Ⅱ型：为对称性突触，突触前膜和后膜都因膜的深面有电子密度高的致密层而变厚且厚度大体上相等，突触间隙约20nm，该类型突触属抑

制性突触。突触后膜含有多种神经递质受体及离子通道。

突触间隙宽20~30nm，在神经-肌接头约为50nm，突触前膜释放的神经递质经突触间隙扩散至突触后膜发挥生理效应，内含有失活神经递质所需的酶类。

（李云庆）

神经递质 （neurotransmitter）

由神经元合成、储存在突触小泡内、在化学突触传递中担当信使的特定化学物质。

必备条件 ①合成递质的原料与合成酶都存在于神经终末（突触前成分）中，在酶的作用下进行生物合成，例如胆碱能神经终末内有乙酰胆碱转移酶，肾上腺素能神经终末内有酪氨酸羟化酶、多巴胺脱羧酶等。②神经终末内的递质储存于突触小泡内，如乙酰胆碱储存于球形小泡内，单胺类递质储存于致密颗粒小泡内等。③神经受到刺激时，由终末释放出有效量的传递物质进入突触间隙，作用于突触后膜上的受体，产生生物学效应。④与神经终末相连的突触后膜上存在特异性受体，释放到突触间隙内的递质与受体结合，可改变突触后膜的通透性，产生兴奋性突触后电位（EPSP）或抑制性突触后电位（IPSP）。⑤递质和受体发生作用后出现特异性的生理"灭活"现象，是作用迅速消失，其灭活方式有：被酶所破坏、重摄取以及在突触间隙内被降解酶所破坏。⑥外源性给予某种物质时，可以导致与内源性该物质释放时相同的效应。神经活性物质种类繁多，其中也有不完全具备上述条件者。

代谢 小分子神经递质主要在轴突末梢由酶催化底物合成，合成所需的酶类主要在胞体合成

后经慢速轴突运输至末梢，底物则通过胞膜上的转运蛋白或转运系统摄入；肽类递质则在基因调控下，通过核糖体的翻译和翻译后的加工等过程而形成，在胞体合成后转运至终末。递质作用于受体并产生效应后，很快被消除。消除的方式主要有酶促降解和突触前膜重摄取等。乙酰胆碱的消除依靠突触间隙中胆碱酯酶，后者能迅速水解乙酰胆碱为胆碱和乙酸，胆碱被重摄取回末梢内，重新用于合成新递质；去甲肾上腺素主要通过末梢的重摄取及少量通过酶解失活而被消除；肽类递质的消除主要依靠酶促降解。

分类 ①单胺类：儿茶酚胺类有多巴胺、去甲肾上腺素、肾上腺素；吲哚类以5-羟色胺为代表；组胺。②乙酰胆碱。③神经肽：下丘脑激素有促甲状腺激素释放激素、促黄体生成素释放激素、促肾上腺皮质激素释放激素、生长激素释放激素、催乳素释放抑制激素、生长抑素；神经垂体激素有血管升压素、催产素；脑肠肽有P物质、降钙素基因相关肽（CGRP）、缩胆囊素、神经肽Y、神经降压肽、血管活性肠肽、铃蟾肽、胰高血糖素；内阿片肽有β-内啡肽、脑啡肽、强啡肽、内啡肽；其他还有黑色素细胞刺激激素、促肾上腺皮质激素。④氨基酸类：抑制性氨基酸有γ-氨基丁酸、甘氨酸；兴奋性氨基酸有谷氨酸、天冬氨酸。⑤其他：前列腺素、腺苷（AMP、ADP、ATP）、一氧化氮。

（李云庆）

líanxùxìng tūchù

连续性突触 （serial synapse）

由3个以上的神经成分依次形成连续排列的突触。又称串联性突触，主要存在于脊髓、大脑皮质、脊椎动物视网膜的丛状层，作用是在局部神经元回路中促进同类神经元同步化（图）。

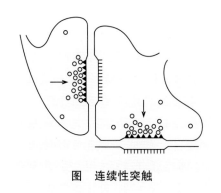

图　连续性突触

（李云庆）

jiāohùxìng tūchù

交互性突触 （reciprocal synapse）

两个神经元互为突触前和突触后成分所构成的突触。这种突触的结构不同于前述经典的突触，而是两树突接触处的邻近部位形成两个方向相反的树突-树突式突触，树突A通过其中一个树突-树突式突触作用于树突B，而树突B又通过附近的另一个树突-树突式突触反过来作用于树突A。因此，A、B两个树突通过交互性突触构成相互作用的局部神经元回路（图）。

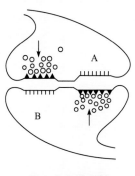

图　交互性突触

交互性突触联系通常由一个兴奋性突触和一个抑制性突触组合而成。在这种联系中，一个树突活动时，首先通过兴奋性突触激活另一个树突；而后一个树突活动加强时，反过来通过抑制性突触来抑制前一个树突的活动，使原来发动兴奋的树突很快受到反馈抑制。这种抑制发生在局部神经元回路中，起到了局部的整合作用；而且这种抑制只有树突的一部分参与活动，不需要整个神经元参与。这种由树突-树突型突触联系产生的抑制，称为树突-树突型抑制，在视网膜、嗅球、丘脑内都存在，是中枢抑制的一种形式。

（李云庆）

tūchù chuándì

突触传递 （synaptic transmission）

神经递质经由突触前膜释放、与突触后膜上相应受体结合并使之活化的过程。

化学性突触传递过程 包括以下步骤：①神经递质的合成：这一过程可以发生在突触前神经元的胞体，合成后经轴突运输运送到轴突终末，也可以在其轴突终末合成。②神经递质的储存：合成的神经递质通过囊泡转运体储存于囊泡内，许多囊泡被锚定在突触前膜的内侧面。③神经递质释放：外界刺激突触前神经元使之发生去极化，动作电位传至轴突终末引起电压门控 Ca^{2+} 通道开放，终末外 Ca^{2+} 内流导致终末 Ca^{2+} 浓度升高，Ca^{2+} 可与轴浆中的钙调蛋白结合为 Ca^{2+}-CaM 复合物，通过激活钙调蛋白依赖的蛋白激酶Ⅱ，使结合于突触小泡外表面的突触蛋白Ⅰ发生磷酸化，并使之从突触小泡表面解离，轴突终末储存的囊泡解除锚定，囊泡与突触前膜融合，然后小泡与突触前膜黏合处出现破裂口，结果引起突触囊泡内递质的量子式释放至突触间隙，递质的释放量与进入神经末梢内的 Ca^{2+} 量呈正相关。④神经递质跨突触间隙扩散并结合到突触后膜上特异性神经递质受体上，许多神经递质的受体蛋白是配体门控离子通道，这种结合导致突触后膜对一种或多种离子电导的瞬时改变，进而引起突触后膜细胞电位的短暂变化。其中去极化电位变化称为兴奋性突触后电位（EPSP），超极化电位称作抑制性突触后电位（IPSP），如果 EPSP 叠加达到阈电位可引起动作电位。⑤在某些情况下神经效应物质，包括非肽类和神经肽，发挥神经调质的作用，与突触前膜或突触后膜上的受体结合，影响突触后细胞对神经递质的反应或突触前细胞神经递质的释放量。⑥神经递质失活，一些神经递质（如乙酰胆碱）被水解而灭活，其他多数肽类递质被转运回突触前末梢，重吸收的神经递质可能被重复利用或者被降解（图）。

化学性突触传递特点　①单向传递：神经冲动只能从突触前神经元传到突触后神经元，不能逆传。②突触延搁：化学性突触的传递经过电-化学-电这一形式进行，有一定的时间延迟，约为 0.5ms。③突触传递的总和：兴奋性突触传递时，单个突触的兴奋不足以引起突触后神经元的兴奋，只有当与突触后神经元连接的多个突触同时兴奋，或者单个突触适当快的速度连续兴奋时，才能引起突触后神经元产生动作电位；对于抑制性突触，抑制也可以总和加深，使之不易兴奋。④阻塞：两个来源的神经冲动到达同一个神经元时，所产生的突触后发电的数目，要少于单独兴奋时所引起的突触后反应之和。⑤对内环境变化的敏感性和易疲劳性：突触易受内环境变化，如缺氧、二氧化碳分压升高、麻醉剂等因素的影响。

电突触传递过程　结构基础是间隙连接。在两个神经元紧密接触的部位，两层膜间隔 2~4nm，连接部位的细胞膜不增厚，膜两侧胞质内无突触小泡，两侧膜上有沟通两神经元胞质的水通道蛋白，它由 12 个亚单位组成，并围成六瓣花样的孔道结构。孔道允许带电小离子和小于 1.0~1.5kD 或直径小于 1.0nm 的小分子物质通过。局部电流和 EPSP 也可以电紧张扩布的形式从一个神经元传递给另一个神经元。电突触无突触前膜和后膜之分，多为双向传递；由于电阻低，因而传递速度快，几乎不存在潜伏期。电突触传递在中枢神经系统内和视网膜上广泛存在，主要发生在同类神经元之间，具有促进神经元同步化活动的功能。

（李云庆）

tūchù fǎnyìng

突触反应（synaptic reaction）　突触前神经元产生的神经冲动传递给突触后神经元的过程。突触前神经元兴奋产生的动作电位以电紧张形式达到神经末梢，突触前膜发生去极化，导致电压门控 Ca^{2+} 通道开放，Ca^{2+} 进入突触前末梢内，促使一定数量突触小泡解除锚定，与突触前膜融合，突触小泡与突触前膜粘合处出现破裂口，结果引起突触囊泡内递质的量子式释放至突触间隙，递质经扩散作用抵达突触后膜，与突触后膜相应受体结合使后者活化。突触后膜离子透性发生变化，产生突触后电位。

（李云庆）

tūchù hòu xiàoyìng

突触后效应（postsynaptic effect）　突触反应过程中神经递质作用于突触后膜相应受体后，突触后膜电位发生短暂变化（图）。根据释放递质不同，产生的电位分为兴奋性突触后电位（EPSP）和抑制性突触后电位（IPSP）。

兴奋性突触后电位：这种去极化超过阈值时，引起突触后神经元兴奋，即产生动作电位。在猫脊髓运动神经元中，刺激对应 Ia 群的向中纤维时所产生的 EPSP 在 11.5ms 内达顶点，之后则大致按指数函数下降，10~20ms 内回到静息电位水平。这时，突触后膜在化学递质作用下，引起细胞膜对 Na^{+}、K^{+} 等的通透性增高（主要是 Na^{+}），导致 Na^{+} 内流，出现局部去极化电位，称此电流为

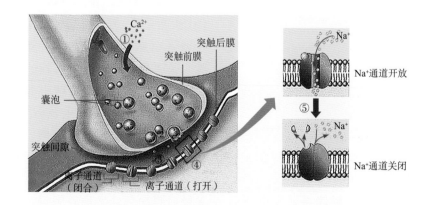

图　化学性突触传递

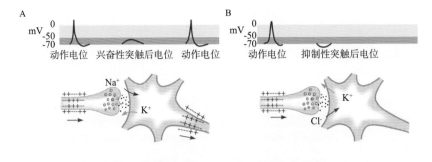

图 兴奋性突触后电位和抑制性突触后电位
注：A. 兴奋性突触后电位产生机制；B. 抑制性突触后电位产生机制

突触后电流，结果发生膜电位变化，即产生 EPSP。递质的作用即离子通透性的增大约在 1ms 内结束，以后 EPSP 将按膜的电时间常数消失。与化学传递的 EPSP 相对应，电传递的 EPSP 是因突触前纤维的动作电流，通过电紧张的结合，流到突触后神经元而发生的，其时间过程也与动作电位的时间过程大致对应。

抑制性突触后电位：突触前膜释放抑制性递质，包括 γ-氨基丁酸、甘氨酸、牛磺酸等。这类神经递质主要由抑制性中间神经元释放，抑制性递质经过突触间隙扩散到达突触后膜，作用于相应受体，导致突触后膜 Cl⁻ 通道开放，Cl⁻ 内流产生局部超极化电位，导致突触后神经元兴奋性降低。此外，IPSP 的形成还可能与突触后膜 K⁺ 通道的开放或 Na⁺ 通道和 Ca²⁺ 通道的关闭有关。

根据电位发生的快慢和持续时间长短，可分为快突触后电位和慢突触后电位。上述两种都是快突触后电位。在自主神经节和大脑皮质神经元中常可记录到慢 EPSP 和慢 IPSP，其潜伏期通常为 100~500ms，并可持续数秒。一般认为，慢 EPSP 由膜的 K⁺ 电导降低所致，而慢 IPSP 则由 K⁺ 电导增高而引起。此外，在交感

神经节的神经元中还发现一种迟慢 EPSP，其潜伏期为 1~5 秒，持续时间可达 10~30 分钟。这种迟慢 EPSP 的形成可能部分由膜的 K⁺ 电导降低所致。引起这种迟慢 EPSP 的递质可能是促性腺激素释放激素。

（李云庆）

shénjīng xiānwéi

神经纤维（nerve fiber）　由神经元的轴突和包绕在外面的神经胶质细胞构成。

结构　在中枢神经系统，神经纤维主要构成白质；在周围神经系统，神经纤维构成神经。包绕中枢神经纤维的神经胶质细胞是少突胶质细胞，包绕周围神经纤维的是施万（Schwann）细胞。根据包绕神经纤维的细胞是否形成髓鞘，可将神经纤维分成有髓神经纤维和无髓神经纤维。每条神经纤维的外面还包裹着薄层结缔组织膜，称神经内膜，由纵行的细胶原纤维、均质状基质和少数成纤维细胞构成。神经纤维集合成束时，神经内膜与神经束表面的神经束膜相续。神经束膜是较厚的结缔组织膜，与包被中枢神经的软膜和蛛网膜相续。神经纤维束再集合形成周围神经干时，其最外面包以由致密胶原纤维组成的神经外膜，与脑神经和脊神

经中枢端的硬膜相连。

分类　有两种分类方法：

组织学分类　主要根据髓鞘的有无、神经膜与轴突的关系及神经纤维的直径等特点进行分类：①根据前两个特点分为两类：一是有髓神经纤维，有髓鞘，每一条神经纤维有自己的神经膜；二是无髓神经纤维，无髓鞘，若干条神经纤维由共同的神经膜包裹。②根据外直径大小，劳埃德（Lloyd）将神经纤维分成 4 类，分别用罗马数字表示：Ⅰ类，直径 12μm 以上，又分为 Ⅰₐ 和 Ⅰ_b 两个亚类，Ⅰₐ 来自肌梭内的环旋末梢，为对牵张性刺激感受较快的末梢；Ⅰ_b 来自高尔基腱器官。Ⅱ类，直径 6~12μm，来自肌梭的花簇末梢，为对牵张性刺激感受较慢的末梢。Ⅲ类，直径 2~6μm，来自接受压、痛刺激的末梢。Ⅳ类，直径 2μm 以下，来自接受痛刺激的末梢。其中Ⅰ、Ⅱ、Ⅲ类均系有髓纤维，Ⅳ类则为无髓纤维。

生理学分类　加瑟（Gasser）根据传导速度和动作电位特点将神经纤维分为 3 类：①A 类：为有髓的躯体传入与传出纤维，传导速度（6~120）m/s，直径 1~20μm。A 类纤维包括一个极为宽广的速度谱，依据传导速度快慢，进一步分为 A_α（70~120m/s）、A_β（30~70m/s）、A_γ（15~30m/s）、A_δ（6~30m/s）等亚类。②B 类：为有髓纤维，传导速度一般为（3~15）m/s，直径不超过 3μm。主要分布于内脏，多为传出纤维，如内脏传出神经纤维。③C 类：为无髓纤维，传导速度为（0.6~2）m/s，直径一般小于 2μm。主要为传入纤维，如传导躯体和内脏痛觉的传入纤维，内脏传出神经的节后纤维也

属于此类。上述两种分类方法，各有侧重但也有重叠。实际应用时，常对一种类型的神经纤维用不同的分类和不同名称来表示，如 C 类和Ⅳ类纤维均可用以表示无髓纤维（表）。

功能 传导兴奋。在神经纤维上传导着的兴奋或动作电位称为神经冲动，简称冲动。冲动的传导速度受多种因素的影响，神经纤维直径越粗，传导速度越快。有髓鞘神经纤维以跳跃式传导的方式传导兴奋，因而其传导速度远比无髓鞘神经纤维快。温度在一定范围内升高也可加快传导速度。神经传导速度的测定有助于神经纤维的疾患和估计神经损伤的预后。神经纤维传导兴奋具有完整性、绝缘性、双向性和相对不疲劳性的特征。

(李云庆)

yǒusuǐ shénjīng xiānwéi

有髓神经纤维（myelinated nerve fiber） 包有髓鞘的神经纤维。中枢和周围神经系统的大多数神经纤维周围都包有一层以磷脂为主要成分的髓鞘。髓鞘是围在轴突周围呈现螺旋形排列、高度特化的多层膜性结构，周围神经纤维的髓鞘由施万（Schwann）细胞卷绕而形成。中枢神经内的有髓神经纤维的髓鞘则由少突胶质细胞衍化而来。

(李云庆)

Shīwàn xìbāo

施万细胞（Schwann cell） 周围神经系统内包裹神经元轴突的神经胶质细胞。曾称许旺细胞、雪旺细胞。从神经嵴起源分化而来。在成熟的有髓神经纤维，施万细胞包绕着神经纤维的每两个郎飞（Ranvier）结之间的结间段。胞体呈梭形，核呈椭圆形，位于细胞中部，髓鞘的外面，所

以又称神经膜细胞。体外培养成熟的施万细胞呈端对端、肩并肩的整齐排列。但在胚胎期或未成熟的施万细胞，则为大而圆的细胞，核居中，突起为三极或多极，培养两周后则成为典型的双极梭形细胞。施万细胞与周围神经轴突共同构成有髓神经纤维（图），也可以不构成髓鞘而仅构成包绕轴突的基膜，形成无髓神经纤维。施万细胞能合成和分泌神经营养因子，促进受损伤的神经元存活及轴突再生，其分泌的细胞外基质能够形成类髓鞘的管状结构，为再生轴突的延伸和生长提供隧道并且可以起到神经轴突的"导管、导向"作用。

(李云庆)

suǐqiào

髓鞘（myelin）

围在轴突周围的呈规则螺旋形排列、高度特化的多层膜性结构。由神经胶质发生，主要成分是蛋白质和脂质。脂质成分有胆固醇、磷脂和糖脂。新鲜状态下的髓鞘呈乳白色，半流动。在普通切片上，由于经脂溶剂的处理，髓鞘中的大部都被溶解，仅遗留一些网状的蛋白结构。经锇酸处理的标本，髓鞘被染成黑色。在有髓神经纤维的纵断面上，可见髓鞘有一些斜行成漏斗状的裂隙，称为髓鞘切迹［施密特-兰特曼（Schmidt-Lantermann）切迹］。电镜下，髓鞘为明暗相间的同心圆板层排列。

周围神经的髓鞘由施万细胞质突起所包绕，在髓鞘形成过程中，轴突首先贴附在施万细胞表面，此处逐渐凹陷并出现纵沟容纳轴突，随后纵沟两侧的细胞膜融合，形成双层系膜，称轴系膜，轴突遂被包绕在细胞内，每个施万细胞只在一条轴突上形成髓鞘。中枢神经内的髓鞘则由少

表 两种分类方法的对应关系

按直径分类	按传导速度分类	纤维直径（μm）	髓鞘	传导速度（m/s）	功能
I_a	A_α	12~20	有	70~120	传导肌梭牵张感受器的冲动
I_b	A_α	12~20	有	80~120	传导高尔基腱器官牵张感受器的冲动
Ⅱ	A_β	6~12	有	33~75	传导皮肤和肌肉的触、压和位置觉冲动
Ⅲ	A_δ	2~6	薄	3~30	传导皮肤压觉、温度觉和痛觉冲动
Ⅳ	C	0.2~2	没有	0.5~2.0	传到皮肤的痛温觉冲动

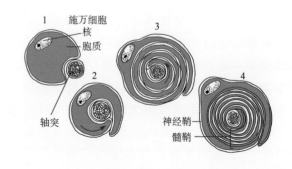

图 施万细胞包绕轴突形成髓鞘的过程

突胶质细胞衍化而来，形成髓鞘时，少突胶质细胞的突起接近神经元的轴突，突起末端扩展成扁平的薄膜，包裹轴突并反复环绕，每个少突胶质细胞伸出几个突起，分别包绕几个轴突形成髓鞘。髓鞘呈节段包卷轴突，形似藕节，其间断部位轴膜裸露，称为郎飞（Ranvier）结。两个相邻结之间髓鞘节段称为结间段，长 0.5～1mm，由一个施万细胞所形成的髓鞘及其周围的神经膜构成。一条神经纤维的结间段长度相等，纤维越粗结间段也越长，且传导速度也较细纤维为快。周围神经纤维的髓鞘的郎飞结处有施万细胞胞质薄层侵入使之与周围的细胞间隙绝缘；而中枢神经纤维的轴突在郎飞结处直接和细胞间隙相接。髓鞘有保护和绝缘作用，可防止神经冲动的扩散。

（李云庆）

Lángfēijié

郎飞结（node of Ranvier） 有髓神经纤维中，节间段相会处的狭窄轴突裸露区。又称神经纤维节。这是为纪念法国病理学家路易-安托万·郎飞（Louis-Antoine Ranvier）而命名。一个成髓鞘细胞仅包卷一个节间段，在节间段相会处，有一狭窄的轴突裸露区，其轴膜镶嵌有离子通道蛋白，利于轴膜内外离子交换。电镜下，髓鞘的主致密线在郎飞结附近形成小囊，内有线粒体、微管和微丝。周围神经的有髓纤维郎飞结区有一层基膜覆盖，而中枢神经的有髓纤维及其相应的郎飞结区缺乏此层完整的基膜。研究证明，神经冲动呈跳跃式传导。记录神经的电传导时，见到电流以极快的速度沿神经纤维由一个郎飞结跳跃到相邻一个郎飞结。前一个郎飞结产生的动作电流是下一个

郎飞结的刺激电流。

（李云庆）

wúsuǐ shénjīng xiānwéi

无髓神经纤维（unmyelinated nerve fiber） 未被髓鞘包被的神经纤维。在周围神经系统和中枢神经系统都有少部分神经纤维未被髓鞘包被。①周围神经系统的无髓神经纤维：多由细小的轴突及包在它外面的施万（Schwann）细胞构成，电镜下可见施万细胞成串排列，胞体凹陷成许多纵沟，细小的轴突单独或成束地陷在这些纵沟内，被施万细胞包裹，但不形成髓鞘，无郎飞（Ranvier）结，自主神经的节后纤维和部分感觉神经纤维属无髓神经纤维。②中枢神经的无髓纤维：又称裸轴突，轴突外面没有任何细胞包裹，常分散在有髓神经纤维之间，可见于下丘脑和脊髓背外侧束等处。无髓神经纤维因无髓鞘和郎飞结，神经冲动只能沿着轴突的轴膜连续传导，故其传导速度比有髓神经纤维慢很多。

（李云庆）

fǎnshèhú

反射弧（reflex arc） 由感受器、传入神经、神经中枢、传出神经和效应器组成的神经反射通路。是反射活动的结构基础。机体在中枢神经系统的参与下，对内外环境刺激所做出的规律性应答称为反射，其结构基础便是反射弧。感受器是指接受某种刺激的特殊装置；效应器则为产生效应的器官；神经中枢简称中枢，是指位于脑和脊髓灰质内的调节某一特定功能的神经元群；传入神经是从感受器到中枢的神经通路；而传出神经则为从中枢到效应器的神经通路。反射须在反射弧的结构和功能完整的基础上才得以正常进行，反射

弧的任何一个环节被阻断反射将不能完成。反射可简单也可复杂，如膝反射在中枢只经过一次突触传递即可完成，而心血管反射、呼吸反射等则须经中枢神经系统中多级水平的整合才能完成。

（李云庆）

shénjīng mòshāo

神经末梢（nerve ending） 周围神经的纤维终末部分。遍布在全身各种组织或器官内，形成各种末梢装置。按功能分为感觉神经末梢和运动神经末梢两大类。

（李云庆）

gǎnjué shénjīng mòshāo

感觉神经末梢（sensory nerve ending） 感觉神经元周围突的末端。又称传入神经末梢。感觉神经末梢装置又称感受器，感受器能把接收到的各种内外环境刺激转化为神经冲动，通过感觉神经纤维传至中枢，产生感觉。按感受器的结构又分为以下几种：

游离神经末梢：是由较细的有髓神经纤维或无髓神经纤维的终末反复分支而成。在接近末梢处髓鞘消失，裸露的细支又反复分支，广泛分布于表皮、角膜和毛囊的上皮细胞之间，或分布在各型结缔组织内，如真皮、骨膜、脑膜、血管外膜、关节囊、肌腱、韧带和牙髓等处。游离神经末梢大都属于 A_δ 类和 C 类神经纤维，能感受冷、热、轻触和疼痛的刺激。当组织受到伤害时可能释放致痛物质，如 5-羟色胺、组胺、K^+ 等，末梢受到刺激后引起冲动传入中枢，产生疼痛感觉。

触觉小体：呈椭圆形，长轴与皮肤表面垂直，小体内有许多扁平横列的细胞，外包有结缔组织被囊。有髓神经纤维进入小体前失去髓鞘，然后盘绕在扁平细胞之间。触觉小体分布在皮肤真

皮乳头处，以手指掌侧皮肤内最多，感受触觉，其数量随着年龄增长而逐渐减少。

环层小体：较大、呈圆形或卵圆形，中间有一圆柱体，周围由数十层呈同心圆排列的扁平细胞组成，有髓神经纤维进入小体时失去髓鞘，裸露的轴突末梢进入小体中间的圆柱体内。环层小体广泛分布在皮下组织、腹膜、肠系膜、外生殖器、乳头、骨膜、韧带和关节囊等处，感受压觉和振动觉。

肌梭：是分布在骨骼肌内的梭形结构。表面有结缔组织被囊，内部含有若干条较细的梭内肌纤维。梭内肌纤维的细胞核成串排列或集中在肌纤维的中段而使该处膨大。有髓神经纤维进入肌梭前失去髓鞘，轴突末梢分成多支，分别呈环状包绕梭内肌纤维中段的细胞核集中部分，或呈花枝状附在邻近中段处。肌梭主要感受肌纤维长度变化，属于本体感受器，在调节骨骼肌的活动中起重要作用。

(李云庆)

yùndòng shénjīng mòshāo

运动神经末梢（motor nerve ending） 运动神经元长轴突分布在肌组织和腺体的终末结构。支配肌肉收缩或腺体分泌，可分为躯体运动神经末梢和内脏运动神经末梢。

躯体运动神经末梢：是分布到骨骼肌纤维的运动神经末梢，来自脊髓前角或脑干的运动神经元的轴突末梢，到达骨骼肌纤维的肌膜处失去髓鞘，轴突反复分支，每一分支形成葡萄状的轴突终末，并与一条骨骼肌纤维建立突触联系，其终末呈椭圆形隆起，形成运动终板。一条有髓运动神经纤维及其分支所支配的骨骼肌纤维数目少者仅 1~2 条，多者可达上千条，然而，一条骨骼肌纤维通常只有一个轴突分支支配。电镜下运动终板处的肌纤维表面凹陷成浅槽，内面含较多的肌质、细胞核和线粒体，浅槽底部基膜即为突触后膜，形成许多褶皱，使突触后膜表面积增大，轴突终末嵌入浅槽内，与浅槽底基膜对应的轴膜是突触前膜，二者之间的间隙为突触间隙，突触终末内有许多含乙酰胆碱的圆形突触小泡，还有线粒体、微管、微丝等。

内脏运动神经末梢：是分布到内脏及心血管的平滑肌、心肌和腺上皮细胞等处的运动神经末梢。神经纤维属于较细的无髓神经纤维，末梢分支呈串珠样膨体，膨体是与效应细胞建立突触的部位，贴附在平滑肌纤维表面或穿行于腺细胞之间，与效应细胞建立突触。膨体内有许多圆形或颗粒型突触小泡，其内含乙酰胆碱、去甲肾上腺素或肽类神经递质。

(李云庆)

shénjīng jiāozhì xìbāo

神经胶质细胞（neuroglia） 广泛分布于中枢和周围神经系统中的支持细胞。又称胶质细胞。1846 年由德国医学家、病理学家鲁道夫·路德维希·卡尔·菲尔绍（Rudolf Ludwig Karl Virchow）发现并命名。从数量上比较，神经胶质细胞远较神经元为多，二者之比为（10~50）∶1。从重量上比较，神经胶质细胞约占脑重量的一半。在常规神经组织切片中，神经胶质细胞的体积比神经元小，直径为 8~10μm，和最小的神经元相似。与神经元的根本区别在于，胶质细胞虽有突起，但无轴突与树突之分，也无传导神经冲动的功能。神经胶质细胞在神经系统发育、突触传递、神经组织修复与再生、神经免疫以及多种神经疾病中的病理机制等方面，都起着十分重要的作用。

一般将胶质细胞分为中枢神经系统胶质细胞与周围神经系统胶质细胞两大类（图）。中枢神经系统的胶质细胞，包括星形胶质细胞、少突胶质细胞、小胶质细胞、室管膜细胞和脉络丛上皮细胞。分布在周围神经系统的胶质细胞主要有施万细胞和卫星细胞。施万细胞可形成神经纤维鞘，卫星细胞则位于周围神经节的节细胞周围。

神经胶质细胞的膜电位变化缓慢，惰性大，故称惰性静息电位，比相应的神经元膜电位大，几乎完全由细胞外 K^+ 浓度决定神

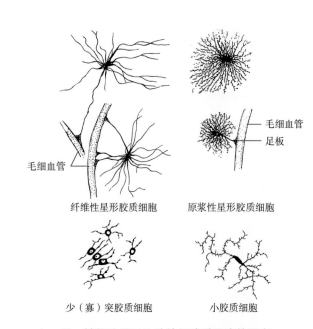

图 镀银法显示几种神经胶质细胞的形态

毛细血管

纤维性星形胶质细胞

原浆性星形胶质细胞

毛细血管
足板

少（寡）突胶质细胞

小胶质细胞

经胶质细胞膜电位。因为神经胶质细胞的细胞膜仅对 K^+ 有通透性，而对其他离子则完全不通透，故静息电位完全取决于 K^+ 扩散平衡电位。神经胶质细胞接受电刺激或机械刺激后不会产生动作电位，虽有去极化（约 40mV）与复极化，但无主动的再生式电流产生。神经胶质细胞之间的信息传递是通过 K^+ 浓度的变化，而不是通过突触传递来完成的。间隙连接是电偶联的部位，电流可在相邻的神经胶质细胞间流动，使神经胶质细胞进行直接的离子交换，而不需要通过细胞外间隙。

（李云庆　王亚云）

xīngxíng jiāozhì xìbāo
星形胶质细胞（astrocyte）

体积最大、脑内分布最广泛的神经胶质细胞。胞体呈星形，从胞体发出许多长而分支的突起，伸展充填在神经元胞体及其突起之间，起支持和分隔神经元的作用。星形胶质细胞的核较其他胶质细胞为大，呈圆形或卵圆形，常染色质多，异染色质少而分散，故染色浅，核仁不明显。胞质中没有尼氏（Nissl）体，但有细胞器。胞质中含有大量交错排列的原纤维，伸入到胞突中并与胞突平行行走，是构成细胞骨架的主要成分。原纤维的超微结构是中间丝，称为胶质丝，直径介于微管（25nm）和微丝（6nm）之间，由蛋白质组成，称为胶质纤维酸性蛋白（GFAP）。

根据胶质丝的含量以及胞突的形状将星形胶质细胞分为两种：①纤维性星形胶质细胞：多分布在大脑的皮质和脊髓的灰质，突起细长，分支较少，胞质中含大量胶质丝，又称蜘蛛细胞。②原浆性星形胶质细胞：多分布在神经核团，细胞突起粗短，分支多，胞质内胶质丝较少，又称苔藓细胞（图）。此外还有特殊类型的星形胶质细胞，如伯格曼（Bergmann）胶质细胞，是小脑皮质的一种原浆性星形胶质细胞，其胞体位于浦肯野（Purkinje）细胞的周围，突起上升入分子层，称伯格曼纤维。此纤维有引导小脑颗粒细胞从外颗粒层向颗粒层迁移的作用。还有视网膜中的米勒（Müller）细胞，又称放射状胶质细胞，见于胚胎发育期，为迁移中的神经元提供支架。另有垂体细胞等。

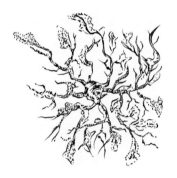

图　Golgi 法显示原浆性星形胶质细胞

星形胶质细胞之间的间隙连接广泛，使其形成类似于合胞体样结构。间隙连接的分子是一种连接子蛋白（Cx43）。这种间隙连接是通过离子偶联和代谢物偶联两种方式加强相邻细胞的连接和细胞通信。离子偶联即为电偶联，可以使细胞形成同步活动；而代谢物偶联能使单糖、氨基酸、核苷酸、维生素以及激素和其他一些低分子物质自由通过间隙连接。星形胶质细胞具有支持、隔离与绝缘、促进修复与再生和屏障作用，并广泛参与神经免疫调节作用、维持适当的 K^+ 浓度、摄取和分泌神经递质以参与信息传递等过程。

（李云庆　王亚云）

shǎotū jiāozhì xìbāo
少突胶质细胞（oligodendrocyte）

中枢神经系统中，包卷神经元的轴突并形成髓鞘的神经胶质细胞。又称寡突胶质细胞，占全部神经胶质细胞的70%。胞体呈圆形或椭圆形，胞突较少，故名（图1）。

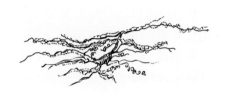

图1　Golgi 法显示少突胶质细胞

分布与结构　一般存在于脑白质的神经纤维之间，排列成行，是灰质神经元的卫星细胞。少突胶质细胞是中枢神经系统的成髓鞘细胞，与周围神经的施万细胞在包卷轴突形成髓鞘的方式不同，后者只包卷一条轴突，形成一条有髓神经纤维；而少突胶质细胞则为一个细胞同时发出多个板状突起包卷数条以至数十条的轴突，形成有髓神经纤维（图2）。

用镀银标本观察时，少突胶质细胞的突起较少，但通过特异性的免疫细胞化学反应，则可见少突胶质细胞的突起并不很少，分支也多。少突胶质细胞遍布于中枢神经的灰质与白质，尤以白质为多，它们或沿神经束排列成行，或傍依神经元胞体。少突胶质细胞的胞体较星形胶质细胞略小，核呈圆形或卵圆形，常偏在细胞的一侧。染色较星形胶质细胞深，染色质斑块常不均匀。胞质内富含核糖体，有微管和其他细胞器，胶质丝很少或无。光镜或电镜下，可见少突胶质细胞与其突起所包卷的有髓神经纤维紧靠在一起。通过连续电镜图片重建法可清楚地显示少突胶质细胞的立体形态及其与轴突的连接关系。由少突胶质细胞形成的中枢有髓神经纤维髓鞘也能见到明暗交替的主致密线与周期内线的超微结构（图3）。在主致密线处，有髓鞘碱性蛋白（MBP）集中，因而用 MBP 抗体可以标记。此外，用半乳糖脑苷脂（GC），髓鞘相关糖蛋白（MAG）等的抗体也可显示。少突胶质细胞可合成连接子蛋白 Cx32 和 Cx45，形成细胞间的间隙连接。少突胶质细胞之间或其与神经元之间可通过间隙连接进行直接的信息交流。

分类 根据少突胶质细胞在中枢内的位置和分布，分为3类：①束间少突胶质细胞：分布在中枢神经系统白质的神经纤维束之间，成行排列，在胎儿和新生儿时期含量较多，在髓鞘形成过程中迅速减少。②神经元周围少突胶质细胞：分布在中枢神经的灰质区，常位于神经元周围，与神经元关系密切，但在神经元胞体与此类细胞之间也常有星形胶质细胞的薄片状突起将之分隔。③血管周围少突胶质细胞：主要分布在中枢神经内的血管周围。

（李云庆　王亚云）

xiǎojiāozhìxìbāo

小胶质细胞（microglia）

中枢神经系统中最小的神经胶质细胞。约占中枢神经系统胶质细胞总数的10%，遍布整个脑区，在海马、嗅脑、端脑、基底核和黑质等处密度最大。胞体细长或椭圆，核小，呈扁平或三角形，染色较深。细胞突起有细长分支，表面有许多小棘突。胞质内溶酶体较多。小胶质细胞可以用免疫细胞化学方法及某些植物凝集素显示，从而可与其他胶质细胞区别。在大鼠可用能结合 CR3 补体受体的 OX-42 抗体来特异性识别小胶质细胞。根据功能不同，小胶质细胞有3种典型形态：①阿米巴样小胶质细胞：主要出现于中枢神经系统发育早期，特别是出生前后，也见于中枢神经系统严重损伤情况下，又称为吞噬性小胶质细胞。②分支状小胶质细胞：多见于正常成年脑内，又称为静止的小胶质细胞。③反应性小胶质细胞：广泛存在于中枢神经系统多种病理情况下，又称为激活的小胶质细胞。小胶质细胞是脑内的吞噬细胞，参与炎症反应并具有活跃的吞噬作用。当中枢神经系统损伤时，静止小胶质细胞被激活成巨噬细胞，与血循环内的单核细胞一起吞噬碎片和退化变性的髓鞘。

（李云庆　王亚云）

shìguǎnmó xìbāo

室管膜细胞（ependymal cell）

衬于脑室和脊髓中央管腔面的神经胶质细胞。其构成室管膜，是胚胎时期神经上皮的遗留物。胞核呈规则的卵圆形，有核仁。

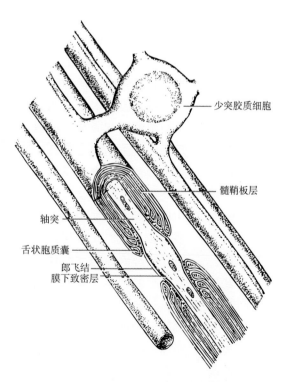

图2 少突胶质细胞形成髓鞘结间段

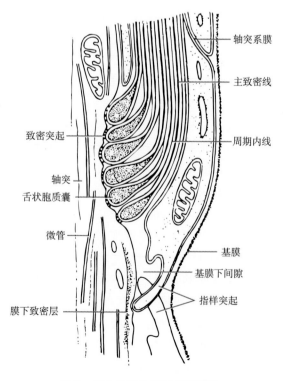

图3 郎飞结及结旁区超微结构

细胞表面有许多微绒毛，在脑室部分的室管膜细胞有纤毛，纤毛的摆动有推送脑脊液的作用。

（李云庆　王亚云）

wèixīng xìbāo

卫星细胞（satellite cell）　位于脊神经节细胞周围，与神经元代谢有关的神经胶质细胞。又称被囊细胞、神经节胶质细胞。胞质不明显，在细胞的外面也有基板。脊神经节的节细胞几乎全被卫星细胞所包绕，故此处无突触。

（李云庆）

shénjīngyuán zhěnghé zuòyòng

神经元整合作用（neuronal integration）　神经系统接收内外环境的信息，经过分析、综合，最终支配效应器做出恰当而利于生存的反应，即神经信号的处理过程。1906 年，由英国神经生理学家谢灵顿（Sherrington CS）提出此概念。谢灵顿通过对脊髓反射的详尽分析，明确指出中枢神经最基本的作用在于整合，并提出了神经系统整合作用的 3 个特征：①反射是神经整合的具体表现，表现在对特定输入信息产生的协调的、有目的的反应。②运动神经元是神经整合作用的最后通路。③突触是神经整合的核心元件。基于以上几点，谢灵顿提出，可以把运动神经元看作整合行为的细胞基础，每个运动神经元经过评估兴奋性和抑制性两种突触传入的作用，通过最后通路做出适当的行为反应。上述认识说明神经整合可以还原为神经元或突触水平的信号整合。从神经元水平来说，一个神经元就相当于一个整合器，随时对所接收的信息在时间和空间上进行加工，使相同的信息相互叠加，相反的信息相互抵消，然后决定是兴奋还是抑制，这就是神经元整合作用，也

是生物体对传入信息进行加工处理的基本机制。

（武胜昔）

gǎnshòuqì

感受器（receptor）　能接受内外环境刺激，并将其转化为神经冲动，形态和功能各不相同的结构。广泛分布于动物体表、内脏或深部，是反射弧的一部分。根据感受器的分布位置和接受刺激的来源可分为：外感受器，分布于皮肤和皮下组织中，感受外界刺激；内感受器，分布于全身内脏和心血管壁，感受加于内脏壁和心血管壁的各种刺激；本体感受器，分布于骨骼肌、腱、关节等处，感受肌肉或腱的伸缩和关节运动等的状态引起对体位变化的感觉。根据感受器所能感受的适宜刺激种类，分为机械感受器、温度感受器、化学感受器和光感受器等。感受器在功能上均有以下特点：①具有各自的适宜刺激。②具有换能作用。③具有编码功能。④具有适应现象。

（武胜昔）

xiàoyìngqì

效应器（effecter）　以中枢神经传出纤维末梢为主体所形成的结构。是反射弧的一部分。这些传出纤维接受中枢神经的指令，终止于骨骼肌、器官的平滑肌或腺体，借此支配肌肉活动和腺体分泌。根据神经末梢部位的不同可分为两类：躯体性效应器，神经末梢分布到骨骼肌；内脏性效应器，神经末梢分布到心肌、内脏和血管平滑肌以及腺体等。其中躯体传出纤维来自脊髓运动神经元（或脑神经核运动神经元）的有髓纤维，以小的、扁圆形膨体终止于骨骼肌纤维，并和肌纤维紧密相贴，组成运动终板或神经肌肉接头。而内脏传出纤维为交

感和副交感节后神经元发出的节后纤维，末梢分支呈丛状，末端膨大成小结或扣环，包绕肌纤维或穿行于腺细胞之间。

（武胜昔）

duōxìnxī chuánrù shíkōng zhěnghé

多信息传入时空整合（multi-inputs spatio-temporal integration）　以某一核团中的神经元胞体为起点，通过投射纤维把不同的核团联系起来，构成信息处理的结构基础。神经系统对任何功能或行为的调节，都是通过处于不同水平的多级环路来完成的，即每一个具体的神经调节活动都是以多级神经环路中进行的信息处理和整合为基础的。除了一般意义上的由不同核团或脑区之间的长投射纤维构成的高级神经环路外，至少还应当包括两级更基础的神经环路：在同一核团或脑区内部由传入纤维、接替神经元以及局部神经元构成的局部环路，以及由相邻接的神经元不同成分之间形成的微环路。而这一多级神经环路信息处理的结构和功能基础就是突触对传入冲动的反应，即突触的整合作用。因此，可以说突触整合是神经元间信息传递的基础。

突触整合的机制　通常一个神经元可以通过大量突触接收众多的输入信息，但任何突触前神经元所引起的兴奋性突触后电位（EPSP）或抑制性突触后电位（IPSP）的幅度都很小，对突触后神经元的放电活动几乎没有影响，必须通过总和才能发挥作用。因此，对于突触后神经元来说，突触整合就体现在净突触后电位（GPSP）上，即所有 EPSP 和 IPSP 的总和。主要包括空间总和与时间总和：空间总和指神经元上相邻的多处突触同时活动所产

生的多个突触后电位的总和，其受空间常数的制约，空间常数大，易于产生时间总和；而时间总和指神经上的某一个（或几个）突触连续激活时，相继产生的多个突触后电位的总和，其受神经元膜时间常数的制约，时间常数大，易于产生空间总和。

影响突触整合的因素 由于中枢内神经元密集分布和神经元及其突起的形态多样性，增加了对突触结构进行形态和功能研究的困难。除了常见的兴奋性突触和抑制性突触之外，还发现了多种中间状态和过渡类型的突触。因此影响突触整合的因素主要包括：①空间常数：决定去极化电流在被动传播过程中降低的程度；空间常数越大，信号衰减越慢，能扩布的距离就越远，空间整合效果越大。②时间常数：反映膜电位改变的速度，决定突触后电位的时程；时间常数越大，突触后电位的时程越长，时间整合效果越大。③突触的位置：神经元胞体部位的突触通常为抑制性，位于树突棘的突触往往为兴奋性，而位于轴突的突触通常为调制性。分布在神经元不同部位的突触在神经信号的运算中发挥不同的作用。④轴突始段：轴丘部含有大量的电压门控 Na^+ 通道，受刺激后产生动作电位的阈值低于胞体及树突，突触兴奋首先引起轴丘部位发放冲动，可以说轴突始段是突触整合效果的读取器。

（武胜昔）

wēihuánlù

微环路（microcircuit） 神经元之间通过一小簇突触的特殊联系和作用构成的闭合回路。是神经信息处理的最初级阶段。由谢泼德（Shepherd GM）于 1978 年最先提出，事实上，单一突触的兴奋或抑制对某一行为的影响几乎是无关紧要的，只有通过在发育过程中形成的一些突触的特殊联系，即由这些突触构成的微环路，才能体现一定的功能意义。

联系方式 中枢神经系统的复杂功能是依靠数量众多的神经元的复杂联系实现的。这类复杂的神经网络可分解为较简单的基本联系方式，这些联系方式有的可以放大弱信号，有的可以减弱过强的活动，主要包括以下几种（图 1）：①辐散式联系：即一个神经元的轴突可以分出数量不等的侧支与另一些神经元形成突触，通过这种方式单个神经元的信息可广泛影响许多突触后神经元。这种连结方式在传入通路中较常见，如外周神经的传入纤维由背根进入脊髓，分成无数侧支伸向多个脊髓神经元。②会聚式联系：即一个神经元可以接受多个其他神经元的侧支形成突触，通过这种方式可以整合来自许多突触前

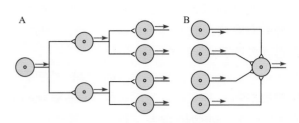

图 1 神经元之间的基本联系方式
注：A. 辐散式联系；B. 会聚式联系

神经元的信号。这种连结方式在传出通路中较为多见，如运动神经元平均接收 6000 多条侧支。③链锁式联系或环式联系：由辐散与聚合式联系同时存在而形成。神经冲动通过链锁式联系，在空间上可扩大作用范围；而兴奋冲动通过环式联系，或因负反馈而使活动及时终止，或因正反馈而使兴奋增强和延续。正是基于这些基本联系方式，才能得以分析中枢神经系统的复杂功能。

种类 最简单的微环路主要包括辐散式突触连结和会聚式突触连结，前者使信息在传递过程中得到扩增，后者则使信息有出现时间总和或空间总和的可能性，而轴突-轴突式突触连结则可以发挥突触前抑制的作用〔图 2（A～C）〕。进一步研究发现，由于脑

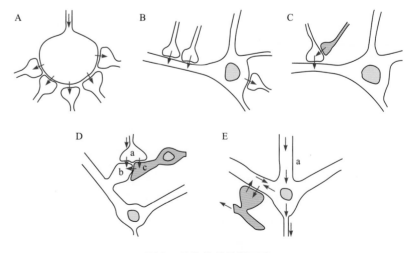

图 2 几种简单的微环路
注：A. 突触性辐散；B. 突触性会聚；C. 突触前抑制；D. 前馈抑制；E. 反馈抑制

内有大量树突（或胞体）-树突（或胞体）式突触连结的存在，出现了具有更多特殊功能的微环路。如多见于感觉传导路的能产生前馈抑制的微环路（图 2D），可使接替神经元只在外周输入开始作用时出现反应，因而增强了这一系统对外界变化着的刺激在时间上的分辨能力；而通过反应沿中间神经元树突分支的横向传播，有可能通过旁侧抑制增强对外界刺激的空间对比。同样，存在于嗅球结构中，能引起反馈抑制的微环路的关键是在两个神经元的树突之间存在双向突触（图 2E）。在该系统中，僧帽细胞或颗粒细胞树突棘产生的兴奋性突触后电位（EPSP）可以传播到别的树突棘，使与其相邻的僧帽细胞受到抑制，产生空间对比。空间对比是感觉信息处理中的基本操作，即相当于两个相邻的神经成分受到强弱不同的刺激作用时，其最终反应或输出强度的差别，超过了实际刺激的强弱之差。由此可以看出，即使神经系统的最小组成部分如树突分支，也可能通过由它们组成的微环路，作为独立的整合元件来完成某种精确的甚至是关键性的信息处理。

（武胜昔）

júbù huánlù

局部环路（local circuit）

某一核团或脑区内部，神经元之间相互作用构成的闭合回路。包括 3 种基本成分：①来自其他核团或脑区的长传入纤维的末梢。②接受长传入纤维输入信号的接替神经元，其具有长轴突可与较远的核团或脑区发生联系。③具有短轴突的局部神经元或中间神经元。这 3 种成分构成了所谓的三联体，由于三联体内各成分相互关系不同，因而局部环路可以实现不同的功能。

长的传入纤维大都是兴奋性的。当这些纤维进入一定脑区后，除了可直接兴奋接替神经元之外，由于局部神经元的存在和所释放递质的不同，它们对接替神经元可产生前馈性兴奋或前馈性抑制作用；也可先通过接替神经元轴突的侧支，再经过局部神经元，对接替神经元产生反馈性兴奋或反馈性抑制作用。

在大脑皮质中约有 20% 的细胞含有抑制性神经递质 γ-氨基丁酸。由于抑制性神经元在基本环路中的特殊配置，可使三联体具有特殊的功能（图）：①可产生节律性兴奋的局部环路：输出神经元通过轴突侧支兴奋一个抑制性神经元，后者再作用于输出神经元使之抑制，于是就在抑制性神经元有连续输入的情况下，输出神经元的输出呈现时断时续的节律性放电现象。②可增强空间对比的局部环路：在某些局部环路中，由于抑制性局部神经元的存在，可以使输出之间的差别较输入之间的差别变得更大。③具有方向选择性的局部环路：在相邻的两个接替神经元之间只有一个单方向起作用的抑制性局部神经元，这就使得只有顺序刺激时才

有输出，而对相反顺序的刺激无反应。从这些特殊的局部环路可以看出，神经系统在比核团和传导路小得多的水平就可以进行信息的处理。不同水平神经环路的基本处理形式非常类似，但涉及某一具体的行为调节时，各水平上信息处理的相对重要性和各级环路之间的相互作用将会发生特异性的改变。

（武胜昔）

shénjīng xìtǒng gāojí zhěnghé

神经系统高级整合（superior integration of the nervous system）

人脑是由上百亿个神经元通过突触精巧结合成的多层次、多水平的信息加工处理系统，感知和识别、学习和记忆、运动与控制、语言和思维、情感和意志等高级脑功能都涉及整个大脑神经元的相互作用。这些高级脑功能绝非神经元个体行为的简单叠加，而是成千上万具有不同功能子系统协作的结果，即神经系统的高级整合。因此，需要从计算、系统、整体的角度来研究神经系统的高级整合。虽然像动机、情绪、睡眠、觉醒、学习、记忆以及语言和思维这类高级功能的中枢整合过程极为复杂，需要全脑的参与，但仍有一些关键脑区与

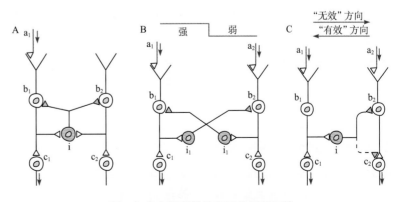

图 包含有抑制性神经元的局部环路

注：A. 产生节律兴奋的局部环路；B. 产生空间对比的局部环路；C. 具有方向选择性的局部环路

某些特定功能相联系。例如：边缘系统中的杏仁核被认为是动机产生的关键部位；下丘脑、杏仁核群、隔区和海马的活动和情绪的产生有关，可通过对感觉信息的调制而影响行为；下丘脑的某些结构，如视交叉上核可能作为基本的生物钟，对机体的昼夜节律进行调控；左侧脑额叶与语言有关，海马的功能与学习记忆密切相关等。

学习和记忆是大脑最重要的功能之一，学习是获取知识和掌握技能的过程，而记忆是个体对经验过的事物的识记、保持、再现或再认，它们都是神经系统高级整合的结果。

多巴胺介导强化学习　多巴胺是脑内关键的神经递质和调质，是多种认知功能和精神活动的有力调节者，在行为导向、药物成瘾、强化学习等方面起着决定性作用。中脑皮质边缘多巴胺系统就与奖励及药物成瘾具有十分密切的关系。该系统包括腹侧被盖区多巴胺神经元的两条主要投射通路：一条由腹侧被盖区投射到伏隔核及纹状体，称为中脑边缘多巴胺系统；另一条由腹侧被盖区投射到前额叶皮质，称为中脑皮质多巴胺系统。强化学习指把学习看作试探评价过程，动物从其行为所产生的后果（强化信号"奖"或"惩"）中学习，因此是研究学习、记忆和抉择等神经机制的重要理论基础。21世纪初，舒尔茨（Schultz W）研究了中脑多巴胺神经元对奖赏信号的反应，提出了多巴胺系统介导的强化学习理论：多巴胺神经元并不是不加区分地对所有奖赏起反应，而是对实际奖赏与期待奖赏之间的差别起反应。当奖赏比期望更好或在预期时间之外出现时会使多巴胺神经元对奖赏有正反应，即会带来正方向的学习效果；当奖赏与预期相符时多巴胺神经元对奖赏无反应；当奖赏比预期更差或在预期时间内不出现时多巴胺神经元出现负反应，即会使已经学到的行为消退。多巴胺神经元的这一反应特征可归纳为：多巴胺神经元的反应＝发生的奖赏－预期的奖赏，即舒尔茨提出的，多巴胺能神经元是预测奖赏误差检测器。

海马－腹侧被盖区环路调控的长时程记忆　根据时间可将记忆分为短时程记忆和长时程记忆。短时程记忆指保持时间几秒到几小时的记忆，而长时程记忆指保持时间在数周、数月以致数年以上的记忆。脑内存在两个相互作用的记忆系统，即短时程记忆系统和长时程记忆系统。在短时程记忆中信息保存的时间较短，记忆的容量有限；而在长时程记忆中信息保存的时间较长，记忆的容量几乎无限。新的信息首先进入短时程记忆系统，然后再通过某种方式转移到长时程记忆系统中去。动物实验和临床研究表明，海马－腹侧被盖区环路在长时程记忆的形成中具有重要作用（图）。在这一环路中，海马首先辨别传入的信息并不存储在已经形成的长时程记忆中，即识别新颖信息，之后通过下托、伏隔核、腹侧苍白球，将新颖信息、目的信息和特征信息传递给腹侧被盖区的多巴胺能神经元，进而导致腹侧被盖区向海马CA1区的多巴胺释放增加，引起长时程增强（LTP）和学习的增强。在这一环路中，伏隔核中的棘细胞可以整合来自海马的新颖信息和来自前额叶皮质的目的信息，腹侧被盖区中的多巴胺能神经元接受来自腹侧苍白球的抑制性投射，同时也接受来自脚桥核携带特征信息的兴奋性投射。这样，通过这一功能环路，就能区分出新颖信息，进而判断什么样的信息需要形成长时程记忆。

正是由于神经系统各级环路的整合作用，中枢神经系统才能对不同性质、不同强度、不同来源的刺激做出最终判定，从而指挥机体做出特定的反应。树突棘可以通过构成微环路来完成特定的信息处理，这就是对"树突只能被动接收"这一传统观点的补充。树突上也存在着多种电压门控离子通道，这些通道可以通过兴奋性突触后电位（EPSP）整合，从而影响整个神经元的膜电位。例如：电压门控Ca^{2+}通道主要表达在小脑浦肯野细胞的树突上；而电压门控Na^+通道则广泛表达于皮质锥体神经元的树突上。这些离子通道的激活，可以引起

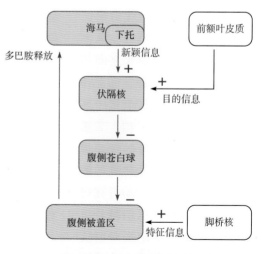

图　海马－腹侧被盖区环路

Na^+、Ca^{2+} 的内流，对 EPSP 的幅度产生放大作用，从而影响整个神经元的反应性。

神经胶质细胞也在一定程度上参与了信息的整合。戈德曼（Goldman）于 1975 年将局部环路定义为：在特定的情况下，一个或多个神经元发挥独立整合作用的部分。其主要强调了神经元和线性通路。但随着对神经胶质细胞功能研究的日渐深入，费雷·塞尔吉（Ferré Sergi）提出了局部模块概念，发挥作用的不仅包括神经元，还包括神经胶质细胞，信息传播方式除了位于突触之间的线性传递也包括位于突触外的体积传递。

（武胜昔）

shénjīng kěsùxìng

神经可塑性（neuroplasticity）

脑在机体一生中始终具备的因学习（包括经验获得）和感受环境变化刺激而改变神经元联系（神经通路）的能力。这一"思想"是美国哲学家、心理学家威廉·詹姆斯（William James）于 1890 年在他的著作《心理学原理》（*The Principles of Psychology*）中提出的，而最早使用神经可塑性这一专业术语的则被认为是波兰神经科学家耶日·科诺尔斯基（Jerzy Konorski）。

脑是由神经元和神经胶质细胞构成的，神经元之间依靠突触相互联系形成神经网络，胶质细胞位于神经元周围或包绕神经元轴突。在生物体的个体发育过程中，尤其是发育的早期阶段，脑可以通过"增"、"删"细胞之间的联系或产生新细胞，使脑的细胞间联系处于变化状态，即可塑性状态。因此，机体在外部或内部因素，如感觉刺激、机体损伤、功能障碍等作用下，脑具有的改变其结构和功能的能力，此即为神经可塑性，这是机体自身发育所具备的固有特性，在保证脑的正常功能、学习和记忆、机体病变和脑损伤后脑结构和功能的重建、修复等方面都有重要意义。

神经可塑性变化的形式多种多样，既可以是快速的反应，也可以是持续时间较长、较缓慢的反应。神经可塑性有以下特征：①机体在生命的整个过程中都具备神经可塑性，可塑性的发生包含了多种不同的过程，不是单一的神经元形态变化。事实上，脑内所有细胞，如神经元、神经胶质细胞和血管壁细胞等都可能参与神经可塑性变化。②神经可塑性与年龄有关，不同类型的可塑性发生在不同的年龄段，如胚胎发育时期和幼年时期，未成熟的神经系统变化十分活跃，此时脑在内外环境因素作用下持续变化以构建、完善脑内信号加工和调节的网络以及感觉、运动信息联络通路。③引起神经可塑性变化的因素很多，如学习记忆、体育锻炼以及脑损伤、肢体和感觉器官的缺失等机体伤害和有些疾病如中风、情感障碍、慢性痛、心理疾病等都会引起脑可塑性变化发生。脑损伤时发生神经可塑性用以补偿失去的脑功能，或者说最大程度保持尚存的脑功能，这属于适应的现象。不同刺激引起的可塑性变化形式不同、部位不同。④遗传因素、个人生存环境对神经可塑性有很大影响。

（张富兴）

tūchù xiūjiǎn

突触修剪（synaptic pruning）

脑内神经可塑性变化过程中减少神经元之间多余突触数目，保留更有效突触结构的生物学事件。在神经元网络结构可塑性和神经信号处理的调节中发挥重要作用。突触修剪现象在个体发育过程中以及成年后很多病理条件下都可以观察到。如在胚胎期，一个肌纤维与运动神经元的多条轴突分支联系，但随着发育最终只有一条轴突保留下来形成神经肌连接，其余轴突分支均被修剪掉。在发育过程中，当神经元成熟时每个神经元会长出很多突起，与其他神经元建立突触联系。据统计，从出生至 2~3 岁，大脑皮质每个神经元表面的突触数目从 2500 个增加到 15 000 个左右。继续发育时，联系较弱或不需要的、"无效"的神经元突触逐渐去除，而联系紧密、有用的突触得以保留和"强化"。发育过程中个体的生活、学习"感受"和"经验"决定着每个具体突触的命运（保留或剪掉）。一般情况下，经常活动的、有功能的突触得以保留，而较少使用或不使用的突触通常被修剪掉，即所谓非用即废的原则。发育早期视觉皮质神经元发出长轴突到达上丘和脊髓，但到发育后期，只有到达上丘的（与视觉信号处理有关）纤维联系得以保留，而早先生长入脊髓的轴突（与视觉信息无关）被修剪掉。

突触修剪可通过轴突变性、轴突回缩（轴突由远及近缩回）和轴突脱落（轴突由远及近地解体并甩落轴突小体）等形式完成。突触修剪与神经元活动有关，其中的分子机制还不清楚，轴突的修剪可能与引导分子有关。此外，在涉及长距离投射神经元轴突的修剪过程中，激素和营养因子也扮演着重要角色。

（张富兴）

kuàtūchù biànxìng

跨突触变性（transsynaptic degeneration）

人或动物神经元受

到损伤后，经顺行（或逆行）变性到达并跨越突触引起上一级（或下一级）神经元萎缩（或凋亡）的现象。与跨神经元变性同义。与受损神经元形成突触的下一级神经元的变性称为顺行性跨神经元变性，而与其形成突触的上一级神经元的变性则称为逆行性跨神经元变性。神经系统内以顺行性跨神经元变性较为多见，如在视觉信号传导通路中，视区皮质损伤所引起的外侧膝状体神经元逆行变性可跨越突触引起节细胞变性（属于逆行性跨突触退变）；而损伤眼球引起的视神经、视束顺行性变性可跨突触导致外侧膝状体神经元萎缩（属于顺行性跨突触退变）。跨突触变性过程中变性神经元历经体积缩小、染色质固缩成团块、树突分枝形式改变和树突棘数目减少和轴突变性等形态学变化，直至萎缩甚至死亡。

跨突触变性的原因仍不清楚，损伤引起的神经营养因子（如脑源性神经营养因子等）缺乏、谷氨酸过量释放（对神经元有毒性）、自由基产生和胞外 Ca^{2+} 浓度改变等都可能是引起变性的分子基础。变性的程度随动物种属、动物发育阶段、损伤的类型、变性神经元距损伤的距离、损伤后持续时间等不同而异，如灵长类动物神经元的跨突触变性较食肉动物和兔发生得更快且更严重，年幼动物比年长动物的神经元变性更严重，损伤累积时间越长则跨突触变性越严重。

(张富兴)

cèzhī shénjīng zàishēng

侧支神经再生（collateral nerve regeneration） 周围神经损伤（如切断）后，损伤神经的近侧断端或邻近未受损的神经轴突（后者轴突终支）能够以出芽方式，长出新的神经轴突到达并支配靶器官，完全（或部分）恢复功能的现象。后一种方式属于侧支神经再生，见于周围神经系统的感觉、运动或交感神经等受损后的神经再生过程中，如失去神经支配的神经肌肉接头或皮肤，都可由侧支神经再生的方式重新获得神经支配。

研究侧支神经再生的一个常用模型是将切断的神经（如腓总神经）远侧断端与完整神经（如腓肠神经）的侧面缝合对接起来，数周后未受损神经即通过侧枝出芽，长入断端神经内。侧支神经出芽和再生与变性的神经通路和靶器官释放的某些诱导分子以及损伤神经元与发生侧枝再生的神经元之间的信号交流有关，具体的机制仍有待研究。但能否成功再生取决于机体，尤其是损伤部位微环境中促再生和抑制再生因素的消长情况，如层黏连蛋白与神经纤维瘤蛋白在分别属于促进和抑制侧支神经再生的因素。此外，神经受损个体的年龄、性别以及受损的神经纤维类型等也与侧支神经再生有关，如传递伤害性信息的神经纤维在年幼的、雌性动物比成年的、雄性动物具有更强的侧支神经再生能力。

(张富兴)

tūchù kěsùxìng

突触可塑性（synaptic plasticity） 机体终生生命活动过程中神经元之间形成的突触所具有的能够增强（或减弱）突触传递强度的现象。具体表现形式与机体内外环境变化有关，对神经系统发育成熟和学习、记忆等高级脑功能有着重要作用。突触可塑性变化源于突触前、后膜上受体数量、突触前递质释放和突触后神经元对递质反应能力的改变。突触可塑性在兴奋性突触和抑制性突触均可发生，依据突触反应改变所持续的时间分为短时程可塑性（持续数秒钟甚至更短时间的突触可塑性）和长时程可塑性（持续几分钟、几小时甚至更长时间）两大类。短时程突触可塑性有不同形式，如突触增强、突触压抑、突触易化和强直刺激后增强（PTP）。长时程突触可塑性有长时程增强和长时程抑制。突触可塑性分子机制复杂，需调动神经元内许多功能相互关联的分子，具体机制因突触可塑性类型和表现形式的不同而异。但突触前、后结构内 Ca^{2+} 的浓度、突触前、后膜上谷氨酸受体（如 NMDA 受体、AMPA 受体等）磷酸化程度等因素与突触可塑性有关。

(张富兴)

chángshíchéng zēngqiáng

长时程增强（long-term potentiation, LTP） 中枢突触经过突触前纤维的刺激所导致的突触传递效能的持续增强。属于突触传递可塑性。LTP 被认为是学习和记忆的细胞机制之一，其产生依赖于新蛋白质的合成，持续时间从几小时到数月。LTP 是 1966 年首次由挪威奥斯陆大学的泰耶·洛莫（Terje Lømo）在研究短期记忆时在兔子的海马中发现，产生的分子机制因生物种属和脑区不同而异。LTP 在大脑皮质、小脑、杏仁核、脊髓等都曾被观察到，不同部位有不同形式的 LTP。突触后神经元可通过增加突触后细胞表面受体活性和受体数量实现 LTP。

分类 LTP 的具体形式则与许多因素，如个体的年龄、细胞内信号通路、解剖学结构/部位等有关，如有些 LTP 依赖于 N-甲酰-D-天冬氨酸（NMDA）型受体，有些则依赖于代谢型谷氨酸受体。依据诱发LTP的突触前和突触后神经元的活动形式将LTP分为赫布型（Hebbian LTP，通过突触前、后同时去极化来诱导）和非赫布型（non-Hebbian LTP，诱导时无需突触前、后同时去极化）。后者的一个特殊例子是抗赫布型（anti-Hebbian）LTP，诱导其产生的条件是同时进行突触前去极化-突触后超极化。

NMDA受体依赖型LTP有以下特征（图）：①传入特异性：即一个突触部位的LTP不会扩布到邻近不活动的突触。②关联性：即一强一弱两个刺激分别作用在相邻两个传入纤维上，单独刺激时弱刺激不引起突触产生LTP，而强刺激作用在另一条传入纤维上可引起相应突触产生LTP；如果这两个刺激同时作用在各自的传入纤维上时，则两个突触均可产生LTP。③协同作用：即汇聚于一个神经元的多条投射，弱刺激作用于其中一条传入通路不引起LTP时，如果多条传入纤维同时受到弱刺激作用，则这些弱刺激的协同作用可引起突触后神经元去极化到一定程度并引起LTP。

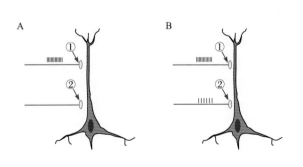

图 LTP的传入特异性（A）与关联性（B）

注：A. 表示突触①处于活动状态并有LTP，突触②为不活动突触，此时突触①的LTP并不影响突触②，此为传入特异性；B. 表示弱刺激不引起突触②产生LTP，但是如果另一个强刺激同时作用于邻近的突触①，并使其产生LTP，则突触①、②的活动同时会被增强并产生LTP

④持久性：即LTP产生后可以持续一定的时间，比如从几分钟到几个月长。

发生机制 多样化。通常将LTP分成3个时相，即短时程增强、早期LTP（E-LTP）和晚期LTP（L-LTP）。每一个时相都是由不同分子介导实现的，这些分子包括了受体、酶类、信号分子和调节分子等。

早期LTP 对于NMDA受体依赖型LTP而言，E-LTP产生有赖于突触前递质释放。施加于突触前的刺激可引起兴奋性递质（谷氨酸）释放，由此激活突触后膜上的α-氨基羟甲基噁唑丙酸（AMPA）受体，产生兴奋性突触后电位（EPSP），当突触前受到高频刺激后，单个刺激引起的EPSP得到总和，并使突触后神经元去极化到一定程度，从而移去阻断NMDA受体通道的Mg^{2+}，打开NMDA通道，进而使胞外Ca^{2+}流入胞内，激活介导E-LTP的酶类（如CaMKⅡ、PKC、PKA和MAPK等激酶），引发E-LTP。

E-LTP维持 在LTP维持阶段，蛋白激酶PKMζ（一种无需第二信使，自然就处于持续活化状态的激酶）通过N-乙基马来酰亚胺敏感因子（NSF）使得含GluR2的AMPA受体脱离PICK1（一种与蛋白激酶C相互作用的蛋白）的结合，将NSF/GluR2依赖的AMPA受体转移至突触部位。

E-LTP表达 在此阶段，钙/钙调蛋白依赖蛋白激酶Ⅱ（CaMKⅡ）和蛋白激酶C一方面通过磷酸化增强突触后膜上AMPA受体活性，另一方面介导和调节突触后膜附近的AMPA受体嵌入突触后膜以增加突触后受体数量，使得突触后神经元对后续的突触前刺激产生较大强反应。此外，E-LTP发生的另一个可能机制是：突触后合成逆行信使，跨越突触间隙到达突触前神经元，易化突触前成分对后续刺激反应，增加突触前囊泡释放数目和（或）突触囊泡释放的概率。

晚期LTP 该过程需要蛋白质合成和（或）基因转录，这一点与E-LTP不同。晚期LTP涉及以下过程：①L-LTP的诱导：在E-LTP阶段被激活的蛋白激酶可引起胞外信号转导激酶（ERK）基因、蛋白表达变化，并导致L-LTP。②L-LTP维持：激活的ERK使胞质、胞核内转录因子如CREB发生磷酸化，进而引起蛋白激酶PKMζ转录、翻译，从而维持L-LTP。PKMζ是L-LTP维持方面发挥重要作用的激酶。③L-LTP表达：在这一阶段，多种蛋白质在突触前、后神经元内合成，如合成PKMζ、AMPA受体、突触结合蛋白等，用以增加树突棘数量、面积、突触囊泡数目等。

临床意义 其变化可能与抑郁症、帕金森病、癫痫、神经病理性疼痛，甚至可能与阿尔茨海默病和毒品成瘾有关。

（张富兴）

chángshíchéng yìzhì

长时程抑制（long-term depression，LTD） 数小时甚至更长时间的活动依赖性突触效能降低。是与长时程增强（LTP）相对的现象，意义在于选择性弱化特定的突触传递，以保证LTP可以发挥作用，对突触传递的新信息进行编码。LTD 可在许多脑区如小脑、海马等发生。因发育过程和脑区的不同，LTD 产生的机制亦会有异，其中海马、皮质的 LTD 属于 N-甲酰-D-天冬氨酸（NMDA）受体、代谢型谷氨酸受体（mGluR）或大麻受体依赖型。LTD 的产生与突触前递质释放减少有关，但更主要的是与突触后受体密度降低有关。

分类　可分为同型突触 LTD 和异型突触 LTD（图），前者指引起突触效应减弱的事件发生于正在活动的同一个突触，这类 LTD 为活动依赖型；后者发生在不活动的突触，其突触效应减弱独立于突触前后神经元的活动性，而属于邻近神经元活动的结果。另外，还有一种关联性 LTD，这类 LTD 指一个活动的突触效应导致另一个活动突触产生 LTD，属于异型 LTD 的特殊例子。

机制　发生区域不同，机制各异。

海马　以 1Hz 频率刺激海马 Schaffer 侧支（即 AC3 区锥体细胞长轴突发到 CA1 区的侧支）10~15 分钟可使 CA1 区神经元产生 LTD，其间突触前活动激活突触后 NMDA 受体，并以此介导慢的、小量的 Ca^{2+} 内流，从而产生 LTD。在这里，Ca^{2+} 流入的时间和

流入量在很大程度上决定产生 LTP 还是 LTD，只要 Ca^{2+} 增加量低于一定"阈值"则引起 LTD。另外，LTP 与磷酸激酶激活有关，而 LTD 则与钙依赖的磷酸酶活动有关。胞内不同水平的钙可以选择性激活磷酸酶使得靶蛋白脱磷酸化，结果造成包括突触后膜上 α-氨基羟甲基噁唑丙酸（AMPA）受体内化等事件，进而使得突触后神经元对 Schaffer 侧支刺激释放的谷氨酸反应性降低。

小脑　同时刺激小脑攀缘纤维（来自下橄榄核）和平行纤维（发自小脑颗粒细胞）可使浦肯野神经元产生 LTD。机制为：刺激平行纤维释放谷氨酸激活 AMPA 受体和代谢型谷氨酸受体，再引起突触后神经元产生第二信使 DAG 和 IP3；刺激攀缘纤维激活电压门控离子通道，引起 Ca^{2+} 内流，加上前述 DAG、IP3 作用后钙库释放的 Ca^{2+}，导致胞内 Ca^{2+} 水平上升；同时，Ca^{2+} 和 DAG 激活蛋白激酶 C，使突触后膜上 AMPA 受体磷酸化，进而内化，于是发生 LTD。

纹状体　机制因神经元所在部位不同而异。在背侧纹状体，采用高频率电刺激皮质纹状体投射纤维，配合突触后神经元去极化，在多巴胺受体（D1、D2）、mGluR 和大麻受体激活后，引起多突起神经元产生 LTD；在伏核（NAc），刺激边缘前叶-NAc 投射纤维可引起 3 种形式的 LTD：一是由低频刺激激活 NMDA 受体，结合突触后去极化和 Ca^{2+} 内流引

起的 LTD；第二是高频突触前刺激、由突触前 mGluR 介导引起突触前谷氨酸释放变化引起的 LTD；第三种 LTD 需要 10 分钟、13Hz 突触前纤维刺激、在 D2R 受体和 mGluR1（Ⅰ组）共同作用下，使突触后合成大麻素，扩散至突触前并激活突触前的大麻素 1（CB1）受体，引起 Ca^{2+} 内流减少，引起长时程突触前谷氨酸释放量减少。

视皮质　低频刺激视皮质的白质或Ⅳ层，在Ⅲ层能够记录到同型突触 LTD，其机制与突触后 Ca^{2+} 内流和磷酸酶的激活有关。皮质 V 层神经元产生的 LTD 需要低频刺激、内源性大麻素并有突触前 NR2B 的 NMDA 受体激活。

此外，在前额皮质、嗅周皮质等区域都可产生 LTD，其中前额皮质内的 LTD 与 5-羟色胺（5-HT）作用有关：5-HT 与Ⅰ组 mGluR 共同作用使突触后膜上的 AMPA 受体内化，终致 LTD。研究指出，嗅周皮质 LTD 涉及Ⅰ组、Ⅱ组 mGluR 和 NMDA 受体的共同作用。

临床意义　可能与运动和记忆有关，还可能与毒品成瘾、阿尔茨海默病有关。

（张富兴）

Pàjīnsēnbìng

帕金森病（Parkinson disease, PD）　以肌强直、运动迟缓、运动不能和静止性震颤等为特征的神经系统变性疾病。又称震颤麻痹。该病于 200 多年前由英国医生詹姆斯·帕金森（James Parkinson）首先描述，多见于中老年。

病理改变　主要为中脑黑质多巴胺（DA）能神经元的选择性变性缺失以及 DA 神经元胞体中出现了特异性的结构——路易（Lowy）小体。多巴胺神经元大量

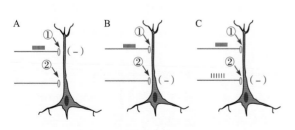

图　不同类型长时程抑制

注：A. 同型突触 LTD 指 LTD 发生于正在活动的突触①，不影响突触②；B. 异型突触 LTD 指 LTD 发生在不活动的突触②，由邻近的突触①活动（如突触①的 LTP）引起；C. 突触①的活动使处于活动中的突触②产生 LTD

分布于中脑黑质致密部和腹侧被盖区。黑质致密部的神经元发出轴突投向纹状体（尾状核和壳），释放 DA 后通过兴奋直接通路和抑制间接通路而使丘脑对大脑皮质的兴奋性传入增加，从而对大脑皮质运动指令的发出发挥易化调节作用。PD 状态下，多巴胺能神经元数目减少，对运动的易化效应消失，患者因而表现出运动减少的症状。

致病机制 多巴胺神经元渐行性退变的机制尚不清楚。但一些基因的突变和异常是导致家族性 PD 的重要原因。

α-突触核蛋白基因 位于 4 号染色体短臂，编码 α-突触核蛋白，该蛋白可以通过抑制质膜上多巴胺转运体和酪氨酸羟化酶（多巴胺生成的限速酶）的活性而负性调控胞内多巴胺的浓度。α-突触核蛋白基因在 30、46、53 位的氨基酸突变或基因拷贝数的上调都可以导致散发性 PD 症状的产生。前者是由于该蛋白突变功能缺失而造成多巴胺在胞内的富集，后者是由于 α-突触核蛋白聚集形成寡聚体（路易小体）而增加对神经元的毒性。多巴胺自我代谢会产生大量的氧化应激产物，细胞内多巴胺浓度的增加能产生细胞毒性。

Parkin 基因 定位于 6 号染色体，与家族性 PD 的关系非常密切。约 50% 的常染色体隐性遗传性 PD 家族发生了 *Parkin* 基因突变，患者的年龄都在 45 岁以下，起病较早，进展较慢。15% 以上的单发性早发型 PD 发生 *Parkin* 基因突变。*Parkin* 基因编码泛素蛋白连接酶 E3，可将活化的泛素转运至底物蛋白活化的赖氨酸残基上，最终导致底物蛋白的降解。Parkin 底物蛋白有内皮素样受体（Pael 受体）、周期蛋白 E、蛋白合成酶、微管蛋白、突触相关蛋白等。Parkin 与高尔基复合体、内质网、突触囊泡和线粒体的功能有关。定位于线粒体外膜上的 Parkin 能够抑制线粒体依赖的细胞凋亡。*Parkin* 基因缺陷直接导致线粒体功能或结构异常。

泛素 C 端水解酶 L1（UCH-L1） 定位于 4 号染色体长臂，可以将泛素聚合体水解成单体循环使用，*UCH-L1* 基因突变导致该水解酶活性下降，黑质纹状体中 UPS 活性明显降低，多巴胺神经元发生变性死亡。

DJ-1 和 PINK-1 基因 这两个基因的突变可导致常染色体隐性遗传早发性 PD。正常的 *DJ-1* 和 *PINK-1* 基因都在线粒体外膜中有分布，可维持线粒体穿膜电势和膜的完整性，在抑制氧化产物对线粒体的毒性作用中发挥重要的作用。

（史 娟）

nǎopíngzhàng

脑屏障（brain barrier） 维持神经元周围微环境理化因素稳定的重要结构（图 1）。包括血-脑屏障（BBB）、血-脑脊液屏障和脑脊液-脑屏障。

血-脑屏障 由脑毛细血管内皮细胞（CEC）、基膜及胶质膜等共同构成。BBB 中最关键部位是脑 CEC，与体内其他部位的血管内皮细胞相比，脑 CEC 没有孔，细胞之间以紧密连接相连接，且胞内几乎没有转运小泡。这种连接方式能够严格控制血液与脑组织之间的物质转移（图 2）。但脑内某些生物活性物质如转化生长因子-β（TGF-β）、胶质细胞源性神经营养因子（GDNF）、bFGF、IL-6 和类固醇可在数秒至数分钟内对脑 CEC 通透性进行短期调节，从而实现对神经元生存环境的灵活调节。脑 CEC 和星形胶质

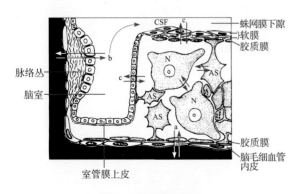

图 1 脑屏障的结构

注：黑色部分表示血液，双箭头为屏障部位；a. 血-脑屏障；b. 血-脑脊液屏障；c. 脑脊液-脑屏障；N. 神经元；AS. 星形胶质细胞；CSF. 脑脊液

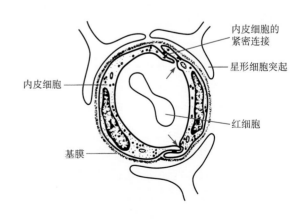

图 2 血-脑屏障的组成

细胞足板之间存在一层连续的基膜，由含有胶原特性的大量氨基酸和少量纤维原性物质构成，是BBB的第二道屏障。在毛细血管基膜外周有一层胶质膜，它是星形胶质细胞粗大突起末端膨大的足板附着于基膜上面而形成的一层坚韧细致的薄膜，是BBB的第三道隔障。BBB的主要作用是防止循环血液中的血浆蛋白、药物、毒素及神经递质（如乙酰胆碱、去甲肾上腺素、谷氨酸、甘氨酸、多巴胺等）侵入脑组织扰乱神经元的正常活动。

血-脑脊液屏障 是血液和脑脊液之间的屏障，主要由脉络丛上皮细胞顶部之间的紧密连接构成，该连接在光镜下为闭锁堤，在电镜下为连接复合体，可阻断血液中成分自由进出脑脊液。

脑脊液-脑屏障 是脑脊液和脑组织之间的屏障，由室管膜上皮与其深面的基膜和室管膜下胶质膜所组成。室管膜上皮细胞之间无紧密连接，基膜及其深面胶质膜的屏障作用尚不清楚，但似乎并不完整，因为脑脊液与脑细胞间液的成分十分接近。

（史 娟）

shénjīng-nèifēnmì xìbāo

神经内分泌细胞（neuroendocrine cell）

具有分泌功能的神经元。胞体内含有激素分泌颗粒，当受到刺激时，可分泌激素进入血液，影响靶器官。所分泌的激素称为神经激素，如下丘脑的视上核与室旁核能产生血管升压素和催产素，受刺激时此两种激素可经由神经垂体释放入血，并分别作用于肾和子宫，进一步调节肾对水的重吸收和子宫平滑肌的收缩。

凡神经元的分泌产物自神经末梢释放的均属神经分泌，包括自分泌（指某细胞产生和释放的激素作用于自身细胞）、旁分泌（指激素释放后经弥散方式作用于邻近细胞）等（图），均可介导细胞内或细胞间的信号传递和信息联络。其中一些神经元的分泌物释放入血液中直接调节靶细胞的活动；而另一些神经元的分泌物则通过旁分泌直接释放到与其相关联的神经元或效应细胞（如肌肉或腺体），作为神经递质或调质对突触后神经元或靶细胞发挥调节作用，其功能不仅限于调控腺垂体激素的分泌，同时对神经元的活动、乃至行为和认知功能也有影响。如各种肽能神经元，不仅存在于下丘脑，还广泛分布于下丘脑以外的整个中枢神经系统（如P物质、神经降压肽、缩胆囊素、生长抑素、脑啡肽等），这些神经肽可担当神经激素、神经递质或神经调质的多重角色。

（李金莲）

xiàqiūnǎo-chuítǐ-wàizhōu bǎxiànzhóuxì xuéshuō

下丘脑-垂体-外周靶腺轴系学说（hypothalamic-pituitary-peripheral target gland axis theory）

神经内分泌学的重要理论即：机体的各种神经性传入最终将通过下丘脑具有神经分泌功能的神经元转化为神经内分泌激素的输出，它们分泌的可调节腺垂体功能的激素通过正中隆起处的神经末梢释放到垂体门静脉初级毛细血管丛，由垂体门静脉血液的运输到达腺垂体，从而调节腺垂体细胞的功能活动。该理论是由英国科学家哈里斯（Harris）于1955年提出，是神经内分泌学发展史中的一个里程碑，首次将神经系统和内分泌系统有机地联系在一起。之后的1967年和1971年，美国科学家吉耶曼（Guillemin）和沙利（Schally），分别从动物下丘脑中成功地提纯和确立了3种释放激素和释放抑制激素，并阐明了其结构。下丘脑激素的发现，标志着神经内分泌学的形成和成熟。

（李金莲）

shénjīng-miǎnyì-nèifēnmì wǎngluò

神经-免疫-内分泌网络（neuro-immuno-endocrine network）

神经、内分泌和免疫三大系统各司其职，又相互调节、相互制约，保持机体在整体水平维持功能稳定，成为机体自稳的整合和调控系统，构成的一个复杂网络。随着神经生物学和免疫学的飞速发展，越来越多的基础和临床研究证明神经、内分泌和免疫系统之间存在着复杂而密切的相互关系。1977年，贝塞多夫斯基（Besedovsky H）提出了"神经-免疫-内分泌网络"学说。

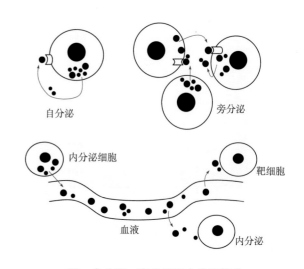

图　自分泌、旁分泌和内分泌模式

神经系统、内分泌系统和免疫系统在诸多方面存在着共性，如细胞构成、活性物质、功能活动模式等，同时这 3 个系统的细胞均表达多种共有的细胞因子、激素、神经递质及其受体。神经系统通过神经递质、激素和细胞因子以及广泛的外周神经突触，共同调控内分泌系统和免疫系统的功能；免疫系统则通过免疫细胞产生的多种细胞因子和激素样物质反馈作用于神经系统和内分泌系统；而内分泌系统则通过激素和受体控制神经系统和免疫系统的活动。该网络中任何环节的紊乱均可影响其他系统的功能，导致相关疾病的产生。

神经－内分泌调节 一般而言，神经系统控制内分泌系统的活动，除了下丘脑肽能神经内分泌细胞可产生并释放激素和释放抑制激素经血流到达腺垂体，调节腺垂体相应激素的合成和分泌等，还发现诸多内分泌器官广泛接受神经纤维的支配，如在肾上腺内有神经肽 Y（NPY）样神经纤维终末与皮质和髓质细胞形成突触联系；腺垂体内存在较多支配腺细胞的神经纤维，并有相当数量的 P 物质能和降钙素基因相关肽（CGRP）能神经纤维可与腺细胞（含促肾上腺皮质激素、生长激素、催产素）直接形成突触，来影响腺细胞的活动。该发现为神经直接参与腺垂体功能的调节提供了重要证据。

内分泌－神经调节 内分泌对神经系统同样有调节作用，下丘脑－垂体－肾上腺轴中，类固醇激素（如糖皮质激素）是一种反馈调节剂，可抑制下丘脑促肾上腺皮质激素释放激素（CRF）和腺垂体促肾上腺皮质激素（ACTH）的分泌。而类固醇激素的受体广泛分布于不同类型的细胞内，类固醇弥散地通过细胞膜与细胞内的特异性受体相结合，然后进入核内，作用于 DNA 上的位点，调节基因的转录和表达。肾上腺糖皮质激素可迅速引起下丘脑、中脑神经元放电频率发生改变；诱导谷氨酰胺合成酶在星形胶质细胞的表达；加强谷氨酸的神经毒作用和激活 N-甲酰-D-天冬氨酸（NMDA）受体以及通过调节 γ-氨基丁酸 A 型受体（GABA$_A$ 受体）的活性来影响 GABA 能神经元的生理效应等。

神经内分泌－免疫调节 免疫器官和组织如胸腺、脾和淋巴结内都有神经纤维终末的分布，包括胆碱能、肾上腺能和肽能（如速激肽、CGRP、血管活性肠肽、NPY、缩胆囊素、神经降压肽、P 物质等）神经纤维。另外，在这些部位的多种免疫细胞膜上也发现了诸多神经递质和内分泌激素的受体，这些受体成为神经和内分泌系统调节免疫系统功能的直接作用靶点。除了下丘脑－垂体-肾上腺轴对免疫系统的调节外，还发现在切除肾上腺后，当机体受到强烈应激原刺激时仍然可以引起肾上腺皮质激素的分泌增加，进而对免疫功能产生抑制作用。因此，在体内还存在非垂体-肾上腺轴对免疫功能的调节，可通过两条途径实现：一是直接作用于免疫系统，如上所述应激时 ACTH 能直接作用于免疫系统的细胞，抑制免疫功能，这是应激抑制免疫功能依赖肾上腺的神经内分泌免疫调节的主要途径；二是直接作用于内分泌细胞产生的免疫调质，如在应激条件下皮质类固醇含量升高可作用于淋巴细胞、巨噬细胞等，抑制细胞因子，如 IL-1 和干扰素的合成与释放，进而调节免疫系统或其他系统的功能。这种抑制作用可能与临床上使用氢化可的松治疗时的免疫抑制有关。此外，松果体分泌的褪黑激素与细胞因子之间也存在着双向反馈调节机制，而内源性阿片样物质在应激抑制免疫系统活动中也可以通过直接或间接的中枢或外周的作用影响机体的免疫功能。

免疫-神经内分泌调节 免疫系统同样可以通过多种途径影响和调节内分泌的活动。免疫系统在受异物刺激后，能释放免疫反应性激素和产生细胞因子，通过作用于神经和内分泌细胞膜上的相应受体，进一步调制神经内分泌的功能。

免疫反应性激素是指免疫细胞在特异抗原刺激下能合成某些原由内分泌系统和神经元产生的神经递质样物质和肽类激素，如免疫反应性促肾上腺皮质激素（ir-ACTH）、免疫反应性内啡肽（ir-EP）、P 物质、血管活性肠肽等多达 20 多种。免疫细胞所产生的 ir-ACTH，具有和垂体生成的 ACTH 相同的性质和功能，也能刺激肾上腺皮质产生并释放皮质激素，从而发挥免疫系统对神经内分泌系统活动的调节作用。因此，将垂体以外能产生 ACTH 的途径称为淋巴-肾上腺-免疫调制途径，又称淋巴细胞-肾上腺轴。另外，免疫细胞所产生的 ir-EP，也被认为是免疫-神经内分泌双相调节环路中的一个关键性信息物质，因为 ir-EP 不仅可通过体液和局部途径作用于胰岛 β 内啡肽（β-EP）受体，促使胰腺分泌的胰岛素或胰高血糖素增加，也可直接参与内脏神经和下丘脑-垂体轴的调节功能。

当免疫细胞受刺激被激活后，

还可释放各种细胞因子，包括白介素、干扰素、肿瘤坏死因子、胸腺素和补体等，对自身的活动进行反馈调节，并作出免疫应答反应，这些因子又被称为免疫调质。丘脑、下丘脑、海马、室旁核等的神经元内都有 IL-1 免疫活性物质，脑内星形胶质细胞和小胶质细胞也可产生 IL-1。抗原刺激可诱导 IL-1 的产生，IL-1 可直接作用于腺垂体，导致 ACTH 释放增加，进而促使肾上腺皮质释放皮质酮；而血清中皮质酮的增加又可反过来抑制 IL-1 的合成和分泌。IL-1 还可促进腺垂体激素的合成和释放。

因此，免疫系统和神经内分泌系统之间通过共同的生物信息物质，如激素、细胞因子、由应激或条件性免疫反应所产生的物质等，对其自身及全身各器官系统的功能进行调节，最终使机体的内环境在无论生理或病理条件下均处于稳定状态。

(李金莲)

zhǒngliú xìbāo

肿瘤细胞 (tumor cell)

自主性生长增殖，不受体内调节因素的影响，且能侵袭转移的细胞。人体肿瘤分良性和恶性两种。

恶性肿瘤细胞特征　主要有以下几方面：

形态学特征　来源不同，形态各异，但有共同特征；恶性肿瘤细胞比其相应的正常细胞在大小及形状有不同，即具有多形性和异质性，细胞核质比例加大，细胞核呈多形性、染色深、核仁增多、增大，且不规则，核分裂象较多。

生物学特征　①自主性：是肿瘤细胞区别于正常细胞的最显著特征。在正常情况下，机体通过神经、体液等机制，对体内一切细胞的增殖和分化起着精确的调节作用，而肿瘤细胞不受机体的控制，可持续不断地增殖。②去分化：肿瘤细胞向着不成熟的方向分化，又称反分化。③侵袭力和转移：是区别于正常细胞的重要标志。恶性肿瘤能侵犯基底组织和自瘤块脱落小团细胞，从淋巴管与血管迁移至远处，能滋生出新的瘤块。不同肿瘤的侵袭和转移能力也各不相同。

生物化学特征　①正常细胞发展成肿瘤细胞过程中，细胞膜的分子结构发生改变，如对糖类及氨基酸的通透性增加、接触抑制的降低或消失、膜的流动性增加等。这些改变与肿瘤的增殖、转移及免疫有密切关系。②肿瘤细胞糖代谢的改变主要表现为有氧糖酵解明显增强。蛋白质和核酸的代谢表现为，合成代谢明显增加，而分解代谢则减低。③肿瘤细胞信息系统发生改变，环腺苷酸 (cAMP) 和环鸟苷酸 (cGMP) 在动物细胞增殖的调控中起重要作用。cAMP 主要使依赖于 cAMP 的蛋白激酶 A (PKA) 活化，有抑制增殖、诱导分化的作用。cGMP 的调节机制与 cAMP 类似。但在细胞中的浓度比 cAMP 少数倍至数十倍。

遗传学特征　肿瘤细胞在癌变过程中染色体发生数量和结构改变，正常细胞中染色体数目为二倍体。恶性细胞中染色体数为非整倍体，增加至 3 倍、4 倍，甚至更多。除染色体数目改变外，染色体结构也发生明显的改变：断裂、缺失、易位、倒位、环状染色体、双微体、均染区，通过显带、核型分析与原位杂交等技术可检测染色体结构改变。

形成　正常细胞受体内外各种因素的作用可发生恶性转化。细胞体外培养转化癌变研究，具有快速、简便、易于观察的特点。体外恶性转化的细胞移植到动物也可发展成肿瘤。各种致癌因素也可诱发体内组织肿瘤。

细胞恶性转化　①体外培养的正常细胞，在致癌因子作用后，发生恒定的、可遗传给子代的、具有恶性细胞特征的一系列变化，这些变化包括表型的与核型的变化（表）。②转化了的细胞在同品系动物内接种时，可出现肿瘤。

恶性转化原因　肿瘤的发生是一个多因素、多基因、多步骤的生物学演变过程，可分为启动、促进和演进 3 个不同而又连续的过程。发生原因涉及外因主要包括化学、物理和生物因素等。内因主要包括免疫、激素、代谢和遗传因素等。因此，肿瘤的发生发展往往需要多种因素的相继或协同作用，是环境因素与遗传因素相互作用的结果。

(陆士新)

zhǒngliú biāozhìwù

肿瘤标志物 (tumor marker)

在恶性肿瘤发生发展过程中，由肿瘤细胞产生或分泌并释放至血液、细胞和体液内，能够反应肿瘤存在和生长的物质。这些物质，有的不存在于正常成年人组织，而存在于胚胎组织；有的正常成年人中亦存在，但含量甚微，在肿瘤时可出现大幅度增高，且与肿瘤的发展相平行。

研究过程　1848 年，英国医生亨利·本斯·琼斯 (Henry Bence Jones) 在多发性骨髓瘤患者的尿中发现免疫球蛋白轻链（本周蛋白，Bence-Jones protein）与骨髓瘤发生有关，将其作为多发性骨髓瘤的标志物。1978 年，赫贝曼 (Herberman) 提出了肿瘤标志物的概念。现用于临床检测

表　细胞培养中正常细胞恶性转化的鉴定指标

指标	正常细胞	恶性转化的成纤维细胞	恶性转化的上皮细胞
形态	伸展良好 折光较弱，核质比例小，胞质嗜碱性弱，核仁较小较少。多核巨细胞少见	梭形，伸展较差 折光较强，核质比例大，胞质嗜碱性强，核仁较多较大。多核巨细胞较多见	与正常细胞之间的差别不如成纤维细胞大，多型性较常见
黏附性	细胞之间黏附性较强，紧贴瓶生长	黏附性较差，较易脱落	差别不明显
生长特性	排列有方向性单层生长，存在密度依赖性抑制	方向性消失，多层重叠，密度依赖性抑制消失	差别不明显，某些细胞系呈重叠生长
对血清的要求	较高	较低	差别不明显
扫描电镜观察	微绒毛少	微绒毛丰富	不稳定，有时微绒毛增多
植物凝集素引起的凝集	弱	较强	较强
细胞表面的糖蛋白和糖脂	正常	糖基化不完全	糖基化不完全
纤连蛋白	正常存在	减少或消失	
纤溶酶原激活物	较低	增高	不稳定，在某些系统中增高
胞质中微丝、微管排列	规则	紊乱	不稳定
胞质 cAMP 浓度	较高	较低	
核型	二倍体	非整倍体或假二倍体	非整倍体
在琼脂中生长	不生长	生长	生长
异种接种至易感动物	无肿瘤生长	肿瘤生长	肿瘤生长

的肿瘤标志物包括肿瘤特异性抗原及相关抗原、激素、受体、酶和同工酶、癌基因、抑癌基因、肿瘤相关基因及其产物以及有关的单克隆抗体等 100 多种。

分类　临床应用的肿瘤标志物大多为糖类抗原（CA 系列），其中甲胎蛋白（AFP）和癌胚抗原（CEA）最为常用。肿瘤标志物尚无统一的分类与命名，依其来源及用途，可分为 8 类：

癌胚蛋白　指胚胎时存在于胎儿正常细胞的蛋白质成分，如 AFP、CEA 等。

胚胎性酶与同工酶　同工酶是指功能相同，但分子结构并不完全相同的酶蛋白，细胞癌变时，分化不全，蛋白质趋向胚胎化，出现胚胎性酶。

激素或异位性激素可以是原位性，诊断各种内分泌肿瘤，或为异位性，对某些特定肿瘤有诊断价值。

免疫球蛋白与白细胞膜标志主要是各类免疫球蛋白，如：IgG、IgA、IgM、IgD、IgE。

中间丝标志　不同胚叶起源的肿瘤，含有不同的中间丝。用抗中间丝系列抗体可判断低度分化肿瘤的性质及起源。

致瘤病毒的抗原或抗体　如 EB 病毒抗体及 EB 病毒核抗原（EBNA）的检测有助于鼻咽癌的诊断。

单克隆抗体识别的肿瘤抗原　如 CA19-9 诊断胰腺与结肠肿瘤，用 CA125 诊断卵巢腺癌等。

癌基因、抑癌基因与其他肿瘤相关基因　对其中具有较高特异性者可用其编码蛋白的抗体或基因探针进行免疫组化或分子杂交进行诊断。

检测分析技术　包括生物化学技术、免疫组织化学技术，基因诊断与基因芯片等。

应用　大多数肿瘤标志物均是正常组织中的生理性物质，肿瘤发生后标志物表达增高，却并不是特异性的。因此，临床上不能将肿瘤标志物均作为肿瘤诊断指标，但对肿瘤的筛查、辅助诊断、监测、进展、肿瘤疗效和预后判断有一定的价值。

（陆士新）

zhǒngliú qīnxí zhuǎnyí

肿瘤侵袭转移（invasion and metastasis of tumor）　肿瘤细胞从原发灶侵犯邻近组织，并在该处继续繁殖生长，或从原发部位，经淋巴道、血管或体腔等途径，到达其他部位继续生长的现象。侵袭与转移是恶性肿瘤的重要生物学特征，侵袭性与转移能力是肿瘤细胞区别于正常细胞的最基本的特征。肿瘤的侵袭与转移是一个连续、渐进的多因素调控、多步骤动态的过程，也是导致肿瘤复发、病情恶化而最终死亡的病理基础。肿瘤转移的发生涉及肿瘤细胞及其所处微环境中复杂的信号通路。

侵袭转移过程　①原发灶肿

瘤细胞大量增殖，新生血管生长。②肿瘤细胞从原发灶脱落，侵袭基膜，进而侵入血管、淋巴管或体腔。③极少数肿瘤细胞在循环系统中存活，形成瘤栓，随血流、淋巴流迁移到另一远隔部位或器官。④肿瘤细胞与靶器官的毛细血管壁发生黏附，穿出血管形成微小转移灶，细胞增殖并产生新的血管，形成与原发瘤同样类型的继发瘤。

侵袭转移理论 ①肿瘤转移的"种子和土壤"学说：肿瘤转移是有器官特异性的，不同肿瘤的转移对不同靶器官的亲和力不同，因靶器官的微环境对转移瘤的形成非常重要。1889年，英国外科医生斯蒂芬·佩吉特（Stephen Paget）提出了关于肿瘤转移的"种子和土壤"学说，认为肿瘤的微环境（土壤）影响恶性肿瘤（种子）的分布和移动，正是由于扩散的肿瘤细胞与特定部位微环境之间的相互作用，使得恶性肿瘤在第二器官发展为转移癌，这种"土壤"能进一步调节"种子"细胞的生长和分化。②肿瘤转移的"前转移微环境"学说：该学说扩展了传统的"种子和土壤"学说。在肿瘤细胞到达靶器官之前，会分泌出若干因子，激活骨髓来源的造血干细胞，这些细胞会先于肿瘤细胞到达靶器官。在靶器官中的细胞基质、巨噬细胞及一些造血祖细胞等发生适应性改变，构成了一个转移前的微环境，为肿瘤细胞的停留、增殖，转移灶的形成创造条件。③肿瘤侵袭转移与肿瘤干细胞：肿瘤细胞中的干细胞具有很强的迁移运动能力。只有肿瘤干细胞才能长期维持肿瘤的生长。此外，一些肿瘤患者在肿瘤根治切除多年后出现转移癌，提示肿瘤的转移和

复发可能来源于潜伏在体内的肿瘤干细胞。

侵袭转移方式 ①组织侵袭：肿瘤细胞向邻近组织侵袭。②淋巴转移：原发肿瘤的细胞随淋巴引流，转移到淋巴结。③血行转移：肿瘤细胞进入血管随血流转移至邻近或远处部位，如肺、肝、骨、脑等，形成继发性肿瘤。④种植：肿瘤细胞脱落后种植到另一部位，如内脏肿瘤播种到腹膜或胸膜上。

侵袭转移的相关基因 基因的突变或失活会导致细胞黏附能力的下降，促使肿瘤的发生和转移，这类基因称为肿瘤转移基因。采用cDNA文库消减杂交技术从转移和非转移肿瘤组织和细胞系中已获得调控肿瘤转移行为的基因，即肿瘤转移相关基因，其中

包括肿瘤侵袭转移基因、肿瘤侵袭转移抑制基因等（表）。

侵袭转移机制 ①上皮-间质变迁（EMT）在肿瘤侵袭转移中的作用：上皮细胞获得成纤维样细胞的特征，如细胞间黏附减弱、运动性增强等。胚胎发育过程中参与EMT过程的基因参与了转移过程。EMT是许多肿瘤侵袭和转移早期的一个重要的过程。EMT的重要标志是E-钙黏着蛋白表达的下调。许多转录因子抑制E-钙黏着蛋白的表达，如Snail/Slug家族蛋白、Twist、δEF1/ZEB1、SIP1和E12/E47。EMT是一个动态的过程，来自微环境的刺激通过调节信号通路控制EMT以及肿瘤转移。②细胞凋亡与肿瘤转移：细胞凋亡是调节肿瘤细胞转移的重要机制，其对肿瘤转移的过程

表　肿瘤转移相关基因

基因	蛋白功能/同源性
nm23	NDP激酶，转导因子（？）信号转导
wdm-1	未知
wdm-2	NAD（P）H甲萘醌还原酶
KAI-1	CD82，膜糖蛋白
Kiss-1	信号转导（SH3）结合区
pLrn59	酸性核糖体蛋白
pGm21	延长因子-1
stromelysin	金属蛋白酶
（transin）mts-1	钙结合蛋白
st-3（stromelysin-3）	金属蛋白酶
pMeta-1	细胞黏附分子
Tiam-1	GDP/GTP转换蛋白信号转导
Osteopontin	细胞黏附分子
E-cad	属钙黏着蛋白家族，为穿膜糖蛋白
TIMP	基质金属蛋白酶（MMP）组织抑制因子，属分泌蛋白类
MTA-1	未知
MACC1	蛋白与细胞信号转导和凋亡相关
LCMR1	未知
MHC-H-2K	细胞表面抗原蛋白
MRP-1	能抑制细胞运动的糖蛋白
p9Ka	钙结合蛋白

有多个调控环节。上皮细胞脱离细胞外基质时会诱发失巢凋亡。一些肿瘤转移过程所涉及的蛋白质对细胞凋亡也起调节作用，例如：基质金属蛋白酶（MMPs），MMP15、MMP2、MMP3 参与肿瘤细胞转移过程中的侵袭和血管发生事件。

（陆士新）

xìbāo áibiàn

细胞癌变（cancerization） 正常细胞转变为癌细胞的过程。研究其本质、原理和过程统称为癌变原理（癌的发病机制）。不同种类的致癌因素可能具有不同（或相同）的癌变原理，因此，有人提出无氧糖酵解学说、丢失学说、两个阶段学说等。细胞癌变和癌基因突变与调控有关：①癌变是由于致癌物质使细胞的遗传信息物质如细胞核内的 DNA 的结构发生改变，使原癌基因激活与抗癌基因丢失或功能失活，正常细胞才能转变为癌细胞。这个过程是难以恢复的。②肿瘤是一种细胞分化障碍的疾病。癌变可能是由于表观遗传（基因表达）的异常，不一定需要基因结构改变，认为癌变是可以恢复的。实际上，上述的两种可能性都是存在的。

细胞癌变过程中癌基因、抑癌基因、修复基因、转移基因和转移抑制基因等关键性基因的结构和功能会发生变化。

癌基因是指细胞内或病毒内存在的，能诱导正常细胞发生转化，使正常细胞获得一个或多个新生物特性的基因。细胞癌基因普遍存在于各种细胞，其生理功能主要为：一是调节细胞生长；二是参与细胞分化和发育过程。正常细胞中的癌基因和肿瘤细胞中的癌基因的核苷酸顺序十分相似，后者可使 NIH3T3 细胞恶性转

化，前者经激活后才具有转化能力，说明在正常情况下细胞癌基因不致癌，生理条件下内外环境中的某些刺激可激活癌基因，从而调节细胞的生长、分化、与信息传递。因此，通常认为癌基因并不是肿瘤所特有，而是与细胞的生长、分化和信息传递等功能有关。

抑癌基因或称抗癌基因。是在肿瘤发生中，通过纯合缺失或失活而引起细胞恶性转化的基因。抑癌基因正常时起抑制细胞增殖和肿瘤发生的作用。而在恶性肿瘤中发现抑癌基因的两个等位基因缺失或失活，失去对细胞增殖的抑制作用。

癌基因与抑癌基因不仅在肿瘤发生发展的分子生物学机制方面具有重要作用，对肿瘤的预防、治疗、细胞诱导分化、凋亡和衰老等方面也具有重大价值。

（陆士新）

zhǒngliú gànxìbāo

肿瘤干细胞（cancer stem cell） 正常干细胞演变的、具有与干细胞相同的自我更新和分化潜能的生物学特性，只占肿瘤细胞的 0.1%～1.0%，并对肿瘤的发生、发展和侵袭、转移起重要作用的肿瘤细胞。

研究过程 19 世纪中叶，病理学家发现有些肿瘤组织在形态上与胚胎组织有很多相似性，显示肿瘤细胞可能起源于胚胎样细胞，提出了肿瘤干细胞的概念。1990 年，迪克（Dick）发现急性白血病的肿瘤细胞中，仅有 1/100 万的细胞能在非肥胖性糖尿病/重度联合免疫缺陷（NOD/SCID）小鼠中移植成功。而这些细胞具有白血病干细胞特性，被认为是急性白血病的肿瘤干细胞。2003 年，阿尔－哈吉（Al-Hajj M）用

CD44、CD24 和上皮特异性抗原 ESA 分离出乳腺癌干细胞，占肿瘤细胞的 2% 左右。2003 年，赫曼蒂（Hemmati HD）与辛格（Singh SK）分别报道了脑肿瘤干细胞，占肿瘤细胞的 0.3%～2.5%。此后，在多种实体肿瘤和肿瘤细胞系中均分离与鉴定出肿瘤干细胞，发现肿瘤组织中仅有一小部分（0.1%～1.0%）肿瘤细胞有致瘤性，其具有与干细胞相似的自我更新、增殖、分化等特性，被称为肿瘤干细胞，又称肿瘤启始细胞（TIC）。

起源 尚无定论，可能有多种细胞起源。

起源于正常干细胞 ①正常干细胞在体内外因素作用下发生突变或表观遗传的变化，即可转变为肿瘤干细胞。②正常干细胞自我更新的信号通路，如 WNT、Shh、Notch、PTEN、BMI1 发生失控改变了正常干细胞的自我更新的调控机制也会促进肿瘤生成。③正常干细胞通过对称分裂和不对称分裂实现自我更新及增殖分化，正常干细胞不对称分裂受阻时将促进肿瘤生成。

起源于分化的祖细胞和成熟体细胞 肿瘤干细胞也可能起源于已分化的祖细胞或分化成熟的体细胞。体外培养的已分化祖细胞以及发生逆向分化的成熟体细胞均可能演变为肿瘤干细胞。

干细胞突变 来源于正常干细胞或祖细胞的突变。人体恶性肿瘤的 90% 来源于上皮组织。上皮组织如皮肤、角膜、食管、乳腺、肺、前列腺和肝等的更新和再生是依赖于基底膜的少量干细胞。上皮干细胞是唯一长期存在于上皮组织的细胞，可积累多次突变，由正常干细胞转变为肿瘤干细胞而引起肿瘤。此外，从白

血病、乳腺癌、脑肿瘤、食管癌、鼻咽癌、前列腺癌和黑色素瘤中均分离得到肿瘤干细胞。

信号通路突变 Wnt、Notch、Sonic、Hedgehog 通路发生突变易导致肿瘤的发生，其中 Wnt 信号在上皮干细胞的分化调控中发挥着重要作用。在一些上皮组织的干细胞中，β-联蛋白和转录因子 TCF 表达很高，去除 β-联蛋白和 TCF 可以导致上皮组织中的干细胞数量锐减。在一些上皮来源的肿瘤，如结直肠癌、肝癌中，常因 β-联蛋白在细胞内积聚而促进细胞异常增生和转化，β-联蛋白对于维持上皮源性干细胞和肿瘤干细胞的自我更新功能起重要作用。

生物学特性 肿瘤干细胞与干细胞的比较：

相似性 ①无限的自我更新能力：肿瘤干细胞能够产生与上一代完全相同的子代细胞，并通过自我更新维持着肿瘤的持续生长。②分化潜能：肿瘤干细胞能够产生不同分化的子代瘤细胞，在体内形成新的肿瘤。③高致瘤性：很少量的肿瘤干细胞注入实验动物体内即可形成肿瘤，而一般肿瘤细胞形成肿瘤非常困难，或需要大量细胞。④耐药性：肿瘤干细胞膜上多数表达 ABC 超家族膜转运蛋白，这类蛋白大多可运输并外排包括代谢产物、药物、毒性物质、内源性脂类物质、多肽、核苷酸及固醇类等多种物质，使之对许多化疗药物产生耐药。肿瘤干细胞的存在是导致肿瘤化疗失败的主要原因。

相异性 肿瘤干细胞的自身特性（表1）。

已从人类急性髓细胞性白血病、乳腺癌、脑肿瘤、肺癌、视网膜母细胞瘤、胰腺癌、肝癌、恶性黑色素瘤、前列腺癌、大肠癌及头颈部鳞状细胞癌等癌组织中分离鉴定出肿瘤干细胞。此外，中国还在鼻咽癌、食管癌原发组织与细胞系、大肠癌和胃癌中分离与鉴定出肿瘤干细胞样细胞。

分离 肿瘤干细胞的分选技术有两种：流式细胞仪分选技术和磁珠分选技术。其中流式细胞仪分选技术是指使用流式细胞仪对处在快速直线流动状态中的细胞或生物颗粒进行多参数的、快速的定量分析。此项技术有赖于细胞表面标志物的识别，已被广泛应用：①测定细胞表面标志物及特异抗体来分离鉴定是最常用的方法。②侧群细胞（SP）亚群的分析：以肿瘤干细胞的 ABCG2 耐药机制，用 Hoechst 染色方法分离 SP 细胞，该技术已经相当成熟。③醛脱氢酶（ALDH）的分析：采用 ALDEFLUOR 试剂检测肿瘤细胞的 ALDH 活性，表达高水平 ALDH 的细胞会发出荧光并能被检测到。然后，染色的细胞被分离，大多数 ALDH 阳性细胞具有肿瘤干细胞活性。④Wnt 通路分离法：利用 Wnt 通路在肿瘤细胞的表达活性差异来分离肿瘤干细胞。⑤构建干细胞微环境法：构建干细胞龛来捕获肿瘤干细胞。⑥抗凋亡作用分选肿瘤干细胞：

肿瘤干细胞多停留在 G_0/G_1 期，具有抗凋亡性。在凋亡诱导模型中，肿瘤干细胞的比例增加，相应的细胞表面标志也会增加。因此，通过比较肿瘤细胞表面分子的表达，可发现肿瘤干细胞。

鉴定 从形态学角度难以对肿瘤干细胞鉴定，只能从功能学方面进行分析。鉴定方法如下：①自我更新和分化潜能的分析：确定细胞是否具有自我更新以及增殖分化维持肿瘤的能力是鉴定肿瘤干细胞的标准。②肿瘤干细胞呈悬浮球状生长的特性：体外培养进行初步鉴定，肿瘤干细胞易呈悬浮球状生长，并可连续传代，在传代的后期更易出现悬浮球状生长且增殖速度加快；此外，通过有限稀释实验和亚克隆培养分析发现所有亲本肿瘤球制成的细胞悬液都再次形成肿瘤球，且与亲本肿瘤球完全相同，提示肿瘤干细胞具有自我更新和增殖能力；肿瘤干细胞转移至含血清的培养基中培养 7 天左右，便不再或极少表达巢蛋白和 CD133，而这两种标志物是在干细胞或是祖细胞中表达的。应用这些方法进行初步鉴定肿瘤干细胞。③小鼠体内成瘤实验：将分离出的可疑肿瘤干细胞移植到 NOD/SCID 小鼠体内，观察是否生成肿瘤及肿

表 1　正常干细胞同肿瘤干细胞的比较

特性	成体干细胞	肿瘤干细胞
自我更新能力	具有自我更新的能力	具有较强自我更新能力
分化能力	特异组织的所有细胞群	原发肿瘤内的所有异质群
代谢活性	低	未知
信息通路	Hedgehog、Wnt、Notch 及 BMP 通路调控正常	Hedgehog、Wnt、Notch、BMP 及其他通路异常调控
细胞周期调控	慢周期，严密被调控	很慢周期，其他未知
局部环境	微环境分隔化或与基质相连	未知
黏连性	紧密黏连	未知
游离能力	不或慢游离	具有上皮-间质转化特性

瘤的发展进程，用以鉴定可疑肿瘤干细胞，同时观察其是否具有形成并维持肿瘤生长及异质性的能力。检测新成瘤组织是否具有自我更新能力，可从新生的肿瘤内再次分离出细胞，并移植到新的 NOD/SCID 小鼠体内进行检测。

标志物　但除了造血干细胞的表面抗原较为特异和丰富外，其他组织缺乏明确的特异的干细胞抗原（表2）。

功能　肿瘤干细胞在肿瘤的形成、生长、浸润、转移及复发中起着关键性作用。单个肿瘤干细胞即具备肿瘤转移或移植后形成新肿瘤的功能，其理论对肿瘤的诊断、治疗及预后方面都有重要的意义。

肿瘤干细胞微环境　微环境中的各种信号调控肿瘤干细胞的生物学行为，微环境为肿瘤干细胞提供自我更新的信号，并产生分化的肿瘤细胞。这个过程很可能是肿瘤侵袭周围组织或远处形成转移瘤的重要机制之一。

（陆士新）

jīyīn tūbiàn

基因突变 （gene mutation）

由于核酸序列发生变化，包括碱基置换、移码、插入、缺失等突变，使之不再是原有基因的现象。

基因分型有：①野生型：原始基因序列及相应表型。②突变型：基因突变后的基因序列及相应表型。

基因突变的特征：①发生的时间、部位和数量，均为随机。②细胞分裂过程中突变基因被保留下来，导致体细胞遗传或生殖遗传。③由于基因保持稳定性遗传的基本特征，突变的概率很低。④突变型基因可以突变而成为野生型基因，称为回复突变。但正向突变率高于回复突变率。

基因突变的检测方法有多种，常用的有两类：①筛选未知突变基因的方法：如 RNA 酶 A 切割、单链构象多态性（SSCP）、变性梯度凝胶电泳、化学切割错配、DNA 测序、DNA 芯片技术法。②变性的高效液相色谱检测及检测已知的特异性的基因突变：如杂交法、扩增法，其中包括扩增阻碍突变系统（ARMs）法，限制性片段长度多态性聚合酶链反应（RFLP-PCR）法、连接酶链反应（LCR）法等。数种技术的组合可

表2　肿瘤干细胞鉴定与标志物

肿瘤类型	肿瘤干细胞鉴定与纯化的标志物
急性髓细胞性白血病	$CD34^+/38^-$、$CD38^+/Thy\text{-}1^-$、$CD34^+/c\text{-}kit^-$、CD133 和（或）$CD34^+$
慢性髓细胞性白血病	$Ph^+/CD34^+/CXCR4^+$
血液恶性肿瘤	$CD34^+/CD38^-$ (23)
乳腺癌	$CD24^{-Low}/CD44^+$ (28)、$ESA^+/CD44//CD24^{low}$、$CD44^+/CD24^{-low}/Lin^+/B38.1^+/ESA$
脑肿瘤（胶质母细胞瘤和髓母细胞瘤）	$CD133^+$ (29)，ABCG2/BCRG1，Dlk-1，Pref-1
结肠癌	$CD133^+$ (31，41)，$CD44^+/Lin^-/ESA^+$ (40)
肺癌	$CD133^+$ (38)
胰腺癌	$CD44^+/CD24^+/ESA$ (33) $CD133^+$ (34)
肝癌	$CD133^+$ (36，37)
肝细胞腺瘤	CK7，CK19，Chromogranin A，OV-6，NCAM
儿童肝母细胞瘤	$CD34^+/c\text{-}kit^-$
前列腺癌	$CD44^+/21high/CD133^+$ (32)，Intergrin/CD133，CD133，$Sca\text{-}1^+/CD45^-$
头颈鳞状细胞癌	$CD44^+$ (30)
卵巢癌	侧群细胞 (35)
恶性黑色素瘤	CD133
转化胚胎干细胞	CD30
小鼠胃癌	$GPF^+/CD45^+$
小鼠肺腺癌	$Sca\text{-}!/CD45/Pecan/CD34^+$
小鼠 Lewis 肺癌	$VEGF1^+/CD133^+/CD34^+/CD117^+$
B16 黑色素瘤	$VEGF1^+/CD133^+/CD34^+/CD11$

以形成一个完整的基因突变检测系统。

（陆士新）

biǎoguānyíchuánxué

表观遗传学（epigenetics） 研究基因的核苷酸序列不发生改变时，基因表达的可遗传变化的遗传学分支学科。细胞 DNA 序列不发生变化，而基因表达却发生了可遗传的改变，且在发育和细胞增殖过程中能稳定传递。epigenetics 的中文译法有多种，常见译为表观遗传学、表现遗传学、后生遗传学、外因遗传学、表遗传学和外区遗传学等，以译为"表观遗传学"为多。

简史 1942 年，英国学者康拉德·哈尔·沃丁顿（Conrad Hal Waddington，1905～1975 年）首先提出了 epigenetics 一词，并提出表观遗传与遗传是相对的，表观遗传主要研究基因型和表型的关系。数十年后，霍利迪（Holiday R）对 epigenetics 提出了更新的系统性论断，即表观遗传学研究没有 DNA 序列变化的、而是可遗传的基因表达改变。

研究内容 主要包括：DNA 甲基化、染色质重塑、X 染色体失活，非编码 RNA 调控等，任一方面的异常都将影响染色质结构和基因表达，导致复杂综合征、多因素疾病以及癌症。和 DNA 的改变不同的是，许多表观遗传的改变是可逆的，这就为疾病的治疗提供了乐观前景。

DNA 甲基化 是指在 DNA 甲基化转移酶的作用下，以 S-腺苷甲硫氨酸（SAM）为甲基供体，将甲基转移到基因组 CpG 二核苷酸的胞嘧啶 5′ 碳位共价结合的过程。由于 DNA 甲基化与人类发育和肿瘤疾病的密切关系，尤其是 CpG 岛甲基化使抑癌基因转录失活，造成基因表达下调或缺失。DNA 甲基化已成为表观遗传学和表观基因组学的重要研究方向。

RNA 干扰 是一种分子生物学上由双链 RNA 诱发的基因沉默现象。RNA 干扰是研究人类疾病的重要手段，通过其他物质调节 RNA 干扰的效果以及实现 RNA 干扰在特异组织中发挥作用是 RNA 干扰的研究重点。

组蛋白修饰 透过改变蛋白质结构，而引致蛋白质产生不同的作用和特性。

染色质重塑 是指在能量驱动下核小体的置换或重新排列。它改变了核小体在基因启动子区的排列，增加了基础转录装置和启动子的可接近性。染色质重塑的发生和组蛋白 N 端尾巴修饰密切相关，尤其是对组蛋白 H3 和 H4 的修饰。染色质重塑异常引发的人类疾病是由于重塑复合物中的关键蛋白发生突变，导致染色质重塑失败，即核小体不能正确定位，并使修复 DNA 损伤的复合物、基础转录装置等不能接近 DNA，从而影响基因的正常表达。如果突变导致抑癌基因或调节细胞周期的蛋白出现异常将导致癌症的发生。

非编码 RNA 功能性非编码 RNA 在基因表达中发挥重要的作用，按其大小可分为长链非编码 RNA 和短链非编码 RNA。长链 RNA 常在基因组中建立单等位基因表达模式，在核糖核蛋白复合物中充当催化中心，对染色质结构的改变发挥着重要的作用。短链 RNA 在基因组水平对基因表达进行调控，其可介导 mRNA 的降解，诱导染色质结构的改变，决定细胞的分化命运，还对外源的核酸序列有降解作用以保护自身基因组。常见的短链 RNA 为小干扰 RNA（siRNA）和微小 RNA（miRNA），前者是 RNA 干扰的主要执行者，后者也参与 RNA 干扰但有独立的作用机制。

非编码 RNA 对防止疾病发生有重要作用。染色体着丝粒附近有大量的转座子，转座子可在染色体内部转座导致基因失活而引发多种疾病，然而在着丝粒区存在大量有活性的短链 RNA，通过抑制转座子的转座而保护基因组的稳定性。非编码 RNA 不仅能对整个染色体进行调节，也可对单个基因活性进行调节，对基因组的稳定性、细胞分裂、个体发育有重要作用。

研究方法 表观遗传学研究主要集中在 DNA 甲基化和组蛋白修饰。其相应的研究方法也取得了较大进展，一方面方法的灵敏度和特异性都在不断提高；另一方面表观修饰的检测正在逐步从定性检测向定量分析方向发展，从个别位点向高通量检测发展。此外，新一代测序技术的应用也大大推动了表观遗传学研究的发展，包括单分子实时测序法、单分子纳米孔测序法等。

（陆士新）

guāngxué xiǎnwēijìng

光学显微镜（light microscope） 利用光学透镜，以可见光为照明光源，把微小物体（或物体的微细部分）高倍放大，以便观察的仪器或设备。简称光镜。

原理与结构 从物体入射的光，至少被物镜和目镜两个光学系统放大。物体通过物镜产生一个被放大的实像即一级放大，目镜的放大为二级放大，眼睛通过目镜的再次放大去观察这个实像。现代显微镜中，一些目镜观察结果可直接转换在显示器上，在显示器上被放大的图像没有增加显微镜的分辨率。

光镜一般由载物台、聚光照明系统、物镜、目镜和调焦机构组成。物镜是显微镜最重要的部件，接近被观测物体，放大倍数为 5～100 倍。一般光镜都有一组多种倍数的物镜，被安装在物镜转换器上。为正确成像，物镜可具有消除色差、保证视场平面性等特点。目镜是接近人眼的透镜，5～20 倍放大倍数中最常用 12.5 倍的目镜。

分类与应用 医学常用光镜的入射光波长为可见光，少部分需用紫外光源。光镜的分类有：①根据照明技术分为明视野显微镜、暗视野显微镜、荧光显微镜。②根据像的形成技术分为相差显微镜、微分干涉相差显微镜、偏光显微镜。③根据镜体结构分为正置显微镜、倒置显微镜、体视显微镜等。

明视野显微镜最常用，以标本颜色和透射率为基础，对标本的形态和结构进行观察。光源为透射光或落射光。未经染色处理的生物标本，因对光线的吸收少故影像反差低，不利于明视野显微镜观察；染色后增加标本反差可获得更好效果。常用于观察组织切片等染色标本。暗视野显微镜利用斜射照明法阻挡透过标本细节的直射光，以反射光和衍射光来观察标本，观察物体的轮廓或运动。所观察的成像背景黑暗，标本发亮。适用于观察原虫、细菌鞭毛、伪足运动，观察体液中螺旋体、尿管型、结晶体等。

正置显微镜的物镜在载物台上方，适用于观察一般染色的标本，如组织、细胞形态结构、病理切片观察等。倒置显微镜的物镜在载物台下方，适用于观察培养器皿中的活细胞，如果用于观察载玻片上的标本，需将载玻片标本面向下，使其与物镜接近便于观察。体视显微镜简称体视镜，是一种利用斜射光照明观察不透明物体立体形状或表面结构的显微镜，相当于放大镜。适用于显微操作，如小动物转基因等。

使用方法 首先要进行标本制作及光路调节。标本制作需符合可用显微镜要求，做恰当前处理。另外，要理解仪器性能指标，显微镜对物体的放大率，一般指直线放大而不是面积放大，因此图像标注长度单位。与放大率相比，分辨率高更可体现显微镜的性能。分辨率与光源波长成反比关系，与物镜的性能相关，有时添加油或水作为介质能增加分辨率，每个物镜上标记着介质性质。

（赵方菊）

xiàngchà xiǎnwēijìng

相差显微镜（phase contrast microscope） 利用光的衍射和干涉现象将透过标本的光线光程差或相位差转换成肉眼可分辨的振幅差，用于观察未染色标本的显微镜。光线具有相位、波长、频率、振幅等多种特性，人眼只能识别波长（颜色）和振幅（明暗），而看不见相位的改变。相差显微镜把测量光（下述的衍射光）与对照光（下述的直射光）互相干涉使原有的相位差被夸大，同时将相位差变为振幅差，用来观察未染色活体或细胞。

原理与结构 光线通过未染色生物标本时有滞留并产生衍射光，物体密度大滞留长反之则短。与未通过标本的直射光相比，衍射光的光程一般推迟 1/4 波长，这两种光波的相位差或光程差人眼观察不到。我们所看到的像，是直射光与衍射光合成的。

相差显微镜的特殊光学部件称相位板，既可吸收大部分直射光，又可推迟直射光或衍射光 1/4 波长，使这两种光之间形成新的光程差，从而对因样品不同密度造成的相位差起到"夸大"作用。最终这两种光波又汇聚成一束，发生相互叠加或抵消的干涉现象，表现出肉眼可见的明暗区别。

分类 正相差效果，推迟衍射光 1/4 波长，加大衍射光与直射光光程差，两波相减，使被检物体比背景暗，镜检效果是"明中之暗"。适用于观察标本内部细微结构及形态、数量、活体观察。正相差物镜用 P 表示，有透光强度不同的正低（PL）和正低低（PLL）两种物镜，样品折射率强用 PLL。负相差效果，推迟直射光 1/4 波长使与衍射光维持在同一相位上，两波相加，使被检物体比背景明亮，镜检效果是"暗中之明"。适用于标本形态、数量、活动情况的观察。负相差物镜用 N 表示，有透光强度不同的负中（NM）和负高（NH）两种物镜，标本折射率强用 NM。

应用 可用于观察未染色活细胞的部分内部结构轮廓。基础研究中，因观察后仍可继续进行培养做其他实验，常用于比对实验组与对照组细胞的形态结构差异。临床检验中，可做尿沉渣分析辅助诊断泌尿系统疾病、细菌等微生物检查等。不能用于已染色的标本，染色已改变光的振幅。用相差显微镜观察染色标本，得到的既不是一个真正的相差像，也不是一个真正的光吸收像。

（赵方菊）

wēifēn gānshè xiàngchà xiǎnwēijìn

微分干涉相差显微镜（differential interference contrast microscope，DIC） 利用平面偏振光，并根据诺马尔斯基（Nomarski）设计的光学显微镜成像原理制作的显微镜。可使样品厚度的微小差异转变为细微明暗差别，增强立体感，显示结构的三维立体影像。与相差显微镜相比，其标本可略厚一些，折射率差别更大，故影像的立体感更强，适于观察活细胞。

比较 DIC 与相差显微镜原理，相同点是测量光与对照光互相干涉，不同点是对照光也通过物体。两光路距离很小在 $1\mu m$ 之内，因此通过标本某点的光与通过最邻近一点的光进行干涉，可体现标本局部的光学厚度。DIC 有 4 个特殊光学部件：偏振器（PO）、聚光镜侧棱镜（Wc）、物镜侧棱镜（Wo）、检偏器（AN）。W 是棱镜的缩写。入射光经 PO 后成为偏振光，继而经 Wc 分为振动方向互相垂直的两束光，穿过样品的两束光在 Wo 内汇聚，再经 AN 使两束光振动方向趋于一致，产生干涉现象，形成具有立体感的微分干涉图像。根据照明方式，分落射式和透射式两种。生物学和医学研究中常用透射式。

计算机辅助下 DIC 可获得高反差图像，使光镜能分辨如单根微观等精细结构，分辨率较普通光镜提高一个数量级，填补了光镜到电镜间的空缺。DIC 可观察未染色标本、活细胞的精细结构，若以白光照明可以产生彩色影像，称为光染色。DIC 检测灵敏度高，需用 Plan 物镜，聚光镜和物镜要匹配，载玻片厚度应 1mm，盖玻片厚度 0.17mm，分析图像时注意排除假象错误。

DIC 也是用来观察未染色活细胞形状和细胞内部分结构形态。可以观察到比相差显微镜更厚的标本。常安装在激光扫描共聚焦显微镜或活细胞工作站上，用来观察标本的具有立体感的形态，突出靶标的细胞内定位。

（赵方蒥）

piānguāng xiǎnwēijìng

偏光显微镜（polarization microscope）

载物台下装有起偏器，在物镜与目镜之间装有检偏器，从而检测出物质的各向同性和各向异性的一种双折射性质的显微镜。简称 PO。生物体大多数由各同向性的物质组成，但生物结晶等一些物质属于各向异性介质，可形成双折射现象，即振动方向与标本排列方向一致的平行光束可以通过，而其他振动方向的光束则不能通过，形成明暗反差图像。

透明物质或透明介质有两种光学特性，不能分解透射光的即透射光通过时只有一种折射率的称各向同性介质，而可使通过的一束透射光分解为两种不同折射率的介质称各向异性介质。直线偏振光射入具有双折射性物质中，分解成互相垂直的两束光线，因折射率不同，光束有超前和推迟之别，随物质的厚度加剧，光程差为双折射性和厚度的乘积。经检偏镜将正常光与异常光聚合成波，产生干涉色。偏光显微镜的重要光学部件是起偏镜、检偏镜。

在偏光观察时，方向性是重要的因素。偏光显微镜一般配有旋转载物台，观察标本时，转动载物台就会出现规律的明暗反复的变化，每转 360° 有 4 次小光位置和对角位置。生物标本的双折射现象在绝大多数情况下都是极其微弱的。因此，要排除显微镜成像光路上所有光具组本身的双折射可能。

偏光显微镜应用较广，可观察骨骼、头发等不同组织或活细胞内结晶内含物，神经纤维、动物肌肉、植物纤维等的微细结构，分析病变过程。也可观察各种盐类的结晶状况，临床上可用偏光镜检查痛风患者尿酸盐结晶。

（赵方蒥）

yíngguāng xiǎnwēijìng

荧光显微镜（fluorescence microscope）

选择由高压汞灯或类似光源发出一定波长的激发光，激发细胞中某些被荧光染料标记的物质发射荧光，观察细胞某种特异成分分布状态的显微镜。

原理与结构　物质在吸收短波长光波后可转换发射出较长波长的光波，称为荧光。荧光显微镜可以用来观察生物标本的固有荧光、标记荧光。与普通光学显微镜相比，荧光显微镜的特殊部件包括光源、物镜、滤光镜系统等。光源为汞灯或氙灯，提供激发光为含紫外的全波段连续光谱。光源有落射式和透射式两种，生物研究常用落射式。物镜为无自发荧光、不吸收紫外、数值孔径大的专用物镜。滤光镜系统有两部分，一部分起保护作用，包括光源前阻挡有色光和目镜前阻挡紫外保护眼睛的滤片；另一部分用于产生特异荧光信号，其激发滤色镜可以选择激发光的波长；而吸收滤色镜则只允许荧光透过，同时阻挡杂光并几乎完全阻挡激发光通过。

使用方法　在暗室应用，荧光标记物需避光保存。因光源特殊，应注意所用显微镜对开关光源的时间要求并防止紫外对眼睛的伤害。荧光具有特异性，要选择相应激发滤片和吸收滤片，以便获得较强的荧光。标记物的荧光强度会衰减，应及时检测，并避免长时间照射引起的荧光衰减淬灭。荧光信号寿命较短，需及时记录观察结果。

应用 广泛用于生物大分子的定性定位，分辨率高于普通光学显微镜。荧光显微镜能直接观测到细胞内被标记的靶分子，靶分子可通过免疫荧光标记法、直接标记法或荧光探针等手段标记。可对同一样品同时标记多色荧光观察不同靶标。观测荧光染色标本，要结合细胞形态及荧光信号两方面信息。对比激光扫描共聚焦显微镜，荧光显微镜成像含焦平面以外的荧光，不能对靶标做出精确的定位定量分析结果，更适合于荧光标记后的初步观察。

（赵方萄）

jīguāng sǎomiáo gòngjùjiāo
xiǎnwēijìng

激光扫描共聚焦显微镜（laser scanning confocal microscope，LSCM）

利用激光点作为荧光的激发光，通过扫描装置对标本进行连续扫描，再通过空间共轭光阑（针孔）离焦平面光线而成像的显微镜。简称共焦显微镜。成像具有高分辨率、高灵敏度等特点，用连续的光学切片可重新构建样本三维立体结构。

原理 基本原理是共聚焦，样品上激光扫描的聚焦点与检测孔光阑共焦。检测孔光阑阻挡了焦平面上下的荧光，仅允许焦平面的荧光信号形成光学切片。改变观察的焦平面即控制观察深度，从而获得较厚样本的内部结构信息。LSCM的特殊结构主要有激光器、扫描装置、共轭聚焦装置、检测系统、计算机图像处理部分等。荧光信息要结合光镜图像进行综合分析。

应用 可实现对荧光靶标分子的定性、定位、定量分析，广泛应用于细胞内靶分子研究。常见于：①组织或细胞中单染或多染靶标定位及三维重建：如细胞

结构研究及表达蛋白分析等。②区别不同实验组靶标荧光强度变化辅助细胞功能研究：如病理生理区别或药物影响研究等。③观察同一标本内荧光分子强度变化：常用于信号转导研究、对活细胞做长时程细胞迁移、吞噬生长观察。④特殊功能：如分子共定位［荧光共振能量转移（FRET）］、荧光漂白后荧光恢复技术（FRAP/FRIP）等等。

基于激光共聚焦的其他技术 有以下几种：

全内反射荧光显微术（TIRFM） 当入射光斜向射入两种不同折射率的介质时，在一定光学条件下，会发生入射光全反射现象。实际上，由于光的波粒二象性，波动效应仍会使少部分能量进入另一介质内，即所谓"隐失波"，特点为沿界面平行传播有较宽阔视野，但垂直界面方向呈指数递减，探测深度在100nm内，因此大幅降低了背景噪声。全内反射荧光显微镜以隐失波为光源观察标本内荧光染色分子，信噪比极高，现用来对单个荧光分子进行直接观测。但此技术需要做极薄的标本。

转盘式共聚焦显微镜 由于普通LSCM的激光强度很高，逐点逐行逐面的扫描方式有标本光毒性、染料光漂白及扫描速度较慢等缺点，因而转盘式共聚焦显微镜问世。该系统配备两个高速旋转的转盘，上面对应有很多组微孔。光源照射同时高速旋转，相当于无数束光线依次通过不同位置的微孔照射到标本上进行成像。这些微孔同步捕获信息，故可在极短时间内获得整个焦平面扫描图像，大大降低了光源对标本的损伤，适于长时程活细胞观察和对细胞快速变化的研究。

双（多）光子激光扫描显微术 双光子是针对普通共聚焦显微镜单光子激发光而言的。一般荧光激发，是用一个高能量短波长光子激发荧光分子，获得低能量长波长的荧光。而双光子激发的基本原理为：荧光分子因同时吸收了两个长波长光子被激发发出荧光，如某荧光分子需要一个350nm波长的光子激发，换成双光子激发时，则需要同时吸收2个350nm的激发光光子。双光子激发必须有很高的光子密度，激光源是波长范围为红外或近红外的超快脉冲激光器（如钛宝石飞秒激光器）。双光子显微镜具有光毒性低、光漂白小、穿透力强等优点，可取代紫外激发用于活细胞观察，以及厚标本等研究（LSCM的检测深度约500nm，双光子的约800nm）。但水平垂直分辨率稍有下降，需与LSCM配合使用。

（赵方萄）

huóxìbāo chéngxiàng gōngzuòzhàn

活细胞成像工作站（live cell imaging work station）

获取活细胞显微成像信息的一组设备。基于显微镜、细胞培养和高性能电荷耦合器件（CCD）等技术，将活细胞放到载物台上培养一段时间，持续或定时摄取图像，最终得到细胞生死、实施功能、信号传递、药物影响等等过程的动态信息。是现代基础医学研究中非常重要的实验技术之一。

原理与结构 包括全自动倒置显微镜系统、细胞培养环境控制装置、图像采集处理系统等，工作站功能与配置有关。①显微镜系统：以倒置荧光显微镜最多见，也可基于转盘式共聚焦显微镜或激光扫描共聚焦显微镜搭建。载物台应具有Z轴自动对焦功能，

保证系统稳定使靶标始终在焦平面。倒置荧光显微镜上应配备快速荧光滤色片转换装置，减少淬灭及光毒性。②细胞生长环境控制系统：保证细胞在恒定温度湿度二氧化碳浓度下生长的系列部件。③图像采集处理系统：包括高灵敏低噪声 CCD、图像管理及分析处理的软件系统。④其他：可按需安装显微操作器、多通道灌流系统等。

方法 围绕保证细胞最佳生理状态、最大程度减少各原因造成的图像模糊、信号（特别是弱信号、多重信号）的摄取等关键点，设计实验材料和步骤。

应用 ①延时序列成像：对活细胞形态或靶标分子的长时程示踪观察，适用于细胞结构、生长代谢、神经递质传递、信号转导等研究。为活细胞工作站的最多应用。②多通道荧光图像采集：配合软件分析用于荧光共定位、荧光共振能量转移（FRET）等研究。③离子比例图像获取，用于离子定量。④感兴趣区域研究。

(赵方菖)

diànzǐ xiǎnwēijìng

电子显微镜 （electron micro-scope）

以电子束为光源，显示标本超微结构的显微镜。简称电镜。电镜突破了光学显微镜（光镜）放大倍率，可以观察到细胞内部的精细结构。光镜分辨率因受入射光波长（360～700nm）限制约在 200nm 左右，物体最高放大 1000 倍。电镜的电子束波长一般在 0.1nm 以下，分辨率可达到 0.2nm，理论上比光镜分辨率高 10 万倍。但因电镜视差及生物样品制备中的问题，分辨率最好在 1nm 左右。

原理 电镜与光镜有很大区别。电镜光源是电子束，光路上的透镜是用线圈缠绕而成的"电子透镜"，因为电子不能穿透玻璃，故必须依靠电磁场使电子束偏转起到放大作用。人眼不能直接看到电子，电镜成像需用荧光屏显示或直接使底片感光。由于电子易被空气分子散射，所以镜筒内都是真空的，真空下不能检测活材料。电镜分辨率与设备结构相关，使用前要了解其设备的加速电压、最大分辨率等指标。

分类 分为以下两类。

透射电子显微镜 简称透射电镜或透镜，即一般所说的电镜，其光路与光镜光路相似（图）。透射电镜结果是电子束穿透样品后的成像，样品各部位致密度不同造成穿透的电子数各异，在图像上形成明暗差别。

超薄切片技术 是透镜观察最基本最常用的方法。由于电子的穿透能力较弱，样品需要做成极薄的切片。通常超薄切片厚度在 50nm 左右，即一个直径 15μm 的动物细胞可以切出 300 片超薄切片。透镜的实际分辨率约为切片厚度的 1/10，若超薄切片 50nm 厚时其分辨率约为 5nm。超薄切片的样品处理包括固定、脱水、包埋、切片和染色等步骤。生物样品需做树脂包埋获得一定硬度以便切割成超薄切片，包埋前需脱水使样品完全成为脂溶性，而脱水干燥会导致细胞结构变化，故脱水前首先要固定。获得的超薄切片要用重金属做电子染色以加强图像反差，

染色后捞到直径约 3mm 的筛网上，电镜下通过筛网孔进行观察。

负染法 用于观察颗粒或纤维状可以分散的样品，这些样品本身允许电子穿透，如核糖体蛋白、线粒体基粒、病毒颗粒、蛋白质纤维结构等。将样品分散在载网上，滴加重金属染料，然后清除多余染料。干燥后，载网上有一层重金属染料，颗粒周围、凹陷处、缝隙内等等立体差异地方也有染料存留。观察时背景为深色而样品呈浅色，可清晰看到样本形状。使用高分辨率透镜观察，负染法分辨率可高达 1.5nm。

复型/冷冻断裂/冷冻蚀刻电镜技术 主要用于观察细胞内的细胞骨架纤维及其结合蛋白。该方法是将样品低温冷冻变脆后使之断裂，观察断裂面的一种技术。将样品防冰晶处理后用液氮等迅速冷冻，真空下使断裂并升华断裂面的冰暴露结构，继而在断面上相继喷镀金属膜和碳膜，形成对应于断面立体结构的凹凸电子反差的连续膜，最后将生物部分腐蚀掉，把空壳一样的有重金属影像的碳膜移到载网上观察。结果立体感很强，但断裂位置是随

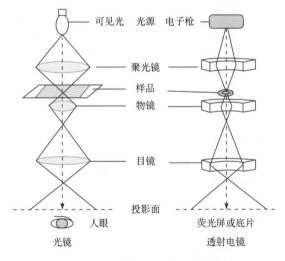

可见光　光源　电子枪

聚光镜

样品

物镜

目镜

投影面

人眼　　　　荧光屏或底片

光镜　　　　透射电镜

图　透射电镜与光镜的光路比较

机的。

扫描电子显微镜　简称扫描电镜，以电子与物质的相互作用为原理构成，观察结果是电子束轰击下样品表面发出的二次电子所形成的图像。扫描电镜的电子束在聚光镜作用下会聚成极细的探针，逐点逐行轰击样品。二次电子产生多少与电子束入射角有关，故能随凹凸起伏反映出样品表面形貌。这个实验技术关键在于样品制作，要防止生物样品脱水变形、干燥后的样本表面要镀金使其获得良好的导电性从而产生良好的二次电子信号。一般扫描电镜分辨率约 3nm。扫描电镜的主要应用为观察细胞及细胞群体复杂的立体形貌，观察细胞表面的微观变化等等。

（赵方萐）

xìbāo péiyǎng

细胞培养（cell culture）　在体外条件下，用培养液维持单个细胞或细胞群体生长与增殖的技术。与其相关的术语为组织培养与器官培养。前者是指机体组织在体外条件下的保存或生长，借此组织结构或功能得到在体外保持，也可能在体外维持其分化。后者是指器官原基、成体器官的一部分或整个器官在体外的维持与成长，它们可以分化与保持原来的结构和功能。在实验室中，常将细胞培养、组织培养以及器官培养通称为细胞培养，有时也通称为组织培养。

研究过程　1885 年，德国胚胎学家威廉·鲁（Wilhelm Roux）最早证明活体组织可以维持与生长，他将一小片鸡胚组织置于温盐水中，发现它可以存活好几天，并因此最早提出组织培养这一概念。同年，阿罗尔德（Arnold）以及 1903 年乔利（Jolly）将青蛙和蝾螈的白细胞输注于生理盐水或血清中，观察到白细胞不但可以运动而且还可以分裂。但在学术界通常皆认为美国生物学家罗斯·格兰维尔·哈里森（Ross Granville Harrison）为组织培养之父，因其首创了悬滴培养法。该技术不但较易防止污染，而且证明培养组织可在体外生长数周。以此培养技术，他还观察到从培养的蛙胚脊髓长出神经纤维。

基于早期细胞培养的培养基有诸多缺点，如以青蛙淋巴作为培养基，不能形成坚实的凝块。要得到足够数量的淋巴也颇困难，此外，培养物易从培养基中脱落下来。因此，在 20 世纪前半叶，研究者均致力于培养基的研究与改良，如以鸡血浆和鸡胚提取液来替代青蛙淋巴，但最主要的是用已知成分的合成培养基取代不能确定其成分的天然培养基。此外，证明血清中含有较多营养成分以及生长因子，这些是培养细胞所不可缺少的。为此又开始研究无血清培养基，可更明确各种组成成分的作用，同时也便于对细胞行为进行调控。

由于培养基及培养技术的改进，尤其是无菌操作和抗生素的应用，20 世纪 50 年代后，细胞培养技术得到快速发展。1951 年，乔治·盖（George Gey）从人子宫颈癌组织中培养出第一个人癌细胞系赫拉（HeLa）。1963 年，托达罗（Todaro）和格林（Green）证明培养细胞可以发生自发性转化（即细胞表型或基因型发生改变）。1975 年，德国生化学家乔治斯·让·弗朗茨·科勒（Georges Jean Franz Köhler）和英国/阿根廷生化学家塞萨尔·米尔斯坦（César Milstein）用细胞培养与杂交技术制备了单克隆抗体。1998 年，汤姆森（Thomson）从人胚泡获取内细胞团（ICM），建立了胚胎干细胞（ES 细胞），同时吉尔哈特（Gearhart）则由人胚胎生殖嵴中分离与培养出胚胎生殖细胞（EG 细胞），它们都具有多能性，即可以分化成人体的各种细胞和组织。基于 ES 细胞来源及伦理等难题，日本科学家高桥（Takahashi）和山中伸弥（Shinya Yamanaka）于 2006 年利用反转录病毒转染技术，将 4 个基因（Oct3/4、Sox2、c-myc、Kif4）导入小鼠胚胎成纤维细胞，使其成为多能干细胞（即诱导多能干细胞，iPS 细胞），它们也和 ES 或 EG 一样，可分化成人体的各种细胞。山中伸弥因此获 2012 年诺贝尔生理学或医学奖。

分类　按照培养物的不同，组织培养通常分器官培养、外植块培养和细胞培养 3 种。细胞培养分贴壁培养（又称附着培养）和悬浮培养两种。器官培养指在培养中培养物仍然（至少部分地）维持着体内组织的结构特征。为达到此目的，培养物需培养在液-气接触面上（如网格、筏或胶上），这样可保持组织的三维形态。外植块培养是将组织小块置于基质（玻璃或塑料）-液体界面，贴壁之后细胞可在固体基质平面上迁徙。细胞培养是指用机械或酶学的方法将组织或原代外植块的外生细胞分散开来，使其成为细胞悬液，然后将其培养于固体基质上形成贴附的单层细胞，或使其在培养基中呈悬浮状生长。可按照研究工作需要，选用不同类型培养方法。

培养条件　细胞在体外的生长与维持，一如在体内，需有一个合适的生存环境与营养需求。

生存环境　除了无毒，无污

染外，主要包括下列因素：①水分：因为培养基中的营养物质均溶于水，但体外培养的细胞对水质的要求非常高，通常用三蒸水。②温度：人体体细胞的最适温度为37℃，但睾丸组织或皮肤培养的温度可以略低一点，如35～36℃，鸟类细胞的培养温度应为38.5℃，而冷血动物细胞培养温度可以在15～26℃之间。③pH：动物细胞的生长要求略偏碱性，以7.2～7.4为合适，但永生细胞系或恶性细胞可以耐受一定程度的pH变化。④气体：主要是O_2和CO_2，氧为细胞代谢所需，多数细胞在缺氧情况下不能生存。CO_2主要作用在于维持培养基的pH。⑤渗透压：对于大多数哺乳动物细胞，应在290mOsm/（kg·H_2O）左右。太高或太低均可影响细胞的存活。

营养需求 培养细胞对营养要求较高，培养液中必须包含核酸代谢、蛋白质代谢、糖代谢与脂代谢所需的各种营养物质，通常在培养基中加入血清之外还必须加入如下物质：①氨基酸：包括12种必需氨基酸和谷氨酰胺。②糖类：是细胞生长、繁殖与运动的能量来源，葡萄糖是培养基中的主要成分，根据细胞的不同，可选用（400～1000）mg/L的浓度。③维生素：是细胞代谢中不可缺少的成分，起辅酶与辅基的作用。④无机盐及微量元素：主要是Na^+、Mg^{2+}、Cl^-、Ca^{2+}、PO_4^{3-}以及HCO_3^-等，起稳定渗透压与维持细胞膜功能的作用。⑤生长因子：包括胰岛素等激素以及某些细胞生长因子，如上皮生长因子、神经生长因子等，都可以从血清中得到供应。因此，在完善的无血清培养基问世之前，培养基中添加血清是必不可缺的。

应用 作为研究与生产实践的主要手段之一，广泛应用于生物、医学各领域：①细胞生物学与遗传学中的应用：该技术的建立一改以往只能观察经过固定染色的细胞，既可以观察活细胞的形态、生长、繁殖，甚至内部的微细结构，还可用于染色体的制备与分析，甚至性别的鉴定。②分子生物学中的应用：利用基因修饰、导入，改造培养细胞，使之具有正常的基因，再将细胞导入体内，纠正体内细胞的基因缺陷，即为基因治疗。③胚胎学与育种方面的应用：通过卵母细胞培养、体外受精、胚胎分割与移植可以培养出优良的品种。④病毒学中的应用：培养细胞可作为病毒增殖的场所，从而也可从细胞中分离所接种与研究的病毒，以及制备疫苗。⑤药理与毒理学中的应用：一定程度上，细胞可以替代动物进行药物作用、毒性的研究，尤其可以用细胞培养检测致癌物。⑥产前诊断中的应用：羊水细胞培养并进行染色体分析不仅可以诊断胎儿的性别，还可进行染色体及电泳分析有无异常，诊断确定有无遗传性疾病。⑦细胞治疗与再生医学中的应用：干细胞具有多能性，在特定培养基中可分化产生体内各种细胞，并以此替代丢失、死亡或失去功能的细胞，恢复组织或器官的功能。⑧生物制品中的应用：利用重组DNA技术修饰细胞，产生各种蛋白、制备疫苗、干扰素、激素、生长因子等。此外，利用杂交瘤技术，可生产在诊断与治疗中均有特异性的单克隆抗体。

存在的问题 细胞培养也有一定的局限性：①掌握细胞培养要有一定的专业技巧，稍有不慎，可造成污染，包括微生物污染、细胞间的交叉污染、化学污染等。②对环境要求很高：通常细胞培养要求超净实验室，P2实验室。③实验室只能培养少量细胞，若要大量培养，则需要特殊设备与大量的资金投入。④培养的细胞可能发生表型甚至基因的改变，从而细胞的性质可能与原来的细胞不完全一致。⑤尽管细胞培养在一定程度上可以替代动物进行实验，但因机体内环境不相同，倘若最终要应用于机体，甚至临床，仍需进行动物或人体实验。

（章静波）

péiyǎngjī

培养基（medium） 体外培养组织或细胞的介质总称。是保证细胞体外生存最重要的物质，培养基的基本特征是：无菌、等渗、pH中性并有一定的缓冲能力、含有细胞生长所需的基本营养物质以及一些促进细胞贴壁、刺激细胞分裂的物质。在组织培养技术建立的初期是利用动物体液作为培养基，如凝固的血浆、淋巴液，含有丰富的营养物质，能够有效地促进细胞在体外生长繁殖，被称为天然培养基。随着组织培养技术的发展，天然培养基已不能满足大量培养的需求，并有成分不明确、批量小、批间差大，制备过程复杂等缺点。合成培养基是人工设计、配制的培养基，20世纪50年代开始出现，现已基本替代了天然培养基。合成培养基的化学成分明确，可大批量生产，批间差小；种类多，可根据细胞的特点来选择；使组织培养技术实现了标准化和规模化。

分类 根据来源，培养基可分为天然培养基和合成培养基。根据组成及功能，培养基可分为基本培养基、完全培养基、无血清培养基、无蛋白培养基、化学成分限定培养基、选择性培养基、条件培养基等。根据物理状态，培养基还可分为液体培养基和半固体培养基。

天然培养基 以动物体液或组织提取液制备而成的培养基。

血清 是广泛使用的天然培养基。血清是血浆凝固后渗出的液体，含有细胞体外生长所需的各种营养物质，包括氨基酸、糖类、矿物质、脂类、维生素、微量元素等；含有促进细胞贴附的物质，如纤连蛋白，对于贴壁生长的细胞很重要；含有蛋白酶抑制剂，可保护细胞免受酶的作用；含有促生长因子、激素类物质，促进细胞生长、繁殖、维持细胞功能。由于血清中含有微量但关键的活性因子，在使用合成培养基时仍需添加少量血清。

许多动物血清都可用于培养细胞，使用最多的是牛血清，使用时间最长，其次还有马血清、人血清等。牛血清又可分为小牛血清、新生牛血清和胎牛血清。胎牛血清最好，因为胎牛还未接触过病原微生物，血清中补体、抗体的成分很少，不会损伤细胞；但价格高，在进行一般细胞培养时，只需选择新生牛血清或小牛血清即可。大牛血清不能用于细胞培养。血清在使用前要进行灭活处理（56℃放置30分钟），目的是去除血清中的补体成分，防止产生细胞毒作用。血清的使用浓度为5%~20%，通常为10%。经灭活处理后的血清应分装成小瓶（10~20ml）储存于-20℃，反复冻融会破坏血清中的有效成分，长期存放于4℃也会影响血清的使用效果。

鸡胚浸出液 10天的鸡胚匀浆后离心而获得的粗提物，浸出液中的低分子量组分含有多肽生长因子，可促进细胞的分裂增殖，目前在器官培养中还继续使用。

牛垂体提取液 牛垂体匀浆后离心而获得的粗提物，含有一些促生长激素，可刺激细胞的生长，如在培养乳腺细胞时可添加牛垂体提取液。

鼠尾胶原 提取大鼠尾巴中的肌腱，用醋酸浸泡溶解得到的胶原蛋白。严格意义上说鼠尾胶原并不是培养基，并不为细胞提供营养物质，而是为贴壁细胞提供附着的基质，尤其是上皮细胞。

合成培养基 人工设计、配制的培养基，基本组分是通过分析天然培养基的成分以及了解细胞代谢的基本过程确定的，包括4大类物质：① 无机盐：$CaCl_2$、KCl、$MgSO_4$、NaCl、$NaHCO_3$、NaH_2PO_4 等，其中 $NaHCO_3$ 的主要作用是维持培养基的酸碱度，使培养基具有缓冲能力。② 氨基酸：有12种必需氨基酸及谷氨酰胺，高级的培养基还会添加一些非必需氨基酸。③ 维生素：有偏多酸钙、氯化胆碱、叶酸、肌醇、烟酰胺、吡哆醛、核黄素、硫胺素等。④ 糖类：通常是葡萄糖。此外还要加入少量酚红（pH 指示剂）使培养基的颜色能发生变化，刚接种细胞时培养基呈桃红色，随着细胞数量的增加，CO_2 积累，培养基变酸性，颜色变黄，由此显示细胞增殖的状况。最初研制的培养基所含成分十分复杂，有60多种，但仍不能完全替代天然培养基，必须添加少量血清，因此可适当减少培养基的其他组分。经过试验筛选，最终确认有20多种物质是培养基所必需。在研制培养基的过程中还发现，最初针对某一种细胞的培养基也适合于其他细胞，这类合成培养基称为基本培养基或通用培养基，它们能够为细胞生长提供最基本的营养物质，但不含有刺激细胞分裂、分化，促进细胞贴壁的物质，单独使用这类培养基只能使体外培养细胞短暂生存，只有在添加少量血清之后，才能使细胞长期生长繁殖。能够使细胞长期生存的培养基被称作完全培养基。

基本培养基 是使用最多的合成培养基，种类已达数十种，常见的有以下几种：① MEM：又称低限量伊格尔（Eagle）培养基，由伊格尔研制，仅含12种必需氨基酸、谷氨酰胺、8种维生素及必要的无机盐，是成分最简单的培养基。② DMEM：由杜尔贝科（Dulbecco）在 MEM 培养基的基础上研制而成，含30多种成分，与 MEM 相比主要增加了氨基酸的浓度。分为高糖型和低糖型，高糖型含葡萄糖4500g/L，低糖型含葡萄糖1000g/L。高糖型有利于细胞停泊于一个位置生长，适合于生长较快、附着较困难的肿瘤细胞。③ IMDM：由伊斯科韦（Iscove）对 DMEM 培养基的改良结果，含40多种成分，与 DMEM 相比增加了许多非必需氨基酸及一些维生素，增加了缓冲剂羟乙基哌嗪乙磺酸（HEPES），葡萄糖含量为高糖型。IMDM 适合于细胞密度较低、细胞生长较困难的情况，如细胞融合之后杂交细胞的筛选培养，DNA 转染后转化细胞的筛选培养等。④ RPMI1640：由穆尔（Moor）研制，最初是为培养小鼠白血病细胞而设计，经几次改良适合于多种细胞。含40多种成分，是应用最广泛的培养基。⑤ McCoy 5A：由麦科伊（McCoy TA）研制，含有40多种成分，是一种专门为肉瘤细胞设计的培养液，尤其适用于原代细胞培养，适合于较难培养细胞的生长。⑥Ham's F12：这种培养基的特点是在配方中增加了一些微量元素和无机离子，可以在加入很少血清的情况下使用，特别适用于单细胞分离培养。Ham's F12也是无血清培养基中常用的基础培养基。

无血清培养基　基本培养基加少量血清可以满足大部分细胞培养的要求，但某些情况下并不适用：如观察生长因子对细胞的作用，而血清中可能含有各种生长因子；又如需要测定某种细胞在培养过程中分泌某种物质的能力，而血清可能会影响测定结果；再如培养的细胞能分泌某种蛋白质，在提取纯化时，血清中的蛋白质也会残留，影响纯度。因此，需要一种无血清培养基，即不需要添加血清就可维持细胞在体外较长时间生长繁殖的培养基。与基础培养基不同，无血清培养基的针对性很强，一种无血清培养基只适合于一种细胞的培养。研制无血清培养基，必须了解所培养细胞的特点：是有限细胞系还是无限细胞系，是来自上皮组织还是结缔组织等；同时还要了解培养这种细胞的目的：是要保持其不分化状态还是向一定方向分化，是希望得到其分泌产物还是作为病毒繁殖的基质等。

无血清培养基一般由基础培养基和添加组分组成。基础培养基以 Ham's F12 和 DMEM 的混合物最常用，前者含营养成分的种类多，后者含营养成分的浓度高，两者1：1混合，形成一种均衡的培养基。添加组分依据血清的作用设计，包括以下几类：①促贴壁物质：许多细胞必须贴附于瓶壁才能生长，这种情况下无血清培养基中一定要添加促贴壁因子，一般是细胞外基质，如纤连蛋白

等。②促生长因子及激素：针对不同的细胞添加不同的生长因子，如培养角质细胞加表皮生长因子，培养神经元加神经生长因子，培养内皮细胞加内皮细胞生长因子等。激素也是刺激细胞生长、维持细胞功能的重要物质，如胰岛素；还有一些激素对特定的细胞有重要的作用，如泌乳素对乳腺上皮细胞有作用。③蛋白酶抑制剂：最常用的是大豆胰蛋白酶抑制剂。培养贴壁生长的细胞，需要用胰蛋白酶消化传代，因此在培养基中必须添加蛋白酶抑制剂，以终止胰蛋白酶的消化作用，达到保护细胞的目的。④结合蛋白和转运蛋白：常见的有转铁蛋白和牛血清白蛋白。转铁蛋白是转运铁的载体，有促有丝分裂的作用。牛血清白蛋白的添加量较大，可增加培养基的黏度，保护细胞免受机械损伤，许多用于悬浮培养的无血清培养基都含有牛血清白蛋白。⑤微量元素：硒是最常用的。

无蛋白质培养基　无血清培养基中仍含有一些动物蛋白质，如胰岛素、转铁蛋白、牛血清白蛋白等，在收获细胞表达的重组蛋白质时，动物蛋白质的残留会影响纯化过程，若应用于人体极易产生不良反应。因此，又研制出不含有动物蛋白的培养基，即无蛋白质培养基，通过添加植物蛋白水解物来替代动物激素、生长因子。除了无蛋白质培养基，还有一种限定化学成分培养基，其所有成分的分子结构都是明确的（基本培养基也是成分明确的培养基，但不含刺激细胞分裂的物质），同样不含动物蛋白质，也不含植物蛋白水解物，而是使用一些结构与功能已知的小分子化合物，如短肽、植物激素等，更

有利于分析细胞的分泌产物。无血清培养基、无蛋白质培养基、限定化学成分培养基都属于完全培养基，它们含有各种刺激细胞分裂的物质，可使细胞在体外长时间生存。但还没有研制出适合于贴壁细胞生长的无蛋白培养基和限定化学成分培养基，因尚未找到促贴壁物质的替代品。

应用　合成培养基都已商品化，同一种培养基还有不同形式的产品，如干粉或液体，大包装或小包装。液体还分为10倍浓缩液、2倍浓缩液及工作液等，使用者可以根据实验需要选择产品。如果用干粉自行配制培养基，应使用去离子高纯水，配制后要及时用孔径 0.22μm 的滤膜过滤除菌。如果购买的是浓缩液，就用无菌的高纯水按比例稀释。过滤或稀释后的培养基都要经过菌检，合格后方可使用。完全培养基通常是在使用前 3 天配制，加入血清等添加物。无血清培养基、无蛋白质培养基、限定化学成分培养基均以工作液的形式出售，购买时要注意有效期。所有培养基均应储存于 4℃，不能冻存，因为冷冻溶解后的培养基将出现沉淀，有些成分不能再溶解。

（陈实平）

yuándài péiyǎng

原代培养 （primary culture）

将机体内的某组织取出，分散成单细胞，在人工条件下进行的首次培养。19 世纪末有学者开始尝试切取动物组织在体外培养，经过不断的改进、补充，原代培养技术已经很成熟，理论上各种动物（包括人类）的各种组织都可进行原代培养，只是难易程度不同。原代培养的细胞一旦能够传代，就可称为细胞系，如果传代次数有限，则称有限细胞系；如

果传代次数无限，就称无限细胞系。第一次传代之前的细胞称原代培养物，原代培养物与体内原组织细胞最相似，因尚未完全适应体外培养环境，细胞生长不旺盛，相互依存性强，在进行克隆化培养时，克隆形成率很低。原代培养物一旦成为有限细胞系或无限细胞系，就可为细胞生物学研究提供大量性状相同或相似的实验材料。原代培养物能否传代、可传几次主要取决于所取组织的细胞生物学特性。通常情况下，来自正常组织的细胞在体外的生长时间是有限的，有些可以多次传代，如正常胚胎成纤维细胞；有些不能传代，如正常神经元；来自肿瘤组织的细胞一旦传代成功，就可永久传代。

原理与方法　创造与体内相似的环境，使动物组织在体外生长，主要有 3 个步骤：

取材　按无菌操作规程从动物体内切取组织（包括手术切取组织）或胚胎。

解剖或解离组织　解剖是指从胚胎中分离得到特定的组织或器官，常在解剖镜下进行。解离是指将大块组织剪切成小块或离散成细胞悬液，解离可采用机械法或消化法。机械法是用剪刀、镊子将组织块剪碎、撕碎或用注射器芯将组织块碾碎，机械法适合于含纤维组织少、较软的组织，如胸腺、肝、脾、脑等。消化法是借助于酶或其他解离液将组织解离为细胞悬液，最常用的是胰蛋白酶、胶原酶和乙二胺四乙酸（EDTA）溶液（解离胚胎组织）。

接种　主要分为两种：①组织块接种：将剪切成小块的组织清洗 2～3 次，转移至培养瓶中，用吸管将组织块均匀地摆放于培养瓶的生长面，每块间隔约 5mm，

翻转培养瓶。加入完全培养基，置 37℃、5%CO_2 温箱培养，每隔 30 分钟轻轻翻转一次，湿润组织块，4 小时后将培养瓶正放继续培养。翻转培养瓶的目的是使组织块能够牢固地贴附于培养瓶壁，这样才能开始生长，此为组织块培养的关键步骤。贴附于瓶壁的组织块经一段时间的培养，细胞便从组织块周围爬出，贴附于瓶壁不断地生长，最终连接成片。②细胞悬液接种：将机械法或消化法处理获得的细胞悬液过滤、收集、离心、计数，按照一定的数量接种于培养器皿中，加入完全培养基，置 37℃、5%CO_2 温箱培养。细胞悬液培养如果成功，很快就能获得均匀的单层细胞。对酶的耐受力强、容易贴壁的细胞适合于细胞悬液培养。血液、淋巴液、羊水等体液，都可直接取材进行原代培养。

应用　①建立体外培养的细胞系：所有体外培养的细胞系都是经过原代培养而获得。②获取原代培养物：原代培养物与原组织很相似，能够更真实地反映体内细胞的状态，常用于一些药物测试。

（陈实平）

chuándài péiyǎng

传代培养（subculture）
体外培养的细胞增殖到一定密度后，将其分离、稀释并转移到新的培养基中继续培养的方法。又称继代培养。培养器皿中的生长空间有限，培养基中的营养物质也有限，细胞代谢产生的废物会积累，因此细胞需要扩大培养，更换新的培养基。通过传代培养，细胞数量增加，为细胞生物学研究提供实验材料，也可冷冻保存，使细胞代代相传。

原理　组织培养技术发明之

初所进行的是原代培养，原代培养成功后，如何将原代培养的细胞扩大培养成为一个难题，因为大多数细胞借助细胞外基质（如纤连蛋白）贴附于瓶壁生长，细胞与瓶壁之间、细胞与细胞之间紧密相连无法分开，于是有了胰蛋白酶消化的方法：胰蛋白酶可以消化这些蛋白质，使细胞脱离、分开；加入含血清的培养基可终止胰蛋白酶的消化作用，使细胞不受损伤；脱离、分开的细胞可重新接种于多个培养器皿，再次贴壁生长，细胞数量因而增加，一份细胞变成多份细胞。

方法　传代培养分为消化传代和不消化传代。消化传代是针对贴壁生长的细胞，不消化传代是针对非贴壁生长的细胞。

消化传代　①吸去培养瓶内所有的培养基。②加入少量胰蛋白酶溶液。③在倒置显微镜下观察，待细胞间隙加大、快变圆时，吸去胰蛋白酶溶液。④加入含血清的培养基吹打瓶壁上的细胞。⑤将细胞悬液重新分配至新的培养瓶，加入新鲜培养基继续培养。消化传代主要应掌握好消化的尺度，要根据细胞的特点，调节胰蛋白酶浓度，调节消化时间。对于特别难消化的细胞（如上皮组织来源的细胞），可用胰蛋白酶和乙二胺四乙酸（EDTA）共同消化，EDTA 可破坏细胞间的紧密连接，使细胞容易分开。

不消化传代　过程比较简单，只要收集细胞悬液，离心，倒掉旧的培养基，加入新鲜培养基，重新分到新的培养瓶中。不同的细胞，传代培养的难易程度不同，原代培养之后的第一次传代培养难度很大，此时要格外小心，可以保留一些旧的培养基，使细胞容易适应新的环境。传代间隔依

据不同的细胞有所区别，生长快的传代间隔短，如无限细胞系、肿瘤细胞系，需 2~4 天；生长慢的传代间隔长，如原代培养的细胞、有限细胞系，需 4~7 天。

应用 ①建立体外培养的细胞系，原代培养物要经过传代才能成为细胞系。②获取大量性状相同或相似的实验材料。利用体外培养的细胞进行各种研究，通常要求细胞达到一定的数量，通过传代培养可使细胞扩增。

(陈实平)

kèlónghuà péiyǎng

克隆化培养（cloning） 将一个细胞从细胞群体中分离出来单独培养，使之重新繁衍成一个新的细胞群体的培养技术。又称单细胞分离培养。细胞经克隆化培养后形成纯系，遗传性状、生物性状高度一致。克隆化培养的难度较大，因为单细胞的生长能力远低于细胞群体。细胞在生长过程中不仅从培养基中摄取养分，同时也向培养基释放某种物质，使之有利于自身生长，这种能力称为同化营养的能力，单细胞同化营养的能力比群体细胞弱。一般来说，体外培养生长旺盛的细胞系容易进行克隆化培养，如无限细胞系、肿瘤细胞系，而原代培养的细胞、有限细胞系则较难。

方法 有以下两种：

有限稀释法 将细胞稀释至低浓度，再接种于培养孔中，使每孔中的细胞不多于一个。主要步骤为：收集细胞、离心、计数；调节细胞浓度至 10 的整倍数；然后进行 10 倍稀释，如 $10^6 \rightarrow 10^5 \rightarrow 10^4 \rightarrow 10^3 \rightarrow 10^2 \rightarrow 10$ 个/ml；将 10 个/ml 的细胞悬液接种于 96 孔板中，每孔 $100\mu l$。理论上每孔是一个细胞，但实际情况有误差，接种后 1 小时显微镜下逐孔观察，

将确认只有一个目的细胞的孔做标记，置于 37℃、5% CO_2 温箱培养。也可在绝对静置培养一周后在显微镜下观察，寻找只有一群细胞的孔。培养期间不能移动培养板，保证细胞只在一个位置生长。

半固体培养基法 在液体培养基中加入某些介质，使培养基不能或不易流动，这种培养基称半固体培养基。细胞接种于半固体培养基就只能在一个位置生长，由一个细胞生长为一群细胞，即为一个克隆。主要步骤为：收集细胞、离心、计数；将细胞悬液稀释至 $10^2 \sim 10^3$ 个/ml，取一定数量的细胞与半固体培养基混合并接种于 35mm 培养皿（如每个平皿接种 100 个细胞）。置 37℃ 培养 7~10 天后肉眼可见针尖大白点，即细胞克隆。在解剖镜下将克隆吸出，转移至 96 孔板用液体培养基继续培养扩增。

半固体培养基主要有两种：软琼脂培养基和甲基纤维素培养基。将细胞接种于软琼脂培养基要注意控制琼脂的温度，温度太低，琼脂凝固，无法与细胞混匀，温度太高则会烫伤细胞，一般是控制在 38~40℃。甲基纤维素培养基是一种胶状的培养基，不受温度的影响，只是在配制时要不断地搅拌使培养基与甲基纤维素融为一体。半固体培养基法不适合贴壁生长的细胞。

应用 ①获得性状一致的细胞群体：如许多肿瘤细胞系是异质性的，经过克隆化培养可获得各种亚株，其性状不同，有利于进行各种研究。再如制备单克隆抗体时，为保证阳性杂交瘤细胞的单一性，必须进行克隆化培养。另外，细胞在培养过程中会发生变异，变异细胞有可能取代原有

细胞，因此每隔一段时间要进行一次克隆化培养，以保持原有细胞株的特点。②用于检测细胞的生长能力：如果细胞的生长能力强，克隆形成率就高，如用某种药物处理细胞，对处理前后的细胞分别进行克隆化培养，若成功率有明显差异，说明药物有作用。

(陈实平)

qìguān péiyǎng

器官培养（organ culture） 器官原基、整个或部分器官在不损伤正常组织结构的条件下进行的培养方法。其与细胞培养和组织培养的最大区别在于培养物在一定程度上可以分化并保持器官的结构和功能。

研究过程 器官培养技术始于 19 世纪末，1897 年，洛布（Loeb B）首次用血浆凝块培养兔肝、肾、甲状腺及卵巢，发现它们在体外的一定时间内可维持其组织结构。1907 年，美国生物学家罗斯·格兰维尔·哈里森（Ross Granville Harrison）发明了悬滴培养法，将小块蛙胚脊髓培养在凝固的淋巴上，观察到从成神经细胞中长出轴突。1914 年，汤姆森（Thompson）也用悬滴培养法观察到鸡胚脚趾、羽毛在体外的生长以及变化。1921 年，英国动物学家霍诺拉·布里奇特·费尔（Honor Bridget Fell）发明了表玻皿器官培养法，用小鸡血浆与胚胎提取液替代蛙淋巴液，培养了骨与关节。之后，沃尔夫（Wolff）首创了基质中添加中肾组织的 Wolff 器官培养法，陈瑞铭创建了滤纸虹吸培养法（1964 年）等，这些方法有利于代谢物的排出，一定程度上改进了之前的方法。

原理 在特殊的装置里，有一定的营养支持下，限定大小的

器官、器官原基及其一部分（通常 $1~3mm^3$）不但可以在体外存活，保持其原有的结构和功能，而且可以对外界因子作用做出反应，发生一定程度的分化。

方法 常用的有表玻皿培养法、Wolff 器官培养法、金属格栅培养法、Transwell 器官培养法、鸡胚尿囊培养法以及琼脂小岛培养法等。无论哪种方法都需要在无菌下进行操作：①选定的器官培养器皿（如 Transwell 培养皿）。②培养物的准备：可选用鸡胚肢芽、肿瘤组织并将其置于培养器皿内。③选择培养基：可根据培养物对营养的要求选择不同培养基（如 RPMI1640）以及必要的促生长或促分化因子。将培养基加入到培养器皿内，并浸润培养物。④置 37℃，5%CO_2 温箱中，通常 2~3 天换液一次。

应用及存在的问题 器官培养因能在一定程度上维持培养物的三维结构、功能，且还可存活相当长时期，因此应用广泛。最常用于下列研究：①胚胎早期发育：尤其是某些器官原基的发育分化研究。费尔曾用表玻皿法研究鸡胚肢芽的分化，观察到骨与软骨的形成。②器官功能、代谢以及病理发生过程研究：如利用胃肠黏膜的培养，研究前列腺素 E_2 的合成。③在肿瘤研究的应用：包括癌细胞对器官的侵袭、肿瘤血管的形成、药物对肿瘤的作用等。④体外毒性试验：可检测某种物质（或因子）对培养物结构与功能是否有损伤作用。

器官培养的缺点是培养物不能过大，否则培养物中心组织或细胞易因供氧及营养不足而坏死；另外，实验分析主要通过组织学分析，由于扩增较难，样本较小，不宜进行生物化学与分子生物学分析。

（章静波）

dàliàng péiyǎng

大量培养（bulk culture） 细胞的高密度或高浓度生长所采用的技术。又称大规模培养，培养量一般在 2L 以上，目的是制备大量的细胞，或以此来生产更多的特殊细胞产物。通常情况下，简单的搅拌器培养可在 1~10L 容积内生产 $10^9~10^{10}$ 个细胞。若要生产 $10^{11}~10^{12}$ 个细胞则需要用 100L 的发酵器或 100~1000L 容量的半工业小规模工厂，至于大规模的工业生产则需 5 000~20 000L 的生物反应器。

原理 在有充分营养与氧供应以及主要包括温度、pH、渗透压、无毒、无污染等合适的生产环境下，即便大量的细胞仍可以在体外存活，而且可以分裂繁殖。与少量培养不同的是，大量培养都需要特殊的培养系统，这类系统应满足上述要求。

方法 很多，通常分为两大系统，即悬浮规模培养和单层规模培养，但在实际应用中常分为悬浮培养、固定培养和微载体培养 3 种方法。

悬浮培养 细胞在培养液中呈悬浮状态生长和繁殖的技术：①培养容器的准备：如选用 8L 的搅拌培养瓶。该装置包括培养容器部分和感应传动磁力搅拌器两部分，容器部分用于培养细胞，pH 可由通入 CO_2 来调节。②培养细胞的准备：能悬浮生长及分裂的细胞方可用此系统，多为血液及淋巴组织细胞、杂交瘤、腹水癌细胞、骨髓瘤及无需贴壁生长的肿瘤细胞等。③将培养液与细胞加入培养瓶内。④开启感应传动磁力搅拌器，同时充入 5% CO_2。⑤在 37℃ 培养：可随时取样进行细胞检查及收获细胞。

固定化培养 细胞限制或定位于特定空间位置的培养技术，应用最广泛的是 Nunc 细胞工厂：Nunc 细胞工厂即皮氏培养皿组合而成的多表面进行扩增器；细胞经胰蛋白酶消化成单细胞悬液后与培养液一起通过供应管加入培养皿；培养一定时间可随时按通常方法消化和收集细胞。

微载体培养 使细胞附着于微载体表面进行生长与增殖的一种细胞培养技术，又称微珠培养。细胞的贴附与细胞表面及微载体表面的化学-物理学性质有关。微载体表面带有正电荷，而细胞表面带有负电荷，这种静电吸引作用使细胞易于贴附于微载体表面。微载体的直径一般在 $20~40\mu m$，常用的材料有交联葡聚糖、塑料基质、聚苯乙烯、明胶、胶原、纤维素和生物玻璃等，均无毒性，并能承受高压灭菌。微载体培养的常用容器也是磁力搅拌瓶，内置为载体及所培养的细胞。

应用及存在问题 大量培养使得细胞培养具有产业化规模，尤其干细胞的大量培养可为再生医学提供足量的种子细胞和直接的替代细胞产品。其局限性或缺点为：必须具备良好的大型或较大型的设备；此外，多数培养系统不能直接观察细胞，一旦发生污染则损失极其严重。

（章静波）

xìbāo dòngcún

细胞冻存（cryopreservation） 将暂时不用或为了保种，把培养的组织、细胞保藏于深低温（如液氮）中的一种技术。因液氮温度为 -196℃，细胞几乎处于无代谢状态，这种保存时间也几乎是无限的；因此可防止细胞的衰老、遗传性改变、污染及培养时不测事件（如孵育箱事故，停电等）导致的细胞丢失，更可以细胞冻存方式传递，方便、安全地分散至各处。

原理 虽然细胞在极低的温度下（-196℃）几乎无代谢活性，但仍保持潜在活力，一旦复苏不仅可以存活，还可生长繁殖。冷冻致死的原因主要在于细胞内外的冰晶形成，此时细胞因脱水导致局部电解质浓度增高，pH发生改变，线粒体的结构破坏，并丧失功能，甚至DNA空间构型发生改变，最终导致细胞死亡。因此，细胞冻存时应尽可能减少细胞内冰晶的形成，减少细胞内水分凝固所形成的高浓度溶质对细胞结构的破坏。

方法 ①冷冻系统的准备：通常用液氮罐作为储存装置，内盛足量液氮。②冻存液的准备：常为普通培养基中加10%的二甲基亚砜。③细胞的准备：将细胞培养至状态最佳的对数生长期时收集细胞。若为贴壁生长的细胞，需经胰蛋白酶消化后收集，悬浮生长的细胞可直接收集，收集的细胞经过细胞计数，按比例加入冻存液，细胞浓度通常要达到$10^6 \sim 10^7$个/ml。④将含上述细胞浓度的冻存液分装至冻存管，冻存管多由耐乙醇耐低温的聚丙烯制成，常用的容量为1.0~2.0ml。⑤将冻存管逐步降低温度保存：从4℃→-20℃→-85℃→液氮。⑥当需要细胞时，从液氮罐中将冻存管取出，立即投入37~40℃水浴，不断摇动，使之迅速融化，按常规方法离心去除冻存液，加入新鲜培养基培养，使细胞恢复活力，即为细胞复苏。

应用及存在问题 细胞冻存与复苏是细胞培养中的一项普通但极为重要的技术，常用于细胞

及其特性的保持、保种，尤其可以保存非常稀缺，又有重要研究价值的物种。同时又可节省大量的培养液、培养器皿及细胞维持所需的大量人力。更重要的是冻存的细胞可以分发至各有关实验室，促进全球的科研合作。细胞冻存的操作需要一定的熟练技术及经验，要遵从慢冻速融的原则，严格按照冻存与复苏的程序进行，否则细胞复苏后存活力很低。另外，冻存前一定要严格检查所冻存的细胞，绝不能有污染，成为污染源，不然若"分发"出去，则造成污染的扩散。此外，要用合格的耐低温冷冻管，否则复苏时易引起冻存管爆裂，对操作者造成伤害。由于液氮会不断挥发与消耗，还需定时补充。

（章静波）

xìbāokù

细胞库（cell bank） 长期保存各种细胞系和细胞株的设施及机构。又称细胞储存库。1948年，桑福德（Sanford KK）用毛细血管克隆技术获得L929细胞（一种小鼠成纤维细胞）；1952年，乔治·盖（George Gey）建立了第一个连续细胞系（人子宫颈癌HeLa细胞），世界各地的实验室陆续建立了多种动物或人的细胞系，以及因科研、生产需要而产生出各种转化细胞系、突变株、杂交瘤及有限生存期的人成纤维细胞、血细胞等，其种类及其总数已难以估计，为保存这些宝贵资源，也为了节省人力以及细胞维持所需消耗品，尤其是培养基和血清等，不再以传代方式保种，而是用液氮冻存的办法将其储存起来，待应用时，再复苏还原。

管理 细胞库是一种集约化的培养细胞保藏管理模式。自2007年以来，细胞库逐渐完善升

级为细胞资源中心或包含在生物资源中心中。除细胞系/株的收集保藏之外，还增加了质量控制、实物服务、信息服务及培训等工作内容。一般有严格的管理规章、专门的工作人员、严格的质量控制体系及服务体系，能保证所用的细胞质量可靠、使用方便。在细胞库中每种细胞都带有自身的家谱历史及特征，研究人员可选择自己需要的细胞；另一方面，研究人员也可以将自己的成果公之于众，使需要的人可以通过这个机构分享别人的进展，减少重复，节约费用及负担。细胞库的严格检验制度还可以剔除有问题的细胞，从源头上把关，保持科研工作的高质量。

分布 许多国家或机构都已建立了不同保藏类型的细胞库/生物资源中心。如美国模式培养物集存库（ATCC），是综合性收藏机构，已收藏的细胞系有3000多种，菌株15 000多种，此外还有噬菌体，植物种子等。除了ATCC外，较知名的还有欧洲细胞培养物收集库（ECACC）、德国微生物和细胞收藏库（DSMZ）、日本细胞资源库（Riken BioResource Center）、韩国细胞库（Korean Cell Line Bank）等。中国虽然没有集中的国家细胞/培养物保藏库。但国家科技基础条件平台中包含了国家实验细胞资源共享平台。在十一五期间投入了经费进行建设，参照国际规范，提升和规范了国内该领域的工作。平台已通过科技部组织专家的评审，评定为国家级平台，进入了稳定运转阶段。该平台由多个细胞资源收藏库/中心组成，依托中国医学科学院基础医学研究所细胞资源中心，参加单位包括中国科学院上海生命科学研究院细胞资源

中心、武汉大学的中国典型培养物保藏中心细胞库等。

运行 基于细胞库基本上是一个为科研、生产提供资源共享服务的平台，运行需要投入大量的人力、物力，但其本身并不以赢利为目的。此外，细胞库工作比较繁琐，然而对技术人员的知识、技术要求很高；因此要保持高水平、权威的细胞中心/库的稳定运行，国家每年都要投入资金。

细胞库保藏的是各种物种的细胞，人胚胎干细胞，成体干细胞以及诱导多能干细胞（iPS细胞）也已培养成功并进入细胞库。为防不测发生，通常都有一套严格的管理措施，分层管理。首先要建有种子库，然后建立主控细胞库或细胞中心库，同时还要建立转运细胞库即细胞实物供应库。主控细胞库接受最原始的早期传代细胞，并在对细胞株进行特性鉴定和质量控制后，以此为基础建立工作库。转运细胞库常有多个，重新进行细胞的质量控制，实物分发由转运细胞库完成。同时主控细胞库也在一定时期内为转运细胞库提供某一特定细胞株/系的标准参照，以保证至少在相当长的一段时期内（通常可长达数十年）为研究工作提供特性一致的培养物。

服务 细胞资源中心/库的主要任务是为研究机构、生产单位提供服务平台，主要工作有如下几方面：①收集与保存科研、生产有价值的细胞株/系。②对收集的细胞株/系进行严格的入库鉴定，包括来源、历史、遗传与变异状况、生长条件、有无各种生物源性污染（包括细菌、真菌、病毒、支原体以及其他细胞等）。人源细胞还需进行STR（短重复序列）鉴定，以排除其他细胞的混杂污染。STR鉴定是人来源细胞身份认证的金标准。其他种属来源的细胞身份认证尚无统一标准，现有可用的方法包括PCR法进行种属鉴定。③对鉴定合格的细胞进行扩增。④收集肿瘤细胞资源相关信息，建立数据库，定期将细胞目录及其信息数据在网上公布。⑤对申请者提供科学研究用的细胞株/系（一般都是非盈

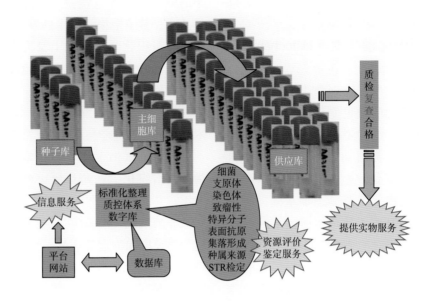

图1 细胞资源入库保藏流程

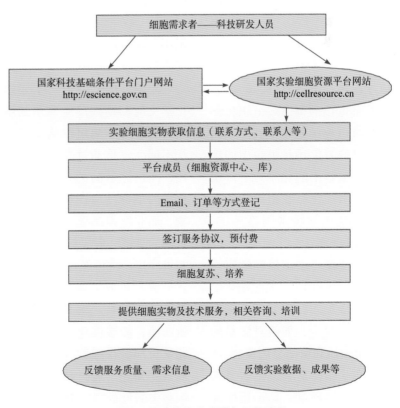

图2 细胞资源共享服务运行流程

利性的，收取复制费用，酌收邮费等），如 ATCC 每年为全球提供几万株细胞。⑥代客户保存不愿分发的细胞株/系。此外，有的细胞库还有技术咨询、技术培训等项目。

（章静波　刘玉琴）

zǔzhī huàxué jìshù

组织化学技术（histochemistry technique）

在形态学基础上，通过化学、物理学或生物学反应所产生的颜色变化或沉淀来研究组织、细胞中的化学组成及其在细胞生命活动中的定性、定位和代谢变化，进而说明其功能意义的技术。所谓形态学基础，就是要求基本不改变组织、细胞在生活状态时的细微结构和物质组成，通过对组织切片或细胞标本的染色来实现。组织化学是组织学与生物化学相结合的边缘学科，生物化学和组织化学都能检测组织内的物质存在与否，其所不同的是，生化反应是将组织和细胞破坏，制成匀浆，然后进行化学测定，是在试管中进行的；组织化学反应则是在完整的组织细胞上，在切片或涂片上进行的，因而有一个形态定位的概念。组织化学技术有时也称细胞化学技术，因为它研究的对象还是组织中的细胞，显示细胞中的化学成分。组织化学技术一定是在组织切片上实行，细胞化学技术则不一定，如流式细胞术等。

研究过程　法国植物学家拉斯帕伊（Raspail FV）是组织化学技术的创始人，于 19 世纪初期发现组织化学反应，如碘对淀粉的反应、蛋白质和糖的显色反应等。1930～1960 年，是组织化学复兴和蓬勃发展的时期，显示组织细胞内脂类、糖类、酶、蛋白质、核酸等物质的组织化学方法都有了报道。1936 年，利松（Lison L）的《*Histochimic et Cytochimic Animales*》（动物组织及细胞化学）问世，使组织化学确立为组织学的一个独立分支，作者在书中宣布了不破坏组织的新组织化学的诞生。随着电镜技术、免疫学技术、分子生物学技术的发展，在传统组织化学的基础上又发展了免疫组织化学、免疫电镜组织化学和原位杂交等技术。

分类　分为传统组织化学技术和现代组织化学技术。

传统组织化学技术　通常分为非酶组织化学和酶组织化学两大类。

非酶组织化学染色　主要通过化学反应和物理反应显示核酸、糖类、脂类等生物大分子。不同物质的显示方法不同，即使同一类化合物又有多种显示技术，如福尔根反应显示 DNA；乌纳染色，又称甲基绿-派洛宁染色显示核酸（DNA 和 RNA）；高碘酸希夫反应（PAS）显示糖原；油红 O 染色显示中性脂肪；舒尔茨（Schultz）反应显示胆固醇等。

酶组织化学染色　主要通过化学反应和物理反应显示细胞中的酶类。与非酶组织化学染色方法不同，它是通过酶对底物的作用，间接显示酶的存在，酶细胞化学的最终反应产物来自酶的底物，而非组织细胞成分。底物经过酶的分解，形成初级反应产物，初级反应产物再经过偶联或捕捉，就形成颜色或沉淀，成为可视的最终反应产物。酶是一类特殊的蛋白质，能够催化细胞内的许多化学反应，在细胞代谢过程中扮演重要角色。通过研究各种酶在细胞中的分布、代谢合成的变化，可探究各种酶与细胞功能的关系。

现代组织化学技术　包括免疫组织化学和免疫电镜组织化学，分别在细胞水平和超微结构水平显示细胞内的各种蛋白质、多肽及其他生物大分子。

免疫组织化学　利用生物学反应进行细胞化学染色，主要显示细胞中的各种蛋白质、多肽。蛋白质的显示是传统组织化学的薄弱环节，主要由于蛋白质的特殊分布不显著，一些用强酸强碱显示蛋白质的方法，对细胞形态破坏较大，有的方法生成的颜色不够深或不生成沉淀，不适于在显微镜下观察。传统组织化学技术只能显示蛋白质中的某种氨基酸的化学基团，由此间接显示某一类蛋白质，如坂口（Sakaguchi）反应显示精氨酸的胍基、米伦（Millon）反应示酪氨酸的苯酚基。随着特殊标记物质的发现（如荧光物质）、标记技术及免疫学技术的发展，出现了免疫组织化学技术，可对各种蛋白质进行定性、定位、定量研究。因蛋白质具有很好的抗原性，理论上可以获得针对各种蛋白质的抗体，抗体与蛋白质的特异性结合通过抗体上的标志物（如荧光物质、酶、重金属）而呈现出来。

免疫电镜组织化学　在电子显微镜下观察蛋白质等生物大分子在细胞超微结构（如细胞器）上的分布状态，通常是借助金属标记抗体来显示。

原理与方法　组织化学技术包括 3 个主要程序：标本制备、染色、观察。

标本制备　组织化学染色是在组织切片或培养细胞的标本上进行，制备良好组织切片或细胞标本是关键步骤。组织切片的制备包括取材、固定、包埋、切片。取材时要做到迅速、准确、完整。固定就是用化学药品使新鲜组织细胞内的成分凝固和沉淀，阻止其发生自溶、腐败，尽量保持其生活状态的形态结构。观察不同的物质可以选择不同的固定剂，防止所观察的化学成分遭到破坏，同时还要选择固定的方法，如浸泡法、灌流法、在低温条件下固定等。包埋是将固定后的组织经过脱水、透明、浸蜡等步骤最终形成石蜡包裹的组织块，这种蜡块可用于切片，也可长期保存。如果是制备电镜标本就用塑料包埋剂，如环氧树脂、丙烯酸树脂等。切片时首先将蜡块进行修整，去除多余的石蜡，组织四边只留1~2mm蜡边，不能伤及组织。修好的蜡块置于专业切片机的组织块夹持器上，切片的厚度一般在4~6μm，也可根据实验需求调整。切好的蜡片需在45℃左右的温水中展平，然后裱贴于载玻片上。置恒温箱烤干，留待染色。若固定、包埋过程破坏了某些成分，还可采用冷冻切片的方法，即将组织在冷冻状态下直接用恒冷箱切片机切片。制备培养细胞的标本是将细胞直接培养在特制的玻片上，细胞单层生长在玻片上，而后固定直接用于染色。

染色 显示不同的化学组分采用不同的染色方法，通常是多步骤的，染色的要求是：①特异性强：所得到的结果只能代表预期显示的物质而不代表其他，因此要设置各种对照。②灵敏度高：即使在组织细胞中被检出的物质含量很少也能检测出来。③定位精确：反应形成的产物只定位在该化学物质客观存在的地方。④重复性好：方法稳定可靠。在特异性染色之后还要经过普通染色显示组织细胞的结构，最常用的是苏木素-伊红（HE）染色。

观察 大多采用光学显微镜，如果采用荧光标记显示技术，就要用荧光显微镜、激光扫描共聚焦显微镜；观察超微结构，采用电镜。好的染色效果和高质量的显微镜可以获得清晰的成像，反应产物与周围对比鲜明，易与没有发生组化反应的物质区别。

应用 ①用于显示细胞内各种组分的含量及定位。②用于鉴别组织、细胞：如鉴别成熟红细胞可用显示血红蛋白的联苯胺染色，鉴别脂肪细胞可用显示脂滴的苏丹Ⅲ染色。③用于判断细胞功能状态：同一种细胞内，同一种物质的含量、定位可因其所处的功能状态的不同而不同，如不同发育阶段、不同代谢状态或不同病理状态等，细胞内组分的变化可作为判断细胞功能状态的指标之一。

（陈克铨）

zǔzhī qiēpiàn jìshù

组织切片技术（histological section technique）

取新鲜组织，通过固定、包埋、切片等步骤制成组织薄片的技术。是组织学、胚胎学、病理学研究，以及组织化学和免疫组织化学染色的基础。

高质量的组织切片标本应能保持组织原有的结构和化学组成。取新鲜组织要做到迅速、准确、完整。固定就是用化学药品使新鲜组织细胞内的成分凝固和沉淀，阻止其发生自溶、腐败，尽量保持其原有的形态结构，观察不同的物质可以选择不同的固定剂，防止所观察的化学成分遭到破坏，同时还可选择固定的方法，如浸泡法、灌流法、低温固定等。包埋是将固定后的组织经过脱水、透明、浸蜡等步骤最终形成石蜡包裹的组织块，这种蜡块可用于切片，也可长期保存。如果是制备电镜标本就用塑料包埋剂，如环氧树脂、丙烯酸树脂等。切片时首先将蜡块进行修整，去除多余的石蜡，组织四边只留1~2mm蜡边，不伤及组织。修好的蜡块固定于切片机的组织块夹持器上，切片的厚度一般在4~6μm，也可根据实验需求调整。切好的蜡片需在45℃左右的温水中展平，然后裱贴于载玻片上，置恒温箱烤干，留待染色。如果固定、包埋过程破坏了某些成分，还可采用冷冻切片的方法，就是将组织在冷冻状态下直接用恒冷箱切片机切片。

（陈克铨）

zǔzhī gùdìng

组织固定（tissue fixation）

用化学试剂使新鲜组织细胞内的成分凝固和沉淀，阻止其发生自溶、腐败，尽量保持其原有形态结构的过程。严格说，液氮骤冷和空气干燥也属于固定方法，但为物理性的，适用于特定的情况。更常用的还是用化学固定。在组织化学技术中，固定是一个很重要的步骤，固定效果的好坏直接影响染色效果。

技术要点 固定过程要掌握以下几点：①组织固定越新鲜越好，某些酶的染色要求组织在离体后30秒到1分钟马上固定。②依据不同类型的组织和不同的实验目的选择适当的固定剂。③固定时间要长短适宜，过短不能很好地固定组织，影响组织固定效果，切片质量难以保证；过长则容易影响抗原性或导致色素沉着。④固定时，应注意组织在固定液中的位置。沉落在瓶底的组织块下部不易受到固定液的作用，可在瓶底放棉花；上浮者，可置塑料包埋盒中固定。⑤组织固定后，因固定剂渗到组织中，需彻底冲洗，除去固定剂，否则影响下一步的脱水甚至染色。对于长时间固定的标本应用流水冲洗，尽可能减少色素沉着。对于混合固定液固定的组织，更要及时冲洗，避免对以后的染色造成影响。⑥较大的组织标本，置冰箱冷藏固定，虽用时长但固定效果好。

方法 主要有 3 种：

浸渍法 适用于小块的组织。组织从动物或人体取出后，直接投入化学固定剂中，固定剂体积一般要达到组织块体积的 40~50 倍。但组织块不宜过大过厚，否则固定剂不易迅速渗透，特别是某些致密组织的中央部分，待固定剂完全渗透时其中央部分的细胞可能已经变性。固定时间一般在 12~24 小时，为保证切片质量，在固定 2~3 小时后进行修材并更换固定剂。温度对组织的固定也有影响，温度高，渗透力加快，固定的时间应缩短，但易引起组织较大收缩；低温可抑制酶等导致的自溶，收缩较小，但渗透速度慢，可增加固定时间，一般常用 10~20℃，组织化学的特殊要求除外。

局部灌流法 当固定剂不容易渗透或渗透很慢，或对于不均匀组织器官，或为了保持器官外形防止卷缩时，可采用局部灌流法。肺可由气管或肺动脉注射固定剂；肝、肾可从肝、肾动脉注入，但应切断其静脉一边，使血液排出，固定剂充分浸入；对于食管、肠管、血管，为防止肌层翻卷收缩，可将两端结扎，从管腔中注入固定剂，固定 4~6 小时后再分别将组织切取为小块组织，继续投入固定剂中固定。

整体灌流法 一般较大的动物都采取输液灌流方法固定。动物麻醉后，将固定剂从一侧颈总动脉输入，把另一侧静脉切开放血。小动物可直接从心脏或主动脉灌注。为防止血液凝固，可先用含抗凝剂（肝素 40mg/L）的 37℃生理盐水灌流，至流出的液体变淡后用固定剂灌流。不同动物固定剂的输入量不同，兔和猫为 800~1200ml，犬和猴为 1500~2500ml。

因机体各个脏器的组织结构不同，为了避免在灌注时压强过大而引起组织结构变形，许多实验室都使用一种血管灌注装置（带有分压计及控制流量的装置）来灌注固定。灌注固定操作较为复杂，而且对固定剂的消耗也大，但固定速度快，且固定均匀，在保存细胞超微结果方面比浸泡固定优越得多。

（陈克铨）

gùdìngjì

固定剂（fixative） 使新鲜组织细胞内的成分凝固和沉淀，阻止其发生自溶、腐败，尽量保持原有形态结构的化学试剂。新鲜组织在取材后应立即投入到固定剂中加以固定，组织和细胞内的物质通过固定剂的作用，产生不同的折光率，方能在染色后利于显微镜观察。某些固定剂，如甲醛、乙醇、氯仿、丙酮等都有硬化作用，利于组织切片。有的固定剂具有媒染的作用，使细胞易于着色，如重铬酸钾、铬酸等。正确选择固定剂及固定方法对于保持组织固有的化学组成、酶的活性、抗原性等，都十分重要。

分类 种类很多，包括：沉淀类固定剂、交联类（醛类）固定剂、氧化剂类的固定剂等。组织化学中应用最多的有醛类、丙酮、醇类、冰醋酸、苦味酸、氯化汞、重铬酸钾、四氧化锇（OsO_4）等。单独使用的称单纯固定剂，混合使用的称混合固定剂。

单纯固定剂 有以下几种：

甲醛 一种挥发性气体，溶于水，商品试剂称为福尔马林，为 37%~40% 的甲醛水溶液。当使用甲醛做固定剂时，多采用 4% 的浓度，相当于 10% 福尔马林。甲醛分子量小，固定特点是渗透快，固定迅速。甲醛可与蛋白质多肽链的氨基酸侧链上的多种功能基因相结合，在多肽分子间形成亚甲基桥（$—CH_2—$），使蛋白质不再发生改变，而达到固定的目的。但这种结合可因大量水洗发生可逆变化，因此使许多酶活性得到保存。甲醛用作酶组织化学的固定剂时，通常选择在 0~4℃下浸透 10~90 分钟，最长不超过 24 小时。甲醛固定后，入高浓度糖胶液，对酶活性保存更好，对线粒体也有保护作用。由于甲醛中含有甲醇，甲酸等杂质，不适于保存细胞的超微结构，因而对于电镜标本的固定，改用多聚甲醛，通常是 4% 多聚甲醛。

戊二醛 一种五碳醛，含有两个醛基，商品试剂的戊二醛通常是 25% 或 50% 的水溶液，pH 为 4.0~5.0。戊二醛的优点是对组织细胞的微细结构保存得好；对酶活性的保存虽不如甲醛，但也不易使酶失活；较长时间固定，在 1 周内，组织不易变脆。戊二醛的缺点是渗透力慢，室温下，1 小时只能渗入组织表面的 0.4~0.5mm，而甲醛 1 小时渗透力为 3mm，因此样品不能大过 $1mm^3$。戊二醛对细胞脂质无固定作用，在电镜下反差较差，此时要用 OsO_4 做后固定。电镜标本的固定，一般选用戊二醛–多聚甲醛混合固定液，在 0~4℃下固定 30 分钟~12 小时。混合固定液中，多聚甲醛浓度为 2%~4%；戊二醛浓度一般是 2.5%，但当用于免疫电镜标本固定时，其浓度要大幅降低，甚至可降至 0.025%。

丙酮 渗透力很强，使蛋白质沉淀凝固，不影响蛋白质的反应功能基团，可保存酶的活性。但由于渗透力强，固定作用快，组织细胞易收缩，固定细胞结构不佳。因此固定时常用 60% ~ 80% 的丙酮在 0~4℃ 下固定 30~60 分钟。如果是冰冻切片则是在切片之后固定于冷丙酮 (-20~-80℃) 内 1 分钟。

乙醇 其性能基本上和丙酮一样。

OsO₄ 又称锇酸，是一种非电解质强氧化剂，与氮原子有较强亲和力，在蛋白质分子间形成交联，稳定蛋白质的结构成分，不产生沉淀，能较好地保存细胞内的微细结构。对脂类也有良好的固定作用，是唯一能固定脂类的固定剂。特别是对磷脂蛋白膜性结构，有良好的固定保护作用。由于 OsO₄ 分子密度高，高密度的金属锇与固定的细胞内成分相结合，在电子束冲击时，扩散大量电子，使图像反差增大，起到了电子染色作用，是电镜标本常用的固定剂。OsO₄ 固定对细胞/组织的收缩和膨胀影响极微，使组织软硬适度，利于超薄切片。缺点是分子大，渗透能力缓慢，因此组织块以不超过 1mm³ 为宜。其次，对糖原、核酸的固定效果不佳。由于是强氧化剂，使酶的活性丧失较多。

OsO₄ 的特殊应用：在酶组织化学中，常用二氨基联苯胺 (DAB) 作底物供氢体。DAB 很易氧化聚合，经一系列化学反应，生成一种嗜锇性很强的物质，和 OsO₄ 的活性游离基发生反应，使 OsO₄ 还原形成锇黑即嗜锇性多聚体，在电镜下，锇黑呈现很高的电子密度，体现出增强了的酶活性及定位。因此在酶组织化学中常用 OsO₄ 做后固定，通常是 1% 的浓度，0~4℃，pH7.2~7.4 下固定 15 分钟~2 小时。

混合固定剂 有以下几种：

布安 (Bouin) 液 为常用固定液，渗透力强，对组织固定均匀，组织收缩小，使组织有适当的硬度，能保持细胞的微细结构，组织容易染色。配方为冰醋酸 1 份，福尔马林 5 份，苦味酸饱和水溶液 15 份。其中冰醋酸能固定染色质，苦味酸能使组织适当硬化，甲醛调节组织的膨胀。此液需现用现配，一般组织固定 12~24 小时。

卡诺 (Carnoy) 液 为常用固定剂，渗透力强，小块组织固定数小时即可。尤其适合糖原、核酸、尼氏 (Nissl) 体的固定。配方为乙醇 6 份，氯仿 3 份，冰醋酸 1 份。其中乙醇固定细胞质和糖原，氯仿增加渗透力，冰醋酸能固定染色质，并能缓解乙醇对组织的过渡收缩和硬化。固定时间 12~18 小时，固定后直接入无水乙醇脱水。

森克 (Zenker) 液 含重铬酸钾、冰醋酸、氧化汞的固定液，经此液固定的组织，细胞核和胞质着色较好且稳定，常用于细胞学、皮肤固定及三色染色。配方为升汞 5%，重铬酸钾 2.5%，冰醋酸 5% (V/V)。其中升汞和冰醋酸可改善对细胞核的固定，冰醋酸可缓解升汞对组织的过度硬化以及重铬酸钾对组织引起的收缩。加入冰醋酸后应立即使用，否则失效。固定时间一般 12~24 小时，但固定后需经流水冲洗除去重铬酸钾，碘酒脱汞。

（陈克铨）

shílà qiēpiàn
石蜡切片 (paraffin section)

组织经固定、脱水、透明、浸蜡、包埋、切片而获得的标本。是组织学、病理学、组织化学工作中经常使用的技术。

特点 石蜡切片结构清晰，适宜长期保存，还适合做连续切片。连续切片的优点是相邻的片子在结构上是相关、延续的、可以完整显示组织细胞结构及其成分的变化，或用相邻的、结构类似的切片显示不同的物质，达到定位的目的。缺点是处理过程长，某些步骤能改变组织内物质成分的反应，甚至由于加温、脱水、水洗等步骤，将本可显示的酶和其他可溶性物质（如脂类）完全丢失。

原理与步骤 为能清晰观察组织结构和细胞形态，需将组织或细胞进行固定以利于切片。

脱水 固定后的组织含有较多的水分，石蜡切片最终是用石蜡替换组织中的水分，以石蜡做支架，使组织内外均被石蜡填充，达到组织与石蜡浑然一体。首先要通过脱水剂除去组织中的水分，常用的脱水剂是乙醇。乙醇水溶性好，又能与透明剂相容，是最经济、理想的脱水剂。为了减少组织的收缩，脱水应从低浓度的乙醇开始，一般从 70%、80%、90%、95% 至无水乙醇逐级脱水（梯度脱水），对于硬脆的组织和胚胎组织应从 35% 乙醇开始。时间要根据组织种类和组织块大小，根据经验灵活掌握，最终必须将水完全脱去，溶去脂肪，同时不能让组织变脆。

透明 利用既能溶于石蜡，又能与乙醇任意浓度混合的中间媒介做透明剂，使组织内的乙醇完全被透明剂置换，使光线能够通过组织产生一定的折光率，这个过程就是透明。最常用的透明剂是二甲苯，其透明力强、透明时间短、操作方便。但二甲苯易使组织收缩变脆变硬，一般透明时间可参照组织在无水乙醇中的脱水时间。如果透明时间不够，组织内的乙醇没有被完全置换出来，透明度不够，影响石蜡包埋；透明时间过长，则组织的脆性增加，切片时组织易碎，切片不完整。另外二甲苯容易挥发，具有一定毒性，应在通风橱中操作。

浸蜡　将透明的组织放进熔化的石蜡中，让石蜡将组织内的透明剂完全置换出来，使组织内部被石蜡填充，形成硬度均匀的整体，为包埋做好准备。浸蜡时可先浸软蜡（熔点在50℃以下），再浸硬蜡（熔点在50℃以上）。浸蜡温度以石蜡熔点为好，不能超过60℃，时间视组织类型及大小而异，肝、肾、睾丸组织浸蜡时间较长，而血管、胆囊、垂体浸蜡时间相对短。温度过高及时间过长都易导致组织脆性增加，切片时易碎成粉末。

包埋　组织浸蜡完成后，将组织块放入注满熔化硬蜡的包埋器中，待冷却后即可获得蜡块用于切片。包埋石蜡一般使用硬蜡，避免含有异物等杂质。包埋过程注意包埋面向下，尽量靠近包埋器底部，保持组织块与包埋蜡温度一致，如果温差大组织与蜡之间容易分层，不利切片。包埋好的蜡块即可切片，若暂时不切，可于室温或冰箱内长期保存。

切片　切片前，将蜡块切片进行修整，去除多余的石蜡，修成长方形或正方形，组织四边留1~2mm蜡边，不能伤及组织。将蜡块置于切片机夹持器上，调整切面方向，即可切片。一般厚度

在4~6μm，也可根据实验需求调整。切好的蜡片需在45℃左右的温水中展平，然后裱贴于载玻片上，置恒温箱烤干，留待染色。由于某些组织化学染色方法需要浸润在溶液中较长时间，因此对载玻片要进行防脱片处理。一般可用蛋白甘油（新鲜蛋清与等体积甘油混合，可加麝香草酚防腐）涂在载玻片上，或使用3-氨丙基-乙氧基甲硅烷（APES）、多聚赖氨酸，分别用丙酮或水稀释后涂片。

(陈克铨)

lěngdòng qiēpiàn

冷冻切片（frozen section）　将组织快速冷冻，并在低温条件下切成薄片，粘在载玻片上制成组织标本的技术。由于此法不需要经过乙醇脱水、二甲苯透明和浸蜡等步骤，因而较适合于脂肪、神经组织和一些组织化学的制片，并作为快速切片的方法应用于临床诊断。

特点　冷冻切片是酶组织化学和免疫组织化学染色中最常用的一种切片方法，其最突出的优点是能够较完好的保存细胞膜表面和细胞内多种酶活性以及抗原的免疫原性，尤其是细胞表面抗原更应采用冷冻切片。冷冻切片的缺点是不易做连续切片和较薄的切片，一般切片厚度8~10μm；组织块在冻结过程中容易产生水的结晶而影响细胞的形态结构及抗原物质的定位，并且组织结构也不如石蜡切片清晰。

原理与步骤　最常用的是恒冷箱切片。

组织取材冷冻　新鲜取材的组织块可浸于冰冻切片包埋剂OCT中，置液氮液面上，使组织迅速冷冻，待包埋剂完全变色，可置液氮中数分钟，然后于液氮

中或-80℃保存。切片前回温到切片机温度。要求组织尽可能地新鲜，不能太大太厚，约为24mm×24mm×2mm。冷冻速度愈快愈好，以免产生冰晶。液氮冷冻方法简便，但不要将组织块直接扔到液氮溶液中，以防组织龟裂。如果是固定过的组织块也可用相同方法冷冻，但由于浸润在固定剂中使组织内水分较多，因此多利用高渗溶液吸收组织中水分，避免冷冻过程中产生的冰晶破坏组织，常用10%~30%蔗糖溶液浸润过夜。固定过的组织块进行冷冻切片组织形态较好，对酶活性保存也较好，但切片易脱落，尤其切片较厚时，因此要对载玻片进行防脱处理。

切片　切片前，预冷恒冷箱切片机，冷室、组织块、片刀、防卷板都要处于同一温度，通常在-15~-20℃之间。各种组织各有其合适的切片温度，易碎组织（大脑、肝、脾等）温度稍增高（-10~-15℃），较致密组织（皮肤、肌肉、脂肪）温度应降低（-20~-30℃）。温度过低切片易碎、易损刀；过高则切片易粘刀，造成切片不完整。切片时，将回温到-20℃的组织块固定在组织持承器上，启动粗进退键，将组织修平，完整暴露出待切平面。设定待切切片厚度，一般为5~10μm。切片过程要防止卷片，防卷板的调节很关键，切出的切片要能在第一时间顺利地通过刀和防卷板间的通道，平整地躺在刀器的铁板上，这时便可掀起防卷板，取一载玻片，将其附贴上即可。用于附贴切片的载玻片，不能存放于冷冻处，于室温存放即可。因为附贴切片时，从室温中取出的载玻片与冷冻箱中的切片有一定的温度差，使切片与载

玻片可牢固地附贴在一起，如果使用冷藏的载玻片来附贴切片，温度相同，不会发生上述的现象。切片室温干燥后可进行染色或置于-20℃保存。

（陈克铨）

sùliào qiēpiàn

塑料切片（plastic section）

组织经固定后用塑料包埋剂包埋，切成薄片而得到的标本。通常用于电子显微镜（电镜）下观察，也可用于光镜。塑料包埋剂种类很多，包括环氧树脂和丙烯酸树脂及其衍生物，有亲水性的也有疏水性的。固定过的组织块根据所用树脂的性质进行或不进行脱水，浸润到包埋剂与脱水剂的混合物中，类似石蜡切片中的浸蜡步骤，最后将组织块置于待聚合的包埋树脂中，待树脂聚合后即可用于切片。环氧树脂包埋块硬度很大，需使用超薄切片机和钻石刀或玻璃刀，树脂（HEMA）包埋块较软，可用石蜡切片机和钢刀。塑料切片的优点是可将组织切得很薄，半薄切片厚度1～2μm，用于光学显微镜观察，图像清晰，是石蜡切片所不及，更是冰冻切片达不到的。也可用于初步确定某化学物质的位置，再取该位点作超薄切片，切片厚度0.05μm，用于电镜下观察。

（陈克铨）

Fú'ěrgēn fǎnyìng

福尔根反应（Feulgen reaction）

利用化学反应在细胞内显示脱氧核糖核酸（DNA）的染色方法。属于非酶组织化学染色，为经典的组织化学方法之一，是核酸中的戊糖与希夫（Schiff）试剂的特异性反应。希夫试剂的主要成分是碱性品红，为醌状结构，呈红色，但在酸性条件下，醌状结构被破坏，形成无色的希夫试剂；DNA经HCl水解，破坏了嘌呤碱和脱氧核糖间的配糖键，使脱氧核糖核酸形成醛基，再与希夫试剂结合为醛染料产物，恢复了品红的醌状结构，而显示紫红色。福尔根反应在pH3.0～4.3的条件下进行。以石蜡切片为例，选择卡诺（Carnoy）固定液固定组织，石蜡包埋，切片，将切片脱蜡到水；用HCl水解DNA后，加入希夫试剂；清洗残留试剂，脱水、透明、封固、观察。结果为DNA呈紫红色。阴性对照片可用DNA酶提取DNA，使原DNA的位置呈阴性反应。

（陈克铨）

gāodiǎnsuān-Xīfū fǎnyìng

高碘酸希夫反应（Periodic acid-Schiff reaction，PAS）

利用化学反应在细胞内显示糖原的方法。属于非酶组织化学染色，为经典的组织化学方法之一。

PAS是鉴别组织和（或）细胞中有无糖原的最有效办法。高碘酸（HIO_4）是一种强氧化剂，利用HIO_4的氧化作用，打开组织和（或）细胞结构内的—C—C—键，将1,2-乙二醇基氧化为二醛，新生的醛基与希夫（Schiff）试剂反应，形成紫红色化合物，藉以得到定位。反应产生的颜色深浅，取决于组织内参与反应的乙二醇结构的多少。以石蜡切片为例，用布安（Bouin）液固定组织，石蜡包埋，切片，将切片脱蜡到水；HIO_4氧化，亚硫酸盐溶液浸洗；苏木素复染胞核，脱水、透明、封固、观察。阴性对照片的操作是在脱蜡到水与HIO_4氧化之间，加一个步骤：用唾液（含唾液淀粉酶）或淀粉糖化酶消化。其余步骤与实验片相同，HIO_4水溶液的pH以2为宜。

结果为糖原及糖蛋白等呈紫红色阳性反应，对照片为阴性结果。PAS反应生成紫红色化合物，只能说是PAS阳性物质，在没有经过唾液或淀粉糖化酶消化前，不能肯定该阳性物质就是糖原。

（陈克铨）

yóuhóng O rǎnsè

油红O染色（orange red staining）

利用化学反应在细胞内显示中性脂肪的方法。属于非酶组织化学染色，为经典的组织化学方法之一。油红O为脂溶的着色剂，略溶于有机溶剂，不溶于水，优先为脂类溶解和吸附，利用脂溶性染料来显示脂肪。是一种偶氮染料，有β羟基，溶解后进行重排，成醌型结构，将中性脂肪染成红色。油红O用于显示中性脂肪最好，最小的脂滴也能被显示出来。

检测标本要先进行固定。显示脂类最好的固定剂为甲醛，常用的是中性福尔马林，尤其是福尔马林钙（FCa）。甲醛并不能直接固定脂类，但能凝固脂类周围的蛋白质，从而使脂类保持在原位。固定后制作冰冻组织块，冰冻切片；将冰冻切片漂浮于蒸馏水中，捞片作组化反应（经甲醛固定后的冰冻切片是无法直接裱贴的）；油红O染色，苏木素复染；甘油明胶封固。结果为油红O对中性脂肪染色最好，成橘红色至红色，染色深。磷脂也能被着色，但浅淡，呈粉红色。

（陈克铨）

méi zǔzhī huàxué

酶组织化学（enzyme histochemistry）

在形态学基础上，利用酶对底物的作用，通过化学、物理学或生物学反应所产生的有色沉淀，显示酶在组织或细胞中的定位、定性、定量及动态变化，追踪其功能意义的技术方法。酶是一类特殊的蛋白质，能够催化细胞内的许多化学反应，在细胞代谢过程中扮演重要角色。通过研究各种酶在细胞中的分布、代谢合成的变化，可以探究各种酶与细胞功能的关系。酶的种类很多，1961年，国际酶学委员会将酶分为6大类，即：氧化还原酶类、转移酶类、水解酶类、裂合酶类、异构酶类及合成酶类。在国际酶学委员会登记的酶已有2200多种，但通过组织化学技术能够显示的酶仅有200多种。

原理及分类 酶组织化学染色方法与非酶组织化学染色方法不同，是通过酶对底物的作用间接显示酶的存在，最终反应产物来自它的底物，而非组织细胞成分。底物在酶的作用下，形成的反应产物称为初级反应产物，其经过偶联或捕捉，呈色或沉淀，成为可视的最终反应产物。依据最终反应物形成的方式，酶组织化学方法分3大类：①金属阳离子沉淀法：酶与底物作用，底物分解后生成的成分（化学基团）与金属阳离子结合产生沉淀。沉淀无色，再经显色反应，便可在普通显微镜下观察到酶的分布；这种沉淀是电子不可透过的，也可在电子显微镜下观察到酶在细胞超微结构上的分布。②偶联偶氮色素法：底物经过酶解后生成的成分（化学基团）不是与金属离子结合，而是与重氮盐偶联，生成不溶性的偶氮色素。常用的底物有：萘酚、萘胺、吲哚酚和吲哚胺及其衍生物。其中1-萘酚更适于细胞化学显色。常用的是4-氯-1-萘酚。重氮盐是偶联剂，重氮盐有好多种，其偶氮色素也各有差异。可显示出蓝色、紫色、红色、褐色、黑色、棕色等，如固蓝B、固酱紫GBC、六偶氮对

品红等。③色素形成法：底物在酶的作用下，其酶解物与无色的化学物质结合，在局部形成色素沉着，与偶联偶氮色素法不同。显示琥珀酸脱氢酶所用的四唑盐法，就是常用的一种，联苯胺色素法则被用于显示过氧化物酶。

技术要点 为实现酶的组织化学染色，要满足两个基本要求：保持组织或细胞完好的形态与结构以及保留最大的酶活性。但这两者间往往存在矛盾：保持形态完好需要固定，但固定常导致酶的部分或完全失活；不经过固定，直接用组织的冰冻切片进行组织化学染色，酶的活性可以很好保存，但又常会破坏细胞结构的完整性，如果是可溶性的酶，还会因弥散而失活。因此，观察不同的酶有不同的制片方法，就大部分酶而言，要掌握短时间（1小时左右）、冷（4℃）固定的原则，将组织块先冷固定再进行冰冻切片，也可先进行冰冻切片，然后用冷固定剂固定5~10分钟。

要获得理想的酶组织化学染色效果，还要对染色过程的各种条件进行优化。影响酶活性的因素很多，要根据酶的特点，选择酶反应的温度、作用液的酸碱度、底物类型及浓度，选择适当的激活剂、抑制剂、捕获剂。

温度 大部分酶的孵育温度为25~37℃。温度升高酶反应速度加快，但超过56℃大部分酶蛋白将会变性失活。较低的温度适用于酶活性强的组织，因此时酶的定位好。事实上，体内许多酶的活性强，即使受到低温和重金属抑制的影响，只要仍存留1%的活性，也可被显示出来。酶反应太强，反而不能得到精确的定位。

酸碱度 各种酶促反应均有各自适宜的pH范围，大部分pH

为7.0左右；但有例外：碱性磷酸酶（ALP）为9.2，酸性磷酸酶（ACP）为5.0。

底物 有些底物只能被一种酶作用，另一些底物可被两种或两种以上酶分解，如果需要使用这种底物，就必须使用酶抑制剂或酶激活剂进行鉴别，以显示某种特异性的酶。底物浓度影响酶反应速度，也是需要优化的条件之一，过高过低都不适宜。

抑制剂 能使酶活性降低或者消失的物质称为抑制剂。抑制剂一般分为3类：①非特异性抑制剂：如酸、碱、高温及某些固定剂因素可使酶变性，对所有的酶都会出现抑制效果。②特异性抑制剂：作用于酶分子中的活性基因，如四咪唑对ALP，四异丙基焦磷酰胺（异-OMPA）对胆碱酯酶等。③竞争性抑制剂：如丙二酸钠对琥珀酸脱氢酶。在酶组织化学中，应避免非特异性抑制剂影响造成假阴性，同时可利用特异性或竞争性抑制剂作为阴性对照。

激活剂 能使酶活性增强的物质，分为3类。①离子：多为金属离子。一种离子可只对一种酶能起激活作用，也可对其他酶也起抑制作用，有时离子间也有拮抗现象，如Na^+抑制K^+的激活作用，Ca^{2+}抑制Mg^{2+}的激活作用等。②小分子化合物：某些还原剂可提高酶活性：如半胱氨酸和还原型谷胱甘肽等能使酶分子中的双硫键还原成硫氢基。③激活酶：可使某些无活性的酶原变为有活性的酶。

捕获剂 捕获初级反应产物的物质，如金属离子、偶氮盐等，它们与初级反应产物起作用形成可视的最终反应产物，要掌控捕获剂的用量。

应用 ①用于鉴别组织、细胞，将一些酶作为某些组织、细胞及细胞器的特征性酶，如肌球蛋白ATP酶的活性可以将骨骼肌分为Ⅰ型和Ⅱ型纤维，细胞色素氧化酶可以作为线粒体的特征性酶等。②用于判断细胞功能状态：不同的细胞表达不同的酶，即使在同一种细胞内，同一种酶的活性也可由于其所处的功能状态的不同而不同，如不同发育阶段、不同代谢状态或不同病理状态等，酶活性的变化可以作为判断细胞功能状态的指标之一。

ALP的显示 ALP是水解酶的一种，是酶细胞化学中最常检测的酶之一。在碱性pH范围内，催化各种醇和酚的磷酸酯（底物）水解。ALP分布在人体几乎所有器官组织里，但中枢神经系统中是否存在，尚不清楚。常见于活跃运输的膜上，毛细血管的内皮、肾近曲小管刷状缘和肠上皮的微绒毛最丰富。ALP与骨的形成、维持细胞内磷酸浓度以及与经膜吸收和转运有关。ALP还被用作胚胎干细胞分化状态的鉴定指标之一。

钙钴法显示ALP ALP在有激活剂（Mg^{2+}）存在、pH9.4的条件下，将底物（β-甘油磷酸钠）水解为甘油钠和磷酸；释出的磷酸为高浓度的钙盐所捕获，在酶活动处形成磷酸钙，磷酸钙在碱性条件下完全不溶；磷酸钙经硝酸钴转换，变为不溶的磷酸钴；再经硫化铵作用，成为灰黑色的硫化钴（CoS）沉淀。在合适的条件下，该沉淀应呈颗粒状。方法为新鲜恒冷箱切片，经福尔马林钙（FCa）短时间冷固定后，置于含底物、激活剂Mg^{2+}、捕获剂钙的作用液内充分反应，再经硝酸钴转换，硫化铵沉淀。对照片则免去底物，以蒸馏水代替β-甘油磷酸钠。结果为ALP活动处有CoS沉淀；对照片阴性。本法也可在超微结构水平上显示ALP。

偶联偶氮法显示ALP 当底物磷酸酯为萘酚或其衍生物时，ALP水解磷酸萘酯，释放出萘酚，并立刻为重氮盐捕获而成为有色不溶的偶氮染料。一般采用同时偶联的方法。同时偶联与后偶联是两种不同的偶联方式，前者是指作用液中兼有底物和偶联剂，ALP对底物的水解和与重氮盐的偶联同时进行，避免底物成分具有的抑制作用，也避免多次转换可能造成的移位。后者是指酶与底物的作用在前，与重氮盐的偶联反应在后，顺序上有先后，主要是为了防止重氮盐对酶的抑制作用。重氮盐的用量一般为1mg/ml作用液。

钙钴法与偶联偶氮法比较：后者的保温时间短，方法比较灵敏；正常组织中无萘酚，故不需对照切片；反应产物为偶氮染料，较磷酸钙难溶解，图像清晰，并可控制反应深度；唯一不足之处是试剂价格较高。

ACP的显示 ACP广泛分布于动物组织，前列腺、脾及肝最为丰富。对抑制剂表现为种属的差异及器官的差异。ACP的最适pH为4.5~5.5，大多数组织的ACP为NaF选择性抑制。在组织再生及肿瘤发生过程中，由于增生和吞噬，胞质中ACP呈阳性。ACP在组织、细胞退变过程中活性增强，在大部分组织中主要定位于溶酶体内，亦见于内质网。组织、细胞坏死时，溶酶体丰富，胞质呈ACP强阳性。如果膜完整，底物不易渗入，这些亚细胞结构内的ACP活性微弱或无活性；但经固定后，在合适的pH条件下，膜本身变为不稳定，逐渐改变其渗透性，底物可以渗入，酶活性就显示出来了。用ACP研究溶酶体，对了解疾病的、免疫反应的或细胞损伤的影响，尤为适用。

硫化铅法显示ACP 作用原理与ALP相同。但因磷酸钙在酸性pH溶解，故用硝酸铅作为捕获剂，代替ALP中所用的Ca^{2+}和Co^{2+}，最后形成棕黑色的硫化铅沉淀。方法为恒冷箱切片、FCa固定后，与作用液（含底物甘油磷酸钠、激活剂$MgSO_4$、捕获剂硝酸铅，酸性pH）反应，再经硫化铵沉淀。结果为ACP活动处呈棕黑色硫化铅沉淀。此项技术经过改良，可用于电镜，为现代细胞化学中最容易而有重复性的细胞化学方法。

偶联偶氮法显示ACP 作用原理与用该法显示ALP相同。

腺苷三磷酸酶的显示 作用原理与其他的磷酸酶相同。根据酶的定位，重要的ATP酶有3种，均可在超微结构的水平上显示其酶活性。肌球蛋白ATP酶定位在肌肉，最适pH9.0，为Ca^{2+}激活，肌肉收缩时，ATP酶水解ATP为ADP，释放磷酸基，产生高能量，为肌肉收缩供能；细胞膜ATP酶定位在细胞膜上，膜结合的ATP酶，其最适pH约7.5，必须有Mg^{2+}离子存在，乌巴因（$10^{-4}M$）为膜ATP酶的特异抑制剂，用来和非特异性Mg^{2+}离子激活的ATP酶加以区别，膜ATP酶在Na^+、K^+离子经膜转运过程中起重要作用，在肾远曲小管基部皱褶和髓袢升支的活性强；线粒体ATP酶定位在线粒体上，其最适pH和激活剂因组织而异，心肌的线粒体ATP酶只被Mg^{2+}离子激活而Ca^{2+}离子有抑制作用，肝的线粒体

ATP 酶则是 Mg^{2+} 和 Ca^{2+} 均有激活作用。所有的 ATP 酶与组织的结合较牢固。但对固定剂则有不同程度的敏感性。

氧化还原酶类的显示 包括氧化酶和脱氢酶两类。

氧化酶 组织化学发展较晚，其中的过氧化物酶，特别是从植物中提取到的辣根过氧化物酶，在免疫细胞化学中显示了独特的作用，已被用作大分子示踪剂，在光学和超微结构水平进行示踪分析。过氧化物酶以 H_2O_2 和联苯胺作为双底物，或以 H_2O_2 为底物，联苯胺为供氢体。过氧化物酶将底物 H_2O_2 分解产生出新生态氧，使无色的联苯胺氧化，生成不稳定的联苯胺蓝，可自然转变为稳定的联苯胺棕。但由于联苯胺蓝并非绝对地不溶于水，而且还有结晶倾向，因此用二氨基联苯胺（DAB）代替联苯胺，定位清晰。

脱氢酶 氧化底物，从底物将氢传递给受氢体的酶系。有不需辅酶的脱氢酶和必需辅酶的脱氢酶两种。脱氢酶不同于氧化酶，合适的受氢体不是大气中的氧，也不是 H_2O_2 中的氧，而是辅酶 I（NAD）、辅酶 II（NADP）或黄素蛋白，它们作为立即的受氢体，然后经氢传递系统，使受氢体还原显色，从而达到定位的目的。脱氢酶的受氢体主要为四唑盐，四唑盐的品种很多，大多数为单四唑盐和双四唑盐。所有四唑盐均为淡黄色粉末，单四唑盐被还原为红色的单甲䐶，双四唑盐被还原为蓝色的双甲䐶。甲䐶是四唑盐被还原后的生成物。

为显示脱氢酶，底物、辅酶、激活剂和受氢体要有一定的浓度、合适的比例。过多的底物、激活剂或四唑盐，会部分或完全抑制脱氢酶；如辅酶的浓度太大，增加弥散，有利于非脱氢酶反应。

琥珀酸脱氢酶（SDH）的显示 SDH 是一种不需辅酶的脱氢酶，属于琥珀酸氧化酶系统，在线粒体内排列成链。SDH 存在于所有有氧呼吸的细胞，和线粒体膜牢固结合。是脱氢酶中最重要的酶，常用来反映三羧酸循环的情况而成为其标志酶。方法为新鲜恒冷箱切片，与琥珀酸钠作用液反应后，FCa 固定，甘油明胶封固，观察。SDH 反应的最适 pH 为 7.6。有许多竞争性抑制剂，最重要的为丙二酸盐，其抑制能力是由于具有 2 个羧基，羧基间的距离与琥珀酸钠中的相近，但在羧基之间，没有可氧化的—CH_2—CH_2—基团。所以，对照实验就是在作用液中加入丙二酸钠。结果为酶活性表现为蓝紫色沉淀，对照片为阴性。

乳酸脱氢酶（LDH）的显示 LDH 是需要辅酶的脱氢酶，是一种广泛分布的可溶性酶，属于糖原分解的酶系，是葡萄糖酵解过程中比较重要的一种酶，在多种细胞代谢中起关键作用。肝和骨骼肌的酶活性高于心肌。LDH 可以经受醛类固定。新鲜冰冻切片在保温过程中，LDH 极易弥散（约 80%）而得不到精确的定位，因此固定是不可少的步骤，尤其为了要保存酶在超微结构上的定位。四唑盐接受还原型辅酶 I 的氢而被还原为深色不溶的甲䐶沉淀。LDH 反应的最适 pH 为 7.4。对氯高汞苯甲酸及碘均可用作抑制剂。

（陈克铨）

miǎnyì zǔzhī huàxué

免疫组织化学 （immunohisto-chemistry） 依据免疫学及组织化学原理，用标记的抗体（或抗原）对组织切片或细胞标本中的抗原物质（或抗体）进行原位定性、定位或定量研究的技术。又称免疫细胞化学，优点是：特异性强、定性可靠、定位准确；可进行双标记和定量研究。理论上，组织细胞中的成分，包括各种病原微生物以及细胞表面的膜抗原和受体等，只要是蛋白质，乃至小肽，或结构复杂的脂类和糖类，都可借助于免疫组织化学技术被检测出来。因蛋白质具有很好的抗原性，理论上可获得针对各种蛋白质的抗体，抗体与蛋白质的特异性结合通过抗体上的标志物（如荧光物质、酶、重金属）而呈现出来，因此可对各种蛋白质进行定性、定位、定量研究。

研究过程 免疫组织化学技术的奠基人是美国免疫学家阿尔伯特·休伊特·孔斯（Albert Hewett Coons），于 1941 年首次应用荧光素标记抗体，成功检测肺炎双球菌在肺组织内的分布；1968 年，日本学者中根一穗（Nakane）创建了酶标记抗体技术；1970 年，施特恩贝格尔（Sternberger）在此基础上改良并建立了辣根过氧化物酶-抗过氧化物酶（PAP）技术；1975 年，德国生化学家乔治斯·让·弗朗茨·科勒（Georges Jean Franz Köhler）和英国/阿根廷生化学家塞萨尔·米尔斯坦（César Milstein）发明了小鼠单克隆抗体技术；1981 年，许世明（Hsu）建立了亲和素-生物素（ABC）法；随后免疫金-银染色法、免疫电镜技术问世；1995 年出现了葡聚糖聚合物（Envision 二步法）法，美国学者凯瑟琳·奈特（Katherine Knight）开创了兔单克隆抗体技术，这些技术使免疫组织化学技术日趋完善，在生物学和医学各领域得到广泛的应用，成为生命科学研究不可或缺的手段。

原理 该技术是一种标记细胞化学染色。由于抗原与抗体结合形成的复合物是看不见的，必须将抗体加以标记，利用标志物将阳性结果转换成可见的物质，从而间接显示抗原的存在。标志物具有以下特点：①与抗体形成牢固的共价键结合。②不能影响抗体与抗原的结合。③发光或显色反应要呈现在抗原抗体结合的原位并且鲜明，对比度强。常用的标志物有荧光素、酶、金属等。

分类 根据标志物种类，可分为免疫荧光法、免疫酶法、免疫金属法等；根据一抗是否被标记，还可分为直接法、间接法、补体法等。

免疫荧光法 用荧光素标记抗体，抗体与细胞中的抗原结合，在抗原存在的位置显示出荧光，通过荧光显微镜观察。荧光素能够吸收光并能在较短时间内发射荧光，且能作为染料。常用的荧光素有：异硫氰酸荧光素（FITC），呈现黄绿色荧光；四甲基异硫氰酸罗丹明（TRITC），呈橙红色荧光；四乙基罗丹明（RB200），呈橙红色荧光等。荧光淬灭是观察时遇到的主要问题，荧光素的荧光可在连续观察过程中逐渐减弱或消失。因此，荧光的抗淬灭就显得十分重要，一般封片时需要使用抗荧光淬灭剂（抗荧光衰减剂），如 P - 苯二胺（PPD）。

免疫酶法 用酶标记抗体，抗体与细胞中的抗原结合，再加入酶的底物，酶促反应在抗原存在的位置发生，底物转变为有色物质，可在普通光学显微镜下观察。理想的标记酶应具备：①酶活性高且稳定。②终产物稳定而

不扩散，定位良好。③酶与抗体结合不影响抗原-抗体特异性的反应。④在组织与体液中不存在内源性的酶及其底物。常用的标记酶有：辣根过氧化物酶（HRP）和碱性磷酸酶（ALP）。HRP 存在于植物辣根中，酶的呈色反应取决于参与酶促反应的底物和供氢体。HRP 的底物是 H_2O_2，当供氢体是 3,3 二氨基联苯胺（DAB）时，反应产物呈棕褐色，可用脂溶性封片剂封片；当供氢体是 4-氯-1-萘酚（CN）时，反应产物呈蓝色，仅能用水溶性封片剂封片。ALP 是磷酸酯的水解酶，可通过靛蓝四唑反应显色。靛蓝四唑反应底物为溴氯羟吲哚磷酸盐（BCIP），经酶水解并氧化形成靛蓝，而硝基蓝四唑（NBT）在氧化过程中被还原成不溶性的紫蓝色沉淀。ALP 反应生成物不如 HRP 稳定，易发生弥散，且仅能用水溶性封片剂封片。有效地抑制组织标本内自身存在的内源性酶，是免疫酶法应用的必要条件，如内源性过氧化物酶大量存在于脑组织、粒细胞、巨噬细胞和过氧化物小体中，动物的许多器官中存在 ALP，尤其是小肠组织的 ALP。这些内源性酶均能与免疫染色的底物反应而导致假阳性。所以，在染色前都要经过抑制剂处理，以消除内源性酶的干扰。过氧化物酶的抑制剂有：0.3% ~ 3% H_2O_2 - 甲醇/水溶液、氰化物、酸酒精、苯肼等，ALP 的抑制剂是左旋咪唑、尿素、L-苯基丙氨酸等，可根据不同的组织选用不同的抑制剂。

免疫金属法 用金属标记抗体，利用金属或金属蛋白具有高电子密度的特性，在抗原抗体结合部位显示出来，通过电子显微镜来观察。主要的标志物有胶体

金和铁蛋白等。胶体金是氯金酸（$HAuCl_4$）在还原剂作用下，聚合形成一定大小的金颗粒，由于静电作用而形成的稳定的金溶胶。胶体金在弱碱环境下带负电荷，可与蛋白质分子的正电荷基团形成牢固的非共价结合，这种静电结合并不影响蛋白质的生物特性，包括抗体在内的各种蛋白质都可用胶体金标记。用不同的还原剂可以从氯金酸制备出粒径不同的胶体金，由此标记不同的抗体，可在同一个细胞中同时显示不同的抗原，达到共定位的目的。铁蛋白可通过低分子量的双功能试剂与抗体结合，成为双分子复合物，既保留抗体的免疫活性，又具有在电镜下可见的高电子密度铁离子核心。用铁蛋白标记的抗体可通过电镜免疫化学的方法在电镜下定位细胞中的抗原。

直接法 是最早开始使用的方法，直接将标志物标记在特异性抗体（第一抗体）上，与标本中的相应抗原结合，即可对抗原进行定性、定位以至定量研究。直接法具有简便、快速、特异性强、非特异性背景反应低的优点；其缺点是每种抗体必须分别标记，制作成本大。敏感性较低，对组织或细胞内抗原量少的样品，难以达到检测目的，直接法已很少使用。

间接法 由两步组成。不标记第一抗体，而使用抗第一抗体的抗抗体（第二抗体），并标记第二抗体，从而检测抗原物质。如：第一步用未标记的兔抗体或鼠抗体（一抗）与标本中的抗原结合，第二步用标记的羊抗兔或羊抗鼠抗体（二抗）处理标本，在抗原存在部位形成抗原-抗体-标记二抗复合物，以达到检测该抗原的目的。间接法中因为与一抗结合

的二抗可以是多个，所以与一个抗原结合的标志物分子也较直接法多，故敏感性增高。此法最大的优点是不必标记各种一抗，而只要用抗某一种属（如兔子或小鼠）抗体的标记二抗，就可检测来源于此种属的所有一抗，故间接法得到非常广泛的应用。

补体法 用抗补体 C3 荧光抗体直接作用组织切片，与其中结合在抗原抗体复合物上的补体反应，从而形成抗原-抗体-补体-抗补体荧光抗体复合物，在荧光显微镜下呈现阳性荧光的部位就是免疫复合物上补体存在处。该法常用于临床肾穿刺组织活检诊断等。

亲和物 免疫组织化学染色还可借助一些天然亲和物质，以提高灵敏度、特异性，这些亲和物质可以与组织和（或）细胞中的某种成分（如蛋白质的氨基、糖基、IgG）相结合，同时又能与荧光素、酶、金属等标记物质相结合，最终显色。常用的亲和物质系统有。

生物素-亲和素 生物素为含硫的杂环单羧酸，通过其羧基与蛋白质的氨基结合，从而标记抗体和酶。亲和素又称卵白素或抗生物素蛋白，是一种糖蛋白，在鸡蛋白中被发现，1 个亲和素具有与 4 个生物素分子特异性结合的部位。生物素分子量小，一分子抗体可以结合多达 150 个生物素分子，且与抗体结合（即抗体生物素化）后，不影响抗体与抗原结合的能力。另外，多种酶与生物素结合后，其催化活性也没有受到很大影响。因此，具有很高亲和力的它们，已发展为一个独特的生物素-亲和素系统，具有灵敏度高、特异性强、稳定性好、无放射性污染及方便快捷的优点，

广泛用于组织化学技术。

凝集素-糖基 生物膜中含有一定量的糖类，主要以糖蛋白和糖脂的形式存在。凝集素最大的特点在于能识别糖蛋白和糖脂中，特别是细胞膜中复杂的碳水化合物结构，即细胞膜表面的糖基，且一种凝集素具有只对某一种特异性糖基专一性结合的能力，如伴刀豆凝集素 A 能同广泛存在于糖蛋白中的 α-D-吡喃糖基甘露糖相结合；麦胚凝集素与 N-乙酰糖胺结合；菜豆凝集素与 N-乙酰乳糖胺结合。因此，凝集素可以作为一种探针来研究细胞膜上特定的糖基。

凝集素具有多价结合能力，能与荧光素、酶、生物素、铁蛋白及胶体金等结合而不影响其生物活性，可用于光镜或电镜水平的免疫组织化学研究。一般认为细胞膜上特定的糖基可用于区别细胞的类型和反映细胞在分化、成熟和肿瘤细胞性变中的变化，肿瘤细胞伴有细胞膜上糖基的变化，这种改变可用凝集素检测出来。因此，凝集素在探索细胞分化、增生和恶变的生物学演变过程、显示肿瘤相关抗原物质及对肿瘤的诊断等方面均有一定的应用价值。凝集素有百余种，但在组织化学上应用的仅有 40 多种。

葡萄球菌 A 蛋白-IgG 葡萄球菌 A 蛋白（SPA）是金黄色葡萄球菌细胞壁的一种蛋白成分，能与人和多种哺乳动物 IgG 分子的 Fc 片段非特异性相结合，1 分子的 SPA 能与 2 分子的 IgG 结合，是理想的二抗替代物。

操作步骤与技术要点 主要包括标本制备、免疫染色前处理、抗体孵育、显色分析、设置对照实验。

标本制备 包括取材、固定、

包埋、切片等步骤。取材要求迅速、准确，用于光镜免疫组织化学染色的组织块，通常大小为 $1.0cm \times 1.0cm \times 0.5cm$。免疫细胞化学技术要求必须保持标本内待检物质的原位性、完整性和免疫活性。一般来说，新鲜组织的抗原性强，但因未经固定，其形态结构较差；经过固定的组织，形态结构保存良好但固定液会损伤组织的抗原性，特别对一些抗原含量少的组织标本，若固定液处理不当，有可能造成抗原的丢失或破坏，导致假阴性结果。因此，要选择适当的固定剂和固定方法。对一些不耐受固定的物质，可采用温和的固定条件（如短时间冷固定），或采用冷冻切片。固定和脱水过程应在室温或 $4℃$ 下进行。常用的固定剂有如下几种：

甲醛固定液 包括：①10% 福尔马林（甲醛液 10ml 加蒸馏水 90ml 配成）。②10% 中性福尔马林（即 10% 福尔马林的饱和碳酸钙液）。③10% 中性缓冲福尔马林 [用 0.01mol/L 磷酸盐缓冲液（PBS），pH7.4 代替蒸馏水配制]。此类固定液的特点是穿透性强，组织收缩少，较为常用。

4% 多聚甲醛 称取 4g 多聚甲醛，加入 0.1mol/L 的 PBS 80ml，加热至 $60℃$，持续搅拌，逐滴加入 1mol/L NaOH，至溶液清亮，调 pH 至 7.2~7.4，最后以 PBS 补足至 100ml。该固定剂较为温和，需现用现配。

布安（Bouin）液 饱和苦味酸 75ml，甲醛 25ml，冰醋酸 5ml 组成。对组织的穿透力较强，固定效果较好，可获得良好的形态结构，但因为偏酸性，对抗原有一定损伤，故不适于标本的长期保存。

醋酸-甲醛盐溶液 10ml 甲

醛和3ml冰醋酸，加生理盐水至100ml。该固定液固定效果良好，免疫阳性反应强，背景着色淡。

丙酮及醇类 冷丙酮或甲醇，常用于冰冻切片或细胞涂片的固定，可较好地保存抗原。固定5~15分钟后，自然干燥，储存于低温冰箱内备用。

固定好的组织可根据需要制备石蜡或冰冻切片。

免疫染色前处理 有3点：暴露抗原、增强抗体穿透力和降低背景染色。以石蜡切片为例：

暴露抗原 首先将标本以二甲苯和下行梯度乙醇脱蜡、水化。而后进行抗原修复，由于石蜡切片标本多数使用甲醛固定，甲醛在组织中所形成的醛键、羧甲基等封闭了部分抗原决定簇，或由于蛋白分子之间的交联而使抗原决定簇隐蔽。因此在染色前有些抗原需要先进行抗原修复，打开组织抗原因甲醛固定所引起的抗原决定簇的交联，才能使组织中的抗原抗体充分结合而被检测，从而大幅提高染色的敏感度。常用的抗原修复方法有加热法和酶消化法。

加热修复法有两种：①高压加热修复法：取一定量枸橼酸盐缓冲液（pH6.0）于高压锅中，大火加热直至沸腾；将脱蜡水化后的组织切片置于不锈钢或耐高温塑料切片架上，放入已沸腾的缓冲液中；盖上锅盖，扣紧压力阀，继续加热至喷汽；从喷汽开始计时，1~2分钟后，高压锅离开热源，冷却至室温（稍冷后，可在自来水冲洗下加速冷却）；取出玻片，先用蒸馏水冲洗2次，再用PBS冲洗2次，每次3分钟。注意加热时间长短的控制很重要，从组织切片放入缓冲液到高压锅离开火源的总时间控制在5~8分

钟为宜，时间过长可能会使染色背景加深。缓冲液的量必须保证能够浸泡到所有切片，用过的枸橼酸缓冲液不能反复使用。②微波修复法：取一定量枸橼酸盐缓冲液（pH6.0，缓冲液量不得小于500ml）于微波盒中，微波加热至沸腾；将脱蜡水化后的组织切片置于耐高温塑料切片架上，放入已沸腾的缓冲液中，中高档微波继续处理15~20分钟；取出微波盒冷却至室温，从缓冲液中取出玻片。先用蒸馏水冲洗2次，再用PBS冲洗2次，每次3分钟。

酶消化修复法：包括胰蛋白酶消化修复法和胃蛋白酶消化修复法。前者主要用于细胞内抗原的显示，使用0.1%氯化钙液（pH7.8）制成0.1%胰蛋白酶液，37℃孵育切片15~30分钟，之后用PBS洗涤3次，每次3分钟；后者主要用于细胞间质抗原的显示。一般使用浓度为0.4%，消化时间为37℃，30~180分钟。

增强抗体穿透力 将切片置于0.1%~0.3%的TritonX-100中，室温浸泡5~15分钟，PBS冲洗3次，每次5分钟。TritonX-100为去污剂，其脂溶性可使细胞膜穿孔，增加细胞膜对抗体的通透性。检测细胞膜抗原时可免去此步骤。

降低背景染色 包括灭活内源性酶和封闭背景染色。生物体组织内均含有一定量的内源性酶，如富含血细胞的组织标本有大量具有活性的过氧化物酶，这些内源性酶同样也能催化底物，使其显色，这会影响免疫组织化学染色的特异性。在使用亲和素试剂的免疫组织化学染色中，内源性生物素易结合亲和素，形成亲和素-生物素复合物，导致假阳性。在染色之前应设法将组织内的内源性酶灭活或将内源性生物素封

闭，以保证染色的特异性：①灭活内源性过氧化物酶：将组织在0.3%~3%H_2O_2/甲醇（或水）溶液（现用现配）中室温浸泡5~15分钟，继而用PBS冲洗3次，每次5分钟。②灭活碱性磷酸酶：最常用的方法是将左旋咪唑（以每毫升加24mg）加入底物液中并保持pH7.6~8.2，可除去大部分内源性碱性磷酸酶，对于仍能干扰染色的酸性磷酸酶可用0.05mol/L酒石酸抑制。③封闭内源性生物素：将组织切片用0.01%亲和素溶液室温处理10~20分钟，使其结合位点饱和，以消除内源性生物素的活性。④封闭背景染色：抗体能被组织切片中富含电荷的胶原和结缔组织成分吸附，从而导致背景着色，为避免该现象发生，应在特异性抗体处理切片之前，选择与二抗种属相同的非免疫血清封闭电荷，阻止一抗与之结合，从而抑制非特异性背景着色。常用方法是用2%~10%二抗血清或2%~5%牛血清白蛋白在室温下作用30~60分钟。但应注意此种结合不牢固，所以不要冲洗，倾去余液后直接加一抗。

抗体孵育 切片在血清封闭后，倾去多余血清，便可滴加第一抗体孵育。此步骤需注意3点：抗体稀释度、孵育时间和温度以及抗体的保存。

抗体稀释度 免疫细胞化学染色是通过抗原-抗体结合而实现，因此抗原与抗体的比例十分重要。最佳的抗体稀释度可提高染色质量，与周围组织或细胞形成良好的染色对比。如果抗体浓度过高，既加重背景，也会减少抗体与抗原的结合，甚至导致假阴性结果，故每当使用一种新抗体时，必须试用多种稀释度，从

中确定最佳工作浓度。市售的一抗一般为浓缩型，使用前必须稀释成合适的工作浓度，一般按商家推荐的浓度进行倍比稀释，如1:50、1:100、1:200、1:400等，最终的工作浓度应选择阳性反应着色最强、背景着色最弱的滴度。多克隆抗体一般的使用浓度为1:（100~2000），单克隆抗体为1:（50~100）。抗体稀释液可用含10%二抗非免疫血清（如正常羊血清）的PBS，抗体应现用现配，稀释后于4℃存放，时间不超过3天。市售的二抗通常是生物素化IgG，一般由试剂公司配成即用型，并装入免疫组织化学试剂盒内，故不必测试二抗的工作浓度。

孵育时间和温度　滴加一抗后，一般在4℃孵育过夜或37℃或室温孵育1~2小时。一抗孵育后经适当洗涤，再加入即用型二抗或三抗，一般室温孵育30分钟。注意洗涤时应尽量吸干组织表面及周围的液体，但又不能让组织干燥。孵育过程应保持一定湿度，故必须在湿盒中进行。荧光二抗注意避光。

抗体的保存　市售的浓缩型一抗，为避免反复冻融而失效，一般需要分装，每管10~50μl，置-80℃低温冰箱内保存；常用的一管放置在4℃保存；稀释成工作液的抗体4℃保存，使用时间不超过3天。

显色分析　有以下几种：

免疫酶法显色　显色是免疫酶法染色的最后关键步骤，要获得最佳的显色效果，必须在显微镜下严格控制显色时间，严格控制信/噪比，当检出物达到最强显色效果而背景无色即可终止显色。一般过氧化物酶的检测系统选用DAB或AEC显色，前者显色为棕色，后者为红色。DAB在配制后30分钟以内使用，且显色时间控制在5分钟以内。DAB有致癌作用，故操作时应戴手套，尽量避免与皮肤接触，用后及时洗手，接触DAB的实验用品需经洗液浸泡24小时后方能再次使用。AEC显色系统的弊端是生成的有色沉淀易溶于有机溶剂，所以封片时应用水性封片剂，故染色切片不能长期保存。

采用免疫荧光法无需进行显色反应，只需经过复染、封片后在荧光显微镜下观察。

复染　为了清晰显示组织切片的组织结构，常对切片进行复染。最常使用的细胞核染料为苏木精，染色10秒~1分钟，镜下控制着色程度，效果好时以自来水冲洗返蓝。也可根据情况使用甲基绿。如采用免疫荧光法，常用的荧光核染料为DAPI。

封片　如果选用DAB显色，则切片经过梯度乙醇脱水、二甲苯透明后，以中性树脂封固，可长期保存；如果选用AEC显色，则切片不能经乙醇脱水，冲洗后拭干直接用水性封片剂封片；如果是荧光染色，则用含PPD的水性封片剂封片，4℃冰箱避光保存，尽早观察结果。

设置对照实验　非常重要，是判断染色是否成功的关键依据。通过设置对照实验，可区别免疫组织化学染色的特异性和非特异性染色结果。特异性染色是由一抗与待检抗原发生特异免疫反应而产生的染色，特异性反应产物常分布于特定部位，各种细胞或结构成分呈现不同程度的阳性结果，且重复实验结果一致。非特异性染色是由组织细胞中非抗原-抗体反应引起的染色，特点为：染色无分布规律，常弥散存在，表现为某一区域的无区别均匀着色；或重复染色结果差异很大，互相矛盾；或染色出现在切片的干燥部位、边缘、刀痕或组织折叠处。引起非特异性反应的常见原因有：抗体的交叉反应、抗体与组织之间的非特异性吸附、洗涤不足、内源性酶的干扰、自发荧光、组织自溶等。有时虽有特异性染色，但非特异性着色过强，也会影响观察和记录。因此，要证明免疫染色所显示的反应产物确实是靶抗原与相应的特异性抗体所生成的，必须设计对照实验，根据对照实验准确判断阳性和阴性结果，排除假阳性和假阴性结果，得出正确的结论。常设的对照实验包括阴性对照和阳性对照：

阳性对照　用已知含有靶抗原的标本与待检标本同时进行免疫组织化学染色，含靶抗原的应为阳性结果。通过阳性对照可证明染色过程的各个步骤及使用的试剂、抗体等均符合要求，技术方法可行。如果经过相同染色过程，待测样品为阴性，即为真阴性。一般每次正式实验都应设有阳性对照（尤其当预期结果为阴性时）。通过阳性对照，即可排除假阴性的可能性，或是提示实验组的抗原保存等有问题。

阴性对照　用于排除各种原因引起的假阳性。①空白对照：用PBS替代一抗，染色结果应为阴性，证明染色方法可靠。若空白对照出现假阳性结果，提示染色方法或试剂有问题，如内源性物质去除不彻底、标记二抗质量不高等所产生的非特异性着色。②替代对照：用与一抗种属来源相同的动物血清（非免疫）或无关抗体替代一抗，在使用浓度相同的情况下，染色结果应为阴性。

这可证明实验组的阳性结果确实是该抗体与组织内抗原特异性反应的结果，而不是其他抗体或其他血清成分非特异性吸附所致。替代对照阳性结果，也提示染色方法或试剂有问题，如一抗浓度过高、一抗不纯、洗涤不够等。③用已知阴性组织染色：用已知不含靶抗原的标本与待检标本同时进行免疫组织化学染色，不含靶抗原的应为阴性结果。④抑制试验：用未标记的特异性抗体先与待检标本反应后，再用标记的特异性抗体进行染色，阳性结果明显减弱或呈阴性。这是检测第一抗体特异性的试验，也称竞争性抑制试验，在直接法中常用。

观察染色结果时，先观察阳性对照和阴性对照，如果阳性对照组织中的阳性细胞呈强阳性，各种阴性对照呈阴性，背景无非特异性染色时，表明本次实验的全部试剂和全过程技术操作准确无误，结果可信。

应用 ①用于显示细胞内的蛋白质的定量和定位。②用于鉴别组织、细胞上的特殊标志物：如软骨细胞含有 II 型胶原蛋白，星形胶质细胞含有神经胶质纤维酸性蛋白，上皮组织来源的细胞含有角蛋白等。③用于判断细胞功能状态：在同一种细胞内，某一种蛋白质的含量、定位可以由于其所处的功能状态的不同而改变，如不同发育阶段、不同代谢状态或不同病理状态等，细胞内某一种蛋白质的变化可以作为判断细胞功能状态的指标之一。

(陈克铨 陈咏梅)

miǎnyì shuāngbiāojì jìshù
免疫双标记技术（immuno-double staining） 以不同标志物标记两种不同的抗体或同一标志物标记不同抗体但用不同的方法显示，以确定同一细胞或同一组织内的不同化学成分、不同细胞结构的定位和分布的技术。双标记免疫细胞化学产生双重染色，在同一张切片标本上可同时显示出两种抗原成分，从而有助于揭示二者间的相互关系；还可阐述同一细胞内不同物质的产生和分泌状态，以及待检物质在细胞内合成、转运和代谢的途径；尤其对一些同源性及结构相近的物质分布、细胞来源、基因表达与调控等的研究，更有实际意义。双标记免疫染色的方法很多：免疫荧光双标记，如分别用异硫氰酸荧光素（FITC）和四甲基异硫氰酸罗丹明（TRITC）标记，显示不同颜色的荧光；免疫酶双标记，如用辣根过氧化物酶标记，用不同的底物显示不同的颜色；免疫胶体金标记，用不同直径的金颗粒分别标记抗体；免疫酶标记与免疫荧光标记相结合等。

(陈克铨)

diànjìng miǎnyì xìbāo huàxué rǎnsè
电镜免疫细胞化学染色（electro-immunostaining） 在超微结构水平上显示免疫细胞化学反应的技术。又称免疫电镜。通常是用胶体金或铁蛋白标记抗体，可分为包埋前染色、包埋后染色和冷冻超薄切片染色。后者对抗原活性保存较好，但需冷冻超薄切片机。包埋前后，是指免疫染色发生在树脂包埋以前或以后而言。包埋前染色的主要优点是抗原活性保存较好，易出现阳性反应，是因为在免疫染色前没有经过脱水、包埋等可能减弱组织抗原性的过程；缺点是：对操作技术的要求比较高。包埋后染色的主要优点是细胞超微结构保存较好，可先作半薄切片，选定光镜免疫染色阳性的部位再作超薄切片，定位较好；缺点是：由于样品制作中的脱水、包埋等过程，组织抗原性减弱，对抗原含量少的组织以及那些易受脱水、包埋影响而变性的抗原，不易获得阳性结果或仅呈弱阳性。

(陈克铨)

yíngguāng xìbāo huàxué
荧光细胞化学（fluorescent cytochemistry） 以荧光素作为特殊的标记物，显示细胞中化学物质的技术。该技术要借助于各种荧光显微镜、荧光成像系统。

原理及分类 荧光素是能够引起光致发光现象的物质，能够吸收光并能在较短时间内发射荧光，且能作为染料。常用的荧光素有：异硫氰酸荧光素（FITC），发黄绿色荧光；四甲基异硫氰酸罗丹明（TRITC），发橙红色荧光。还有一种绿色荧光蛋白（GFP），源自发光水母，本身带有发光功能的荧光基团，其分子量小，在多种苛性条件下都很稳定，大量表达对细胞没有毒性，被称为活体荧光材料。

荧光标记分为免疫荧光标记和荧光素直接标记，前者是将荧光素连接在抗体上，抗体与细胞中的某种抗原结合显示出荧光，即免疫荧光染色；后者是将荧光素直接连接在某种生物大分子上，注射至活细胞中，观察其在细胞中的动态变化。不同的荧光素产生不同颜色的荧光，由此还可进行双标记染色，在同一细胞中显示不同的化学组分。此外，还可通过基因工程的方法将 GFP 基因与某种蛋白基因融合，在表达这种融合蛋白的细胞中，可直接观察到该蛋白在活细胞内的动态变化。发现和发展了 GFP 的 3 位科学家：日本化学家下村修（Osamu Shimomura）、美国生物学家马丁·沙尔菲（Martin Chalfie）和美籍华裔生化学家钱永健（Roger Yonchien Tsien）共同获得2008年诺贝尔化学奖。

应用 ①可用于显示细胞内的蛋白质的定量和定位；用于鉴别组织、细胞上的特殊标志物；还用于判断细胞功能状态，在同一种细胞内，某一种蛋白质的含量、定位可以由于其所处的功能状态的不同而改变。②荧光素直接标记技术可用于观察活细胞内蛋白质的动态变化，如将标记荧光素的肌动蛋白注射至培养的细胞中，可观察到肌动蛋白分子组装成肌动蛋白纤维。③GFP标记技术可对生物活体样本进行实时观察、观测和记录，如将GFP基因转移至肿瘤细胞中，再将这种表达GFP的肿瘤细胞注射至小鼠，可观察肿瘤细胞在小鼠体内的转移特征。

（陈克铨）

fàngshè zìxiǎnyǐngshù

放射自显影术（autoradiography）

利用放射性核素所产生的电离辐射对感光乳胶的卤化银晶体产生潜影，再经过显影定影处理，把感光的卤化银还原成黑色的银颗粒，即可根据这些银颗粒的部位和数量分析出标本中放射性示踪物的分布，以进行定位和定量分析的方法。在这个过程中，没有形成潜影的卤化银晶体，则被定影剂溶去。留下来的便是清晰的自显影图像。简称为自显影（ARG）。根据观测水平的不同可以分为宏观放射自显影法、显微放射自显影法和超微放射自显影法。

原理 原子核内质子数目相同，而中子数、原子量不同的物质，称为同位素，在元素周期表中占据同一位置。同位素中有的很稳定，称为稳定性同位素，不发出射线，没有放射性；另有一些很不稳定，其原子不断发生衰变而放出射线，因而具有放射性，称为放射性核素。在医学生物学中，进行自显影示踪实验，主要采用β射线，β射线中最常用的是能量低、射程短、电离能力强、分辨率好的粒子，以^3H的应用最广泛。^3H在空气中的射程为0.36mm，在乳胶内的射程<1μm，既可引起较大的生物学效应，又不致对机体或组织细胞造成大的伤害。

放射自显影中所用的感光材料是乳胶。乳胶由卤化银和明胶组成。卤化银是其中最重要的成分，对核射线和光线的感受、潜影形成、显影、定影等变化都发生在卤化银晶体上。明胶是卤化银晶体的分散剂，使其能以微晶体的形式悬浮在明胶中，而不发生集聚和沉淀；明胶也是卤化银晶体的敏化剂，使卤化银晶体对光线和核射线的作用起反应。适于自显影研究的，主要是专用的原子核乳胶（简称核乳胶）和X线片。核乳胶是由溴化银与明胶组成的悬浮液。接受核射线的灵敏度高，并因溴化银晶体很细，使自显影具有较高的分辨率，而且核乳胶对红光不甚灵敏，在暗室中可用红光照明，为自显影提供了方便。

照相处理在这里是一个借用的术语。放射自显影中，卤化银的变化是放射线作用的结果，在实际步骤上与照相相同，所以沿用了曝光、显影、定影等名词。放射性核素发出射线，使乳胶中卤化银感光，形成潜影；已形成潜影的卤化银晶体被还原成为金属银的过程称为显影。显影后，被还原的单个银颗粒，在光学显微镜下呈黑棕色、椭圆形，在电镜下则成扭曲的丝团状；许多银颗粒聚集在一起，则形成肉眼可见的黑度。对显微放射自显影来说，需进行染色，如苏木素-伊红（HE）染色，以利于观察分析和记录。对宏观放射自显影标本，往往不需染色，而通过空气干燥后观察。

特点 放射自显影的出现已有一百多年，是研究物质在体内代谢过程及其作用的重要手段，应用范围广泛。优点有：①灵敏度非常高：当研究激素或痕量元素在体内的代谢过程时，不用同位素示踪法很难获得正确结果。②研究符合生理条件：使用的示踪物质可以少到生理剂量，因而所得的结果符合生命有机体的实际情况。③定位准确：自显影所使用的放射性标志物本身就是一种分子，高分辨力、高灵敏度决定了其定位准确。④对组织无损伤：较易完成形态、功能和代谢分析的结合。放射自显影的缺点是：放射性标志物的来源有限，价格贵，需要专门的仪器设备，存在放射性污染，而且为取得理想的结果需要一定的经验。

分类 根据观察范围大小、分辨率高低和观察手段的不同，自显影分为3种类型，即宏观放射自显影法、显微放射自显影法和超微放射自显影法。不论属于哪一种类型，自显影通常都包括下列环节：①示踪：向实验样品内引入放射性示踪剂。②取材和标本制备：示踪一定时间后，取材制成切片、涂片、铺片或整体装片等。取材要迅速、准确、低温。③自显影的准备：在暗室中，将制备好的标本上敷加感光材料或将标本与感光材料紧密结合在一起，称为裱贴。④曝光：将上述准备好的标本在避光条件下放置,使核射线作用于乳胶。为了防止潜影消退和本底增高,曝光期间要避光、防潮、甚至隔氧。⑤照相处理:即显影、停影、定影和水洗。⑥染色、封固和观察:常规染色,盖玻片封固。自显影结果的阅读和分析最好经过统计学处理。一般认为,标记结构上的银粒比本底银粒高出 4~5 倍,方可视为阳性。

宏观放射自显影法 只能用肉眼或放大镜进行观察。包括整体自显影、硬组织磨片自显影、中草药等植物标本自显影、层析条或免疫沉淀板或硅胶薄层的自显影乃至各种核酸杂交。

显微放射自显影法 是一般实验室最常用的自显影方法,可在组织切片或涂片上进行,借光学显微镜观察实验结果。根据标本制备方法的不同,可分为冷冻切片自显影、石蜡切片自显影、塑料切片自显影、涂片标本自显影、离体培养细胞和组织的自显影等;根据自显影制备方法的不同,特别是涂布乳胶的方法和乳胶与标本接触方法(裱贴)的不同,又可引入多种名词,如融裱法、干裱法、涂片裱贴和接触裱贴法等,最常用的是融裱法。

超微放射自显影法 具有高度的分辨能力,能够显示示踪剂在各种超微结构上的分布状况,从亚细胞水平上研究结构与功能的关系。电子显微镜下观察结果,实际上包括两部分内容,一是电镜标本的制备,二是自显影标本的制备,主要是单层乳胶的制备问题及阅读分析问题。单层乳胶是一极薄的核乳胶层,薄到只有一层银粒的厚度,在这单层乳胶中,卤化银晶体彼此接近,既不重叠,又不留下没有卤化银晶体

的空隙。这样,超微结构中的极小放射源发出核射线,只作用于距离最近的银晶体上,而不作用于其他银晶体,以减少影像的交叉、重叠或缺失。制备单层乳胶的主要技术方法有 3 种:环套法、浸蘸法和触汲法。

自显影生物学实验中主要采用的是 β 射线,而 β 射线的行程是曲折的,加上电镜的分辨率极高,所以电镜照片上的银颗粒不一定是放射源的所在位置。多数自显影照片需经过阅读和分析,随机地而不是主观地拍摄许多张电镜自显影照片,观察并记录数百个银粒的位置,依赖计算机软件,经过运算,统计学处理,才能得出正确的结论。

双标记自显影术 是为了在同一标本中观察两种不同标记物的摄取或参入状态,以了解各种标记化合物,如药物、毒物、抗原、抗体、维生素、激素等,在组织、细胞中的定位、定量、定时状态及其相互关系与联系。包括同位素双示踪自显影术和复合的免疫细胞化学与放射自显影术两种。

同位素双示踪自显影术 通常采用两种放射性核素标记不同的化合物或同一化合物的不同功能团,或用同一种放射性核素但剂量不同(如 ^3H 0.5μCi/ml 和 ^3H 40μCi/ml),对同一动物进行示踪实验。原理是:利用射线粒子的能量大小不同,因而射程不同(如同时用 ^3H-胸腺脱氧嘧啶核苷和 ^{14}C-尿嘧啶核苷,分析细胞内 DNA 和 RNA 的合成);或者是利用不同核素的半衰期不同(^{42}K 为 12.35 小时,^{131}I 为 8.05 天,^{32}P 为 14.26 天,^{45}Ca 为 165 天,^3H 为 12 年,^{14}C 为 5760 年)。最终产生影像的时间先后不同、颗粒大小

多少不同,显示出不同的定位。同位素双示踪自显影可以消除分别进行示踪实验时的动物个体差异和曝光,显影中的差异,从而提高了结果的准确性,节约实验动物和实验时间。

复合的免疫细胞化学与放射自显影术 是将免疫细胞化学的技术与放射自显影技术相结合而实现的一种双标记技术。在实验方法上,先按单示踪的放射自显影术进行;待曝光结束后,照相处理以前,要对实验标本固定,固定剂通常选择 2.5%~3% 的多聚甲醛或 80% 甲醇 2~5 分钟,以保持组织的良好形态结构,又不丢失其抗原性;接着显影、定影、水洗;再进行免疫细胞化学染色。

自显影的定位和定量分析,以及双标记自显影术的应用,对于细胞动力学的研究,待检物质在体内的分布、功能与代谢研究,细胞化学的研究等,都具有其他标记细胞化学方法所不可替代的作用。

应用 为了追踪物质(如药物)在组织和细胞内的分布、摄取、生物合成、储存、释放、降解与排泄的全过程,可将放射性核素,如 ^{131}I、^3H 等标记到该物质分子上输入机体内,或用同位素标记的抗体或标记的配体输入机体或作用于离体标本,再通过自显影,即能显示出物质的定位、定量与时空变化,借以增进对研究对象的了解,增进对机体结构与功能以及药物代谢的认识,阐明生理/病理条件下的作用规律。

(陈克铨)

xìbāo fēnlí jìshù

细胞分离技术(isolation of cell) 通过物理、化学及生物学方法,从生物组织或体外培养的细胞中分离出某一类或某一种细

胞的技术。对于体外培养的细胞可以用胰酶消化法、机械刮除法、反复贴壁法、胶原酶消化法等进行分离与初步纯化。流式细胞术和免疫磁珠分离法是获取某一特异性细胞的常用方法。采用密度梯度离心法，可从外周血分离获得各类血细胞。

胰酶消化法 胰酶是一种蛋白酶，能在特定位置催化蛋白质的水解，即可以将细胞膜上和培养皿壁结合的蛋白降解，从而使细胞和培养皿壁脱离。一般将胰酶和乙二胺四乙酸（EDTA）混合使用。EDTA 是一种离子螯合剂，因细胞表面很多和培养皿结合的蛋白质都带有 Ca^{2+} 或 Mg^{2+}，而 EDTA 可螯合 Ca^{2+} 或 Mg^{2+} 的，从而加速细胞和培养皿的脱离。处理的基本步骤是：弃培养液→平衡盐溶液（Hanks 液）洗涤→加入胰酶消化液→终止消化。对于组织的消化，不同的组织需要消化的时间相差很大，通常以消化后可以充分打散组织为宜。该法主要用于贴壁细胞或组织的消化分离。

机械刮除法 用不锈钢丝末端插有橡胶刮头或裹少许脱脂棉制成，或直接购买专用细胞刮，然后将贴壁的细胞刮起。处理的基本步骤是：标记目的细胞部位→刮除非标记处细胞→洗去被刮除的细胞→注入培养液至剩余的细胞（如发现仍有杂的细胞，可重复刮除至完全除掉为止）。该法主要用来分离贴壁细胞，可以挑选想要的细胞克隆，常用来分离肿瘤细胞与成纤维细胞。

反复贴壁法 又称差异黏附法。根据不同细胞的贴壁时间的不同及细胞的生长速度特点，用不加血清的培养液，把含有两类细胞的细胞悬液反复贴壁，使两

类细胞相互分离，操作方法与传代相同。分离成纤维细胞和肿瘤细胞的基本步骤为：细胞悬液→接种入 A 培养瓶→置培养箱中静止培养 5～20 分钟→轻轻倾斜培养瓶，慢慢吸出全部培养液→种入 B 培养瓶→按处理 A 的方法把培养液注入 C 培养瓶中。当 3 个瓶内都含有培养液后，均在温箱中继续培养。如操作成功，次日可见 A 瓶主要为成纤维细胞，B 瓶两类细胞相杂，C 瓶主要为肿瘤细胞，必要时可反复处理多次，直至肿瘤细胞纯化为止。该方法也常用来分离单核细胞，单核细胞可黏附在塑料或玻璃培养瓶上，而淋巴细胞则不能，由此可将单核细胞从外周血细胞悬液中分离出来。

消化排除法 根据不同细胞对消化液的敏感性不一样而分离。如成纤维细胞比肿瘤细胞更易脱落，基本步骤为：先用 0.5% 胰蛋白酶和 0.02% EDTA（1∶1）混合液漂洗培养细胞一次，然后再换成新的混合液继续消化，并在倒置显微镜下观察和不时摇动培养瓶，到半数细胞脱落下来后，便立即停止消化。把消化液吸入离心管中，离心去上清，吸入另一瓶中。加培养液置培养箱中培养，向原瓶内也补加新的培养液继续培养。因成纤维细胞比肿瘤细胞易于脱落，经过几次反复处理，可把成纤维细胞除净。此法曾用于乳腺癌细胞的培养，

胶原酶消化法 利用成纤维细胞对胶原酶较为敏感，通过消化吸收进行选择，可用于分离肿瘤细胞与成纤维细胞。基本步骤为：先用 0.5mg/ml 的胶原酶消化处理，边消化边在倒置显微镜下观察，当发现成纤维细胞被除掉后，即终止消化。然后用 Hanks/

PBS 洗涤处理一次后，更换新培养液，继续培养，可获纯净肿瘤细胞，如成纤维细胞未被除净，可再次重复。

流式细胞术 利用细胞表面的特定标志，对细胞进行荧光染色后，采用流式细胞仪分离，可分离经标记的外周血中 T 淋巴细胞、辅助性 T 淋巴细胞、B 淋巴细胞、NK 细胞及其他组织的干细胞等（见流式细胞术）。

免疫磁珠分离法 基于免疫学原理，细胞被带有抗体的磁珠标记后，在磁力作用下和未标记的细胞分离，再洗脱磁珠标记的细胞。通过免疫磁珠筛选可分离具有特异性标记的痕量细胞，分离纯度高，细胞活力好，且易得无菌细胞制剂。

（马文丽）

xìbāo zǔfēn fēnlí jìshù

细胞组分分离技术 （purification of cell components）

把细胞器从细胞中分离纯化出来的技术。细胞有细胞核、线粒体、内质网膜、溶酶体及高尔基复合体等细胞器，在维持细胞正常生理功能方面起着重要的作用，将其分离出来可研究其特有的化学组成、酶活性和代谢特点。

原理 要进行细胞组分的分离，需先破碎细胞，通常用渗透压休克、超声振荡或研磨等方法。破碎细胞的悬液称为匀浆，其中包含了核、线粒体、高尔基复合体、溶酶体和过氧化物酶体等多种膜包围的囊泡，还可有内质网形成的囊泡——微体。细胞内各种结构组分的比重、大小均不相同，在同一离心场中的沉降速度也不同，根据这一原理，常用不同介质、不同转速、不同时间的离心法，将细胞内各种组分分级分离出来。

方法 根据颗粒的大小不同可利用差速离心法和移动区带离心法进行分离；根据颗粒密度不同可采用等密度离心法。

差速离心法 通过一系列递增速度的离心，将不同大小颗粒分离。先在低速离心条件下把大的颗粒沉降到管底，其他颗粒留在上清液中；然后以较高的速度离心，把较大的颗粒沉淀于管底。这样依次把不同大小的颗粒逐级分离。这种方法适用大小差别较大颗粒的分离，如各种细胞器的初步离心分离。

移动区带离心法 对于大小差别较小的颗粒，可用移动区带离心法分离。方法是将要分离的样品放在介质溶液表面，形成一个狭带，然后超速离心，使不同大小的颗粒以不同的速度向管底方向移动，形成一系列区带，在最大的颗粒尚未到达管底时停止离心，从管底小孔中分次收集各种颗粒成分。这种方法须注意离心时间，离心时间过长，所有颗粒都会沉到管底。经改进，用梯度蔗糖或甘油溶液（从管面到管底密度逐渐增高）作为移动区带离心的介质，可减少颗粒弥散，稳定颗粒的沉降，使形成的区带更明显，便于收集。在移动区带离心法中，介质的密度必须小于颗粒的密度。

等密度离心法 根据细胞组分的浮力密度不同进行分离的方法。适用于大小、形态相似而密度不同的组分。常将样品通过高浓度的蔗糖或氯化铯的密度梯度离心沉降到与自身密度相等的位置就停滞不再向下沉降。

应用 ①细胞膜的分离：通常红细胞膜与线粒体膜的制备用差速离心法，其他细胞膜的分离可根据膜组分的密度大小不同，采用密度梯度离心后，分布于指定区域，可以分离得到纯制品。②线粒体的分离：分离原则可用分级离心方法，低速去掉细胞核及细胞碎片后，再用高速梯度离心分离线粒体。③线粒体膜的分离：线粒体膜分离方法主要是密度梯度离心。④聚核糖体的分离：核糖体是由核糖酸和蛋白质组成的核糖核酸蛋白颗粒，附着在粗面内质网的称固着核糖体，分散在细胞内的称游离核糖体，数个或数十个核蛋白体聚在一起称为聚核糖体，一般用差速离心法可分离出聚核糖体。⑤微粒体分离：微粒体是一种脂蛋白所包围的囊泡，含核糖核酸，蛋白质和脂类，分离微粒体的方法是利用分级离心法，去掉细胞核和线粒体后，经超速离心而制备。⑥细胞核的分离：不同组织来源的细胞经匀浆后，可用分级离心等方法将细胞核进行分离纯化。

（马文丽）

fēnzǐ fēnlí jìshù

分子分离技术 （molecular separation technology）

在分子水平上将不同粒径分子选择性分离的技术。生物大分子包括核酸（DNA、RNA）、蛋白质、糖类及脂类。其中核酸和蛋白常用电泳、层析等来进行分离。而糖类、脂类常用液相色谱或气相色谱来进行分离。

电泳 是在电场的作用下而产生的物质运动。不同的物质在一定的电场强度下，由于所带电荷不同，因此受到的引力不同，向相反电极泳动的速度不同进而达到分离。采用电泳技术分离、分析和鉴定带电粒子的基本原理是：在一定 pH 条件下，每一种分子都具有特定的电荷（种类和数量）、大小和形状，在一定时间内它们在相同电场中泳动速度不同，各自集中到特定的位置上而形成紧密的泳动带。电泳的泳动速度受粒子本身大小、形状、所带电量、溶液黏度、温度、pH、电渗及离子强度多种因素的影响。不同种类的电泳在原理上又有些不同。常见电泳有以下几种：

琼脂糖凝胶电泳 利用琼脂糖作支持介质的一种电泳方法。可用于分子量较大样品的分离分析，如大分子核酸等，一般可采用孔径较大的琼脂糖凝胶进行电泳分离。琼脂糖凝胶约可区分相差100bp的DNA片段，其分辨率虽比聚丙烯酰胺凝胶低，但它制备容易，分离范围广，尤其适于分离大片段DNA。普通琼脂糖凝胶分离DNA的范围为 0.2～20kb，利用脉冲电泳，可分离高达 10^7 bp的DNA片段。琼脂糖凝胶孔径度较大，对大部分蛋白质只有很小的分子筛效应。

聚丙烯酰胺凝胶电泳（PAGE） 利用聚丙烯酰胺凝胶作为支持介质的一种电泳方法。可用于核酸和蛋白质的分离、纯化及检测，且分辨率较高。聚丙烯酰胺凝胶具有机械强度好，有弹性，透明，化学性质稳定，对pH和温度变化小，没有吸附和电渗作用小的特点，是一种很好的电泳支持介质。聚丙烯酰胺凝胶是由丙烯酰胺单体（Acr）和交联剂 N，N′-甲叉双丙烯酰胺（Bis）在催化剂作用下合成的。聚丙烯酰胺和琼脂糖是实验室最常用的支持介质。

等电聚焦电泳（IFE） 基于物质的等电点不同而进行分离的电泳方法。利用特殊的缓冲液（两性电解质）在凝胶（常用聚丙烯酰胺凝胶）内制造一个 pH 梯度，电泳时每种蛋白质将迁移到其等电点（pI）的 pH 处（此时蛋白质不再带有净的正或负电荷），形成一个很窄的区带。在 IFE 的电泳中，具有 pH 梯度的介质其分布是从阳极到阴极 pH 值逐渐增大。蛋白质分子具有两性解离及等电点的特征，这样在碱性区域蛋白质分子带负电荷向阳极移动，直至某一 pH 位点时失去电荷而停止移动，此处介质的 pH 恰好等于聚焦蛋白质分子的等电点。同理，位于酸性区域的蛋白质分子带正电荷向阴极移动，直到在等电点上聚焦为止。因此，该法将等电点不同的蛋白质混合物加入有 pH 梯度的凝胶介质中，在电场内经过一定时间后，各组分将分别聚焦在各自等电点相应的 pH 位置上，形成分离的蛋白质区带。

双向电泳　是等电聚焦电泳和 SDS-PAGE 的组合，即先进行等电聚焦电泳（按照等电点分离），然后再进行 SDS-PAGE（按照分子大小），经染色得到二维分布的蛋白质图。

沉淀分离法　根据溶解度的不同，控制溶液条件使溶液中的化合物或离子分离的方法，主要用来分离蛋白质。根据条件不同，又分为以下几类：

中性盐沉淀法　利用中性盐使蛋白质沉淀析出的方法，又称盐析。大量的盐加入蛋白溶液中，高浓度的盐离子有很强的水化力，可夺取蛋白质分子的水化层，使蛋白质胶粒失水，发生凝聚而沉淀析出。不同蛋白析出所需盐浓度不同，可使用不同浓度的盐溶液使血清中各蛋白质成分分别析出。许多盐均能使蛋白质盐析，如硫酸铵、硫酸钠、硫酸镁、氯化钠等，最常用的是硫酸铵。

变性沉淀法　利用蛋白质的变性作用，除去混合液中杂蛋白的方法。当蛋白质受到外界因素作用时，蛋白质分子结构从有规则的排列变成不规则排列，其物理性质也发生改变，并失去原有的生理活性，即蛋白质发生变性，变性蛋白质在水中的溶解度较小且以沉淀的形式从溶液中析出。具体的做法有加热、加入化学试剂及调节 pH 值。

等电点沉淀法　利用蛋白质在等电点时溶解度最低而各种蛋白质又具有不同等电点的特点进行分离的方法。在等电点时，蛋白质分子以两性离子形式存在，其分子净电荷为零（即正负电荷相等），此时蛋白质分子颗粒在溶液中因没有相同电荷的相互排斥，分子相互之间的作用力减弱，其颗粒极易碰撞、凝聚而产生沉淀，所以蛋白质在等电点时，其溶解度最小，最易形成沉淀物。等电点时的许多物理性质如黏度、膨胀性、渗透压等都变小，从而有利于悬浮液的过滤。

透析法　利用小分子物质在溶液中可通过半透膜，而大分子物质不能通过半透膜的性质，达到分离的方法。透析是否成功与透析膜的规格关系极大。透析膜的膜孔有大有小，要根据欲分离成分的具体情况而选择。透析膜有动物性膜、火棉胶膜、羊皮纸膜（硫酸纸膜）、蛋白质胶膜、玻璃纸膜等。常将透析膜扎成袋状，小心加入欲透析的样品，悬挂在容器中。多次更换透析液使透析膜内外溶液的浓度差加大，并加以搅拌，以利透析速度加快。可采用透析法分离和纯化皂苷、蛋白质、多肽、多糖等物质，用以除去其中的无机盐、单糖、双糖等杂质。

层析　根据蛋白质颗粒的大小、电荷多少及亲和力等进行分离的方法，包括离子交换层析、凝胶过滤层析、亲和层析等。

离子交换层析（IEC）　利用离子交换剂与各种组分之间的离子亲和力不同而进行层析分离的方法。离子交换剂有两种类型，即阳离子交换剂和阴离子交换剂。前者带有负电荷的基团，能吸附带正电荷的分子；后者带有正电荷的基团，可吸附带负电荷的分子。以离子交换剂为固定相，样品中待分离的溶质离子，与固定相上所结合的离子交换，不同的溶质离子与离子交换剂上离子化基团的亲和力和结合条件不同，洗脱液流过时，样品中的离子按结合力的弱强先后洗脱下来。此法常用于分离蛋白质、核酸等生物大分子。

凝胶过滤层析（GFC）　利用蛋白质分子大小不同，根据凝胶的特性，对蛋白质进行分离的方法。凝胶的线性基质含有多个羟基，具有亲水性，在交联剂的作用下交联形成不溶于水的三维空间网状结构。控制交联剂的比例，即可改变交联度，得到不同孔径大小的凝胶微粒。干燥的商品凝胶是具有海绵样网状多孔的球形微粒。干燥的凝胶微粒吸水后就形成了多孔胶粒，将蛋白质溶液加在凝胶柱上进行洗脱时，大分子蛋白不能穿过凝胶网孔进入胶粒内，留在胶粒间隙的溶液中，随洗脱液最先流出；小分子蛋白可穿过凝胶网孔进入胶粒内，受到凝胶的阻留，向下移动较慢因而洗脱出来较慢。常用的凝胶有半合成的交联葡聚糖凝胶、完全合成的聚丙烯酰胺凝胶和天然的琼脂糖凝胶。

亲和层析　利用生物大分子之间特有亲和力和生物学特异性的不同进行分离和纯化的方法。

在生物分子中有些分子的特定结构部位能够同其他分子相互识别并结合，如抗体与抗原、酶与底物、受体与配体之间均存在专一的识别和亲和力，在一定条件下紧密结合形成复合物，在条件改变时又能解离。将具有特定结构的亲和分子制成固相吸附剂放置在层析柱中，当要被分离的蛋白混合液通过层析柱时，与吸附剂具有亲和能力的蛋白质就会被吸附而滞留在层析柱中。那些没有亲和力的蛋白质由于不被吸附，直接流出，从而与被分离的蛋白质分开，然后选用适当的洗脱液，改变结合条件将被结合的蛋白质洗脱下来。

色谱法 1903 年，俄国植物学家茨维特（Tswett）在研究植物叶的色素成分时，将植物叶子的萃取物倒入填有碳酸钙的直立玻璃管内，然后加入石油醚使其自由流下，结果色素中各组分互相分离形成各种不同颜色的谱带，因此得名为色谱法。以后此法逐渐应用于无色物质的分离，"色谱"二字虽已失去原来的含义，但仍被沿用至今。色谱为层析的同义语，在色谱法中，将填入玻璃管或不锈钢管内静止不动的一相（固体或液体）称为固定相；自上而下运动的一相（一般是气体或液体）称为流动相；装有固定相的管子（玻璃管或不锈钢管）称为色谱。当流动相中样品混合物经过固定相时，就会与固定相发生作用，由于各组分在性质和结构上的差异，与固定相相互作用的类型、强弱也有差异，因此在同一推动力的作用下，不同组分在固定相滞留时间长短不同，从而按先后不同的次序从固定相中流出。从不同角度，可将色谱法分类如下：

液相色谱法 流动相为液体的一种色谱方法。早期的液相色谱（经典液相色谱）是将小体积的试液注入色谱柱上部，然后用洗脱液（流动相）洗脱。这种经典色谱法，流动相依靠自身的重力穿过色谱柱，柱效差（固定相颗粒不能太小），分离时间很长。70 年代初期发展起来的高效液相色谱法（HPLC），是在经典色谱法的基础上，引用了气相色谱的理论，在技术上，流动相改为高压输送（最高输送压力可达 4.9×10^7Pa）；色谱柱是以特殊的方法用小粒径的填料填充而成，从而使柱效大大高于经典液相色谱；同时柱后连有高灵敏度的检测器，可对流出物进行连续检测。高效液相色谱法克服了经典液相色谱法柱效低，分离时间很长的缺点，成为一种高效、快速的分离技术，适合于固体物质和具有高蒸气压的油状物的分离，不适合低沸点液体的分离。

气相色谱法 流动相为气体的一种色谱方法。将待测物样品蒸发为气体并注入色谱分离柱柱顶，以惰性气体（指不与待测物反应的气体，只起运载蒸汽样品的作用，也称载气）将待测物样品蒸汽带入柱内分离。其分离原理是基于待测物在气相和固定相之间的吸附－脱附（气固色谱）和分配（气液色谱）来实现的。根据固定相是固体吸附剂还是固定液（附着在惰性载体上的一薄层有机化合物液体），又可分为气固色谱和气液色谱：①气固色谱：利用不同物质在固体吸附剂上的物理吸附-解吸能力不同实现物质的分离，适于较低分子量和低沸点气体组分的分离分析。②气液色谱：通常直接称为气相色谱，利用待测物在气体流动相和固定在惰性固体表面的液体固定相之间的分配原理实现分离。

超临界流体色谱法（SFC） 流动相为超临界流体的一种色谱方法。所谓超临界流体，是指既不是气体也不是液体的一些物质，它们的物理性质介于气体和液体之间。超临界流体色谱法是20 世纪 80 年代发展起来的一种崭新的色谱技术。具有气相和液相所没有的优点，并能分离和分析气相和液相色谱不能解决的一些对象，应用广泛。

（马文丽）

liúshìxìbāoshù
流式细胞术 （flow cytometry, FCM）
用荧光剂对细胞特定成分染色，利用流式细胞仪对处在快速、直线、流动状态中的单细胞或生物颗粒进行多参数、快速定量分析，并能对特定群体加以分选的现代细胞分析技术。又称荧光激活细胞分选法，主要包括了样品的液流技术、细胞的分选和计数技术，以及数据的采集和分析技术等。流式细胞仪又称荧光激活细胞分选器、荧光活化细胞分类计，是集流体力学、激光技术、电子物理技术、光电测量技术、电子计算机技术、细胞荧光化学技术、单克隆抗体技术等为一体的一种新型高科技仪器。

研究过程 1930 年，卡斯佩松（Caspersson）和托雷尔（Thorell）开始试图进行细胞的计数，直到 1934 年莫尔达万（Moldaven）设想细胞检测自动化，他提出用光电记录装置记录流过一根玻璃毛细管的细胞数量，形成了最早的流式细胞仪雏形。1953 年，克罗斯兰－泰勒（Crosland-Taylor）根据牛顿流体在圆形管中流动规律设计了流动室，奠定了现代流式细胞术中的液流技术基础。1956 年，库尔特（Coulter）计数器问世。1969 年，马尔福·范·迪利亚（Marv van Dilla）和麦克·富尔怀勒（Mack Fulwyler）发明了世界上第一台荧光检测细胞计，该设备通过汞弧光灯激发荧光染色的细胞，再由光电检测设备进行计数。1973 年，施泰因坎普（Steinkamp）设计了一种利用激光激发双色荧光色素标记的细胞，既能分析计数又能进行细胞分选的装置。至此，基本形成现代 FCM 技术。随着光电技术的快速发展，研究者可以根据试验的需要更换光电检测设备和细胞分选装置等；随着流式细胞仪及其检测技术的日臻完善，已成为分析细胞学领域不可或缺的工具。

原理 待测细胞经特异性荧光染料染色后，被制备成单细胞悬液，置于专用样品管中，在一定气体压力推动下被压入流动室。流动室内充满鞘液（不含细胞或微粒的缓冲液），鞘液在高压作用下与待测液体成一定角度从鞘液管喷出，使待测细胞在鞘液的包被下排成单列细胞液柱，依次通过检测区。液柱与高度聚焦的激光束垂直相交，被荧光染料染色的细胞受到激光激发产生荧光信号和散射光信号，这些光信号通过波长选择的滤光片，由相应的光电管和电子检测器接收并转换成电信号，经放大器放大后送入计算机并进行分析显示和结果输出。可检测的参数有：细胞的体积和形态复杂程度、细胞内色素含量、DNA 含量（细胞周期分析、细胞增殖、细胞动力学）、RNA 含量、细胞表面抗原及细胞凋亡等。

对细胞进行分选的原理是，由超声振荡器产生高频振荡，使流动室发生振动，把喷嘴喷出的细胞液流断裂成一连串的均匀小液滴，有的液滴含有细胞。这些细胞在形成液滴前，光学系统已测定了它们的信号（代表细胞的性质），如果测得信号与所选定的要进行分选的细胞性质符合，或者说，如果发现了要进行分选的细胞时则在这个选定细胞刚形成液滴时，仪器给整个液流充以短暂的正或负电荷。当该液滴离开液流后，其中被选定细胞的液滴就带有电荷，而不被选定的细胞液滴则不带电。带有正电或负电的液滴通过高压偏转板时发生向阴极或向阳极的偏转，从而达到了分类收集细胞的目的。

应用 概括来讲，一切可以被荧光分子标记的细胞或者微粒都可以用流式细胞仪进行检测。该技术不仅可用于细胞分选、细胞含量测定、细胞凋亡检测、细胞因子检测和细胞免疫表型分析等方面，在生物医学的临床实践和基础科学研究中也得到广泛的应用。

细胞生物学 在分子遗传学领域，流式细胞术的分析和分选功能可用来分选指定的染色体，同时也可对分离的染色体进行研究。在微生物学领域，流式细胞术可对大数量细菌进行逐个的快速多参数精确测量。在细胞周期的研究中，由于每个细胞的 DNA 含量并非恒定，随着细胞增殖周期时相不同而发生变化，根据 DNA 荧光染料与 DNA 双链结合存在的量效关系，得到 DNA 含量分布曲线。此外，流式细胞术还可测定细胞群体同步化的程度和所处的时期，鉴别死细胞和活细胞，利用荧光标记配体，可定量测定细胞表面和内部的受体等。

免疫学 流式细胞术在免疫分型、分选、肿瘤细胞的免疫监督、机体免疫状态的监测、免疫细胞的系统发生及特性研究等方面都起着相当重要的作用，如根据细胞表面不同特异性抗原对细胞进行辨认和计数以及测定每个细胞所带抗原的数量、密度及其动力学参数等；判断免疫缺陷症如艾滋病以及判断自身免疫病和确定白血病、淋巴癌的表型等；定量分析结合于细胞上的荧光素标记的外源凝集素，测定细胞表面积和荧光素结合位点的相对密度，结合细胞动力学测定每个细胞结合位点的数目，以及研究各种外源凝集素与细胞表面结合的竞争性等。

血液学 白血病/淋巴瘤的免疫分型逐渐成为血液恶性肿瘤诊断的重要标准之一。流式细胞术的应用提高了免疫分型的准确性，也有助于白血病亚型的诊断。其对白血病患者个体化治疗方面具有重要指导意义。患者化疗过程中，可采用流式细胞术定期检测细胞增殖情况，以期及时检测残留病变细胞，避免复发。另外，流式细胞术还可用于诊断血小板膜糖蛋白异常所致的疾病，监测血小板功能和活化分析，检测血小板表面或者血清中的相关抗体，以及红细胞血型抗原分析等。

肿瘤学 肿瘤细胞一般都含有异常数量的 DNA，采用流式细胞术测定细胞中 DNA 含量，再测定其他参数（如不同类型的中等纤维蛋白，蛋白质含量、细胞大小、核质比等），不仅可以进一步提高诊断的可靠性，也有利于癌前病变及早期癌的检出。同时对细胞周期结果的分析，也有利于对患者化疗进行指导以及预后评估等。

（马文丽）

shēngwù xīnpiàn
生物芯片（biochip）

通过微电子、微加工技术在平方厘米大小的固相介质表面构建的微型分析系统，以实现对组织细胞中DNA、蛋白质及其他生物组分的快速、高效、敏感地处理与分析的技术。生物芯片技术是20世纪90年代初期发展起来的由分子生物学、微电子学、物理学、化学、计算机科学等多学科交叉融合而成的高新技术。生物芯片可分为两大类：一类是信息芯片，以基因芯片为代表，还包括蛋白质芯片、组织芯片、细胞芯片等。通过将与生命相关的信息分子高度集成，来实现对基因、蛋白等生物活性物质进行高通量的检测与分析；另一类是功能芯片，即在芯片上完成生命科学研究中样品的分离、扩增、生化反应等功能，包括生物样品制备芯片、核酸扩增芯片、毛细管电泳芯片等单功能芯片，以及多功能集成的缩微芯片和生物传感器芯片等新型生物芯片。

研究过程 生物芯片的概念萌发于20世纪80年代，人们注意到通过计算机半导体芯片制作技术将晶体管集成在芯片上，可以对电信号进行大规模并行处理。因此提出了将代表遗传信息的DNA等分子以高度集成的方式来实现大规模处理与分析生物信息的设想。90年代初，美国科学家斯蒂芬·福多尔（Stephen Fodor）把这一设想变成了现实，他们在硅芯片表面涂布一种光敏材料，采用显微光蚀刻技术，在光引导下原位合成寡核苷酸而制备了基因芯片。由于该技术成本高且受专利保护，以美国斯坦福大学帕特里克·布朗（Patrick Brown）为代表的研究小组设计出另一种基因芯片的制作方法，即将预先制备好的DNA探针以显微打印的方式固化在芯片上，从而极大地推动了基因芯片的发展。该技术的原理同样适用于蛋白质，使蛋白质芯片、组织芯片陆续出现。另一方面，在芯片上完成生物样品制备、生化反应等功能的生物芯片技术也在快速发展。

原理 生物芯片中发展最成熟的是基因芯片，它是在固相支持物上原位合成寡核苷酸或者直接将大量预先合成的DNA探针以显微打印的方式有序地固化于支持物表面，然后与标记的样品杂交，通过对杂交信号的检测分析，可得出样品的遗传信息（基因序列及表达的信息）。由于常用计算机硅芯片作为固相支持物，所以称为基因芯片。其基本原理是核酸分子杂交即一种大规模集成的固相杂交（反向点杂交），依据DNA双链碱基互补配对、变性和复性的原理，以大量已知序列的寡核苷酸、cDNA或基因片段为探针，检测样品中哪些核酸序列与其互补，然后通过定性、定量分析得出待测样品的基因序列及表达的信息。

蛋白质芯片的原理主要是利用蛋白分子的相互作用，如抗原-抗体、受体-配体等特异性反应来进行检测。

方法 基因芯片技术主要包括4个方面：芯片制备、样品准备、分子杂交和检测分析（图）。①芯片制备方式有两种：一是核酸的原位合成；二是将事先制备好的基因探针有序地固化于支持物表面。②样品准备：采用常规方法从组织细胞中分离纯化样品核酸，再对待测样品中的靶DNA进行特异性扩增，并在扩增过程中进行标记。样品的标记主要采用荧光标记法，也可用生物素、放射性核素等标记，样品的标记在其PCR扩增、反转录等过程中进行。③杂交与杂交后清洗：芯片的杂交过程与常规的分子杂交过程基本相似，先预杂交，再加入含靶基因的杂交液杂交3~24小时或以上，然后洗脱、干燥，以待检测。④杂交结果检测分析：芯片杂交及清洗后，带有荧光标记的靶DNA与其互补的DNA探针形成杂交体，在激光激发下，荧光素发射荧光。以扫描仪对芯片进行扫描，然后以相关的芯片分析软件进行图像的处理与荧光信号分析。

蛋白质芯片可采用在固相支持物上原位合成多肽的方法制作多肽芯片；也可将大量预先合成或提纯的蛋白质（抗原、抗体等）、多肽以点样的方式，有序地固化在固相介质（如聚偏氟乙烯膜、玻片等）的表面，制备蛋白微阵列。检测时，将待分析的蛋白样品用荧光素（Cy3、Cy5）进

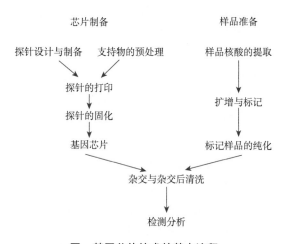

图 基因芯片技术的基本流程

行标记或采用酶标法等，然后与芯片上的蛋白分子进行相互作用，如抗原-抗体、受体-配体等特异性反应。最后采用扫描仪或酶联免疫吸附法（ELISA）等方法检测结果。

应用 基因芯片具有高通量、平行化检测的优势，为基因表达谱研究、新基因的发现、基因突变检测、多态性分析、基因组作图、功能基因组研究等提供了强有力的工具，可用于疾病的基因诊断、药物筛选、个体化用药等领域。蛋白质芯片是一种高通量的蛋白质功能分析技术，可用于蛋白质表达谱分析，研究蛋白质之间的相互作用，甚至DNA-蛋白质、RNA-蛋白质的相互作用，筛选药物作用的靶点等。

此外，生物芯片技术还可用于人口健康普查、优生、法医鉴定等，而且在工农业、林业以及食品与环境监测等方面具有极大的潜力。

(马文丽)

yuánwèi zájiāo

原位杂交（in situ hybridization，ISH） 利用特定标记的已知序列核酸为探针，与组织或细胞中待测核酸进行杂交，从而对待测核酸进行定性、定位和相对定量的方法。是一种核酸分子杂交技术，属于固相核酸分子杂交的范畴，是将组织化学与经典的核酸杂交技术相结合衍生出来的、可定位检测核酸分子的一种技术，其特点是杂交反应不是在溶液或支持膜上进行，而是在组织切片或涂片上进行，因而可在组织、细胞或染色体上原位检测目的DNA或RNA片段是否存在。原位杂交可检测形态保存完整的染色体、细胞或组织切片中的特异核酸序列（DNA、RNA），为从分子水平研究细胞内基因表达及其调控提供了有效的工具，已成为当今细胞生物学、分子生物学研究的重要手段。

研究过程 原位杂交技术是分子生物学、组织化学及细胞学相结合而产生的一门新兴技术。始于20世纪60年代，1969年，美国耶鲁大学高尔（Gall）和帕杜（Pardue）首先创立该技术，他们用爪蟾核糖体基因探针与其卵母细胞杂交，确定该基因定位于卵母细胞的核仁中；1970年，奥思（Orth）应用^{3}H标记的兔乳头状瘤病毒cRNA探针与兔乳头状瘤组织的冷冻切片进行杂交，首次用原位杂交技术检出了病毒DNA在细胞中的定位；1981年，鲍曼（Bauman）首先应用荧光素标记cRNA探针做原位杂交，然后用荧光显微镜观察获得成功；1982年，什鲁耶（Shroyer）报道用2,4-二硝基苯甲醛（DNP）标记DNA探针，使该DNA探针具有抗原性，然后用兔抗DNP的酶标抗体来识别杂交后的探针，最后经免疫过氧化物酶组织化学的方法显示杂交信号；1983年，布里加特（Brigat）首先建立生物素标记的探针在组织切片上检出了病毒DNA，通过生物素与抗生物素结合，过氧化物酶-抗过氧化物酶显示系统显示病毒DNA在细胞中的定位；1987年，德国宝灵曼公司（Boeringer Mannhem Biochemisca）将地高辛标记的有关试剂及药盒投放市场，和其他非放射性标记物一样，地高辛较放射性标记系统安全、方便、省时。

原理 原位杂交是固相核酸分子杂交，根据DNA变性、复性和碱基配对的基本原理，用已知碱基顺序并带有标记物的核酸探针与组织切片、细胞涂片待检测的核酸按碱基配对的原则进行特异性结合而形成杂交体，然后再应用与标记物相应的检测系统，通过组织化学或免疫组织化学方法在被检测的核酸原位形成带颜色的杂交信号，在显微镜、荧光显微镜或电子显微镜下进行观察，从而对组织、细胞中的待测核酸进行定性、定位和相对定量。

基因组原位杂交（GISH） 20世纪80年代末发展起来的一种原位杂交技术。利用物种之间DNA同源性的差异，用一个物种的总基因组DNA作为标记探针，另一物种的总基因组DNA以适当的浓度作封阻，在靶染色体上进行原位杂交。GISH技术最初应用于动物方面的研究，在植物上最早应用于小麦杂种和栽培种的鉴定。该技术在植物方面研究的频率高于动物方面。基因组原位杂交在植物中的应用主要集中在物种起源与进化、远缘杂种的鉴定及外源染色体的检测、染色体行为、基因的功能与定位等方面。

荧光原位杂交（FISH） 是20世纪80年代末在已有的放射性原位杂交技术的基础上发展起来的一种非放射性DNA分子原位杂交技术。利用微生物不同级别上种群特异的DNA序列，以荧光标记的DNA分子为探针，与染色体标本或组织切片上的特异DNA进行杂交，通过荧光检测系统（荧光显微镜）检测DNA序列在染色体或细胞核内的定位，并做定性、相对定量分析。FISH技术实验周期短，检测灵敏度高，荧光试剂和探针经济、安全，探针稳定；已广泛应用于染色体的鉴定、基因定位、定量、整合、表达以及异常染色体检测等领域。

多彩色荧光原位杂交（mFISH） 在FISH技术的基础

上发展起来的一种新技术。采用几种不同颜色的荧光素单独或混合标记的探针进行原位杂交，能同时检测多个靶位，各靶位在荧光显微镜下和照片上的颜色不同，呈现多种色彩，因而被称为多彩色荧光原位杂交。它克服了 FISH 技术的局限，能同时检测多个基因，在检测遗传物质的突变、染色体上基因定位、物理图谱绘制以及肿瘤病理学和产前诊断等方面得到了广泛的应用。

方法 根据所用探针和待检 DNA、RNA 靶序列的不同，原位杂交分为 DNA-DNA 杂交、DNA-RNA 杂交和 RNA-RNA 杂交。为显示特定的核酸序列必须具备 3 个重要条件：组织、细胞或染色体标本的制备，具有能与特定片段互补的核苷酸序列（即探针），有与探针结合的标记物。原位杂交的方法主要包括以下 4 方面：

杂交前准备 ①玻片准备：玻片包括盖玻片和载玻片，应用热肥皂水刷洗，自来水清洗干净后，置于清洁液中浸泡 24 小时，清水洗净烘干，95% 乙醇中浸泡 24 小时后蒸馏水冲洗、烘干、烘箱温度最好在 150℃ 或以上过夜以去除任何 RNA 酶。盖玻片在有条件时最好用硅化处理，锡箔纸包裹无尘存放。②组织细胞固定：固定的目的是为了保持细胞形态结构，最大限度地保存细胞内的 DNA 或 RNA 的完整；使探针易于进入细胞或组织。常用的固定剂有多聚甲醛、乙醇/醋酸及布安（Bouin）固定液。③样品预处理：核酸原位杂交时，由于组织细胞中的核酸都与细胞内蛋白质结合，以核酸蛋白质复合体的形式存在与细胞质或细胞核中，固定过程中固定液的交联作用使胞质或胞核内的各种生物大分子形成网络，

影响探针的穿透力，阻碍杂交体的形成。因此，需去除核酸表面的蛋白质。常用去垢剂和（或）蛋白酶对组织细胞进行部分的消化酶解以去除核酸表面的蛋白质。常用的去垢剂包括 Triton-X100 和十二烷基硫酸钠（SDS），常用的蛋白酶有蛋白酶 K 等。④预杂交：将组织切片浸入预杂交液（与杂交液的区别在于不含探针）中可达到封闭非特异性杂交点的目的，从而减低背景染色。

杂交 制备并标记探针后与杂交液混合，滴于切片组织上，加盖硅化的盖玻片以防止孵育过程中杂交液的蒸发。然后将玻片放在湿盒中进行孵育。

杂交后处理 包括系列不同浓度，不同温度的盐溶液的漂洗，目的是去除未参与杂交体形成的过剩探针，消除与组织或细胞之间的非特异性结合的探针，降低背景染色，增加信/噪比。共同原则是盐溶液浓度由高到低而温度由低到高。须注意在漂洗过程中，切勿使切片干燥。

显示及结果观察 根据核酸探针标记物的种类分别进行放射自显影或利用酶检测系统进行不同显色处理。非放射性核酸探针杂交的细胞或组织可利用酶检测系统显色，然后利用显微分光光度计或图像分析仪对显色强度进行检测。放射自显影可利用人工或计算机辅助的图分析检测仪检测银粒的数量和分布的差异。

应用 原位杂交技术已应用于基础研究如基因图谱的构建、基因表达定位，核 DNA 的复制、mRNA 的排列和运输、转基因检测、细胞的分类。在临床研究应用的领域包括细胞遗传学、产前诊断、肿瘤和传染性疾病的诊断，生物学剂量测定和病毒学的病原

学诊断等。

（马文丽）

zhuǎnjīyīn jìshù
转基因技术（transgenic technology） 通过人工分离目的基因、体外加工修饰，然后将其导入生物体基因组中，再通过导入目的基因的表达，引起生物体遗传性状发生改变的技术。此为广义的转基因技术。在医学研究领域，转基因技术特指将遗传物质导入小鼠或者其他动物的生殖细胞中，从而获得具有新的遗传形状的生物个体的技术，是生命科学领域重要前沿技术之一。通过采用不同的转基因技术，不仅可以实现基因功能、基因表达调控机制的在体研究，还可以构建特定人类疾病的动物模型，从而深入地了解正常和病理状态的发生过程，并改善诊断及治疗等各个方面。

研究过程 1951 年，杰克·威廉姆森（Jack Williamson）首先在科幻小说《龙岛》（*Dragon's Island*）中提出了基因工程的概念。而转基因技术真正成为现实始于 20 世纪 70 年代，1972 年，美国斯坦福大学的生物化学保罗·伯格（Paul Berg）构建了世界上第一 DNA 重组分子；1973 年，美国斯坦福大学和旧金山大学科恩（Cohen）和博耶（Boyer）两位科学家首次获得体外重组 DNA 的分子克隆，标志着人类有能力按照自己的意愿去操作不同的基因；1974 年，美国科学家鲁道夫·耶尼施（Rudolf Jaenisch）首次成功制备了转基因动物；1976 年，世界上第一家基因工程公司（基因泰克，Genentech）创立；1982 年，帕尔米特（Palmiter RD）成功地将大鼠生长激素基因转入小鼠受精卵，获得的转基因

小鼠的体重远大于普通正常小鼠，称为超级小鼠，显示了转基因技术人为改造物种或生物性状的可能性；2010 年，美国科学家克雷格·文特尔（Craig Venter）将人工合成的细菌基因组导入一个没有 DNA 的细胞中，创造出世界上首个人工合成的生物——Synthia（合成体）。

原理 利用重组 DNA 技术和物理、化学、生物学等方法把重组 DNA 分子导入生物体。按照科研或生产需要在分子水平上用人工方法提取或合成不同生物的遗传物质（DNA 片段），然后在体外切割，并连接形成重组 DNA，重组 DNA 再与载体的遗传物质重新组合，将其引入到没有 DNA 的受体细胞中，进行复制和表达，生产出符合人类需要的产品或创造出生物的新性状，并使之能稳定地遗传给下一代。

方法 转基因技术涉及目的基因、导入工具和受体细胞 3 大元件。所用目的基因一般通过人工合成和体外重组技术获得，其中体外重组是通过将不同的已知功能的基因通过体外的剪切连接而成。受体细胞可以是各类细胞，包括原核生物细胞、真菌细胞、植物细胞和动物细胞。对于以原核生物细胞为受体的导入方法主要有 Ca^{2+} 诱导转化法、电穿孔转化法、三亲本杂交转化法和噬菌体转导法等。而以真核植物细胞为受体的导入方法主要有两种：①农杆菌介导的 Ti 质粒转化法：又包括叶盘法、整体植株接种法、原生质体工培养法和悬浮细胞共培养转化法等。②DNA 直接转移法：又包括多聚物介导法、电或激光微束穿孔法、显微注射法、超声介导转化法、基因枪法、脂质体介导法和花粉通道法等。以

哺乳动物细胞为受体的转化方法有病毒颗粒转导法、磷酸钙转染法、DEAE-葡聚糖转染法、聚阳离子-DMSO 转染法、显微注射转基因法、电穿孔转移法、脂质体介导法和体细胞核转移法等。以转基因小鼠为例（图）。

应用 涉及工业、农业、环境、能源和医药卫生等领域，主要包括基因工程药物、转基因植物、转基因动物、基因治疗等。

基因工程药物 是指先确定对某种疾病有预防和治疗作用的蛋白质，然后将控制该蛋白质合成过程的基因取出来，经过一系列基因操作，最后将该基因导入受体细胞，在受体细胞不断繁殖中，生产大量可防治疾病的蛋白质，即基因疫苗或药物。其应用起源于 20 世纪 80 年代人胰岛素的生产，主要包括激素类药物、细胞因子类药物、抗体、受体、疫苗等。

转基因植物 不仅可以改良作物特性，还可培育高产、优质、抗病毒、抗虫、抗寒、抗旱、抗涝、抗盐碱和抗除草剂等的作物新品种。主要类型有抗病虫害转基因植物、抗逆转基因植物、药用转基因植物、转基因植物食品、抗早衰转基因植物和欣赏性转基因植物等。

转基因动物技术 通过改造动物的基因组，使家畜、家禽的经济性状改良更加有效，如使生长速度加快、瘦肉率提高、肉质改善，饲料利用率提高，抗病力增强等，对于动物遗传资源保护的意义更加深远，对挽救濒危物种必不可少；转基因动物可建立多种疾病的动物模型，进而研究疾病的发病机制及治疗方法；此外，转基因动物还可用来作为生物反应器（如包括乳腺生物反应器和输卵管生物反应器等）和用于人体器官移植等。

基因治疗 是将正常基因、反义基因或者自杀基因导入造血干细胞或其他组织细胞，以纠正其特定的遗传性缺陷，从而达到

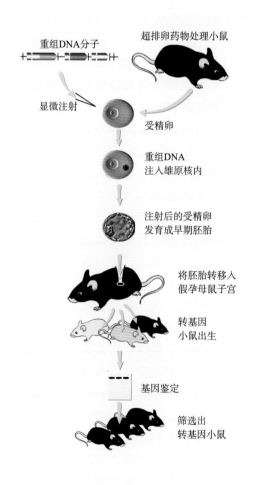

图 转基因小鼠的制备方法

治疗目的的方法。主要治疗的疾病有肿瘤、分子遗传病、心血管疾病和获得性免疫缺陷综合征（艾滋病）等。

（马文丽）

jīyīn qiāochú yǔ qiāorù

基因敲除与敲入（gene knockout and gene knockin）

将细胞基因组中某基因去除或使基因失去活性的方法为基因敲除。将外源基因引入靶细胞（包括胚胎干细胞、体细胞）基因组的特定位置，使新基因能随细胞的繁殖而传代的方法为基因敲入。常用同源重组的方法敲除目的基因，观察生物或细胞的表型变化，是研究基因功能的重要手段。

研究过程 基因敲除与敲入技术是近年来发展起来的一种新型分子生物学技术，20世纪80年代，犹他大学的马里奥·卡佩基（Mario Capecchi）、北卡罗来纳大学的奥利弗·史密斯（Oliver Smithies）分别独立设计了一套技术流程，将外源DNA导入细胞染色体中的特定位置，两人都发现外源DNA导入的位置实际就是与目标DNA非常类似的序列（实际就是同源重组），通过在导入的外源DNA中引入突变，就可使重组后的基因失活，从而达到敲除的目的。尽管类似的策略已在酵母得到证实，但当时流行的观点认为哺乳动物中是不可能实现的，美国国立卫生研究院（NIH）甚至为此拒绝资助卡佩基的课题并建议他彻底放弃这一计划，但卡佩基不为所动，继续致力于基因敲除小鼠的研究，并在数年之后与史密斯分别证实了小鼠细胞基因敲除的可能性。尽管该技术非常的高效和确实，当时仍有许多科学家质疑其实用价值。

与此同时，英国卡迪夫（Cardiff）大学的马丁·埃文斯（Martin Evans）和其团队从小鼠胚胎中分离得到胚胎干细胞（ES细胞），并可以将其转变成为包括精子和卵子在内的任何细胞。数年之后，他们还证实了如果将培养的ES细胞注射入一个发育的胚胎，就可产生嵌合体小鼠，而注入的ES细胞就有可能分化成为嵌合体小鼠的精子或卵子，即当两只嵌合体小鼠进行交配的时候，有些子代小鼠就会携带有注入的ES细胞的遗传信息。胚胎干细胞移植技术实际为制备基因敲除小鼠铺平了道路。

以上3位科学家的工作使得基因敲除技术成为现实，他们也因此分享了2007年的诺贝尔生理学或医学奖。时至今日，已从小鼠体内敲除了上万个基因，基因敲除与敲入技术已成为研究基因功能的有利工具之一。

原理 基因敲除是在基因同源重组技术以及胚胎干细胞技术基础上发展起来的。基因同源重组是指当外源DNA片段大且与宿主基因片段同源性强并互补结合时，结合区的任何部分都有与宿主的相应片段发生交换（即重组）的可能，这种重组称为同源重组。胚胎干细胞具有向各种组织细胞分化的多分化潜能，能在体外培养并保留发育的全能性。在体外进行遗传操作后，将它重新植回小鼠胚胎，能发育成胚胎的各种组织。

基因敲除与敲入属于基因打靶技术的范畴，主要利用基因同源重组的原理：外源DNA与靶细胞基因组中序列相同或相近的基因发生同源重组，从而代替靶细胞基因组中的相同/相似的基因序列，整合入靶细胞的基因组中。此法可产生精确的基因突变，也

可正确纠正机体的基因突变。

研究方法 通常意义上的基因敲除主要是应用基因同源重组原理，用设计的同源片段替代靶基因片段，从而达到基因敲除的目的；除同源重组外，还有基因的插入突变和RNA干扰，同样可以达到基因敲除的目的。

基因敲除与敲入的技术流程大体一致，以利用同源重组构建基因敲除动物模型为例，基本过程为（图）：①制订基因敲除与敲入的基本时间计划表。②实验设计：确定实验应完成的工作，包括通过用新霉素序列（neo）置换拟敲除的基因的关键编码序列；在拟改变的基因中引入点突变；在基因组中引入loxP位点，从而使未来可以在Cre重组酶表达的细胞中选择性地敲除（如组织特异性敲除）；或采用同源基因敲入。③克隆目的基因并标出其在基因图谱中的位置。④重组体构建：将目的基因插入到将要插入的细胞内靶基因特异片段同源的DNA分子中间，然后将上述序列连接到带有标记基因（如neo基因，TK基因等）的载体上，构成重组体，此重组体即为打靶载体。因基因打靶的目的不同，此载体有两种形式：置换型载体和插入型载体。如为了研究某一基因失去其生理功能时对生物的影响（即基因敲除）时，通常要设计置换型载体，通常来说，构建好的重组体上应包括同源基因片段、含有此靶基因的启动子、该基因第一个外显子的DNA片段，以及遗传标记等成分。而如果为了研究某一外源基因引入染色体DNA的某一特定位置对生物的影响时（即基因敲入），通常要设计插入型载体，通常构建好的重组体应包括拟表达的外源基因（即目的

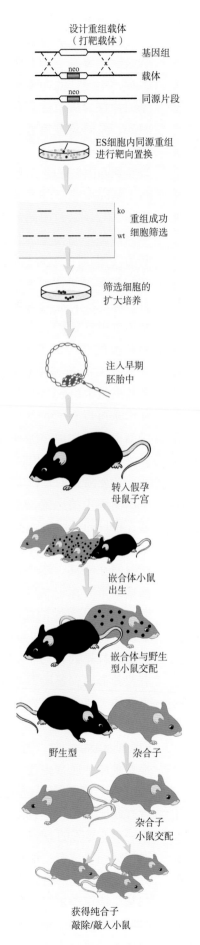

设计重组载体
（打靶载体）

基因组

载体

同源片段

ES细胞内同源重组
进行靶向置换

ko
重组成功
细胞筛选
wt

筛选细胞的
扩大培养

注入早期
胚胎中

转入假孕
母鼠子宫

嵌合体小鼠
出生

嵌合体与野生
型小鼠交配

野生型   杂合子

杂合子
小鼠交配

获得纯合子
敲除/敲入小鼠

图　基因敲除与敲入小鼠的制备方法

基因）、同源基因片段及遗传标记等成分。⑤胚胎干细胞分离培养。⑥重组体导入胚胎干细胞：此步骤类似常见的基因转染方法，最常采用的是电穿孔法将重组体导入胚胎干细胞，并进一步与胚胎干细胞的同源基因产生重组，然后进行阳性重组细胞的筛选。此外，显微注射是近年来比较流行的方法，该技术重组体由操作者在显微镜下行单细胞穿刺注射，效果确实，效率高。⑦重组阳性细胞的筛选：利用载体上的遗传标签，通过选择性培养基对导入的细胞进行筛选。此时应充分保证胚胎干细胞的多能性，必须采用特殊的胚胎干细胞培养基。除遗传标记的筛选外，采用聚合酶链反应（PCR）或DNA印迹法（Southern Blot）确认是否存在基因重组非常必要。⑧嵌合体小鼠的制备：将筛选出来的靶细胞导入

鼠的囊胚中，再将此囊胚植入假孕母鼠体内，使其发育成嵌合体小鼠。⑨获得纯合子基因敲除或敲入小鼠：将嵌合体小鼠与野生型小鼠杂交，则子代小鼠有可能产生敲除或敲入的杂合子小鼠，进一步将杂合子小鼠自交，则理论上有1/4的可能性产生纯合子基因敲除或敲入小鼠。但实际操作中，纯合子基因敲除或敲入小鼠的出生率可能大为降低，甚至出现胚胎致死现象，即无法获得纯合子小鼠的情况也是非常普遍的。⑩基因敲除与敲入小鼠的表型研究。

应用　基因敲除与基因敲入技术在生命科学领域的应用非常广泛，尤其是建立基因敲除动物模型，已成为证实基因功能最具说服力的手段和研究方法。通过基因敲除技术可以确定特定基因的性质及其对机体的影响，这对于疾病的分子机制研究或是寻找基因治疗的靶目标具有重大意义。在过去10年内美国NIH资助的医学研究课题中，50%以上是基因敲除或敲入的动物模型研究。基因敲除在免疫学中可为异种移植器官、人源抗体的生产等解决免疫排斥的问题。此外，基因敲除通过同源重组将外源基因定点整合入靶细胞基因组上某一确定的位点，以达到定点修饰改造染色体上某一基因的目的的，克服了随机整合的盲目性和偶然性，为定向改造生物，培育新的生物品种提供了重要的技术支持。哺乳动物已有基因敲除大鼠、家兔、牛等应用于研究领域。

在医学实践应用中，尽管基因治疗可行性及伦理学方面尚存在较多争议，甚至曾遭到全面禁止，但从理论上来说，基因敲除与基因敲入技术依然是解决遗传缺陷的最直接方法，随着技术的

不断进步以及安全性的提高，基因敲除与敲入技术在未来仍有希望被应用于临床治疗中。

（马文丽）

RNA 干扰（RNA interference, RNAi）

由短双链 RNA（dsRNA）诱导的、同源 mRNA 高效特异性降解的基因沉默现象。通过导入体外合成的、与靶基因 mRNA 同源的 dsRNA（21～23 核苷酸），特异性降解该 mRNA，抑制细胞内靶基因表达，该技术是一种研究基因功能的重要工具。

研究过程 1990 年，约根森（Jorgensen）研究小组为了让矮牵牛花的花朵开得更鲜艳，给牵牛花插入一种催生红色素的基因，却发现矮牵牛花的花瓣变成白色；1995 年，康奈尔大学的 Su Guo 博士在利用反义 RNA 阻断秀丽隐杆线虫基因表达的实验中意外发现：正义 RNA 具有与反义 RNA 同样阻断基因表达的作用，该研究小组一直未能给这个结果以合理解释；直到 1998 年，美国生物医学家安德鲁·法厄（Andrew Fire）和马萨诸塞州医学院的克雷格·梅洛（Craig Mello）才证明 Su Guo 博士遇到的正义 RNA 抑制同源基因表达的现象是由于体外转录所得 RNA 中污染了微量双链 RNA 而引起；1999 年，在这一年间发现 RNA 干扰现象广泛存在于从植物、真菌、线虫、昆虫、蛙类、鸟类、大鼠、小鼠、猴一直到人类，几乎所有的真核生物细胞；2000 年，又发现小鼠胚胎细胞和卵母细胞以及大肠埃希菌中也存在 RNA 干扰现象。

原理 当外源性基因随机整合到宿主细胞基因组内，并利用宿主细胞进行转录时，常产生一些 dsRNA。宿主细胞对这些 dsRNA 迅速产生反应，其胞质中 RNase Ⅲ 核酶家族的 Dicer 酶将 dsRNA 切割成多个 21～23 核苷酸及 3′端突出的小片段 RNA，即小干扰 RNA（siRNA）。siRNA 在细胞内 RNA 解旋酶的作用下解链成正义链和反义链，继之由反义 siRNA 再与体内一些酶（包括内切酶、外切酶、解旋酶等）结合形成有活性的蛋白质–RNA 复合物，即 RNA 诱导的沉默复合物（RISC）。RISC 与外源性基因表达的 mRNA 的同源区进行特异性结合，RISC 具有核酸酶的功能，在结合部位切割 mRNA，切割位点即是与 siRNA 中反义链互补结合的两端。被切割后的断裂 mRNA 随即降解，从而诱发宿主细胞针对这些 mRNA 的降解反应。siRNA 不仅能引导 RISC 切割同源单链 mRNA，而且可作为引物与靶 RNA 结合并在 RNA 聚合酶作用下合成更多新的 dsRNA，新合成的 dsRNA 再由 Dicer 酶切割产生大量的次级 siRNA，从而使 RNAi 的作用进一步放大，最终将靶 mRNA 完全降解。

方法 RNAi 技术的基本过程是：①靶序列的选择：根据目的基因 mRNA 序列确定作用靶点，靶序列一般应具有 AA（N19）TT 或 AA（N21）序列特征（其中 N 代表任意核苷酸），同时 GC 含量在 50%作用。②设计 siRNA 序列：一般 siRNA 的 3′端应该有 UU 单链。③合成 siRNA：可用化学方法合成 siRNA，或构建特殊的可表达 siRNA 的载体转染细胞，在体内转录合成小发夹 RNA。④RNAi 作用检测：将 siRNA 导入细胞后，对目标 RNA 含量进行检测，判断 siRNA 的作用。

应用 RNAi 技术可以抑制病毒基因以及各种癌基因、癌相关基因或突变基因的表达，进而对病毒性、遗传性疾病和肿瘤等进行临床治疗。RNAi 已在功能基因组学、微生物学、基因治疗和信号转导等领域取得了令人瞩目的进展，并具有广阔的应用前景。

（马文丽）

反义核酸技术（antisense technology）

利用反义核酸特异地封闭某些基因，使之低表达或不表达的技术。包括反义 RNA、反义 DNA 和核酶 3 大技术。反义核酸是指能与特定靶基因或其 mRNA 精确互补、从而抑制靶基因的转录或翻译的 DNA 或 RNA 分子。

反义 RNA 是指能和 mRNA 完全互补的一段小分子 RNA 或寡核苷酸片段；反义 DNA 是指能与基因 DNA 双链中的有义链互补结合的短小 DNA 分子或寡脱氧核苷酸片段。核酶是具有催化活性的 RNA 分子，通过碱基配对识别并结合靶 RNA，催化裂解靶 RNA，抑制基因表达。

研究过程 1977 年，佩特森（Paterson）发现外源性核苷酸可调节基因表达；1978 年，扎梅奇尼克（Zamecnik）证明特异互补的寡核酸在体外能有效地抑制劳斯（Rous）肉瘤病毒增殖；80 年代早期，发现细菌内的一类基因组 DNA 自发转录的反义 RNA，通过碱基互补原理与靶 RNA（主要是 mRNA）配对结合抑制靶 RNA 的功能，从转录水平和翻译水平调节相关基因的表达，发挥其生物学作用；1982 年，美国科学家托马斯·切赫（Thomas R. Cech）发现四膜虫 rRNA 前体在成熟过程中可精确地自我切除某些片段并重新连接，即 rRNA 前体本身具有自我催化作用，并提出了核酶的概念。

原理　利用反义 DNA 和反义 RNA 通过碱基配对原则与目的基因或其 mRNA 互补结合，通过抑制靶基因 DNA 的转录和 mRNA 的翻译进而发挥作用：①抑制翻译：反义核酸一方面通过与靶 mRNA 结合形成空间位阻效应，阻止核糖体与 mRNA 结合；另一方面其与 mRNA 结合后激活内源性核糖核酸酶（RNase）或核酶，降解 mRNA。②抑制转录：反义 DNA 与靶基因 DNA 双螺旋的调控区特异结合形成 DNA 三聚体（三股螺旋），或与 DNA 编码区结合，使正在转录的 mRNA 链延长被终止。此外，反义核酸还可抑制转录后 mRNA 的加工修饰，如 5′端加帽、3′端加尾、内部碱基甲基化和中间剪接等，并阻止成熟 mRNA 由胞核向胞质内运输。

核酶有锤头状和发夹两种结构，广泛存在于生物细胞中。酶活性中心由两个臂和中间的功能区组成。酶活性中心的两个臂序列高度保守，与靶 RNA 特异互补结合，相当于一种反义 RNA；酶活性中心中间的功能区则可通过降解 RNA 的磷酸二酯键而裂解靶 RNA，在以上作用过程中核酶自身并不消耗。核酶裂解分子依赖严格的空间结构形成，裂解部位总是位于靶 RNA 分子中 GUX 三联体（X：C、U、A）下游方向，即 3′端。

方法　基本过程如下：①靶基因序列的选择：大部分反义核酸在胞质内与靶基因序列作用而形成杂交复合体，靶基因（mRNA）启动子周围的序列中二级结构少或无，因此该区域成为反义核酸的理想作用位点。对于核内的 mRNA，参与其加工和外运的序列以及剪接位点处的序列是有效的靶基因序列。另外，5′

端帽子结构是多数启动子的结合位点，也是有效的靶基因区。②外源反义核酸片段的设计合成：确定靶基因后，针对该基因的外源反义核酸片段的设计合成有两种途径：一种是人工合成反义寡核苷酸，即根据选定的靶基因序列，按照碱基互补配对原则，设计出反义寡核苷酸序列，以 DNA 自动合成仪进行合成。因未经修饰的寡核苷酸在生物体内会被核酸酶迅速降解，所以要对核苷酸进行化学修饰，核苷酸的修饰分 3 类：非天然碱基的类似物、修饰戊糖（尤其是核糖的 2′位置）、改变磷酸骨架。另一种方法是构建人工表达载体产生反义核酸片段，即利用基因重组技术将靶基因序列反向插入到载体的启动子和终止子之间，通过转录可不断产生反义核酸。③反义核酸的导入：为提高反义核酸的局部转染率，使其最大量地进入细胞，可通过运载系统将外源反义核酸转移至细胞。常用载体有脂质体、病毒脂质体运载系统、病毒等。对于体外人工合成的反义寡核苷酸，主要采用脂质体、病毒脂质体运载系统或不用载体而直接局部给药；对于采用基因重组方法构建的反义核酸表达载体，可用脂质体或病毒载体一次性给药，使其进入细胞后不断产生反义核酸（细胞增殖时表达），达到长期抑制的目的。④将反义核酸导入细胞后，对目标 RNA 含量进行检测，判断反义核酸的作用。

应用　在基础研究方面，已用于研究特定基因的表达与肿瘤发生、发展的关系，揭示肿瘤的病因和致病机制。在临床方面，利用反义核酸技术研制药物是药物研究和开发的一个热点。反义核酸具有高度靶特异性、设计多

样、合成容易及高度的局部性和针对性等优点，是常规药物的设计、生产和作用所不可比拟的；应用人工合成的反义寡核苷酸药物抑制癌基因、病毒基因的表达，可为肿瘤的防治、抗病毒感染治疗提供新的手段；在心血管疾病、自身免疫病等的治疗中也发挥了重要作用。

（马文丽）

xìbāo gōngchéng

细胞工程（cell engineering）　应用细胞生物学、发育生物学、遗传学和分子生物学的理论与方法，以细胞或细胞器为研究对象，通过类似于工程学的步骤，在细胞整体水平或细胞器水平上有目的、有计划地对细胞的遗传表型进行定向改造，以获得新型物种或特定的细胞、组织产品的综合性技术。

研究过程　1902 年，德国植物学家戈特利布·哈伯兰特（Gottlieb Haberlandt）提出植物细胞"全能性"学说，导致了近代细胞工程技术的启动，此后随着现代生物技术的发展，细胞工程技术也得到了飞速发展。20 世纪 60 年代初，英国植物学家科金（Cocking EC）等人用酶溶解植物细胞壁，制备了大量有活力的原生质体，为原生质体实验系统奠定了基础；70 年代初，细胞工程进入新阶段，诞生了细胞融合工程；1975 年，德国生化学家乔治斯·让·弗朗茨·科勒（Georges Jean Franz Köhler）和英国/阿根廷生化学家塞萨尔·米尔斯坦（César Milstein）建立了小鼠淋巴细胞杂交瘤技术制备单克隆抗体。近几十年，细胞工程技术与基因工程技术紧密结合，使动物胚胎移植技术进入实用化阶段，作为新兴的交叉渗透学科，具有极强

的生命力。

研究范围 分为动物细胞工程和植物细胞工程两大部分。动物细胞工程主要包括动物细胞培养、细胞融合与单克隆抗体、核移植与动物克隆、胚胎工程与染色体工程、干细胞与转基因动物5方面；植物细胞工程则主要包括植物组织、细胞培养，植物体细胞杂交（原生质体融合），植物染色体工程与转基因技术3方面。

研究方法 主要由两部分构成，其一是上游工程，包含细胞培养、细胞遗传操作和细胞保藏3个步骤；其二是下游工程，是将已改造好的细胞应用到生产实践中去，以达到生产生物产品的最终目的。

基本技术包括：①细胞（组织）培养技术：从体内取出细胞（或组织），模拟体内的生理环境，在无菌、适温和丰富的营养条件下，使离体细胞（或组织）生存、生长并维持结构和功能。②细胞融合技术：在自发或人工诱导下，两个不同基因型的细胞或原生质体融合形成一个杂种细胞。又称细胞杂交，基本过程包括细胞融合形成异核体、异核体通过细胞有丝分裂进行核融合、最终形成单核的杂种细胞。③核移植和动物克隆技术：将一个动物的细胞核，植入一个已经去掉细胞核的卵母细胞中，使其重组并发育成一个新的胚胎，并使之最终发育成动物个体的技术。④染色体工程技术：按照预先的设计，添加、消除或替代同种或异种染色体的全部或一部分，从而达到定向改变生物遗传性状或选育新品种的目的。⑤胚胎工程技术：对动物早期胚胎或配子所进行的多种显微操作和处理技术。包括体外受精、胚胎移植、胚胎分割移植、

胚胎干细胞培养等技术。⑥干细胞工程技术：利用干细胞的增殖特性、多分化潜能及其增殖分化的高度有序性，通过体外培养干细胞、诱导干细胞定向分化或利用转基因技术处理干细胞以改变其特性的技术。⑦组织工程技术：应用生命科学与工程学的原理与技术，在正确认识哺乳动物的正常及病理两种状态下的组织结构与功能关系的基础上，研究、开发用于修复、维护、促进人体各种组织或器官损伤后的功能和形态的生物替代物的一种新兴技术。

应用 细胞工程技术把蛋白质工程、代谢工程、基因工程、组织工程、生物制药、动植物改良等技术联系在一起，成为现代生物技术的桥梁和纽带。主要用于改善农业生产技术（动植物新品种培育、改良与快速繁殖）；动植物细胞培养生产生物制品（单抗、疫苗等）；细胞疗法与组织修复（干细胞与组织工程）等。

干细胞技术的发展，为细胞工程展现了美好的前景。特别是2007年开始研究的诱导性全能性干细胞技术，更方便地将体细胞诱导成为具有全能性的干细胞，可用于动物的克隆技术及应用于人类的器官移植。

（马文丽）

xìbāo zájiāo

细胞杂交 （cell hybridization）

在体外条件下，通过人工培养和诱导将不同种生物或同种生物不同类型的两个或多个细胞合并成一个双核或多核细胞的过程。细胞合并的过程称细胞融合，因此又称细胞融合技术。按照准确的定义，细胞融合所包含的内容更多，两个以上细胞发生融合的现象都可称为细胞融合，无论其源自相同细胞还是不同细胞，也

无论是自然发生或是人工诱导。但在一般情况下，作为一种技术的名称，两者是互用的，或者说广义的细胞融合技术包括诱导相同细胞融合和诱导不同细胞融合，狭义的细胞融合技术特指诱导不同细胞融合，即等同于细胞杂交技术。

研究过程 细胞杂交创建于20世纪50~60年代，日本学者冈田善雄（Okada）首先报道利用灭活的仙台病毒（一种烟草病毒）可促进体外培养的同种细胞发生融合，产生多倍体细胞。随后，利用同种细胞融合技术进行了细胞生物学方面研究，如发现了早熟染色体凝集（PCC）现象：一个分裂期细胞与一个间期细胞融合后，间期细胞核可提早进入有丝分裂期，间期核的染色质聚集成染色体样结构，核膜消失。利用PCC现象可研究有丝分裂、DNA复制、细胞周期等问题。之后有学者开始尝试用不同的细胞进行融合，成功获得了基因重组的杂交细胞。从20世纪70年代开始，细胞杂交技术被广泛应用于医学、生物学的各个研究领域，其中最成功的应用是单克隆抗体的制备。

原理 体细胞在某种媒介的作用下可发生细胞膜的融合，其中部分细胞进而发生核的融合，发生核融合的细胞可进行有丝分裂，使来自亲本双方的遗传因子在子代中保留并代代相传。

方法 首先用促融剂处理细胞，促进细胞之间的融合，而后再对融合的细胞进行筛选，获得杂交细胞。有两个关键点：①促进细胞融合。②筛选杂交细胞。

促进细胞融合 细胞可以自发融合，但发生自发融合的概率非常低，为了获得融合的杂交细

胞，首先要提高细胞的融合率。最早使用的促融剂是灭活的仙台病毒。1974 年，加拿大华裔学者高国楠创立了聚乙二醇（PEG）化学融合法。PEG 是一种聚合物，分子量有大有小，用做促融剂的 PEG，分子量范围是 1000 至 4000，使用浓度为 50%。PEG 已成为最广泛使用的促融剂。除了 PEG 外，还可利用高钙、高 pH 溶液等促进细胞融合，也可用电融合技术诱导细胞融合。

筛选杂交细胞　细胞融合的过程是随机的，经促融剂处理之后，可能存在 5 类细胞：①未融合的亲本细胞 A。②未融合的亲本细胞 B。③A 与 A 融合的细胞。④B 与 B 融合的细胞。⑤A 与 B 融合的细胞。显然，只有 A 与 B 融合的细胞是杂交细胞。虽然经过促融剂处理，但融合细胞所占比例仍然很低，而融合的杂交细胞所占比例更低，要想获得这些杂交细胞很困难，而且这些细胞没有形态上的特征，无法在显微镜下辨认。

为此，研究人员发明了选择性培养基，这种培养基可使未融合及同种融合的细胞自动死亡，从而选择出杂交的细胞。其基本原理是：①首先将两种亲本细胞分别带上不同的生物学标记，如某种酶的缺陷，它们不同于野生型细胞，这样的细胞称为缺陷株细胞，两种不同的缺陷细胞融合之后互补形成不缺陷的杂交细胞，由此将亲本细胞与子代杂交细胞区分开。酶的缺陷使细胞对某种成分不能耐受而死亡，在培养基中加入这些成分就能使相应的缺陷细胞死亡，起到选择的作用。前述 5 类细胞中只有杂交的细胞没有缺陷，因此可耐受选择性培养基而存活。迄今为止应用最多、

最成功的选择性培养基是 HAT 选择性培养基，它可使次黄嘌呤鸟嘌呤磷酸核糖转移酶（HGPRT）缺陷和胸苷激酶（TK）缺陷的细胞死亡。②上述筛选方案使杂交细胞的选择很方便，但也要求在进行细胞杂交之前，首先要将两种亲本细胞转变为特定的缺陷株细胞。这是一项难度很大的工作，为此研究人员又寻找出其他更便利的方法：亲本的一方如果是高分化的细胞，就可直接与缺陷株细胞融合，在选择性培养基中未融合的高分化细胞虽然也能存活，但存活的时间有限，培养一段时间将自发死亡，最终保留的是杂交细胞。单克隆抗体的制备就是采用了这一筛选原理。③如果将一种外源基因转入某种缺陷株细胞形成双标记细胞，则可利用这种双标记细胞与其他任意野生型亲本细胞进行杂交。需要说明的是，这种外源基因来自细菌，是哺乳动物细胞所没有的，如 neo 基因，可使细胞对 G418（新霉素）有抗性。在这种情况下，选择性培养基中既含有针对缺陷株细胞的药物（使之死亡），同时也含有 G418（使没有 neo 基因的野生型亲本细胞死亡），只有杂交的细胞可以同时耐受这两种成分而保留下来。④用于种间细胞杂交的筛选方案：啮齿类动物细胞对于高浓度的乌本糖苷（2.0mmol/L）具有抵抗力，而其他许多种属细胞（包括人类细胞）对乌本糖苷的抵抗能力很低，10μmol/L 的乌本糖苷即可杀死细胞。如果将 HGPRT 缺陷的啮齿类动物细胞与野生型的人类细胞进行融合，即可利用含 HAT 和高浓度乌本糖苷的选择性培养基筛选出杂交细胞，HAT 杀死 HGPRT 缺陷的啮齿类动物细胞，高浓度的乌本糖苷杀

死野生型的人类细胞。

应用　①研究基因间的相互作用以及基因表达调控：来自不同细胞的基因重新组合在一起可表现出许多新的性状，由此可观察基因间相互作用的方式。例如：将肿瘤细胞与正常细胞融合，观察肿瘤细胞致瘤性的变化，这可成为发现肿瘤抑制基因的重大依据之一。②基因定位：某些种间杂交细胞（如人与小鼠）传代过程很不稳定，属于人类的染色体会逐渐丢失，由此可获得杂交细胞克隆，其中仅含有个别人类染色体，借助于染色体鉴定、生化鉴定、免疫学鉴定等技术，可确定某一特定染色体与某一表型之间的关系。20 世纪 80 年代利用这种细胞融合技术建立了基因定位方法，但随着分子生物学技术的崛起，这种基因定位方法已不再使用。③制备单克隆抗体：是动物细胞杂交技术最成功的案例，也是在医学领域最主要的应用。

(陈实平)

HAT xuǎnzé xìtǒng

HAT 选择系统（HAT selection system）
内含次黄嘌呤（H）、氨基蝶呤（A）和胸腺嘧啶核苷（T）的培养基。HAT 是 3 种物质的合称，取其英文单词的首字母合成而来。在培养基中加入 HAT，即称为 HAT 选择性培养基，可用于筛选次黄嘌呤鸟嘌呤磷酸核糖基转移酶（HGPRT）缺陷或胸苷激酶（TK）缺陷的细胞。

原理　正常情况下，细胞通过主要途径从小分子开始合成 RNA 及 DNA。氨基蝶呤（A）为叶酸类似物，加入后可阻断细胞合成 RNA、DNA 的主要途径而危及细胞存活，但在有外源性次黄嘌呤（H）和胸腺嘧啶核苷（T）存在的情况下，细胞可通过补救

途径利用它们继续合成 DNA、RNA，使细胞存活。补救途径有两个重要的酶，一是 HGPRT，可以使次黄嘌呤和鸟嘌呤转变为次黄嘌呤核苷酸和鸟嘌呤核苷酸；二是 TK，可以使胸腺嘧啶核苷转变为胸腺嘧啶脱氧核苷酸（dTMP）。如果细胞缺乏这两种酶中的任何一种就无法利用次黄嘌呤或胸腺嘧啶核苷继续合成 DNA、RNA，细胞终将死亡。即 HAT 使 HGPRT$^+$ 和 TK$^+$ 的细胞存活，使 HGPRT$^-$ 和 TK$^-$ 的细胞死亡。

应用 ①在细胞杂交时用于筛选杂交细胞：一种情况是用于融合的一方亲本细胞是 HGPRT 缺陷，而另一方是 TK 缺陷，则未融合或同种融合的细胞仍然是缺陷细胞，在 HAT 培养基中死亡，而杂交的细胞从双方亲本细胞获得缺陷的补偿，就可以在 HAT 培养基中存活而保留下来。另一种情况是用于融合的一方亲本细胞是 HGPRT 缺陷或 TK 缺陷，而另一方是一种不缺陷的高分化细胞，则杂交的细胞和高分化的细胞都可在 HAT 培养基中存活，但高分化的细胞短暂生存后死亡，最终保留的是杂交细胞。单克隆抗体制备的细胞杂交过程属于第二种情况。②纯化细胞：如果在细胞培养过程中，不慎将 HGPRT 缺陷或 TK 缺陷的细胞混入野生型的细胞中，可用 HAT 选择性培养基将混入的缺陷细胞杀死。

（陈实平）

dānkèlóng kàngtǐ jìshù

单克隆抗体技术（monoclonal antibody technique）

将产生抗体的 B 淋巴细胞与骨髓瘤细胞杂交，获得既能产生抗体，又能无限增殖的杂种细胞并产生抗体的技术。单克隆抗体即单个 B 淋巴细胞克隆所分泌的抗体，具有高度的均一性，只针对单一抗原决定簇。单克隆抗体必须通过细胞杂交的方法获得，经过免疫、细胞融合、杂交细胞的选择性培养、筛选阳性杂交瘤细胞、阳性杂交瘤的克隆化培养等一系列步骤而产生。

研究过程 在单克隆抗体技术发明之前，只能在动物体内诱生抗体，即对动物注射抗原，诱发机体产生抗体，分离动物血清，血清中即含有大量抗体。由此获得的血清通常称为抗血清，包含的抗体是由多个 B 淋巴细胞克隆分泌，是抗体混合物，可针对多种抗原决定簇，称为多克隆抗体。多克隆抗体的特异性较差，会产生交叉反应。1975 年，德国生化学家乔治斯·让·弗朗茨·科勒（Georges Jean Franz Köhler）和英国/阿根廷生化学家塞萨尔·米尔斯坦（César Milstein）创建了单克隆抗体技术，他们将小鼠骨髓瘤细胞与羊红细胞免疫的小鼠脾细胞进行融合，所得到的杂交细胞可以在体外培养时产生大量的抗羊红细胞的抗体。由于此项技术是利用淋巴细胞进行细胞杂交，所以又称淋巴细胞杂交瘤技术，简称杂交瘤技术。该技术的问世，在医学生物学领域具有里程碑式的意义，表明人类可以在体外大量生产某种特异性的抗体，两位科学家因此项成就获得了 1984 年诺贝尔生理学或医学奖。

由于单克隆抗体的应用很广泛，此项技术问世后不久就取得了巨大的进展，在原有的小鼠骨髓瘤-小鼠 B 细胞杂交瘤技术的基础上，又发展了人-人、人-小鼠、大鼠-大鼠以及兔-兔 B 细胞杂交瘤技术。其中技术最完善、应用最广泛的还是小鼠-小鼠 B 细胞杂交瘤技术。可以这样形容，每获得一个阳性杂交瘤克隆，就是建立了一个生产抗体的"工厂"，世界上已有无数这样的"工厂"。

原理 抗体是由成熟 B 淋巴细胞分泌，但成熟 B 淋巴细胞在体外不能长期生存，需与骨髓瘤细胞融合。骨髓瘤细胞可以在体外长期生存，但不能分泌抗体，与成熟 B 淋巴细胞融合后，所产生的杂交细胞既有永生性又能分泌特异性抗体，通过免疫学的方法可以筛选阳性杂交细胞，再经过克隆化培养成为单一细胞衍生的细胞克隆。由于每个 B 淋巴细胞只针对单一的抗原决定簇产生抗体，因此，阳性杂交细胞克隆能够分泌针对单一抗原决定簇的单克隆抗体。

方法 制备单克隆抗体包括以下步骤：①免疫动物：用目的抗原免疫小鼠，经过几次加强免疫，小鼠体内将产生针对目的抗原的致敏 B 淋巴细胞。②细胞融合：取免疫小鼠的脾细胞（含有致敏 B 淋巴细胞）以及预先培养好的小鼠骨髓瘤细胞，按照一定比例及数量混合，用促融剂处理，产生融合细胞。③杂交细胞的选择性生长：将促融剂处理后的细胞接种于 HAT 选择性培养基中，培养一段时间后，未融合及同种融合的细胞都将死去，只有杂交的细胞存活并长期生长繁殖。④筛选阳性杂交细胞：并非所有杂交的细胞都能针对目的抗原产生抗体，应采用免疫学方法将能够分泌目的抗体的阳性杂交细胞筛选出来。⑤克隆化培养：将阳性杂交细胞进行克隆化培养，使之来自于单一细胞，成为阳性杂交细胞克隆。克隆化培养要进行多次，以保证阳性杂交细胞克隆的单一性。⑥阳性克隆的扩增与冻存：将阳性克隆扩增培养，达到一定的数量后收集冻存于液氮中，使阳性杂交细胞株可永久保存。⑦抗体性质及细胞株特性的分析与鉴定：对所获得的单克隆抗体（一次可以获得多株）的亲和力、特异性、结合位点、类型及亚类等进行检测，选择出有应用价值的单克隆抗体。⑧抗体的生产纯化：一旦获得有使用价值的单克隆抗体，即可进行生产，方法有两种，一是将杂交瘤细胞接种于小鼠腹腔，借助于小鼠体内繁殖杂交瘤细胞，而后抽取小鼠的腹水，从腹水中提取抗体；二是将杂交瘤细胞用无血清培养基进行大量培养，而后收集细胞生长过的培养基，从中提取抗体。

应用 广泛应用于临床检验、临床治疗、基础研究等方面。

临床检验 用于检测血液中的各种抗原，如激素、肿瘤标志物、病原体等，由于单克隆抗体具有特异性强、质量稳定等优点，已广泛用于临床检测，这是小鼠单克隆抗体最重要的应用价值。

临床治疗 可治疗感染、肿瘤等疾病，尤其对于肿瘤的治疗，可直接利用单克隆抗体或将抗体与药物连接，使抗体到达肿瘤部位，既能杀死肿瘤细胞又不伤害正常细胞。治疗用抗体是人源化单克隆抗体，因其制备困难，还只能利用基因工程的方法改造小鼠单克隆抗体，成为人源化抗体后再用于肿瘤治疗。已有人源化抗体成功应用于临床，如治疗乳腺癌的曲妥珠单抗。

基础研究 可利用抗体来检测、鉴定、分离细胞中的各种功能蛋白或结构蛋白，进行定性、定量、定位研究：①确定某种蛋白质在细胞中的定位：可利用相应的单克隆抗体进行免疫组化染色。②检测细胞分泌某种蛋白质

的量：可利用相应的单克隆抗体进行酶联免疫分析。③分离纯化抗原：可利用相应的抗体，以亲和层析方法获得。

（陈实平）

rǎnsètǐ gōngchéng

染色体工程（chromosome engineering） 按照人们的预先设计，在染色体或亚染色体水平通过附加、代换、削减和易位等染色体操作改变染色体的组成，进而定向改变其遗传特性的技术。该技术以细胞遗传学为基础，与远缘杂交、多倍体育种、诱变育种以及细胞工程学紧密结合而发展起来。

生物在长期的进化过程中，为了保持自己的遗传特性，形成了特定数目、结构和功能的染色体。美国遗传学家沃尔特·萨顿（Walter S. Sutton）的染色体遗传理论和遗传学家托马斯·亨特·摩根（Thomas Hunt Morgan）的基因理论，使人们认识到生物的遗传性状由基因控制。基因主要位于染色体上，染色体是把基因从一代传到下一代的载体。当染色体在数量、结构和功能等方面发生变异时，会引起生物遗传特性的改变。因此，将一种生物的特定染色体有目的地予以添加、消除或置换成同种或异种染色体，就可以定向改变其遗传特性或选育新品种。

研究过程 1911年，德国动物学家奥斯卡·赫特威希（Oscar Hertwig）首次成功地人工消除了精子的染色体活性，并发现了赫特威希效应，即只有在适当的高辐射剂量下，才能导致精子染色体完全失活，届时精子虽能穿入卵子内，却不能起到激活卵子启动发育的作用；1966年，查尔斯·里克（Charles M. Rick）和胡

什（Khush GS）在论述西红柿单体、三体和缺体时首先提出"染色体工程"这一术语。染色体工程技术的发展经历了3个阶段：①对天然染色体片段进行操作的阶段（如染色体介导的基因转移）。②对天然染色质片段进行操作的阶段（染色质介导的基因转移）。③用DNA重组技术产物-人工染色体，包括酵母人工染色体（YAC）、细菌人工染色体（BAC）和哺乳类人工染色体（MAC）进行操作的阶段。

研究范围 包括染色体的添加、削减和代换。随着现代生物科技的不断发展染色体工程技术的研究范围也不断扩展，从染色体组到染色体，再到染色体片段水平上所进行的染色体遗传操作，甚至已涵盖了染色体原位杂交、染色体微切割和人工染色体等新领域。

研究方法 主要有以下几种：

人工诱导多倍体 多倍体是指每个体细胞中含有3个或更多染色体组的个体。由于多倍体动物具有生长速度快、成活率高及抗病能力强等特点，所以人工诱导多倍体、改善动物经济性状备受重视。常用的方法有：杂交法、温度休克法、水静压法、使用化学试剂法如细胞松弛素B、秋水仙碱等。多倍体的鉴定方法有：核体积测量、蛋白质电泳、生化分析、染色体计数、DNA含量测定、染色体直接计数法等。

雌核和雄核发育 雌核发育是单性生殖的一种，指卵子依靠自己的细胞核发育成个体的生殖行为。雄核发育是指因经过紫外线、X线或γ射线处理的卵子与正常的精子受精，再在适当时间施以冷、热或高压等物理处理，使进入卵子内的精子染色体加倍，

而发育为完全为父本性状的二倍体。人工诱导雌核发育的方法有：精子遗传物质的失活和雌核染色体的二倍化两种。前者可用物理方法如射线、化学方法如甲苯胺蓝和显微手术法消除精子染色体的遗传活性。后者可用温度休克法、流体静水压法和化学试剂如细胞松弛素 B 处理法使雌核染色体二倍化。

染色体显微操作技术 包括染色体的分离和染色体的微切割两个技术。由于荧光染料 Hoechst 只对 A-T 特异性染色，而色霉素只对 G-C 特异性染色。染色体上 DNA 的碱基序列不同，因此这些特异性染料和不同染色体上 DNA 结合的量和比例也不同。结合这些染料后，经激光照射，染色体会呈现不同的荧光带。将特定染色体发出的荧光波长输入计算机，通过计算机控制就可将发出同一波长的染色体收集在一起，从而实现染色体的分离。染色体微切割常用的方法有两种：微细玻璃针切割法和显微激光切割法。

染色体介导的基因转移技术 将与特定基因表达有关的染色体或染色体片段转入受体细胞，使该基因得以表达，并使之能通过遗传向子代传递的方法。主要有微细胞介导的基因转移法和染色体介导的基因转移法两种。

人工染色体 构建人工染色体需 3 个关键序列：自主复制 DNA 序列、着丝粒 DNA 序列和端粒 DNA 序列。将 3 个序列用分子生物学方法拼接起来就得到人造微小染色体。常见的人工染色体有：酵母人工染色体、细菌人工染色体、哺乳动物人工染色体。

应用 染色体工程技术已渗透到了生物科学研究的各个领域，特别是在遗传育种中得到了广泛的应用，通过该技术已成功地创造出许多优异的作物种质资源，并将这些种质资源用于定向改良作物，培育出许多优良的农作物新品种，在农业生产中发挥了重要作用。

（马文丽）

xìbāohé yízhí
细胞核移植（nuclear transfer）

把一个细胞的核转入到另一个已经去核的细胞中，以获得重组细胞的技术。提供细胞核的细胞称为供体，供体可以是胚胎细胞，也可以是体细胞。根据供体核的来源不同可分为胚胎细胞核移植与体细胞核移植两种。接受核的细胞为受体，受体大多是动物的卵子，因卵子的体积较大，易操作，而且通过发育可以把特性表现出来。

细胞核移植技术将供体细胞核移入除去核的卵细胞中，重组的卵细胞可植入母体，不经过精子穿透等有性过程即无性繁殖即可被激活、分裂并发育成与供体细胞核基因型相同的新个体，因此又称为动物克隆技术。用核移植的方法得到的动物称为克隆动物。1997 年诞生的克隆羊多莉（Dolly）就是体细胞核移植技术的产物。

研究过程 细胞核移植技术的出现和发展经历了几十年的历程，其中胚胎细胞核移植技术的应用已有半个多世纪。1938 年，德国生物学家汉斯·施佩曼（Hans Spemann）最早提出并进行了两栖类动物细胞核移植实验；1952 年，美国生物学家罗伯特·布里格斯（Robert Briggs）和托马斯·金（Thomas J. King）完成了青蛙的细胞核移植，但细胞核后来没有发育；中国胚胎学家童第周于 1963 年首次报道了将鱼类的

囊胚细胞核移入去核未受精卵内，获得正常的胚胎和幼鱼。哺乳动物的细胞核移植也早已引起关注，因哺乳类受精卵极小，体外培养和细胞核移植技术难度大，1981 年，日内瓦大学的伊尔曼斯（Illmensee K）和美国杰克逊研究所的霍普（Hoppe PC）报道了他们用小鼠的胚胎细胞产生了正常的小鼠，使核移植实验真正成功；1983 年，美国科学家詹姆斯·麦格拉思（James McGrath）和达沃尔·索尔特（Davor Solter）将核移植方法进行了进一步的完善，他们利用细胞核移植和细胞融合相配合的方法获得了克隆小鼠，从此真正拉开了哺乳动物克隆的序幕。

体细胞核移植也在 20 世纪 60 年代获得成功：1962 年，英国生物学家约翰·格登（John B. Gurdon）将非洲爪蟾的小肠上皮细胞核移植入紫外线照射后核失活的未受精卵细胞中，并使重组细胞在适当的环境中生长发育，结果约有 1% 的重组卵发育为成熟的爪蟾；1997 年，英国罗斯林研究所的胚胎学家伊恩·威尔穆特（Ian Wilmut）首次报道以高度分化的成年母羊乳腺细胞为核供体克隆出小羊多莉。多莉的诞生具有重要意义，说明高等动物高度分化的成体动物细胞核仍具有发育的全能性。通过体细胞核移植获得的克隆鼠、克隆牛等均已面世。

原理 基于细胞核的全能性：①细胞核的全能性随着细胞分化程度的提高而逐渐受到抑制。全能性表达很难，但胞核内仍含有该种动物的全部遗传基因，具有发育成完整个体的潜能，即全能性。②细胞核全能性表达的条件：只靠胞核是不行的，必须提供促进胞核表达全能性的物质和营养

条件，还要保证胞核全能性的表达。去核的卵母细胞是最合适的细胞，因卵母细胞体积大、易操作，并含有促使细胞核表达全能性的物质和营养条件。

研究方法 主要步骤包括：①受体细胞的准备：受体细胞多选择 M Ⅱ 期的卵母细胞。受体细胞的准备包括去膜、激活和去核等步骤；去核的方法有两种：一是机械法，即以微吸管吸出或用玻璃微针挑出细胞核；另一种是用紫外线照射法使核受到破坏。②供体细胞的准备与分离：供体细胞可以是胚胎细胞、胚胎干细胞、体细胞。③细胞核的移植：需要借助显微注射器和操纵台，用玻璃微吸管将供体细胞核吸入管内，再将其直接注入去核的受体卵中，形成一个重组卵。④培养：重组卵经化学激活或电激活后，需进行一定时间的体外培养，或放入中间受体动物输卵管内孵育，经过一段时间的培养，有的动物需形成桑葚胚或囊胚，再植入受体子宫里。

应用 研究胚胎发育过程中细胞核和细胞质各自的作用及其相互作用；探讨有关遗传、发育和细胞分化等方面的基本理论问题。细胞核移植技术最重要的应用是克隆动物。科学家们已先后在绵羊、小鼠、牛、猪、山羊等动物上获得胚胎细胞核移植后代。另外，体细胞克隆也在牛、山羊、小鼠等物种上获得了成功。

利用细胞核移植技术克隆动物可以改良动物品种；保护濒危动物；克隆转基因动物，作为生物反应器，生产医用蛋白；也可作为异种移植的供体，用于组织器官的移植；利用克隆动物作为疾病模型，使人们更好地追踪研究疾病的发展过程和治疗疾病。

存在的问题 成功率低；克隆动物存在健康问题，表现出遗传和生理缺陷，如体型过大、异常肥胖、发育困难、脏器缺陷、免疫失调等；克隆动物食品的安全性问题等。

(马文丽)

jīyīn gōngchéng

基因工程 (genetic engineering) 以分子遗传学为理论基础，以分子生物学和微生物学的现代方法为手段，将不同来源的基因（DNA 分子）按预先的设计，在体外构建杂种 DNA 分子，然后导入活细胞，以改变生物原有的遗传特性、获得新品种、生产新产品的技术。基因工程所采用的基本技术称为重组 DNA 技术，又称基因克隆或分子克隆技术。

研究过程 基因工程技术是在生物化学、微生物学、分子生物学和分子遗传学等学科取得一系列研究成果的基础上逐渐发展起来的。1944 年，美国分子生物学家奥斯瓦尔德·埃弗里（Oswald Avery）通过细菌转化研究，证明 DNA 是基因载体；1953 年，詹姆斯·沃森（James Watson）和弗朗西斯·克里克（Francis Crick）建立了 DNA 分子的双螺旋模型，在此基础上进一步研究 DNA 的遗传信息；1958 年至 1971 年先后确立了中心法则，破译了 64 种密码子，成功地揭示了遗传信息的流向和表达问题。以上研究成果为基因工程问世提供了理论上的准备。

20 世纪 60 年代末 70 年代初，限制性核酸内切酶和 DNA 连接酶等的发现，使 DNA 分子进行体外切割和连接成为可能。1972 年，斯坦福大学的生物学家保罗·伯格（Paul Berg）首次构建了重组 DNA 分子，提出了体外重组的

DNA 分子进入宿主细胞，并在其中进行复制和有效表达等问题。经研究发现，质粒（DNA）是承载外源 DNA 片段的理想载体，病毒、噬菌体的 DNA（或 RNA）也可改建成载体。至此，为基因工程问世在技术上做好了准备。1973 年，美国分子生物学家斯坦利·诺尔曼·科恩（Stanley Norman Cohen）首次完成了重组质粒 DNA 对大肠埃希菌的转化，并进一步将非洲爪蟾含核糖体基因的 DNA 片段与质粒 pSC101 重组，转化大肠埃希菌，转录出相应的 mRNA。此研究成果表明基因工程已正式问世。随后基因工程进入了迅速发展的阶段：发展了一系列新的基因工程操作技术，构建了多种原核生物和动物、植物细胞的载体，获得了大量转基因菌株等。

原理 在体外条件下，人工将不同来源的 DNA 分子剪切并重新拼接，组装成新的重组 DNA 分子，然后将其导入受体细胞，从而使重组 DNA 分子在细胞中扩增、表达相关产物。具体地说，基因工程是用人工方法将所需的某一供体生物的遗传物质（DNA）提取出来，在离体条件下用适当的工具酶进行切割后，把它与作为载体的 DNA 分子连接起来，然后与载体一起导入更易生长、繁殖的受体细胞，让外源遗传物质在其中进行正常复制和表达，从而获得新物种、新产品。

基因工程的要素主要包括外源 DNA、基因载体、工具酶和受体细胞等。外源 DNA 即目的基因。常用的基因载体有质粒 DNA、噬菌体 DNA、病毒 DNA 等。基因工程中需要一些工具酶进行基因操作，如利用限制性核酸内切酶切割 DNA；利用 DNA 连接酶连接

外源 DNA 片段与基因载体等，此外，还有一些工具酶是重组 DNA 时必不可少的。受体细胞可分为原核细胞和真核细胞。原核细胞中最常用的是大肠埃希菌细胞；真核细胞包括酵母细胞、昆虫细胞及哺乳类动物细胞 3 类。

研究方法　主要步骤包括：

目的基因的获取　可通过构建基因组文库或 cDNA 文库，从中筛选出需要的基因。近年来也广泛使用聚合酶链反应（PCR）、RT-PCR 技术直接从某生物基因组中扩增出需要的基因。对于较小的目的基因也可用人工化学合成。

目的基因与载体的连接　基因载体的种类很多，可根据需要选择或改建适当的载体，然后将目的基因与载体 DNA 连接在一起，即 DNA 的体外重组。例如：以质粒作为载体，首先要用限制性内切酶切割质粒，使环状质粒变为线性质粒并露出两个黏性末端。再用相同的限制性内切酶对目的基因进行酶切，并使其产生相同的黏性末端，在 DNA 连接酶的作用下，通过黏性末端的碱基互补配对的方式，将两者连接在一起，构成重组 DNA 分子。

重组 DNA 分子的导入　将重组 DNA 分子导入受体细胞中进行扩增，导入的方式有转化、转染和感染等不同方式。将重组的基因载体质粒导入大肠埃希菌中可采用转化的方式，用氯化钙处理大肠埃希菌，使其细胞壁的通透性增大、处于感受态（适合摄取和容忍重组体的状态），这样重组质粒易于进入细胞。

重组体的筛选　真正能够摄入重组 DNA 分子的受体细胞并不多，因此，必须筛选出导入了目的基因的受体细胞。筛选的方法有很多种，可根据载体、目的基因和受体细胞的不同遗传学特性来进行。例如，大肠埃希菌的某种质粒具有青霉素抗性基因，当这种质粒与外源 DNA 组合在一起形成重组质粒，并被转入受体细胞后，就可以根据受体细胞是否具有青霉素抗性来判断受体细胞是否获得了目的基因。重组质粒进入细胞后，随受体细胞的繁殖而复制，在短时间内可获得大量目的基因。

目的基因的表达　当重组质粒进入受体细胞，并能稳定地表达出相应的产物和遗传时，标志着本次基因工程操作圆满完成。

应用　在医学中主要用于生产基因工程药物，基因工程药物包括细胞因子、抗体、疫苗、激素和寡核苷酸药物等，对预防和治疗人类的肿瘤、心血管疾病、遗传病、传染病、糖尿病、类风湿疾病等有重要作用。现已有 60 多种基因工程药物上市，并且随着生物技术的快速发展，基因工程药物将拥有越来越广阔的发展前景。

利用基因工程技术开展遗传病的产前诊断、症状前诊断、遗传易感性检测等有助于遗传病的预防。通过基因工程技术进行基因治疗：将正常基因及表达所需的调控序列导入到有缺陷基因的患者细胞内，并使导入的基因表达而发挥作用，从而纠正基因缺陷所引起的各种临床症状。此外，在农业、畜牧业上基因工程技术主要用于优良品种的培育和改良，以提高生物品种的抗病能力、农产品的产量。

（马文丽）

索　引

条目标题汉字笔画索引

说　明

一、本索引供读者按条目标题的汉字笔画查检条目。

二、条目标题按第一字的笔画由少到多的顺序排列，按画数和起笔笔形横（一）、竖（｜）、撇（丿）、点（、）、折（乛，包括丁乚𠃌等）的顺序排列。笔画数和起笔笔形相同的字，按字形结构排列，先左右形字，再上下形字，后整体字。第一字相同的，依次按后面各字的笔画数和起笔笔形顺序排列。

三、以拉丁字母、希腊字母和阿拉伯数字、罗马数字开头的条目标题，依次排在汉字条目标题的后面。

九 画

十　画

条 目 外 文 标 题 索 引

内 容 索 引

说 明

一、本索引是本卷条目和条目内容的主题分析索引。索引款目按汉语拼音字母顺序并辅以汉字笔画、起笔笔形顺序排列。同音时，按汉字笔画由少到多的顺序排列，笔画数相同的按起笔笔形横（一）、竖（丨）、撇（丿）、点（丶）、折（乛，包括丁し𡿨等）的顺序排列。第一字相同时，按第二字，余类推。索引标目中夹有拉丁字母、希腊字母、阿拉伯数字和罗马数字的，依次排在相应的汉字索引款目之后。标点符号不作为排序单元。

二、设有条目的款目用黑体字，未设条目的款目用宋体字。

三、不同概念（含人物）具有同一标目名称时，分别设置索引款目；未设条目的同名索引标目后括注简单说明或所属类别，以利检索。

四、索引标目之后的阿拉伯数字是标目内容所在的页码，数字之后的小写拉丁字母表示索引内容所在的版面区域。本书正文的版面区域划分如右图。

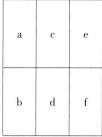

J

M

R

Y

本卷主要编辑、出版人员

执行总编　　谢　阳

编　　审　　张之生

责任编辑　　孙文欣

索引编辑　　张　安

名词术语编辑　　王　霞

汉语拼音编辑　　王　颖

外文编辑　　潘博闻

参见编辑　　李元君

绘　　图　　北京全心合文化有限公司

责任校对　　李爱平

责任印制　　陈　楠

装帧设计　　雅昌设计中心·北京